中医络病学与泌尿生殖疾病

ZHONGYI LUOBINGXUE YU MINIAO SHENGZHI JIBING

名誉主编　张亚强　王树声　　主 编　张蜀武　韩瑞发

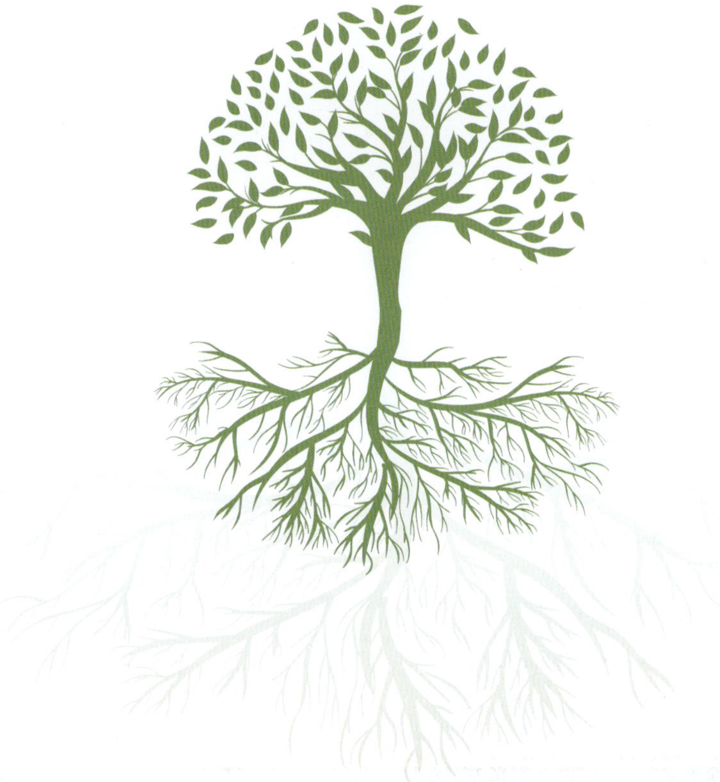

四川科学技术出版社

图书在版编目（CIP）数据

中医络病学与泌尿生殖疾病 / 张蜀武, 韩瑞发主编.
成都：四川科学技术出版社, 2025.6. -- ISBN 978-7-5727-1682-9
Ⅰ. R241.7；R691
中国国家版本馆CIP数据核字第2025JR3766号

中医络病学与泌尿生殖疾病

ZHONGYI LUOBINGXUE YU MINIAO SHENGZHI JIBING

主　　编　张蜀武　韩瑞发

出 品 人　程佳月
策划组稿　钱丹凝
责任编辑　税萌成　万亭君
封面设计　筱　亮
责任出版　欧晓春
出版发行　四川科学技术出版社
成都市锦江区三色路238号　邮政编码 610023
官方微信公众号 sckjcbs
传真 028-86361756
成品尺寸　210 mm × 285 mm
印　　张　43.25　字数　1000千
印　　刷　成都市金雅迪彩色印刷有限公司
版　　次　2025年6月第1版
印　　次　2025年6月第1次印刷
定　　价　418.00元

ISBN 978-7-5727-1682-9

邮　购：成都市锦江区三色路238号新华之星A座25层　邮政编码：610023
电　话：028-86361770

名誉主编简介

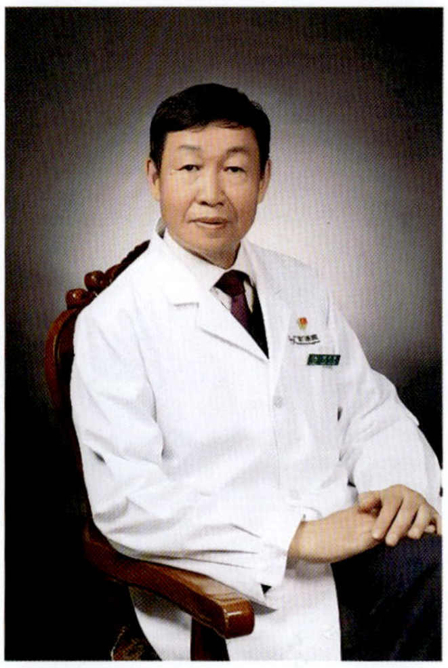

张亚强

中国中医科学院广安门医院泌尿外科前任主任，主任医师，教授，博士生导师，毕业于中国医科大学并全脱产学习中医两年，为中国中西医结合泌尿外科事业的开拓者和奠基人刘猷枋教授的学术继承人，全国和北京市名老中医药专家学术经验继承工作指导老师，全国名老中医药专家张亚强传承工作室建设项目专家，国务院政府特殊津贴专家，中国中西医结合学会泌尿外科专业委员会第二、三届主任委员，北京中西医结合学会泌尿外科专业委员会第一、二届主任委员。长期从事泌尿外科中西医结合临床和科研工作并取得突出成绩，国家中医药管理局“十二五”中西医结合重点学科带头人、中国中医科学院中西医结合外科学科带头人，2012年荣获中国中西医结合学会中西医结合特别贡献奖。作为课题负责人承担国家科学技术部科技支撑计划课题、国家自然科学基金课题、国家中医药管理局课题、北京市自然科学基金课题等10余项，获多项科技成果奖。主编《中西医结合泌尿外科学》，参编《吴阶平泌尿外科学》《现代泌尿外科学》等10余部大型专著。培养硕士研究生、博士研究生、博士后30余名。

名誉主编简介

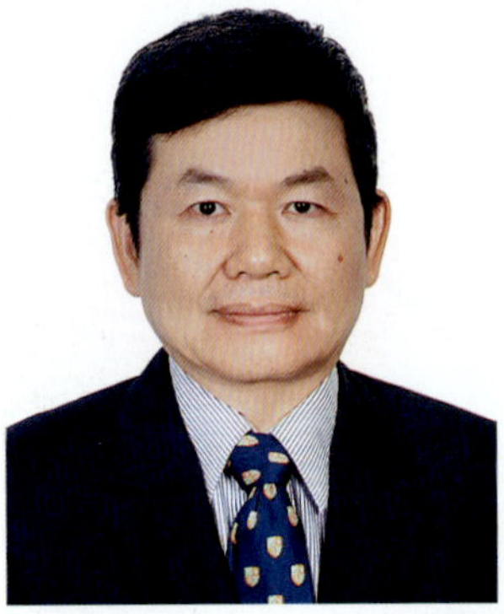

王树声

教授，主任中医师，研究生导师，广州中医药大学第二附属医院（广东省中医院）泌尿外科主任导师、学科带头人，全国第三批名老中医药专家学术经验继承人。长期从事泌尿外科和中西医结合尿石症的基础与临床研究，培养硕士研究生40名。主持、参与完成国家和省部级研究课题20项，在核心期刊发表学术论文80余篇，SCI收录论文20余篇。主编专著3部，副主编、参编专著10部。先后获得中国中西医结合学会科学技术奖二等奖1项，广东省中医药科技进步二等奖 1 项，国际尿石症联盟杰出贡献奖1项，中华医学会泌尿学外科分会钻石奖1项，广东省医学会泌尿外科分会金锤奖1项；获得广州中医药大学杏林名医、广东省中医院名中医、岭南名医、羊城好医生荣誉称号。

现任中国中西医结合学会泌尿外科专业委员会主任委员、泌尿系统结石专业学组组长，中华医学会泌尿外科学分会中国泌尿系结石联盟副主席，国际尿石症联盟（IUA）委员兼理事会理事，中华医学会泌尿外科学分会泌尿系结石学组委员，广东省中西医结合学会泌尿外科专业委员会名誉主任委员，广东省医学会泌尿外科学分会副主任委员兼泌尿系结石学组副组长，广东省中西医结合学会常务理事，广东省医学会男科分会常委，中意马可波罗泌尿外科学会会员，《中国中西医结合外科杂志》常务编委，《中国泌尿外科和男科疾病(尿石症)诊断治疗指南（2022版）》编委，《现代泌尿生殖肿瘤杂志》及《临床泌尿外科杂志》编委。

主编简介

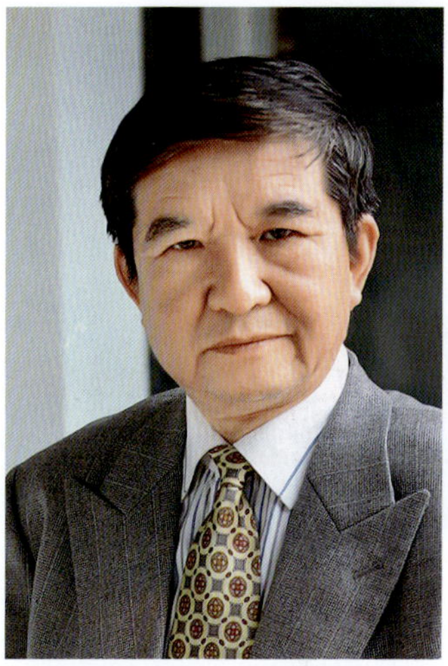

张蜀武

成都中医药大学附属医院主任医师、教授、博士生导师，1968年毕业于第七军医大学（现陆军军医大学），成都中医药大学“西学中班”毕业。在成都中医药大学附属医院从事医、教、研工作50余年，组建泌尿外科和创建男科，申请并建立中医外科学博士学位授位点，原泌尿外科、男科主任。全国和四川省名老中医药专家学术经验继承工作指导老师，全国名老中医药专家张蜀武传承工作室首席专家，中国医师协会中西医结合泌尿外科专家委员会主任委员，中国中西医结合学会泌尿外科专委会第三、四届副主任委员，中国中西医结合学会男科专委会第一、二届副主任委员，四川省中西医结合学会男科专委会第一、二届主任委员，四川省中西医结合学会泌尿外科专委会名誉主任委员。培养硕博士研究生38人，培养师承学术继承人7人；承担科研课题20余项，参与撰写专著10部，发表文章100余篇；获得四川省和成都市科技进步奖3项，科技成果转让1项，2011年获中国中西医结合学会第二届中西医结合贡献奖，2020年获四川省卫生健康从业50年荣誉奖章，2015年和2022年分获中国中西医结合学会泌尿外科专委会特殊贡献奖和终身成就奖，2024年获四川省中西医结合学会突出贡献奖，2025年获四川省中西医结合学会终身成就奖。

主编简介

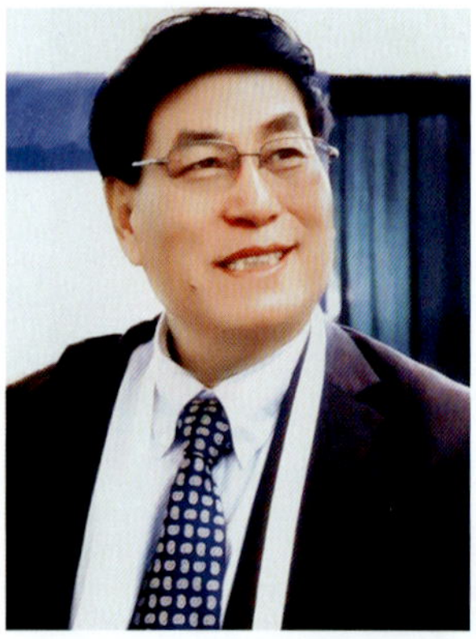

韩瑞发

博士，二级教授，博士生导师，美国哈佛大学博士后，国务院政府特殊津贴专家，天津市政府授衔泌尿肿瘤生物治疗专家，天津市泌尿外科研究所原所长，天津市重点实验室主任，国家重点学科学术带头人。先后承担国家科技部“十一五”重大创新药物专项、国家 863项目子课题、国家自然科学基金项目、国家博士点科研基金项目、国家教委重大项目、天津市科技发展重大攻关项目、天津市抗癌重大专项攻关计划等研究22项；获国家科技进步奖二等奖1项，天津市科技进步奖、自然科学奖二、三等奖各1项；中国抗癌学会、中西医结合学会科技进步奖二等奖2项，中华医学会科技进步奖三等奖1项，获国家发明专利4项，在国内外发表论文200余篇，其中SCI收录论文 30余篇，主编专著10部，主译2部，曾担任国家自然科学基金二审专家，国家科技进步奖、教育部科技进步奖、中华医学科技进步奖评审专家。中华医学会泌尿外科学分会第七、八届委员会委员，美国泌尿外科学会、美国基础泌尿外科学会、欧洲泌尿外科学会注册会员，中国中西医结合学会泌尿外科专业委员会第四、五届主任委员。先后荣获天津市经济与社会发展规划“九五”“十五”科技立功奖章、天津市劳动模范、天津市优秀教师、天津市优秀留学回国人员。培养硕士、博士研究生60名，博士后2名。现为天津医科大学第二医院泌尿肾病中心名誉主任，天津市中西医结合学会常务理事，《中国中西医结合外科杂志》常务编委。

本书编写委员会

名誉主编

张亚强　王树声

主　编

张蜀武　韩瑞发

副主编

周仕轶　张培海　邱明星　邵继春

主编助理

尹　静　谢　磊

编　委

（按姓氏笔画排序）

马紫阳　成都中医药大学附属医院
王　林　四川省邛崃市医疗中心医院
王凯臣　吉林大学中日联谊医院
王树声　广东省中医院
尤耀东　成都中医药大学附属医院
牛远杰　天津医科大学第二医院
尹　静　四川省中西医结合医院
孔祥波　吉林大学中日联谊医院
邓　彬　刘敏如女科医系研究院（深圳）
古炽明　广东省中医院
卢建新　中国中医科学院广安门医院
田大伟　天津医科大学第二医院
巩瑛杰　中国中医科学院广安门医院
吕伯东　浙江大学医学院附属第二医院
汤　洋　天津医科大学第二医院
李　洁　成都中医药大学
杨　霞　成都中医药大学附属医院
吴小候　重庆医科大学附属第一医院
邱明星　四川省人民医院
何云锋　重庆医科大学附属第一医院

邹建安　安徽中医药大学第一附属医院
宋竖旗　中国中医科学院广安门医院
张　卫　天津医科大学第二医院
张　尧　重庆医科大学附属第一医院
张　闯　成都中医药大学附属医院
张　杰　浙江中医药大学附属第二医院
张亚强　中国中医科学院广安门医院
张培海　成都中医药大学附属医院
张蜀武　成都中医药大学附属医院
陈　岚　成都中医药大学附属医院
陈　铃　核工业四一六医院
陈志强　华中科技大学同济医学院附属同济医院
邵继春　核工业四一六医院
林浩成　北京大学第三医院
周　敏　四川省人民医院
周仕轶　成都中医药大学基础医学院
赵　娟　成都中医药大学附属医院
胡　青　浙江中医药大学附属第二医院
胡海龙　天津医科大学第二医院
夏　丁　华中科技大学同济医学院附属同济医院
夏雨果　成都中医药大学附属医院
高　瞻　中国中医科学院西苑医院
高文喜　湖北省中医院
高宏君　广西中医药大学附属瑞康医院
黄晓军　浙江大学医学院附属第二医院
黄晓朋　成都中医药大学附属医院
梁　蝶　四川省人民医院
韩从辉　徐州市中心医院
韩瑞发　天津医科大学第二医院
程　茹　天津医科大学第二医院
曾文彤　成都中医药大学附属医院
曾令启　湖北省中医院
谢　磊　四川泌尿外科医院
虞　瑰　四川省人民医院
蔡　剑　成都中医药大学附属医院

序言一

泌尿生殖系统疾病（现代泌尿外科和男科学相关疾病）的中医诊治在我国源远流长，数千年来，随着对其病因与病机认识的不断深入，历代医家都有新的认识与发展。尤其是近年来，国内学者在现代医学进步的基础上，应用现代科学技术和研究方法，不断继承、创新、发展中医药事业，促进中西医相互融合、优势互补，形成了现在的中西医结合诊治体系，提高了泌尿生殖系统疾病的诊治水平。

中医药在治疗泌尿生殖系统疾病的长期临床实践中有意或无意地结合了络病学的相关理论知识。例如，刘猷枋教授创制的前列消癥汤治疗前列腺癌就运用了补虚解毒通络治法，其化瘀尿石汤治疗泌尿系统结石体现了化瘀散结通络思想。王琦院士运用虫药通络法，创制疏肝益阳胶囊治疗肝郁血瘀型阳痿；在前列腺炎、女性压力性尿失禁等疾病诊治过程中也有诸多联合应用。这些临床实践均是络病学理论在泌尿生殖系统疾病领域的传承与发扬。因此，中医络病学在泌尿生殖疾病中的应用是中西医结合治疗的一个新亮点，不仅拓宽了传统中医药的治疗范畴，也为现代医学提供了新的视角和治疗策略。在中国中西医结合学会泌尿外科专业委员会的带领和推动下，由张蜀武、韩瑞发教授组织国内50多位中西医结合专家编写的《中医络病学与泌尿生殖疾病》一书，历经两载，反复修改，终于付梓。该书注重将中医络病学与现代医学相结合，探讨中西医结合治疗泌尿生殖系统疾病的优势和前景，通过运用络病学理论，结合泌尿生殖系统疾病的特点，提出了一系列新的治疗思路和方法，对于提高疾病的治愈率、减少患者痛苦具有现实意义。

《中医络病学与泌尿生殖疾病》是我国第一部介绍中医络病学与泌尿生殖系统疾病的中西医结合诊疗专著，为中西医结合治疗和研究泌尿生殖系统疾病提供了新的思路和方法。该书内容新颖，重点突出，中西医并举，临床实用性强，是中西医结合泌尿外科医生、男科医生、妇科医生以及在校研究生学习的参考用书。相信该书的出版，将推动我国中西医结合泌尿外科临床医疗事业的进一步发展。

是为序。

中国科学院院士

国医大师 （陈可冀）

中国中西医结合学会名誉会长

序言二

21 世纪是生命科学研究的黄金时代，呈现出由还原论向整体论加速发展的新趋势。人类基因组计划的完成显露出以还原论为主导的线性思维模式在解释复杂生命现象和复杂疾病规律中的局限性，应用系统生物学方法探讨复杂疾病的本质成为“21 世纪生命科学的核心驱动力”，这为中医药的振兴发展提供了前所未有的历史机遇。中医学在两千多年前便建立起以“气—阴阳—五行”哲学思想为指导，以“脏、腑、经、络、气、血”为核心的较为完整的医学理论与临床证治体系，从整体、系统、辨证、恒动的思维出发，把握复杂生命运动及疾病发展的内在规律，对中华民族的繁衍昌盛作出了不可磨灭的贡献，也为现代生命科学的研究提供了宝贵的启示。络病学是中医学术体系的独特组成部分，《黄帝内经》奠定络病学理论基础、汉代张仲景首创通络方药、清代发展络病治疗药物，这是络病研究史上的三座里程碑。由于中医发展史上的“重经轻络”现象和科学技术条件的限制，络病学理论虽然具有极其重要的学术与临床价值，但始终没有像其他理论一样形成完整的理论体系，这成了历史留给当代的重大课题。

近 40 年来，中医络病学理论体系构建与创新转化研究取得了重大突破，首次系统构建了络病理论体系——络病证治、脉络学说、气络学说，创立了中医络病学，被评为国家中医药管理局高水平中医药重点学科，笔者主编的《络病学》教材在国内外 40 余家高等医学院校使用；在全国建立了 130 多家络病专业委员会，培养了众多络病研究人才；在美国、欧洲、加拿大等地建立了络病学会，产生重大国际影响；创建了络病理论创新转化全国重点实验室，将络病学理论应用于心脑血管疾病、呼吸系统疾病、内分泌代谢性疾病、肿瘤等临床重大疑难疾病的防治研究，开辟了疾病治疗新途径，提高了临床疗效，研发了十余个创新专利中药，其中 11 个被列入国家医保目录，5 个被列入国家基本用药目录，相关药物被列入 200 余项诊疗指南或专家共识，解决了一系列国际医学界难题；有关络病研究成果获国家科学技术进步奖一等奖 1 项、国家技术发明奖二等奖 1 项、国家科学技术进步奖二等奖 4 项，药物累计应用 13 亿人次 / 疗程，在 50 多个国家注册销售，有力推动了中医药科技创新体系建设和中医药事业发展，为中医药现代化、产业化、国际化作出了重大贡献。国家 973 项目验收专家组对络病研究模式给予高度评价：“创立了‘理论 + 临床 + 新药 + 实验 + 循证’一体化的中医学术创新与转化新模式，将中医传统理论创新与现代科学技术相结合，产生了重大原创成果，为中医药传承与创新发展作出了示范。”

络病证治是络病的临床重大疾病的辨证论治方法体系，解决了叶天士所言“医家不识络病”的临床难题。笔者基于络病学理论首次提出了“三维立体网络系统”，从络脉与经脉的时空差异性论述其功能及发病独特性，阐明了络病的发生、发展规律、基本病理变化、临床证候特征、辨证治疗用药，为络病学学科的建立奠定了理论基础。以络病证治研究为主要内容的“络病理论及其应用研究”项目获 2006 年度国家科学技术进步奖二等奖，络病证治代表性专著《络病学》获 2005 年度中华中医药学会学术著作一等奖。贾振华教授以络病证治为基础，结合肺络的功能结构特点和肺系疾病的病变特点，系统构建了指导肺系疾病防治的肺络病证治体系，揭示了肺络病变“气络—气道—血络”的发展演变规律，研制了治疗感冒、流行性感冒和新冠病毒感染的连花清瘟胶囊（颗粒）及治疗急性气管 - 支气管炎的连花清咳片。连花清瘟胶囊（颗粒）30 余次被列入流行性感冒、人禽流感、新冠病毒感染等呼吸系统传染病的国家级诊疗指南或共识，是病毒性呼吸道传染病突发公共卫生事件的代表性中成药，不仅在中国疫情防控中发挥重要作用，也在许多国家注册应用，为全球疫情防控作出重大贡献。“中药连花清瘟治疗流行性感冒研究”获 2011 年度国家科学技术进步奖二等奖，“中药连花清瘟治疗新型冠状病毒肺炎研究及应用”获 2020 年度河北省科学技术进步奖一等奖。

笔者首次构建了脉络学说指导血管病变防治，提出了其核心内容——营卫理论，建立了“脉络—血管系统病”辨证诊断标准，提出了“调营卫气血”治疗脉络病变用药规律，形成了指导血管病变防治的重大原创理论。脉络学说代表性专著《脉络论》获得 2018 年度中华中医药学会学术著作一等奖。笔者首次提出“孙络—微血管”是中西医结合研究微血管病变的理论结合点和治疗突破口，揭示了“孙络—微血管”的微观病理特征及多维时空动态演变的复杂网络病变规律，阐明了通络保护微血管是治疗心脑（糖）肾临床重大疾病的共性机制，通络保护微血管内皮细胞是解决微血管病变难题的核心机制，取得了中医药治疗微血管病变的重大突破。以脉络学说为指导，笔者研制出治疗缺血性心脑血管疾病的通心络胶囊、治疗心律失常的参松养心胶囊、治疗心力衰竭的芪苈强心胶囊。通心络胶囊具有对血液、血管、缺血组织的三重保护作用，可有效治疗动脉粥样硬化，显著减少心脑血管事件发生率，解决急性心肌梗死无再流的临床难题，降低了急性心肌梗死死亡率 30% 和年复发率 74%。通心络胶囊治疗 ST 段抬高型心肌梗死的临床循证研究发表于国际顶级医学期刊 *JAMA*。该研究被斯坦福大学教授评价为“开启了急性心肌梗死治疗新时代”，被 *JACC Asia* 评为“2023 年亚洲心血管医学领域杰出研究”。“通心络胶囊治疗冠心病的研究”获得 2000 年度国家科学技术进步奖二等奖。参松养心胶囊可有效治疗室性早搏、阵发性房颤、窦性心动过缓、窦缓伴室性期前收缩、心功能不全伴室性期前收缩，还可以降低射频消融术后房颤复发风险并延长复发时间，具有“快慢兼治、整合调节”的独特优势。“参松养心胶囊治疗心律失常应用研究”获 2009 年度国家科学技术进步奖二等奖。芪苈强心胶囊标本兼治慢性心衰，可显著提高慢性心衰临床疗效 16%，降低心血管疾病死亡风险 17%，降低心衰恶化再住院风险 24%，具有全方位整体治疗慢性心衰的独特优势。“中药芪苈强心胶囊治疗慢性心力衰竭研究”获 2014 年度中华中医药学会科技进步奖一等奖。国家 973 项目验收专家组评价：“脉络学说营卫理论形成了指导微血管病变性重大疾病防治的新理论，属于中医药学术研究的原创成果，取得了中医药治疗微血管病变重大突破。”“中医脉络学说构建及其指导微血管病变防治研究”获得 2019 年度国家科学技术进步奖一等奖，为该年度生命科学领域唯一荣获国家科学技术进步奖一等奖的项目，位列“新时代中医药标志性科技成果（2012—2022）”第一大类别“中医药新学说新学科形成”的首位。

气络学说在气络的三个层面——哲学之气、医学之气、气的功能实现形式，对气络病变的发生、发展规律、基本病理变化、临床证候特征、辨证治疗用药进行了系统研究，提出了核心内容——承制调平，在“形而上”的“道”的层面阐明了人体作为复杂巨系统，在生理、病理、治疗、转归不同阶段的内在规律。气络学说代表性专著《气络论》获得 2022 年度中华中医药学会学术著作一等奖。气络学说揭示了气络与神经 – 内分泌 – 免疫系统的相关性，笔者应用气络学说指导神经、内分泌、免疫系统疾病防治，研制出了治疗 2 型糖尿病的津力达颗粒、治疗糖尿病视网膜病变的通络明目胶囊、治疗肿瘤的养正消积胶囊和参灵蓝胶囊、治疗失眠的益肾养心安神片和枣椹安神口服液、治疗抑郁症的解郁除烦胶囊、治疗前列腺增生的夏荔芪胶囊。抗衰老成为 21 世纪生命科学领域的热点和焦点问题，笔者基于气络学说构建精气神理论指导抗衰老研究，提出了衰老发生的核心病机——肾精虚衰是衰老的根本、元气亏虚是衰老的关键、形神耗损是衰老的表现，确立了补肾填精、温扶元气、充养形神的抗衰老的核心治法，研制的八子补肾胶囊可有效干预 8 种衰老机制，具有抗衰老及防治衰老相关疾病的综合优势，临床循证证实其能显著改善衰老症状，为我国应对老龄化挑战作出重大贡献，世界中医药学会联合会专家评价：“首次构建了基于气络学说的精气神理论，形成抗衰老研究的新思路；研制了专利中药八子补肾胶囊，有望成为中医药抗衰老的代表中成药。这些研究将传统中医理论创新与现代科学技术相结合，在中医药抗衰老研究方面取得了重大进展，产生了重要的原创性成果。”

实践证明，在生命科学的研究中运用络病学理论已从多个方面找到了切入点。络病学是中医学术体系发展中传承创新的一种新的认识论和方法学，既博大精深又实用性强，应不断积累、不断提高、不断实践、不断完善、不断发展，为疑难重症的诊断治疗、为生命科学的研究作出应有的贡献。当代络病研究体现了以下突出特点：“基于实践，传承经典，创新理论，指导临床”，从文献整理和临床实践中汲取络病精华创新发展，坚持“以临床实践为基础，理论假说为指导，治疗方药为依托，临床疗效为标准”的中医药学科发展规律，使络病学理论经过严格的临床疗效检验而成为能够指导临床诊疗的科学理论。坚持“形而上”的络病整体系统思维方法与“形而下”的现代实验技术相结合，吸纳 21 世纪生命科学研究前沿成果，将宏观与微观、整体与局部、定性与定量相结合，赋予络病学理论鲜明的时代特征与科学内涵。络病研究也从早期少数专家的文献整理与临床探索走向大规模的专家协作研究，笔者团队承担了国家重点研发计划、国家重点基础研究发展计划（973 计划）、国家高技术研究发展计划（863 计划）、国家科技支撑计划、国际科技合作与交流专项等数十项重大课题，发挥了以中医药为主体多学科交叉的高层次专家团队协同研究优势，进而不断传承创新，再铸辉煌。

为了及时反映中医络病学在泌尿外科、男科领域中的应用，同时也为了知识的更新，在中国中西医结合学会泌尿外科专业委员会的带领和推动下，由张蜀武、韩瑞发教授组织国内 50 多位中西医结合专家编写的《中医络病学与泌尿生殖疾病》一书，历经两年，终于付梓。该书将中医络病学与泌尿生殖系统疾病相结合，内容丰富，观点新颖，重点突出，中西医并重，是一部实用性很强的学术专著。本书的出版可为中西医结合泌尿外科医生、男科医生、妇科医生、生殖医学医生及在校研究生学习提供重要参考。相信该书的出版，必将推动我国中西医结合泌尿外科事业进一步发展，特别是促进以络病学为指导的理论体系和诊疗方案的丰富和完善。谨以为序。

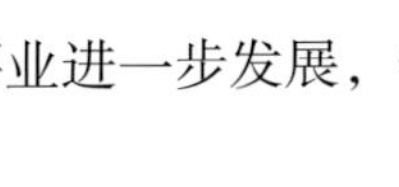（吴以岭）

前言

21世纪生命科学研究呈现出由还原论向整体论加速发展的新趋势，应用系统生物学方法探索复杂机体及复杂疾病的本质成为“本世纪生命科学的核心驱动力”与前沿科学问题。中医学作为系统生命科学的原始认知体系，其整体观从宏观、辨证、恒动的思维出发，探索疾病的发生、发展规律，应用中医络病学研究、认识疾病的发生、发展规律与内在机制，并在疾病的诊疗实践中指导方药的选择与应用，是中西医结合泌尿外科领域的重大课题与探索方向。

有关中医络病学理论最早应追溯到《黄帝内经》，汉代张仲景在《伤寒杂病论》中首创通络治疗方药。络病学是研究脏腑病理生理状态的关键理论，清代叶天士强调“医不知络脉治法，所谓愈究愈穷矣”，提出“久病入络”“久痛入络”的观点。虽然叶天士在临床治疗中发展了络病治法和方药，但受历史条件和当时对络病认识水平的限制，络病学理论体系尚未完全系统化。

近40年来，以中国工程院吴以岭院士为代表的科学家通过长期的探索研究与实践，传承发展了具有两千多年悠久历史的中医络病学理论，主编出版了《络病学》《脉络论》《气络论》三部巨著，系统构建了中医络病学理论，形成了“络病证治”体系，为中西医结合系统探索络病的病因病机、辨证论治的治疗思路奠定了坚实的理论基础。中医络病学在“络病证治”体系的认识过程中，提出“脉络论”和“气络论”，并通过现代科学评价体系和循证医学方法弥补了中医在微观病理机制阐释方面的不足，使中医络病学在认识疾病与诊疗实践中，从经验医学走向科学医学，从宏观走向微观，借助现代科技手段和循证医学方法为临床复杂性疾病的认识、防治与调护，方药选择与方剂研发开辟了新的创新性研究方向，为泌尿生殖疾病与中医络病学结合创新、探索实践提供了新的思路。

近30年来，尽管我国中西医结合泌尿外科在尿路结石防治、感染与炎症、前列腺疾病、性功能障碍等中西医结合防治领域取得了令人瞩目的基础与临床研究成果，尽管现代络病学与络病学理论研究取得了历史性进展，并在临床诊疗探索与实践中为中西医结合泌尿外科提供了新的思路和临床治疗方法，但目前还没有一部将络病学与泌尿生殖疾病结合认识与防治研究的创新性专著。鉴于此，我们组织国内中医络病学理论水平较高，临床经验丰富的中西医专家学者编写了《中医络病学与泌尿生殖疾病》一书。全书共26章，分别介绍了络病学与泌尿生殖疾病的相关认识、络病学理论在泌尿系统常见疾病的临床应用及络病学理论在生殖与性相关疾病的临床应用。

尽管本书编写的思路是运用络病学理论和络病学治疗的方法，探索络病学在泌尿生殖系统难治性疾病的诊疗思路，但有关中医络病学与泌尿生殖疾病结合认识与临床实践的文献资料较少，更缺乏全面系统、规范应用络病学治疗疾病的大数据的支持。因此，本书编写的主要目的是把中医络病学与泌尿生殖疾病的融合认识和在临床实践中探索、梳理的诊疗思路介绍给从事中西医结合泌尿外科、男科、妇科的临床医生，中西医结合专业研究生和从事中医方药研究的相关工作者，提供一部集基础与临床、中医与西医、络病学与泌尿生殖疾病相结合的诊疗专著。需要说明的是，由于我们对博大精深的中医络病学理论认识和临床实践还不够深入，故本书难以全面涵盖络病学的新知识、新理论和最新研究进展，况且有些问题在学术界还存在不同观点。鉴于此，书中不足之处尚望中医络病学、中西医结合专家，泌尿外科同道和相关领域的专家在阅读本书的过程中提出宝贵意见和建议，以便再版时修订，使之更加完善。值此《中医络病学与泌尿生殖疾病》出版之际，我们真诚感谢全体编委为本书出版付出的艰辛与智慧，对四川科学技术出版社的领导和相关编辑的大力支持与帮助表示诚挚的感谢。

张蜀武　韩瑞发

2024 年 12 月 6 日

目录

第一章
络病学说的形成与发展

第一节　概述

络病是广泛存在于多种内伤疑难杂症和外感重症中的病理状态。络病学是研究中医络病学说及其临床运用的临床学科。由于络病不是一个独立病种，其临床表现具复杂性、多样性、难治性，因此，系统研究络病发病学、病机学、诊断学、治疗学，运用现代科技手段阐明其科学内涵，提高多种现代难治性疾病的临床疗效，具有独特的学术价值。

在我国古代《经络十讲》的篆文中有一“脈”字，据考证，“脈”字的前身意为人体中的气血如同大地的河流一样支横别出，纵横交错，布满全身。据《史记》记载，在公元前5世纪我国已有了“阳脉”“阴脉”“中经维络”“绝阳之络”等概念。这表明，我国古代医家已发现人体脉管系统与络病的相关病理生理现象。从世界传统医学史料的研究发现，许多文明古国的先民在与疾病抗争的实践中也有类似的观察和认识。例如，古埃及纸草书（约公元前1550年）就记载了人体脉络似大地的“水道”系统，而且这种“水道”系统就像人体的动脉将灵气与血液输注到全身脉络。在古印度医书中也提出了人体流通系统。在古希腊《希波克拉底文集》中，也记载了关于血管、神经通道系统的描述。公元前300年，埃及医学受希腊影响，亚历山大港学者开始关注大脑解剖与躯体神经研究，并有“水道系统理论”的存在。但我国古代医学家始终坚持将以经脉为中心的经络研究作为传承与发展方向，使经络成为中医学“气血”“经络”“脏腑”三大核心体系的重要组成部分。经络是经脉和络脉的总称，经脉是人体运行气血的主干道，络脉是由经脉支横别出的分支，正如《灵枢·脉度》所言：“经脉为里，支而横者为络，络之别者为孙。”络脉从经脉分支的别络，逐层细分为系络、缠络、孙络等网状层次，孙络之间又会发生网状的相互联系，它们像树枝逐层细分，纵横交错，遍布全身，广泛分布于脏腑组织，按一定的时速（循行规律）和常度（生理特性），把经脉运行的气血津液输布、弥散、渗灌到脏腑周身，构成了维持生命活动和保持人体内环境稳定的网状系统。络脉逐层细化的网络分支与西医学对血管和神经逐级细化分支的认识具有相似性，如从大血管分出的中、小血管，又逐级细化为微血管，直至微循环的各级微细动静脉，维持人体正常的血液循环；从脑神经和脊神经分出的神经又依次分支至神经末梢，构成遍布全身的神经网络，发挥控制和调节作用。由此可见，络脉的层级网络特征涵盖了西医学的血管和神经的部分结构共性。多种疑难杂症的发生、发展都可能造成人体内环境的变化，造成络脉的网状系统损伤。络病学的主要目标就是运用络病学理论，从络病的病理机制中找到辨证施治的方法，让难治性疾病取得临床治疗的良好疗效。

第二节　络病学说的形成

络病学说是中医理论体系中较为重要的学说，络病学说的核心概念是“络脉”，如同经络学说从“脉”开始一般，络病学说的源头亦将上溯到“脉”的出现。这是由于“脉”是一级概念，“络脉”是二级概念；“脉”是主体，“络”是附加的修饰部分；“络脉”的内涵由“脉”和“络”的属性共同构成，因此，分析早期文献中“脉”和“络脉”的记载有助于探索络病学说的起源与形成过程。

一、络脉与络病学说的起源

络脉与络病学说起源于先秦至战国时期人们对“脉”的认识，这些认识可从该时期医学和非医学文献中有关“脉”“血脉”和“络脉”的记载中反映出来。

春秋战国时期（公元前770年—前221年），中医药学逐步从医疗实践向认识疾病病机的方向发展。这一论点是基于1972—1974年在湖南长沙马王堆汉墓（公元前168年）出土的一批帛书，在其中的10种古医书中，计有《足臂十一脉灸经》《脉法》《阴阳脉死候》《五十二病方》《却谷食气》《导引图》《养生方》《杂疗方》《胎产书》，以及《阴阳十一脉灸经》等内容。马王堆三号汉墓还出土了竹木医简200支，分为《十问》《合阴阳》《杂禁方》《天下至道谈》4种，以上医书合起来总共为14种。这些古医书都是后世已失传的医书，它们的出土，填补了我国医学史上的空白。特别是《足臂十一脉灸经》和《阴阳十一脉灸经》，全面地论述了人体11条经脉的循行走向和所主治的疾病，是我国迄今为止最早关于“脉”的医学文献，标志着经络学说的萌芽，也是我国最早有文字记载的经络学说文献。1983—1984年湖北江陵县张家山汉墓出土的医简《脉书》，据考证约成书于公元前3世纪末的战国时代。这些著作后来被学术界公认为《灵枢·经脉》记载的十二经脉系统的学术源流，二者在“脉”的概念上有明显的延续性。该“十一脉”体系有如下特点：“十一脉”由五条臂脉和六条足脉组成，各脉均有阴阳配属关系；多数脉的起点在手足末端和腕踝关节附近，止点在头面或躯干部，即按向心方向描述脉的循行。但对循行部位记载简单、笼统，对躯干部位的循行的描述尤为模糊，各脉极少有分支，脉与脉之间没有循环的连接关系，亦尚无明确经脉和络脉之分，只有少数脉与脏腑联系，且对应关系与后世有较大差异，各脉虽有其主病范围，但在病候记述形式上仅有分类和不分类两种方式，且治疗方法仅涉及灸法和砭法。有关“脉”的含义，仅《脉书》有简单的解释，即“脉者渎也”。今人对“十一脉”医籍的研究提示：据《说文·水部》中“渎，沟也”的解释，结合其“脉痛如流”的病变特点推测，古人认为“脉”是人体中沟渠样的结构，里面有流动的血液，古人借助这种“脉”的结构描述人体四肢部位和头面或躯干某些部位间的联系。“脉”的概念起源于对血脉的认识，其形成过程中受到了当时解剖学知识、临床观察与经验以及阴阳学说的影响。古人对“脉”的认识是通过“建立在临床实践基础上、处于积累经验与探索规律阶段的，较直观朴素的临床现象和治疗规律的一种认识方式或模式”获得的，其实质是一种有形实体与哲学思想、推断假设的复杂结合。从《足臂十一脉灸经》与《阴阳十一脉灸经》在脉的循行方向、命名、与脏腑的关系上的差异，以及病候记述形式的不同等情况来看，当时的经脉理论因不同的医家而存在着不同的见解。总之，“十一脉”体系时期，古人对“脉”的认识是粗略和模糊的，还未系统阐释、深入研究，由于古人未对“脉”作过多的解释，后人在理解“脉”及“络脉”的含义上产生了较多的分歧。

综合上述先秦至战国时期络脉与络病学说的起源情况可知，“脉”“络脉”的概念是从对人体生理现象的观察和古代医家临床诊疗实践经验的积累过程中逐渐产生的。“络脉”是“脉”的次级概念，稍晚于“脉”，而产生于“脉”。“络脉”的概念带有较浓厚的哲学色彩，从产生之初就受到先秦“天人相应”等哲学思想的影响，在其属性中附加了“阴”“阳”等哲学概念，对其概念的描述采用了“取类比象”的思辨方式。“脉”和“络脉”的属性是在形质基础上附加了功能内涵，就形质而言，“脉”和“络脉”的概念起源于对血脉的认识；就功能而言，“脉”和“络脉”是人体内的一种通道，借由这种通道完成生命物质和信息的传输和交换。

上述对络脉与络病学说的起源情况的梳理提示我们，络病学说的起源是与整个中医理论形成、发展的历史背景和一般规律相符合的，是有形实质与哲学思想、推断假说的复杂结合。所以，在用现代研究方法探究络病学说前，应当充分了解古人形成络脉概念、产生络病学说的背景，逐层剥离其形成中的文化哲学因素，还原其本质属性或是直接对其客观规律进行研究。正如相关学者指出：“古代中医学说中不能不带有其所处的那个时代的文化哲学的包装，如果不揭开这层包装纸，我们就不能看清中医理论的本来面目，从而使得中医学无法进入实验室，进行科学实验研究。如果强行进入，必然会使我们的研究工作误入歧途。”

二、络病学说的形成

（一）络病学说形成的时代背景

络病学说起源于先秦至战国时代，形成于秦汉时期。这一时期，络病学说的形成受到了多学科的渗透和影响，其中最直接的影响来自解剖知识和中医临证经验的积累，以及道家和阴阳家的哲学思想。脉的概念来源之一即人体的解剖发现。这一时期医学的发展为络病学说的形成创造了条件。秦医缓和、扁鹊、仓公等一批名医的涌现，针灸、妇、儿、外科等医学学科，《五十二病方》《足臂十一脉灸经》《阴阳十一脉灸经》《导引图》《脉法》《阴阳脉死候》《养生方》《却谷食气》《十问》《合阴阳方》《天下至道谈》等简帛医籍的出现，以及医疗实践经验积累到一定程度后，形成的以《黄帝内经》为标志的医学理论体系，共同构建起以经络理论为核心的医学体系。从先秦的一些文献中关于络脉理论的描述可以看出，络脉理论直接来源于先秦医家的医疗实践经验，反过来又直接指导临床诊疗。

这一时期道家和阴阳家的学说对中医学理论体系的形成产生了较大的影响。道家关于生命和精、气、神及养生的理论，成为中医基本理论的重要组成部分。阴阳家将阴阳学说和五行学说相结合，用来解释各种自然现象，对当时正在形成的中医理论体系影响极大，从而成为中医学的哲学基础和理论核心。《素问·经络论》载“黄帝问曰：夫络脉之见也，其五色各异，青黄赤白黑不同，其故何也？岐伯对曰：经有常色，而络无常变也……帝曰：络之阴阳，亦应其经乎？岐伯曰：阴络之色应其经，阳络之色变无常，随四时而行也。”《素问·阴阳应象大论》载“帝曰：余闻上古圣人，论理人形，列别脏腑；端络经脉，会通六合，各从其经……四时阴阳，尽有经纪。外内之应，皆有表里，其信然乎？岐伯对曰：东方生风，风生木，木生酸，酸生肝，肝生筋，筋生心。肝主目。”由上述可见，在对络脉的命名上，已有“阳络”“阴络”的名称，并有其不同功能的描述。而就五行学说而言，络脉也有对应脏腑的描述并被赋予了五行色彩（应五色）。在络脉的功能描述上，引入了“气”的元素，如《素问·八正神明论》所言：“月始生，则血气始精，卫气始行；月廓满，则血气实，肌肉坚；月廓空，则肌肉减，经络虚，卫气去，形独居……故曰月生而泻，是谓重虚；月满而补，血气盈溢，络有留血，命曰重实；月廓空而治，是谓乱经。”在道家养生理论的影响下，人体感受外邪时络脉首先被侵犯的理论备受重视，使络脉与气血的功能关系复杂化。

综上所述，络病学说是在先秦至秦汉时期自然科学和哲学发展到一定水平的背景下，在解剖和临床诊疗实践经验的基础上，吸收了自然科学和哲学的成果后逐渐形成的。

（二）络病学说形成的标志

络病学说的形成应具备四个重要的条件和标志，即相关概念的形成、循行分布规律的发现、络脉相关生理现象和病理变化的阐释，以及络病相关诊断和证治内容的提出。中医经典之作《黄帝内经》初步奠定了中医学独特的理论体系。经络的概念最早来源于《黄帝内经》，《黄帝内经》的问世意味着中医理论趋于成熟，也标志着经络学说的逐渐形成与发展。隶属于经络学说的“络病”也在《黄帝内经》中得到比较完整的阐述。《黄帝内经》中的经络理论贯穿全书。在该书中，“脉”“经脉”“经络”反复出现，是使用频率排名前三的医学名词。据统计，在《黄帝内经》18 卷 162 篇中，有“脉”者占 128 篇，共有 1 064 个“脉”字；在《灵枢》81 篇中，有“脉”者占 62 篇，共 462 个“脉”字，其中确指“脉管”者 180 字，泛指脉管与经脉、络脉者 136 字，指“经脉”“络脉”者 146 字。这表明，《黄帝内经》首次论述了经络学说，首次提出了“经络”的概念。“经”包括十二经脉、奇经八脉等；“络”包括十五别络、孙络、浮络等。《黄帝内经》之“经络”是经脉与络脉的总称，记载了络脉的循行和分布规律，初步论述了络脉的生理功能和络病病理变化，提出了络病诊断和证治的方法。

考察《黄帝内经》的传本《素问》《灵枢》和《太素》内容发现，这些传本中的确包含了构成络病学说的基本理论要素。因此可以说，《黄帝内经》是络病学说形成的发端和理论奠基之作。

络病学说形成的首要标志是《黄帝内经》中出现了以“络脉”为核心的概念群。例如“络脉”和“络”，以及“络脉的下位概念”——“血络”“阴络”“阳络”“结络”“横络”“盛络”“十五络”“大络”“小络”“孙络”“血脉”“赤脉”“横脉”“耳间青脉”“动脉”“孙脉”“胞脉”“胞络”“肉里之脉”“散脉”“同阴之脉”“解脉”“飞阳之脉”“昌阳之脉”“会阴之脉”“衡络之脉”“会厌之脉”等。这些概念随着古人对“脉”的认识逐步深入，在中医学理论和临床实践需要逐级细分“脉”属性的前提下，从初始的“脉”概念，按“脉”→“络脉”→“络脉的下位概念”的顺序逐级分解、派生而来。

络病学说形成的第二个标志是《黄帝内经》论述了络脉的循行和分布规律。《黄帝内经》指出人体的络脉是附属于经脉的分支系统，由经脉分出细小的络脉，再由络脉分出更小、数量更多的孙络。例如《灵枢·经脉》：“经脉十二者，伏行分肉之间，深而不见；其常见者，足太阴过于内踝之上，无所隐故见也。诸脉之浮而常见者，皆络脉也。”提出络脉循行于体表，且分布众多。“肺手太阴之脉，起于中焦，下络大肠，还循胃口……”等内容，描述了十二经脉的络脉的分布和循行，以及通过络脉的循行而互为表里的脏腑联系。

络病学说形成的第三个标志是《黄帝内经》从络脉角度对人体生理、病理进行了阐述。《黄帝内经》认为，络脉具有联络沟通经脉、脏腑和肢体官窍的作用，能够渗灌气血、贯通营卫二气、完成津血互渗等生理功能，是经脉气血营养脏腑组织的桥梁。例如《素问·太阴阳明论》“帝曰：脾与胃以膜相连耳，而能为之行其津液何也？岐伯曰：足太阴者，三阴也，其脉贯胃属脾络嗌，故太阴为之行气于三阴。”以络脉论述了脾与胃表里脏腑的联系。《素问·病能论》：“足少阴脉贯肾络肺，今得肺脉。肾为之病，故肾为腰痛之病也。”则以络脉论述了肺与肾两脏的联系。再如《素问·痿论》：“冲脉者，经脉之海也，主渗灌谿谷，与阳明合于宗筋。阴阳揔宗筋之会，会于气街，而阳明为之长，皆属于带脉，而络于督脉。”则论述了奇经八脉通过络脉的联系。这些也为中医基础理论中脏与脏、脏与腑、脏腑与经络以及经络之间的联系奠定了理论基础，可认为络脉在中医整体观念的形成中发挥了重要作用。

在病理上，络脉的阻滞、损伤和络脉气血空虚等病理变化会导致人体产生疼痛、积聚、出血、痹证、痿证、厥证等病症。例如《素问·举痛论》：“寒气客于厥阴之脉，厥阴之脉者，络阴器系于肝。寒气客于脉中，则血泣脉急，故胁肋与少腹相引痛矣。”其所描述的疼痛症状和病机，为现代治疗慢性附睾炎和前列腺炎提供了理论基础。再如《素问·痹论》：“胞痹者，少腹膀胱按之内痛，若沃以汤，涩于小便，上为清涕。”描述的“胞痹”与泌尿系统疾病密切相关，膀胱和前列腺疾病的症状也与其描述的症状相似。

络病学说形成的第四个标志是《黄帝内经》中络病相关诊断和证治内容的提出。络脉遍布全身，通过体表络脉的病理变化可以诊断人体的疾病。脉诊是中医特色诊法，《素问·脉要精微论》：“诊法常以平旦，阳气未动，阴气未散，饮食未进，经脉未盛，络脉调匀，气血未乱，故乃可诊有过之脉。”其论述了络脉在脉诊中的重要地位。《素问·三部九候论》：“其脉代而钩者，病在络脉。”则论述了通过脉诊判断络脉疾病的方法。

同时，《黄帝内经》结合病理性络脉所在的皮部判断病位，总结络脉的治疗规律，根据络脉的虚实确定治法，包括补虚泻实和依四时而治，其方法有针灸、刺络放血等。例如《素问·诊要经终论》：“夏刺络俞，见血而止，尽气闭环，痛病必下。”其描述了依四时刺络治疗痛证的方法。再如《素问·通评虚实论》：“络满经虚，灸阴刺阳；经满络虚，刺阴灸阳。”此句则结合阴阳学说描述了针灸治疗络脉疾病的方法。

上述四大标志表明《黄帝内经》已构建了络病学说理论体系的核心和主体内容，集先秦时期络脉理论之大成，完成了络脉学说的总结，初步形成了内容较完整、体系较完备的络病学说。络病学说形成以后，与经脉学说共同构成了《黄帝内经》经络学说的重要组成部分，其基本内容由此固定下来，并随《黄帝内经》经络学说传承于后世。

三、络病学说在各时期的发展

（一）两汉及魏晋

东汉张仲景所撰《伤寒杂病论》是中医学临床证治的奠基之作。张仲景在吸收了《黄帝内经》等前人学术理论的基础上，发展出“脏腑辨证”“六经辨证”，并为后世络病学说提供了理法方药的基础。张仲景虽未提及“络病”一词，但其内伤杂病的代表作《金匮要略》中论述的血痹、虚劳、积聚、疟母、阴狐病、腹痛、月经不利、百合病、中风、水肿等多种疾病，均存在着络脉瘀阻、络脉空虚等病理特征，并根据各种疾病的病机创立了多种治疗络病的方法和方药，如旋覆花汤、大黄䗪虫丸、鳖甲煎丸、蜘蛛散、下瘀血汤、抵当汤等诸多活血通络方。其创立的络病证治理法方药体系，至今仍广泛运用于临床，较《黄帝内经》有论无方，有了更大的发展，尤其是其首创的活血化瘀通络法和虫类药搜剔通络法，为前人所未论及，对络病学理论的发展起到了承前启后的重要作用，堪称开创了后世络病治疗的先河，奠定了络病证治的基础。

晋代的葛洪注意到了运行于经脉的“气”有相对独立的运行通道。晋代皇甫谧系统整理了经脉和络脉学说。其著作《针灸甲乙经》所载络脉文献俱本于《灵枢》《素问》，如《奇邪血络》全文出自《灵枢》；其《十二经脉络脉支别》中“雷公问曰：何以知经脉之与络脉异也……经脉者，常不可见也。其虚实也，以气口知之”段，“凡诊络脉，脉色青则寒且痛”段，以及关于十五络脉的论述，皆出自《灵枢》第十篇等。晋代《脉经》，作为诊脉方面的专著，其理论体系亦多本于《灵枢》《素问》。

（二）隋唐时期

隋唐时期，巢元方所著《诸病源候论》在分析疾病各种证候成因时引入络脉理论，论述了多种与络脉相关的证候，极大地丰富了络病学说，对临床有较大的指导意义。其认识到舌的证候如噤黄候、重舌候、舌肿候等的发生与脾之络脉有关，如《诸病源候论·噤黄候》载，因“心主于舌，脾之络脉，出于舌下”，若“心脾二脏有瘀热”，则出现“身面发黄，舌下大脉起青黑色，舌噤强不能语”的噤黄候；若心脾有热，血气俱盛，则出现重舌，“附舌下，近舌根，生形如舌而短”（《诸病源候论·重舌候》）；若“心脾俱热，气发于口”，则出现舌肿（《诸病源候论·舌肿候》）。关于“心痛候”的病因和证候，《诸病源候论·心痛候》认为，伤于心之正经者，即发为真心痛，“朝发夕死，夕发朝死”；而“心之支别络，为风冷所乘而痛者，故痛乍间乍甚，而成疹也”。论及“恶脉候”的症状及成因，《诸病源候论·恶脉候》载：“恶脉者，身里忽有赤络，脉起宠烒，聚如死蚯蚓状。看如似有水在脉中。长短皆逐其络脉所生是也。由春冬受恶风，入络脉中，其血瘀结所生。久不瘥，缘脉结而成瘘。”对于“发痫瘥后六七岁不能语候”，认为其原因是“其痫发虽止，风冷之气，犹滞心之络脉，使心气不和，其声不发，故不能言也”（《诸病源候论·发痫瘥后六七岁不能语候》）。论及“虚劳体痛候”，认为其原因是“劳伤之人，阴阳俱虚，经络脉涩，血气不利。若遇风邪与正气相搏，逢寒则身体痛，值热则皮肤痒”（《诸病源候论·虚劳体痛候》），治疗可用导引之法，“以解络脉”。此外，还描述到“微注候”的传染情况与络脉有关，《诸病源候论·微注候》载：“注者住也，言其病连滞停住，死又注易傍人也。人血气虚损，为微风所乘，搏人血气，在于皮肤络脉之间，随气游走，与气相击而痛，去来无有常处，但邪势浮薄，去来几微，而连滞不瘥，故谓之微注。”首次论述了“脂瘕”的证候及成因，《诸病源候论·脂瘕》载：“脂瘕者，妇人月水新下，若生未满三十日，其人未复，以合阴阳，络脉分，胞门伤，子户失禁，关节散，五脏六腑津液流行，阴道瞤动，百脉关枢四解，外不见其形，子精与血气相遇，犯禁，子精化，不足成子，则为脂瘕之聚。”

唐代孙思邈所著《备急千金要方》和《千金翼方》系统总结并发展了《黄帝内经》问世至唐初的医学成就，有少量络脉文献，在其妇科疾病中载有十二癥、九痛、七害、五伤、三痼等分类，另设有淋闭的专篇。王焘所著《外台秘要》亦有少量络脉文献，皆本于《灵枢》《素问》，如卷第三十九《论邪入皮毛经络风冷热灸法》就有络脉证治专论。

（三）宋金元时期

宋代《太平惠民和剂局方》为我国第一部官修方书，其卷一载活络丹由川乌、草乌、地龙、天南星、乳香、没药组成。该方以“络”命名，治“诸般风邪湿毒之气，留滞经络”，其药物组成为后世公认的祛风通络、化痰通络和辛香通络之药。《医心方》有少量论述涉及络病的治疗。《针灸资生经》沿袭了《灵枢》《素问》和《针灸甲乙经》所论的络脉理论。

金元时期，金元四大家的李东垣、朱丹溪等运用络脉理论指导临床。例如《脾胃论·阴病治阳阳病治阴》载“经曰：阴病在阳，当从阳引阴，必须先去络脉经隧之血。若阴中火旺，上腾于天，致六阳反不衰而上充者，先去五脏之血络，引而下行，天气降下，则下寒之病自去矣，慎勿独泻其六阳。此病阳亢，乃阴火之邪滋之，只去阴火，只损血络经隧之邪，勿误也。”论述了刺络放血去阴火的原则与方法。《丹溪心法・下血》论述治疗下血之法，引《黄帝内经》云：“下血为内伤络脉所致，用枳壳一味服。又方：用黄连二两*，枳壳二两，炒槐花八两上一味，去槐花不用，止以二味煎服，立效，以解络脉之结也。”《丹溪心法・中风》论述活血通络为治疗中风日久之法：“治风之法，初得之即当顺气，及日久即当活血・心包络・手厥・丹血，此万古不易之理，唯可以四物汤吞活络丹愈者，正是此义。”张从正《儒门事亲》载：“是动则病手心热、臂肘挛急、腋肿，甚则胸胁支满、心中憺憺大动、面赤目黄、喜笑不休。是主脉所生病者，烦心、心痛、掌中热。为此诸病。”该句论述了厥阴心包络病的症状。

（四）明清时期

明代李时珍《濒湖脉学》所论皆属于脉诊范畴，主要是寸口脉诊的内容。李中梓《医宗必读》也有络脉脉诊和辨证的内容，提出：“寸部者，经脉之应也；尺部者，络脉之应也。寸部热满，尺部寒涩，此络气不足，经气有余也。秋冬死，春夏生。寸部寒涩，尺部热满，此经气不足，络气有余也。春夏死，秋冬生。”张景岳在《景岳全书》中专论经络痰邪：“若谓痰在经络，非攻不去，则必并精血而尽去之。”

总体来看，从汉代到清代络病学说的发展较为缓慢，清代是络脉理论得到较大发展并广泛应用于临床的时期。清代名医喻昌专篇讨论络脉，在《黄帝内经》基础上进一步将络脉分层细化。此外，由于叶天士等一批医家的倡导，络脉学说得以逐渐深入人心。清代络脉理论的发展和应用主要表现在以下三方面。

一是叶天士提出“络病”概念和“久病入络”理论。清代，对络病学说贡献最大的医家首推叶天士，他对络病的病理认识更加深入，由此揭示出多种疾病发展的共同规律，使络病学说有了较大的发展。首先，他认为邪气袭人后，“初为气结在经，久则血伤入络”，其传变途径是“由经脉继及络脉”“经年宿病，病必在络”，从而揭示出多种内伤杂病随着病程的发展，病邪由经入络，由气及血，由功能性病变发展为器质性病变的慢性病理过程。其次，他阐明了络脉病证的病因病机，系由风、寒、湿、热之邪蕴结络脉，或情志、劳倦、跌扑等损伤脉络，或久病入络，使络中气滞、血瘀、津凝、痰阻或络脉损伤所致。例如《临证指南医案》中记载的“内风袭络”之偏瘫证，“经络为痰阻”之中风证，“湿热入络”之痹证，“久病入络”之痛证等，均有络中气滞、血瘀或痰阻之病机。再次，他创立了“辛味药通络之大法”治疗络病。叶氏认为“络以辛为泄”，故其通络每以辛味为主，利用辛味药的宣通行散作用疏通痹阻不通的络脉，配合甘、温、润之品，在用药中体现辛温通络、辛润通络、辛香通络等法则。辛味通络法与辨证论治相结合，使其络病治疗屡见奇效。叶氏极为赞赏张仲景应用虫类药通络之举，擅用虫类药通络，谓“圣人另辟手眼，以搜剔络中混处之邪，治经千百，历有明验”。他是张仲景之后擅长运用虫类药通络的医家，常用水蛭、全蝎、蜣螂等。叶氏显著的临床疗效和身体力行、大力倡导的结果使“久病入络”的思想深入人心，由此扩大了络病学说的影响。

二是络病理学理论广泛应用于临床。清代其他医家，如喻嘉言、王肯堂、王清任、林珮琴、唐容川、沈金鳌和张锡纯等，也在其专著中论及络病学说，使络病学说的理论发展和临床应用达到了空前鼎盛的时期。喻嘉言在《医门法律・络脉论》中感叹“十二经脉，前贤论之详矣，而络脉则未之及，亦缺典也”，呼吁“医者不知治络之法，则愈究愈穷矣”。喻氏在《黄帝内经》基础上，进一步将络脉细分：“十二经生十二络，十二络生一百八十系络，系络生为一百八十缠络，缠络生连系三万四千

---

* 为保留原文风格，本书引文中的计量单位未作换算，仅供读者参考。

孙络，孙络之间有缠绊。”其细分法更全面、更细微地体现了络脉在人体的分布规律及其生理功能的重要性。在临床应用方面，喻嘉言主张对邪客络脉之病，应“取于砭射，以决出其络中之邪”；指出引经透络法之重要性：“用药之际，不加引经透络，功效羁迟，安得称为良工耶？”王肯堂亦用络脉理论指导临证施治，如《证治准绳》论述妇人经闭不行时，若属“心包络脉洪数，血海干枯”，则治疗时“宜调血脉，除包络中火邪”；若属“或因劳心，心火上行，月事不来者，胞脉闭”时，则治疗“宜安心、补血、泻火，经自行矣”。林珮琴《类证治裁》提出，积聚初起，“唯先理气，气行则络脉通”，积聚日久“必理血矣”。唐容川擅治血证，其《血证论》立血证治疗四大法则，即止血、消瘀、宁血、补血，为当代学者开辟了活血化瘀的广阔研究领域，对于今天的络病证治也多有启发。沈金鳌在《杂病源流犀烛》专论心包络疾病症状，提出“心包络虚宜养心、实宜泻火”。张锡纯创补络补管汤和活络效灵丹，分治络脉虚实病证。

三是络病学说开中西医融通之先河。清代随着西学东渐，遂有王清任、宝辉等医家对西医的血液循环、血管与中医的气血循环、血脉进行比较研究。例如王清任结合尸体解剖和临床经验著《医林改错》一书，书中首次提出“血管”的概念。王氏还以气虚血瘀立论，认为“元气既虚，必不能达于血管，血管无气，必停留而瘀”，故创补气活血法，立补阳还五汤，用于半身不遂、口眼歪斜及痿证等病证，临床效果显著。宝辉的《医医小草》堪称中医络病学说与西医血管理论中西会通的先驱。他认为血液循环之“回血管者，络脉也”“微丝血管者，孙络也”，中医的营卫生成之理与西医的血液形成理论相通；人体的微循环，与络脉渗濡灌注、营卫交换的功能相一致；认为血液清浊及颜色与气血交换过程有关，指出“盖脉管之血色红，既出三焦气街，入孙络色即兼紫，挟阳明悍气之毒故也。入络脉其紫色较重，必待入心出肺，呼出此毒气，吸入生气，其血复变为赤，落心左房，而入脉管，是脉管中运行之血气，为营，清而无毒也。孙络络脉中之气血为卫，浊而有毒也”“血入回血管，则其色渐变为紫，中含毒气故也”；分析“经脉行速”“络脉行迟”的原因是“入孙络之气血，缠布周身，如日绕天之外，故其行迟。经脉阴阳逆顺偕行络脉中之气血，如月行地之中，故其行速”。《医医小草》的论述反映了清代部分医家将络脉几乎等同于小血管和微血管的认识。

综上所述，络病学说的发展主要经历了以下几个时期：先秦时期《黄帝内经》形成了络脉理论体系的主体框架；汉代张仲景确立络病脉因证治体系，创立了络病治疗方药；隋代医家在分析疾病各种证候成因时引入络脉因素，为病因学说的发展作出了贡献；金元时期，李东垣、朱丹溪等运用络脉理论指导临床；清代叶天士提出“久病入络”“久痛入络”，使络病成为内伤疑难杂症病机，并将络病学理论用于温热病辨证施治，从而发展了络病学说。

第三节　中医络病学的发展与现代认识

回顾2 000多年的中医药发展史，络病研究始终未形成系统的络病学理论，清代名医叶天士疾呼“医不知络脉治法，所谓愈究愈穷矣”，传承和发展络病学说是当代中医药工作者的任务，也是中西医结合务实创新的重大科学命题。

20世纪80年代，国内一批专家已开始关注“络病”这一研究领域，研究主要集中在以下三个方面：一是以邱幸凡为代表的一批学者，侧重于对古代络脉文献进行整理研究；二是以吴以岭院士为首的学者，侧重于络病与心脑血管疾病相关治疗的研究，并已成功开发出以通心络胶囊为代表的新药，同时在络病学理论方面提出了络脉的“三维立体网络系统”假说和“络脉—血管疾病系统”假说；三是以王永炎院士为首的学者，侧重于对络脉、络病学理论作现代科学阐释，如在基础理论上提出气络、病络之新说，在临床基础研究上进行毒损脑络、疫毒浸淫肺络的研讨，在临床专病方面有络病与脑、心、肾、肝、肺等脏腑疾病的相关性研究。这些研究呈现出从宏观到微观逐步深入的趋势，对揭示络脉的实质、丰富络病学说的理论起到了重要的作用。

吴以岭院士在络病文献整理以及难治性心脑血管疾病的临床研究方面作出了突出贡献。根据络病学理论指导研究出的防治心脑血管疾病的通心络胶囊，应用于临床取得显著疗效，并于2000年获得了国家科学技术进步奖二等奖，使络病学说成为学术界研究的热点。2004年吴以岭教授编著的《络病学》正式出版，标志着“络病证治”体系的建立，系统地阐述了络病学的学术价值、研究范围，论述了络病的发病与病机，以及络病辨证与证治的科学方法，为中医络病学科的传承与发展奠定了理论基础。

吴以岭院士创建了络病学说主要的两大学术分支，即脉络学说和气络学说，这两个领域成为络病学科建设与探索实践的两大方向。2010年《脉络论》的出版、2018年《气络论》的出版为络病学的建立和发展以及络病临床研究与实践打下了坚实的基础。

脉络学说指导防治血管病变的研究是973计划项目。微血管病变是当今国际医学界的难题，该项目以“孙络—微血管”为研究切入点，以通络干预保护微血管内皮细胞为核心机制，保护“孙络—微血管”结构功能的完整性，从而改善组织微循环灌注，开辟了心、脑与泌尿生殖系统疾病异病同治，改善组织微循环治疗的新途径，找到了根据络病学说利用中医药改善组织微循环灌注、活血化瘀、通经活络、消炎止痛的新方法，建立了“脉络—组织微循环”辨证诊断的新理念。

气络学说主要研究气络病变的发生、发展规律，基本病理变化，临床证候特征及辨证分型论治。气络学说的核心理论——“营卫承制调平”，揭示了人体作为复杂系统，在生理、病理，以及治疗、转归不同阶段的内在规律。气络学说重点探讨了气络与神经、内分泌、免疫三大系统的相关性。实验与临床研究证实了气络学说指导神经、内分泌、免疫类疾病防治的重要价值。

中医对泌尿生殖疾病的认识有着悠久的历史，《素问·灵兰秘典论》曰：“膀胱者，州都之官，津液藏焉，气化则能出矣。”古人认为尿的排出有赖于肾的气化，肾的气化即肾对体内津液的代谢和调节作用。华佗《中藏经》中有关于石淋的记载：“虚伤真气，邪热渐深，结聚而成砂，有如水煮盐，火大水少，盐渐成石。”对先天性不育，唐代王冰有“五不男”的论述。对膀胱尿潴留，创用了鹅毛管和葱管导尿的方法，如孙思邈《千金要方》记载：“以葱叶除尖头，纳阴茎孔中深三寸，微用口吹之，胞胀，津液大通，便愈。”古代中医书籍中，记载了石淋、膏淋、热淋、气淋、血淋、尿血、赤白浊、囊痈、脱囊、男子不育、遗精、阳痿、遗尿、阳强、子痈、肾岩、水疝、寒疝、气疝、筋疝、癃闭等疾病的病因病机、辨证论治的经验，涉及泌尿生殖系统的许多疾病，如尿路结石、急慢性尿路感染、神经性尿频、泌尿系肿瘤、前列腺炎、前列腺增生、尿道炎、睾丸炎、附睾炎、阴囊脓肿、阴囊坏死、男性不育症、遗精、遗尿、性功能障碍、尿潴留、神经源性膀胱等。古代中医著作及其理法方药体系都不同程度地记载了许多有关泌尿生殖系统疾病的治疗方法和理论，是一个伟大的宝库，需要我们继续挖掘和传承创新。

第四节　结语

中西医结合是我国的独特优势。在20世纪60年代初期，以中国中医科学院广安门医院刘猷枋教授为代表的老一代泌尿外科专家，开创了我国泌尿外科疾病中西医结合临床治疗和研究的新领域，以当时临床上难治性疾病为突破口，对尿路结石、慢性前列腺炎、前列腺增生、男性不育、性功能障碍等疾病采用中西医结合治疗，并取得了很好的成绩。1973年中国中医科学院广安门医院成立了国内第一个以中西医结合诊断治疗泌尿生殖系统疾病的泌尿外科，特别是在刘猷枋教授组织全国泌尿外科专家创建中国中西医结合学会泌尿外科专业委员会后，泌尿生殖系统疾病的中西医结合治疗快速发展，在临床上呈现出多样化创新成果：用复方莪术液膀胱灌注和加热冬凌草液膀胱灌注治疗膀胱肿瘤，用刘猷枋创制的前列消癥汤治疗前列腺癌，运用化瘀尿石汤（以乳香、没药化瘀通络）增强排石效果等。此外，中西医结合治疗老年前列腺增生、慢性前列腺炎和间质性膀胱炎，中医药在肾移植抗排斥和抗感染治疗中的应用等方面都取得了令人瞩目的成绩。络病学理论在男性泌尿生殖方面也有一定发展，如北京中医药大学东直门医院男科专家团队紧扣阳痿病机提出“阴茎中风”学说；北京中医药大学王琦院士创制疏肝益阳胶囊，以蜈蚣、水蛭、地龙和九香虫等虫类通络药物为主药，治疗肝郁血瘀型阳痿，体现虫药通络治法的特色；常用中成药复方玄驹胶囊以黑蚂蚁为主药，发挥搜剔通络作用治疗阳痿，均体现了络病学理论在男性泌尿生殖系统疾病领域的传承与发展。

综上，近 40 年来以吴以岭院士为首的专家团队系统构建了络病学说，经临床实践与循证医学评价以及国内外医学界的充分肯定，显示出了络病学理论的重要学术价值。络病学在心脑血管疾病、内分泌疾病、免疫性疾病、神经系统疾病等临床治疗和理论研究领域都取得了显著成绩，但在泌尿生殖系统疾病的应用方面还处于不断发展阶段。泌尿生殖系统疾病中有很多疾病属于内伤疑难杂症的范畴，络病学说是中医学术体系的独特组成部分，运用络病学理论进行中西医结合诊治泌尿生殖系统疾病，有希望开发新的有效治疗方法和方剂，找到中西医结合治疗的结合点和突破点。

（张蜀武　周仕轶　李洁　邱明星）

参考文献

[1] 李洁. 络脉文献的整理与研究[D]. 成都：成都中医药大学，2004.

[2] 刘猷枋，张亚强. 中西医结合泌尿外科学[M]. 北京：人民军医出版社，2007.

[3] 吴以岭. 络病学[M]. 北京：中国科学技术出版社，2004.

[4] 袁其伦. 袁氏新医药模式与临床[M]. 北京：人民军医出版社，2013.

第一章中英文关键词索引

缠络	entanglement collaterals
经络	meridians and collaterals
经脉	meridian
络病学	science of collateral disease
络脉	collateral
气络	qi collaterals
气血	qi and blood
孙络	minute collaterals
系络	connective collaterals
脏腑	viscera and bowels

第二章
吴以岭对络病学的传承与创新

第一节　概述

络病学是中医药学的重要组成部分，吴以岭院士作为络病学领域的杰出代表，他的挖掘、传承与创新工作，不仅让古老的络病学理论焕发出新的生机，更为中医药学的发展注入了新的动力。吴以岭院士不仅深入研究了历代中医对络病的论述，更结合临床实践，对络病学理论进行了全新的解读和发展，形成了“络病证治”体系，这一体系不仅丰富了中医药学的理论体系，也为临床实践提供了新的思路和方法。为了表彰他的突出贡献，2019 年吴以岭院士被授予国家科学技术进步奖一等奖。

第二节　吴以岭对络病学的传承与发展

一、中医络病学理论的传承与发展是历史赋予中医药工作者的重要任务

中医络病学理论的传承与发展不仅承载着中医药工作者对古代智慧的尊重与延续，更是对中医药理论和实践的补充和完善。探索络病学理论的形成和发展沿革，有助于我们更深入地认识络病学理论的科学内涵，明确络病学理论指导临床工作的重要价值。

（一）络病学研究历史上的三个里程碑

1.《黄帝内经》是络病学研究史上的第一个里程碑

《黄帝内经》成书于公元前 300 年左右，是中医理论的奠基之作，分为《灵枢》和《素问》两部

分。在这部千古传世之作中，最早提出了络脉与络病，为络病学说奠定了理论基础。《黄帝内经》首次明确提出了“经络”的概念，指出了“经”包括十二经脉、奇经八脉，以及附属于十二经脉的十二经别、十二经筋、十二皮部；“络”包括十二别络、孙络、浮络等；对络脉的循行路径及与脏腑器官之间的联系等进行了详细的描述。《黄帝内经》初步论述了络脉的生理功能，记载了络脉的病理变化，提出了络病的诊治方法，为后世医者提供了宝贵的临床指导，成为络病学理论形成的第一个里程碑。

2. 张仲景《伤寒杂病论》是络病学研究史上的第二个里程碑

东汉末年的杰出医学家张仲景，以其卓越的医学造诣和深厚的临床经验，创作了《伤寒杂病论》这一传世之作，创立了“六经辨证”“脏腑辨证”。张仲景对络病的证治进行了深入的阐述，提出了对疑难杂症的“络病证治”框架，不仅详细描述了络病的病因、病机和临床表现，其治疗络病的鳖甲煎丸、大黄䗪虫丸、旋覆花汤等方剂开创了治疗络病的先河。张仲景提出了辛温通络、祛瘀通络、活血通络的络病治疗方法，强调了一般活血化瘀法和络病治法的差异，他的理论为后世的络病学研究提供了重要的启示和借鉴。

3. 叶天士对络病学说的发展是络病学研究史上的第三个里程碑

清代叶天士以其深厚的医学造诣和对络病学的独特见解，将络病学推向了新的高度。他深入探讨了络病的病机，提出了“久病入络”“久痛入络”。他认为邪气的传变途径是“由经脉继及络脉”，慢性迁延性疾病最后的归宿便是络病（“经年宿病，病必在络”），络病也可看作内伤疑难杂症的病机。叶天士的著作《临证指南医案》记录了络病常见的症状，在治疗络病的思路上提出了“络以辛为泄”的著名观点，开创了治疗络病的辛味通络法。

从中医药发展史上可看到，络病学的研究虽然经历了三个里程碑的发展过程，但始终未形成系统且广泛指导临床的络病学理论，也未能在中医药学理论体系中占有应有的地位，也没有伴随中医药发展进程一同发展壮大。因此，挖掘、传承并发展络病学理论和开展临床实践是我们这一代中医药人义不容辞的责任。

（二）络病学未能得到充分发展的原因

从《黄帝内经》中可明确了解到络病学说自建立便受到当时医家的重视，《灵枢·经脉》曰：“经脉者，所以能决生死，处百病，调虚实，不可不通。”经脉、脏腑、气血是中医学术体系的理论核心，脏腑是人体生命活动的重要器官，气血从经脉并通过络脉的立体网状结构被散布输送到脏腑组织，以维持人体生命活动和保持人体内环境的稳定。脏腑又通过络脉和经脉发挥它的生理功能，并形成和其他脏腑及外界的联系，可见络脉在生命活动中占有举足轻重的地位。络病学研究的滞后不仅使它未能在疑难杂症治疗中发挥应有的作用，而且严重地影响了中医学术理论的发展和创新，阻碍了当代中医学术发展。

络病学在 2 000 多年的中医药学术发展史上未能得到充分发展，这的确是一个值得深入探讨的问题。其一，历代医家对经络的认识普遍存在着重经轻络的倾向。经络是气血运行的通道，是维持人体生命活动的重要部分。在长期的医学实践中，由于经脉起始、路线、功能比较清楚，易于观察和感知，因此历代医家多将研究重点放在经脉上，而相对忽视了对络脉的研究，这使得针灸依赖于经脉刺激的治疗方法得到了迅速的发展，而对络病学的研究则相对滞后。其二，络脉遍布全身，其分布复杂而精细，缺乏详细的路线和系统的生理病理论述。相较于经脉的明确走向和相对简单的结构，络脉的循行走向和网络分布更为复杂，难以准确描述和把握。另外，关于络脉的生理功能和病理变化，也缺乏系统而深入的论述。这使得历代医家难以对络病进行准确的诊断和治疗，从而限制了络病学的发展。其三，历史上对络病学的重视程度不够，在古代中医文献中关于络病的论述相对较少，且多散见于各种医籍之中，缺乏系统的整理和归纳。这使得后学者难以全面了解和掌握络病学的要领，从而影响了络病学的传承和发展。其四，欧洲文艺复兴后，西医学开始从经验医学转向实验医学。几百年来，西医学的研究层次逐步从人体器官、组织、细胞推进到分子、基因层面，能详细观察到人体最微细的结构。而中医学受历史环境和科学技术手段的限制，难以阐明络脉的生理病理变化机制，使得我们对络脉难以有清楚的认识，客观上制约了络病学说的发展。

近30年来，在吴以岭院士和众多专家的共同努力下，络病学研究已取得重大突破，随着中医理论在络病学方面的研究、传承和创新，相信未来络病学将得到更多的关注和研究。

（三）《络病学》专著的出版标志着“络病证治”体系的建立

《络病学》专著的出版，不仅是对古代络病学理论的深入挖掘与整理，更是对现代医学发展的重要贡献，为未来的医学研究提供了全新的视角和思路。20世纪80年代开始，以邱幸凡教授为代表的学者，侧重于络病古代文献的研究，他们深入挖掘古代医籍，系统整理络病的理论和治疗方法，为后来络病的研究奠定了坚实的基础。与此同时，以王永炎院士为首的团队对络病学理论作出了现代阐述。他们运用现代医学理论和方法，对络病进行深入研究，揭示了络病的发病机制、病理变化以及与现代医学的关系。这一研究不仅丰富了现代医学的理论体系，也为传统医学的现代化发展提供了新的思路。

吴以岭院士投入了大量的时间和精力，写出了《络病学》这部专著。该书对络病学理论进行了深入的研究和探索，书中他不仅梳理了络病学理论的历史脉络，还结合现代科学的方法对其进行了验证和拓展。他不仅发现了络病学理论的独特价值和优势，还找到了将其应用于临床的可行途径。吴以岭院士的创新之处在于，他打破了传统中医学与现代医学之间的壁垒，将络病学理论与现代医学的理念和技术相结合，创立了“三维立体网络系统”理论，对络脉立体网络结构、空间位置以及络脉的生理功能进行系统研究，并系统地探索了络病的病因、病机、诊断和治疗，归纳了络病的八大基本病机，形成了独特的“络病证治”体系，这一体系不仅保留了络病学理论的精髓，还融入了现代医学的理念和技术，使得络病的治疗更加精确、有效。

（四）《脉络论》《气络论》进一步完善了络病学

吴以岭院士在2010年11月出版的《脉络论》专著和2018年1月出版的《气络论》专著，与《络病学》共同构成了络病学三大理论框架，使络病学理论进一步完善。脉络学说和气络学说是络病学理论的两大研究方向。经脉理论包括气（经）络和脉（血）络，气络指络脉运行的经气，脉络指络脉运行的血液，也称血络，气络与脉络共同完成温煦濡养、供给气血、滋润脏腑等生理功能。《脉络论》在传承经脉理论的基础上构建了脉络学说，首次形成指导血管病变防治理论，以“孙络—微血管”作为研究的切入点，通过实验证实“孙络—微血管”营卫交会异常是“由络以通，交会生化”障碍引起的，为揭示微血管病变的机制提供了重要理论依据。《脉络论》指出，脉络是从经脉分支而出、运行血液、渗灌濡养、具有津血互换功能的立体网络系统，如果出现障碍其表现与脏腑组织细胞功能损伤以致结构损伤的微血管病变密切相关。“孙络—微血管”理论为中医理论的发展注入了新的活力，通过将中医的脉络理论与西医的血管病变理论相结合，更深入地揭示了血管病变的本质和发病机制，为寻找有效的治疗方法提供了理论支持。根据这一理论，吴以岭院士团队研制了治疗心脑血管疾病的通心络胶囊等药物，在临床使用中取得了很好的治疗效果，实现了中医药防治微血管病变的重大突破。

《气络论》从哲学之气、医学之气的功能与实现形式等多个层次进行了深入探讨。吴以岭院士提出气络承载元气、宗气、卫气、脏腑之气及经络之气，这些通过气络在人体中发挥着调节气血、温煦充养、防御卫护、信息传导、自稳调控等功能，涵盖了现代医学的神经、内分泌、免疫三大系统，即“气络－NEI网络”。他还在此基础上进一步提出了气络学说中的核心理论“营卫承制调平”。这一理论既体现了中医的整体观念，又与现代医学的系统论相契合，为中医的现代化研究提供了新的思路。基于《气络论》提出的“承制调平”理论让中医药在临床防治神经、内分泌、免疫类疾病时取得了良好的疗效。

吴以岭院士的《气络论》以其独特的“营卫承制调平”核心理论，为我们理解气络的功能和病机提供了新的视角，同时为中西医结合研究提供了新的思路。

第三节　络病学研究对现代医学的贡献

络病学作为中医学理论体系中的一个重要组成部分，其传承与创新不仅关乎中医学的发展，更关乎人类健康的福祉。吴以岭院士作为络病学领域的杰出代表，他的挖掘、传承与创新工作，不仅让古老的络病学理论焕发出新的生机，更为中医药学的发展注入了新的动力。络病学研究对现代医学的贡献可归纳为下面四个方面。

一、临床实践检验了络病学理论的正确性

络病学理论源远流长，自古以来便是中医学术体系中的重要组成部分。在古代，医家通过观察和实践，逐渐认识到络病在多种内伤疑难杂症和外感危急重症中的重要地位。近年来，吴以岭院士挖掘、继承、发展了络病学，建立了“络病证治”体系，完善了络病研究的理论体系。随着临床实践应用，治疗药物也不断开发。在临床实践中，络病学理论被广泛应用于多种疾病的治疗，如心脑血管疾病，该病的诊疗是络病学理论应用的重要领域之一。基于络病学理论研制的通心络等药物在临床实践中取得了显著的疗效，进一步验证了络病学理论的正确性，使得络病学研究不仅在国内得到了广泛认可，在国际学术界也引起了高度关注。

二、络病学为21世纪生命科学研究找到了中医视角的切入点

21世纪是生命科学研究的黄金时代，我们逐渐从还原论向整体论和系统论方向迈进，试图揭示生命的奥秘。在这个过程中，中医的整体观以其独特的视角和深厚的底蕴，为现代生命科学的研究提供了宝贵的启示。

中医的整体观，强调的是人与自然的和谐统一，以及人体内部各脏腑、组织、器官之间的相互联系和相互影响。人体的健康与疾病并非独立存在，而是与整体环境、心理状态、生活方式等多方面因素密切相关。因此，中医在治疗疾病时，往往从调整整体环境、改善生活习惯、调节心理状况等多方面入手，以达到标本兼治的效果。

系统生物学方法作为一种新兴的研究手段，为中医整体观的科学诠释提供了有力的支持。系统生物学通过整合基因组学、蛋白质组学、代谢组学等多层次的信息，全面揭示了生物体内部复杂网络的动态变化规律。这种研究方法不仅可以帮助我们深入理解疾病的发病机制，还可以发现潜在的治疗靶点，为疾病的预防和治疗提供新的思路。

络病学作为中医学的重要组成部分，主要研究人体络脉的生理病理以及相关疑难杂症的治疗。它强调人体的整体性，认为人体内经脉、络脉系统是一个相互联系、互相影响的网络，调整络脉的功能状态，可以达到治疗疾病的目的。这一理念与现代生命科学研究方向不谋而合，都强调从整体的角度去理解和干预生命现象。

在生命科学的研究中，络病学应用已从多个方向找到了切入点。首先，借鉴现代生物学技术手段，深入研究络脉系统的结构和功能，以揭示其生理机制和病理变化。其次，中医络病学可以与现代医学相结合，共同探索疾病的发病机制和治疗策略。在现代医学中，许多疾病的发生都与人体内的神经、内分泌、免疫功能紊乱有关，从络病学的角度可比较清楚地解释这些疾病的发病机制，并提出相应的治疗方案。通过中西医结合的方式，充分发挥各自的优势，提高疾病的治愈率。

吴以岭院士对络病学的研究坚持以中医为主、多学科交叉的研究方向，以络病学说、脉络学说和气络学说的理论为指导，在 21 世纪复杂生命科学时代，为临床难治性、复杂性疾病的防治找到了可行的切入点。

三、络病学研究对中西医结合的重要贡献

中西医并重、中西医结合是党和国家对卫生健康工作提出的基本方针。这一方针不仅体现了我国对于传统医学与现代医学的尊重与融合，更彰显了我国在医学领域探索与创新的精神。其中，中西医结合代表了医学发展的整体方向，展现了中华医学深厚底蕴与现代医学先进科技相结合的无限可能。

吴以岭院士络病学说的提出为中西医结合开辟了新的思路和实施途径。脉络学说中的“脉络—血管系统病”理念，正是基于中医脉络与西医血管解剖学之间的相似性提出的。脉络学说认为，人体的脉络系统贯穿全身，是气血运行的重要通道。而西医的血管解剖学则揭示了血管系统的具体结构和功能。将两者相结合，不仅能够更全面地理解疾病的本质，还能为疾病的治疗提供更有效的方案。同时，气络学说中的“气络— NEI”理念，也展现了中西医结合的广阔前景。气络学说认为，气是人体生命活动的基本物质，其通过经脉系统遍布全身，调节着人体的生理功能。而西医的神经、内分泌、免疫系统则分别负责人体的感知、调节和防御等重要功能。吴以岭院士团队将中医的气络学说与西医的神经、内分泌、免疫系统相结合，在科学研究方面取得了突破性进展，在指导临床治疗疾病方面也取得了良好疗效。

四、络病学人才培养和研究的显著成绩

络病学研究在络病证治、脉络学说、气络学说系统理论的建立和临床实践、实验研究的过程中培养了大批高层次人才，形成了多学科的专家群体。《络病学》教材在国内 40 余家高等中医药院校被使用。国家中医药管理局络病重点研究室与国家中医药管理局中医络病学重点学科先后成立。中华中医药学会络病分会、中国中西医结合学会血管 – 脉络病专委会、世界中医药学会联合会络病专委会相继组建，各省、市络病专委会，包括中国台湾络病学会，以及欧洲络病学会、加拿大络病学会陆续成立。在 21 世纪生命科学时代，这些工作的开展均取得了显著成绩，为中医学走向世界发挥了重要作用。

（张蜀武　周仕轶　邱明星）

参考文献

[1] 李洁. 络脉文献的整理与研究[D]. 成都: 成都中医药大学, 2004.
[2] 吴以岭. 络病学[M]. 北京: 中国科学技术出版社, 2004.
[3] 吴以岭. 络病学基础与临床研究[M]. 北京: 军事医学科学出版社, 2008.
[4] 吴以岭. 脉络论[M]. 北京: 中国科学技术出版社, 2010.
[5] 吴以岭. 气络论[M]. 北京: 中国科学技术出版社, 2018.

第二章中英文关键词索引

痹证	arthralgia syndrome
动络	stirring collaterals
活血通络	dredging collaterals by promoting blood circulation
久病入络	chronic diseases transforming to collaterals
久痛入络	enduring pain entering collaterals
六经辨证	syndrome differentiation of six meridians
络病证治	diagnosis and treatment of collateral diseases
络脉绌急	contraction and spasm of collaterals
络脉瘀塞	stagnation and obstruction of collaterals
络脉瘀阻	stagnation of collateral blood
络气郁滞	stagnation of collateral-qi
络息成积	accumulation of evil with blood and phlegm in collaterals
络虚不荣	deficiency and innutrition of collaterals
脉络论	Theory of context
气络论	Theory of qi collateral
祛痰通络	dredging collaterals by dispelling phlegm
热毒滞络	heat-toxin stagnation of collaterals
入络	entering collaterals
伤络	injuring collaterals
痛证	pain syndrome
辛味通络	dredging collaterals by pungent herb medicine
脏腑辨证	syndrome differentiation of viscera
癥积	body mass caused by blood stagnation

第三章
中医络病学的概念与现代认识

为了让读者更快地了解络病学，并将其应用于泌尿生殖系统疾病的临床工作中，本章将简要介绍络病学的核心概念及其现代认识。我们力求突出重点，让读者能迅速掌握络病学的基本知识和应用方法。

第一节 络病学的概念

一、概述

络脉是经络系统的重要组成部分，是经脉的横向分支，它们逐层细分，遍布全身，形成了一个广泛分布于脏腑组织间的立体网络系统，这个立体网络系统对于维持正常的生命活动和保持人体内环境的稳定起着重要的作用。经，指经脉，有路径的意思；络，指络脉，是从经脉横向分出，遍布全身的细小分支，有网络的含义。络脉这一概念最早出现在《黄帝内经》，如《灵枢·脉度》“经脉为里，支而横者为络，络之别者为孙。”东汉许慎《说文解字》释“经”为“织从丝也”，即织布的纵线；释“络”为“絮也”，表述的是细微联系之义。经是纵向的主干，络是逐层分出的分支，较经细小；经脉有一定的循行路线，而络脉纵横交错，网络全身。从经脉分出的支脉称为别络，从别络分出逐层细化的络脉称为系络、缠络和孙络，如喻昌《医门法律》所言：“十二经生十二络，十二络生一百八十系络，系络生一百八十缠络，缠络生三万四千孙络，自内而生出者，愈多则愈小，稍大者在俞穴肌肉间，营气所主外廓，由是出诸皮毛，方为小络，方为卫气所主。”明代医家张景岳所著《类经》亦有类似论述：“络之别者为孙，孙者言其小也，愈小愈多矣，凡人遍体细脉，即皆肌腠之孙络也。”络脉遍布全身，气血循行于经脉之中。经脉中的气血通过络脉由线状流注扩展为面性弥散立体输布，发挥着对整个机体的渗灌濡养作用，构成了维持生命机体正常功能活动的内环境。

二、络病学

络病学是一门研究中医络病学理论及其临床运用的学科，作为中医学体系中的独特组成部分，它专注于揭示和研究络病的发病特征、病机演变、临床症状，以及辨证施治、治则治法和药物使用的应用理论。《素问·缪刺论》言：“夫邪之客于形也，必先舍于皮毛，留而不去，入舍于孙脉，留而不去入舍于络脉，留而不去，入舍于经脉，内连五脏，散于肠胃，阴阳俱感，五脏乃伤。”络病是广泛存在于多种内伤疑难杂症和外感危急重症中的病理状态，建立“络病证治”体系对形成系统、完整的络病学说，提高多种难治性疾病的临床疗效有独特学术价值和重要临床指导意义。

络脉是气血运行的通道，又分为经络之络（气络）和脉络之络（血络）。经络之络运行经气，脉络之络运行血液，二者共同维持“气主煦之，血主濡之”的正常生理功能。气血以络脉为通道输布至脏腑组织及形体官窍，发挥其温煦濡养的重要作用，这是在线性纵向分布的经脉主干中无法完成的，必须借助经络系统的中下层组织结构——络脉来实现。络脉由经脉支横别出、逐层细分、表里循行、网状分布的结构特点，决定了其气血行缓、立体弥散、末端连通、津血互换、双向流动、功能调节的气血运行特点，使在经气环流系统中运行的经气得以在气络弥散过程中发挥其温煦充养、防御卫护、信息传导、调节控制的作用，并使在心脉血液循环系统中运行的血液在脉络渗灌过程中发挥其供血供气、津血互换、营养代谢的作用。络脉把经脉运行的气血津液输布、立体弥散、渗灌到脏腑周身，发挥着“行血气而营阴阳”的生理作用，是维持生命活动和保持人体内环境稳定的网络结构。

吴以岭院士在《络病学》提出“三维立体网络系统”作为理论框架，从时间、空间和功能角度，对网络全身的络脉系统进行了高度概括。根据络病学说研究的“三维立体网络系统”，络脉形成“外（体表阳络）—中（经脉）—内（脏腑阴络）”的空间立体分布规律，内外交通，按一定的时速和常度敷布渗灌气血，维持人体内环境稳态。络脉虽然由经脉支横别出而形成，但其结构、循行与功能特点与经脉相比有着明显的差异，造成其发病及病机演变的特异性。络脉是气血运行的通道，也是病邪传变的通道，六淫外袭易于先伤阳络，由阳络至经脉，甚则热毒滞于阴络，形成一系列病理变化。从治疗学的角度看，药物可以随着气血的运行直达病所，故可以认为络脉是药物传递的通道，也是祛邪外出的通道。络脉中承载着由经脉而来的气血，随着其逐级细分，在经脉中线性运行的气血流速逐渐减缓，直至形成立体弥散渗灌，并在末端完成津血互换和营养代谢。络脉结构细小，逐级分层，呈网状立体分布，故气血在其中运行速度较慢。一旦病邪入侵，络脉易于郁滞，气血运行不利，血滞成瘀，津聚成痰，痰瘀阻滞于络脉之间，进一步阻碍气血运行环流，使络气郁滞更甚。由于络病病位深，病邪盘踞络脉，加之正气不足，无力祛邪外出，故病程缠绵，胶着难解。叶天士言“初为气结在经，久则血伤入络”“百日久恙，血络必伤”，指出病邪日久则入于血络，痰瘀日久不解而化毒，痰、瘀、毒等邪气混积于血络，易结聚为有形癥积，如《素问·举痛论》所说：“寒气客于小肠膜原之间，络血之中，血涩不得注于大经，血气稽留不得行，故宿昔而成积也。”因此，当病邪侵袭络脉伤及络气，使络气郁滞导致津血互换障碍，津凝为痰，血滞为瘀，痰瘀作为病理产物阻滞络脉，形成痰瘀阻络的病理状态。久病久痛，脏腑气机紊乱，或气血耗损无以荣养络脉，致络虚不荣，或气结在经，功能失调，久则入血入络，伤及形质。此外，亦有内外各种因素造成络脉损伤，导致络气阻断不通或脉络破损出血。由此可见，由于络脉的结构、循行及功能特点，病邪伤及络脉易形成易滞易瘀、易入难出、易积成形的络病病机特点，从而出现络气郁滞、络脉瘀阻、络脉绌急、络脉瘀塞、络息成积、热毒滞络、络脉损伤、络虚不荣等络病基本病机变化。在泌尿和男性生殖系统疾病中，外感毒邪可致热毒滞络，引发急性前列腺炎、急性附睾炎、肾盂肾炎等疾病。结石形成，阻滞肾络和膀胱之络，可致络脉损伤，甚至络脉绌急，发生尿血和腰部、下腹部剧烈绞痛。儿童发生睾丸扭转也可导致足厥阴肝络瘀塞、绌急，发生剧烈疼痛，甚至络脉气血流行停止，引发睾丸坏死。男性前列腺增生和前列腺癌，可出现络脉瘀阻和络虚不荣，导致前列腺体积不断增大或发生病理性结节和肿块。而青年男性勃起功能障碍，则多由肝气郁结、络气郁滞而导致。男性不育除肾络不荣，亦可由络脉瘀塞而导致，如梗阻性无精症。因此，络病学理论在泌尿和男性生殖系统疾病中的应用可与现代医学密切结合，并大有应用前景。

络脉是络病学理论的结构基础。经络系统主要由以运行经气为主的“气络系统”和以运行血液为主的“血络系统”两大组织功能结构组成。前者基本对应了西医学中的神经、内分泌、免疫调节等功能，后者则与西医学中血液循环的生理功能相吻合。络病的内涵是疾病发展过程中不同致病因素伤及络脉所致的络脉功能障碍或其结构损伤而导致的自身病变，其外延包括络脉病变的致病因素及脏腑组织的继发性病理变化。引起络脉病变的致病因素复杂多样，络脉病变又会引起各种不同的继发性病机变化，造成络病发展过程中病机类型的交叉性和复杂性。因此，“络病证治”研究只有将络病自身特征性病机变化、不同致病因素及其继发性病机变化结合起来，才能采取更有针对性的治疗措施。这正是中医整体观思维在“络病证治”的微观体现。

络病学研究的主要目标是提高多种难治性疾病的临床疗效，建立指导其临床辨证及用药的辨证论治体系，避免走入既往运用还原论的方法寻找经络实质的误区。经络学说的形成既源于古代的解剖学知识，又是古人在长期医疗活动中对病理反应和治疗实践的总结，是为了建立完善的中医学术体系而赋予其某些功能结构的概念。尽管随着现代科学的发展，络脉的实质还会有新的发现，从而加深对络脉及络病的认识，但络病学说研究的目标是建立“络病证治”体系，正如张仲景创立“六经辨证”并未追求六经的实质是什么，而是研究具有极高临床指导意义的外感病辨证论治方法。“络病证治”体系是从中医学关于络病发生演变及治疗规律的实践中，归纳提炼出的用于内伤疑难杂症和外感危急重症的络病辨证论治方法，并可有效地指导临床辨证与用药。络病学理论目前已在神经系统疾病、心血管系统疾病、内分泌疾病、免疫系统疾病以及肾病中广泛应用，并取得重大临床治疗和科学研究的突破。本书则致力于总结络病学理论在泌尿和男性生殖系统疾病中已有的应用，并对今后的治疗和研究前景进行展望。

三、脉络论

（一）脉络的概念、生理特点与病因病机

脉络，亦称血络，乃由心脏统领全身血脉分出之细分支，深入皮毛肌肤、四肢百骸及五脏六腑，构建成一个错综复杂的三维网络结构。《黄帝内经》明确提出“血脉”概念，从“心主身之血脉”“肺朝百脉”，初步阐述了以心、肺、血脉为核心的循环系统。《伤寒论》提出“脉络”理论，如从“血脉相传，壅塞不通”“络脉空虚，贼邪不泻”“邪在于络，肌肤不仁”等角度解释疾病发生机制与传变规律。脉络学说主要研究脉络病变发生及发展规律、基本病理变化、临床证候特征、辨证治疗用药，以血脉与脉络病变为主要研究领域。

《脉络论》提出脉络的形体结构体现了络脉的网络层次和空间立体分布规律，具体而言表现为以下结构特点：①支横别出，逐层细分。血脉是运行血液的主干道，脉络是从血脉主干支横别出、逐层细分的分支，大小粗细不同，具有明显的层次。②络体细窄，呈网状立体分布。从血脉分出的脉络分支像树枝一样逐层细分，随着脉络不断分支，络体越来越细窄迂曲，《黄帝内经》把纵向的经脉称为

"大经"，把细窄的络体称为"小络"（《灵枢・官针》）；张景岳《类经》说"经即大地之江河，络乃原野之百川"，形象地描述了逐级细分的络脉与主干的区别。"孙络"作为脉络最末端、最基础、最细小的脉络，通过缠绊发生面状的相互联系，从而使脉络末端成为一个闭合的网络，构成遍布周身维持机体正常功能活动的网状生命内稳系统。③络分阴阳，循行表里。循行于皮肤和体表黏膜的脉络称为阳络，循行于体内布散于脏腑区域的脉络称为阴络。明代张介宾所说"以络脉为言，则又有大络、孙络，在内、在外之别，深而在内者，是为阴络，浅而在外者，是为阳络"，指出阳络为布散于浅表皮肤的脉络；清代叶天士《临证指南医案》进一步提出"阴络乃脏腑隶下之络"，指出阴络为布散于形体器官内的脉络。由于遍布人体的脉络是一个完整系统，脏腑阴络病变可影响体表阳络，使之出现形态和色泽的异常表现，从这些异常表现可以判断脏腑阴络的病理变化，成为中医学辨证治疗的重要依据。

脉络主要起到"血主濡之"的营养濡润作用，它承载着血脉运行血液的重要功能。脉络系统呈立体网状分布，能够将营养渗灌并弥散到各个脏腑组织，从而实现全面的营养供给。例如《素问・气穴论》云"三百六十五脉，并注于络"，以及《灵枢・卫气失常》曰"血气之输，输于诸络""中焦受气取汁，变化而赤，是谓血"，血液是通过精髓所生先天之精与后天水谷精微、营气、津液和调化生而成并不断充养的，其在血脉中完成津液、血液互相转化及物质交换的过程，从而调节血液和津液之间的动态平衡关系。血脉与脉络形体结构关系同为一体，脉络为从血脉主干支横别出的网络分支，在血脉中运行的血液在逐层细分、网状分布的脉络中逐渐呈立体弥散灌注状态，才能发挥渗灌气血、濡养代谢、津血互换的功能。遍布全身的网络系统把经络"首尾相贯，如环无端"的线性结构改变为立体网状结构，使得在经脉中线性运行的气血在网络系统中呈立体弥散状态。脉络有大络、系络、缠络、孙络等层次之分，与现代生物学的大血管依次分出中小血管、微血管及毛细血管非常相似。而末端脉络的津血交换和营养代谢正如微循环的组织液交换和物质交换，通过经脉—络脉—组织／皮肤的双向流注，一方面"经满气溢，入孙络受血，皮肤充实"（《素问・四时刺逆从论》）；另一方面，亦可"血和则孙脉先满溢，乃注于络脉，皆盈注于经脉"（《灵枢・痈疽》）。脉络维持生命活动的功能活动主要包括三个方面，即向组织器官的渗灌濡养、与组织间津液的交换，以及带走代谢废物和有毒物质。津血在输布过程中，脉络中的血液可从孙络渗出络外，与络外津液相合，濡润脏腑组织，而脏腑组织间的津液亦可由孙络渗入，成为血液的组成部分，同时带走机体代谢废物。

布散于脏腑区域的脉络已成为所在脏腑功能与结构的有机组成部分，把由血脉输布而来的血液通过其网状结构渗濡灌注到脏腑区域，维持其正常的功能活动。因其布散脏腑组织的不同，脉络又可分为心络、肺络、肝络、脑络、肾络等，其发病时使所在脏腑组织不能得到充足的血液供应而导致胸痹心痛、中风偏瘫、脱疽等，虽各属独立病种，但均有共同的病理基础——脉络结构与功能障碍，这为应用脉络学说探讨上述疾病的共性发病机制与病理演变规律奠定了基础。

脉络的支横别出、逐层细分、络体细窄、网状分布、络分阴阳、循行表里的空间结构特点，决定了脉络与血脉不同的气血行缓、立体弥散、末端连通、双向流动、沟通表里、功能调节的气血运行时空特点，并在脉络的末端发生着营卫交会、供血供气、渗灌濡养、营养代谢与津血互换的重要生理功能，维持着人体的正常生命活动。脉络的结构特点决定了其易滞易瘀、易入难出、易积成形的病机特点，正如清代叶天士的"久病入络""久痛入络"之说。气血亏虚推动无力，络虚不荣亦可因虚致络病。

（二）"营卫承制调平"——脉络学说的核心理论

传统中医学认为血液在"心（肺）—血—脉"循环系统中循（血）脉络循行周身的根本动力在于气，气之升降出入及气化过程而发生的精、气、血、津液等物质代谢与能量转化是维持生命活动的根本条件，并体现了阴阳互根互用的动态平衡与五行生克制化的系统自稳平衡规律。元气是生命活动的根本动力，宗气贯心脉而分为营卫之气，营主血属阴行于脉内统于心，卫主气属阳行于脉外统于肺，概言营卫已概括气血、阴阳及五脏之气，因此提出脉络学说的新理论概念——营卫承制调平，高度概括了中医学之整体观、生命观、疾病观、治疗观及疗效评价，并揭示了“脉络—血管系统病”的发生、发展及防治规律：“承”——营卫交会生化的自稳调控机制，“制”——血管病变状态下机体代偿性自我调节，“调”——以“络以通为用”为总则的通络干预，“平”——重新恢复机体自稳状态。在吸收中医哲学精髓的基础上，融合了气血相关的脉络学说与血管病变研究的最新成果，《脉络论》中提出了脉络学说的核心理论——营卫承制调平。这一理论充分展现了中医学的整体观、生命观、疾病观、治疗观和疗效评价，为多学科交叉、宏观与微观相结合的血管病变研究及诊治提供了有力指导。

1. 营卫的本质属性及发病机制

营卫理论与（血）脉络的关系密切，《难经・三十二难》说：“心者血，肺者气，血为荣，气为卫，相随上下，谓之荣卫”，指出了营卫与“心（肺）—血—脉”循环系统的关系，营卫之气相偕而行，共同发挥着和调五脏、洒陈六腑、调节脉络血行的重要功能，张仲景以“营卫不通，血凝不流”“血脉相传，壅塞不通”论析病机，《难经》提出“损其心者，调其营卫”，均显示了营卫理论对于探讨血脉生理、病理及治疗的重要价值。

营行脉中，泌其津液，注之于脉，化以为血，伴随血液循脉络而行，虽是血液的组成部分，却具有气之流通与调控作用，正如《素问・痹论》所说“荣者，水谷之精气也。和调于五脏，洒陈于六腑，乃能入于脉也。故循脉上下，贯五脏络六腑也”，血脉得营气之濡养，则脉管柔和韧健、弛张有度，血液得营气和调洒陈的协调控制才可循脉络循行，发挥濡养五脏六腑、四肢百骸的作用；卫行脉外，慓悍滑疾，携营血而行，如《灵枢・邪客》所言“卫气者，出其悍气之慓疾，而先行于四末分肉皮肤之间，而不休者也”；《素问・痹论》言“卫者，水谷之悍气也，其气慓疾滑利，不能入于脉也，故循皮肤之中，分肉之间，熏于肓膜，散于胸腹”；《卫生宝鉴》言“盖阳气为卫，卫气者，所以温分肉，充皮毛，肥腠理，司开阖，此皆卫外而为固也”，卫气循行脉外充满周身发挥着温煦充养、防御卫护、信息传导、调节控制作用。营卫二气通过脉络相互贯通，推动气血渗灌到脏腑组织、四肢百骸发挥温煦濡养作用，同时在脉络末端之孙络交汇贯通，完成渗灌气血、濡养代谢、津血互换等重要生理功能。

《伤寒论・辨脉法》言“荣卫不通，血凝不流”，指出营卫失于正常运行则可导致血液凝滞失于流通的病机变化。外感六淫卫阳郁闭、内伤七情营血暗耗、阴阳失调脏腑气机紊乱均可导致营卫不通而致（血）脉络阻滞不通，正如龚廷贤《寿世保元》所说“血荣气卫，常相流通，何病之有，一窒碍焉，则百病由此而生”，明确指出了营卫运行失常导致气血失于流行是多种疾病发生的内在因素。“营卫不通，血凝不流”进一步发展导致“血脉相传，壅塞不通”（《金匮要略》），揭示了“脉络—血管系统病”发展演变的病理过程，营卫之气交汇、生化运行障碍既可引起血液凝滞失于流通的病理变化，又可滋生痰浊瘀毒阻滞脉络损伤络体，从而形成由“壅”到“塞”的病理传变过程，“壅”者壅滞不畅之谓，“塞”者脉络堵塞或闭塞而致血流中断，“不通”则揭示了（血）脉络病变的病理实质。（血）脉络作为“心（肺）—血—脉”循环系统中血液运行的通道，其结构功能完整性是保持血液运行正常的基础。营卫气血阴阳失和导致脉络结构功能完整性损伤，脉络失去温煦濡养则易致形体损伤，加之血瘀阻滞、痰瘀阻络、毒损脉络，从而引起脉络瘀阻的病理改变，血瘀阻滞与脉络瘀阻相互影响，逐渐发展加重。卫气不足温煦无权，脉络失于温煦可致绌急挛缩而引起血流猝然不通，如《素问・举痛论》所言“脉寒则缩踡，缩踡则脉绌急，绌急则外引小络，故卒然而痛”，这类以脉络收引挛急为主要特征的病理变化显然有别于血瘀证以血液改变为主的病理状态。脉络绌急可在脉络瘀阻的基础上发生，可单独为患，二者亦可互为因果，从而形成营卫不通、血凝不流、脉络瘀阻、脉络绌急的恶性病理循环。

《难经·十四难》所言“损其心者，调其营卫”，指出了调和营卫是（血）脉络病变的主要治疗原则。宗气积于胸中，贯心脉而分为营卫之气，营行脉中，卫行脉外，相偕而行。《难经·三十二难》所言“心者血，肺者气，血为荣，气为卫，相随上下，谓之荣卫”，指出卫主气属阳统于肺，营主血属阴统于心，营卫和调，相偕而行，环周不休，对维持脉络结构功能完整，保持伴随心脏搏动而发生的舒缩运动、推动血行，具有重要的调节作用。营卫交会生化维持着络脉末端津血互换、濡养代谢等生理活动，因此“调其营卫”涵盖了更广泛的作用，如调营卫气血、调营卫气化、调心肺等多个层次。营卫在脉络末端交会生化并进行着气血津液物质代谢和能量交换活动，若营卫气化失常、津血互换障碍、津液不能回渗脉络聚而为水肿，治以温通卫阳、化气利水，药用桂枝、茯苓、白术、泽泻等，方如苓桂术甘汤、五苓散等，若水肿而表虚自汗者为卫气虚甚，重用黄芪益气固卫利水，方如防己黄芪汤等；若气滞血瘀、脉络瘀阻可用王清任血府逐瘀汤，或气虚血瘀者可用王清任补阳还五汤，前者以桃红四物合四逆散化裁疏畅气机，后者重用黄芪补气；若气化失常、代谢废物蓄积而毒损脉络，可在辨证调营卫气血中适当配伍栀子、黄芩、大黄等解毒药物。

2.“承制调平”理论

“承制调平”是基于“气—阴阳—五行”学说对生命活动内稳平衡机制、病理状态下代偿性自愈调节与治疗及其效应规律的高度概括。“承制”出自五行学说的“亢害承制”理论，本是运气学说的重要内容，用于阐明自然界五运六气变化过程中普遍存在的自稳调节机制。《素问·六微旨大论》所言“亢则害，承乃制，制则生化。外列盛衰，害则败乱，生化大病”，指出五运六气相承制约是万物生化的保证，如果太过，平衡遭到破坏就会产生“害则败乱”。“亢则害”指出亢而盛极超出自体调节能力则导致五脏功能失调形成疾病，“承乃制”说明人体存在内稳平衡机制及病理损伤的代偿性调节。“亢害承制”表现在人体有“亢而自制”和“亢而不能自制”的不同情况，“亢而自制”实际上是指“承”——人体生理状态下的自稳动态平衡调节能力。病理状态下“亢而自制”是人体存在的自我代偿性自愈调节能力，实际上许多疾病的早期通过适当的休养调整，依靠机体自身的代偿性调节能力会重新恢复平衡状态。当“亢而不能自制”时，平衡状态被打破则表现为疾病，需通过治疗干预，调动人体自身调节能力，正如王履《医经溯洄集》所言：“苟亢而不能自制，则汤液、针石、导引之法以为之助。”“调平”是对治疗干预复杂性疾病及疗效转归的高度概括，通过调节疾病状态下损伤及修复因素，协调脏腑功能的紊乱状态，触发调动机体自身的愈病能力，进而提高机体自适应、自调节、自修复能力，达到不同层次的平衡状态。

营卫理论与承制调平理论相结合构成脉络学说的核心理论“营卫承制调平”，揭示通过“承”——营卫交会生化的自稳调控机制，或在血管病变状态下“制”——机体代偿性自我调节，“调”——以“络以通为用”为总则的通络干预，重新恢复“平”之效应目标，反映了人体作为复杂巨系统、血管病变作为复杂性疾病在生理、病理、治疗、转归不同阶段的内在规律。“营卫承制调平”揭示了“脉络—血管系统病”发病、病机、辨证与治疗规律，指出气候变化异常致外感六淫、社会心理应激致内伤七情、环境污染影响致毒损脉络，生活起居异常致劳逸失度、代谢产物蓄积致痰浊瘀毒是其主要致病因素。络气郁滞（或虚滞）为始动病机，痰浊瘀毒为代谢产物，二者又可继发致病，形成脉络瘀阻、绌急、瘀塞及络息成积、络虚不荣等基本病机与证候类型。“络以通为用”治则突出“调”之干预调营卫、气血、阴阳，调五脏之气、气机气化、邪正虚实，重新达到机体内外环境的和谐平衡状态。

（三）“营卫承制调平”指导“脉络—血管系统病”治疗总则——络以通为用

由于脉络支横别出、逐级细分、络体细窄、网状分布的结构特点而决定的气血流缓、立体弥散的运行特点，使各种内外致病因素伤及脉络而导致营卫不通、血凝不流、血脉相传、壅塞不通，从而表现为“脉络—血管系统病”易滞易瘀、易入难出、易积成形的病机特点，出现络气郁滞（或虚滞）、脉络瘀阻、脉络绌急、脉络瘀塞等病理变化，而其病理实质皆为“不通”。早期营卫气机不通可由多种因素引起，如真元之气虚乏导致生命动力不足，宗气亏虚不能贯心脉，或内伤七情导致情志抑郁，或饮食不节导致痰浊滋生，或起居失常导致劳逸失度等，这些因素均可引起气机升降出入异常及伴随而致气化失常，痰浊阻滞或瘀血阻络而致脉络瘀阻，气阳虚乏温煦无权而致脉络绌急，终致脉络堵塞或闭塞而发为脉络病变，“不通”为贯穿始终的病理变化。中医学以补偏救弊、调整阴阳为治疗宗旨，力求恢复机体的生理平衡。络脉作为气血运行的通路，其治疗的本质在于确保络脉通畅无阻，从而保证机体的健康运行。

脉络病变的核心内涵是各种致病因素伤及“脉络—血管系统”导致其功能障碍或结构损伤的自身病变，其外延包括导致病变的致病因素及脉络功能障碍或结核损伤病变引起的继发性脏腑组织病理变化。络气郁滞或虚滞是“脉络—血管系统病”发生的始动病机，贯穿全过程，涵盖了真元之气、宗气、营卫之气、脏腑之气异常，由于络脉逐层细分、网状分布、络体细窄、气血行缓的时空特点，所以络脉既是气血运行的枢纽，又是病邪传变途径，更是留邪易滞之处。故清代叶天士有“虚气留滞”之说，因此，络气虚滞或郁滞的辨证治疗用药，既要注意有无真元之气、宗气、营卫之气、脏腑之气的异常表现，又要结合络脉特点突出“以通为用”的治疗思维，体现清代叶天士“凡病宜通”络病治疗立论的学术思想。

“络以通为用”的治疗总则正是通过由“调”致“平”的治疗干预达到以通为用的效应目标，“调平”是中医治疗学的最高境界，集中反映了以天人相应的整体观念为突出特色的中医治疗观，不同于还原论思维下的对抗治疗，“调平”强调通过触发调动人体自主愈病能力，在祛除病理损伤的同时恢复机体抗病修复能力，从而恢复生命健康平衡状态。中医学把邪正矛盾及脏腑系统失调的病变高度概括为阴阳平衡失调所致，“调”的治疗重在调整人体阴阳偏盛偏衰的失衡状态，重新恢复阴阳的动态平衡，即《素问·至真要大论》所谓“谨察阴阳所在，而调之，以平为期”，又言“谨守病机，各司其属，有者求之，无者求之，盛者责之，虚者责之，必先五胜，疏其血气，令其调达，而致和平”，指出调整气血令其调和通达，从而达到和谐平衡状态的重要性。在“调”的治疗思想指导下辨证审因，确立“正者正治”——“寒者热之、热者寒之、实者泻之、虚者补之”，以及“反者反治”——“热因热用、寒因寒用、塞因塞用、通因通用”等治则。

基于“营卫承制调平”指导下的“络以通为用”的治疗总则，由于脉络病变的发病因素、病理类型及临床表现各异，通络的治法方药各有不同，正如叶天士所说“通字须究气血阴阳，便是看诊要旨矣”，高士宗《医学真传》进一步指出：“通之之法，各有不同，调气以和血，调血以和气，通也；上逆者使之下行，中结者使之旁达，亦通也；虚者助之使通，寒者温之使通，无非通之之法也。”在脉络病变治疗中，需结合营卫以气血之体作流通之用的功能特点、营卫不通血凝不流的病理变化，以及血脉相传壅塞不通的传变规律，将“损其心者，调其营卫”的治则结合络病时空与病机特点，把张仲景宣通卫阳、益营通滞、虫药通络之治及叶天士辛温通络、虫药通络、络虚通补的治疗用药经验融会贯通，《脉络论》总结出“搜剔疏通”治疗“脉络—血管系统病”的通络用药规律，搜者搜风通络，剔者剔除络瘀，疏者疏畅络气，通者络虚通补。并根据机体脏腑阴阳气血的不同变化，把调营卫、气血、阴阳与调脏腑之气、气机升降、邪正虚实等有机结合，贵在谨守病机，治病求本。

"搜剔疏通"是对从张仲景到叶天士历代医家通络治疗经验的总结，也是针对"脉络—血管系统病"共性发病机制与病理环节经多年临床实践总结提出的治疗用药规律，搜者搜风通络，即采用搜风解痉、祛风散寒的药物缓解脉络绌急，药如全蝎、蜈蚣、蝉蜕、地龙皆具此良能。在泌尿和男性生殖系统疾病中，基于阴茎中风学说，在补气的基础上，蜈蚣和地龙可搜风通络治疗男性勃起功能障碍。剔者剔除络瘀，即针对脉络瘀阻、瘀塞或热毒滞络病机，采用活血化瘀、祛湿化痰、清热解毒之药以剔除络中瘀血、痰浊或热毒之邪，尤以水蛭、土鳖虫、蛴螬等虫类药独擅其能。王琦院士创疏肝益阳胶囊治疗男性勃起功能障碍也采用了大量搜剔通络的虫类药，如蜈蚣、地龙、水蛭等。疏者疏畅络气，即以理气之品疏畅营卫气机运行以防络气郁滞，以达营卫畅达、气血流行、脉络通顺之功。叶天士所谓"络以辛为泄"，倡用辛香通络、辛温通络等药皆属此治，药如桂枝、薤白、降香、枳实等；其中降香具有流气通络、降气通络之效，具有排出泌尿系统结石的功效。通者络虚通补，络体细窄、气血行缓，络虚之处便是容邪之处，叶天士所谓"虚气留滞"，用药强调益气养血、补阴温阳中伍以流通之品，以补药之体作流通之用，可选用人参、黄芪、当归等，代表方为补阳还五汤、补中益气汤等，上述药物在络虚不荣的男性勃起功能障碍、女性性功能障碍、男性不育症、男性雄激素部分缺乏综合征等病症中应用广泛。"脉络—血管系统病"的治疗用药既应包括祛除各种致病因素和修复继发性脏腑组织缺血性病理改变，更应深入探讨直接通络药物的功能分类和临床运用，诸如辛味通络、虫药通络、藤药通络、络虚通补等均是张仲景、叶天士等古代医家留给当代的宝贵治疗用药经验。同时，既往研究将通络药物按功能分为流气畅络、化瘀通络、祛痰通络、祛风通络、解毒通络、散结通络及荣养络脉，提出"搜剔疏通"的用药规律是对这些通络治法与药物的概括与总结，更便于临床选择应用。临床可根据"脉络—血管系统病"病理类型不同及其交叉互患的病理特点，将搜、剔、疏、通不同类别药物有机组合，严谨组方。

伴随着络气郁滞或虚滞发生的气化异常而产生的痰浊、瘀血、热毒，既是病理产物，又是导致脉络瘀阻、热毒滞络等证候的继发性致病因素，因此，祛痰、化瘀、解毒治疗中要注意调整气机及气化异常状态。当络气郁滞或虚滞及上述继发性致病因素损伤脉络形体时便会发生"窄"（脉络瘀阻与动脉粥样硬化）、"缩"（脉络绌急与血管痉挛）、"闭"（脉络瘀塞与血管堵塞或闭塞）等共性病理环节，成为临床常见的证候类型，调畅络气、剔除络瘀、化痰通络、清解热毒的治法及药物均为临床常用。络息成积是"脉络—血管系统病"引起的继发性脏腑组织病变，脉络损伤由各种致病因素损伤脉络形体导致血溢络外，络虚不荣是气血阴阳不足而导致脉络失养的病理变化，宜审其因而分别用药。结合泌尿和男性生殖系统的生理特征和疾病特点，可选用适宜经方、建立适宜验方，如应用搜剔通络的虫类药治疗男性勃起功能障碍；应用解毒通络药物治疗泌尿和生殖系统感染，如肾盂肾炎、膀胱炎、尿道炎、附睾炎、精囊炎和前列腺炎等；应用补虚通络、化瘀通络、解毒通络和祛痰通络法联合治疗泌尿系统肿瘤，特别是高发的男性肿瘤——前列腺癌。

四、气络论

（一）气络的概念、分类与生理特点

气络是人体经气运行的通路，气络亦为狭义的经络，是运行经气的"经"之分支。《灵枢·本脏》曰"经脉者，所以行血气而营阴阳"，气络承载运行元宗卫气、脏腑之气、经络之气的功能。气在经脉中运行为经气，经气入络为络气，络气入脏腑则成为脏腑功能结构的有机组成部分。气络学说主要以"气—阴阳—五行"为核心的气分阴阳、列布五行、精气为灵、元气为始的气论哲学思想为指导，研究气络病变发生、发展规律、基本病理变化、临床证候特征及辨证治疗用药。

伴随着经络学说的建立，《黄帝内经》首次提出“经气”的概念，“气”涵盖了更深刻、更广泛的科学内涵，更接近于人体生命现象的本质。“气主煦之”，在经脉中线性运行环流周身的“经气”，通过支横别出、逐级细分、网状分布的络脉（经络之络，亦称气络），立体弥散到脏腑肌肤、四肢百骸，激发生命活力，发挥温煦充养、防御卫护、信息传导、调节控制作用。在气络中运行的络气承载着元、宗、卫气及脏腑、经络之气的功能，其广泛的调控机制不仅维持着机体正常生命活动，并通过其络属调节作用使人体形成以脑神督络与脏腑为核心的生命系统。

“经气环流系统”在《黄帝内经》中已初步成形。运行于络脉中的经气由于其物质基础和生成来源的不同而有不同的名称和功能。来源于父母之精气的先天之气又称为真元之气，是人体生命活动的根本动力；后天之气主要由后天水谷之气和肺吸入的清气组成。中医学按生成、循行分布及功能特点，把经气划分为真气、宗气、营气、卫气四类，正如清代何梦瑶《医碥》所言：“气一耳，以其行于脉外，则曰卫气；行于脉中，则曰营气；聚于胸中，则曰宗气。名虽有三，气本无二。”

真气为维持生命之根本动力，《灵枢·刺节真邪》说“真气者，所受于天，与谷气并而充身也”，指出真气禀受于先天父母之精气，并受后天水谷之气的滋养，通过经络循行于周身，发挥其生理功能。真气同时具有抗御外邪和祛除体内病邪的作用。宗气由肺吸入的自然界清气与脾胃运化的水谷精气相结合，聚于胸中，如《灵枢·五味》曰：“其大气之抟而不行者，积于胸中，命曰气海。”宗气的循行和分布同样是通过经络而实现的。营气与卫气均来源于脾胃运化产生的水谷精气，二者循行路线不同，功能有别，如《灵枢·营卫生会》曰：“营在脉中，卫在脉外。”营气伴血行于脉络内，卫气行于脉外之气络，营卫之气在血脉内外相互交感，从而发挥着阴阳相济、携血而行的作用。卫气由水谷精气中质地“稠浊”部分所化生，其性慓疾滑利、流动疾速，故《素问·痹论》曰：“卫者，水谷之悍气也。”卫气行于脉外，发挥着“温分肉，肥腠理，充皮肤，司开阖”的作用。营气由脾胃运化的水谷精微之精粹部分所化生，是水谷精微当中“清”或“精”者所化之气，具有化生血液和营养周身的功能，如《灵枢·邪客》曰：“营气者，泌其津液，注之于脉，化以为血，以荣四末，内注五脏六腑。”真气、宗气、营气、卫气各有循行及不同生理功能。

气的循行通过经络实现，络脉末端之孙络既是向脏腑组织渗灌气血、维持生命活动的最小功能结构载体，又是营卫气血交会生化，从而发生形体转化、营养代谢的处所。经气入络即为络气，弥散在该脏腑之络的络气成为该脏腑功能的主要组成部分，故也称为脏腑之气，如心气、肝气、肺气、肾气、脾胃之气等。清代周学海《读医随笔·气血精神论》说：“宗气者，营卫之所合也，出于肺，积于气海，行于气脉之中，动而以息往来者也。”由运行经气之经脉支横别出的络脉也自然成为经气的通路，故亦有“气络”之说。气络之络具有调节、温煦充养、防御卫护、信息传导、自稳调控等功能，不仅涉及了现代医学神经、内分泌、免疫系统功能，而且涉及了现代系统生物学所揭示的分子水平上的调控机制。脏腑之气是人体一身之气所派生，一身之气通过“经气环流系统”的基层组织，分布于脏腑的“气络”布散至某一脏腑即成为该脏腑之气，维持着该脏腑的功能活动。心主血脉，心气是维持心脏搏动、推动血液循脉道在血管内运行的动力；肺主气，司呼吸，外主皮毛，具有防御外邪、温养肌肤的功能，肺朝百脉，亦即百脉皆朝会于肺，通过肺主呼吸、吐故纳新的作用将清气贯输于血脉，从而发挥着肺气对血液循环的调节作用；肝气概括了肝脏升发、疏泄、条达的特性，可调畅全身气机，促进胆汁的分泌和食物的消化吸收；脾气运化敷布水谷精微；肾气推动人体的生长发育，调节水液代谢。脏腑之间通过络中之气的相互协调，形成五行生克制化的正常生命活动，如肺气之肃降有助胃气之和降，肝气之条达可防脾气之壅塞，肺呼肾纳相互配合构成协调的呼吸运动等，可见遍布全身的网络系统在络属脏腑、调节控制生命活动中发挥着重要作用。

气络发挥“内属于府藏，外络于肢节”的联络作用。在生理情况下，本脏腑系统内部与脏腑系统之间，脏腑系统与人体大系统之间，脏腑系统与自然界、社会之间存在着横向、纵向和交叉的多维联系，相互促进与制约，从而整合、协调机体的功能活动。五行生克规律阐释了五脏系统之间相互滋生和相互制约的关系，五行相互滋生关系可见于《素问·阴阳应象大论》："肝生筋，筋生心"，即木生火，肝藏血以济心，肝主疏泄以助心行血；"心生血，血生脾"，即火生土，心之阳气可温暖脾土，以助脾运；"脾生肉，肉生肺"，即土生金，脾运化水谷之精化气以充肺，合而为宗气；"肺生皮毛，皮毛生肾"，即金生水，肺之精津下行以滋养肾精，肺之降以助肾纳气；"肾生骨髓，髓生肝"，即水生木，肾所藏之精可滋养肝血，肾阴资助肝阴以制约肝阳防其上亢。若五脏之中的某一脏功能失常，则可通过相生关系影响其他脏而发病，如肝血不足无以养心导致的肝病及心即为母病及子。

（二）气之升降出入与气络病变的病机

气论哲学形成了气之精微物质构成世界的本原论和形气转化的恒动论，气之升降聚散的永恒运动、气分阴阳、列布五行的运行规律，成为宇宙一体观和天人合一观的基础。聚而成形，散而为气，气之聚合与分散构成了气运动的万千变化，实现气化流行，生生不息。朴素哲学概念的气之升降聚散在向医学之气的运动变化迁移中，逐渐为升降出入所替代，体现了古代医者对于人作为宇宙之灵、独立生命个体认识的深入，同时认识到伴随人体气机升降出入的形气转化的物质交换与能量代谢的气化运动，为人体生命活动的根本特征，正如《素问·六微旨大论》所言"上下之位，气交之中，人之居也""气交之分，人气从之，万物由之，此之谓也"。周学海《读医随笔》载："升降出入者，天地之体用，万物之橐籥；百病之纲领，生死之枢机也。"人体气之运动不外升降与出入，"升降"是指气在人体内上行或下行的运行，形成了气在人体内部的气机运动变化；"出入"是指气在体内外开阖出入的过程，体现了机体内外物质、能量、信息的交换和新陈代谢，正如周学海《读医随笔》所谓"升降者，里气与里气相回旋之道也；出入者，里气与外气相交接之道也。里气者，身气也；外气者，空气也"，升降与出入相互协调，从而维持五脏六腑、四肢百骸、皮肉筋骨的正常生理功能。

五脏六腑通过气络的络属调节连接为完整的生命机体，脏腑同样需要在气络网络中实现其气机升降才能维持正常生理功能。肝主升发，肺主肃降，心火下潜，肾水上济，心肾相交，水火相济，脾居中州，为气机升降之枢，脾宜升则健，胃宜降则和，脏腑在其气机升降运动中，实现阴阳相召、升降相因、出入有序、开阖有度的功能活动。清阳出上窍以濡清空，浊阴出下窍以排废浊，保持食物的正常摄入，保持与外界的物质交换与能量代谢，如此出入有序，吐故纳新，使机体与外界环境的气体不断地交换，从而维持正常生命内环境稳定。脾胃居于中州，为人体气机升降之枢纽，为后天之本、气血生化之源。脾主运化而升清，胃主受纳而降浊，"食气入胃"经脾胃腐熟运化，小肠泌别清浊，其清者由脾气转输，上归于肺，散精于肝，淫精于脉；其浊者由胃气下降而传入大肠排出体外。水液代谢与肺、脾、肾、大小肠、三焦、膀胱等脏腑密切相关，气机升降运动，使清者上升，浊者下降，从而维持水液代谢的出入平衡。同时元、宗、卫气在气络中的升降出入各司其职，五脏六腑在气络中升降有序、内外协调，内而脏腑，外而皮毛，上而头面，下而百骸，纵横往来，并行不悖，从而维持全身四肢百骸的正常生理功能。

若气之升降出入异常则可导致不同疾病的发生，周学海《读医随笔·升降出入篇》专论气机升降出入，"内伤之病多病于升降，以升降主里也；外感之病，多病于出入，以出入主外也""气之上逆，下不纳也；气之下陷，上不宣也；气之内结，外不疏也；气之外泄，内不谐也"，亦可体现升降出入，上下不同、内外有别，存在致病之差异性，同时升降出入，互为其枢，则相互影响。治疗上则需对"气亢于上者，抑而降之；陷于下者，升而举之；散于外者，敛而固之；结于内者，疏而散之"，同时审虚实、太过不及而为治，分气亢于上（升太过、降不及）、气陷于下（降太过、升不及）、气郁于内（入太过、出不及）、气散于外（出太过、入不及）辨证施治。

随着气络中元、宗、卫气与脏腑之气的升降出入，发生着形气转化的物质交换与能量代谢的气化运动，亦即精、气、神、血、津、液等新陈代谢和相互转化的过程，从而维持机体内部及机体与自然界的物质能量交换。气化是中医学对体内复杂的物质代谢过程的朴素认识，即通过气的升降出入运动将体内物质化生及转化，如食物在体内消化、吸收、输送与利用，精、气、血、津、液的化生和相互间的转化，代谢废物的产生和排泄，津液之化汗、化溺、化涕、化唾、化泪等，无不都是“气化”运动的体现。形气转化的气化过程中，精、血、津、液等有形物质可转化为气、神等无形的功能，故《类证治裁》言：“神生气，气化精，精化于气，气化于神。”这种气化过程一方面是机体与自然界之间物质与能量的交换，如饮食进入人体转化为可以被人体利用的营养物质，体内代谢废物通过二便和汗液排出体外，从而维持着人体和自然环境之间的动态平衡；另一方面是体内物质与功能之间的转化，如精是生命起源受后天水谷之气的充养，精所化之气为元气，同时也是宗气和卫气的来源，气为生命活动的动力，气的运动变化表现于外的生命现象是神，神是生命活动的体现，精、气、神的相互化生转化过程便是一种物质变精神、精神化物质的形气转化过程。

气络承载的元、宗、卫气及脏腑、经络之气，其虚实盛衰、升降乖戾、出入无序皆可导致气络病变的发生。遍布全身的气络是气机升降出入的通路，也是精、气、血、津、液形气转化的处所。气络功能、结构正常才能使元气历三焦而循行于五脏六腑，宗气贯心脉以行呼吸，上行气道下行气街，卫气昼行体表之阳络、夜行体内之阴络以发挥其正常的生理功能，才能维持五脏“藏精气而不泻”，六腑“传化物而不藏”，清阳出上窍，浊阴出下窍，才能使全身五脏六腑、四肢百骸成为升降相因、出入有序、统一协调的生命整体。气络病变常体现出元、宗、卫气抑或脏腑、经络之气的循行部位和功能特点，因此，从元、宗、卫气及脏腑、经络之气的发病规律与气络时空特点相结合，探讨气络病变的临床病症和治疗，具有重要的学术意义和临床价值。

元气入经为经气，经气入络为络气，元气由先天之精化生，并受后天精气的滋养，循三焦气络而历行五脏六腑，为人体生命活动的根本动力。元气的盛衰贯穿人体生长壮老已的生命全过程，《黄帝内经》有“阳明脉衰—肾气衰—五脏皆衰”人体衰老过程的规律性概括，各种先天遗传性因素或后天环境行为影响的老年性疾病应归于元气病变。伴随着年龄增长，元气逐渐衰减而发生多种老年性疾病，如脾肾气虚，推动无力，不能运化水湿，终致痰湿凝聚，阻于尿道而致老年男性前列腺增生；肾之元气不足，肾络气虚，导致老年雄激素部分缺乏综合征等。

宗气积于胸中贯心脉以行呼吸，清代医家喻嘉言《医门法律》设专篇《大气论》，论曰“其所以统摄营卫、脏腑、经络，而令充周无间，环流不息，通体节节皆灵者，全赖胸中大气，为之主持”“人身亦然，五脏六腑，大经小络，昼夜循环不息，必赖胸中大气，斡旋其间，大气一衰，则出入废，升降息，神机化灭，气立孤危矣”，指出了宗气虚衰对全身气机和脏腑经络功能的影响。近代名医张锡纯《医学衷中参西录》论述了“大气下陷”的多种临床症状，如“气短不足以息。或努力呼吸，有似乎喘。或气息将停，危在顷刻”“此气一虚，呼吸即觉不利，而且肢体酸懒，精神昏愦，脑力心思，为之顿减。若其气虚而且陷，或下陷过甚者，其人即呼吸顿停，昏然罔觉”，并详细列举了“大气下陷”的多种临床表现，如“有呼吸短气者，有心中怔忡者，有淋沥大汗者，有神昏健忘者，有声颤身动者，有寒热往来者，有胸中满闷者（此因呼吸不利而自觉满闷，若作满闷治之立危），有努力呼吸似喘者（此种现状尤多，乃肺之呼吸将停，其人努力呼吸以自救，若作喘证治之立危），有咽干作渴者，有常常呵欠者，有肢体痿废者，有食后易饥者，有二便不禁者，有癃闭身肿者，有张口呼气外出而气不上达，肛门突出者，在女子有下血不止者，更有经水逆行者（证因气逆者多，若因气陷致经水逆行者曾见有两人，皆投以升陷汤治愈），种种病状实难悉数”。喻、张二家所言突出了大气虚衰所致的呼吸困难，同时论述了大气下陷影响气机升降而导致的全身性多种病变。

卫气昼行于六经皮部之阳络，夜行于脏腑膜原之阴络，发挥着温分肉、充皮肤、肥腠理、司开阖、御外邪的生理功能。若六淫外袭，阳络痹阻，皮肤分肉失养，痰瘀凝结，可致皮痹、肉痹、风湿顽痹等。卫气属阳，温煦脏腑膜原，不仅推动空腔脏腑器官及血脉的调控功能，同时在气化过程中发挥着重要作用。清代莫枚士《研经言》载："卫行脉外，附丽于津……津随卫气而行，故卫气衰则津停。"卫阳式微气化无权，可致水肿、痰饮等病症，常见于现代医学的水液代谢障碍及胸腔积液、腹水等。泌尿系统疾病的排尿无力、排尿困难、残余尿增多等表现，也属于肾气衰，而膀胱开阖失常，故津液停也。卫气的防御卫护功能不仅包括抵御外邪侵袭，同时包括免疫、监视、自稳功能，即维持五脏六腑、四肢百骸发挥协调有序的功能。免疫、监视、自稳功能低下，气络功能结构损伤，气机气化失度，痰浊瘀血凝聚，脉络无序增生，久则络息成积，常见于现代医学中各种恶性肿瘤等占位性病变。前列腺癌是全球高发男性肿瘤，其发病也归咎于脾肾气虚，气化失度，使气滞、血瘀、痰凝、湿聚、热毒互结而成。可见气络承载的元、宗、卫气的病变同时也是气络自身功能结构损伤的病变，气机升降异常与形气转化的气化失常是导致气络病变的重要因素，痰饮、痰浊、瘀血、水邪等既是气络气化失常的病理产物，又是气络病变发生发展的继发性致病因素。

气络入脏腑成为脏腑结构功能的有机组成部分，因此，气络病变也常表现为脏腑气机失调与气化失常的病症，诸如肝气郁结情志失调之抑郁、焦虑、胸胁胀痛等，可引发男性勃起功能障碍；肾气虚乏之腰膝酸软、夜尿频多、眩晕耳鸣、神疲健忘等，可引发男性前列腺增生。

（三）"营卫承制调平"指导气络病变治疗十法

气络承载元、宗、卫气与脏腑、经络之气，是络气升降出入的网络通路，以络病学说的核心理论"营卫承制调平"为指导，将"络以通为用"治疗原则与气络时空特点及病机特征相结合，提出"通、补、升、降、固、开、温、清、化、和"的气络病变治疗十法。络气郁滞者，流气畅络以通络气；络气虚滞者，补中兼通以畅络气；络气虚而下陷者，治以升气举陷；络气逆而乖乱者，治以降气和逆；元气虚而外脱、阳气虚而致亡阳者，治以敛气固脱、回阳救逆；神昏窍闭者，治以醒神开窍，温阳化气以散寒，温阳化气以利水，清气以泻火，解毒以通络，或见痰湿内蕴、血瘀阻络、络息成积者，治以化湿祛痰、化瘀通络、散结通络，贵在络以通为用，恢复气络运行络气、温煦充养、防御卫护、络属调节、信息传导、自稳调控之正常功能。调既是治疗总则又包含了气络病变的具体治法，如调和营卫、调和气血、调和脏腑、调和阴阳等，均为临床常用治法。

气络病变治疗十法体现了气络学说的核心理论"营卫承制调平"，"调"是中医治疗学的最高原则，将"气—阴阳—五行"哲学思想与临床实践相结合，反映了以天人相应、整体观念、辨证论治为突出特色的中医治疗观，强调通过触发调动人体自主愈病能力，在祛除病理损伤的同时恢复机体抗病修复能力，从而恢复生命健康平衡状态，达到机体内外环境的和谐平衡自稳态。气络病变宜遵循"谨察阴阳所在而调之，以平为期""必先五胜，疏其血气，令其调达，而致和平"（《素问·至真要大论》）的治疗原则，权衡气机升降出入异常之标本，脏腑络气生克制化之异常，气血病变的相互影响，从阴阳寒热错综复杂的临床证候中辨析邪正、虚实、盛衰。气络病变治疗十法灵活运用，或一法独行，或数法兼施，紧密结合络脉时空及络气运行"熏""充""泽""散""煦"的独特性，以最终实现"络以通为用"的正常功能状态。

第二节　络脉与经络的区别

经络是经脉与络脉的总称，与经脉相比，络脉在空间结构、气血运行时速和循环状态等方面具有特殊性。

一、空间结构方面

从空间角度来说，经脉循行明确，彼此间无层级关系，位置不浅不深；而络脉纵横分布，运行范围广泛，逐级细化，分支而出，浅可及肌肤，深可达脏腑。

十二经脉是人体气血运行的主干，彼此间相互连接或并行，呈线状纵直循行于人体上下，沟通表里脏腑，有着明确的循行路线和起始部位。十二经脉之间或相互顺接，或互为表里，或并列而行，“阴阳相贯，如环无端”。络脉则从经脉分支而出，直接分支而出者称别络，又称大络，也有着固定的分出部位和循行路线。别络共有十五条，即十二经脉各自从本经络穴分出一络，任、督二脉各出一络，再加上脾之大络称为十五别络或十五大络。从别络中再出分支，逐级分层为系络、缠络，至最小的层级孙络。张景岳《类经》中言：“络之别者为孙，孙者言其小也，愈小愈多矣。凡人遍体细脉，即皆肤腠之孙络也。”孙络的分布具有节段性，每一孙络从节的相交处渗灌营养相邻节段。不同层级的络脉纵横交错、遍布全身，形成网状结构。

中医关于经络的理论，与西医中关于血管与神经逐级分支的认识有着相似之处。从分布与功能上来讲，十二经脉类似于西医中的体循环与肺循环的主干血管，或是脑神经与脊神经，是人体生命活动与正常生理功能的关键。而络脉则类似于小血管与毛细血管，或是脑神经与脊神经分支出的神经末梢，与各个组织器官相联系。

《灵枢·经脉》曰：“经脉十二者，伏行分肉之间，深而不见。”十二经脉行于体内分肉之间，循环周复。而十二经脉之气血之所以能内达脏腑，外达肌肤，皆赖于纵行密布的细小络脉，故从内外分布角度来说，络脉可分阴阳，在外者为阳络，在内者为阴络。明代张介宾《类经》云：“以络脉为言，则又有大络孙络在内在外之别。深而在内者是为阴络……浅而在外者，是为阳络。”阳络参与筋骨皮毛的组成，经脉之气血通过阳络温煦、濡养、护卫皮毛肌肤，保持人体内部与外界的和谐统一。阴络循行于体内，分布于脏腑，是脏腑组织结构的有机组成部分。十二经脉通过此络脉联络脏腑，渗灌血气，濡养脏腑，维持其生理功能，调节脏腑的阴阳平衡。《灵枢·经脉》中提到“诸络脉皆不能经大节之间，必行绝道而出，入复合于皮中，其会皆见于外”，张景岳对此解释为：“络脉所行，乃不经大节，而于经脉不到之处，出入联系以为流通之用。”此解释一方面阐明了络脉不走行于人体大关节处，而是在其之间出入；另一方面也说明了络脉在位置上不与经脉重叠，而是沟通内外，至经脉之所不至，从结构与功能上都对经脉进行了较好的补充。例如足厥阴肝经络阴器，因此寒凝肝脉时，除了下腹疼痛，还可由于肝之络脉布散于阴器而引发下腹牵引睾丸疼痛，如慢性附睾炎的寒凝肝脉证，实际也同时存在寒凝肝络的表现。

二、气血运行时速方面

《灵枢·营卫生会》言：“营在脉中，卫在脉外。营周不休，五十而复大会。”《灵枢·五十营》认为营气主要沿二十八条经脉循行，“人经脉上下、左右、前后二十八脉，周身十六丈二尺”，同时指出经脉中气血运行的时速，“故人一呼，脉再动，气行三寸；一吸，脉亦再动，气行三寸。呼吸定息，气行六寸”，在阴阳调和的正常生理状态下，人一昼夜约呼吸 13 500 息，而每一息体内气血运行约 6 寸（指同身寸），故一昼夜气血沿经脉循环 50 周。

络脉结构细小，末端直接与脏腑组织相连，是进行营养物质输布和代谢产物交换的场所。随着络脉分支层次的增多，络体愈加细窄迂曲，络脉中气血的运行时速渐趋缓慢，以利于营养物质向脏腑组织渗灌以及与代谢废物充分交换。由于络脉功能的特殊性，气血在络脉内的运行时速相对于在经脉内更为缓慢。因此外邪袭络则更容易导致在络脉内缓慢运行的气血发生瘀滞，热毒与瘀滞互结，引发暴肿卒痛，则为新病直接中络、入络。

三、循环状态方面

十二经脉阴阳相随，外内相贯，如环无端，周而不休。其内气血由肺经始，依次沿大肠、胃、脾、心、小肠、膀胱、肾、心包、三焦、胆至肝经，最终再回至肺经，循环流动。从方向来说，十二经脉内的气血流动具有单向、循环的特点。而络脉中气血的流动是双向的，叶天士提出：“凡经脉直行，络脉横行，经气注络，络气还经。”气血既可经由络脉注入经脉，又可从经脉流出，再经由络脉行至肌肤、脏腑，发挥濡养功能。

《灵枢·痈疽》中说：“津液和调，变化而赤为血。血和则孙脉先满溢，乃注于络脉，皆盈注于经脉。”脾胃吸收的水谷之气，其精华部分化生为营气。营气与津液结合，在心气的作用下化生为血。随后在肺气的推动下，血由孙络起始，经由缠络、系络，注入大络，大络充盈后，再注入经脉。络中的血气只有达到满溢的程度，才能正常流动，贯注不已，以维持其生理功能。

营气运行于经脉之中，并顺势渗灌到络脉之中，络脉外的津液与络脉内的血液在营气的作用下，以络脉末端的孙络及其循环通路为交会场所完成交换。孙络散布于肌肤筋骨并参与肌肤筋骨的构成，将其气血渗灌营养肌肤筋骨，护卫肌肤抗御外邪入侵。完成交换后，营养物质和代谢废物又在营气的推动下行出于络脉到经脉之中，进行输布和排泄。可见，津血可借助于络脉，在不同脏腑之间流通输布，实现脏腑之间在功能上相互影响、相互协调，维持人体生理状态的平衡稳定。

除此之外，经脉与络脉的颜色也存在着差异，《素问·经络论》载：“经有常色，而络无常变也……阴络之色应其经，阳络之色变无常，随四时而行也。寒多，则凝泣；凝泣，则青黑；热多，则淖泽；淖泽，则黄赤。此皆常色，谓之无病。五色具见者，谓之寒热。”其提示络脉会随四时寒热的不同表现出特定的色泽变化。络脉有常有变，常则通，变则病，络色亦随络脉变化而有常色和病色的不同。经脉与阴络沟通脏腑气血，位置相对居里，居里则其生理状态不会轻易改变，也不易受到病邪侵袭，故曰“有常色”。而阳络居外，其功能在于沟通体表之气血，随卫气居表，具有护卫肌表、抗御外邪、滋养腠理、开阖汗孔等功能，其状态易受到外界影响而改变。当邪气侵袭卫气，卫气郁闭，正邪交争，体表的阳络失去卫气的固护，受到邪气的侵袭，则表现出与病邪特点相应的色泽，如《素问·皮部论》云：“其色，多青则痛，多黑则痹，黄赤则热，多白则寒，五色皆见，则寒热也。”

由此可见，络脉与经络存在着空间结构、气血运行时速、循环状态等方面的差异。

第三节　络病辨证与传统辨证

一、络病辨证概述

辨证是中医诊断学的重要内容，是运用中医脏腑、经络、气血理论，通过望、闻、问、切四诊方法收集的症状与体征进行综合分析，作出病名、病因、证候诊断，为确立治法方药提供客观依据。东汉张仲景所著《伤寒杂病论》中即提出脏腑辨证和六经辨证，初步形成了中医内伤杂病和外感热病的辨证总纲。随着清代温病学派的崛起，又形成温病的卫气营血辨证和三焦辨证，与八纲辨证、气血津液辨证等共同构成中医辨证方法体系。

中医学历史上长期存在的重经轻络现象，络脉及络病学说未能形成完整的学术体系，亦未有明确的络病辨证方法，络病证治始终未能形成系统的辨证论治体系，导致临床医家不识络病，多用他法治疗络病，临床疗效无法提高。叶天士提出“久病入络”“久痛入络”的病机学说，在其医案中散在论述了络病的种种临床表现，为后世提供了络病辨证的重要资料。之所以出现络病辨证论治的缺失现象，除了上述重经轻络的历史原因外，也与络病不是一个独立的病种，而是广泛存在于内伤疑难杂症及外感危急重症中的病理状态有关，加之络脉遍布全身、无所不在、庞大繁杂，临证医者难得其要，往往不识络病，误诊误治，难以取得满意疗效。下文将要论述的络病辨证是基于中医络病学说研究的“三维立体网络系统”提出的络病辨证方法。所谓络病辨证，就是在认识中医学脏腑经络生理功能和病理变化的基础上，以络病学理论为依据，分析、判断疾病中有无络病的相关证候存在，并将收集到的症状、体征等有关络病的病情资料进行综合思考，判断络病所在的部位、病因、病机、病变趋势，从而为临床提供治疗依据。

在古代中医文献中已有关于络病诊法和辨证论治的记载。《灵枢·九针十二原》说“血脉者，在腧横居，视之独澄，切之独坚”，是关于络脉望诊与切诊的记载；《灵枢·经脉》载“凡诊络脉，脉色青则寒且痛，赤则有热。胃中寒，手鱼之络多青矣；胃中有热，鱼际络赤”，也是对络脉色诊的重要描述。同时《黄帝内经》中记载了血络、盛络、结络、横络、虚络等病理性络脉的临床表现，是最早记载有络病诊法和辨证的历史文献。东汉张仲景《伤寒杂病论》以“脏腑、经、络、先后、病脉证”为全书之总论，以脏腑与病机变化（先后）结合临床表现（病脉）建立脏腑辨证，以六经与病机转趋（先后）结合临床表现（病脉）创立六经辨证，并创制络病治疗之旋覆花汤、大黄䗪虫丸、鳖甲煎丸等千古名方，络病证治微露端倪。张仲景所著书中记载有许多基于络病展开辨证的理论，如《金匮要略·中风历节病脉证并治》中说“寸口脉……浮者血虚，络脉空虚”，继《黄帝内经》之后再次结合疾病论述了络病的脉诊；“邪在于络，肌肤不仁，邪在于经，即重不胜”则记载了邪客络脉的临床表现。《金匮要略·血痹虚劳病脉证并治》所谓“五劳虚极羸瘦，腹满不能饮食……经络营卫气伤，内有干血，肌肤甲错，两目黯黑”，论述了久瘀入络所致虚劳的临床辨证。《金匮要略》中基于络脉病变所论治的中风、虚劳等病，也正是后世常用通络药物治疗的疾病，可见其辨证思想对后世有深远影响。后世医家对络脉和络病的诊法和辨证论治亦有发挥。宋代官修医典《太平惠民和剂局方》载名方活络丹，“治丈夫元脏气虚，妇人脾血久冷，诸般风邪湿毒之气，留滞经络，流注脚手，筋脉挛拳，或发赤肿，行步艰辛，腰腿沉重，脚心吊痛”。宋代杨倓撰《杨氏家藏方》载循络丸“治风痹气滞，血脉凝涩，筋脉拘挛，肢节腰膝强痛，行履艰难”。元代《瑞竹堂经验方》和《世医得效方》两部医学名著均载活络丹，并加以发挥运用。明代医家吴昆著《脉语》曰“寸部热满，尺部寒涩，此络气不足，经气有余也，秋冬死，春夏生。寸部寒涩，尺部热满，此经气不足，络气有余也，春夏死，秋冬生”，描述了络脉虚实诊法和辨证，以及预后判断。清代叶天士在张仲景络病证治思想的基础上，提出“络虚则痛”（《临证指南医案·胃脘痛》）、“寒入络脉”（《临证指南医案·胁痛》）、“暑热内侵营络”（《临证指南医案·吐血》）、“内风袭络”（《临证指南医案·中风》）、“肝络凝瘀”（《临证指南医案·胁痛》）等络病病机，使络病成为中医学重要病机概念，并创立络病治法和药物，广泛应用于中风、积聚、痛证、痹证等病证的治疗。清代医家汪宏从《黄帝内经》《难经》《伤寒杂病论》及其他著作中搜集望诊资料，归纳整理后著成《望诊遵经》。书中设有“络脉望法提纲”和“络脉主病提纲”，对前代著作的络脉诊法和辨证做了归纳整理，便于后世学习和理解。可见从先秦到清代，络病诊法和辨证论治不断发展并逐步完善，为后世络病学理论奠定了坚实的基础。

络脉系统之时空及功能特点是络病辨证的依据。空间特点反映了络脉的网络层次和空间位置，络脉在体内的分布具有支横别出、逐层细分、络体细窄、网状分布、络分阴阳、循行表里的结构特点。时速和常度反映了络脉气血运行的时速、状态和节律。络脉空间特点决定了其运行缓慢、立体弥散、末端连通、津血互换、双向流动、功能调节的气血运行特点。从生理功能概念区分，络脉分属于运行经气为主的经气环流系统，亦称为经络之络或气络，运行血液为主的心脉血液循环系统亦称为脉络之络或血络，两者形态、功能各不相同而又密切相关，体现了中医气血可分不可离的功能特点。各种致病因素伤及络脉或久病久痛入络均可导致络脉病变，形成络脉易滞易瘀、易入难出、易积成形的病机特点，出现络气郁滞、络脉瘀阻、络脉绌急、络脉瘀塞、热毒滞络、络息成积、络脉损伤、络虚不荣八大基本病机变化。由于络病并非一个独立的病种，而是广泛存在于内伤疑难杂症和外感危急重症中的病理状态，其临床表现和不同病种的复杂临床表现缠绕交叉在一起，增加了临床辨识络病的难度。要真正辨识络病、运用通络药物治疗临床难治性疾病，就需要认识到上述络脉时空与功能的统一性，探讨络病的发病特点及基本病机变化，归纳出络病的辨证要点及规律。络病辨证正是基于此而提出的。

二、络病辨证与传统辨证的关系

八纲辨证、病因辨证是各种辨证方法的总纲和基础。络病亦有阴阳表里之分、寒热虚实之异，致病因素及其侵袭部位不同决定了络病发病特点及病机变化的差异，因此络病辨证在运用中融合了八纲辨证及病因辨证的内容。络脉中循行于体内脏腑的部分称为阴络，所谓“阴络乃脏腑隶下之络”（《临证指南医案·便血》），经气循经进入脏腑之络成为脏腑功能的有机组成部分，故结合脏腑之络病展开辨证给脏腑辨证增加了新的科学内涵。经络辨证是中医辨证体系的核心内容之一，经和络虽同属一个系统，但经属纵行主干，络为从经支横别出的网络，经与络不同的时空特点决定了在发病中的不同表现。经脉病变的特点，首先是出现的病症多与其循行部位有关；其次是脏腑证候与经脉所属部位的症状相兼；三是一经受邪可影响其他经脉，表现为多经合病的证候。东汉张仲景正是研究了经脉的发病与传变特点才创造性地提出六经辨证，并将之作为外感热病辨证论治的总纲。络病证治虽在其论杂病部分有所论述，但只微露端倪、语焉不详，未能形成系统的辨证体系。叶天士从络病学说出发，创造性地提出外感温热病卫气营血辨证体系，对内伤疑难杂症的络病辨证及治疗亦作出巨大的历史性贡献，可惜同样未提出系统完整的络病辨证及治疗体系。气血津液辨证是中医学重要的辨证方法，纵向运行在经脉中的气血，进入支横别出、遍布全身的网络系统并立体弥散到脏腑百骸，才能发挥“气主煦之，血主濡之”的生理功能。而津血互换也是在络脉的末端完成的，把气血津液辨证与络病辨证有机结合，更易清晰地认识弥散在络脉中气血津液的病理变化，因而气血津液辨证与络病辨证也就成为相互交叉重叠的中医临床辨证方法。

络病辨证综合吸纳了八纲辨证及病因辨证的科学内涵，并与脏腑辨证、气血津液辨证密切结合，既看到了经与络运行气血功能的共性，又注意到由于络脉的时空及功能特点而表现出的与经脉辨证的差异性。在络病复杂的证候及其与不同病种临床症状的交织融合中归纳总结而成的络病辨证体系，密切结合络病常见的疼痛、痹证、麻木、痿废、瘫痪、癥积、青筋、出血、斑疹等临床表现，有利于把握临床络病这一病理状态的形成原因、病程阶段、病理类型、病机转趋等，形成络病治疗中的异病同治及同病异治，既针对在不同疾病中共同存在的络病进行通络治疗，又因病种不同及发病因素与病机类型的不同而给予通络与其他治疗的不同配伍，从而使建立在络病辨证基础上的治法方药更具有针对性。由于络脉既是气血运行的通道又是病邪入侵的途径，多种致病因素往往以络脉为依托而发病，这给结合西医学及现代科学实验手段研究络病证候学，以提高络病辨证的科学性及准确性提供了依据，同时也为多学科、多途径相互交叉融合研究制订络病诊断标准提供了技术平台。

第四节 对络病与血瘀证的认识

络病学说理论历经春秋、东汉、明清三次发展，但并未引起历代医家足够重视和深入探讨，亦未形成体系，部分医家将络病与血瘀证混淆，直至近年络病学理论才逐渐成为研究热点。而血瘀理论萌芽于《黄帝内经》，奠基于仲景，发扬于明清，近几十年来，血瘀证的研究逐步深化，血瘀证的证治范围进一步扩大，对血瘀的实质和活血化瘀法的作用原理亦有了进一步的探索。血瘀证与络病虽有一定联系，但实为两种不同的病理状态。血瘀证重点反映血液瘀滞、黏稠、不畅的状态，络病则主要反映络脉的瘀阻、绌急和络虚不荣等器质性病变。久瘀虽能入络，导致络脉瘀阻，但血瘀阻络绝非络病的全部。同时，络脉发生病变时，具有部分血瘀证的症状和体征。

《难经·二十二难》曰“血主濡之”，血液是由水谷精微化生的营养物质，通过脉络运行输布、渗灌于周身发挥濡养作用。血液在脉络的末端进行津血交换和营养代谢活动。脉络的完整及舒缩正常是保证血液运行的前提条件，血液的量和质是血液在脉络中能否正常运行的基础。血瘀证与络病的结构基础有所区别。络病包括经络之络、脉络之络的病变。经络之络为气机环流的通道，络络病变则致经气运行及功能障碍，包括气的温煦充养、防御卫护、信息传达、调节控制等功能失调；脉络病变包括络脉瘀阻、络脉细急等病变。血瘀证则主要指血液运行迟缓，涩滞不畅，甚则血液瘀滞不行的病理变化。血行于脉中，各种原因所致血运不畅均可导致血瘀，血瘀日久入络，即为脉络瘀阻。但血瘀证和络病是不同的病机概念。血瘀证重点是反映血液瘀滞、运行不畅的状态，但并未能反映脉络自身的病变。临床治疗以血液瘀滞为主的病变可从瘀血论治。如既有血液瘀滞又有络脉自身病变者，显然从络病论治更能切中病机。

瘀血日久属于络病，因此活血化瘀通络既是治疗络病的一个基本方法，更是治疗血瘀证的重要方法，络病治法既包括化瘀通络，如清代医家叶天士在络病的治疗上善用红花、香附、当归等活血药，亦多用虫蚁飞走之品搜剔通络；根据病机的不同，络病又有祛痰通络、辛香通络、搜风通络、荣养络脉等治法。例如男性勃起功能障碍，往往有较长的病程，表现为情志不畅、气滞血瘀、瘀血阻络，此时单用活血行气、活血化瘀之药往往效果不佳，而使用虫类药搜剔通络则有良效，如经验方蜈蚣疏郁汤、王琦院士经验方疏肝益阳胶囊等，均有蜈蚣、水蛭、地龙等虫类药搜剔通络。徐福松教授经验方二地鳖甲煎则是以鳖甲散结通络，治疗阴虚型阳痿。前列腺增生也有非常长的病程，前列腺腺体增生肿大，痰凝瘀阻，络脉不畅，表现为小便不利，则常用土鳖虫活血通络，莪术活血通络且破气，黄芪荣养络脉，共奏通利小便之功。上述疾病均不能单靠活血化瘀之法奏效，充分说明了泌尿和男性生殖系统疾病中辨别络病与瘀血证的重要性。

综上所述，络病与血瘀证是在内涵及外延上都不尽相同的两个概念，组织结构与生理功能的不同，决定了络病与血瘀证病机变化的不同。络病学可作为区别于血瘀证研究体系的一种新的疾病辨证研究领域，应在泌尿生殖系统疾病中加以发挥。

第五节　络病学是认识疾病的新方法

络病是广泛存在于多种内伤杂病与外感重症中的病理状态，系统、完整的络病学说是传统辨证论治体系的创新性发展，为现代认识疾病提供了一种新方法。近年来，不少医家对络病学说进行了整理研究与创新。邱幸凡教授对《黄帝内经》络病学说进行了深入研究。史常永教授以叶天士《临证指南医案》为依据，并结合个人临床体会，梳理阐发了络病学说及其治法精要。王永炎教授等在实验研究的基础上提出瘀毒阻络是络病形成的病理基础，指出络脉系统是维持机体内稳态的功能性网络，络病是以络脉阻滞为特征的一类疾病，邪入络脉标志着疾病的发展和深化，其基本病理变化是虚滞、瘀阻、毒损络脉。吴以岭教授等对络病学说进行了 30 余年的研究探索，就络病学说的理论框架提出了“三维立体网络系统”，从时空与功能统一性论述络脉系统，指出络脉与经脉相比，在空间结构、气血运行时速及循环状态方面的特殊性，并以此为切入点系统研究络脉生理功能及络病发病、病机、辨证、治疗，总结络病发病及病机特点，阐明络病八大基本病机变化，建立了“络病证治”体系，著《脉络论》《气络论》，进一步完善了络病学理论。

近年来，基于络病学理论逐步完善，中医药治疗泌尿生殖系统疾病的相关研究正蓬勃发展，如从络论治良性前列腺增生、慢性前列腺炎、前列腺恶性肿瘤等，从络病学说阐释泌尿生殖系统疾病发生、发展及转归的病机演变。例如，良性前列腺增生初期以气络虚损为主，久则成瘀阻滞血络，现代病理生理学研究已揭示了肾之气络虚损所致良性前列腺增生的科学内涵，证实神经内分泌能够调节前列腺的功能和生长，久则成瘀，阻碍气机，甚则形成癥瘕，治则宜通补兼施。针对前列腺恶性肿瘤微血管生成治疗的理论基础，前列腺恶性肿瘤癌毒盘踞，络脉不畅，瘀血与癌毒互结于络脉，日久而成“病络”，在络病视角下，癌毒导致的病理性络脉改变与现代医学恶性肿瘤发生、发展过程中生成的新生微小血管网存在高度一致性，因此中医学治疗前列腺恶性肿瘤可从络病角度着手，运用活血通络法，干预抗肿瘤微血管的生成，抑制其增殖，促进其凋亡。现代医学认为慢性前列腺炎主要病理表现为前列腺腺泡、腺管及间质充血水肿，腺管阻塞，炎性细胞浸润，继发纤维化而致管腔狭窄，腺液滞留等，而络脉基本病理改变为络脉瘀阻、络脉绌急、络脉损伤，从中西医结合观点来看，慢性前列腺炎的病理表现与中医学络脉阻滞、气滞血瘀病理改变相符，为血瘀状态后络脉损伤导致组织纤维化的表现。基于络脉辨证理论下的化瘀解毒通络法可调节血瘀状态下的全血黏度、血小板聚集性及黏附率，进而改善慢性前列腺炎局部微循环障碍，减轻炎细胞浸润和纤维组织增生，促进腺细胞分泌功能恢复。

络病以络脉为依托而发生。处在科技进步日新月异的今天，应充分吸收现代科学对经络实质研究的新发现，同时继承 2 000 多年中医络病学说不断传承发展的历史经验，使现代高新科学技术和传统中医络病学说特色结合，创新发展中医络脉理论，寻求传统中医络病学说和现代医学的结合点，多学科相互交叉融合，从而形成络病发病学、病机学、辨证学、治疗学等完整的络病证治体系。此外，还应深入研究络病学理论在泌尿和生殖疾病中的应用，特别是运用络病学理论辨证和治疗泌尿系统肿瘤、前列腺增生、男性不育、复杂性泌尿系统结石、泌尿系统感染和性功能障碍等常见病和慢性病。在泌尿和男性生殖系统疾病的络病研究中，在充分掌握泌尿生殖系统的生理特征和病理特点，以及与络病学理论的密切联系的基础上，还须注意多学科的相互融合和渗透，并充分利用现代科学技术和实验数据阐释络病的科学内涵，如探讨正电子发射计算机体层成像（PET-CT）在前列腺癌诊断中与络病学说的关系。加强对经络之络的温煦充养、防御卫护、信息传导、调节控制功能与西医学神经、内分泌和免疫调节功能的相关性研究，对脉络之络运行血液与现代医学中小血管、微血管（特别是微循环）在泌尿和男性生殖系统疾病的相关性研究，加强络病的泌尿和男性生殖系统疾病临床症状、体征及实验室检查的客观性研究，如前列腺癌血清前列腺特异性抗原（PSA）水平，血浆睾酮水平与肿瘤生长速度和血管新生的关系，以及通络药物的使用对 PSA 和睾酮的控制效应等。同时，应加强泌尿和男性生殖系统疾病的络病治疗及通络药物作用机制的基础与临床研究，如活血通络药通过影响血管新生对泌尿系统肿瘤的治疗作用机制，解毒通络药物通过内分泌调节对泌尿系统肿瘤放射治疗及化学药物治疗（简称放化疗）副作用的辅助治疗作用，虫类搜剔通络药改善海绵体血管活性治疗男性勃起功能障碍，荣养络脉药作用于神经内分泌系统改善男性雄激素部分缺乏综合征，通络和养络结合改善男性睾酮分泌和治疗男性不育等，最终建立泌尿和生殖系统疾病的络病证治体系。

（卢建新　周仕轶　张蜀武）

参考文献

[1] 吴以岭. 脉络论［M］. 北京：中国科学技术出版社，2010.
[2] 吴以岭. 气络论［M］. 北京：科学技术文献出版社，2018.
[3] 吴以岭，张运，张伯礼，等. 络病学［M］. 2版. 北京：中国中医药出版社，2019.
[4] 吴以岭. 络病辨证八要［J］. 疑难病杂志，2005，4（1）：22-25.
[5] 刘猷枋，张亚强. 中西医结合泌尿外科学［M］. 北京：人民军医出版社，2007.
[6] 王进. 络脉理论研究［J］. 中华中医药杂志，2020，35（4）：1954-1957.
[7] 张福利，迟明洋，张健. 叶天士“经气注络，络气还经”理论与临床意义探讨［J］. 中医药学报，2020，48（3）：61-64.
[8] 王声强，王建兵. 十二经脉气血流注系统解读与针灸临床应用研究［J］. 河北中医药学报，2019，34（1）：37-42.
[9] 邱幸凡，陈刚. 络脉的气血流注特点［J］. 天津中医药，2003，20（4）：53.
[10] 邓楹君，高庆和，刘胜京，等. 基于网络药理学的夏荔芪胶囊治疗良性前列腺增生的作用机制研究［J］. 中草药，2021，52（6）：1681-1686.
[11] 郭军.“脑—心—肾—精室”轴在中医男科学中的理论构建及应用［J］. 世界中西医结合杂志，2020，15（8）：1553-1556.
[12] COOK A L，HAYNES J M. Protein kinase G Ⅱ-mediated proliferative effects in human cultured prostatic stromal cells. Cell Signal，2004，16（2）：253-261.
[13] 徐文静，陈其华，宾东华. 益肾通癃汤对前列腺癌去势治疗的减毒增效作用临床观察［J］. 湖南中医药大学学报，2020，40（5）：617-620.
[14] 张硕，唐德才，郭秀霞，等. 中药抗肿瘤血管生成的信号通路研究［J］. 世界科学技术-中医药现代化，2016，18（10）：1827-1832.
[15] 刘德果，李姿蓉，陈其华，等. 基于“络病”学说刍议前列腺癌发病及益肾通癃方治疗思路［J］. 中医药临床杂志，2021，33（7）：1220-1223.

[16] 刘猷枋. 泌尿外科中西医结合进展和展望[J]. 中西医结合临床杂志, 1992,(1): 34-35.
[17] 高文喜, 郭凡, 韩瑞发, 等. 中西医结合诊疗前列腺炎专家共识[J]. 中国中西医结合外科杂志, 2022, 28(4): 451-455.
[18] 丁胜杰, 郝征, 赵舒武, 等. 中西医结合治疗慢性前列腺炎文献研究[J]. 中医研究, 2022, 35(1): 72-75.
[19] 祝莉, 李鹏超, 孙自学. 基于络病学说浅探慢性前列腺炎[J]. 中医药临床杂志, 2018, 30(5): 835-837.
[20] 张亚强, 刘猷枋. 前列腺方治疗慢性前列腺炎血瘀证的临床与实验研究[J]. 中国中西医结合杂志, 1998,(9): 534-536.
[21] 陈红风. 中医外科学[M]. 北京: 中国中医药出版社, 2021.

第三章中英文关键词索引

久瘀入络	prolonged stasis entering collaterals
淋证	stranguria
癃闭	retention of urine
络脉损伤	injury of collaterals
络气虚	deficiency of collateral-qi
络血虚	deficiency of collateral blood
络阳虚	deficiency of collateral-yang
络阴虚	deficiency of collateral-yin
内伤七情	internal injury of seven emotions
外邪袭络	external evil invading collaterals

第四章
泌尿生殖系统疾病络病的病因病机及辨证要点

络病是广泛存在于内伤疑难杂症和外感危急重症的病理状态，泌尿生殖系统的很多疾病属于疑难杂症的范畴，因而研究络病的发病原因、发病特点及病机变化过程，对于指导泌尿生殖系统疾病的络病证治具有重要意义。

根据络病学说“三维立体网络系统”理论，络脉虽然从经脉支横别出、逐层细分而形成立体网络结构，但其循行与功能特点与经脉有明显差异，形成其发病特点及病机演变的特异性。络脉是气血运行的通道，也是病邪传变的通路，当病邪侵袭络脉及络气，形成复杂的病理状态，病邪伤及络脉易形成易滞易瘀、易入难出、易积成形的病机特点，从而出现络气郁滞、络脉瘀阻、络脉绌急、络脉瘀塞、络息成积、热毒滞络、络脉损伤、络虚不荣等基本病机变化；另外，各种致病因素损伤络脉导致络病，使络脉产生自身病变，形成继发性致病因素，导致脏腑组织各种继发性病理改变结合起来，因而需要更准确地把握络病发生、发展的病因病机。

第一节　泌尿生殖系统疾病络病的病因

病因即导致人体发生疾病的原因，宋代陈无择曰：“凡治病，先须识因，不知其因，病源无目。”

一、外邪袭络

六淫通常指风、寒、暑、湿、燥、火六种外感病邪。在人体正气虚弱、卫气功能失调时，六淫邪气外袭人的肌肤，由阳络传至经脉，再传至脏腑，最终深入脏腑之阴络。六淫邪气中以风、寒、湿邪外袭最易伤及阳络。

1. 风邪

风为阳邪，善行数变，伤人致病最多。《素问·风论》曰：“故风者，百病之长也。”风邪所致络病，多伤于体表阳络，其侵袭络脉引起许多症状，泌尿生殖系统可见发热恶寒、小腹胀满、小便不利，如《伤寒论》曰：“太阳病，发汗后，大汗出……若脉浮，小便不利，微热消渴者，五苓散主之。”

2. 寒邪

寒为阴邪，易伤阳气。寒性凝滞，主收引，外邪阳络，可见发热恶寒、身疼腰疼等症，若直中内脏，使阴络绌急，可见相应脏腑剧烈疼痛。《素问·举痛论》曰：“寒气客于厥阴之脉，厥阴之脉者，络阴器系于肝，寒气客于脉中，则血泣脉急，故胁肋与少腹相引痛矣。”精浊病导致的少腹和睾丸疼痛即属此因。

3. 湿邪

湿邪侵入人体，留滞于脏腑经络，最易阻遏气机。湿困脾土导致脾运化水湿功能减弱，致水湿停滞，出现恶心、呕吐、头重身痛、大便稀溏，以及小便赤黄、尿频、尿痛等症状。

4. 燥邪

燥邪具有很强的季节性，最易伤肺。外燥侵袭肺卫，入肺经肺络，耗伤肺阴，经络阴津不足，肺络空虚，致肺失宣降，难以“通调水道”；或燥邪下移膀胱，开阖失司，而致闭塞不通，出现小便点滴不畅，排尿费力，余沥不尽，甚则小便不通导致癃闭。燥邪侵袭肾络和膀胱络，影响水津排泄，可导致少尿、无尿、尿道灼热和血尿等症状。

5. 暑邪

暑邪也为季节性邪气，且多夹湿。暑邪袭络常见侵袭肺络，《温病条辨》清络饮即以芳香轻药清肺络余邪，用于暑热伤肺之轻证。暑邪侵袭肾与膀胱之络，可导致尿少、阴囊潮湿等症状。

6. 火邪

火属阳邪，易伤阴津，最易损伤血络。火邪侵袭肾与膀胱之络，损伤络脉可引发尿血、血精、尿频、尿急、尿痛、下腹、会阴、睾丸疼痛等症状；火邪侵犯心络，心火下移小肠，可引发尿频、尿急、尿痛；火邪侵袭肝经，足厥阴肝经络阴器，可引发阳痿、早泄、遗精、阴痒等症状。总之，火邪袭络可引发诸多泌尿生殖系统疾病的症状。

二、内伤七情

七情是人体怒、喜、思、忧、悲、恐、惊七种情志变化。若精神刺激过强，压力过大，持续时间过长，造成情志的过度兴奋或抑制，会引起脏腑气机失调而致病，如“怒伤肝”“喜伤心”“悲伤肺”“思伤脾”“恐伤肾”。叶天士说“初为气结在经，久则血伤入络”，经脉支横别出的气络承载着在经中运行的经气，经气郁结气机不畅，势必影响经络导致气机郁滞，七情内伤引起络气郁滞和逆乱则造成脏腑功能失常而致病。

例如“喜伤心”，喜则气缓，心气涣散，血运行无力而瘀滞，进一步造成络脉气机郁滞，引起男女性功能障碍；“怒伤肝”，肝失疏泄，可出现闷闷不乐、烦躁易怒，男子出现早泄、阳痿，女子出现月事不调、性欲冷淡。

三、病久入络

根据吴以岭中医络病学研究的“三维立体网络系统”，络脉在身体形成外（体表阳络）、中（经络）、内（脏腑阴络）的空间分布规律。在《黄帝内经》中已阐述了初病入体表阳络，并从阳络入经，正邪相持，正气耗损，邪气乘虚内侵则出现由经入络病，病情加重发生病理演变。正如《灵枢·百病使生》所说：“留而不去，传舍于伏冲之脉。在伏冲之时，体重身痛。留而不去，传舍于肠胃。在肠胃之时，贲响腹胀。多寒则肠鸣飧泄，食不化；多热则溏出糜。留而不去，传舍于肠胃之外，募原之间，留著于脉。稽留而不去，息而成积。或著孙脉，或著络脉，或著经脉，或著输脉，或著于伏冲之脉，或著于膂筋，或著于肠胃之募原，上连于缓筋，邪气淫泆，不可胜论。”叶天士强调“初为气结在经，久则血伤入络”或为“病久入络”的学术观点。经气、络气损伤阶段多属气机失调的功能性损伤，伤及血分则属实质性损伤的器质性病变，诸如癥积、中风、痹证等病皆属此类。

1. 久病入络

叶天士在《临证指南医案》中提及：“初病在经，久病入络，以经主气，络主血……”有学者认为，这一论述首先体现了邪气逐渐深入人体的过程，而“久病”则不能以具体的病程时间来定义，而是可以理解为久治不愈的一类疾病，属于一大类慢性病、难治病、疑难症，使用“久病”命名是为了说明这类疾病在病机上的特点，并非时间上的限定。另外，“久病”不是病变只在“络脉”，它经历了由经到络的传变历程，所以，“久病”存在着在经又在络、入经又入络的复杂情况，是一个动态发展过程。首届国医大师成都中医药大学郭子光教授认为，“久病入络”应具备以下三个特点，即痛久顽固不愈，有固定疼痛部位或包块；有较为固定的发作性症状；一般活血化瘀或缓解症状的药物无效或效果不明显。

“久病入络”有其特异性表现，主要有疼痛、麻木、痞闷、包块、宿痰、结聚、疟母、出血、寒热、发黄、肌肤甲错、面目黧黑、青筋暴露、皮间血缕赤痕、血枯经闭、脉涩舌质紫暗或有瘀点等。临床上很多病因复杂的疾病、难治性疾病与“久病入络”有密切关系，如中风后遗症、膜性肾病、干燥综合征、糖尿病周围神经疾病、肝纤维化、肺间质纤维化和慢性骨病等。这些疾病普遍都具有病程较长和难治性的特点，且病情也是逐渐发展的，具有“入经入络”的动态发展过程。在泌尿和男性生殖系统疾病中，如前列腺增生有固定的包块，前列腺炎具有固定的疼痛，糖尿病合并勃起功能障碍是逐渐发展的等，且均为难治性疾病，这些都符合“久病入络”的特点。因此，“久病入络”是泌尿和男性生殖系统诸多疾病的重要病因，并成为促进疾病进展或导致疾病缠绵难愈的关键因素。

2. 久痛入络

有学者认为“久痛入络”是病邪藏于人体深层的理论概括，如《素问·经络论》云：“经有常色，而络无常变也……阴络之色应其经，阳络之色变无常，随四时而行也。”后世医家陆续对“阴络”和“阳络”进行了深入阐释。清代张景岳《类经》中论道：“深而在内者，是为阴络……浅而在外者，是为阳络，阳络浮显。”叶天士亦认为：“阴络即脏腑隶下之络。”综合而言，根据层次的深浅，络又分为阳络和阴络：浮现于体表者为阳络；深藏于体内，横贯行于脏腑内部者为阴络。就阴络而言，位置深隐，行走迂回曲折，最易受阻，病变早期多难以察觉，而病状显现时往往病情深重或病程迁延。故“久痛入络”所描述的概念应属于层次较深的阴络，即脏腑内部之络。正如清代林珮琴《类证治裁》所述：“初痛邪在经，久痛必入络。经主气络主血也。”其中，心、肝、肾三脏与“久痛入络”关系密切。

“久痛入络”是现代慢性神经性疼痛疾病的重要病因和病机。就泌尿和男性生殖系统疾病而言，慢性前列腺炎（特别是慢性骨盆区疼痛综合征）集中体现了“久痛入络”的病因与病机特点，乃久痛入肾络、精室之络所致。女性间质性膀胱炎出现顽固性下腹部疼痛，也可用“久痛入络”来解释，此乃久痛入胞络所致。

3. 久瘀入络

研究表明，“久病入络”的患者多存在血瘀证，且随着病程的逐渐延长，血瘀证逐渐加重，患者微循环障碍逐渐加重。因此，慢性疾病随着病程的发展，瘀血逐渐入络导致络脉瘀阻。“久瘀入络”是络病的重要病因和病机，可导致固定性包块、疼痛和肢体麻木等诸多表现。“久瘀入络”为临床慢性病、疑难病的共有病因和病机。慢性前列腺炎体现了“久瘀入络”的病理演变过程。

四、房室、金刃、虫兽伤络

张仲景说：“千般疢难，不越三条。一者，经络受邪，入脏腑，为内所因也；二者，四肢九窍，血脉相传，壅塞不通，为外皮肤所中也；三者，房室、金刃、虫兽所伤。以此详之，病由都尽。”

房室劳伤，久而伤络，如《黄帝内经》曰：“以酒为浆，以妄为常，醉以入房，以欲竭其精，以耗散其真。不知持满，不时御神，务快其心，逆于生乐，起居无节，故半百而衰也。”过度纵欲，久伤肾络，可导致男性出现举而不坚、坚而不久，甚至勃起困难。

金刃伤及脏腑、脉络，而致各种出血，如肾损伤后大出血，伤及络脉出现血尿。

虫兽伤络，伤及肾络，如丝虫病，可出现血尿及白浊。

第二节　泌尿生殖系统疾病络病的病机

一、泌尿生殖系统疾病络病的病机特点

络脉从经脉支横别出，像树枝一样逐层细分，形成遍布全身的网络生理结构。在此基础上，络脉具备气血行缓、面性弥散、末端联通、津血互换的气血循行特点。因此，当致病因素经过这种途径伤及络脉而引发络病时，常表现出易滞易瘀、易入难出、易积成形的病机特点。

1. 易滞易瘀

逐层细分的络脉，由别络至缠络，系络至其终端组织孙络，分支逐层增多，络体愈加细小迂曲，络中气血运行愈加缓慢。因此，邪客络脉，影响气血的输布流动，易致络脉瘀滞。滞和瘀尚有程度的不同：气不行为滞，血不行为瘀。久则瘀塞不通，不通则痛，久痛不已。

2. 易入难出

病邪由经入络，偏聚于某一脏腑之络致脏腑之气郁滞，久而脏腑功能失调，进而气滞血瘀痰结，络脉瘀阻，瘀塞不通。正如张聿青所说：“直者为经，横者为络邪既入络，易入难出，势不能脱然无累。”

3. 易积成形

《素问·举痛论》说：“寒气客于小肠膜原之间，络血之中，血泣不得注于大经，血气稽留不得行，故宿昔而成积矣。”气无形，主功能，血有形，主形质，久病痰瘀混入络中，致络脉瘀阻，久之积聚成形为癥积，形成有形病变。

二、泌尿生殖系统疾病的病机类型

络病病机是指广泛存在于内伤疑难杂症与外感危急重症中的络病病理状态的基本类型及其发展演变规律，是络病病机学的主要研究内容。回顾两千多年中医学发展的历程，络病学理论有多次重要发展，但病机变化始终未能被临床医生清楚地认识和把握，从而制约了治疗水平的提高和临床疗效的改善。

吴以岭教授的《络病学》首次建立了“络病证治”体系，该体系是针对络病这一病理状态的辨证论治方法体系，使中医对于络病这一病理状态的基本类型和发展演变过程有了更清晰的认知。《络病学》提出了络病学说的理论框架——三维立体网络系统，揭示了络脉外（体表阳络）、中（经络）、内（脏腑经络）的分布规律，根据络脉特殊的解剖结构和气血运行的功能特点，结合临床实践提出络病基本病机类型：络气郁滞、络脉瘀阻、络脉绌急、络脉瘀塞、络息成积、热毒滞络、络脉损伤、络虚不荣。遵循这八大病机将对泌尿生殖系统疾病络病的诊治具有重要的指导意义和作用。

1. 络气郁滞

络气郁滞是指络气输布运行障碍，气机失常的病理状态。气络承载元气、宗气、卫气、脏腑之气、经络之气。元气经三焦运行于五脏六腑，宗气充盈心脉而行呼吸，卫气运行于脉外伴营气而助血运，这三气在升降出入中发挥其生理功能，行于经中称为经气，经气入络为络气，络气循行于体内脏腑而成为脏腑功能结构的组成部分。络气通畅，络道无阻既是维持络脉正常功能的前提，也是保持脏腑功能稳定的重要条件。当外邪入侵、情志内伤、房室起居异常等多种病因，致元气、宗气、卫气、脏腑经络之气郁滞，进而导致络气郁滞时，其温煦充养、防御卫外、信息传导、调节控制功能失常，脏腑协调平衡功能状态被打破。脉络之络运行血液，血中亦有气，络气郁滞，其渗灌濡养、供血供气、津血互换、营养代谢功能失调，可引起“脉络 - 血管系统”舒张收缩功能和血液运行障碍，其表现与现代医学血管内皮功能障碍相似。络气郁滞是络脉病变由功能性病变向器质性病变发展的早期阶段。

《灵枢·本神》曰：“愁忧者，气闭塞而不行。”络气郁滞常因七情内伤，思虑过多，气留不行而致气机郁滞。络气郁滞导致气的升降出入失调，脏腑气机不畅，以致气络调节功能障碍。《素问·痿论》：“思想无穷，所愿不得，意淫于外，入房太甚，宗筋弛纵，发为筋痿，及为白淫。”说明七情致肝气郁滞，气机不通，而出现阳痿和精浊。各种因素致肾之络气郁滞，可出现癃闭、淋证、水肿等。《素问·经脉别论》曰：“饮入于胃，游溢精气，上输于脾；脾气散精，上归于肺，通调水道，下输膀胱。水精四布，五经并行。”脾胃共居中焦，为一身之气升降的枢纽，若饮食不节，影响脾胃运化之功能，气机失衡，脾气不能散精于肺，肺失宣降，水液代谢失常，则见水肿或淋证；若脾气运化不及，表现为腹胀、腹泻、纳呆等症。若六淫外感伤及肺脏，肺之络气郁滞，宣降不利，呼吸不畅，导致肺气上逆，出现胸闷、咳嗽、喘促之症，重者肺络损伤而咯血。络气郁滞日久，可致络气郁闭于内不能宣泄，肺失宣降，难以通调水道，膀胱开阖失司，小便点滴不畅，排尿费力，余沥不尽，甚则小便不通导致癃闭。

2. 络脉瘀阻

络脉瘀阻是在络气郁滞（或虚滞）、久病不愈基础上发展而来的，是由功能性病变发展为器质性病变的重要病程阶段。由于气虚运行无力，气滞血行不利，津凝为痰，血滞为瘀，痰瘀阻滞络脉，造成程度较为严重的络脉病理状态。

气血瘀滞不通则痛，如明代李中梓《医宗必读·心腹诸痛》所言：“有以通则不痛，痛则不通者。”疼痛是络病突出的临床表现。此外，痰阻络道，血不循经可发生出血证；瘀阻络道，津血互换功能障碍，过多的血液渗出于脉外则为水肿；瘀阻胞络，胞络不通，可出现小便不利、闭经等症。《素问·痹论》："胞痹者，少腹膀胱按之内痛，若沃以汤，涩于小便，上为清涕。"瘀阻精室，精室脉络不通，可出现盆腔疼痛及外生殖器疼痛等症；阻于厥阴之络还可导致女性性交疼痛等。

3. 络脉绌急

络脉绌急是指感受外邪、情志过极、过劳运动等各种原因而引起的收引、挛急而痛的状态，可在络脉瘀阻的基础上发生，也可单独出现。《素问·举痛论》曰："寒气客于脉外则脉寒，脉寒则缩踡，缩踡则脉绌急，绌急则外引小络，故卒然而痛。"络脉绌急，常为气络开阖失司所致，临床表现为肌肉、肺之气道、食管、胃肠、血络等器官组织发生的挛急、拘急状态，常见于多种原因引起的肌肉痉挛、支气管痉挛、贲门失弛缓症、胃肠痉挛等；泌尿系统常见病症如肾绞痛、输尿管绞痛、睾丸扭转和精索扭转等应属于络脉绌急范畴。

4. 络脉瘀塞

络脉瘀塞是由各种原因引起的络脉完全性滞碍或阻塞的病理状态。络脉的主要生理功能为运行气血，络脉的完全壅塞和闭塞，导致络中气血阻绝不通，脏腑肢体失于气血的温煦濡养而出现各种临床表现。

气络运行经气，气络瘀塞则致经气阻绝不通，如脊髓完全性损伤而致下半身瘫痪，肾络、膀胱络瘀塞致尿潴留，水道壅塞致肾积水。脉络之络气运行血液，脉络瘀塞，血管堵塞，可引起所在区域脏腑组织急性缺血或慢性缺血，如肾络瘀塞不通，可引起肾梗死、肾缺血、肾硬化等；阴茎异常勃起导致厥阴之络瘀塞，可引起包皮、阴茎局部坏死等；长时间厥阴络脉绌急的睾丸扭转再致厥阴之络瘀塞，引起睾丸缺血、坏死等。

5. 络息成积

络息成积是邪气羁留络脉，络脉瘀塞或瘀阻，瘀血与痰浊凝聚成形的病变。《灵枢·百病始生》说："是故虚邪之中人也，始于皮肤，皮肤缓则腠理开，开则邪从毛发入，入则抵深，深则毛发立，毛发立则淅然，故皮肤痛。留而不去，则传舍于络脉，在络之时，痛于肌肉，其痛之时息，大经乃代。留而不去，传舍于经，在经之时，洒淅喜惊""留而不去，传舍于肠胃之外，募原之间，留著于脉。稽留而不去，息而成积。或著孙脉，或著络脉，或著经脉，或著输脉，或著于伏冲之脉，或著于膂筋，或著于肠胃之募原，上连于缓筋，邪气淫泆，不可胜论。"《难经·五十五难》论述了邪入五脏阴络留而成积的病变类型。这些记载包括脏腑瘀滞积聚成形，在外可扪及的积块。络息成积涵盖了恶性肿瘤类的"石瘕""积聚"，在泌尿生殖系统疾病中可见阴茎癌、肾癌、卵巢癌、膀胱癌、阴囊癌等。五脏六腑之积还包括了西医学的多脏器病变，如肝纤维化、肺纤维化、脾肿大、心脏扩大等；在泌尿生殖系统则表现为肾硬化、肾积水和尿潴留等。

6. 热毒滞络

热毒滞络有内外之分，外则为感受温邪火毒疫疠之邪，内则为络瘀化热，毒由内生所致。温邪存在于自然界中，从口鼻侵入人体，温邪内传，化热内生，火热成毒，热毒滞络，攻心冲脑，出现高热、神昏谵语、惊厥抽搐。热毒滞于脉络损伤络体，迫血妄行而见出血发斑。内生热毒多由络瘀日久化热生毒。热毒滞络，可使病情逐渐加重或突然加剧，如泌尿生殖系统的脓毒症，出现的弥散性血管内凝血而致多脏器损害；男性淋病日久引起后尿道炎，导致终末血尿、窘迫性疼痛等。

7. 络脉损伤

络脉损伤是指由情志过极、饮食不节、用力过度、金刃虫兽、跌打堕坠、药物损伤等导致络脉破损甚则伤断而引起的病理状态，经络之络损伤，经气不能在络脉中正常流通，不能发挥充养调节作用。例如脑部损伤可致神昏痴呆，腰髓损伤可致截瘫痿废，四肢损伤可致肢体萎缩废用，胃肠之络损伤可见吐血、便血。《灵枢·百病始生》说：“猝然多食饮则肠满，起居不节，用力过度，则络脉伤。阳络伤则血外溢，血外溢则衄血；阴络伤则血内溢，血内溢则后血。”失血量大者气随血脱可危及生命。肾络和膀胱络内伤可出现血尿，肾络外伤可出现大出血，甚则危及生命。

8. 络虚不荣

络脉具有运行气血、渗灌濡养等功能。络中血充沛，输布渗灌正常则五脏六腑、四肢百骸皆得其养。故络虚不荣，指络中气血不足，虚而不荣的病机变化。

（1）络气虚：在经脉中线性运行环流周身的“经气”，是由先天父母之精气，后天饮食水谷及自然界之清气组成，按其功能特点可分为元气、宗气、营气、卫气。经气入络即为络气，弥散灌注于脏腑之气可称为脏腑之气，如上焦心肺之气，中焦脾胃之气，下焦肝肾之气。若先天不足，真元之气亏虚，饮食不调后，天之本不固，或发病耗损、损伤正气皆可使络气不足，脏腑之气不足则有相应见证。例如肾络气虚可出现腰膝酸软、气短乏力、头晕健忘、小便频数、精神不振、咳喘、水肿等症。此外，男子可出现阳痿、早泄等，女子可出现崩漏、少经、闭经等。

（2）络血虚：血液在脉络中运行并输布于全身，发挥濡养、津血互换、营养代谢等功能。中医认为脾为后天之本，肾为先天之本，若先天禀赋不足或后天失养，则肾精亏虚或脾胃虚弱，生化乏源；或久病不愈，思虑过度，暗耗阴血；或脾气亏虚，脾不统血，从而出现各种慢性出血；或血瘀阻络，新血不生，均可出现络中血虚。临床表现为头晕眼花，心悸多梦，手足发麻，男子不育、少精，妇女少经、闭经等，面色㿠白，口唇色淡，舌体表现为淡白舌、痿软舌，脉细无力。《素问·举痛论》说：“脉泣则血虚，血虚则痛。”《医宗金鉴》说：“伤损之证，血虚作痛。”络脉不荣也表现出疼痛的症状，其疼痛性质往往是绵绵作痛。

（3）络阳虚：络阳虚常见全身畏寒、冷痛、麻木，甚则四肢逆冷、冷汗淋漓、性欲减退或缺失、男子阳痿或不育、女子经期延迟或不孕等。李英帅在梳理阳虚研究概况时发现，阳虚证在神经内分泌功能方面的异常主要表现为下丘脑—垂体—肾上腺皮质轴、下丘脑—垂体—甲状腺轴、下丘脑—垂体—性腺轴的功能紊乱：即阳虚时副交感神经功能亢进，肾上腺皮质功能、甲状腺功能降低；在免疫功能方面则表现为不同程度的免疫功能低下；在能量代谢方面阳虚时代谢功能下降。这些均与中医对阳虚的病机认识相契合。

（4）络阴虚：火热之邪灼伤阴液，或久病耗伤阴液，或久瘀耗伤阴液，累及脉络，可致络脉阴液亏虚，常表现为低热、盗汗、麻木、疼痛、肌肤干燥、性欲亢进、遗精、早泄和女子经期延长等。李英帅在梳理近年来阴虚基础研究进展时指出，阴虚时交感神经相对亢进，肾上腺皮质功能、甲状腺功能增强，同时表现出不同程度的免疫功能低下，能量代谢表现为增加状态。这与中医对阴虚的病机认识具有一致性。

络脉具有支横别出、逐级细分、络体细窄、立体网状分布、循行表里的独特空间结构。在此基础上，形成了气血行缓、面性弥散、末端相连、津血互换、双向流动的气血运行特点，从而构成了易滞易瘀、易入难出、易积成形的特殊生理特点。

第三节　泌尿生殖系统疾病络病的辨证要点

一、临床表现与络病的相关性

广泛存在于各种内伤疑难杂症和外感危急重症中的络病病理状态，其临床表现错综复杂，增加了临床识别的困难。根据《络病学》理论，结合泌尿生殖系统疾病的临床实践，现将络病在泌尿生殖系统的主要临床表现列举如下。

1. 疼痛

疼痛是络病最常见的临床表现。各种致病因素引起络病的主要病机是气血运行障碍，络脉失于通畅，因而出现疼痛症状，“久病入络”“通则不痛，痛则不通”“不荣则痛”即是对此的高度概括。

络病引起的疼痛常有寒热虚实之分。有络寒之痛，《素问·举痛论》说：“寒气客于脉外则脉寒，脉寒则缩踡，缩踡则脉绌急，绌急则外引小络，故卒然而痛。”寒内生，络脉绌急，卒然不通则痛，常为突发性和阵发性疼痛，常见于泌尿生殖系统疾病的肾绞痛。络寒之痛，遇寒痛剧，遇热稍缓，容易出现骤然而痛的情况。亦有络热之痛，遇热加重，得凉则轻，局部出现红肿、热以至痈肿。张介宾云：“热甚则疮痛，热微则疮痒，心属火，其化热，故疮疡皆属于心也。”急性附睾炎（子痈）即属此类。

2. 淋证

《外台秘要》载：“五淋者，石淋、气淋、膏淋、劳淋、热淋也。”五淋在临床上常常出现尿频、尿急、尿痛、血尿等症状。《外台秘要》谓：“诸淋者，由肾虚而膀胱热故也……肾虚则小便数，膀胱热则水下涩，则淋沥不宣，故谓之淋。”肾与膀胱相表里，肾气虚衰直接影响膀胱的气化与开合，进而出现膀胱排尿异常的情况。叶天士在《临证指南医案》中说：“经几年宿病，病必在络。”病久气血两虚，肾络、膀胱络受损不能濡养肾脏和膀胱，使之不能维持正常的生理功能，出现尿频、尿急、尿痛、血尿等临床症状。《诸病源候论·石淋候》：“石淋者，淋而出石也。肾主水，水结则化为石，故肾客沙石。肾虚为热所乘，热则成淋，其病之状。小便则茎里痛，尿不能卒出，痛引少腹，膀胱里急，沙石从小便道出，甚者塞痛，令闷绝。”石淋多因湿热蕴结下焦，煎熬尿液，炼液为晶，日久成石，故为石淋。沙石不能随尿排出，则小便艰涩，尿时疼痛；沙粒较大，阻塞尿路，则尿时突然中断，并因阻塞不通而致疼痛难忍；结石损伤络脉，则见尿中带血。《诸病源候论》谓：“热淋者，三焦有热，气搏于肾，流入于胞而成淋也，其状小便赤涩。”热淋多因多食辛热肥甘厚味，酿成湿热，蕴结下焦；或感受暑邪未及时清解，而导致湿热注于下焦；或下阴不洁，秽浊之邪侵入下焦，酿成湿热；或风热风寒之邪乘虚袭表，太阳经气先病，引动膀胱湿热之邪，邪气充斥于足太阳经和腑；或因心火亢盛，下移小肠。以上诸因皆可导致湿热蕴结下焦，膀胱气化不利，发生热淋。

3. 癃闭

《素问·灵兰秘典论》：“三焦者，决渎之官，水道出焉，膀胱者，州都之官，津液藏焉，气化则能出矣。”正常生理情况下，小便的通畅有赖于三焦气化的正常，三焦之气化来源于肾藏之精气。肾主水而司二便，与膀胱互为表里。如肾之气化失常，开阖不利，会使膀胱气化乏力则成癃闭。肺为水之上源，通调水道，肺失肃降，金气不及州都；脾主运化，枢机不畅，升降失调；肝主疏泄调节一身气机，湿浊内停、气机交换受阻等，皆可影响三焦气化，最终导致癃闭。“气化出焉”是指肾与膀胱的泌尿功能是由肾的气络主导调控，肺、脾、肝等脏腑参与下完成的。体内代谢产生的浊液，由肺的肃降输送到肾，在肾的络气蒸化下，清者回收，由脾气转输于三焦上腾于肺，浊者转化为尿液下输于膀胱。故癃闭病位在膀胱，其本在肾。

肾主水是指肾脏具有主持和调节人体水液代谢的作用，肾主水与肾之络脉关系密切。肾的络脉受损必然波及膀胱，膀胱络脉受损进一步加重膀胱开阖功能的失调，从而出现癃闭。正如《普济方·婴孩大小便淋秘门·小便不通》所说：“或胞络有热，津液内燥，气不舒畅。故水道热涩，甚则不通。”《杂病源流犀烛·小便闭癃源流》：“三焦下腧并太阳正脉入络膀胱，约下焦，实则闭癃。”

4. 阳痿

成年男子阴茎痿而不举、举而不坚、坚而不久，难以完成性交，称为阳痿。《灵枢·邪气脏腑病形》称“阴萎”，明代张景岳谓：“阴萎者，阳不举也。”《类经·阴阳类》说明“阴萎”即“阳痿”。

阳痿作为临床症状，历代文献屡有记载，如“老不起”“筋痿”“阴器不用”“阴萎”“阳痿”等均是症状和病名的描述。早在《黄帝内经》即有：“年六十，阴痿，气大衰，九窍不利，下虚上实，涕泣俱出矣”“思想无穷，所愿不得，意淫于外，入房太甚，宗筋弛纵，发为筋痿，及为白淫”“经筋之病……阴痿不用，阳急则反折，阴急则俯不伸。”隋朝巢元方《诸病源候论·虚劳病诸候上》说：“虚劳阴萎候……阴阳衰微，而风邪入于肾经，故阴不起，或引少腹痛也。”明代张景岳在《景岳全书·阳痿》中载有：“阴痿者，阳不举也。”

阴茎属前阴，为宗筋所聚，外感六淫，内伤七情，饮食不节、房劳过度均可导致阳痿。人体脏腑、经络、气血津液均能影响阴茎的正常勃起。

从脏腑来说，“肾开窍于阴，若劳伤于肾，肾虚不能荣于阴器，故萎弱也”。肾藏精是启动人的性欲及阴茎勃起的原动力；心主君火直接或间接地影响人类性欲和阴茎勃起；肝血在肝气的疏导下对宗筋的快速充盈是阴茎勃起的物质基础。因此，肾、心、肝三脏与阴茎的勃起功能关系最为密切。此外，脾为后天之本，气血化生之源，对天癸及宗筋都有润养作用；肺金之气可下达肾水，对阴茎的勃起有支持作用。

从经脉来说，肝脉“上循阴股，结于阴器，络诸筋”，与宗筋的关系最为密切，足阳明与足太阴之筋“聚于阴器”，足少阳与足厥阴之筋“结于阴器”；冲、任、督三脉同起胞宫，一源三歧与宗筋都有密切联系，其中冲、任二脉是天癸输布的主要通路；督脉在肾和脑髓的调控下直接达于宗筋，制约阴茎的勃起。

阴茎勃起和疲软受脏腑含奇恒之腑，如脑髓、精室、经脉、奇经八脉的调控而完成，气血的充盈濡养是阴茎勃起的决定因素。《灵枢·本脏》曰：“经脉者，所以行气血而营阴阳，濡筋骨，利关节者也。”其指出经脉具有运行气血、渗灌濡养、络属脏腑的功能。经脉是经络和络脉的统称，经脉是人体运行气血的主干，络脉是由经脉支横别出的分支，正如《灵枢·脉度》曰：“经脉为里，支而横者为络，络之别者为孙。”络脉作为经脉的分支网络系统，行气血是其最基本的功能，络脉分为经（气）络与脉（血）络，经络运行经气，脉络运行血液，络病学关于络脉支横别出、逐层细分的网络结构和分支，与西医学对血管和神经系统逐级细分的认识相似，从大血管分出的中、小血管，又逐级细化为微血管，直至微循环的各级微细动静脉，维持人体正常的血循环；从脑、脊神经分出的神经又依次分支至神经末梢，构成遍布全身的神经网络，发挥调控全身的作用。阴茎是由大量的平滑肌、海绵窦组成的器官，疲软时仅有 8 mL 血液，勃起时有 80 ～ 120 mL 血液，气为血之帅，血为气之母，“气中有血，血中有气”，二者相辅相成。恢复气络血络的正常功能，在阳痿的治疗中起着重要的作用。

5. 癥积

癥积指人体所生积块，按之有形，坚硬难移。癥积包括了癌、瘤，泌尿生殖系统的肿瘤多为恶性肿瘤。其基本病机有三，其一：脾肾亏虚、络气虚滞，肾为先天之本，脾为后天之本，先天禀赋不足，后天调养失宜，先后天亏损是癥积发病的基础。明代张景岳云：“凡脾肾不足及虚弱失调之人，多有积聚之病，盖脾虚则中焦不运，肾虚则下焦不化，正气不行则邪滞得以居之。”其二：内外毒蓄、邪毒滞络是癥积生根的条件。由于络脉网状分布，络体细小，具有易入难出、易滞易瘀、易积成形的特点，如外感六淫、内伤七情、饮食及房室劳伤等导致痰瘀阻络久则息而成积。其三：痰瘀阻络、脉络滋生是癥积快速增大的重要支撑。痰瘀邪毒侵犯机体阻滞络脉致使脏腑络气虚衰，气络防御功能免疫监视功能下降使积块无序生长。唐容川《血证论》曰："载气者，血也；而运血者，气也。"气络的功能失常影响脉络，导致脉络大量增加供给癌瘤血液营养，使癥积快速破坏性生长。脉络给癌瘤提供源源不断的营养支撑，使之快速增大和移行别处。泌尿生殖系统常出现的肾癌、肾盂癌、输尿管癌、膀胱癌、阴茎癌、宫颈癌、卵巢癌、睾丸癌、前列腺癌均属于癥积范畴。

6. 青筋

青筋是指皮肤下可见的静脉血管，通常呈青色或紫色，既可以看作是体表阳络病变，也可视为体内脏腑阴络病变外露于阴络所致。青筋是泌尿生殖系统疾病中精索静脉曲张的典型表现。轻者在阴囊处可触及增粗的条索样血管，屏气时更为明显；重者曲张静脉如成团蚯蚓，触诊及视诊均明显。症见阴囊部坠胀不适，患者睾丸部隐痛，疼痛可向腹股沟区、下腹、会阴部放射，久站久行及负重时症状明显，平卧时减轻或消失。该症可因肝肾亏虚，肾气不足，肾络不荣，脉络失养而发；肝气郁结，肝失疏泄，气机阻滞，气滞血瘀，瘀血阻滞脉络而发；也可因外感寒湿致血凝而气滞，阻于脉络而发；亦可饮食不节损伤脾胃，日久酿生痰湿，痰湿下注，阻滞脉络而发。

7. 出血

中医把与心肺相连、遍布全身、中空有腔（包括动静脉在内）的网络系统称为脉。脉为奇恒之腑之一，凡血液不按此网络系统循行，在全身脏腑内外、体表皮肤，或上溢五官、下泄二阴出现外溢和内溢的现象称为出血。出血常因脏腑功能失调，血瘀阻络，血不循常道而发生，也可由跌扑堕坠、外伤或手术伤及脉络或脏腑器官所致。寒热虚实皆可引起脉络损伤而出血。因寒而出血者多由气虚不荣，阳虚生寒不能摄血而致；因热出血常由肾气不足，三焦壅盛，移热膀胱，心肺蕴热不能滋其化源所致。

泌尿生殖系统的出血，血从小便而出称之为尿血，多由肾脏、输尿管、膀胱、尿道的炎症、结石、结核、肿瘤等病变损伤脉络而致。兼有沙石随尿血而出称为石淋；兼有小便淋沥疼痛称为血淋；如小便有血块并为鲜红色，表示近期有大量出血；如小便淡红色，或显微镜下发现红细胞，表明络脉受伤出血。肾脏损伤、骨盆骨折、尿道损伤出血量大，常伴失血性休克；异位妊娠出现内出血，常有突然发生的少腹剧痛，伴出汗、心慌，面色苍白，脉细欲绝。

8. 瘫痪

瘫痪病名首见于唐代王焘《外台秘要》，又名瘫痪风。若一侧肢体废用称为偏瘫或偏枯，半身不遂常见于中风；下肢瘫痪亦称半肢风，常见于脊髓损伤后所出现的截瘫。外伤所致脊髓损伤导致截瘫，下肢出现瘫痪，不完全损伤者下肢运动和感觉功能减弱；完全损伤者经脉阻绝，内脏功能及运动感觉功能丧失，二便不能控制。

泌尿生殖系统疾病中最常见的疾病是截瘫造成的神经源性膀胱。截瘫经脉阻绝、肾络受损导致膀胱气化无力、开阖失常，使尿液不能排出造成尿潴留，进一步造成输尿管、肾盂大量积水，危及患者的生命；又因经脉阻绝，络脉受损，气血难以汇聚宗筋，患者可出现阳痿。

9. 水肿

水肿是指水液潴留，停储于全身肌肤，以面部、头部、眼睑、四肢、腹背、阴囊及全身浮肿为临床特征的一类病症。本病症与肾之气化功能不利有密切关系，其基本病机为气络功能失常、津液互换功能障碍，"孙络—玄府"开阖失度，或血瘀脉络致津液渗出脉外聚化为水。张仲景在《金匮要略·水气病脉证并治》中说"血不利则为水"，津血同源，"血不利"，即为血行不畅，瘀血阻滞络脉，津液失去传输，当络脉气化功能失常时，津血互换功能障碍，过多血液渗出脉外则为水肿。肾络瘀阻和肾络瘀塞所致的水肿常伴有腰部及下腹部包块、尿少、尿液混浊、尿血、腰部疼痛等表现。

二、泌尿生殖系统疾病络病辨证要点

辨证是中医诊断学的重要内容，是运用中医理论通过望、闻、问、切四诊方法收集的症状与体征进行综合分析，作出病名、病因、证候诊断，为确定治法方药提供客观依据。

八纲辨证是重要的辨证方法，“八纲”源于《黄帝内经》提出的寒热、虚实的概念。张仲景《伤寒杂病论》提出了脏腑辨证和六经辨证，清代又形成了卫气营血辨证和三焦辨证。这些组成了中医辨证不同的辨证方法。纵观两千多年中医学术发展，络病学理论起源于《黄帝内经》，尽管历代有所发展，但尚未形成系统的学术体系，络病辨证仅有一些零散记载，未能形成完整的指导络病临床的辨证体系和方法。《络病学》提出了络病辨证体系是在认识中医脏腑、经络、气血、理论基础上，以络病学理论为依据，观察并分析有无络病证候的存在，将收集的病症、体征等资料进行综合分析，判断络病所在部位、病因病机、证候诊断，为临床提供治疗依据。络病辨证是一种新的辨证方法，在具体使用中要从“辨证论治”的基础上融入从络辨证的思想，即“辨证论治与从络论治相结合”。要充分吸收传统中医辨证方法，以络病学理论为核心，归纳络病的临床表现，从络病学“三维立体网络系统”：理论角度，分析发病因素和特点，归纳病机的特点和变化，从而为治疗提供准确的依据。

《络病学》中提出六项辨证要点；因脉络病和气络病有不同的特点，《脉络论》提出了六项辨证要点，《气络论》提出了十项辨证要点。将以上辨证要点结合泌尿生殖系统疾病临床，我们主要从以下几点介绍。

1. 辨发病因素

引起络病的主要因素有外感六淫、疫疠之邪、环境污染、内伤七情、饮食不节、劳伤虚损所导致的脏腑功能失调，病久入络或痰浊瘀毒阻滞络脉，以及内外因素所致的络脉损伤等。泌尿生殖系统疾病外感六淫可出现急慢性感染，包括特异性和非特异性尿路感染，以及尿路结石；由环境污染因素导致的泌尿生殖系统肿瘤；还可因七情过极出现性功能障碍等。病因不同，络病临床表现各异，辨发病因素是辨证求因、审因论治的依据。

2. 辨病程久暂

清代叶天士的千古名言“久病入络”“久痛入络”“初为气结在经，久则血伤入络”“经几年宿病，病必在络”，是他关于络病发生、发展规律的重要学术观点。辨病程久暂，就是通过临床病程的分析，确定病程的时间长短，从而判断有无络病的存在。因久病多瘀、多痛、多痰、多虚，入络的情况多见。泌尿生殖系统疾病久病的病种较多，如不育、不孕、尿路结石、慢性前列腺炎、前列腺癌、前列腺增生、尿道结核等。

3. 辨阴阳表里

络脉在体内的网络层次决定了络病深浅不同的病位层次。疾病初期，往往病在体表之阳络，病位浅，病程短，病情轻；疾病久羁不愈，则络病常在脏腑之阴络，病位深，病程长，病情较重。作为运行气血通道的经络，是一个完整的网络系统，阳络病变日久可循经内入阴络，阴络病变亦可通过经络外现于体表。《黄帝内经》中说“有诸内，必形诸外”，从体表不同部位阳络形态与颜色的异常表现可判断脏腑阴络的病理变化。泌尿生殖系统疾病筋瘤（精索静脉曲张）可从阴囊的青筋找到男子不育患者少精弱精的原因。

4. 辨寒热虚实

辨寒热是辨别络病性质的纲领。寒证与热证是疾病性质的主要反映，也体现机体阴阳盛衰及其正邪相争的状态。病邪有寒热之分，机体有阴阳盛衰之异，故辨络病之寒热，应对疾病的表现进行观察综合分析得出寒证与热证的判断。

虚实是辨别邪正盛衰的纲领，反映病变过程中人体正气的盛衰和邪气的强弱，辨虚实即通过临床表现的分析，判别络病邪正之盛衰。《灵枢·经脉》谓："凡此十五络者，实则必见，虚则必下。"又谓："凡诊络脉……其青短者，少气也。"络脉的长短和充盈可判别证候的虚实。络脉主运气血，络脉的充盈可从络脉中气血的多少来判断，气血充足则络脉满；气血不足则络脉空。故临床凡见络脉塌陷、短小，颜色苍白或呈青色者多为虚证。

5. 辨气病血病

人体经络是支横别出、逐层细分遍布全身的网络系统，由运行经气为主的气络和运行血液为主的脉络两大部分组成。气络病变是气络运行经气的功能失常所致，即气络温煦充养、防御卫护、信息传输、调节控制等功能发生障碍。肾络气虚出现腰膝酸软、神疲乏力、尿频尿急、余沥不尽、面白舌淡等表现。脉络病变表现为"血主濡之"功能失常，即渗灌濡养、供血供气、津液互换、营养代谢等功能障碍。肝络血虚出现女性月经量少、经闭等表现。

辨气络病变可应用《气络论》辨证要点进行辨证，《气络论》以"承制调平"理论指导气络的生理、病理及辨证治疗，其提出的六项辨证要点可显著提升气络病变辨证的准确性。辨脉络病变可应用《脉络论》中对脉络病辨证的十项要点。《脉络论》根据营卫理论以"脉络—血管系统病"为研究领域，提出的辨证方法和要点更适合于脉络血病的辨证。

6. 辨络形络色

《灵枢·经脉》曰："经脉者常不可见也，其虚实也，以气口知之，脉之见者皆络脉也。"其表明络脉肉眼可见，是诊断疾病的重要手段之一，属于望诊、切诊范围。辨络形络色，即通过辨认络脉的形态和颜色分析病因病机、病变位置、病变程度，从而制定治法和用药的方案。皮部是经络系统在皮肤的分布区域，既是经脉的分区，也是络脉的分区，它同络脉（尤其是浮络）关系更为密切。皮部通过经脉内联脏腑，"脏腑—络脉—经脉—络脉—皮部"之间有物质、信息、功能的传递通道。可以说各经的皮部既是该经脉气血渗灌温煦濡养的皮肤区域，又是该经脉气血在皮肤表面的反应区。患病情况下，脏腑功能失调，气血紊乱可通过该经脉相应的皮部表现出征兆。临床上可通过络脉的色泽、形态等的改变辨别病证在何脏腑经络。例如阴囊湿冷、络脉扭曲色青，提示寒湿之邪侵入肝经出现寒凝肝脉的病变。

辨络形络色的诊断方法颇多，如鱼际络脉诊法；食指络脉诊法、面部络脉诊法、鼻上青筋和太阳青筋络脉诊法、舌下络脉诊法、白睛络脉诊法、耳间络脉诊法、腹筋络脉诊法、踝部络脉诊法等。这些诊法在历代医书中均有一些记载，需挖掘整理，在临床实践中应用和总结。

7. 辨理化检查

理化检查辨证进入中医临床是中医学术体系发展的必然趋势。中医学在形成和发展过程中充分吸收中国古代哲学思想和辨证思维，因此宏观定性的整体观念、个体化的辨证施治是其突出的优势和特点，但在微观研究领域未能深入研究和应用，制约了中医学与时俱进的发展。建立在望、闻、问、切四诊基础上的辨证分析方法，如八纲辨证、脏腑辨证、六经辨证、卫气营血辨证、气血津液辨证等在当时历史条件下是先进和适用的。但从当前来看，以上这些是古人建立的宏观定性有余、微观辨证不足的辨证方法。现代医学技术日新月异，X线设备、计算机体层扫描（CT）、正电子发射计算机体层显像仪（PET/CT）、磁共振成像（MRI）、彩色多普勒超声检查、血管造影、各种内镜等技术，血、尿、便、胸腔积液、腹水、脑脊液、精液等均可凭借实验检查到其微观变化。将理化检查辨证引入络病辨证，并上升到病机学说，为制定更准确的辨证方法、确定正确治疗原则和方药提供了中医独特的理法方药辨证体系。络脉在全身支横别出、逐层细分、纵横交错、遍布全身的络脉体系学属于微观领域，随着当代的理化检查设备越来越先进，用理化检查手段丰富中医四诊方法，对络病学理论的发展将起到重要的推动作用。

泌尿生殖系统疾病的理化辨证要充分发挥膀胱镜、输尿管镜、肾镜、精囊镜、阴囊镜等内镜的作用，为微观辨证提供准确的信息。依据络病学说的“三维立体网络系统”，络脉分为运行经气为主的气络和运行血液为主的脉络，气络包括神经、内分泌、免疫调节功能；脉络与中小血管、微血管以及微循环具有相似性。因此，辨理化检查一定要围绕这两大部分开展，如生殖激素的变化直接影响性功能，甲状旁腺激素升高可能出现泌尿系统结石等。由于气络病变涵盖了神经、内分泌、免疫调节功能障碍，也包括基因—蛋白水平上的分子调控异常，神经、内分泌、免疫方面的检查为气络病变的微观表现提供重要信息。而脉络与中小血管、微血管、微循环有相似性，有关血管功能与结构相关的理化检查都可以加深对脉络病变微观层面的认识。

第四节　结语

综上，在络病辨证中一定把握“宏观定性，微观定量”的原则，在宏观辨证中对四诊和八纲辨证、脏腑辨证、六经辨证、气血津液辨证等提供的信息充分综合分析，得到比较准确“定性”依据；微观辨证将理化检查指标作为“定量”依据，而宏观定性与微观定量相结合，正是络病学辨证要点提出的有效方法。

（张蜀武　周仕轶　张培海）

参考文献

[1] 李洁. 络脉文献的整理与研究[D]. 成都：成都中医药大学，2006.
[2] 李英帅. 阳虚、阴虚体质理论及代谢组学比较研究[D]. 北京：北京中医药大学，2009.
[3] 刘猷枋，张亚强. 中西医结合泌尿外科学[M]. 北京：人民军医出版社，2007.
[4] 吴以岭. 络病学[M]. 北京：中国科学技术出版社，2004.
[5] 吴以岭. 脉络论[M]. 北京：中国科学技术出版社，2010.
[6] 吴以岭. 气络论[M]. 北京：中国科学技术出版社，2018.
[7] 张乃修. 张聿青医案[M]. 北京：人民卫生出版社，2006.

第五章
泌尿生殖系统疾病的络病论治

第一节　泌尿生殖系统疾病络病的治疗原则和用药特点

一、治疗原则——“络以通为用”

根据络病学“三维立体网络系统”，广义络脉包括支横别出、逐层细分、遍布全身运行气血的所有络脉；狭义络脉又分为气络和脉络（血络），气络运行经气，脉络运行血液，完成“气主煦之”与“血主濡之”的人体正常生理功能。由于络脉逐层细分，具有络体细小、弯曲狭窄、立体网状分布的结构特点，虽能充分地发挥气血灌注、濡养全身、津血互换的正常生理功能，但也具有外邪易入难出、易滞易瘀、易积成形的特点。痰、瘀等病变产物极易造成络脉的瘀结和堵塞。出现络气郁滞、络脉瘀阻、络脉绌急、络脉瘀塞等病机变化，其根本的原因均为“络脉不通”，治疗以疏通络脉恢复其正常生理功能为目标。《灵枢·刺节真邪》曰：“一经上实下虚而不通者，此必有横络盛加于大经，令之不通，视而泻之。此所谓解结也。”“解结”即疏通之意。《灵枢·邪客》曰：“决渎壅塞，经络大通，阴阳和得者也。”其突出了疏通壅塞、恢复络脉流畅的治疗思路。东汉张仲景开创了通络处方治疗络病的先河，清代叶天士推广通法，提出“凡病宜通”的治疗思路，将治疗久病入络的难点和重点放在“通络”之上，提出“散之不解，邪非在表；攻之不驱，邪非着里，补正却邪，正邪并树无益”，并提出“攻坚垒，佐以辛香”“络以辛为泄”的治疗观点。从《黄帝内经》、张仲景到叶天士，在络病治疗上都强调一个“通”字。吴以岭在《络病学》中提出了“络以通为用”的治疗总则，基于“营卫承制调平”理论的“络以通为用”的治疗总则正是通过由“调”致“平”的治疗干预，达到络脉通畅的目的。

络病是一个以络脉功能失调为共同特征的一类疾病，其包含的范围广，涉及病种较多。由于络病病因各异，病机复杂，虽然“络以通为用”的治疗总则适用于多种络病的治疗，但同一种疾病同时存在不同的病理改变，病性存在寒热虚实的不同，病位有气血阴阳之分和在脏在腑之别，故通络之法，并非一种，正如清代高士宗《医学真传》所云：“但通之之法，各有不同，调气以和血，调血以活气，通也；下逆者使之上行，中结者使之旁达，亦通也；虚者助之使通，寒者温之使通，无非通之之法也。”络病学把络病病机总结为络气郁滞、络脉瘀阻、络脉绌急、络脉瘀塞、络息成积、热毒滞络、络脉损伤、络虚不荣等类型，提出采用流畅络气、化瘀通络、搜风解痉、化痰祛湿、解毒通络等治法均可达到通畅络脉的目的，并对络病病机进行了概括分类、对治法进行了归纳，便于临床使用和总结。络脉是遍布全身的网络系统，络脉功能紊乱常致多个脏腑功能失调，每个脏腑功能发生障碍都会表现出一些症状，多个脏腑功能障碍就会产生多个系列症状的累加。络病病程往往较长，各个病理阶段都有不同的病理表现，络病既可由络脉的病理改变导致脏腑功能失调，又可由脏腑功能失调，致气血紊乱、邪毒入络从而加重络脉功能障碍。络病过程中存在气滞、血瘀、津停、痰阻、毒滞以及气血、阴阳虚损等病理变化，也产生瘀、毒、痰、水等病理产物，有时单独作乱，有时数种并存作乱。因此，在通络的治疗中不能单一地进行通络治疗，单一通络治疗难以纠正气血阴阳的失衡，难以恢复脏腑功能，并且，单一的辨证施治也难以清除络脉中的固结难解之邪。一定要“辨证论治与从络论治相结合”，才能取得满意的通络效果，利于络脉生理功能的恢复。

二、用药特点

张仲景、叶天士创立络病用药证治方法，为多种疾病的治疗另辟蹊径，提高了疑难杂症的治疗效果。后世医家推而广之，根据络病的各种病因病机特设相应的治疗方法，临床常用宣络、透络、清络、活络、通络、搜络诸法，其用药具有鲜明的通络治疗特点。

（一）辛味通络

叶天士创立辛味通络大法。辛味药是叶天士治疗络病常用药，他指出“病在络脉，例用辛香”（《临证指南医案·心痛·谭案》）。对于络脉不通的病证，“当辛以通之”，这是因为“非辛香无以入络”“辛香流气”（《临证指南医案·疝·杜案》）。叶天士指出“攻坚垒，佐以辛香，是络病大旨”，其络病治疗常以辛味药为主，或佐以辛味药。因一般的活血之药难以入络，而辛味药走窜迅速、无处不到，故络气郁滞、络脉失畅，常用辛香通络的麝香、降香、檀香、薤白、乳香、冰片等药物；若络气郁滞、寒凝络脉，常用辛温通络的桂枝、细辛、小茴香、干姜等药物；若络气滞闭、络脉瘀阻可用辛润通络的当归尾、桃仁等药物。

（二）虫药通络

虫类药的应用始于《山海经》《黄帝内经》。汉代张仲景《伤寒杂病论》首创虫药通络，如大黄䗪虫丸、鳖甲煎丸、抵当汤（丸）均有大量虫类药发挥化瘀通络的作用，开创了虫类药治疗络病之先河。此后，历代对此均有发展，如东晋葛洪《肘后方》、唐代孙思邈《千金方》、王焘《外台秘要》将虫类药更广泛地应用于临床。清代叶天士说：“考仲景于劳伤血痹诸法，其通络方法，每取虫蚁迅速飞走诸灵，俾飞者升，走者降，血无凝著，气可宣通，与攻积除坚，徒入脏腑者有间。”清代吴塘说：“以食血之虫，飞者走络中气血，走者走络中血分，可谓无微不入，无坚不破。”虫类药性善走窜，搜剔络邪，是中医治疗络病独特而有效的一类药物。虫类药种类颇多，成于汉初的《神农本草经》是总结虫类药最早的医药书籍，其中列载虫类药 28 种，占全书所载药物的 8%，占所收集动物药的 43%。明代李时珍在《本草纲目》中收载虫类药达 107 种，使虫类药得到很大的扩展。虫类药按功效分类，有攻坚破积通络的鳖甲、蜈蚣、全蝎等；活血化瘀通络的水蛭、土鳖虫、穿山甲 *、鼠妇、

* 穿山甲为保护动物已不能用，现用类似药品代替。

五灵脂等；有息风定惊的羚羊角、地龙、全蝎、蜈蚣、僵蚕等；有宣风泄热的蝉蜕、僵蚕等；有搜风解毒的全蝎、乌梢蛇、白花蛇、地龙等；有行气活血通络的九香虫、蜣螂、蝼蛄等；有消痈散肿的蜓蚰、斑蝥等；有营养络脉的蛤蚧、海马等。临床上要根据络病不同的病情选用不同的虫类药。这里的虫类药为广义概念，包含了传统虫类药、其他动物类药，以及动物的粪便和甲壳等。

（三）藤药通络

明代《本草汇言》云："凡藤蔓之属，皆可通经入络。"藤类药缠绕蔓延，犹如网络，纵横交错，无所不至，形如络脉。根据中医取类比象理论，藤类药多具"通络"之功，既能祛除络脉病邪，又能走行通利，引诸药直达病所，临床应用广泛，且针对其"通络"作用开展了相关机制研究。临床常用辛温通络藤类药、活血通络藤类药、清热解毒通络藤类药。辛温通络的海风藤为胡椒科植物风藤的干燥藤茎。清代有文献记载："海风藤行经络、和血脉、宽中理气、下湿祛风、理腰脚气、治疝。"寒湿凝滞或阴寒内盛所导致的络脉痹阻，通过海风藤散寒祛湿，能散能行能固脾，以达到"通络"之功。活血通络的鸡血藤为豆科植物密花豆的干燥藤茎。清代赵学敏的《本草纲目拾遗》记载："其藤最活血，暖腰膝，已风瘫，壮筋骨，脊酸痛，和酒服。"从"三维立体网络系统"来看，体内瘀血内阻，气血运行迟缓而致络脉瘀阻，具有病久入深、易入难出、易滞易瘀等病机特点。鸡血藤活血理气，促进气血恢复至旺盛状态，以达"通络"之功。通关藤最早记载于明代兰茂所著《滇南本草》，兰茂谓："奶浆藤又名通关藤，茎心有白浆流出，味苦、涩，性寒。主治通乳、利尿、清火。"通关藤可清热泻火、凉血解毒，以达到"通络"之功。

（四）络虚通补

络脉为气血汇聚之处，久病久瘀久痛入络，痰瘀痼结，久病多虚，久病者往往气血阴阳不足。气虚不能充养，血虚不能滋养，阳虚络失温运，阴虚络脉涩滞。若攻坚过急，徒伤正气于病无益，叶天士在《临证指南医案·痹》中明确指出"新邪宜急散，宿邪宜缓攻""大凡络虚，通补最宜"。此类络病病久根深难以速愈，故叶氏所创虫药通络众方，一般都用丸剂，部分用散剂或膏剂，取其"丸者缓之"之意。对于络病气血阴阳不足的药物选择，临床上气虚者常用人参，取其大补元气；阴血虚者常用当归养血活血，麦冬、五味子滋阴生津，行辛甘温润之补；阳气虚者可用鹿茸、桂枝等温阳之品。如果络病阳气虚证合并有阴血虚证时，"不专草木微功"，当"议有情温通，以培生气"，叶天士常用血肉有情之品滋养络脉，如紫河车、鹿角胶、猪羊脊髓、牛胫骨髓等。

第二节　泌尿生殖系统疾病脏腑络病的辨证论治

一、肾络病辨证论治

肾在腰部，左右各一，肾藏精，主生殖，肾主水，为先天之本，《素问·上古天真论》曰："肾主水，受五脏六腑之精而藏之，故脏腑盛，乃能泻。"肾与膀胱互为表里，其华在发，上开窍于耳，下开窍于二阴。肾藏真阴而寓元阳，只宜固藏，不宜宣泄，所以肾病多虚证。《类经附翼·真阴论》谓："水亏其源，则阴虚之病叠出；火衰其本，则阳虚之证迭生。"肾与其他脏腑的关系密切：肾与肝同居下焦，肾精充足，则肝亦得滋养；肾主纳气，气根于肾而归于肺，肾助肺的呼吸和肃降；肾水上济于心，心火下交于肾，水火相济，则阴阳平衡。另外肾与经脉也有广泛的联系，与足少阴肾经、足厥阴肝经、足太阴脾经、足阳明胃经、足少阳胆经、足太阳膀胱经，以及奇经八脉中的冲、任、督、带脉等关系密切。

（一）络脉与肾

《素问·六节脏象论》曰："肾者，主蛰，封藏之本，精之处也。"《灵枢·本神》曰："肾藏精，精舍志。"肾所藏之精，是人体生命的基本物质，"先天之精"来源于父母，"后天之精"来源于水谷经脾胃运化后所产生的精微物质。肾藏精，化生元气，成为生命发生和发展的内在动力和调控的总枢纽。《难经·八难》曰："诸十二经脉者，皆系于生命之原。所谓生气之原者，谓十二经之根本也，谓肾间动气也，此五脏六腑之本，十二经脉之根，呼吸之门，三焦之原，一名守邪之神。故气者，人之根本也，根绝则枯矣。"肾之元气运行于十二经脉中为经气，经气入络为络气，肾气循络脉运行三焦而成为五脏六腑功能活动的根本动力。肾之元气是人之根本，肾之元气的盛衰影响到五脏六腑、奇经八脉、奇恒之腑的功能的盛衰。脑髓督络是脑神活动的组织基础，肾之元气循督脉上行于脑化神，脑神通过督络内连脏腑、女子胞、精室等发挥调控功能。肾上开窍于耳，下开窍于二阴，《灵枢·脉度》曰："肾气通于耳，肾和，则耳能闻五音矣。"肾气运行于五脏六腑、奇经八脉、奇恒之腑，都是经过经脉再通过络脉来完成的。

（二）肾主水

《素问·逆调论》曰："肾者水脏，主津液。"人体的水液代谢和调节，与肾、肺、脾、胃、大肠、小肠、膀胱有关，但主要依靠肾的作用，特别是与肾的络脉结构和功能有密切联系。《脉络论》中"脉络—血管系统病"概念的提出是基于中医脉络与西医血管系统解剖形态学上的相似性，中医学将其称之为脉络病变。正常成人的肾血流量约为心搏出量的 20%，为 1 ～ 1.2 L/min，肾脏中由肾小球构成的血液过滤器，故肾血浆流量为 0.6 ～ 0.7 L/min。24 小时滤液总量可达 180 L，相当于人体体重的 3 倍，细胞外液总量的 15 倍，血浆量的 30 倍。由于有如此大量的滤液量，才得以保证机体内代谢废物的清除。肾小管是与肾小囊壁层相连的细长上皮性小管，具有重吸收、分泌、排泄作用，每日生成的等渗肾小球滤液（原尿）约 180 L，排出的终尿仅占其 0.5% ～ 1%，即 1 000 ～ 2 000 mL，故 99% 的滤液都被肾小管再吸收。根据"脉络—血液系统病"的观念，肾小球的滤过功能、肾小管的重吸收功能由肾之气络和脉络同时参与，共同协调而完成。肾之血络在肾中逐层细分构成了肾小球、肾小管，在末端又形成了"孙络—玄府"。在肾之气络的神经内分泌调控下，"孙络—玄府"发挥灌输气血、濡养代谢及津血互换的生理功能，从而实现尿液的滤过和原尿的再吸收的过程。

（三）肾络病辨证论治

1. 肾络不荣

（1）肾络气虚

证候：腰膝酸软，神疲乏力，耳鸣失聪，小便频数，尿后余沥，夜尿频多，畸精少精，精液液化不良，阳痿早泄。舌淡苔白，脉沉弱。

治则：补肾益气。

方药：金匮肾气丸（《金匮要略》）——干地黄、山药、山萸肉、牡丹皮、泽泻、茯苓、附子、肉桂。

（2）肾络阳虚

证候：腰膝酸软，形寒肢冷，畏寒喜温，面色㿠白，便溏泄泻，小便频数无力，精清精冷，少精或死精，阳痿早泄。舌淡体胖，苔白，脉沉细弱。

治则：温阳补肾。

方药：右归丸（《景岳全书》）——熟地黄、山药、山萸肉、枸杞子、杜仲、菟丝子、附子、肉桂、当归、鹿角胶。

（3）肾络阴虚

证候：腰膝酸软而痛，头晕耳鸣，咽干舌燥，五心烦热，潮热盗汗，阳器易兴而早泄，精液少。舌红少苔，脉细数。

治则：滋阴降火。

方药：知柏地黄丸（《景岳全书》）——熟地黄、山药、山茱萸、丹皮、茯苓、泽泻、黄柏、知母。

（4）肾络精虚

证候：腰膝酸软，眩晕，耳鸣，神少疲乏力，健忘恍惚，发脱齿摇，男子精少不育，女子闭经不孕。舌淡，脉细弱。

治则：滋肾填精。

方药：左归丸（《景岳全书》）——熟地黄、山药、山茱萸、枸杞子、川牛膝、菟丝子、鹿角胶、龟甲胶。

2. 肾络瘀阻

证候：面色青黯，腰脊疼痛，小便频数，点滴难下，时而通畅或时不通，偶有血尿，女子月经停闭不行。舌质紫暗或有瘀点，脉涩或细数。

治法：活血破瘀，祛瘀通络。

方药：大黄䗪虫丸（《金匮要略》）——黄芩、甘草、桃仁、杏仁、芍药、干地黄、干漆、虻虫、水蛭、蛴螬、䗪虫。

加减：小便点滴难出加土鳖虫、冬葵子、肉桂、黄柏；小腹冷痛加沉香、乌药、小茴香；尿血重者加茜草炭、血余炭、三七粉。

3. 络息成积

证候：腰腹部肿块日渐增大，腰痛日甚，血尿不止，尿色鲜红，形体消瘦，低热纳呆，尿频尿少。舌质淡暗，苔白，脉沉细。

治法：化积消癥，活血通络。

方药：鳖甲煎丸（《金匮要略》）——鳖甲、射干、黄芩、柴胡、鼠妇、干姜、大黄、芍药、桂枝、葶苈子、石韦、厚朴、牡丹皮、瞿麦、凌霄花、半夏、人参、䗪虫、阿胶、蜂房、硝石、蜣螂、桃仁。

加减：癌肿加白英、龙葵、蛇莓；尿血不止者，加仙鹤草、白茅根、茜草；恶心、呕吐者，加半夏、竹茹；五心烦热者，加女贞子、墨旱莲。

4. 肾络损伤

证候：腰腹隐痛或绞痛，尿频，尿急，尿痛，镜下血尿或肉眼血尿，重者出现大量血尿及血块，发热恶寒。舌质红，少苔或黄腻，脉滑或弦。

治则：凉血止血，清热宁络。

方药：小蓟饮子（《济生方》）——生地黄、小蓟根、滑石、木通、蒲黄（炒）、淡竹叶、藕节、当归、山栀子、炙甘草。

注意：外伤及大出血者应内镜或手术抢救治疗。

二、膀胱络病辨证论治

膀胱络病在临床表现中以排尿症状、疼痛症状和尿血为主。《黄帝内经》多次论述膀胱病证的症状与病机，通过后世医家的释义和临证总结，可发现足太阳膀胱经脉、络脉的循行分布，可解释膀胱病证的症状，即很多症状的产生与膀胱之络相关。例如《素问・宣明五气篇》“五气所病：心为噫，肺为咳，肝为语，脾为吞，肾为欠、为嚏，胃为气逆、为哕、为恐，大肠、小肠为泄，下焦溢为水，膀胱不利为癃，不约为遗溺，胆为怒，是谓五病。”其提到五气所病，可认为膀胱络气不利则为癃，络气不约则为遗溺。癃闭和遗溺在临床上大多为慢性疾病，具有久病入络的特征。《素问・痹论》：“胞痹者，少腹膀胱按之内痛，若沃以汤，涩于小便，上为清涕。”胞在此处为膀胱之意，提示了膀胱病证以疼痛症状和排尿症状为主要症状。后医家释义为“膀胱藏津液而禀气化，邪气痹之，水气不行，则蓄而生热，积而成实，故按之内痛，若沃以汤而涩于小便也。足太阳之脉，其直行者从巅入络脑，邪气不得下通于胞者，必反而上逆于脑，脑气下灌出于鼻窍，则为清涕也。”其充分揭示了膀胱脉络的走行和入络关系，论证了膀胱络病可见鼻流清涕的病机。《素问・标本病传论》：“膀胱病，小便闭，五日少腹胀，腰脊痛，骱痠，一日腹胀；一日身体重；二日不已，死，冬鸡鸣，夏下晡。”该句揭示了膀胱病的传变和预后。膀胱发病则先小便不通，五日后病邪传于肾，发生少腹胀满，腰脊疼痛，腿胫发酸；再过一日病邪传入于胃，发生腹胀；再过一日病邪传于脾，发生身体疼痛；再过二日不愈，就要发生死亡，发生在冬季的，早晨鸡鸣时死亡；发生在夏季的，午后死亡。膀胱经和络脉参与了疾病的传变和进展。叶天士在《临证指南医案》中指出“百日久恙，血络必伤”。尿血多由膀胱络损伤导致，查《中华医典》膀胱络伤有三条：①膈胀尿血，由厥阴气郁，膀胱络伤也，暂用破瘀导下法。②腹膨便溺，下注尿血，由肝经郁热，膀胱络伤也。先宣疏滞，然后培补奏效。③心火内迫，膀胱络伤，以至尿血。可见，膀胱络病辨证多以气滞、血瘀和血络损伤为主，血络损伤则可能以外伤或外感热毒多见，其病变部位在膀胱之络，且多与肾、肝、心三脏有关。

1. 肝气郁结，膀胱络气郁滞

证候：小便涩痛，淋沥不畅，情志不舒，少腹胀闷疼痛。舌质淡红，苔薄白，脉弦。

治则：疏肝理气，疏畅通络。

方药：四逆散（《伤寒论》）合沉香散（《三因极一病证方论》）加减——柴胡、枳壳、沉香、乌药、醋香附、滑石、车前子、木通、薏苡仁、川牛膝。

2. 久瘀入络，膀胱络脉瘀滞

证候：小便涩痛或夹有血块，少腹疼痛，痛有定处，入夜尤甚。舌质红，苔黄，脉滑数。

治则：活血化瘀，搜剔通络。

方药：血府逐瘀汤加减（《医林改错》）——桃仁、红花、赤芍、当归、川牛膝、柴胡、枳实、桔梗、熟地黄、川芎、益母草、地龙。

3. 热毒滞络，膀胱血络损伤

证候：尿频，尿急，尿黄，尿血，颜色鲜红，伴少腹及尿道疼痛，或有灼热感，口苦。舌苔黄腻，脉滑数。

治则：清热利湿，凉血宁络。

方药：八正散（《太平惠民和剂局方》）合小蓟饮子（《济生方》）加减——瞿麦、萹蓄、车前子、生地黄、小蓟、滑石、木通、蒲黄（炒）、淡竹叶、藕节、当归、山栀子、甘草。

4. 肾络不荣，膀胱络气失约

证候：反复尿频、尿急、尿痛，或尿失禁，或尿无力，下腹冷痛或隐痛，得温稍减。舌质淡暗，脉沉涩。

治则：温肾散寒，养血荣络。

方药：济生肾气丸（《济生方》）合缩泉丸（《魏氏家藏方》）加减——桂枝、乌药、干姜、小茴香、益智仁、熟地黄、肉桂、附子、泽泻、茯苓、车前子、川芎、蒲黄、当归、延胡索、没药。

三、奇恒之腑络病辨证论治

奇恒之腑最早见于《素问·五藏别论》记载“黄帝问曰：余闻方士，或以脑髓为脏，或以肠胃为脏，或以为腑。敢问更相反，皆自谓是，不知其道，愿闻其说。岐伯对曰：脑髓、骨、脉、胆、女子胞，此六者，地气之所生也，皆藏于阴而象于地，故藏而不泻，名曰奇恒之腑。”由此可见，奇恒之腑多数囊状中空，形似六腑，但不能传化水谷糟粕；奇恒之腑都能贮藏阴精，功似五脏，但又有五脏所不具备的特殊的生理功能；奇恒之腑在人体内的作用都是密藏精气，濡养机体，是人体生理活动的物质资源，主管机体的生长发育，就像大地得阴精之滋润，生长万物一样。

张景岳的《类经》指出：“冲任为经络之海，其起脉之处，则在胞中而上行于背里。所谓胞者，子宫是也，此男女藏精之所，皆得称为子宫。”唐宗海《中西汇通医经精义·男女天癸》曰：“女子之胞，男子名为精室，乃血气交会，化精成胎之所。”《类经·疾病类》中指出：“胞，子宫也，在男则为精室，在女则为血室。”精室与任、督二脉相通，乃藏精之所，封藏严密；又为排精之道，按精之需保证排精通畅，由此体现其藏泄并用的特点与女子胞相似，故应与之并举，同属于奇恒之腑。

属奇恒之腑的女子胞和精室与泌尿生殖系统疾病的关系密切，了解其生理功能和病理变化对女子胞和精室络病辨证施治有指导价值。

（一）奇恒之腑——女子胞和精室

1. 女子胞

女子胞一词出现于《黄帝内经》，属奇恒之腑之一，“藏于阴而象于地，故藏而不泻”。张景岳注：“女子之胞，子宫是也，亦以出纳精气而成胎者为奇。”《灵枢·五音五味》言：“冲脉、任脉，皆起于胞中。”《石室秘录》中则说：“胞胎为一脏，男女皆有。”胞中为冲脉、任脉所起之处，后世因女子胞专属女子，男子则以精室应之。

现代医家一般将女子胞的生理功能归纳为两方面：其一为主月经，其二为主孕育胎儿。《素问·上古天真论》中说：“二七而天癸至，任脉通，太冲脉盛。月事以时下，故有子……七七，任脉虚，太冲脉衰少，天癸竭，地道不通，故形坏而无子也。”这是《黄帝内经》对女子月经生理的经典论述。因此，月经乃是女子胞生理活动周期中的生理现象，反映了女子胞内气血除旧的特定功能状态。女子胞若出现功能失常，往往首先表现在月经上。月经一月一行，表现其作为奇恒之腑“泄”的功能，而在平时则表现其作为“藏”的功能；在孕育胎儿方面，十月怀胎为“藏”，一朝分娩为“泄”，也体现其定期藏泄的特点。可以说女子胞既有名义之形质，又有藏泄之功能，而精室作为与女子胞相似的脏腑，也可以从形质及功能两方面来认识。

2. 精室

在中医藏象学说中一直存在着六大奇恒之腑：脑、骨、髓、脉、胆、女子胞，而唯缺“男子胞”，也就是在中医脏腑理论中没有代表男性内生殖器官概念的名称。明代《类经附翼》认为精室

“居直肠之前，膀胱之后，当关元气海之间”，是对精室解剖部位的准确描述。近年来，经众多医家的考证、讨论，最后统一认识，正式认为精室为男子的奇恒之腑。精室既然为奇恒之腑，则有其“似脏非脏，似腑非腑，能藏能泄”之特点。《类经·藏象类》有述：“女子之胞，子宫是也，亦以出纳精气而成胎孕者为奇。”女子胞宫，主持月经，其精气充盈的特点与五脏相似；孕育胎儿，形态中空的结构与六腑相似。反观男子精室，清代医家蔡贻绩在其《医会元要》中指出：“督者，都也，为阳脉之纲。督，任，冲三脉皆起于胞中，胞中者，男女丹田之通称也，在女子谓之女子胞，在男子即精室也。”说明精室与女子胞的归类和功能的相似性。由“生精之处”“藏精之所”和“化精之所”这些描述可知，其贮藏精气的特点与五脏相似；而贮藏精液、结构中空则与六腑相似。两者对比，可知精室与女子胞相似，故应与之并举，同属于奇恒之腑。

20世纪90年代初，郑东利、王劲松、高兆旺、姜志成、李益生等众多医家提出了精室当属奇恒之腑的理论研究，经讨论达成一致的认同。王琦教授指出：“把精室视为奇恒之腑，不仅解决了冲、督、任三脉在男子的起源，同时也了解了自《黄帝内经》以来，几千年在中医理论中，男子奇恒之腑缺一的悬案，为精室病的治疗奠定理论基础。”精室为奇恒之腑的理论也被众多著作采纳和使用。李德新教授主编的中医高等院校教材《中医基础理论》把精室作为奇恒之腑附在女子胞后，指出“男子之胞名为精室，具有贮藏精液、生育繁衍功能，是男性生殖器官，亦属肾所生，与冲、任相关，精室包括解剖学所说的睾丸、附睾、精囊、前列腺等，具有化生和贮藏精子等功能，主司生育繁衍。”王琦教授主编的《中医脏象学》一书，已把精室作为奇恒之腑正式纳入中医脏腑理论中，并自成系统，从生理功能、与经络脏腑的关系、病因病机、临床表现、治法用药等多方面作了阐述，开中医脏象理论之先河。何清湖教授主编的《中西医结合男科学》中，把精室作为奇恒之腑单独论述。由此，精室作为奇恒之腑已纳入中医基础理论体系中，并指导临床疾病的诊断和治疗。

在病理上，常见精室疾病，如前列腺增生的主要疾病特点就是“久病入络”。本病患者多为老年男性，病程长，呈进行性加重。络脉瘀阻则是慢性前列腺炎发展的必然趋势。本病虽然多发于青年男性，但是普遍病程较长，正如清代叶天士所云“久病必入络，气血不行……久发频发之恙，必伤及络，络乃聚血之所，久病必瘀闭……络脉闭阻，不通则痛”，符合慢性前列腺炎的特征。现代也有医家以“湿热伤络”和“瘀血阻络”来辨治血精（精囊炎）这一精室疾病。

3. 一源三歧

任、督、冲三脉均起于胞中，《素问·上古天真论》曰：“（女子）二七而天癸至，任脉通，太冲脉盛。”《素问·骨空论》曰：“任脉者，起于中极之下……冲脉者，起于气街……督脉者，起于少腹，以下骨中央。”《灵枢·五音五味》曰：“冲脉、任脉，皆起于胞中。”《难经·二十八难》曰：“督脉者，起于下极之俞，并于脊里，上至风府，入属于脑。”三脉起源名称有所不同，后世医家争论颇多，但基本达成了“一源三歧”的共识。王冰说：“督脉，亦奇经也。然任脉、冲脉、督脉者，一源三歧也……亦犹任脉，冲脉起于胞中也。”此说得到后世医家公认，督脉、任脉、冲脉皆起于胞中，同出会阴，而分别循行于人体前后正中线和腹部两侧。李时珍在《奇经八脉考》中也沿用此说：“督乃阳脉之海，其脉起于肾下胞中”“冲为经脉之海，又曰血海，其脉与任脉，皆起于少腹之内胞中”。以前对“胞”的解释均为“女子胞”，并认为“冲为血海，任主胞胎”，与女性的月经周期、妊娠密切相关。然而任、督、冲三脉男子也同样存在，男子任、督、冲三脉也均起于胞中。明代医家张景岳认为男女均有“胞宫”，《类经·疾病类》曰：“胞，子宫也，在男子则为精室，在女子则为血室。”目前较为一致的认识是男女均有胞宫，女子之胞即子宫及其附属结构，男子之胞即为精室。由此，任、督、冲三脉起于胞中（男子对应精室）的认识就顺理成章了。

精室与任、督、冲、带四脉关系密切，特别是与任、督、冲三脉的关系更为密切。冲脉被誉为十二经脉之海，隶属于阳明，是全身气血所流注、五脏六腑之精所汇入之处，具有化生肾精的功能；任脉属阴经，为阴脉之海，蓄积阴精之血，以营养先天之精，任脉气血充盛是精室衍生精子、藏蓄精子的生理基础；督脉为阳脉之海，因与任脉同起于胞中，调摄气血，沟通阴阳，并与肾相通，运行肾气，从而维持精室藏精、排精的生理活动。另有带脉，环绕腰部一周，带脉的主要作用是约束其他经脉，协调和加强经脉间的相互联系。

4. 督脉联系肾、脑、胞宫

督脉通过络脉联系肾、脑与胞宫。络脉是从经脉支横别出、逐层细分、纵横交错、遍布全身、广泛分布于脏腑组织间的网络系统，虽庞大繁杂却具有明显的细化分层和空间分布规律，按一定的时速与常度，把经脉运行的气血津液输布、弥散渗灌到脏腑周身，发挥着“行血气营阴阳”的生理功能，是维持生命活动和保持人体内环境稳定的网络结构。《灵枢·本藏》曰：“经脉者，所以行血气而营阴阳，濡筋骨，利关节者也。”该句指出经脉具有运行气血、营运阴阳、渗灌濡养、络属脏腑肢节等功能。络脉作为经脉的分支网络，“行血气”则是最基本的功能。中医学认为“气为血之帅”“血为气之母”“气中有血”“血中有气”，形成了中医络病学络脉气血运行的特色理论体系。在经脉中运行的“血气”通过支横别出、逐层细分、网状分布的“脉络”和“气络”，在血脉中线性运行的血液进入“脉络”，面性弥散渗灌到脏腑组织、四肢百骸，发挥营养濡润、津血互换的功能。而网状分布的“气络”面性弥漫到脏腑肌肤、四肢百骸，散发生命活力，发挥温煦充养、防御卫护、信息传导、调节控制作用。经气入络即为络气，弥散在该脏腑之络的络气成为该脏腑功能的主要组成部分。

女子胞和精室为奇恒之腑，也属于脏腑范畴。冲、督、任三脉起于胞中，其“血气”经“脉络”“气络”弥散于女子胞（精室）络脉网络系统发挥“气主煦之，血主濡之”的作用，维持其正常的生理功能。

督脉在维持女子胞和精室的生理功能中起到非常重要的作用。《素问·骨空论》曰：“督脉者，起于少腹，以下骨中央。女子入系廷孔，其孔，溺孔之端也。其络循阴器，合篡间，绕篡后，别绕臀，至少阴与巨阳中络者合。少阴上股内后廉，贯脊属肾，与太阳起于目内眦，上额交巅，上入络脑，还出别下项，循肩髆内，侠脊抵腰中，入循膂络肾。其男子循茎下至篡，与女子等。”

《素问·上古天真论》曰：“女子七岁，肾气实，齿更发长。二七而天癸至，任脉通，太冲脉盛，月事以时下，故有子。三七，肾气平均，故真牙生而长极。四七，筋骨坚，发长极，身体盛壮。五七，阳明脉衰，面始焦，发始堕。六七，三阳脉衰于上，面皆焦，发始白。七七，任脉虚，太冲脉衰少，天癸竭，地道不通，故形坏而无子也。”《素问·上古天真论》曰：“丈夫八岁，肾气实，发长齿更。二八，肾气盛，天癸至，精气溢，阴阳和，故能有子；三八，肾气平均，筋骨劲强，故真牙生而长极。四八，筋骨隆盛，肌肉满壮。五八，肾气衰，发堕齿槁。六八，阳气衰竭于上，面焦，发鬓斑白。七八，肝气衰，筋不能动。八八，天癸竭，精少，肾脏衰，则齿发去，形体皆竭。”该文指出肾气在男子、女子不同生长发育时期发挥着重要的调控作用，更在生殖系统的发育成熟中占据重要地位。近代张锡纯《医学衷中参西录》云：“脑为髓海……实由肾中真阴真阳之气，酝酿化合而成，缘督脉上升而贯注于脑。精藏于肾，先天之精源于父母之精，后天之精受到水谷精气的充养。元精化元气，元气藏于肾，循经脉三焦而成为五脏六腑功能活动的根本动力。”女子胞和精室通过督脉与肾和脑（髓）建立了密切联系，如清代沈金鳌《杂病源流犀烛》说“督脉为精气升降之道路”。肾之真元之气运行于经中为经气，经气入络为络气，肾气循络脉历行三焦而成为五脏六腑功能活动的根本动力，肾气也随督脉的气机下行调控女子胞和精室的生理功能。

吴以岭院士指出：“肾精元气的盛衰影响到全身脏腑及脑髓等功能的正常发挥。元精化元气，元气化元神，精生髓，髓聚为脑，精化气，气化神，神是生命活动的外在表现，脑神活动是真元之气的功能体现。脑髓督络是脑神活动的组织基础，肾气循督脉上行于脑而化脑神，脑神通过脑髓督络内连脏腑，外络肢节，发挥神经调控作用。”现代学者张进等的研究提出了肾藏精的现代实质与干细胞的自我调控系统密切相关的观点，认为干细胞具先天之精的特性，受以性激素系统为中心的全身神经内分泌系统调控。徐福松提出了内肾外肾学说，认为外肾相当于西医解剖学中的泌尿系统，完整的肾不仅包括西医学之泌尿系统、生殖系统和下丘脑—垂体—性腺轴系统，还包含下丘脑—垂体—腺轴（甲状腺、胸腺、肾上腺）系统及神经内分泌免疫网络系统等。中医学的肾高度综合西医学一些器官和系统的功能，形成了独特的“肾主水，主生殖，藏精”等理论。

督脉为精气升降之道路，近代张锡纯《医学衷中参西录》云：“脑为髓海……实由肾中真阴真阳之气，酝酿化合而成，至精至贵之液体缘督脉上升而贯注于脑。”其指出了精气升降通过督脉灌注于脑。脑神通过精气（髓）升降通路——脑髓督络而发挥着神经调控作用。清代傅松元《医经玉屑》所语：“内肾之命门，为生髓养脑之元气也，其精中之精气，上养脑神，精中之柔液，统养百骸，其液出脑，由项贯督入脊，旁络全体。”其明确指出人脑通过“贯督入脊”而“旁络全体”进而发挥其生理功能。

督脉总督元阳和元气，如气络真气气机升降之通络，脑神随督络气机之降将其调控之神机下达于脏腑及全身，也下达于女子胞和精室，脏腑经络之气随督络气机之升将信息上传至脑髓，形成以脑（髓）神为最高中枢、以督之气络为网络通路的调控系统。在这种网络系统的调控下，以肾藏精为中心，使女子胞和精室获得生命发生和生长壮老已的内在动力，维持和推动女子胞和精室的正常生理功能。

（二）胞络病辨证论治

中西汇通大家唐宗海在《中西汇通医经精义·下卷》中说：“女子之胞，男子为精室。”为了把女子胞络病和精室络病统一论述，我们将二者合二为一称为胞络病。

1. 胞络郁滞

证候：会阴部、少腹、耻骨区或腰骶部、肛周坠胀不适，似痛非痛，尿频、尿急，小便余沥不尽或伴有血精或镜下血尿，胁胀腹满，心烦而怒，情绪异常时加重。舌淡红，苔白或薄黄，脉弦。

治法：疏肝理气，舒畅胞络。

方药：柴胡疏肝散（《景岳全书》）——柴胡、白芍、枳壳、香附、川芎、陈皮、甘草。

2. 胞络瘀阻

证候：小便点滴而出，甚则溺窍闭塞，水道受阻，少腹胀痛或周身骨痛，血尿时有血块，女子闭经，男子少精或血精，精液少。舌质暗或有瘀斑，苔微腻，脉细涩。

治法：祛瘀通络。

方药：抵当汤（《伤寒论》）——水蛭、虻虫、桃仁、大黄。

3. 胞络瘀塞

证候：下腹部、阴囊部突发性剧痛，汗出肢冷，痛势剧烈，持续不断，阴囊不能触摸。舌质紫暗，有瘀斑、瘀点，苔白，脉弦紧。

治法：活络止痛。

方药：活络效应丹（《医学衷中参西录》）——当归、丹参、生乳香、生没药。

4. 络息成积

证候：尿频、尿急、尿痛、血尿、小便点滴或闭塞，外生殖器溃疡、包块或硬结，“肾子”（睾丸）肿大而沉重。舌质紫暗，有瘀斑、瘀点，苔白或薄黄，脉细弱。

治法：通络散结。

方药：大黄䗪虫丸（《金匮要略》）——大黄、土鳖虫、水蛭、虻虫、蛴螬、干漆、桃仁、杏仁、黄芩、生地黄、白芍、甘草。

5. 热毒滞络

证候：起病急骤，突发寒战高热，尿频或少尿，二便难出，少腹疼痛，睾丸（外肾）肿痛，女子崩漏，男子血精。舌红苔黄，脉数。

治法：清热消痈，托毒通络。

方药：五味消毒饮（《医宗金鉴》）——金银花、紫花地丁、蒲公英、野菊花、天葵子（紫背天葵）。

6. 胞络损伤

证候：血尿、血精，异位妊娠，或外伤、手术致精室、睾丸出血。舌红，苔黄，脉细数。

治法：病情严重者应中西医结合抢救，轻者和恢复期患者应行气化瘀、益气通络。

方药：活血散瘀汤（《外科正宗》）合补阳还五汤（《医林改错》）——当归尾、黄芪、赤芍、桃仁、红花、大黄、川芎、苏木、牡丹皮、枳壳、瓜蒌仁、地龙、槟榔。

7. 胞络不荣

证候：男子少精、血精、畸精、无精、阳痿、早泄，女子经少、闭经。舌淡，苔白，脉虚无力。

（1）胞络气虚：面色淡黄，精神不振，手足冷，头昏头胀，心悸气短，口淡无味，男子少精，畸精，女子经少或闭经。舌淡红，苔白，脉缓无力。

治法：益气养络。

方药：参苓白术散（《太平惠民和剂局方》）——白扁豆、白术、茯苓、甘草、桔梗、莲子、人参、砂仁、山药、薏苡仁。

（2）胞络血虚：腰酸背痛，面色苍白，性欲减退，女子经期错后，眩晕耳鸣，大便干燥。舌淡苔少，脉细弱。

治法：补血养血，益气养络。

方药：小营煎（《景岳全书》）——当归、熟地黄、枸杞子、白芍、山药、炙甘草。

（3）胞络阴虚：头晕耳鸣，五心烦热，腰膝酸软，男子早泄，女子月经或先或后。唇干红，舌红绛，苔花剥或无苔，脉细数。

治法：滋阴润络。

方药：大补阴丸（《丹溪心法》）——熟地黄、龟甲、黄柏、知母、猪脊髓。

（4）胞络阳虚：面色㿠白，畏寒肢冷，精神萎靡，小便频数，男子阳痿不起，女子白带清冷，舌质淡，苔白，脉沉细。

治法：温阳煦络。

方药：龟龄集（广誉远）——鹿茸、人参、熟地黄、生地黄、石燕、肉苁蓉、雀脑、地骨皮、杜仲、甘草、天冬、枸杞子、川牛膝、大蜻蜓、海马、大青盐、淫羊藿、蚕蛾、补骨脂、砂仁、锁阳、硫黄、菟丝子、急性子、细辛、丁香、生黑附子。

（张蜀武　周仕铁　张培海）

第三节　泌尿生殖系统疾病络病的预防与调护

中医“治未病”思想涵盖健康与疾病的全程，对泌尿生殖系统疾病络病的预防和调护具有重要指导意义，主要包括三个阶段：一是“未病先防”，即预防疾病的发生；二是“既病防变”，即防止疾病的发展；三是“瘥后防复”，即防止疾病的复发。这一思想暗合现代医学“三级预防”的观念，是中医学对于人体的健康调理、疾病防治、病后恢复认识的具体体现。

加速康复外科护理是指为提高护理质量，促使患者加速康复，在围手术期通过多学科协作方式采用一系列经循证医学证据证实有效的优化处理措施，以减轻患者心理和生理的创伤应激反应，从而减少并发症，缩短住院时间，降低再次入院及死亡风险，同时可减少医疗费用的新型理念。自 20 世纪 90 年代加速康复理念被提出以来，该理念已经在临床中积累较多经验，逐渐运用成熟，对泌尿生殖系统疾病络病的预防调护具有重要意义。

泌尿生殖系统疾病络病多为疑难杂症，其病因病机复杂多样，病程往往缠绵难愈，临证治疗难度较大。“治未病”理论与加速康复均以采取干预措施、预防疾病发生、加速疾病康复为核心理念，对疾病的防治具有指导意义，二者相结合是泌尿生殖系统疾病络病预防与调护的重要途径，正如《黄帝内经》所说：“上工治未病，不治已病，此之谓也。”

“必伏其所主，必先其所因。”熟知络病发病的病因病机、传变规律及临床表现，治病于“未病”是预防“久病入络”的基础，而后根据病因病机及临床表现实施护理调护，以达到“治病”“防病”的目的。

泌尿生殖系统疾病络病的主要病因有外邪袭络、内伤七情、痰饮、瘀血和结石阻络，以及房劳伤络、金刃和跌扑外伤、寄生虫伤络等；其病机特点为易滞易瘀、易入难出、易积成形；络气郁滞、热毒滞络、络脉损伤、络脉瘀阻、络脉绌急、络脉瘀塞、络息成积、络虚不荣既是其主要病机，同时也代表了泌尿生殖系统络病的发展演变状况。泌尿生殖系统疾病络病表现复杂多样，如疼痛、淋证、癃闭、阳痿、癥积、青筋、出血、水肿等，涉及肾、膀胱、女子胞、精室等多个脏腑。但究其根本，泌尿生殖系统疾病络病均为“络脉不通”而引起，治疗当“以通为用”，以疏通络脉恢复其正常生理功能为目标。故泌尿生殖系统疾病络病的未病调护，应当以通利络脉为要，把握病因病机、临床表现之不同，各辨其证，随证调护。

一、泌尿生殖系统疾病络病的治未病调护

（一）顺应四时，起居有常

中医一般调护基于“治未病”理论，在未病之时、已病之初、病后初愈三个时间点从饮食起居、运动、情志等方面采取多种干预手段进行综合护理。

1. 未病先防

未病先防是指通过各种方法来预防疾病的发生。络病是广泛存在于多种内伤疑难杂症和外感危急重症中的病理状态，久病多入络。泌尿生殖系统疾病与肾脏关系紧密，而肾脏又关乎人体生长发育。因此，未病之时，应注重调摄保养，固护肾气，一方面延缓衰老，另一方面减少基础疾病的发生，可从以下几个方面预防泌尿生殖系统疾病络病。

顺应昼夜节律，保持规律的作息，是预防疾病发生的重要手段。古人言："春夏养阳，秋冬养阴。"春夏之际，阳气渐升，昼长夜短，应早睡早起，保证每日充足睡眠，加强体育锻炼，同时进食牛肉、葱、蕨菜等助养生发、促进气血运行的食物；秋冬之际，阳气渐弱，昼短夜长，应保持心情平和，早睡晚起，保证充足睡眠，注意防寒保暖，适度锻炼，以固护阳气，同时增强膳食营养摄入，适量进补，如牛羊肉、鱼虾、山药、枸杞子、黑芝麻等具有补肾益气扶正、提高抗病寒能力的食物。"伏九"节气具有独特的养生作用。夏季"三伏天"是全年阳气最旺盛的时候，冬季"三九天"是全年阳气最弱的时候，在这两个时节，通过三伏贴、三九贴、艾灸、足浴等保健方式，可起到温煦人体阳气、祛散体内寒邪、促进全身经络气血运行、增强抗病能力的作用。外邪袭络、房事劳倦、金刃伤络、寄生虫伤络等是重要发病因素，且外邪侵袭泌尿生殖脉络以六淫邪气为主，其中风、寒、湿三邪外袭最易伤及阳络，火邪易耗伤阴津，最易损伤血络，导致出现血尿、淋证、疼痛等；寄生虫伤络，最易伤及肾络，可出现血尿及白浊（丝虫病）。因此，还应注重日常起居，避免冒雨涉湿、跌扑外伤、性活动过于频繁和接触寄生虫等以减少疾病的发生。

2. 谨和五味，食饮有节

饮食与身体健康息息相关。仲景云："饮食滋味，以养于生；食之有妨，反能为害。"《黄帝内经》指出"五谷为养，五果为助……以补精益气"，食物不仅可以满足人的生理需求，同时也具有养生保健的重要作用。中医学认为药食同源，根据特定体质的不同，针对性地进食某些食物，能起到一定的调节作用。脉络的结构特点决定了其易滞易瘀、易入难出、易积成形的病机特点。痰瘀阻络，痰湿、瘀血是继发性致病因素，其形成与络脉功能损伤、脏腑气机失调及过食肥甘厚味有关。泌尿生殖系统疾病，皆由瘀血败精阻塞于内，或痰瘀积块，或砂石内生，尿路阻塞等，导致小便难以排出，形成癃闭。因此，应避免食用辛辣刺激、肥甘厚腻之品，以防滋生湿热、痰湿，宜饮食清淡，多食用具有活血祛瘀、疏利通络功效的食物。例如，酒类（如米酒、黄酒等粮食酒）可疏通血管；粳米健脾益气，使气血生化有源；鲇鱼等滋补五脏，使五脏气血运行通畅；蒜、姜、花椒等可以温中散寒、活血；治疗瘀血阻络，可食用桃仁、当归活血通络；槐叶可凉血散血，治疗血热瘀血。同时还可加以服用益气、补血、行气、温中等食物或药物，以使气血运行通畅，如面、粳米、粟米、糯米等健脾益气补中；羊肉、鸡肉等健脾温中、益气养血；花椒、干姜、胡椒温阳；陈皮、茯苓等理气健脾和胃；人参荣养气络；阿胶荣养络脉。

3. 形神一体，调和七情

《素问·上古天真论》言"恬淡虚无，真气从之，精神内守，病安从来……是以志闲而少欲，心安而不惧，形劳而不倦"，将精神调养认为是养生的重要内容。中医整体观强调形神合一，情志变化与内脏功能关系密切。情志的异常波动可影响脏腑气机、功能。血液在络脉中的运行有赖于气的推动，长期的情志不畅会导致气机郁滞，影响血液的运行。七情过极易导致脏腑气机紊乱引起功能失常，脏腑之间的平衡状态被打破。泌尿生殖系统疾病多与情志内伤失调有关，如男性勃起功能障碍多因肝气郁结，肝络不畅；结石反复发作，肝气郁结，疏滞失利，影响三焦水液的运化及气化功能，导致出现尿路扩张积液。因此，保持乐观向上的生活态度，情志舒畅，心情愉快，降低不良的情绪刺激，可使气机通畅，气血流通，络脉通利，反之则气机阻滞，络脉瘀阻。

4. 不妄作劳，适当运动

"妄"，指违背常规，超过限度；"作劳"即劳作。形劳过度，损伤筋骨，耗损气血津液，影响脏腑功能，导致疾病的发生。心劳者，即神劳，再次强调了情志对人体健康的重要性。房室劳伤，久而伤络，过度纵欲，久伤肾络，导致男子举而不坚、坚而不久，甚至勃起困难，日久则精血耗损，络脉空虚不荣。因此，适当进行体育运动（每周参加 3 ～ 4 次为宜），如慢跑、球类运动、快走等；或适当进行传统保健方式，如八段锦、太极拳、五禽戏等，可增强体质，促进气血运行，减少疾病的发生。根据不同年龄阶段，适当的性生活频率（如《素女经》所述“人年二者，四日一泄；年三者，八日一泄……”）有益身心健康，但过于频繁的性生活会导致肾络空虚。若房事后出现精神萎靡、腰膝酸软、头晕眼花等情况，应及时调整，不可妄行。

（二）既病防变

既病防变是指患病后既要及时治疗，促进疾病康复，也要预测到疾病可能的发展方向，根据其传变规律，采取相应措施，阻截其病传途径，防止疾病的深化与恶化。从络病学看，泌尿生殖系统疾病常见主要病证有痛证、淋证、郁证、术后腹胀便秘和痿证等。中医讲究异病同治，针对这些症状采取相应的中医外治疗法以达到治疗的目的。同时，根据不同的辨证分型采取相应的护理调护措施，促进患者加速康复。以下着重介绍中医外治法在络病常见病证方面的调护干预。

1. 痛证

痛证在络病学中属于“久痛入络”范畴，主要络病证型有络脉瘀阻、络脉淤塞、络息成积、络脉绌急，泌尿生殖系统疾病的疼痛症状大多出现在泌尿系统结石、术后，以及前列腺癌、膀胱癌所致癌性疼痛。针对此类疼痛，中医特色外治法在护理干预中发挥了重要作用。

（1）腕踝针：可以缓解各种疼痛，适用于各种手术后疼痛、换药疼痛、肾绞痛等。用毫针刺入手腕部或足踝部相应部位的皮下络脉（刺络之法），可以提高患者痛阈，干扰疼痛神经传导。一般隔日 1 次，急性期可每日 1 次，留针 30 分钟。

（2）中药熏洗：通过中药热力及药理作用熏洗足部，以达到疏通腠理、温经通络、活血化瘀的作用。将中药羌活、舒筋草、伸筋草、生艾叶等研成细粉，装小袋备用；先将药袋放入开水浸泡 10 分钟，再加温水进行熏洗，时间一般为 20 ～ 30 分钟。药液温度一般在 46℃左右。心脏病、严重高血压、妊娠期、月经期者慎用；餐前、餐后 30 分钟不宜熏洗；熏洗过程注意保暖；熏洗过程中注意观察皮肤情况，避免烫伤；若有胸闷、心慌等不适，及时停止，并告知医务人员。

（3）中药穴位贴敷：其方主要成分为醋乳香 15 g，肉桂 10 g，乌药 20 g，王不留行 10 g，酒制香附 10 g，胡芦巴 15 g，干姜 10 g，威灵仙 15 g，白芷 15 g，盐车前子 15 g，醋延胡索 10 g，盐小茴香 10 g，炒川楝子 10 g，炒五灵脂 15 g，上药碎成细粉，过筛，调拌均匀即可。该法主要适用于前列腺炎、前列腺增生术前或前列腺增生保守治疗患者，选穴为命门俞、脾俞、关元、中极、三阴交等。贴敷部位应交替使用，每次贴 4 穴，一般 4 ～ 6 小时。使用贴敷后，局部如出现红疹、瘙痒、水疱等立即暂停使用，报告医务人员进行对症处理，勿抓挠局部，防止皮肤破溃。

（4）盒灸：通过点燃艾条，以其温热效应刺激穴位或疼痛部位的体表络脉，达到温经散寒、扶阳固脱、散瘀止痛的作用，可行气利尿、解痉止痛，改善排尿不畅、尿频、尿急、尿痛、腹痛等情况，同时可缓解术后疼痛，预防膀胱痉挛。主要穴位选关元穴、神阙穴及阿是穴。施灸时间一般为 15 ～ 20 分钟，注意防止烫伤。

2. 淋证

淋证常见络病病机为热毒滞络，泌尿生殖系统疾病常见症状为尿频、尿急、尿痛等，在护理过程中除了日常的生活调护以外，予以中医特色外治疗法，可明显缓解患者不适症状。

（1）电针：主穴选取双侧飞扬穴和委中穴，使用一次性电针，电流度以患者耐受为度，30 分钟留针 1 次，治疗每日 1 次，每周 5 次，1 个疗程为 4 ～ 5 周。电针可以平衡阴阳，疏通经络，增强针感，促进并加强交感神经和会阴部神经的兴奋性，使逼尿肌松弛、括约肌紧张，从而增加尿道及盆底肌肉紧张度，增强膀胱和尿道的控尿能力。且电针治疗具有副作用小、取穴方便、容易被患者接受等优点。电针过程中注意观察患者是否有晕针等不适。

（2）中药保留灌肠：主要适用于前列腺炎患者。通过肠黏膜吸收药液达到清热解毒、软坚散结、排毒泄浊、活血通络的作用，从而缓解局部炎症，改善下尿路症状。药液温度以 39 ～ 41℃为宜，肛管插入长度 15 ～ 20 cm，每次剂量不超过 200 mL，药液保留 1 小时以上。操作过程中患者如出现脉搏细数、面色苍白、心慌、腹痛等，立即停止操作。肛门、直肠、结肠术后，大便失禁、下消化道出血者禁止使用。

3. 郁证

泌尿生殖系统疾病的郁证属于络气郁滞的病机。肝气郁结，易引起子痈、男性不育、阳痿、阴茎痰核；女性月经不调、性交疼痛等疾病的发生和复发，增加患者心理负担，可导致焦虑、失眠的产生。

（1）耳穴埋豆：能减轻各种疾病及术后所致的疼痛、失眠、焦虑、眩晕等症状。可选穴位包括神门、心包、交感等，通过对穴位的刺激可起到镇静安神作用；对肾、输尿管等耳穴进行刺激时，可促进结石的排出，同时起解痉止痛的作用。耳穴一般保留 3 ～ 5 天，1 周 2 次，留埋期间，从上到下重按轻柔穴位，每日 3 次，每次 3 ～ 5 分钟，耳部发热即可。耳郭畸形，耳部皮肤有炎症、破溃、冻伤的部位禁用。

（2）中药封包治疗：适用于子痈患者。将金黄散、活血散、青黛散用蜂蜜按比例调制后放于大小适中的纱布中，敷于患处，通过药物的局部渗透原理直接作用于患处，可达到清热解毒、消肿止痛、消癥散结等功效。敷药面积应大于患处，封包治疗时间为 4 ～ 6 小时。若敷药处出现红疹、瘙痒、水疱等过敏现象，及时停用并积极处理。

（3）中药穴位贴敷：主要适用于男性不育、阳痿、早泄等。药方成分有肉苁蓉 15 g，五味子 15 g，蛇床子 10 g，酒仙茅 15 g，盐大菟丝子 15 g，薄荷 10 g，覆盆子 10 g，枸杞子 15 g，五倍子 15 g，肉桂 10 g，白芷 15 g，肉豆蔻 15 g，淫羊藿 15 g，冰片 3 g，上药碎成细粉，过筛，调拌均匀即可。主要选穴命门、肾俞、关元、肝俞、三阴交等，充分体现络虚通补之法。

4. 腹胀、便秘

泌尿生殖系统疾病患者术后易出现腹胀、便秘等症状，如结石、前列腺增生、膀胱癌、精索静脉曲张、疝气等。

（1）小茴香加盐热熨烫：可改善胃肠道不适症状，适用于预防术后腹胀及肠梗阻等，及脾胃虚寒所致的胃脘疼痛、腹冷泄泻、呕吐等症。将 300 g 小茴香和 200 g 盐混合摇匀装入中药过滤袋，微波炉加热后，置于神阙穴，以神阙穴为中心，按顺时针方向由内向外进行熨烫，也可选取水分、天枢、气海、外陵、中脘、关元等穴以缓解腹胀、腹痛。术后每日 2 次，每次 20 ～ 30 分钟，一般温度以 40 ～ 50℃为宜，或以患者手背能耐受的温度为宜，防止烫伤。

（2）隔姜灸：借助姜片和艾炷的协同作用，以缓解腹胀、腹痛、呕吐等症状，主要选穴神阙、中脘、胃脘、胃俞等。注意询问过敏史，有出血倾向者不宜施灸。每日 1 次，每次灸 5 ～ 10 炷，以患者感觉热而不烫为宜；防止烫伤，若出现大水疱及时处理。

（三）瘥后防复

“瘥后防复”是指疾病初愈，正气尚虚，机体功能还没有完全恢复之时，做好疾病后期的治疗与调护，巩固疗效，注意调理，增强机体抵抗力以防止疾病复发。

1. 饮食防复

《素问·刺志论》：“谷盛气盛，谷虚气虚。”科学的饮食调护可以充养五脏六腑，助脾胃化生气血之源，也有助于正气的提升与恢复。对于泌尿生殖系统疾病瘥后饮食调摄尤为重要，宜食清淡、易消化之品，忌肥甘厚味，保证寒温适宜、五味调和，再根据患者具体病情进行饮食指导。例如尿路结石患者可根据患者结石的成分分析结果，实施个体化的饮食干预：草酸盐结石的患者，需减少菠菜、甘蓝、杏仁、欧芹等草酸盐含量较高的食物和饮料的摄入，限制钠盐、高动物蛋白的摄入，增加粗粮及粗纤维饮食；尿酸盐结石的患者，应限制高嘌呤食物，如动物内脏、海鲜、菌菇，同时避免饮酒，建议食用碱性食物，如香蕉、石榴、冬瓜等碱化尿液；磷酸盐和碳酸盐结石的患者，应该控制感染，建议低磷、低钙饮食，同时可以适当口服氢氧化铝凝胶结合小肠内的磷形成不溶的磷酸铝，降低磷的吸收，感染严重者还可应用脲酶抑制剂，并且可以配合使用枸橼酸钠口服液等减少尿盐结晶的形成。

2. 七情防复

泌尿生殖系统疾病络病患者容易产生较严重的尴尬及紧张心理，影响医患之间的沟通，或者医务人员对于患者的情绪、心理未予以关注，加之来自外界环境、家庭因素、疾病因素等压力，导致患者产生严重的焦躁情绪。泌尿生殖系统疾病络病病程较长，常伴有疼痛、淋证、性功能障碍、排尿异常等病证，临床治疗难度较大，部分患者缺乏疾病知识，对于疾病的预后过度担忧。因此，我们应根据每个患者的实际情况及心理特点，采取合理、有效的关心与照顾，必要时也可请心理卫生中心的医生做心理咨询。做好患者的心理疏导，避免其情绪过度激动和波动，告知患者少生气动怒，以免诱发或加重病情。同时做好疾病的宣教工作，让患者充分了解疾病的预后情况，避免抑郁、焦虑情绪的产生。也可转移患者注意力，培养患者的兴趣爱好，增加生活情趣，保持心情舒畅。

3. 起居、劳逸防复

泌尿生殖系统疾病络病患者瘥后当起居有常，规律作息，外出应避免冒雨涉湿、外邪袭络；避免过度劳累，注意休息，节制欲望，保证充足睡眠；适当加强运动，如打太极拳、游泳、散步、练五禽戏等锻炼以增强体质。以五禽戏为例，五禽戏与五行、五脏相对应，其中鹿、猿、熊、鸟、虎分别对应五行之中的木、火、土、金、水，五脏之中的肝、心、脾、肺、肾。形神一体，五脏一体。每一戏不仅可以补益对应脏腑，又可调和疏通经脉，促进全身气机的运行，强健四肢百骸，滋润五脏六腑。

4. 理疗防复

中医理疗（如熏洗、艾灸、穴位贴敷、穴位按摩等）既能起到改善患者临床症状、阻断疾病传变的治疗作用，又能帮助患者加快康复期的恢复。熏洗可改善血液循环和组织器官的新陈代谢，具有温经通络、活血化瘀作用；艾灸通过热力及药物作用刺激体表穴位及经络传导，可起到温通气血、调节内分泌、免疫功能，扶正祛邪的作用；穴位贴敷一般选用不同功效、穿透力强的药物，直接刺激作用于穴位或体表络脉，借助于药物的性味归经，达到疏通经络、调和气血的疗效，促进脏器功能的恢复；穴位按摩可调节人体机能，改善机体代谢，平衡阴阳，疏通经络，促进身体康复。通过中医护理技术干预，不仅可缓解患者临床症状，促进疾病康复，同时也可以达到治病于未病的作用，既符合现代医疗“预防为主”的宗旨，又将中医“治未病”思想与现代医疗思维相结合，体现中医调护的特色与优势。

二、加速康复外科护理的调护作用

（一）加速康复外科护理的意义

泌尿生殖系统疾病手术患者，应着重关注围手术期的护理。在手术前的阶段，应对患者进行详细的健康评估和病史采集，以了解患者的整体健康状况和与手术相关的事项，这些信息有助于护理人员制订个性化的护理计划，从而对每个患者提供必要的术前指导；在手术期间，应当严格遵循无菌原则，尽可能避免术后感染或其他并发症的出现；手术之后的核心是术后恢复和并发症的预防，应当向患者和家属提供必要的术后护理指导。在整个围手术期护理中，患者手术创伤及麻醉后胃肠功能恢复较慢，不利于疾病康复，医生、护士、患者应当相互配合，以确保患者得到全面而协调的护理。以“治未病”思想为基础，进行中医辨证，实施中医特色护理技术，同时联合加速康复外科护理，有利于术后患者加速康复。

（二）加速康复外科护理的措施

加速康复外科护理对于泌尿生殖系统疾病围手术期采取的加速康复护理措施主要包括以下内容。

（1）术前健康宣教方式多元化，如视频、动画、口头等方式，向患者讲解疾病的发生、发展、转归，以及主要治疗方案、相关注意事项、可能的并发症等。

（2）术前肠道准备给予服用碳水化合物饮品，如果糖、葡萄糖、麦芽糖等，不行常规机械性肠道准备，术前 2 小时予以 10% 葡萄糖溶液 250 mL，密切监测患者生命体征。

（3）预防性抗血栓治疗及预防性使用抗生素、预防性镇痛等。

（4）术中优化麻醉方式，注意保温，调节好手术室温度、湿度；尽量避免不必要的引流管及鼻胃管放置，以患者舒适为主。

（5）术后早期进食及营养治疗，尽早实施中医特色护理技术干预，促进胃肠道功能恢复。

（6）鼓励患者早期下床活动；卧床时可双下肢行踝泵运动，予以空气压力波治疗，必要时行抗凝药物治疗，预防血栓形成。

（7）加强管道管理，保持各引流管引流通畅，固定在位，避免过度牵拉、折叠，观察并记录引流液的量、色、质。

（8）对于有伤口者，需密切观察伤口渗血情况，定期予以消毒处理，保持切口敷料清洁干燥，防止感染。

（9）根据患者恢复情况拟定出院时间，行出院指导，出院后定期随访，做好延续性护理。

（三）加速康复外科护理与络病的联系

外科手术患者术前精神压力过大以及心理的过度担忧，使脏腑气机失调、经气郁结，气机不畅，以致络气郁滞；术中操作损伤脏腑经络，即所谓“金刃伤络”以致络脉损伤；术后患者络脉绌急、络虚不荣，加之络脉瘀塞，容易导致外邪袭络、热毒滞络。

正所谓“正气存内，邪不可干”，患者术后络脉瘀阻，气血不通，加之大量消耗正气，易受病邪的侵袭，故术后康复尤为重要。加速康复护理措施的实施，能有效缓解患者术前的焦虑情绪；术前肠道准备方式的调整、预防性的用药，可固护患者的正气；术中麻醉方式的优化、患者舒适度的提升，则又相应地减少了手术的损耗；术后早期的营养供给、尽早下床活动，辅以中医特色护理技术如穴位贴敷、灸法，避免因“久卧耗气”，又可帮助患者正气的恢复。同时，气压治疗、抗凝药物的使用、管道的管理，都是基于“络以通为用”这一原则，使络脉气血运行通畅，五脏六腑、四肢百骸得到充分的濡养，各司其职，减少血液的瘀滞，阻止瘀血的形成，从根本上预防瘀血所致络脉瘀阻，防止疾病进一步发展。而术后伤口的护理与清洁，则是预防患者在术后正虚之时，体内正邪交争之际，外感他邪，再与体内病理因素合以为病，从而加重患者病情，影响患者预后。一系列的措施，归根结底是帮助患者正气的恢复，防止邪气的侵害，预防疾病的复发。

加速康复外科理念中术前、术中、术后三个阶段不同的处理措施，分别对应了中医“治未病”理论中“未病先防”“既病防变”“瘥后防复”三个方面的内容，二者核心内涵不谋而合，既为“治未病”理论提供了科学的现代医学论证，同时也为加速康复外科理念提供了经验与借鉴。外科术后患者正气不足、气机不畅、血络不通、易受邪袭，是泌尿生殖系统疾病从络论治和护理的理想适用对象。因此，中医“治未病”理论联合加速康复外科理念干预围手术期对患者术后康复具有重要意义。

（杨霞　尹静）

参考文献

[1] 陈家旭.《黄帝内经》“治未病”理论研究[D]. 北京：中国中医科学院，2008.

[2] 赖月红. 四季调养中医治未病实践指南的制定研究[D]. 广东：广州中医药大学，2017.

[3] 张冀东，何清湖，孙贵香. 四时养生之秋季养生篇[J]. 中华中医药杂志，2014，29(10)：3083-3085.

[4] 孙相如，何清湖. 谈四时养生之冬季养生[J]. 中华中医药杂志，2014，29(11)：3391-3394.

[5] 沈明月.《内经》“五谷为养”思想的合理性膳食研究[D]. 长春：长春中医药大学，2016.

[6] 赖美利. 从中医饮食养生探析台湾民间药膳[D]. 广东：广州中医药大学，2018.

[7] 姜瑞麟，李焱风，马萱，等. 男科常见疾病的中医体质学研究进展[J]. 中国民族民间医药，2022，31(16)：74-76.

[8] 乔帅. 基于九种体质的中医古籍药膳分类探索及数据库建设[D]. 郑州：河南中医学院，2015.

[9] 谢双峥. 古代四时养生思想的历史发展及文献研究[D]. 南昌：江西中医药大学，2020.

[10] 过俊杰，左文仁，卢子杰，等. 基于“治未病”理论从脾、肾、肝探讨尿路结石瘥后防复[J]. 江苏中医药，2022，54(11)：53-55.

[11] 吕秀花，陈伟伟，马明妍. 基于治未病理论探析药物流产相关并发症的防治[J]. 中国中医药现代远程教育，2023，21(24)：194-196.

[12] 滕杨，韩凤娟，王崇洋，等. 补肾法治疗不孕症研究进展[J]. 辽宁中医药大学学报，2015，17(1)：101-104.

[13] 汪陈英. 成都地区泌尿系结石患者中医体质分布特点及泌尿系结石形成相关因素分析[D]. 成都：成都中医药大学，2021.

[14] 段启云，孔令红. 结石成分分析在泌尿系结石健康指导中的应用[J]. 菏泽医学专科学校学报，2023，35(3)：59-60+70.

[15] 黄鹤. 以五禽戏为视角论华佗体育养生思想的学科交叉性特征[J]. 集宁师范学院学报，2018，40(6)：70-72+76.

[16] 周焱. 舒适护理在肛肠外科护理中的运用[J]. 名医，2023(10)：147-149.

[17] TAURCHINI M，DEL NAJA C，TANCREDI A. Enhanced Recovery After Surgery：a patient centered process[J]. Journal of Visualized Surgery，2018，4：40.

[18] 周淑珍，左明章. 加速康复外科的麻醉管理进展[J]. 北京医学，2015，37(8)：722-723.

[19] 张进，徐志伟，丁富平. “肾藏精”的现代实质新理论[J]. 世界科学技术（中医药现代化），2010，12(4)：550-552.

[20] 徐福松. 内肾外肾论[J]. 南京中医药大学学报，2005，21(6)：341-345.

[21] 王劲松，王晓虎，徐福松. 试论精室与脏腑[J]. 辽宁中医杂志，2006，33(11)：1411-1412.

[22] 姜依晴，赵志恒，周震. “一源三歧”之男子“一源”辨析[J]. 中医学报，2021，36(12)：2554-2557.

[23] 吴以岭. 络病学[M]. 2版，北京：中国中医药出版社，2017.

[24] 吴以岭. 络病学[M]. 北京：中国科学技术出版社，2004.

[25] 张佳，陈静，赵玉焕. 加速康复护理在泌尿外科手术患者围手术期中的应用效果[J]. 临床医学研究与实践，2023，8(26)：178-181.

[26] 郑灵辉，李爱民，陈超前. 创新形势下中医院泌尿外科开展加速康复管理的实施效果[J]. 中医药管理杂志，2023，31(16)：109-111.

[27] 邱敏，邹永华. 加速康复护理联合中医辨证施护对泌尿外科腹腔镜手术患者术后康复效果的影响研究[J]. 中

国医药指南，2022，20（34）：141-143+147.
[28] 祝莉，李鹏超，孙自学. 基于络病学说浅探慢性前列腺炎［J］. 中医药临床杂志，2018，30（5）：835-837.
[29] 吴振华，姚鹏宇，郭少武，等. 喻昌络病学术思想探析［J］. 江西中医药大学学报，2018，30（6）：14-15+21.

第五章中英文关键词索引

胞络	collaterals of womb and bladder
虫药通络	activating collaterals by chinese worm medicine
精室	seminal chamber
络虚通补	restoring deficiency of collaterals
女子胞	womb
膀胱络	collaterals of bladder
奇恒之腑	extraordinary organ
肾络	collaterals of kidney
藤类通络	activating collaterals by chinese vine medicine
辛味通络	activating collaterals by pungent chinese herbal medicine

第六章
泌尿男科常用通络中药与代表方剂

第一节　泌尿生殖系统疾病络病治疗药物

本章收载的常用泌尿男科常用通络中药主要依据古代医家及现代医家在泌尿男科的治疗经验，为了使药物的分类更具有逻辑性，统一采用以功能为标准的分类方法。例如辛味通络药包括辛香畅络、辛温通络、辛润通络、辛窜通络，其中辛香、辛温、辛窜以流畅气机为主，辛润通络药物本身具有辛味，又兼具活血润通作用，如当归、桃仁之类，将其归为化瘀通络药；藤类之鸡血藤，具养血、活血、通络之效，归为养血和血通络药；男科常用之虫类药，如蜈蚣、蜻蜓、壁虎、蟋蟀等，统一归为虫类通络药；人参、黄芪、鹿茸、紫河车具有荣养脉络之功效，归为荣养络脉药。按上述分类原则，治疗药物分为流气畅络药、化瘀通络药、散结通络药、祛痰通络药、祛风通络药、解毒通络药、荣养络脉药、利水通络药八大类。本章所论药物的来源、性味归经、功能主治、用法用量、药论、传统应用，重点围绕泌尿男科常用通络药进行药理作用及临床应用的阐发，以期为临床治疗提供用药参考。

一、流气畅络药

流气畅络药主要为辛味药，固辛香理气能通畅络气。《素问·脏气法时论》说辛可“通气”。汉代张仲景在脉络病之常用方如枳实薤白桂枝汤，皆具有辛味。清代叶天士强调辛味药流气畅络的独特作用，如“络以辛为泄”“攻坚垒，佐以辛香，是络病大旨”。流气畅络药在临床用于运行于气络中的络气郁滞，同时能促进脉络中的血液运行，具有疏畅营血之作用。常用药物有辛香理气之降香、川芎，辛温通络之桂枝、细辛、麻黄、肉桂，辛香走窜专擅鼓动络气运行之马钱子、旋覆花等。

（一）辛香理气

川芎

【来源】《神农本草经》。

【性味归经】辛，温。归肝、胆、心包经。

【功能主治】活血行气，祛风止痛。用于胸痹心痛，胸胁刺痛，跌扑肿痛，月经不调，经闭痛经，癥瘕腹痛，头痛，风湿痹痛。

【用法用量】内服：煎汤，3～10 g；研末，每次 1～1.5 g；或入丸、散。外用：研末撒或煎汤漱口。

【药论】

（1）《神农本草经》："主中风入脑，头痛，寒痹，筋挛缓急。"

（2）《药性论》："治腰脚软弱，半身不遂，主胞衣不出，治腹内冷痛。"

（3）《日华子诸家本草》："治一切风，一切气，一切劳损，一切血，补五劳，壮筋骨，调众脉，破症结宿血，养新血……及排脓消瘀血。"

【传统应用】用于肝气郁结，胁肋胀痛，常与柴胡、香附等同用，如柴胡疏肝散（《景岳全书》）。用于瘀血停滞，胸胁刺痛，常与桃仁、赤芍等配伍，如血府逐瘀汤（《医林改错》）。用于中风偏瘫，肢体麻木，常配黄芪、地龙等药，如补阳还五汤（《医林改错》）。用于风寒湿痹，肢体关节疼痛，常配独活、姜黄等药，如蠲痹汤（《医学心悟》）。用于诸风上攻，头目昏重，偏正头痛，鼻塞声重，伤风壮热，肢体烦疼，肌肉蠕动，膈热痰盛，妇人血风攻疰，太阳穴疼，及感风气，常与薄荷叶、荆芥、防风、白芷、羌活、甘草等配伍，如川芎茶调散（《太平惠民和剂局方》）。治妊娠腹中痛（胞阻），常与阿胶、甘草、艾叶、当归、芍药、干地黄等配伍，如胶艾汤（《金匮要略》）。治妇人妊孕五七月，因事筑磕著胎，或子死腹中，恶露下，疼痛不止，口噤欲，用此药探之，若不损则痛止，子母俱安，若胎损立便逐下，常与当归合用，如佛手歌《本事方》。治产后心腹痛，与桂心、木香、当归、桃仁合用，如川芎散（《卫生家宝方》）。治产后恶露不行，小腹冷痛，与当归、桃仁、黑姜、炙甘草配伍，如生化汤（《傅青主女科》）。

【现代研究】

1. 药物成分

该药主要含生物碱类、挥发油、有机酸成分。生物碱类主要成分为川芎嗪，酚性成分有阿魏酸、大黄酚等，挥发油主要含内酯类成分，如藁本内酯、丁烯基酞内酯等。川芎嗪、阿魏酸是川芎的重要有效成分。

2. 药理作用

1）对泌尿系统的作用

川芎嗪可显著增加肾血流量，减轻兔肾热缺血模型的肾组织损伤，并提高肾炎模型家兔肾组织超氧化物歧化酶（superoxide dismutase，SOD）活性，减轻肾组织细胞的脂质过氧化损伤，降低缺血再灌注损伤肾脏细胞凋亡指数。川芎嗪对大鼠加速型抗肾小球基底膜（glomerular basement membrane，GBM）抗体肾炎有保护作用，提高胞质和线粒体中谷胱甘肽过氧化物酶、肉碱乙酰转移酶、SOD 等抗氧化酶活性，降低丙二醛含量，保护肾功能。

2）对心脑血管系统的作用

主要表现为扩张血管、抗血栓、抗脑缺血、抗心肌缺血等效应。

（1）扩张血管、降血压：川芎对机体多个部位血管有扩张作用，如冠状动脉、脑动脉、肺动脉、股动脉、肠系膜动脉等。其生物碱类和酚性成分能扩张冠状动脉，增加冠状动脉流量，对抗肾上腺素或氯化钾所致的家兔、大鼠离体胸主动脉血管收缩，呈现保护心脏作用。川芎、当归常相须为用，该药味的提取物对血管平滑肌增生的抑制可能与通过对促丝裂原活化的蛋白质激酶（mitogen-activated protein kinase，MAPK）信号通路的抑制和周期蛋白的调控有关。

（2）抗心肌缺血：川芎嗪能减轻异丙肾上腺素诱发的心肌缺血损伤。川芎、川芎嗪可对抗垂体后叶素引起的家兔、小鼠心肌缺血性心电图改变，减少冠状动脉结扎引起的心肌梗死面积。其心肌保护作用与扩张冠状动脉、抗氧化损伤及减少心肌细胞凋亡等有关。

（3）抗脑缺血：川芎对脑缺血、缺血再灌注损伤及脑梗死损伤均具有保护作用，主要活性成分是川芎嗪和阿魏酸。作用机制与扩张血管、抗氧化损伤、减轻细胞内钙超载、抗炎和减少细胞凋亡有关。此外，川芎嗪能促进神经发生，阿魏酸能破坏已形成的淀粉样肽，减轻自由基损害，抑制突触小体膜的氧化，减少神经元凋亡，提示对阿尔茨海默病（Alzheimer disease，AD）有潜在治疗作用。

（4）抑制血小板聚集、抗血栓形成：川芎体外能抗血栓形成，缩短血栓长度，减轻血栓重量。川芎嗪为主要有效成分，其能抑制凝血酶、腺苷二磷酸（adenosine diphosphate，ADP）、胶原诱导的血小板聚集，对已聚集的血小板有解聚作用，可抑制实验动物动静脉血栓形成。作用机制与抑制血栓素 A_2 合成、钙拮抗、升高环磷酸腺苷（cyclic adenosine monophosphate， cAMP）水平及抑制血小板糖蛋白（platelet glycoprotein，GP）Ⅰb/Ⅸ复合物与血管性血友病因子（von Willebrand factor，vWF）结合等有关。

3）解痉

川芎可用于痛经，临床常与当归配伍。研究发现川芎－当归对原发性痛经患者的雌激素水平以及炎症因子有影响，川芎－当归药对可以降低肿瘤坏死因子 α（tumor necrosis factor-α，TNF-α）、C 反应蛋白（C-reactive protein，CRP）、血清淀粉样蛋白 A（serum amyloid A，SAA）等炎症因子的水平，也降低雌二醇水平，提高孕酮水平。基于前列腺素 $F_2α$（prostaglandin F_2 alpha，$PGF_2α$）浓度的变化，研究当归－川芎治疗原发性痛经子宫组织痉挛的作用机制，结果显示其机制可能与抑制 $PGF_2α$，提高前列腺素 E_2（prostaglandin E_2，PGE_2）、孕酮的浓度有关。上述实验结果表明川芎－当归药对治疗原发性痛经药效显著。

此外，川芎还具有镇痛、增强免疫功能和造血功能、减轻肺损伤、预防肺水肿等药理作用。

3. 临床应用

（1）泌尿系统疾病：川芎及其有效成分川芎嗪、川芎酚有调节血管收缩性、抗炎、调节免疫、增加肾脏血流量等药理作用，可用于防治急慢性肾衰竭、肾病综合征等。研究发现，常规治疗基础上给予卡托普利联合川芎嗪治疗急性肾小球肾炎，患者血尿转阴率为 75%，且肉眼血尿、镜下血尿及水肿的消退时间与血压恢复时间均明显短于对照组，表明该联合用药方案能缩短急性肾小球肾炎治疗疗程，提高疗效。

（2）男科疾病：川芎单独应用于该类疾病的报道较少，但有与其他药物配伍或应用于复方的报道。例如桃红四物汤随症加减治疗慢性前列腺炎、精索静脉曲张、血管性阳痿等；川芎与黄芪配伍，用于治疗气滞血瘀型慢性前列腺炎。谢作钢教授治疗男科疾病精索静脉曲张用药规律研究中，发现川芎用药频次排在第 7 位，药对组合川芎－当归排在第 2 位。应用名医传承平台进行数据挖掘，发现王琦院士治疗勃起功能障碍的常用药物为川芎、当归、白蒺藜、柴胡、鸡血藤、枳壳等，川芎用药频次排名第 1，药对配伍出现频率排名前 5 位者为川芎－当归、川芎－鸡血藤、川芎－白蒺藜、川芎－枳壳、川芎－柴胡。崔云教授治疗少弱精子症常用的药对亦有当归－川芎。

（3）妇科疾病：中医妇科疾病以月经不调、痛经、不孕症、功能性子宫出血、盆腔炎、阴道炎、围绝经期综合征、乳腺增生、产后缺乳较常见。对某市中医医院妇科门诊处方分析发现，中药饮片使用排名前 20 味药中，当归、川芎分别名列第 1 和第 2。杨柳青等基于数据挖掘技术分析某省中医院妇科门诊治疗经行头痛的中医用药规律发现，治疗经行头痛的中医治法多以补血活血、行气止痛为主，用药频次排名前 4 位为白芍、柴胡、当归、川芎。对《傅青主女科》《妇人大全良方》《济阴纲目》《经效产宝》《竹林寺女科》这 5 本妇科经典专著中治疗先兆流产的方剂进行整理、分析，挖掘其中的用药规律，发现治疗先兆流产的方剂 110 首，涉及中药 98 味，出现频次≥ 10 次的高频中药有当归、川芎、阿胶、甘草等，药物组合频次最高的为当归 – 川芎。由此可见，川芎为临床妇科疾病常用药物。

（4）心脑血管疾病：川芎及其提取物、复方在治疗冠状动脉粥样硬化性心脏病、心力衰竭（简称心衰）、原发性高血压、脑梗死、脑出血、血管性头痛、神经性头痛等方面效果良好。

（5）糖尿病病变：应用川芎嗪联合治疗糖尿病周围神经病变、单纯型糖尿病视网膜病变及糖尿病肾病患者，能明显改善患者的症状、体征，改善病变部位的器质性、功能性病变，有效控制和延缓疾病的发展，减轻患者痛苦，提高生活质量。

在基础治疗的基础上，联合川芎及其提取物（川芎嗪）能提高偏头痛、月经不调、特发性肺纤维化等疾病的治疗疗效。

参考文献

[1] 周时. 中药川芎中有效成分的药理作用研究[J]. 内蒙古中医药, 2015, 34(5): 2.

[2] 陆茵, 彭代银. 中药药理学[M]. 3版. 北京: 人民卫生出版社, 2022.

[3] 李霞. 川芎及其提取物的临床应用[J]. 甘肃医药, 2017, 36(5): 344–346.

[4] 魏馨林, 陈茂宝, 金保方. 桃红四物汤在泌尿生殖系统疾病中的应用[J]. 山东中医药大学学报, 2012, 36(6): 508–511.

[5] 代恒恒, 王继升, 李霄, 等. 基于相须相使理论的黄芪药对在男科领域中的应用[J]. 中国男科学杂志, 2018, 32(2): 60–62.

[6] 方跃坤, 谢作钢. 基于中医传承辅助平台挖掘谢作钢治疗精索静脉曲张性不育用药经验[J]. 浙江中西医结合杂志, 2022, 32(6): 565–568.

[7] 容础南. 王琦院士治疗勃起功能障碍的传承研究[D]. 北京: 北京中医药大学, 2021.

[8] 李培轮, 崔云, 陶方泽, 等. 崔云教授治疗少弱精子症对药与角药探赜[J]. 中华全科医学, 2020, 18(4): 657–661.

[9] 蔡双洁, 方居正. 川芎及其药对研究进展[J].中华中医药学刊, 2024,42(8): 244–248.

[10] 陈马兰. 中医妇科门诊中药处方用药情况分析[J]. 中医药管理杂志, 2021, 29(23): 93–94.

[11] 杨柳青, 朱晨, 区炳雄. 基于真实世界数据挖掘分析治疗经行头痛中药处方用药规律[J]. 新中医, 2022, 54(6): 14–18.

[12] 方昉, 徐晓栋, 廖慧慧. 中医妇科经典专著中中药治疗先兆流产用药规律的数据挖掘[J]. 广州中医药大学学报, 2023, 40(7): 1832–1838.

降香

【来源】《证类本草》。

【性味归经】辛，温。归肝、脾、肺、心经。

【功能主治】辛香通络，化瘀止血，理气止痛。用于吐血，衄血，外伤出血，肝郁胁痛，胸痹刺痛，跌扑伤痛，呕吐腹痛。

【用法用量】内服：煎汤，3 ～ 6 g，后下；研末吞服，1 ～ 2 g；或入丸、散。外用：适量，研末敷。

【药论】

（1）《本经逢原》："降真香色赤，入血分而下降，故内服能行血破滞，外涂可止血定痛……又虚损吐红，色瘀味不鲜者，宜加用之，其功与花蕊石散不殊。"

（2）《海药本草》："主天行时气。"

（3）《本草纲目》："疗折伤金疮，止血定痛，消肿生肌。"

（4）《玉楸药解》："疗挺刃损伤，治痈疽肿痛。"

（5）《本草再新》："治一切表邪，宣五脏郁气，利三焦血热，止吐，和脾胃。"

【传统应用】治胸胁疼痛，常与郁金、桃仁、丝瓜络等配伍，如红花苏木汤（《证治宝鉴》）；治跌打伤痛，可与乳香、没药等同用，如化癥回生丹（《温病条辨》）；治秽浊内阻、呕吐腹痛，常与沉香、木香、肉桂等配用，如沉香郁金散（《痧胀玉衡》）；治创伤出血，常与血竭等药配合应用，如风流散（《梅氏验方新编》）；治金刃或打扑伤损，血出不止，如将降香末、五倍子末、铜末（削下镜面上铜，于乳钵内研细）等分或随间加减用之，拌匀敷（《百一选方》）。

【现代研究】

1. 药物成分

该药主要含黄酮类、挥发油成分。其中黄酮类成分多样，包括木犀草素、紫铆素、刺芒柄花素、紫苜蓿酮、豆素、甘草苷元、紫铆花素、黄檀素等；挥发油主要含倍半萜类成分，如橙花叔醇等。

2. 药理作用

1）对心血管系统的作用

主要表现为扩张外周血管、促进血管新生，改善心肌重构，以及抗氧化作用。

（1）扩张外周血管、促进血管新生：降香中含有的紫铆花素能抑制心肌和血管平滑肌细胞内 cAMP 特异性磷酸二酯酶的活性，从而介导扩张外周血管作用；其水提物在鸡胚尿囊绒膜（chorioallantoic membrane，CAM）实验中能促进其内血管生长，促进体外内皮细胞的增殖，此外还增加心肌内梗死区域的血管密度，且一定程度降低血管新生抑制素与内皮细胞抑素的表达，从而改善缺血心肌血管再生。

（2）改善心肌重构：降香能通过降低梗死心肌组织的血管生成素 –2（angiopoietin–2，Ang–2）含量、血管紧张素原、mRNA 表达和非梗死区心肌组织的Ⅰ型 / Ⅲ型胶原比例，减小心肌僵硬度而改善心肌重构。

（3）抗氧化：降香挥发油羟丙基 – β – 环糊精（Hydroxypropyl– β –cyclodextrin，HP– β –CD）可降低异丙肾上腺素所致急性心肌缺血模型大鼠血清中肌酸激酶（creatine kinase，CK）、乳酸脱氢酶（lactic dehydrogenase，LDH）活性和丙二醛（malondial dehyde，MDA）含量，提高 SOD 活性，通过抗氧化作用发挥心肌缺血保护作用。所含黄酮类化合物主要成分木犀草素及木犀草苷体外研究表明有清除自由基、降低脂质过氧化物 MDA 含量、调节细胞内活性氧（reactive oxygen species，ROS）水平等心血管保护作用。

2）抗血栓、抗血小板聚集

降香挥发油及其芳香水均可明显抑制大鼠实验性血栓形成，提高兔血浆纤溶酶活性，大剂量时可提高孵育兔血小板中 cAMP 水平。降香挥发油中部分倍半萜成分，其抗血小板活性随质量浓度增大而增加，但抗血栓活性较差。

3）抗炎

降香中所含某些黄酮类成分有抗炎作用，甘草素、异甘草素、柚皮素和降真香可抑制 NO 的释放，降真香能通过抑制炎症因子 TNF– α 发挥抗炎作用。

降香还有抗肿瘤、抗病原微生物、降糖、预防光老化、预防骨质疏松、降低血瘀动物血液黏度、抗过敏、中枢神经抑制等作用。

3. 临床应用

（1）泌尿系统疾病：降香单独用于此类疾病的研究较少，但有研究表明其与丹参作为药对的复方丹参注射液联合使用头孢哌酮舒巴坦钠对慢性肾盂肾炎患者的治疗效果明显，能有效增加肾脏血流量，改善患者治疗效果，减少患者疾病复发的可能性。

（2）男科疾病：含降香的复方虎杖散治疗慢性前列腺炎患者 40 例，有效率达到 80%，方中降香有理气止痛之效。

（3）妇科疾病：研究报道，复方金铃降香汤随症加减治疗慢性盆腔疼痛综合征，方中降香作为行气导滞药，有明显缓解神经肌肉痉挛、减轻疼痛的作用。降香与旋覆花配伍发挥降气活血作用，可治疗气阻血瘀引起的月经量少、月经后期或闭经。蔡小荪分期辨证治疗不孕症，在经后期育肾通络方中加入降香片，以发挥辛温行血之功，在临床取得良好疗效。

（4）心血管疾病：较多含降香的复方对此类疾病疗效较好。例如降香通脉汤结合西药治疗能改善高血压合并 ST 段抬高型心肌梗死患者再灌注后微循环障碍，调节血压水平；二参降香汤可缓解冠心病胸闷、胸痛、心悸等症状，改善冠状动脉供血不足、心律失常、传导阻滞并且调节血脂、血液黏度。

降香常以复方形式应用于临床，除上述疾病外，还可促进改善微循环障碍，用于治疗小儿肺炎等。

参考文献

[1] 何欣，杨云，赵祥升，等. 降香化学成分及药理作用研究进展［J］. 中国现代中药，2022，24（6）：1149–1166.

[2] 范竹鸣，王佑华，谢瑞芳，等. 降香化学成分和药理作用研究进展［J］. 时珍国医国药，2016，27（10）：2478–2480.

[3] 何雪辉，梅超，杨志宏，等. 降香化学成分、药理作用及药代特征的研究进展［J］. 中国中药杂志，2013，38（11）：1679–1683.

[4] 冯健荣. 复方丹参注射液联合头孢哌酮舒巴坦钠治疗慢性肾盂肾炎42例［J］. 临床医药文献电子杂志，2018，5（9）：141–142.

[5] 张化春，郑淑萍，张秀芝，等. 中药虎杖散治疗慢性前列腺炎40例［J］. 中国民间疗法，2006，（11）：40–41.

[6] 卢太坤，王志勇. 金铃降香汤治疗非炎症性慢性盆腔疼痛综合征114例临床观察［J］. 福建中医药，2008，（1）：5–6.

[7] 胡欣欣，马大正. 马大正治疗月经病常用药对举隅［J］. 上海中医药杂志，2017，51（6）：24–26.

[8] 毕丽娟. 蔡小荪育肾助孕周期调治法治疗不孕症经验［J］. 山东中医杂志，2013，32（11）：836–838.

[9] 张春华. 降香通脉汤结合西药对高血压并STEMI患者再灌注后心功能改善的影响［J］. 医学理论与实践，2023，36（10）：1665–1668.

[10] 陈伟，刘来平，卢玉山，等. 二参降香汤治疗心脉瘀阻型冠心病的疗效观察［J］. 中国继续医学教育，2015，7（4）：248–249.

[11] 鲁静. 丹参降香汤治疗小儿肺炎38例疗效观察［J］. 湖南中医杂志，2014，30（7）：80–81.

（二）辛温通络

肉桂

【来源】《神农本草经》。

【性味归经】辛、甘，大热。归肾、脾、心、肝经。

【功能主治】补火助阳，引火归元，散寒止痛，温通脉络。用于阳痿宫冷，腰膝冷痛，肾虚作喘，虚阳上浮，眩晕目赤，心腹冷痛，虚寒吐泻，寒疝腹痛，痛经经闭。

【用法用量】内服：煎汤，1～5 g，不宜久煎；研末，0.5～1.5 g；或入丸剂。外用：研末，调敷；浸酒，涂擦。

【药论】

（1）《名医别录》："主治心痛，胁风，胁痛，温筋通脉，止烦、出汗。"

（2）《药性论》："主治九种心痛，杀三虫，主破血，通利月闭，治软脚，痹、不仁，胞衣不下，除咳逆，结气、痈痹，止腹内冷气，痛不可忍，主下痢，鼻息肉。杀草木毒。"

（3）《日华子诸家本草》："治一切风气，补五劳七伤，通九窍，利关节，益精，明目，暖腰膝，破痃癖癥瘕，消瘀血，治风痹骨节挛缩，续筋骨，生肌肉。"

【传统应用】治肾阳不足、命门火衰、阳痿等病证，常与附子、鹿角胶配伍，如右归丸（《景岳全书》）。治寒邪直入上焦（心阳不足、寒凝内滞之胸痹心痛）、中焦（胃脘冷痛、呕吐、泄泻）、下焦（肝肾），如寒凝肝经之疝气疼痛、附睾炎，常用暖肝煎（张景岳）。治痹证，如独活寄生汤（《千金要方》）；阴疽用阳和汤配伍肉桂。治食少遗精，脚膝无力，常与人参、黄芪配伍，如人参养营汤（《太平惠民和剂局方》）。治肾虚作喘或虚阳上浮，常与当归配伍，如苏子降气汤（《太平惠民和剂局方》）。治外感风寒，内伤生冷，常与麻黄、干姜配伍，如五积散（《太平惠民和剂局方》）。治湿热痢，常与芍药、当归配伍，如芍药汤（《素问病机气宜保命集》）。

【现代研究】

1. 药物成分

该药主要含挥发油。挥发油主要成分为桂皮醛，另外还有肉桂酸、邻甲氧基肉桂醛、苯甲醛和肉桂醇等。

2. 药理作用

肉桂的药理作用，主要表现在利尿、扩张血管、抑菌、抗氧化、抗胃溃疡等方面。

（1）对泌尿系统的作用：肉桂通过调节线粒体介导的细胞凋亡途径参与蛋白的表达来促进肾组织损伤修复，保护肾功能；肉桂醛可改善糖尿病肾病导致的肠道菌群失调，降低糖尿病肾病大鼠早期蛋白尿水平，改善其肾小管基底膜异常增厚，并促进近端小管巨蛋白（megalin）的表达，降低肾脏纤维化指标纤连蛋白、转化生长因子 β 的表达。

（2）对心血管系统的作用：桂皮醛能通过扩张外周血管改善血管末梢血液循环，并能改善心肌供血。肉桂酸能改善大鼠心肌缺血再灌注损伤，保护心肌功能。

（3）对消化系统的作用：肉桂能温和刺激胃肠道，加强消化功能，疏导消化道积气，缓解肠胃痉挛。肉桂粉可用于治疗胃胀气、胃痛；肉桂水提物可增加胃黏膜血流量、改善循环，预防胃溃疡的发生。

（4）抑菌：肉桂在体内外对细菌都有一定抑制作用。肉桂精油可同时抑制细菌、真菌、酵母菌，且作用明显。另外，肉桂醇提物对 6 种肉类中的常见致病菌、腐败菌均有抑菌活性。

（5）抗氧化：肉桂中的天然亲脂性萜烯类化合物具有抗氧化活性。肉桂水提物能有效抑制或消除与炎症、衰老、癌症、糖尿病、动脉硬化等有关的活性氧自由基。

肉桂还有镇静、降温、降压、祛痰镇咳、抗放射、抗补体、预防血吸虫病等药理作用。

3. 临床应用

（1）泌尿系统疾病：肉桂及其有效成分肉桂醛、肉桂多酚等有扩张血管、改善血液循环、抗氧化、降血糖和降血脂等药理作用，可用于防治糖尿病及其并发症、肾病综合征等。含肉桂的中药复方金匮肾气丸可用于治疗阴阳两虚型 2 型糖尿病，有效率高达 91.7%；单味肉桂口服也可改善 2 型糖尿病患者的血糖和血脂水平，防止肾损伤。肉桂主要以君药或臣药的形式用于肾病的治疗，以肉桂为君药的温阳补肾汤治疗脾肾阳虚型病证有确切疗效；以肉桂为君药的肾康敷剂常用于肾病综合征的治疗，可改善患者尿蛋白和血浆蛋白水平。

（2）男科疾病：肉桂单独应用于该类疾病的报道较少，但有与其他药物配伍或应用于复方的报道。例如配伍小茴香治疗慢性前列腺炎；含肉桂的敦煌三等丸对治疗肾阳亏虚引起的阳痿、早泄、腰痛等男科疾病有十分显著的疗效，临床上可根据患者出现的不同症状进行加减。除了口服，中医外治法亦是男科疾病的特色疗法，如李海松教授用丁桂散敷脐治疗联合栓剂治疗Ⅲ型前列腺炎；王勇锋教授用前列康巴布贴治疗慢性非细菌性前列腺炎；王毅东教授用清热化瘀解毒方热熏蒸会阴治疗慢性非细菌性前列腺炎，发现治疗组患者排尿症状评分、疼痛评分、生活质量评分均较对照组好。李海松教授还运用"异病同治"的理念将原用于妇科疾病的少腹逐瘀汤应用到男科疾病，如不射精症、血精症等，并取得显著疗效。

（3）妇科疾病：肉桂常配伍补益气血药治疗闭经、痛经和产后腹痛等妇科疾病。马春芬践行"攻补寒热同用法"，使用乌茜断丝散加减治疗崩漏，使用易黄汤合完带汤加减治疗带下病。阳和汤温阳补血、散寒通滞，运用此方加减化裁可治疗慢性盆腔炎、卵巢囊肿、子宫腺肌病、乳腺小叶增生、子宫内膜异位症及不孕症等妇科疾病。任慧梅喜用补肾法治疗妇科疾病，对于闭经时间较久且偏肾阳虚的患者，常用养血调经基础方配伍肉桂、仙茅、紫河车、巴戟天等补肾助阳药，取得理想效果。

（4）心血管疾病：肉桂及其提取物、复方在治疗冠心病、慢性心衰、缓慢性心律失常等心血管疾病中疗效显著。

在基础治疗的基础上，联合肉桂及其主要成分肉桂醛能提高风湿、类风湿、厌食症等疾病的治疗疗效。

参考文献

[1] 陈旭，刘畅，马宁辉，等. 肉桂的化学成分、药理作用及综合应用研究进展［J］. 中国药房，2018，29（18）：2581–2584.

[2] 张哲，赵雯雯，孙秀蕊，等. 肉桂对肾阳虚大鼠下丘脑–垂体–靶腺轴相关mRNA表达及组织病理变化的影响［J］. 中华中医药学刊，2023，41（4）：59–63+264.

[3] 尹欢欢. 肉桂醛通过肠道菌群改善糖尿病肾病早期蛋白尿的机制初探［D］. 北京：北京协和医学院，2022.

[4] 陈家源，牙启康，卢文杰，等. 中药肉桂的研究概况［J］. 广西医学，2009，31（6）：872–874.

[5] KHAN A，SAFDAR M，ALI KHAN MM，et al.Cinnamon improves glucose and lipids of people with type 2 diabetes［J］. Diabet es Care，2003，26（12）：3215–3218.

[6] ALLEN RW，SCHWARTZMAN E，BAKER WL，et al.Cinnamon use in type 2 diabetes：an updated systematic review and meta–analysis［J］. Ann Fam Med，2013，11（5）：452–459.

[7] 张爱国. 温阳补肾汤治疗脾肾阳虚型肾病综合征随机平行对照研究［J］. 实用中医内科杂志，2014，28（5）：55–56.

[8] 张振中，岳军，李建国，等. 肾康敷剂治疗原发性肾病综合征40例［J］. 中医外治杂志，2000，（2）：12.

[9] 王霞，宋跃飞. 宋跃飞教授治疗慢性前列腺炎验案2则［J］. 世界最新医学信息文摘，2017，17（99）：217.

[10] 梁永瑞，李应存，李鑫浩，等. 李应存教授运用敦煌三等丸方治疗男科疾病的验案举隅［J］. 中国民族民间医药，2021，30（21）：115–117.

[11] 李海松，王彬，韩亮，等. 脐疗联合栓剂治疗Ⅲ型前列腺炎（气滞血瘀型）80例临床研究［J］. 北京中医药大学学报：中医临床版，2013，20（2）：19–23.

[12] 王勇锋，刘丽娟，刘涛，等. 前列康巴布贴治疗慢性非细菌性前列腺炎的疗效及对IFN–γ的影响［J］. 中医药导报，2016，22（8）：67–69.

[13] 王毅东，赵文兵，王鹏，等. 清热化瘀解毒方会阴热熏蒸治疗慢性非细菌性前列腺炎的临床研究［J］. 中国药物与临床，2012，12（5）：670–671.

[14] 孙松，厉将斌，赵琦，等. 李海松教授运用少腹逐瘀汤治疗男科疾病经验［J］. 环球中医药，2022，15（5）：815–817.

[15] 马春芬. 攻补寒热法同用治疗妇科病举隅[J]. 陕西中医学院学报，2001，24(6)：20-21.
[16] 任秦有，金霞，夏天. 阳和汤在妇科的新用[J]. 陕西中医，2000，21(5)：228.
[17] 梅本华. 阳和汤在妇科疾病中运用体会[J]. 上海中医药杂志，2006，40(11)：37-38.
[18] 任惠梅，马晓贤. 运用补肾法治疗妇科疾病[J]. 陕西中医学院学报，2004，27(6)：35-36.

桂枝

【来源】《新编本草》。

【性味归经】辛、甘，温。归心、肺、膀胱经。

【功能主治】发汗解肌，辛温通络，助阳化气，平冲降气。用于风寒感冒，脘腹冷痛，血寒经闭，关节痹痛，痰饮，水肿，心悸，奔豚。

【用法用量】内服：煎汤 1.5 ～ 6 g，大剂量，可用 15 ～ 30 g；或入丸、散。

【药论】

（1）《本草述》："桂枝与薄桂，虽皆属细枝条，但薄桂尤其皮之薄者，故和营之力似不及枝也。又肉桂治奔豚而桂枝亦用之者，以奔豚属肾气，肾气出之膀胱，桂枝入足太阳故也。"

（2）《金匮要略》："夫失精家，少腹弦急，阴头寒，目眩，发落，脉极虚芤迟，为清谷，亡血，失精。脉得诸芤动微紧，男子失精，女子梦交，桂枝加龙骨牡蛎汤主之。"

【传统应用】发汗解表，通阳散寒，可与柴胡配伍治疗发热、微恶风寒、肢节烦疼、微呕等太阳、少阳并病者。治冲任虚寒，瘀血阻滞所致的月经失调，常与吴茱萸、当归等配伍，行辛温止痛，养血祛瘀之功。治妇人宿有癥病，经断未及三月，而得崩下不止，与茯苓配伍，如桂枝茯苓丸（《金匮要略》）。治妇人有孕，头重，伤寒脉浮，腹中切痛，常与芍药、当归配伍，如桂枝芍药当归汤（《济阴纲目》）。治饮，如支饮之小青龙汤、皮饮之木防己汤、溢饮之桂苶神术汤，以及中阳不足，水饮上犯清窍之苓桂术甘汤（《金匮要略》）。治表虚风寒外袭之发热恶风、头痛身痛而有汗，或四肢酸楚、麻木疼痛等证属气血不调者，常与白芍配伍，行调营卫、和气血、益阴止汗之功。治遗精、虚寒之证、神志疾病伴男子失精，常与龙骨、芍药等同用，如桂枝加龙骨牡蛎汤（《金匮要略》）。治虚劳里急、悸、衄、腹中痛、梦失精、四肢酸疼、手足烦热、咽干口燥，可与甘草等配伍，如小建中汤（《金匮要略》）。

【现代研究】

1. 药物成分

该药主要含挥发油。挥发油主要成分为桂皮醛，其次还有苯甲酸苄酯、乙酸肉桂酯、菖蒲烯和香豆精等。

2. 药理作用

桂枝的药理作用主要表现为利尿、调节体温、镇痛、抗炎、抗过敏、抑菌、抗病毒、促进血管扩张等作用。

（1）利尿：组方中含桂枝的五苓散可使麻醉犬尿量增加，对比观察五苓散的五味中药对麻醉犬的尿量影响，发现单独使用桂枝静脉注射会使麻醉犬尿量明显增加，证明桂枝是五苓散中发挥利尿作用的主要成分。

（2）调节体温、镇痛：桂枝既能升高体温，也能降低体温，具有双向调节作用。桂枝挥发油中的桂皮醛和桂皮酸具有解热作用，桂皮醛主要影响下丘脑 PGE_2 的含量发挥解热作用。桂皮醛能提高小鼠热板法的痛阈值并抑制醋酸诱导的小鼠的扭体反应，表明桂皮醛有良好的镇痛作用。

（3）抑菌、抗病毒：桂枝中的桂皮醛是发挥抗菌、抗病毒作用的主要活性成分。桂皮醛对大肠埃希菌、金黄色葡萄球菌等细菌和念珠菌、曲霉菌等真菌均有较好抑菌作用。桂枝挥发油和桂皮醛对甲型流感病毒有抑制作用，桂枝水提物还能减少寨卡病毒导致的细胞病变，抑制寨卡病毒核酸的复制及其蛋白质的表达。

（4）抗炎、抗过敏：桂枝挥发油可通过抑制 AP-1 通路减轻急性肺炎小鼠模型的炎症；桂枝提取物能通过抑制滑膜细胞增生和炎症细胞浸润改善大鼠关节炎。桂皮醛及其衍生物具有抗神经炎症和神经保护作用。桂枝去油水煎液及其乙酸乙酯部位有较强抗过敏作用，作用机制与抗过敏介质释放有关。

（5）促进血管扩张：桂枝乙醇提取物促进血管平滑肌舒张，作用机制可能是下调丝氨酸 / 苏氨酸激酶信号分子。桂皮醛能促进中枢及外周血管扩张，从而改善血液循环。

除此之外，桂枝还具有镇静、抗肿瘤、抗焦虑及降血压等药理作用。

3. 临床应用

（1）泌尿系统疾病：桂枝及其有效成分桂皮醛有促进血管扩张、抗炎、免疫调节、利尿等药理作用，可用于防治肾病综合征、慢性肾衰竭等。黄芪桂枝五物汤是临床常用方剂之一，在 IgA 肾病、糖尿病肾病、狼疮性肾炎和慢性肾衰竭等肾脏疾病的治疗上均具有较好疗效。芪桂二仙汤加减治疗老年性尿道综合征患者 33 例，统计尿频、尿急、尿痛、腰膝酸软、下腹痛及尿道下坠感这 6 个主要症状的变化情况发现，患者症状得到明显改善，总有效率达 93.9%。

（2）男科疾病：桂枝单独应用于该类疾病的报道较少，但有与其他药物配伍或应用于复方的报道。褚玉霞教授用桂枝茯苓丸合四逆散治疗慢性前列腺炎卵磷脂小体减少、男性不育、少精子症；用桂枝汤加韭菜子、五味子、鸡内金、金樱子和芡实治疗遗精、滑精，用桂枝汤加刺猬皮、芡实、丁香治疗早泄。崔云教授常用桂枝加龙骨牡蛎汤治疗遗精、阳痿合并早泄。孙自学教授常用桂枝新加汤“异病同治”治疗性功能障碍、男性不育、前列腺和精囊腺疾病等男科疾病，以及围绝经期综合征、房事疲劳综合征等男科杂病。此外，桂枝汤加味常被用于治疗阳强、精液不化、睾丸坠痛和阳痿。

（3）妇科疾病：桂枝茯苓丸联合补肾活血方或米非司酮治疗子宫肌瘤，效果优于单用茯苓桂枝丸；桂枝茯苓方可治疗慢性盆腔炎，或与其他方法配合治疗输卵管阻塞性不孕症和乳腺增生；桂枝汤与二至丸联合可治疗绝经前管腔型（Luminal 型）乳腺癌治疗后潮热。应用茯苓桂枝胶囊联合中药灌肠方剂保留灌肠及微波治疗输卵管阻塞性不孕症，效果显著。黄元御自拟桂枝丹皮桃仁汤用于妇人经闭，达调气行滞、通经活血之效。

（4）心血管疾病：桂枝加炙甘草汤可治疗冠心病，心衰饮对治疗慢性心衰有良好疗效。徐双在探索中医治疗慢性心衰的用药规律时发现，用药频率最高的是茯苓，人参最低，桂枝位于两者之间。

（5）关节病：补中桂枝汤可治疗退行性关节炎；黄芪桂枝五物汤可治疗腰椎间盘突出症；桂枝加葛根汤对治疗风湿性颈椎病有显著疗效。

此外，桂枝还用于高血压、中风、焦虑失眠等诸多疾病的治疗。

参考文献

[1] 李雪，赵婧含，吴文轩，等. 桂枝的化学成分和药理作用研究进展［J］. 中医药学报，2023，51（5）：111-114.

[2] 管鑫，杨雨竹，刘伟伟，等. 黄芪桂枝五物汤在肾脏病中的临床应用［J］. 中国中西医结合肾病杂志，2019，20（12）：1127-1128.

[3] 孙平. 芪桂二仙汤治疗老年性尿道综合征33例［J］. 河北中医，2011，33（10）：1486-1487.

[4] 王祖龙. 褚玉霞应用经方“男女同治”生殖泌尿系统疾病［J］. 河南中医，2021，41（12）：1819-1823.

[5] 徐新宇，李洁心，应志康，等. 崔云教授运用桂枝加龙骨牡蛎汤治疗男科疾病经验［J］. 浙江中医药大学学报，

2022, 46(4): 371–375.
[6] 李鹏超, 孙自学. 孙自学运用桂枝新加汤异病同治男科疾病经验[J]. 中医药临床杂志, 2022, 34(3): 428–431.
[7] 唐兵役. 桂枝汤加味在男科疾病中的运用[J]. 江西中医药, 2006, (9): 57–58.
[8] 朱华, 秦丽, 杜沛霖, 等. 桂枝药理活性及其临床应用研究进展[J]. 中国民族民间医药, 2017, 26(22): 61–65.
[9] 罗洁, 王中弥. 桂枝茯苓胶囊治疗输卵管阻塞性不孕120例[J]. 现代中西医结合杂志, 2009, 18(17): 2045.
[10] 陈婷玉, 丛培玮, 吴兆利.《四圣心源》中桂枝在妇科疾病中的应用探析[J]. 西部中医药, 2023, 36(2): 33–36.
[11] 郭金陵. 桂枝加炙甘草汤加味治疗冠心病心律失常[J]. 黑龙江中医药, 2000(5): 41–42.
[12] 王双乾, 梁栋贤. 心衰饮治疗心力衰竭32例[J]. 陕西中医, 2002, (6): 506.
[13] 徐双, 张艳. 186例慢性心衰中医辨证及用药规律回顾性研究[J]. 实用中医内科杂志, 2016, 30(3): 7–8+11.
[14] 吴泳昕, 肖泓, 吴生元. 补中桂枝汤治疗退行性骨关节病83例[J]. 四川中医, 2002, (2): 63–64.
[15] 张嘉男, 郝定均, 吴国强, 等. 骶管阻滞合黄芪桂枝五物汤治疗腰椎间盘突出症临床疗效观察[J]. 世界最新医学信息文摘, 2016, 16(65): 84+26.
[16] 刘姝含, 刘美含, 刘飞. 针刺结合桂枝加葛根汤治疗颈型颈椎病的疗效[J]. 中国老年学杂志, 2017, 37(1): 183–184.

细辛

【来源】《神农本草经》。

【性味归经】辛，温；有小毒。归心、肺、肾经。

【功能主治】祛风散寒，辛香通络，通窍止痛，温肺化饮。用于风寒感冒，头痛，牙痛，鼻塞鼻渊，风湿痹痛，痰饮喘咳。

【用法用量】内服：煎汤，1～3 g；或入丸、散，0.5～1 g。外用：适量，研末撒、吹鼻或煎水含漱。

【药论】

（1）《神农本草经》：“主咳逆，头痛脑动，百节拘挛，风湿痹痛，死肌。”

（2）《名医别录》：“温中下气，破痰，利水道，开胸中，除喉痹，齆鼻，风痫癫痫，下乳结。汗不出，血不行，安五脏，益肝胆，通精气。”

（3）《本草衍义》：“治头面风痛，不可阙也。”

（4）《本经逢原》：“主痰结湿火，鼻塞不利。”

【传统应用】治风寒表证或寒泄直入少阴，常与麻黄、桂枝等同用，如小青龙汤（《伤寒杂病论》）；或内助附子以扶阳温肾，治疗阳虚体质的外感风寒，形寒怯冷，如麻黄附子细辛汤（《伤寒论》）。治水饮内停，与干姜、五味子等配伍，如小青龙汤（《伤寒杂病论》）、苓甘五味姜辛汤、小青龙汤加石膏汤（《金匮要略》）。治各类痛证，如治外感风邪，偏正头痛，多与祛风止痛的川芎、荆芥、防风等同用，如川芎茶调散（《太平惠民和剂局方》）；治少阴头痛，足寒气逆，心痛烦闷，常配独活、川芎同用，如独活细辛汤（《证因脉治》）；治牙痛，多与石膏、升麻等配伍，如细辛散（《圣济总录》）。治血虚寒凝、阳气不足之四肢逆冷，常与当归、桂枝等配伍，如当归四逆汤（《伤寒论》）。治痰厥、中恶可单用研末，吹鼻取嚏；或配猪牙皂、麝香、薄荷同用，为末，取少许吹鼻取嚏，如通关散（《医方易简新编》）。

【现代研究】

1. 药物成分

该药主要含有挥发油及木脂素类、黄酮类、菲类（包括马兜铃酸类似物）、酰胺类等成分。挥发油是细辛发挥药效的主要物质基础，主要成分为黄樟醚、甲基丁香酚、3,5- 二甲氧基甲苯和 2,4,6- 三甲氧基甲苯等，甲基丁香酚为主要有效成分，黄樟醚为有毒成分；细辛含大量的木脂素类化合物，主要成分为细辛脂素、芝麻脂素；黄酮类化合物的结构类型多为苷类，以柚皮素、山柰酚为主要苷元。

2. 药理作用

1）对泌尿生殖系统的作用

细辛水煎剂小剂量使用对大鼠肾脏无明显损害，但长期大剂量使用会引起大鼠肾功能及组织结构的改变，其作用机制尚有待研究。大鼠腹腔注射从细辛分离的细辛素，可抑制肾病变大鼠尿蛋白的排泄，并改善血清生化指标。

2）对神经系统的作用

主要具有镇静、抗惊厥、麻醉和抗抑郁作用。

（1）镇静、抗惊厥：细辛可抑制动物中枢神经系统，其挥发油中的 α－细辛醚成分有抗癫痫作用，能选择性增强 γ－氨基丁酸 A 型受体介导的紧张抑制，抑制大鼠海马神经元的活动，导致体内外神经兴奋性抑制；还能调节大鼠 P 糖蛋白与多药耐药基因 mRNA 的表达，扭转耐药性癫痫。

（2）麻醉：细辛挥发油中的甲基丁香酚能有效限制在神经病理性疼痛条件下外周神经持续或瞬时高频放电现象，表现出类似于麻醉药硫喷妥钠的短效麻醉作用。

（3）抗抑郁：细辛挥发油可显著提高 γ－氨基丁酸、5－羟色胺（5-Hydroxytryptamine，5-HT）和谷氨酸（glutamate，Glu）等神经递质的含量，作用机制与抗抑郁药盐酸氟西汀相类似。

3）解热、抗炎、镇痛

细辛挥发油对正常动物及温刺、疫苗及四氢－β－萘胺等诱导的多种动物发热模型有降温作用。细辛中的甲基丁香酚、马兜铃酸Ⅳ、柚皮素等均具有抗炎止痛作用，甲基丁香酚作用明显，其镇痛作用机制与激动 γ－氨基丁酸 A 型受体及抑制 NO 水平相关。马兜铃酸Ⅳ可通过抑制脂多糖（lipopolysaccharide，LPS）诱导的巨噬细胞活化和炎性因子发挥抗炎作用，华细辛醇提物可部分阻止缓激肽和组胺受体发挥抗炎作用。

4）抗过敏

细辛挥发油能有效缓解过敏性鼻炎的局部症状，降低血液中组胺含量，改善鼻黏膜炎症的局部浸润。细辛可通过抗炎、抗菌、抗病毒、抗过敏等药理作用治疗变应性鼻炎。细辛挥发油可降低哮喘病程中转化生长因子 β 的表达，抑制钙黏蛋白转换以减轻肺中胶原蛋白的沉积，参与抑制肺纤维化的过程。

5）对心血管系统的作用

细辛低剂量提高心肌兴奋性，高剂量产生抑制作用。α－细辛醚能改善血管内皮细胞功能障碍、抑制血栓形成、降低血脂，从而发挥保护心脑血管系统的作用。细辛可通过扩张支气管减轻心脏负荷，对慢性肺源性心脏病也有较好的治疗效果。细辛挥发油成分亦有抗缓慢型心律失常、降血压的作用。

此外，细辛还有平喘、免疫调节、抗微生物、抗肿瘤等药理作用。

3. 临床应用

（1）泌尿系统疾病：细辛多以复方形式应用于临床对此类疾病的治疗，常用复方为麻黄附子细辛汤，细辛在方中可助肾阳之布散，用于泌尿男科湿热下注，以及顽固性尿路感染、慢性肾炎、尿路结石绞痛、肾结石等；此外，李林辉用麻黄附子细辛汤加味治疗女性压力性尿失禁在临床取得较好的疗效。

（2）男科疾病：细辛温肾阳、宣气机、利小便、润燥涩，中医临床单味或复方可用于慢性前列腺炎、前列腺肥大、阳痿、睾丸肿痛、阴囊瘙痒等疾病。麻黄附子细辛汤加味可用于不射精症加外感风寒，细辛单味涂敷阴囊治疗阴囊瘙痒，麻黄附子细辛汤合薏苡附子败酱散可治疗慢性前列腺炎。有报道称细辛中所含去甲乌药碱能兴奋 β 肾上腺素能受体，改善会阴部的血液循环，可用单味细辛泡水治疗阴寒内甚之阳痿。细辛外用治疗早泄的报道较多，如五倍子细辛酊涂抹外用治疗 60 例患者，总有效率达 70%；丁香细辛合剂外用治疗 60 例患者，总有效率达 86%，作用原理均与细辛的局部麻醉作用、降低阴茎皮肤敏感性有关。有报道称重用细辛并配伍补肾生精药、祛湿热药等可治疗男性不育。

（3）妇科疾病：细辛温通散寒止痛，临床上重用治疗月经先期、月经量少、癥瘕等疾病，尤其适用于寒性痛经者。其复方麻黄附子细辛汤与相应复方合用，对症治疗带下病合并月经病、经行肿胀等疾病。陈玉萍等用芎花立管通汤配合西药治疗 48 例输卵管阻塞性不孕，细辛入煎剂可大量使用，故方中大量使用细辛，取其温经散寒、通络止痛之功，总有效率达 89.58%。

（4）呼吸系统疾病：刘丛颖等加味运用麻黄附子细辛汤治 44 例小儿支气管肺炎，总有效率为 95.45%；加味苓甘五味姜辛汤可有效用于支气管哮喘慢性持续期痰哮证患者；在西医治疗基础上联合加味小青龙汤治疗慢性支气管炎，可有效抑制气道重塑及炎症反应。

（5）心血管系统疾病：细辛相关复方在治疗变异性心绞痛、病态窦房结综合征、老年下肢动脉硬化症、慢性心律失常、心衰、冠心病、血管闭塞性脉管炎等疾病方面效果良好。

（6）外科疾病：细辛复方可用于脉管炎、腰椎间盘突出症、肩周炎等，或煎服或外用，均有良好疗效。

参考文献

[1] 刘美婷，孟晶，王连嵋，等. 细辛的化学成分、药理及毒理研究进展［J］. 中国实验方剂学杂志，2023，29（10）：224–234.

[2] 钱深思，刘美怡，容蓉，等. 细辛挥发油的化学成分及其药理和毒理现代研究进展［J］. 中国药物警戒，2021，18（4）：388–395.

[3] 马艳春，宋立群，王丽哲，等. 细辛对大鼠肾功能及组织形态学的影响［J］. 中医药学刊，2004，（11）：1979–1982.

[4] 费可，胡瑕瑜，邹璐，等. 细辛临床应用与药理作用研究进展［J］. 上海中医药大学学报，2010，24（6）：87–90.

[5] 吴昊，温晓茵，颜鹏，等. 细辛的化学成分及药理作用研究进展［J］. 中国实验方剂学杂志，2021，27（4）：186–195.

[6] 邓晋超，申玉行，王广建，等. 麻黄附子细辛汤加味治疗顽固性尿路感染［C］//中国中西医结合学会男科专业委员会. 首届男性大健康中西医协同创新论坛暨第三届全国中西医结合男科青年学术论坛论文集. 河北省中医院男科，2019：3.

[7] 陈丽.《伤寒论》方治疗肾病的体会［J］. 中国民族民间医药，2011，20（9）：98.

[8] 侯永春，严孜. 麻黄附子细辛汤临床应用新进展［J］. 亚太传统医药，2006，（11）：48–50.

[9] 李晓国，满春艳. 李林辉运用麻黄附子细辛汤治疗压力性尿失禁经验［J］. 中国民间疗法，2020，28（13）：17–18+48.

[10] 李来祥. 细辛在男科病症的应用［J］. 陕西中医，1995，（3）：134.

[11] 宋力伟. 麻黄附子细辛汤合薏苡附子败酱散治疗慢性前列腺炎87例［J］. 浙江中西医结合杂志，2011，21（3）：170–171.

[12] 刘国应. 泡饮单味细辛治阳痿［J］. 浙江中医杂志，2011，46（7）：482.

[13] 裴景堂，张宛玉. 五倍子细辛酊治疗早泄的临床观察［J］. 中国男科学杂志，2008，22（12）：64.

[14] 王发成. 丁香细辛合剂治疗早泄的临床观察［J］. 医药前沿，2014，（1）：272–272.

[15] 王守才. 重用细辛治疗疑难病症三则［J］. 山东中医杂志，1997，（10）：33.

[16] 孙莹，闫颖. 哈孝廉教授重用细辛治疗寒性痛经经验［J］. 四川中医，2017，35（9）：11–13.

[17] 石珺，王亚娟. 马淑然教授运用麻黄附子细辛汤治疗妇科疾病验案举隅［J］. 环球中医药，2013，6（12）：934–936.

[18] 陈玉萍，毛爱民，吴永庆. 芎花立管通汤配合西药治疗输卵管阻塞性不孕48例［J］. 现代中医药，2012，32（4）：12–13.

[19] 李梦翔，张流畅，张瑞航，等. 细辛在呼吸系统中的药理及毒理作用研究进展［J］. 中国医院用药评价与分析，2022，22（12）：1530–1532+1536.

[20] 刘丛颖，贺梦媛，华新振，等. 细辛化学成分和药理作用研究进展及其质量标志物（Q-Marker）预测分析[J]. 中草药，2023，54（12）：4019-4035.

麻黄

【来源】《神农本草经》。

【性味归经】辛、微苦，温。归肺、膀胱经。

【功能主治】发汗散寒，宣肺平喘，辛温通络，利水消肿。用于风寒感冒，胸闷喘咳，风水浮肿，支气管哮喘。蜜麻黄润肺止咳，多用于表证已解，气喘咳嗽。

【用法用量】内服：煎汤（宜先煎，去水面浮沫），1.5 ～ 10 g；或入丸、散。外用：适量，研末搐鼻或研末敷。

【药论】

（1）《珍珠囊》：“泄卫中实，去营中寒，发太阳、少阴之汗。”

（2）《神农本草经》：“主中风、伤寒头痛，温疟。发表出汗，去邪热气，止咳逆上气，除寒热，破癥坚积聚。”

（3）《汤液本草》：“夫麻黄治卫实之药，桂枝治卫虚之药。桂枝、麻黄，虽为太阳证药，其实荣卫药也。肺主卫（为气），心主荣（为血），故麻黄为手太阴之剂，桂枝为手少阴之剂。故伤寒伤风而嗽者，用麻黄桂枝，即汤液之源也。”

【传统应用】治疹发不畅，风寒表实证，常与桂枝配伍加强其发汗解表作用，如麻黄汤（《杂病源流犀烛》）；若素体阳虚，恶寒发热，四肢不温且脉沉，常与附子等配伍，达助阳解表之效，如麻黄附子细辛汤（《伤寒论》）；若外感寒湿，发热恶寒无汗，可用麻黄汤解表散寒，加之白术祛湿，如麻黄加术汤（《金匮要略》）；若风湿犯表，身痛，有风湿化热之势，可与薏苡仁配伍，如麻杏苡甘汤（《金匮要略》）；若外感风邪，内有湿邪，身目发黄，则用麻黄连翘赤小豆汤（《伤寒论》）。治咳喘实证，若风寒闭肺，肺失宣降，可与降气平喘之杏仁配伍，如三拗汤（《太平惠民和剂局方》）；若外感风寒，水饮内停，可配伍细辛、干姜等温肺化饮药，如小青龙汤（《伤寒论》）。治膀胱湿热，煎熬津液，尿急尿痛，夹有砂石，用麻黄牵牛汤（《医统》）；若风水肿，小便不利，脉浮者，常与石膏、生姜配伍以散水消肿，如越婢汤（《金匮要略》），即皮水之越婢加术汤；若肾阳不足，水饮内停，可服用麻黄附子汤（《金匮要略》）。治阴疽、流注等阳虚寒凝证，每与熟地黄、肉桂等配伍，如阳和汤（《外科全生集》）。治风疹、疥疮等皮肤病，若风疹瘙痒，配伍浮萍、蝉蜕等，以祛风止痒；治疥疮，可与斑蝥、大枫子等外用，以杀虫灭疥，如麻黄膏（《医学新悟》）。

【现代研究】

1. 药物成分

该药主要含生物碱类、黄酮类、挥发油类成分，此外还含有机酸、氨基酸、多糖和鞣质等成分。生物碱类主要成分为麻黄碱、伪麻黄碱；黄酮类成分有芹菜素、山柰酚 -7-O- 鼠李糖苷等；挥发油成分因麻黄品种不同而有所差异。麻黄碱、伪麻黄碱是麻黄的重要有效成分。

2. 药理作用

（1）对泌尿系统的作用：伪麻黄碱可显著增加麻醉犬和家兔的尿量，作用机制可能与扩张肾脏血管，加快血液回流速度并增加肾小球滤过作用，或减少了肾小管对钠离子的重吸收等有关。麻黄水提物能改善顺铂所致大鼠肾组织炎性细胞浸润和肾间质充血，增加肾脏中 SOD 活性，从而保护肾功能。麻黄—甘草药对可通过调控血管内皮生长因子信号通路以及血管内皮迁移来发挥抗水肿的作用。

（2）止咳、平喘：麻黄碱可松弛平滑肌、收缩血管、降低血管壁的通透性，还能发挥拟肾上腺素作用，抑制过敏介质的释放，抑制抗体产生。麻黄水溶性提取物具有润肺止咳的作用。

（3）发汗解热：麻黄挥发油和萜品烯醇有发汗作用，能降低正常小鼠的体温，其发汗作用机制与影响下丘脑体温调节中枢有关。麻黄碱不能诱发人体出汗，但当人暴露于高温中，2小时后给予麻黄碱，其出汗量显著高于未暴露于高温者。研究认为，这可能是由于麻黄碱阻碍了汗腺导管对钠离子的重吸收，促使汗腺分泌汗液。

（4）对血压的作用：麻黄碱能兴奋肾上腺素能神经，加快心率，加强心肌收缩力，增加心输出量，起到收缩血管、升高血压的作用。在麻黄碱中升压作用最强的是左旋麻黄碱。

此外，麻黄还具有镇痛、抗变态反应、抗炎、抗病毒、抗肿瘤、抗氧化、抗凝血、免疫抑制、兴奋中枢神经系统、抗菌、降血糖及促进脂肪细胞内脂肪合成等药理作用。

3. 临床应用

（1）泌尿系统疾病：麻黄有利尿、扩张肾脏血管、增加肾脏血流量、增加膀胱肌肉张力、兴奋大脑皮质和皮质下中枢等药理作用，临床上常与石膏配伍治疗小儿遗尿，或与甘草配伍通过抑制 Na^+ 排泄、促进 K^+ 排泄发挥利尿作用。李琳在临床上常用麻黄加术汤合五皮饮加减治疗风寒型急性肾炎，用麻黄连翘赤小豆汤加减治疗风热型急性肾炎。麻黄连翘赤小豆汤临床上还用于肾病终末期及尿毒症时期出现的皮肤瘙痒症状，可提高尿毒症患者的生活质量，减少患者住院率及病死率。

（2）男科疾病：麻黄多与其他药物配伍或应用于复方治疗男科疾病。麻黄碱作为肾上腺素兴奋剂，能增强输精管平滑肌收缩，促进精液排泄，故临床上常用血府逐瘀汤加减治疗男性不射精症。崔学教教授常用麻黄细辛附子汤合四逆散加味治疗勃起功能障碍，收效显著。阳和汤化裁治疗急性附睾炎；麻黄附子细辛汤化裁治疗阳痿，服用3剂后症状改善明显；升陷汤合三拗汤化裁治疗前列腺增生，疗效显著。

（3）妇科疾病：王忠民在黄芪桂枝五物汤的基础上另加生麻黄，治疗产后身痛。马淑然用麻黄细辛附子汤合苓桂术甘汤加减治疗经前期综合征，此方还可用于乳痈的治疗。徐润三教授在利水活血基础方上加麻黄以增强利水消肿之效，用于治疗瘀血内停、积为水湿之输卵管积水。麻黄温经散结，亦为消癥瘕良药，故麻黄常与熟地黄等配伍组成阳和汤治疗阳虚寒凝型癥瘕。

（4）内科疾病：麻黄与其他药物配伍或运用于复方在治疗流行性感冒、咳喘、黄疸、心律失常、痹证、腰痛等方面效果良好。

（5）皮肤科疾病：李红亮以麻黄、桂枝、制附子、干姜、生姜组方治疗病程10余年的顽固性银屑病，患者持续服药后收效显著。姜红玲用桂枝麻黄各半汤加减治疗46例荨麻疹患者，总有效率达95%。

此外，麻黄可与其他药物配伍治疗小儿腹泻、酒渣鼻以及雷诺病、面瘫、重症肌无力等疑难杂症。

参考文献

[1] 王雪，刘海洋，刘佳丽，等. 麻黄水提物对顺铂所致大鼠肾损伤的影响［J］. 中国药师，2019，22（1）：1-3+9.
[2] 郝俊杰，李杨. 麻黄-甘草药对治疗水肿机制研究［J］. 大理大学学报，2018，3（10）：7-12.
[3] 卓小玉，陈晶，田明，等. 麻黄的化学成分与药理作用研究进展［J］. 中医药信息，2021，38（2）：80-83.
[4] 邓润民，陈志文. 麻黄治疗小儿遗尿症临床疗效分析［J］. 中国实用医药，2010，5（29）：145.
[5] 赵杰，徐文杰，方芳，等. 麻黄-甘草药对的抗炎、利尿作用研究［J］. 中药药理与临床，2012，28（03）：12-14.
[6] 李琳. 中医辨证治疗肾炎水肿45例疗效观察［J］. 中国民族民间医药，2010，19（2）：117-118.
[7] 李嫱楠. 麻黄连翘赤小豆汤治疗尿毒症皮肤瘙痒的效果观察［J］. 中国医药指南，2020，18（8）：181.
[8] 杨凯，朱勇，王成荣，等. 曾庆琪教授运用麻黄治疗男科病举隅［J］. 吉林中医药，2013，33（11）：1170-1172.

[8] 黎土轩，黄岸豪，谢建兴，等. 崔学教教授治疗阳痿经验总结［J］. 中医药导报，2018，24（3）：52–53.
[10] 李俊涛，李郑生，张培海. 麻黄在男科疾病中的应用举例［C］//中华中医药学会. 中华中医药学会第十四次男科学术大会论文集. 河南中医学院第一附属医院男科；成都市中医药大学附属医院泌尿外科.2014：2.
[11] 江南，汪剑，吴生元. 著名医家吴佩衡运用伤寒六经辨证诊治妇科疾病的经验举隅［J］. 云南中医中药杂志，2017，38（2）：3–5.
[12] 李影，王清，郑志博，等. 国医大师许润三巧用麻黄治疗妇科疾病经验［J］. 中日友好医院学报，2020，34（2）：113+115.
[13] 杨昕宇，肖长芳，张凯熠，等. 麻黄临床应用与药理作用研究进展［J］. 中华中医药学刊，2015，33（12）：2874–2877.

（三）辛窜通络

马钱子

【来源】《本草纲目》。

【性味归经】苦，性寒，大毒。归肝、脾经。

【功能主治】通络强筋，流气畅络，散结止痛，消肿解毒。主治风湿痹痛，肌肤麻木，肢体瘫痪，跌打损伤，骨折肿痛，痈疽疮毒，喉痹，牙痛，疠风，顽癣，恶性肿瘤。

【用法用量】内服：炮制后入丸、散，每次 0.2 ～ 0.6 g，大剂量 0.9 g。外用：适量，浸水，研末撒，醋磨、煎油涂敷或熬膏摊贴。

【药论】

（1）《中药志》："散血热，消肿毒。治痈疽，恶疮。"

（2）《医学衷中参西录》："开通经络，透达关节之力，远胜于它药。"

（3）《本草纲目》："治伤寒热病，咽喉痹痛，消痞块，并含之咽汁，或磨水噙咽。"

【传统应用】治跌打损伤、血瘀肿痛，常与乳香、没药配伍，内服、外敷，达散瘀消肿止痛之功，如神效九分散（《春脚集》）；若发挥止痛愈伤之效，每与枳壳配伍，外敷、内服，如枳马二仙丹（《外科十三方考》），在此方基础上加上三七、乳香等，可促进骨痂生长。治痈疽肿毒、瘰疬痰核时，常与炮山甲、白僵蚕配伍，如青龙丸（《外科方外奇方》）；或与蓖麻仁、密陀僧配伍，如五金膏（《疡医大全》）。马钱子煎水滴喉可治咽喉肿痛，含漱可治胃火牙痛，外用可用于顽癣、秃疮、带状疱疹、神经性皮炎等皮肤病。其与甘草等配伍为丸服用可治胃癌、肝癌等多种恶性肿瘤。马钱子还可治三叉神经痛、坐骨神经痛等多种神经痛。马钱子通络止痛之效可用于筋脉拘挛、风湿久痹、顽痛不休或肌肤麻木。风寒湿滞者，常与川乌、羌活等配伍；气虚血滞者，常与黄芪、蜈蚣等配伍；肢体瘫痪者，养脑利肢汤、起痿汤等有良好疗效，于对症方中加入马钱子可提高对截瘫、重症肌无力、面神经麻痹等病的临床疗效。马钱子配伍地龙可用于癫痫，如龙马自来丹（《医林改错》）。

【现代研究】

1. 药物成分

该药主要含生物碱类、萜类、有机酸类成分。生物碱类主要成分为士的宁、马钱子碱，萜类成分有 6′-O- 乙酰基番木鳖苷酸、3′-O- 乙酰番木鳖苷酸等，有机酸类成分主要含阿魏酸、肉桂酸等，此外还有甾体及苷类、黄酮类成分。士的宁和马钱子碱是马钱子的重要有效成分。

2. 药理作用

1）对泌尿系统的作用

马钱子可减少肾炎家兔的尿蛋白，清除免疫复合物。

2）对中枢神经系统的作用

该药对中枢神经系统主要表现为增强脊髓反射、提高血管运动中枢的兴奋性、促进血液循环、增强大脑皮质兴奋等效应。

（1）脊髓：马钱子碱可提高脊髓反射兴奋性，剂量较高时甚至出现强直性惊厥，一定剂量的马钱子碱使神经冲动在脊髓中更加容易传导，缩短脊髓反射时间，增强反射强度。马钱子碱还能通过干扰某些神经抑制性递质的功能，竞争其受体而产生兴奋神经的作用，从而增强神经反射，增强神经－肌肉的传导。

（2）延髓：马钱子碱可增强血管运动中枢的兴奋性，加深加快呼吸；还可兴奋咳嗽中枢。

（3）大脑皮质：小剂量马钱子碱可加强皮质兴奋过程，能刺激处于抑制状态的患者，使其苏醒，还能促进听觉、触觉、味觉和视觉等感觉器官的恢复。而大剂量马钱子碱可在短暂提升兴奋过程后随即发生显著抑制现象。

3）镇痛、抗炎

马钱子总生物碱以及去士的宁的马钱子总碱都有明显抗炎作用，可显著抑制大鼠足肿胀、肉芽组织增生，抑制小鼠耳肿胀以及醋酸所致扭体反应，可从中枢、外周两种途径实现镇痛作用。马钱子碱有高效镇痛作用，但士的宁镇痛作用很弱。

此外，马钱子还具有促进骨折愈合、抗心律失常、抗肿瘤、促进消化功能和食欲、抗菌等药理作用。

3. 临床应用

（1）泌尿系统疾病：因马钱子具有肾毒性，剂量不易控制，临床上用于泌尿系统疾病的报道较少。马钱子能增强神经反射作用，增强神经－肌肉的传导，可用于治疗常发于老年男性的膀胱逼尿肌收缩无力，且疗效显著。马钱子具有镇痛、抗炎作用，临床上用马钱子治疗糖尿病并发末梢神经炎性疼痛。有研究报道，马钱子炮制后还被用于治疗癃闭，即前列腺肥大导致的小便不利，患者药后小便通畅，症状消失。有研究发现，马钱子－苏木药对可有效抑制肾小球萎缩，改善肾小球狭窄。

（2）男科疾病：马钱子用于男科疾病的临床报道不多。有报道使用马钱通关散治疗功能性不射精症，70 例患者 2 个月内治愈 59 例，认为此方治疗不射精症有一定疗效。李曰庆教授常用小剂量马钱子与其他药物配伍治疗男科疾病，发挥其散结消肿、通络止痛之效，马钱子中有兴奋神经中枢的成分，故用马钱子与刺五加、五味子等药物配伍可治疗不射精症；还常用马钱子与知母、黄柏等药物配伍治疗前列腺炎，疗效显著。

（3）神经系统疾病：马钱子及其复方结合传统中医疗法如针刺、热熨在治疗面神经炎、面神经麻痹、重症肌无力、三叉神经痛、小儿麻痹症、吉兰－巴雷综合征等神经系统疾病方面效果良好。

（4）消化系统疾病：马琳兰等运用制马钱子粉与中药汤剂联合治疗胃下垂，药后患者饮食增加、精神倍增、体重增加，获得满意效果；有报道将马钱子、肉桂皮、高良姜制成粉末混合调剂后置于病痛部位包扎治疗胃下垂。

（5）风湿免疫系统疾病：祁生勇总结了民间医生用马钱子治疗腰腿痛的经验，自拟的马钱子丸用于治疗皮肌炎、类风湿关节炎等多种风湿免疫系统疾病。新疆军区总医院中医科亦在其自拟汤药中添加马钱子粉治疗强直性脊柱炎，治疗后患者红细胞沉降率（简称血沉）和临床症状均有所好转。

此外，马钱子在急慢性淋巴结炎、颈椎病、骨折、银屑病，以及肿瘤，如多发性骨髓肿瘤、消化道癌、鼻咽癌、乳腺癌等也多有使用。

参考文献

[1] 叶晴晴. 马钱子碱对Heymann肾炎大鼠的干预作用研究［D］.杭州：浙江中医药大学，2016.

[2] 秦贝贝，贾泽菲，王佳莉，等. 马钱子化学成分和药理作用的研究进展及其质量标志物（Q-Marker）预测分析［J］. 中草药，2022，53（18）：5920-5933.
[3] 吕继红. 马钱子胶囊治疗老年膀胱逼尿肌收缩无力症28例［J］. 中国中医药现代远程教育，2010，8（17）：38.
[4] 杨云志. 马钱子治疗糖尿病并发末梢神经炎性疼痛［J］. 中国中药杂志，1995，（2）：119.
[5] 董建军，郗淑娟，张桂锋. 制马钱子的临床应用［J］. 中国现代药物应用，2016，10（16）：277-279.
[6] 吴近曾. "马钱通关散" 治疗功能性不射精症99例的临床观察［J］. 中医杂志，1986，（9）：35-36.
[7] 王继升，姚泽宇，代恒恒，等. 李曰庆教授应用马钱子治疗男科疾病临床经验［J］. 中国性科学，2018，27（4）：119-122.
[8] 王丽，张洪亮，朱耀东，等. 浅谈马钱子在新疆的临床应用及其研究现状［J］. 新疆中医药，2021，39（1）：64-68.
[9] 马琳兰，周益民，景海燕. 辨证治疗胃下垂举隅［J］. 新疆中医药，2002，（2）：61-62.
[10] 祁生勇. 复方马钱子丸治疗痛痹的体会［J］. 兵团医学，2005，（2）：36-37.
[11] 卓鹰，黄泳，包力，等. 薄氏腹针配合药物治疗强直性脊柱炎32例［J］. 中国临床康复，2006，（11）：140-141.
[12] 莫申申，张丽萍. 基于真实世界浙江省中医院马钱子胶囊的临床应用概况及安全性分析［C］//浙江省医学会神经病学分会.2019年浙江省神经病学学术大会会议手册. 浙江中医药大学浙江省中医院，2019：2.
[13] 李晓宇，祁冬冬，谢立科，等. 马钱子临床应用探讨［J］. 辽宁中医杂志，2019，46（2）：263-265.

旋覆花

【来源】《神农本草经》。

【性味归经】苦、辛、咸，微温。归肺、脾、胃、大肠经。

【功能主治】下气通络，消痰行水，降逆止呕。用于风寒咳嗽，痰饮蓄结，胸膈痞闷，喘咳痰多，呕吐噫气，心下痞硬。

【用法用量】内服：煎汤（纱布包煎或滤去毛），3 ～ 10 g。

【药论】

（1）《神农本草经》："主结气，胁下满，惊悸，除水，去五脏间寒热，补中，下气。"

（2）《本草衍义》："行痰水，去头目风，亦走散之药也。"

（3）《本草纲目》："所治诸病，其功只在行水、下气、通血脉尔。"

（4）《药性论》："主肋胁气，下寒热水肿，主治膀胱宿水，去逐大腹，开胃，止呕逆不下食。"

（5）《名医别录》："消胸上痰结，唾如胶漆，心胁痰水，膀胱留饮，风气湿痹，皮间死肉，目中眵瞒，利大肠，通血脉，益色泽。"

【传统应用】治咳嗽（分寒痰或热痰）、悬饮，寒痰喘咳，常与半夏、紫苏子等配伍为用；痰热喘咳，可与黄芩、瓜蒌等同用；悬饮，喘咳胁痛，可与皂荚、枳壳、杏仁等配用，如旋覆花丸（《太平圣惠方》）。治肝着，疏肝降气，通络散结，疏畅脉络，与葱、新绛配伍，如旋覆花汤（《金匮要略》）。治胃气亏虚导致的痰浊上犯或胃气上逆，心下痞硬，常与代赭石、人参、半夏等同用，如旋覆代赭汤（《伤寒论》）。

【现代研究】

1. 药物成分

该药主要含倍半萜类化合物、黄酮类、倍半萜类、甾体类等成分。倍半萜类主要成分为大花旋覆花内酯、1-O- 乙酰基大花旋覆花内酯等，黄酮类成分主要含槲皮素、山柰酚等。倍半萜类、黄酮类化合物是旋覆花的主要活性成分。

2. 药理作用

（1）对泌尿系统的作用：旋覆花内酯可通过抑制胱天蛋白酶 -1（Caspase-1）介导的细胞焦亡，

减轻碘普罗胺诱发的急性肾损伤，发挥对肾脏的保护作用。

（2）降糖、调脂：旋覆花多糖可改善高脂饮食小鼠的肥胖和运动耐力，通过降低脂肪生成和脂肪生成基因的表达来减少肝脏和脂肪组织中的脂质积累；旋覆花总黄酮通过抑制脂质过氧化反应，促进胆汁酸排泄，抑制炎症，而发挥调血脂及改善脂肪肝作用。

（3）抗过敏：旋覆花乙醇提取物可抑制干细胞因子（stem cell factor，SCF）刺激小鼠骨髓单个核细胞（bone marrow mononuclear cells，BMMNCs）介导的过敏反应，调节前列腺素 D_2（prostaglandin D_2，PGD_2）、白三烯 C4（leukotriene C4，LTC4）的生成和脱颗粒，有助于预防过敏性炎症性疾病。卵清蛋白诱导的小鼠哮喘模型中，1,6-O,O- 二乙酰基大花旋覆花内酯可减弱气溶胶甲胆碱诱导的气道高反应性，降低哮喘血清 IgE 水平。

（4）抗氧化：欧亚旋覆花总黄酮对大鼠局限性脑缺血模型再灌注损伤有显著保护作用，作用机制为抑制并减少体内脂质过氧化物的产生，增强机体抗氧化活性。

此外，旋覆花及其提取物还具有抗肿瘤、抗增生、抗真菌、抗黑色素、抗肝损伤、免疫调节、抗便秘、抗惊厥、抗肺纤维化等药理作用。

3. 临床应用

（1）泌尿系统疾病：旋覆花与降香、香附等配伍以行肝气，用于治疗乳糜尿。

（2）男科疾病：旋覆花与赭石等配伍即临床常用的旋覆代赭汤，可用于早泄。方中旋覆花消痰逐水，利气下行，且其为精室引经药，可使方药直趋病所，增强药效。

（3）妇科疾病：复方旋覆代赭汤加减用于女性围绝经期综合征之痰气交阻，胃气上逆，利用旋覆花消痰行水、降逆止呕之功，取得较好疗效；并且，有研究在治疗妊娠恶阻的 36 例病例中，总有效率达 100%。旋覆花与降香配伍发挥降气活血之功，可治疗气阻血瘀引起的月经量少、月经后期或闭经。

（4）消化系统疾病：旋覆花汤合温胆汤加减方可调节胃肠部位自主神经功能、增加受损胃黏膜局部血液循环、加速新陈代谢，从而提高机体免疫力，改善胃肠功能，阻止胃肠腺体萎缩。旋覆代赭汤可通过抗炎、促进胃动力、保护食管黏膜、镇吐等作用来治疗相关疾病，对胆汁反流性胃炎、顽固性呃逆、恶性肿瘤化疗后的不良反应、糖尿病性胃轻瘫、慢性咽炎、梅尼埃病等内伤杂病亦多有效。

（5）恶性胸腔积液：旋覆花健胃祛痰行气，能治疗胸腔积液时胸中痞闷、胃部鼓胀、咳嗽、呕逆等症状，常用方有香附旋覆花汤、旋覆花汤等。

此外，旋覆花还可用于机化性肺炎、肋间神经炎等。

参考文献

[1] 马丽萍，牛峥，姚铁，等. 旋覆花化学成分及药理作用研究进展[J]. 药物评价研究，2022，45(12)：2591-2601.

[2] 陈飞. 不同水化方式预防对比剂肾病的作用及旋覆花内酯通过抗焦亡途径减轻对比剂诱发的急性肾损伤[D]. 河北医科大学，2022.

[3] 耿红梅，何国云，李钢. 旋覆花的研究进展[J]. 中国医学创新，2012，9(27)：161-163.

[4] 耿静，孙建新. 疏肝通络法治疗乳糜尿20例观察[J]. 实用中医药杂志，1996(04)：16-17.

[5] 王庆，章茂森，赵伟. 徐福松教授从胃论治早泄经验[J]. 中华男科学杂志，2017，23(10)：951-953.

[6] 殷银霞. 旋覆代赭石汤临床新用[J]. 中国中医药信息杂志，2007，(8)：81.

[7] 程宏霞，张学琴. 旋覆代赭汤化裁治疗妊娠恶阻36例[J]. 实用中医药杂志，2005，(1)：18.

[8] 胡欣欣，马大正. 马大正治疗月经病常用药对举隅[J]. 上海中医药杂志，2017，51(6)：24-26.

[9] 陈晨，余玺，张珊珊，等. 旋覆花汤合温胆汤加减对慢性萎缩性胃炎痰瘀阻络证患者的临床疗效[J]. 中成药，

2019, 41(9): 2106–2110.
[10] 高晓冉, 贾英民, 苗伟, 等. 李瑞玉教授应用旋覆代赭汤临床经验[J]. 现代中西医结合杂志, 2021, 30(15): 1689–1693.
[11] 杨扬. 香附旋覆花汤治疗恶性胸腔积液临床观察[J]. 中国中医药现代远程教育, 2021, 19(24): 68–69.
[12] 许从莲, 杨毅, 左明晏. 旋覆花汤临床应用举隅[J]. 湖北中医杂志, 2008, (1): 49–50.

二、化瘀通络药

化瘀通络药主要应用于络脉瘀阻证。络脉瘀阻是络病常见的病理变化，基于络病具有久病入络、久痛入络、久瘀入络的发病特点，易滞易瘀、易入难出、易积成形的病机特点，反映络脉瘀滞、阻滞络脉的病机变化，临床常随其瘀阻络脉部位不同而表现各有不同，如瘀阻脑络则表现为头晕头痛，甚则脉络瘀塞致中风偏瘫；瘀阻心络则胸闷胸痛，瘀阻肺络则喘促气短、面色黧黑；瘀阻肝络则胁下疼痛，甚则发为鼓胀；瘀阻肾络则小便不利，甚则水肿；瘀阻精室则见男子会阴胀痛、排尿疼痛；瘀阻四肢之络则有麻木疼痛、关节屈伸不利。古人在长期络病治疗实践中总结出化瘀通络药物的特点，如汉代张仲景开虫药化瘀通络之先河，创立鳖甲煎丸；清代叶天士阐明虫类化瘀通络药搜剔疏拔、善除络中瘀结沉痼之邪的特长，提出辛润药物当归尾、桃仁活血通络的特殊功效。此外，根据中医取类比象的原则，临床常用藤类药通络，如鸡血藤。依据络脉瘀阻轻重之不同，归纳化瘀通络用药经验及药物功能特点，将其分为3类：养血和血通络药如当归、鸡血藤，活血化瘀通络药如桃仁，止痛活络药如三棱、莪术、醋乳香、醋没药、郁金、延胡索等。

（一）养血和血通络

当归

【来源】《神农本草经》。

【性味归经】甘、辛，温。归肝、心、脾经。

【功能主治】补血活血通络，调经止痛，润肠通便。用于血虚萎黄，眩晕心悸，月经不调，经闭痛经，虚寒腹痛，肠燥便秘，风湿痹痛，跌扑损伤，痈疽疮疡。酒当归活血通经，用于经闭痛经，风湿痹痛，跌扑损伤。

【用法用量】内服：煎汤，6～12 g；浸酒、熬膏；或入丸、散。

【药论】

（1）《本草正》：“当归，其味甘而重，故专能补血，其气轻而辛，故又能行血，补中有动，行中有补，诚血中之气药，亦血中之圣药也。”

（2）《神农本草经》：“主咳逆上气……妇人漏下，绝子，诸恶疮疡、金疮。”

（3）《本草纲目》：“治头痛、心腹诸痛，润肠胃筋骨皮肤。治痈疽，排脓止痛，和血补血。”

（4）《名医别录》：“温中止痛，除客血内塞，中风痉、汗不出，湿痹，中恶客气，虚冷；补五脏，生肌肉。”

（5）《本草再新》：“治浑身肿胀，血脉不和，阴分不足，安生胎，堕死胎。”

【传统应用】治女性月经病，如痛经、月经过少、经闭等，常与熟地黄、川芎、白芍配伍，即四物汤（《太平惠民和剂局方》）；治心肝血虚引起的面色白、唇爪无华等血虚诸象，常与熟地黄、白芍、川芎等补血活血之品配伍，如当归养血丸（《饲鹤亭集方》）。治各类痛证，如痹证、跌打损伤、疮症、腹痛；治附骨痈及一切恶疮，常与甘草、山栀子配伍，如当归散（《奇效良方》）；治跌打损伤、伤筋折骨，与川芎、甘草等配伍，如补损当归散（《太平惠民和剂局方》）；治血虚痹痛麻木，多与黄芪、赤芍、熟地黄、川芎等同用，如蠲痹四物汤（《杂病源流犀烛》）。治血虚便秘，宜用于年老体弱、妇女产后之血虚肠燥便秘，常与麻子仁、苦杏仁等同用，如润肠丸（《奇效良方》）。若气血两虚，又常与黄芪同用，如当归补血汤（《兰室秘藏》）；若治思虑过度，劳伤心脾，气血两亏引起的心悸疲倦、健忘失眠等症，又可与人参、白术、枣仁等药同用，如归脾汤（《校注妇人良方》）。

【现代研究】

1. 药物成分

该药主要包括挥发油、有机酸、多糖、氨基酸等成分。挥发油的主要成分是藁本内酯，其他成分有当归酮、正丁酰内酯、月桂烯和蒎烯等；有机酸主要有阿魏酸、二十四烷酸、丁二酸、茴香酸、棕榈酸等；当归多糖也是当归的主要活性物质。

2. 药理作用

1）对泌尿生殖系统的作用

当归多糖能明显降低 LPS 诱导的细胞因子表达，减轻炎症，缓解 D- 半乳糖导致的肾脏急性损伤，修复肾功能，还可改善糖尿病肾病。其作用机制与下调 NOD 样受体热蛋白结构域相关蛋白（NOD-like receptor thermal protein domain associated protein 3，NLRP3）炎症小体通路蛋白表达，减少炎症因子释放，抑制炎症发生及发展，提高慢性肾衰竭（chronic renal failure，CRF）大鼠抗氧化能力，缓解氧化应激反应，从而减轻肾组织病理损伤，改善肾功能，延缓 CRF 病情进展。当归中的阿魏酸钠可调节肾组织中转化生长因子表达，减轻肾纤维化程度，对肾脏发挥协同保护作用。当归挥发油中的藁本内酯能有效降低实验性非细菌性前列腺炎前列腺组织中 β－神经生长因子（nerve growth factor，NGF）mRNA 表达水平，有效减轻慢性前列腺炎模型小鼠的疼痛。

2）对心脑血管系统的作用

当归所含的阿魏酸和多糖能抑制血小板的凝聚。当归及其含有的有机酸有抗动脉粥样硬化的作用。当归挥发油可明显降低血压，增加冠状动脉、脑和外周血流量，且降低血管阻力，轻微增加心排出量，使心肌氧消耗量减少；当归挥发油还能有效调节血脂和抗动脉粥样硬化，可降低血清胆固醇和低密度脂蛋白胆固醇。当归对冠状血管、脑血管、肺血管及外周血管均有扩张作用，降低血压，改善心脏功能和血流动力学。当归内酯可减少大脑卒中动脉闭塞大鼠的梗死面积和神经损伤症状，并减少缺血组织中诱生型一氧化氮合酶（inducible nitric oxide synthase，iNOS）和 NO 的表达。当归水提物和醇提物可拮抗肾上腺素、强心苷、氯化钡、乌头碱等诱发的多种心律失常及缺血再灌注心律失常。

3）对血液与造血系统的作用

（1）促进造血：当归多糖能促进造血细胞的生成、增殖及分化，抑制造血细胞的凋亡、衰老，抑制氧化应激和改善血液生物化学标志物水平等。

（2）抗凝血：阿魏酸可提高血栓抑制率。当归根中所含的某些化合物可降低纤维蛋白原水平，显著延长凝血酶时间和活化部分凝血活酶时间，并显著降低纤维蛋白原水平。

（3）调节血管生成：当归挥发油可抑制人脐静脉内皮细胞增殖、迁移，以及毛细血管样管的形成。

此外，当归还具有增强免疫、抗炎、降压、抗氧化、抗肿瘤、保护肝肾、抗阿尔茨海默病等作用。

3. 临床应用

（1）泌尿系统疾病：当归芍药散加减可改善尿蛋白、血脂，用于血瘀水停型肾性水肿、脾肾两虚型肾病综合征，有效率高；能降低血尿素氮、血肌酐和尿蛋白，治疗慢性肾小球肾炎湿瘀互结证，改善肾功能，能治疗肝脾不和、气滞血瘀型尿路结石。有研究报道，当归治疗 200 例泌尿系统结石肾绞痛患者，总有效率达 94.5%。黄芪 - 当归是临床应用中常见的配伍形式，其组成的当归补血汤临床上治疗难治性肾病综合征的效果优于单用他克莫司，能显著改善患者的肾功能。当归贝母苦参丸随症加减治疗急慢性膀胱炎 230 例，方中当归可补血活血润燥，总有效率达 100%。

（2）男科疾病：以当归为主的复方当归芍药散加减可通过调节下丘脑 - 垂体 - 睾丸轴，改善患者免疫功能，提升其生精功能及精子质量，用于精索静脉曲张致男性不育；通过抑制炎症因子、促进血液微循环、保护盆腔组织，可口服药物配合外用药浸泡阴囊治疗慢性附睾炎；方中当归入血分以疏肝养血兼祛瘀，还可用于良性前列腺增生。此外，该方加味可用于男性免疫性不育，方中当归主养血止痛。复方当归贝母苦参丸可治疗慢性前列腺增生、附睾 - 精索炎、尿道炎。当归贝母苦参汤加味治疗Ⅲ A 型（炎症型）前列腺炎时，当归通过改善人体微循环，减轻炎症渗出，促进炎症吸收和缓解，治疗 36 例患者总有效率达 94.44%。

（3）妇科疾病：以当归为主的复方当归四逆汤加减可用于慢性盆腔痛综合征，当归芍药散加减同样可用于慢性盆腔炎，可减轻炎症反应，改善下腹胀痛、腰骶胀痛等症状，还能降低子宫内膜异位症痛经患者前列腺素和孕激素的含量从而治疗痛经，总有效率达 95.06%；该方加减亦可用于肝脾不和型痛经、原发性痛经，均取得良好疗效；此方临床还多用于月经不调、多囊卵巢综合征、卵巢早衰、卵巢囊肿、妊娠腹痛等妇科疾病，均有良好疗效。当归补血活血，其复方当归五物散加减辅助西药治疗 36 例慢性盆腔疼痛症患者，总有效率显著高于西药对照组。安芳用当归六黄汤合苍附导痰丸加减辅助西药治疗多囊卵巢综合征所致不孕，总有效率高于仅用西药的对照组，方中当归活血，可改善卵巢局部血液循环，增加卵巢血流量，促进卵泡发育。当归芍药散联合西药治疗子宫内膜异位症不孕患者 35 例，总有效率显著高于仅用西药治疗的对照组。通过挖掘全国中医妇科名家诊治不孕症的方剂，结果显示当归的使用频率属单药最高。

（4）心律失常：有研究报道，当归Ⅱ号注射液原穴配伍合穴位注射治疗快速性心律失常比西药（洋地黄、β 受体阻滞剂、钙通道阻滞剂等）以及单纯穴位注射治疗的效果好，总有效率为 88.75%，高于西药（总有效率 72%）以及单纯穴位注射（总有效率 70%）。

（5）血液类疾病：以当归为主的复方四物汤在临床上可治疗血虚所致面色萎黄、心悸，恶性肿瘤放化疗后血虚，血液高凝状态及慢性再生障碍性贫血。

另外，四物汤还可用于各类原因引起的骨伤、绝经后骨质疏松、月经不调、功能性子宫出血等；当归补血汤可用于糖尿病病变、围绝经期综合征等。

参考文献

[1] 胡建辉，马艳春，吴文轩，等. 当归的化学成分及药理作用研究进展［J］. 中医药学报，2022，50（1）：111-114.

[2] 梁燕，万红波，郑永丽，等. 当归多糖对慢性肾功能衰竭大鼠肾组织NLRP3炎症体信号通路的影响［J］. 河南医学研究，2023，32（6）：1000-1005.

[3] 陈琳，王嵩，朱靖，等. 当归主要活性成分提取方法及其活性研究进展［J］. 上海医药，2021，42（9）：71-75.

[4] 袁博，颜红，杨晶，等. 当归挥发油中藁本内酯对实验性非细菌性前列腺炎镇痛作用的研究［J］. 中国中医急症，2014，24（8）：1425-1427.

[5] 郭双岩，梁旗，吕洁丽，等. 中药当归的药理作用及机制研究进展［J］. 新乡医学院学报，2023，40（7）：678-685.

[6] 李念，李媛，赵凯杰，等. 当归芍药散临床应用研究进展［J］. 山东中医杂志，2020，39（7）：758-761.

[7] 计忠宁，夏晶晶，赵立昌. 当归芍药散临床应用及实验研究［J］. 河南中医，2021，41（5）：653-655.

[8] 向璐，赵琦明，张巧艳，等. 黄芪-当归化学成分、药理作用及临床应用的研究进展［J］. 中草药，2022，53（7）：2196-2213.

[9] 何焕秀，蒋翅. 当归贝母苦参丸加味治疗膀胱炎230例［J］. 国医论坛，1999，（5）：9.

[10] 崔云, 刘庆华, 郑军状, 等. 崔云运用当归芍药散辨治男科病经验[J]. 上海中医药杂志, 2020, 54(5): 69-72+76.
[11] 崔云, 方腾铎, 刘庆华, 等. 崔云运用当归芍药散治疗男性不育症经验撷菁[J]. 浙江中医杂志, 2020, 55(5): 327-328.
[12] 巨邦科. 当归贝母苦参丸为主治疗男科疾病验案3则[J]. 上海中医药杂志, 2012, 46(9): 66-67.
[13] 杜大军. 当归贝母苦参汤加味治疗ⅢA型前列腺炎36例临床观察[J]. 实用中西医结合临床, 2021, 21(23): 17-18+80.
[14] 刘桂娇, 温添生, 许清香, 等. 加味当归四逆汤联合铺灸与灌肠治疗寒湿瘀滞型慢性盆腔痛临床观察[J]. 中国中医药现代远程教育, 2023, 21(13): 84-86.
[15] 韦红梅. 当归芍药散加减治疗湿热瘀结型慢性盆腔炎临床效果[J]. 内蒙古中医药, 2023, 42(5): 31-32.
[16] 冯聪, 韩延华, 齐娜. 基于数据挖掘技术分析全国中医妇科名家诊治不孕症的共性用药规律[J]. 世界中医药, 2022, 17(1): 117-122.
[17] 王丽. 当归五物散治疗妇科慢性盆腔疼痛症的临床疗效[J]. 实用中西医结合临床, 2021, 21(9): 76-77.
[18] 安芳. 当归六黄汤合苍附导痰丸加减辅治多囊卵巢综合征不孕痰湿内阻型临床观察[J]. 实用中医药杂志, 2021, 37(8): 1394-1395.
[19] 梁晓梅, 钟伟兰, 杨静. 当归芍药散治疗子宫内膜异位症合并不孕的临床观察[J]. 深圳中西医结合杂志, 2016, 26(9): 36-37.
[20] 刘淑娟, 尹克春, 周文斌. 当归Ⅱ号注射液原穴配伍合穴位注射治疗快速性心律失常的临床研究[J]. 辽宁中医杂志, 2007, 34(11): 1604-1606.
[21] 何丹, 舒骏, 万丹, 等. 四物汤物质基础、药理作用及临床应用研究进展[J]. 中药药理与临床, 2020, 36(6): 221-229.

鸡血藤

【来源】《本草纲目拾遗》。

【性味归经】苦、甘，温。入肝、肾经。

【功能主治】补血通络，调经止痛，舒筋活络。用于月经不调，痛经，经闭，风湿痹痛，麻木瘫痪，血虚萎黄。

【用法用量】内服：煎汤，9 ～ 15 g；或浸酒服，或熬膏服。

【药论】

（1）《本草纲目拾遗》：“活血，暖腰膝，已风瘫。”

（2）《本草再新》：“补中燥胃。”

（3）《饮片新参》：“去瘀血，生新血，流利经脉。治暑痧，风血痹症。”

（4）《现代实用中药》：“为强壮性之补血药，适用于贫血性之神经麻痹症，如肢体及腰膝酸痛，麻木不仁等。又用于妇女月经不调，月经闭止等，有活血镇痛之效。”

【传统应用】治妇科血虚血瘀之月经不调、痛经、经闭等病，常与当归、白芍、川芎等同用。治风湿痹痛兼血虚者，可配伍桑寄生、怀牛膝、独活等药；兼血瘀者，则可与羌活、威灵仙、川芎等同用；治痹证日久，肝肾不足者，多与五加皮、桑寄生等同用；治老年体衰，血不养筋，肢体麻木者，可与杜仲、木瓜、白芍等同用；对中风后肢体瘫痪，可与黄芪、红花、地龙等同用。治血虚萎黄，常与当归、熟地黄等补血之品同用。治外伤性瘀肿疼痛，常与活血疗伤药虎杖、土鳖虫等同用。

【现代研究】

1. 药物成分

该药主要含黄酮类、酚酸、固醇、萜类、木脂素类、蒽醌成分，其中黄酮类化合物是鸡血藤的主要化学成分，也是重要的活性物质。黄酮类成分中含有儿茶素，异黄酮类有芒柄花素、芒柄花苷、樱黄素、阿夫罗摩辛、卡亚宁、大豆黄素等，查耳酮类有甘草查耳酮、异甘草素、2′,3,4,4′ – 四羟基等。

2. 药理作用

1）保护肾脏

基于网络药理学研究发现当归 – 鸡血藤药对的有效化合物 24 种，主要通过细胞外隙、细胞溶质、细胞质膜外等细胞组分介导对细胞凋亡的负调控、对基因表达的正调控、对 RNA 聚合酶Ⅱ启动子转录的正调控等生物过程来治疗肾性贫血（renal anemia，RA）。有报道显示，鸡血藤中所含儿茶素可抑制血管紧张素转换酶（angiotensin–converting enzyme，ACE）的活性，减少血管紧张素Ⅱ（angiotensin Ⅱ，Ang Ⅱ）的生成，能有效阻止 5/6 肾切除大鼠肾脏微血管密度的减少，抑制肾小球硬化与肾间质纤维化的进展，维持肾脏微血管功能与数目，对于预防肾脏病变持续性进展有重要意义。

2）对心脑血管系统的作用

鸡血藤总黄酮可通过清除自由基和抗脂质过氧化实现对实验性急性心肌缺血大鼠的保护作用。鸡血藤提取物能舒张大鼠离体主动脉血管并抗血小板聚集。鸡血藤 70% 醇提物可降低局灶性脑缺血再灌注损伤模型大鼠同侧皮质胶质细胞激活、氧化应激压力和神经元凋亡，促进神经细胞存活和提高脑源性神经营养因子（brain–derived neurotrophic factor，BDNF）水平，缓解脑组织损伤。鸡血藤水提物能显著降低缺血再灌注损伤大鼠大脑组织 MDA 和 NO 水平，增加 SOD 和谷胱甘肽过氧化物酶（glutathione peroxidase，GSH–Px）的活性，从而起到对脑缺血组织的保护作用。

3）对血液循环系统的作用

该药对血液循环系统的作用主要表现为抗贫血、抗血小板聚集、促进造血。

（1）抗贫血：鸡血藤总黄酮可能通过促进机体分泌白细胞介素 –3（intorleukin–3，IL–3）、调节促红细胞生成素（erythropoietin，EPO）水平来促进红系造血，从而发挥抗贫血的作用。鸡血藤还可抑制铁调素过度表达来改善铁代谢，从而发挥抗缺铁性贫血作用。

（2）抗血小板聚集：鸡血藤总黄酮有抗花生四烯酸诱导的血小板聚集作用且效果显著。鸡血藤提取物体外有抑制血小板聚集、舒张离体大鼠胸主动脉的作用。

（3）促进造血：鸡血藤中某些单体化合物可加速骨髓抑制模型小鼠造血祖细胞的增殖与分化，改善造血祖细胞的内源性增殖缺陷，其中儿茶素的刺激活性最强。

此外，鸡血藤提取物还有抗肿瘤、免疫调节、抗氧化、抗病毒、抗炎、镇痛、保肝等药理作用。

3. 临床应用

（1）泌尿系统疾病：肾性贫血是慢性肾衰竭时的并发症，临床上用鸡血藤与川芎配伍，发挥刺激造血祖细胞增殖与分化、增加红细胞生成与成熟的作用，从而补血，改善肾性贫血。

（2）男科疾病：临床上用八正散加鸡血藤、丹参、琥珀用于治疗慢性前列腺炎，使下焦湿热瘀血得消，络脉和畅。鸡血藤活血化瘀、软坚散结，与连翘、黄柏、红藤等配伍煎制成水溶液保留灌肠可治疗前列腺炎，药液直达病所，促使前列腺组织血管扩张，血流加快，改善血液循环，达到消炎退肿、解痉止痛的作用。有医者称，对于阳虚日久所致阴血虚的阳痿，可重用鸡血藤，每获良效；也有医家喜用鸡血藤辅助增强复方通经络之效，治疗瘀滞所致勃起功能障碍。含鸡血藤的补肾活血方——强精胶囊，令当归、川芎与鸡血藤相须为用再配熟地黄，祛瘀生新，化生生殖之精则无碍，用以治疗精索静脉曲张性不育，并可同方加减治疗少弱畸形精子症。戴锦成等总结列出的《金匮要略》中治男性不育的方，方中均含鸡血藤，发挥祛瘀血、生新血的作用，使精能化血，血能生精，精血互生。

（3）妇科疾病：鸡血藤常用于治疗月经不调、痛经、闭经等病，与其他中药配伍可用于多种妇科病症，如重用鸡血藤治神志病伴有的月经不调，配伍加味逍遥丸治疗原发性痛经，用鸡血藤调经汤来治疗子宫内膜异位症；还可用于产后康复，益于子宫恢复。鸡血藤改善循环，增强子宫的能量代谢，重用鸡血藤并随症加减可治疗抗子宫内膜抗体阳性不孕症，其活血化瘀通络，兼可养血，尤适用于气血虚弱、气虚血瘀之不孕症，并与补肾药合用可增加子宫内膜厚度，改善血流量，治疗不孕症。

（4）血液及心血管系统疾病：复方鸡血藤能活血化瘀，降低血液中的凝血因子水平，对闭塞性动脉硬化及下肢深静脉血栓有较好的治疗效果。鸡血藤还可通过调节脂质代谢、抗炎、抗氧化、抗凝、改善血液流变学等药理作用，以中药复方形式治疗冠状动脉性心脏病、脑栓塞、颈动脉粥样硬化、闭塞性血管炎等疾病。鸡血藤复方及丙酸睾酮（阳虚时加用）治疗 110 例再生障碍性贫血患者，长期观察发现其治疗有效。

此外，临床上鸡血藤还可用于治疗白细胞减少、风湿痹痛、肢体麻木、糖尿病、急性痛风、颈椎病，以及化疗时的食欲缺乏、恶心、呕吐、脱发等。

参考文献

[1] 高志杰, 牛新茹, 朱彤彤, 等. 鸡血藤化学成分及药理活性研究进展[J]. 辽宁中医药大学学报, 2022, 24(4): 67-74.

[2] 丁越越, 刘妍妍, 孙华洁, 等. 基于网络药理学研究“当归-鸡血藤”药对治疗肾性贫血的作用机制[J]. 浙江医学, 2023, 45(3): 272-275+280+340-341.

[3] 曹艳, 何小解, 向伟, 等. 儿茶素对5/6肾切除大鼠肾脏微血管的保护作用及其机制[J]. 中西医结合学报, 2009, 7(6): 557-562.

[4] 林红强, 谭静, 王涵, 等. 鸡血藤的药理作用及临床应用研究进展[J]. 中药与临床, 2018, 9(5): 61-65.

[5] 潘春柳, 王春丽, 姚李祥, 等. 鸡血藤的化学成分和药理作用研究进展[J]. 现代中药研究与实践, 2021, 35(2): 96-102.

[6] 吴忠早. 鸡血藤在慢性病中的应用[J]. 中国社区医师, 2003, 19(16): 35-36.

[7] 闵光辉. 利湿活血法治疗前列腺炎88例临床观察[C]//中国中西医结合学会. 第二次全国中西医结合男科学术会议论文集. 贵州省务川自治县医院, 2003: 1.

[8] 马波, 张生. 鸡血藤治疗阳痿[J]. 中医杂志, 2003, 44(9): 648.

[9] 陈广辉, 金保方, 孙大林, 等. 金保方治疗勃起功能障碍验案解析[J]. 辽宁中医杂志, 2016, 43(1): 141-143.

[10] 尹静, 张培海, 张蜀武, 等. 张蜀武教授在男性不育症中应用补肾活血法临床经验[J]. 四川中医, 2019, 37(12): 4-6.

[11] 戴锦成, 刘瑞芬.《金匮》方治疗男性不育症[J]. 福建中医学院学报, 2001, 11(2): 16-17.

[12] 陈家宝, 梁宁, 张雅琪. 壮药鸡血藤药理作用及临床应用研究进展[J]. 亚太传统医药, 2018, 14(5): 23-26.

[13] 杨大坚. 鸡血藤是治疗抗子宫内膜抗体阳性不孕的良药[J]. 中医杂志, 2003, 44(9): 649.

[14] 郝秀芳, 贾静, 马小娜. 基于络病学说探讨补肾活血通络法治疗薄型子宫内膜[J]. 中医学报, 2021, 36(5): 964-967.

[15] 黄照河, 杨彩艳, 周柳芳, 等. 鸡血藤提取物抗动脉粥样硬化的研究进展[J]. 微创医学, 2020, 15(2): 216-219.

[16] 李花. 鸡血藤及其制剂药理作用及临床应用的研究进展[J]. 现代医药卫生, 2011, 27(18): 2805-2807.

大血藤

【来源】《本草图经》。

【性味归经】苦，平。归大肠、肝经。

【功能主治】清热解毒，活血通络，祛风止痛。用于肠痈腹痛，热毒疮疡，经闭，痛经，跌扑肿痛，风湿痹痛。

【用法用量】内服：煎汤，9 ～ 15 g；或酒煮、浸酒。外用：适量，捣烂敷患处。

【药论】

（1）《简易草药方图说》：“治筋骨疼痛，追风，健腰膝，壮阳事。”

（2）《草木便方》：“大血藤温入血分，疗扑损伤积血病，破瘀生新止痰血，膨胀鼻衄金疮疡。”

（3）《草药新纂》：“作收敛药。治妇人月经过多及痛经，疗血痢，肠痈。”

（4）《湖南药物志》：“治跌打损伤，风湿疼痛，血晕，血淋，疮疖，血丝虫病。”

（5）《常用中草药手册》：“治肢节酸痛，麻木拘挛，水肿，血虚头昏。”

【传统应用】用于肠痈腹痛，常与紫花地丁、连翘、金银花等清热解毒药配伍。用于血瘀痛经、经闭及跌打伤痛，可与益母草、香附等活血行气药配伍应用。治跌打伤痛，则可与骨碎补配用。治风湿痹痛，可配以牛膝、威灵仙等祛风湿之品。大血藤尚有驱虫作用，可用于蛔虫病、蛲虫病等，亦治虫积腹痛等。

【现代研究】

1. 药物成分

该药主要含酚酸类、苯丙素类、黄酮类成分。酚酸类有儿茶酸、罗布麻宁和红景天苷等；苯丙素类有对香豆酸、绿原酸、丹酚酸 A 等；黄酮类有儿茶素、缩合鞣质 B_2 等。

2. 药理作用

（1）对泌尿系统的作用：大血藤醇提取物通过下调核因子 κB 亚基 p65（nuclear factor κB p65，NF-κB p65）、Toll 样受体 4（Toll-like receptor 4，TLR4）蛋白表达，降低前列腺组织的 microRNA-155 表达以及 TNF-α、白细胞介素 -6（interleukin-6，IL-6）、白细胞介素 -8（interleukin-8，IL-8）细胞因子水平，改善 25% 消痔灵注射液诱发的慢性非细菌性前列腺炎大鼠前列腺组织中炎性细胞浸润、腺体肥大、血管扩张充血等病变。以大血藤为主的复方大血藤也能改善 25% 消痔灵注射液诱发所致腺体增大及与周围组织广泛粘连的病变，作用机制涉及提高前列腺组织 SOD 活性、降低 MDA 含量等。复方大血藤能干预 1% 角叉菜胶诱导的慢性非细菌性前列腺炎，增加前列腺磷酸脂小体数目，降低白细胞总数。

（2）抗菌：大血藤水提取物、大血藤叶 70% 乙醇提取物、60% 丙酮提取物、石油醚萃取物、四氯化碳萃取物能抑制金黄色葡萄球菌。大血藤叶 70% 乙醇提取物能抑制大肠埃希菌、肺炎克雷伯杆菌、粪肠球菌、铜绿假单胞菌的生长。大血藤水提取物能抑制多重耐药鲍曼不动杆菌。大血藤提取物可有效抑制放线菌生长与产酸，以及白色葡萄球菌、卡他球菌、甲型链球菌及铜绿假单胞菌等的生长。

（3）抗炎：大血藤水提物降低弗氏完全佐剂诱导的类风湿关节炎大鼠血清 TNF-α、IL-6 炎症因子水平；大血藤苷类成分通过抑制生殖腺前列腺素合成酶的活性，发挥抗炎作用。

此外，大血藤还有抗病毒、抗肿瘤等药理作用。

3. 临床应用

（1）泌尿系统疾病：大血藤在此类疾病的治疗中很少单独使用，主要与其他药物配伍或组方应用。清浊祛毒丸可用于泌尿系统感染、氯胺酮滥用伴泌尿系统损害等病症。慢淋汤能治疗慢性肾盂肾炎，治疗后患者尿常规显著改善，尿液细菌学检查转阴率 69.6%，且能提高患者免疫功能。

（2）男科疾病：临床上大血藤多与其他药物组方应用。基于名老中医学术思想挖掘平台分析张广生治疗慢性前列腺炎的用药规律发现，大血藤用药频率排在第 3 位，大血藤与土茯苓、鱼腥草、马鞭草分别组成的药对频率较高。贺菊乔教授在治疗慢性前列腺炎和精囊炎时，善用化精汤加减。红藤败酱虎杖汤能减轻患者前列腺肿胀程度，前列腺液中白细胞数量有所改善，卵磷脂小体数目增加，总有效率高于对照组（阿奇霉素、前列康、酚苄明）。红藤煎（灌肠）应用于慢性前列腺炎也取得较好疗效。红藤通关汤改善良性前列腺增生患者下尿路症状，其中前列腺体积和最大尿流率指标达到规定水平的患者占 88.6%。

（3）妇科疾病　大血藤槟榔汤加减、大血藤合剂联合大血藤汤灌肠等应用在盆腔炎治疗上，可改善少腹隐痛、带下量多等症状，抑制结缔组织增生，促进炎症消散吸收。银翘红藤解毒汤联合腹腔镜治疗盆腔炎性不孕患者，能有效降低局部体征量化评分，降低血清 IL–6、TNF–α 水平，提高妊娠率和受孕率。

（4）消化系统疾病：大血藤相关复方能治疗术后炎性肠梗阻，减轻腹胀、腹痛等症状，促使肠功能恢复以及伤口修复；也能改善慢性萎缩性胃炎患者胃病变结构，抑制幽门螺杆菌活性。

参考文献

[1] 汤建，赵康琦，朱锐灵，等. 红藤化学成分的研究进展［J］. 中国野生植物资源，2020，39（7）：33–38.
[2] 李章春，孙海波，党荣敏，等. 五香血藤醇提物对慢性非细菌性前列腺炎大鼠的改善作用［J］. 中成药，2022，44（6）：1950–1954.
[3] 汪克蕾. 复方大血藤对消痣灵所致大鼠非细菌性前列腺炎模型的影响［J］. 深圳中西医结合杂志，2014，24（6）：19–20+61+199.
[4] 徐薇. 因角叉菜胶所致大鼠非细菌性前列腺炎采用复方大血藤干预的作用分析［J］. 临床合理用药杂志，2018，11（5）：50–51.
[5] 赵秀梅，柯洪琴，于慧斌. 大血藤药理作用与临床应用研究进展［J］. 中医药导报，2014，20（11）：41–43.
[6] 张怡敏，冯昭，王玉成. 五味子等9味中草药对3株多重耐药鲍曼不动杆菌体外抑菌作用的研究［J］. 临床医药文献电子杂志，2019，6（5）：166+169.
[7] 马瑞丽，于小凤，徐秀泉，等. 大血藤的化学成分及药理作用研究进展［J］. 中国野生植物资源，2012，31（6）：1–5.
[8] 卢智胜，黄卓林. 清浊祛毒丸辅助治疗泌尿系感染的探讨［J］. 中国当代医药，2009，16（14）：96–97.
[9] 李晓东，秦泽慧，邓菊平，等. "清浊祛毒丸"治疗氯胺酮滥用伴泌尿系损害44例疗效观察［J］. 中国药物滥用防治杂志，2013，19（3）：150–155.
[10] 周文均. 慢淋汤治疗慢性肾盂肾炎56例［J］. 陕西中医，2008，29（4）：418–419.
[11] 李奇，沈建武，吕双喜，等. 基于数据挖掘的张广生治疗慢性前列腺炎的用药特点分析［J］. 辽宁中医杂志，2017，44（12）：2490–2493.
[12] 胡金辉，周青，王希. 贺菊乔教授辨治男性不育经验［J］. 湖南中医药大学学报，2014，34（1）：31–33.
[13] 王道俊. 红藤败酱虎杖汤治疗慢性前列腺炎60例［J］. 中国民间疗法，2007，15（10）：31–32.
[14] 汤祖莉. 红藤煎灌肠治疗慢性前列腺炎53例体会［J］. 内蒙古中医药，2008，27（9）：83–84.
[15] 韩晓峰，胡黎明，任江玲，等. 自拟红藤通关汤治疗良性前列腺增生症630例［J］. 中国中医药科技，2018，25（3）：418–420.
[16] 刘益波，冯云，赵志伟. 中药复方银翘红藤解毒汤联合腹腔镜治疗盆腔炎性不孕46例［J］. 环球中医药，2016，9（3）：314–315+341.

（二）活血化瘀通络

桃仁

【来源】《神农本草经》。

【性味归经】苦、甘，平。入心、肝、大肠经。

【功能主治】活血通络，润肠通便，止咳平喘。用于经闭痛经，癥瘕痞块，肺痈肠痈，跌扑损伤，肠燥便秘，咳嗽气喘。

【用法用量】内服：煎汤，5 ～ 10 g；或入丸、散。外用：捣敷。

【药论】

（1）《药品化义》："桃仁，味苦能泻血热，体润能滋肠燥。"

（2）《神农本草经》：“主瘀血，血闭癥瘕，邪气，杀小虫。”

（3）《名医别录》：“止咳逆上气，消心下坚，除卒暴击血，破癥瘕，通脉，止痛。”

（4）《本草纲目》：“桃仁行血，宜连皮、尖生用；润燥活血，宜汤浸去皮、尖炒黄用，或麦麸同炒，或烧存性，各随本方……主血滞风痹，骨蒸，肝疟寒热，产后血病。”

（5）《本经逢原》：“桃仁，为血瘀、血闭之专药。苦以泄滞血，甘以生新血。”

【传统应用】治瘀血蓄积、癥瘕痞块，可配桂枝、丹皮、赤芍等同用，如桂枝茯苓丸（《金匮要略》），此方对男科疑难杂症也有良好治疗效果；若体内瘀血较重，可配伍大黄、芒硝、桂枝等同用，如桃仁承气汤（《伤寒论》）。治瘀血经闭、痛经、产后瘀滞腹痛、跌打损伤、瘀血疼痛等多种病症，常与红花相须为用，如复元活血汤（《医学发明》）、桃红饮（《类证治裁》）。治咳嗽气喘、肺痈、胸膈痞满，如苇茎汤（《外台秘要》）。治津枯肠燥便秘，常与火麻仁、郁李仁配伍，如便秘方（《汤液本草》）。

【现代研究】

1. 药物成分

该药主要包括挥发油类、氰苷类、黄酮类及其苷类、固醇及其苷类等成分。氰苷类的主要有效成分包括苦杏仁苷、野樱苷，黄酮类化合物包括槲皮素、柚皮苷，甾体及其糖苷主要包含柠檬甾二烯醇，有机酸类成分主要为绿原酸。

2. 药理作用

（1）对泌尿生殖系统的作用：桃仁可提高 E- 钙黏蛋白的表达，降低整合素连接激酶（integrin-linked kinase，ILK）、纤连蛋白（fibronectin，FN）及 α - 肌动蛋白的表达，延缓肾间质纤维化，且桃仁 - 红花药对的效果突出。桃仁还可通过下调单侧输尿管梗阻肾间质纤维化模型大鼠的结缔组织生长因子（connective tissue growth factor，CTGF）的表达，保护肾小管细胞，减缓肾间质纤维化进程。

（2）对心脑血管系统、血液循环系统的作用：桃仁具有明显的抗凝血、抑制血小板聚集与改善血液流变学作用，其中抗凝血的主要有效成分为桃仁中的脂肪酸，桃仁水提物可抑制血小板聚集、桃仁乙酸乙酯提取物可抗血栓。赤芍 - 桃仁 1∶1 乙醇提取物显著降低急性血瘀模型大鼠的全血黏度、血浆黏度等，延长凝血酶原时间。桃仁可降低寒热血瘀证血管内皮细胞损伤，同时抑制炎症因子表达，提高高密度脂蛋白胆固醇（high-density lipoprotein cholesterol，HDL-C）水平，改善血脂水平，减轻心肌损伤，保护冠心病大鼠。桃仁 - 大黄药对通过减轻花生四烯酸（arachidonic acid，ARA）代谢功能障碍和炎症反应，来减轻缺血再灌注损伤（ischemia-reperfusion injury，IRI），还可抑制动脉粥样硬化斑块的形成。

（3）神经保护：桃仁抑制糖尿病大血管纤维化大鼠血管病变，利于糖尿病周围神经病变的恢复；桃仁乙醇提取物能降低 D- 半乳糖所致衰老大鼠乙酰胆碱酯酶活性，增加乙酰胆碱含量，降低 MDA 含量使其达到平衡状态，保护中枢胆碱能神经功能而促进学习记忆。

此外，桃仁还有抗肝纤维化、提高免疫、抗炎、抗肿瘤等药理作用。

3. 临床应用

（1）泌尿系统疾病：以桃仁为主的复方桃仁承气汤有祛瘀活血、通腑泄浊之效，仝小林及谢桂权均用此方治疗急性肾功能衰竭，有明显疗效。该方加味用于慢性肾功能不全，方中桃仁活血化瘀，可改善肾脏微循环，抑制肾小球内凝血，阻止肾小球纤维化，总有效率较对照组提高 46.7%。肾移植后患者常因免疫排斥发生少尿、无尿、发热等症状，李跃清应用以上方祛瘀清热泄毒，治疗肾移植后血瘀发热者。朱圣魁以桃核承气汤加减治疗顽固性血尿。王福礼应用桃仁承气汤加金钱草、海金砂等治疗输尿管结石患者 46 例，结石排出率为 82%，效果显著。黄文政运用活血化瘀法，常用桃仁承气汤治疗 45 岁以上中老年女性的慢性尿路感染。桃仁与红花相须，活血化瘀，改善肾脏微循环，与清热解毒药配伍治疗 86 例急性尿路感染患者，总有效率达 94.18%。

（2）男科疾病：以桃仁为主的复方桃仁肾气汤，配合肌内注射丙酸睾丸素治疗阳痿，方中桃仁、红花、当归养血活血，促进血液循环，使阴茎得以充血勃起；以复方桃仁承气汤为主方治疗以排尿困难、小腹作痛、严重者小便闭塞不通为主要症状的老年癃闭患者，收效显著。复方丹参桃仁汤中桃仁作为活血化瘀药通过加快坏死组织的修复、促进侧支循环的形成等药理作用，发挥祛瘀生新之功，对慢性前列腺炎患者有良好治疗效果。复方复元活血汤中桃仁与红花配伍，能祛瘀生新，与西药常规治疗同步使用，治疗慢性前列腺炎患者，总有效率达到 90.20%。以桃仁为主的复方桃仁四物汤同样也用于慢性前列腺炎，并取得良好效果，亦可用于精索静脉曲张、血管性阳痿。复方桂枝茯苓丸加味治疗 269 例不同程度的精索静脉曲张引起的男性不育症患者，方中桃仁破瘀血、消癥癖，利于生新血，总有效率达 86.25%。

（3）妇科疾病：临床上应用桃红二丹四物汤治疗月经不调之经期延长、经间期出血者；对于气滞血瘀型原发性痛经，常用膈下逐瘀汤化瘀止痛；化癥汤还可用于子宫肌瘤；桃红四物汤加减可用于卵巢早衰、子宫内膜过薄。复方桂枝桃仁汤具有调理月经、活血化瘀的功效，配合温经通络药物治疗输卵管阻塞性不孕的总有效率明显高于单用温经通络药，且可有效控制妇科炎症，防止炎症水肿引起的输卵管腔变窄，有助于提高受孕率。有研究挖掘全国中医妇科名家诊治不孕症的方剂发现，桃仁用药频次较高，桃仁 – 红花属于核心药对之一。

此外，桃仁临床多以复方形式用于颈椎病、血栓性静脉炎、习惯性便秘、糖尿病周围病变、跌打损伤、产后尿潴留、心绞痛等疾病。

参考文献

[1] 韩斌，王永，张培法，等. 桂枝茯苓丸男科临床应用进展［J］. 国医论坛，2023，38（1）：73–75.
[2] 卢澄生，韦建华，张妍妍，等. 桃仁化学成分、药理作用及质量标志物的预测分析［J］. 中华中医药学刊，2022，40（1）：234–241.
[3] 高继宁，靳森贵，孔旭萍. 基于网络药理学探究桃仁–红花对药抗肾间质纤维化作用机制［J/OL］. 实用中医内科杂志，1–10［2023–08–18］. http://kns.cnki.net/kcms/detail/21.11.87.R20220517.0928.02.html.
[4] 李均，李小波，许韶山. 桃仁对单侧输尿管梗阻大鼠肾组织CTGF表达的影响［J］. 辽宁中医杂志，2007，34（5）：683–684.
[5] 王灿晖，朱虹. 桃仁（核）承气汤临床应用及实验研究探要［J］. 中医药学刊，2005，23（1）：102–105.
[6] 李新东，王建英，赵军. 加味桃仁承气汤治疗慢性肾衰疗效观察［J］. 医学文选，1999，18（2）：235.
[7] 邸莎，杨映映，张海宇，等. 桃仁的临床应用及其用量探究［J］. 吉林中医药，2018，38（12）：1441–1446.
[8] 杨灵君，赵兴无. 自拟清淋合剂治疗急性尿路感染86例［J］. 光明中医，2005，20（5）：封四.
[9] 金伯泰. 桃仁肾气汤治愈阳萎［J］. 江苏中医杂志，1983，（5）：60.
[10] 杨俊. 桃仁承气汤治疗癃闭的体会［J］. 内蒙古中医药，2002，21（5）：44.
[11] 赵霭峰，邹建安，陈久发. 丹参桃仁汤治疗慢性前列腺炎96例［J］. 安徽中医学院学报，1996，（2）：21–22.
[12] 彭期兵，吴小林. 复元活血汤加减治疗慢性前列腺炎气滞血瘀证疗效观察［J］. 现代中西医结合杂志，2017，26（12）：1319–1321.
[13] 金保方，孙大林，叶佳，等. 桃红四物汤在泌尿生殖系统的应用［C］//中国中西医结合学会男科专业委员会. 第七次全国中西医结合男科学术会议及全国中西医结合男科提高班论文汇编及讲义.南京中医药大学男科学研究所，2011：3.
[14] 徐吉祥. 加味桂枝茯苓丸治疗精索静脉曲张型不育症269例［J］. 陕西中医，2003，24（9）：783–785.
[15] 雷娜，苏敏，宋晓霞，等. 桂枝桃仁汤联合温经通络汤治疗输卵管阻塞性不孕症临床观察［J］. 光明中医，2022，37（11）：1909–1911.

[16] 冯聪，韩延华，齐娜. 基于数据挖掘技术分析全国中医妇科名家诊治不孕症的共性用药规律[J]. 世界中医药，2022，17（1）：117-122.
[17] 张建花. 桃仁的临床应用[J]. 中国误诊学杂志，2007，（28）：6946-6947.

丹参

【来源】《神农本草经》。

【性味归经】苦，微寒。归心，心包、肝经。

【功能主治】活血祛瘀，调经止痛，除烦安神，凉血消痈。主治心腹疼痛，癥瘕积聚，热痹肿痛，跌打损伤，热入营血，烦躁不安，心烦失眠。

【用法用量】内服：煎汤，5 ～ 15 g，大剂量可用至 30 g。

【药论】

（1）《神农本草经》："主心腹邪气，肠鸣幽幽如走水，寒热积聚；破癥除瘕，止烦满，益气。"

（2）《名医别录》："养血，去心腹痼疾结气，腰脊强，脚痹；除风邪留热，久服利人。"

（3）《日华子诸家本草》："养神定志，通利关脉。治冷热劳，骨节疼痛，四肢不遂；排脓止痛，生肌长肉；破宿血，补新生血；安生胎，落死胎；止血崩带下，调妇人经脉不匀，血邪心烦；恶疮疥癣，瘿赘肿毒，丹毒；头痛，赤眼，热温狂闷。"

【传统应用】丹参活血化瘀，祛瘀生新，治妇人经脉不调，产前胎不安，产后恶血不下，兼治冷热劳，腰脊痛，骨节烦疼，可单用，丹参研末。每服二钱，酒调下，如丹参散（《妇人良方》）。丹参活血化瘀，凉血消痈，治疗胸胁胀闷、走窜疼痛，常与檀香、郁金配伍，如丹参饮（《时方歌括》）；丹参用于热入营血，身热夜甚，神烦少寐，常与生地黄、犀角等配伍，如清营汤（《温病条辨》）。

【现代研究】

1. 药物成分

该药主要含二萜类、三萜类、酚酸类、含氮类化合物、内酯类化合物、多糖，以及以丹参酮、异丹参酮、隐丹参酮等为代表的二萜醌类成分。

2. 药理作用

1）对心血管系统的作用

（1）保护心肌：丹参可以改善微循环、舒张冠状动脉血管、抑制血栓素形成、抑制血小板黏附和聚集、保护缺血心肌，主要物质基础为其水溶性化合物。腹腔注射丹参水提物对结扎大鼠左心室前降支冠状动脉，有明显预防急性心肌缺血的作用；丹参酮Ⅱ A 磺酸钠制剂对实验犬的心脏指数和左心室做功量较给药前均有增加。丹参的总酚酸类成分能通过清除氧自由基，抑制再灌注时心肌细胞膜的脂质过氧化作用，阻止 Ca^{2+} 内流，减轻心肌细胞膜的损伤。丹参多酚酸盐用于老年先天性肺纤维化患者能提高治疗有效率，对急性冠脉综合征、冠心病和心衰有保护作用。

（2）抗动脉粥样硬化：丹参水溶性化合物可以从多个环节减缓动脉粥样硬化病程，也可改善粥样硬化引起的周围血管内皮细胞功能紊乱。丹参水提物能明显抑制动脉粥样硬化病程中平滑肌细胞增殖和迁移。并且，丹酚酸 B 可抑制单核细胞黏附于血管损伤部位，阻止其进一步分化成巨噬细胞而形成动脉斑块。丹参多酚酸盐明显改善动脉粥样硬化大鼠血液流变学和血流动力学指标。丹酚酸 A 降低高脂血症大鼠总胆固醇、低密度脂蛋白水平，从根源上降低冠状动脉粥样硬化的发生风险。此外，丹参素可通过降低甘油三酯、总胆固醇、低密度脂蛋白胆固醇（LDL-C）的水平而有效减少大鼠主动脉脂质沉积，并通过抑制 TLR4/NF-κB 信号通路，增加核转录因子红素 2 相关因子 2（Nrf2）和血红素加氧酶 -1（HO-1）的表达而有效防治动脉粥样硬化的发生。

（3）抗凝血及抗血小板聚集：丹参中的丹参素、丹参酮和原儿茶醛均有抗凝血作用，以丹参酮作用最强。Maione 等通过体内外实验研究，发现丹参酮ⅡA 主要通过 ERK-2 信号通路抑制血小板活化，以浓度依赖方式选择性抑制 ADP 诱导的可逆大鼠血小板聚集，对 ADP 和胶原蛋白诱导的不可逆刺激活性较低。

（4）降血压：口服丹参水提物 21 天能改善野百合碱诱导的大鼠肺动脉高压疾病进展，作用机制可能是通过 BMPR-Smad 途径抑制细胞凋亡来改善大鼠的肺动脉重塑。丹参素能通过抑制缺氧诱导的肺动脉平滑肌细胞增殖来改善大鼠缺氧性肺动脉高压。

2）抗炎

丹参酮Ⅱ A 的抗炎作用良好，作用机制可能与减少巨噬细胞炎性介质的生成和释放、下调炎症相关基因（iNOS、环氧合酶 -2 即 COX-2 及）及细胞因子（IL-1、IL-6）的表达密切相关。丹参中多糖类化合物可抑制脂多糖刺激的 RAW264.7 细胞炎性因子的释放，作用机制可能是阻断炎性因子的 mRNA 转录和抑制 NF- κB p65 的蛋白表达有关。丹参根中的二氢丹参酮衍生物对脂多糖刺激的巨噬细胞释放 NO 及炎症因子有显著抑制作用，其作用的发挥与抑制 iNOS、COX-2 的表达有关。

3）抗肿瘤

体外研究显示，丹参对多种从人肺癌、结肠癌、宫颈癌等分离的细胞系具有细胞毒活性。隐丹参酮可能通过抑制 NF- κB 的转录活性而抑制人乳腺癌细胞（MDA-MB-231）的上皮间质转化，在体内外发挥抑制 MDA-MB-231 转移的作用。酚酸 A 对人髓系白血病细胞呈剂量依赖性的诱导细胞凋亡作用，还能显著降低癌细胞 Akt 激酶磷酸化水平，显著抑制异种移植于小鼠中肿瘤的生长。

此外，丹参及其有效成分尚具有抗氧化、保护神经、保肝、改善黏膜微循环、抑制胃肠运动及抗菌等作用。

3. 临床应用

（1）心脑血管疾病：复方丹参滴丸、丹参饮等复方在治疗冠心病方面具有良好治疗效果。168 例冠心病患者随机分为对照组和实验组，每组 84 例，对照组给予氯吡格雷单一治疗，实验组患者在对照组基础上增加丹参多酚酸盐治疗，结果表明实验组患者治疗总有效率 95.24%，显著高于对照组的 79.76%，不良反应发生率 5.95%，低于对照组的 15.48%。丹参治疗 60 例心脑血管疾病患者（包括 31 例高血压、19 例冠心病、10 例肺心病），将病例随机分为 30 例观察组和 30 例对照组，对照组采取常规治疗法，观察组在对照组的治疗基础上加入丹参制剂，观察组在加入丹参制剂治疗后能更好改善心电图指标，疗效明显优于常规治疗对照组。

（2）妇科疾病：丹参有活血调经、通经止痛的功效，在妇科疾病中应用广泛。150 例痛经患者进行临床观察，对照组口服元胡止痛片，观察组使用复方丹参注射液进行治疗，观察组总有效率为 98.68%，显著高于对照组的 90.54%，且无不良反应发生。复方丹参滴丸在临床上可治疗子宫腺肌病患者的痛经，疗效较好，且安全性较高。

（3）肾病综合征：丹参可明显改善患者肾功能，降低胆固醇及改善患者血液高凝血状态。40 例肾病综合征患者，在 10% 的葡萄糖液中加入丹参液静滴，同时采用泼尼松口服，治疗 20 天，总有效率达 95%，28 例完全缓解，9 例部分缓解。丹参活血化瘀的功效，能改善肾脏血液循环，增加血流量，可用于急性肾炎的治疗。30 例急性肾炎患者采用丹参液治疗，水肿消除时间、尿蛋白转阴时间、血压恢复正常时间及镜下血尿消失时间较对照组明显缩短。

（4）其他：丹参具有活血祛瘀、清心除烦的功效，可用于迁延性、慢性肝炎，以及顽痹疼痛，如血栓闭塞性脉管炎等；也用于男科前列腺炎、精囊炎等属下焦瘀热者。

参考文献

[1] 陈俞材，方莲花，杜冠华. 丹参水溶性化合物抗心肌缺血作用的研究进展[J]. 中国药理学通报，2015，31(2)：162–165.
[2] 叶剑. 丹参的药用成分与药理作用探析[J]. 陕西中医学院学报，2012，35(5)：71–73.
[3] 贾娜，项海芝，杨松松. 丹参水溶性部分丹酚酸的进展述评[J]. 辽宁中医药大学学报，2006，8(3)：41–42.
[4] 张辉，张杨，杨蓉，等. 丹参多酚酸盐对急性冠脉综合征患者炎症因子影响的相关研究[J]. 中国中西医结合杂志，2013，33(5)：598–601.
[5] 杨溶海，方长庚，梁建光. 丹参多酚酸盐对冠心病心力衰竭患者左心功能及血清心型脂肪酸结合蛋白的影响[J]. 中国老年学杂志，2014，34(9)：2323–2325.
[6] 徐怡，陈途，陈明. 丹参的化学成分及其药理作用研究进展[J]. 海峡药学，2021，33(5)：45–48.
[7] KOON CM, CHEUNG WS, WONG PH, et al. Salviae miltiorrhizae radix and puerariae lobatae radix herbal formula improves circulation, vascularization andgait function in a peripheral arterial disease rat model[J] Ethnopharmacolopy, 2021, 264: 113235.
[8] STUMPF C, FAN Q, HINTERMANN C, et al. Anti–inflammatory effects of danshen on human vascular endothelial cells in culture[J]. Am J Chin Med, 2013, 41(5): 1065–1077.
[9] 孟祥茹，张振，王红伟，等. 丹参多酚酸盐对动脉粥样硬化大鼠血流动力学和血液流变学的影响[J]. 中国循证心血管医学杂志，2017，9(8)：920–923.
[10] HOU B, QIANG G, ZHAO Y, et al. Salvianolic Acid A Protects Against Diabetic Nephropathy through Amelioratingglomerular Endothelial Dysfunction via Inhibiting AGE–RAGE Signaling[J]. Cell Physiol Biochem, 2017, 44(6): 2378–2394.
[11] SONG Q, ZHANG Y, HAN X, et al. Potential mechanisms underlying the protective effects of salvianic acid A against atherosclerosis in vivo and vitro[J]. Biomed Pharmacother, 2019, 109: 945–956.
[12] MAIONE F, DE FEO V, CAIAZZO E, et al. Tanshinone IIA, a major component of Salvia milthorriza Bunge, inhibits platelet activation via Erk–2 signaling pathway[J]. J Ethnopharmacol, 2014, 155(2): 1236–1242.
[13] CHEN YC, YUAN TY, ZHANG HF, et al. Salvianolic acid A attenuates vascular remodeling in a pulmonary arterial hypertension rat model[J]. Acta Pharmacol Sin. 2016, 37(6): 772–782.
[14] ZHANG N, DONG M, LUO Y, et al. Danshensu prevents hypoxic pulmonary hypertension in rats by inhibiting the proliferation of pulmonary artery smooth muscle cells via TGF–β–smad3–associated pathway[J]. Eur J Pharmacol, 2018, 820: 1–7.
[15] 宁剑，何春玲，黄健军. 丹参酮ⅡA体内外抗炎作用研究[J]. 现代药物与临床，2019，34(2)：292–298.
[16] HAN C, YANG J, SONG P, WANG X, SHI W. Effects of Salvia miltiorrhiza Polysaccharides on Lipopolysaccharide–Induced Inflammatory Factor Release in RAW264.7 Cells[J]. J Interferon Cytokine Res, 2018, 38(1): 29–37.
[17] LIU H, MA S, XIA H, et al. Anti–inflammatory activities and potential mechanisms of phenolic acids isolated from Salvia miltiorrhiza f. alba roots in THP–1 macrophages[J]. J Ethnopharmacol, 2018, 222: 201–207.
[18] 朱智杰，刘兆国，周梁，等. 隐丹参酮对人乳腺癌细胞MDA–MB–231转移的影响及其分子机制[J]. 中国实验方剂学杂志，2014，20(11)：160–165.
[19] PEI R, SI T, LU Y, et al. Salvianolic acid A, a novel PI3K/Akt inhibitor, induces cell apoptosis and suppresses tumorgrowth in acute myeloid leukemia[J]. Leuk Lymphoma, 2018, 59(8): 1959–1967.
[20] 拜钱，王强. 丹参多酚酸盐结合氯吡格雷治疗冠心病临床分析[J]. 中国现代药物应用，2020，14(16)：123–124.
[21] 王兴东. 丹参在心脑血管病中的临床应用及其药理作用[J]. 中国医学创新，2013，10(16)：116–118.
[22] 邓晓晨. 复方丹参注射液治疗痛经76例临床效果分析[J]. 中国现代药物应用，2012，6(19)：78–79.
[23] 张碧云，罗小芳，邵志叶，等. 复方丹参滴丸治疗子宫腺肌症患者痛经症状的临床效果[J]. 现代实用医学，2020，32(2)：184–186.

[24] 刘倩，郭更新，刘爱翔，等. 丹参多酚酸盐对原发性肾病综合征患者血液高凝状态影响[J]. 临床军医杂志，2017，45(9)：918-921+925.
[25] 赵仁霞. 丹参的现代药理研究及临床应用[J]. 中国医药指南，2011，9(12)：291-292.

三七

【来源】《本草纲目》。

【性味归经】甘、微苦，温。归肝、胃、心、大肠经。

【功能主治】止血散瘀，消肿定痛。主治吐血，咳血，尿血，便血，血痢，崩漏，胸痹心痛。

【用法用量】内服：煎汤，3～9 g；研末，1～3 g；或入丸、散。外用：磨汁涂、研末撒或调敷。

【药论】

（1）《玉楸药解》："和营止血，通脉行瘀，行瘀血而敛新血。凡产后、经期、跌打、痈肿，一切瘀血皆破；凡吐衄、崩漏、刀伤、箭射，一切新血皆止。"

（2）《医学衷中参西录》："三七，味苦微甘，性平（诸家多言性温，然单服其末数钱，未有觉温者）。善化瘀血，又善止血妄行，吐衄要药。病愈后不至瘀血留于经络，证变虚劳。"

（3）《本草新编》："三七根，止血之神药也。无论上、中、下之血，凡有外越者，一味独用亦效，加入于补血补气药中则更神。盖此药得补而无沸腾之患，补药得此而有安静之休也。"

（4）《本草求真》："三七，世人仅知功能止血住痛，殊不知痛因血瘀则疼作，血因敷散则血止。三七气味苦温，能于血分化其血瘀。"

【传统应用】用于咯血，兼治吐衄，理瘀血及二便下血，如化血丹（《医学衷中参西录》）；用以活血化瘀、行气止痛，如清肝活瘀汤（《马培之外科医案》）；用于热伤络血、郁怒伤肝，如三七汤（《医方简义》）；用于跌打损伤，如全身跌打丹（《跌损妙方》）。

【现代研究】

1. 药物成分

该药主要成分有皂苷、黄酮苷、氨基酸等，其皂苷主要是达玛烷型而无齐墩果酸型。

2. 药理作用

1）对泌尿系统的作用

（1）抗肾间质纤维化：三七总皂苷（total saponins of panax notoginseng，PNS）具有减轻肾间质纤维化（tubulointerstitial fibrosis，TIF）的作用，其作用与阻断肾小管上皮细胞－肌纤维母细胞的转化，调控 TGF-β1/p-Smad 2/3 信号通路，降低细胞因子血小板源生长因子（platelet-derived growth factor，PDGF）、白细胞介素-2（interleukin-2，IL-2）的水平，以及下调细胞间黏附分子-1（intercelluar adhesion molecule-1，ICAM-1）、Ang Ⅱ水平和肾组织 α－平滑肌肌动蛋白（α-smooth muscle actin，α-SMA）的表达有关。

（2）抗糖尿病肾病：PNS 通过降低尿蛋白、降低肾脏肥大指数、下调肾脏结缔组织生长因子表达，从而对糖尿病大鼠肾脏产生保护作用。PNS 对糖尿病大鼠肾脏的影响还与干预转化生长因子 β_1（transforming growth factor-β_1，TGF-β_1）、纤溶酶原激活物抑制物-1（plasminogen activator inhibitor-1，PAI-1）、骨形成蛋白 7（bone morphogenetic protein 7，BMP7）的表达有关。

（3）抗肾小球纤维化：PNS 能改善系膜增生性肾小球肾炎（mesangial proliferative glomerulonephritis，MSPGN）大鼠体内微循环，缓解血液高凝状态，并改善和稳定肾功能。此外，PNS 对慢性肾衰竭动物有减轻肾小球硬化、肾小管损伤程度的作用，作用机制与减少尿蛋白排出、提高肾脏基质金属蛋白酶-2（matrix metalloproteinase 2，MMP-2）活性、下调组织金属蛋白酶抑制物-2（tissue inhibitor of metalloproteinase 2，TIMP-2）表达及增强细胞外基质降解有关。

（4）抗药物所致肾损伤：PNS 对庆大霉素诱导的急性肾损伤大鼠有保护作用，表现为降低尿液中蛋白、酮体、葡萄糖水平及血液中肌酐、尿素氮、总蛋白和白蛋白水平。PNS 能通过升高肾组织 SOD、谷胱甘肽过氧化物酶（GSH-Px）活性，降低 MDA 含量发挥对慢性马兜铃酸肾病大鼠的保护作用。

2）抗凝血作用

三七三醇皂苷体外实验与体内十二指肠给药明显抑制 ADP、胶原、花生四烯酸诱导的大鼠及家兔血小板聚集。PNS 可促进内皮细胞分泌组织型纤溶酶原激活物。

3）对心脑血管系统的作用

三七皂苷能改善缺氧和再供氧对豚鼠离体心肌细胞电效应的影响，可抗心律失常。PNS 腹腔注射能显著提高高血压大鼠心肌细胞内肌浆网膜上钙泵活性，减少心肌细胞 Ca^{2+}，减轻左室心肌重量。与血管内皮细胞缺氧损伤模型组比较，PNS 及其主要成分三七皂苷 Rb1、Rg1、Re 组的乳酸脱氢酶（LDH）漏出率、细胞死亡率显著下降，细胞存活率显著提高，表明 PNS 对血管内皮细胞缺氧损伤有保护作用。三七能抑制或减轻动脉粥样硬化（atherosclerosis，AS）家兔动脉病变的发生和发展。PNS 预处理能使缺血 - 再灌流动物血清肌酸激酶同工酶（creatine kinase isoenzymes，CK-MB）含量明显下降，心肌超微结构损伤明显减轻；同时血清 TNF-α 含量及心肌促凋亡基因蛋白 Bax 表达下降，抑凋亡基因蛋白 Bcl-2 表达升高，提示 PNS 预处理对缺血 - 再灌流心肌起到延迟保护作用。

4）降血脂作用

PNS 具有较强的抗脂质过氧化作用，能显著降低血脂及 MDA 水平。

3. 临床应用

（1）泌尿系统疾病：三七皂苷具有抗肾间质纤维化、抗糖尿病肾病（diabetic kidney，DK）、抗肾小球纤维化等药理作用，可用于防治急慢性肾损伤，以及药物引起的肾功能障碍。血塞通软胶囊（每粒含三七总皂苷 60 mg）有改善高血脂、蛋白尿及改善肾功能的作用，每日 2 次，每次 1 粒口服，连服 2 周，用于治疗肾病综合征 41 例，总有效率为 82.9%。血塞通注射液（主要活性成分为三七总皂苷）有降低血肌酐、尿素氮，提高内生肌酐清除率的作用，能够通过改善肾血流动力学和抗肾小球硬化而治疗慢性肾衰竭，每日 2 支（每支 10 mL）/ 次，静脉滴注（加入 5% 葡萄糖溶液或 0.9% 生理盐水 250 mL 中），连续 2 ～ 3 个疗程（10 日为 1 个疗程）治疗慢性肾衰竭 32 例，总有效率为 71.88%。

（2）男科疾病：目前未见三七单独用药治疗男科疾病的临床报道，《中药大辞典》中有对三七与西洋参配伍用于治疗前列腺肥大的记载。三七粉、西洋参粉各 15 g，每日 1 g，温开水冲服，15 天为 1 个疗程，一般治疗 2 ～ 3 疗程，观察 26 例，总有效率为 88.46%。

（3）妇科疾病：逐瘀止崩汤出自《安徽中医验方选集》，由当归、川芎、三七、五灵脂、茜草、丹皮、艾叶、乌贼骨各 10 g，没药 6 g，煅龙骨、煅牡蛎、阿胶各 12 g 入药制得，针对瘀血崩漏而设，止血寓行血之中。治疗妇科疾病患者 100 例（包括功能性子宫出血者 60 例，子宫肌瘤者 10 例，不全流产者 20 例，卵巢囊肿者 10 例），水煎内服，出血期每日 1 剂；血止以金鉴胃爱汤合二仙汤巩固疗效，治愈 80 例（80%），好转 15 例（15%），无效 5 例（5%），总有效率为 95%。气虚血瘀型产后恶露不绝源于气虚，基于血瘀，以补气化瘀方免煎颗粒（包括党参、黄芪、三七、白术等）每日 1 剂，7 天为 1 个疗程，用于气虚血瘀型剖宫产后恶露不绝患者 65 例，痊愈 21 例（32.31%），有效 36 例（55.58%），无效 8 例（12.31%），总有效率为 87.69%。逍遥散加减（含三七 6 g）水煎内服，每日 1 剂，治疗气滞型月经后期 36 例，总有效率为 97.22%。输卵管阻塞在中医中属“癥瘕”“不孕”范畴，活血化瘀通利法治疗输卵管不通患者 50 例（包括原发不孕 33 例，继发不孕 17

例），治疗周期分三个阶段，经行第1天至第10天，用三七红藤汤一号方（以三七、红藤、银花为主药，三七粉30 g）；经行第11天至第20天，用三七红藤汤二号方（三七粉3 g）；经前10天，用三七红藤汤三号方（三七粉3 g），最终治愈36例（72%），治愈7例（14%），好转4例（8%），无效3例（6%），总有效率为94%。

（4）冠心病：三七粉，每日2～3 g，冲服，连服2个月，用于冠心病心绞痛85例，总有效率为80.2%，硝酸甘油停减率为91%，心电图改善率为62%，劳动力的恢复占半数以上。

（5）脑血管疾病：血栓通注射液（每2 mL含三七总皂苷70 mg）每次10～12 mL，加入0.9%生理盐水250 mL静脉滴注，每日1次，20天为1个疗程。共治78例脑血管疾病患者，对脑血栓形成的73例患者，总有效率为91.78%；对脑出血的5例，显效1例，好转2例，无效2例。

（6）高脂血症：生三七粉1 g，每日2～3次，冲服，用于高脂血症76例，降低总胆固醇、三酰甘油、β－脂蛋白的有效率分别为78%、57.5%、53%。

参考文献

[1] 崔文清. 三七红藤汤治疗输卵管阻塞50例[J]. 浙江中医学院学报, 1985,（4）: 24.
[2] 段玮玮. 逍遥散加减治疗气滞型月经后期36例[J]. 吉林中医药, 2010, 30（7）: 588–589.
[3] 顾国嵘, 黄培志, 葛均波, 等. 缺血及三七总皂甙预处理对心肌缺血–再灌流损伤的保护作用[J]. 中华急诊医学杂志, 2005, 14（4）: 307–309.
[4] 刘本玺, 裴盛基, 董广平, 等. 三七利用与传播史话[J]. 中医药文化, 2017, 12（2）: 44–49.
[5] 李韬, 曲德英, 雷菠, 等. 三七粉对家兔实验性动脉粥样硬化的影响[J]. 中医研究, 2006, 19（1）: 17–19.
[6] 刘英. 逐瘀止崩汤治疗崩漏100例[J]. 安徽中医学院学报, 1999,（2）: 22.
[7] 彭毅彬. 补气化瘀方治疗气虚血瘀型剖宫产后恶露不绝临床疗效观察[D]. 武汉: 湖北中医药大学, 2012.
[8] 乔春玲, 丁艳芬, 杨崇仁. 三七总皂苷药理研究进展[J]. 中国现代中药, 2012, 14（11）: 25–30.
[9] 沙富兴. 血塞通软胶囊辅助治疗肾病综合征近期疗效观察[J]. 中国中西医结合杂志, 2005, 25（3）: 217.
[10] 杨建民. 血塞通注射液治疗慢性肾衰竭32例疗效观察[J]. 中国中西医结合肾病杂志, 2004, 5（9）: 542–543.
[11] 闫彦芳, 张壮, 孙塑伦, 等. 三七总皂苷及其主要成分对血管内皮细胞缺氧损伤的保护作用[J]. 中国实验方剂学杂志, 2002, 8（1）: 34–37.

赤芍

【来源】《神农本草经》。

【性味归经】苦，微寒。归肝经。

【功能主治】清热凉血，散瘀止痛，活血通络。用于热入营血，温毒发斑，吐血衄血，目赤肿痛，肝郁胁痛，经闭痛经，癥瘕腹痛，跌扑损伤，痈肿疮疡。

【用法用量】内服：煎服，6～12 g。

【药论】

（1）《神农本草经》："主邪气腹痛，除血痹，破坚积，寒热疝瘕，止痛，利小便，益气。"

（2）《药性论》："能治肺邪气，腹中㽲痛，血气积聚，通宣脏腑拥气，治邪痛败血，主时疾骨热，强五脏，补肾气，治心腹坚胀，妇人血闭不通，消瘀血，能蚀脓。"

【传统应用】治热扰心神，身热谵语，或热伤血络之吐血、衄血、便血、尿血，常与牡丹皮等同用，如犀角地黄汤（《普济方》）。治肝经风热之目赤肿痛、羞明多眵之症，常与黄芩、山栀等配伍，如芍药清肝散（《原机启微》）。治胸中血瘀证，常配伍柴胡，如血府逐瘀汤（《医林改错》）。治瘀血结于下焦少腹，少腹作痛，月经不调，常配当归、川芎等药，如少腹逐瘀汤（《医林改错》）。治一切热毒痈疽疮疡，常与金银花等同用，如仙方活命饮成分（《校注妇人方》）。

【现代研究】

1. 药物成分

该药主要含单萜糖苷类、三萜类、黄酮类、鞣质类、酚酸类、糖类和挥发油等成分。单萜类主要含芍药苷、去苯甲酰芍药苷等，三萜类主要成分为齐墩果酸、常春藤皂苷元等，黄酮类主要含山柰酚、山柰酚 -3,7- 二 -O- β -D- 葡萄糖苷等。

2. 药理作用

（1）对泌尿系统的作用：赤芍提取物能显著降低糖尿病肾病大鼠的肌酐、血尿素氮水平，能显著改善肾脏病理学形态，提示赤芍提取物具有肾脏保护作用。赤芍总苷能改善糖尿病肾病大鼠病理损伤，减小肾小球系膜基质范围，恢复基底膜厚度，减弱胶原蛋白沉积，改善肾纤维化，其机制可能与赤芍总苷激活 Nrf2/HO-1 通路有关。赤芍能抑制糖尿病肾病大鼠肾脏 TNF- α 表达，下调 MCP-1 及 ICAM-1 水平，减少肾脏巨噬细胞迁移浸润，改善肾功能。

（2）抗炎、镇痛：芍药苷可抑制 β - 抑制蛋白 2 抗体的表达，同时下调环磷酸腺苷 - 蛋白激酶 A 信号，改善 G 蛋白偶联受体信号转导的过度脱敏，降低炎性因子水平。芍药苷亦能降低阿尔茨海默病小鼠 NF- κB、p65、TNF- α 、IL-1β 和 IL-6 等炎症因子水平，发挥抗炎作用。赤芍能显著降低二甲苯致耳郭急性炎症小鼠耳郭肿胀程度，呈现抗炎作用；赤芍能显著降低醋酸致小鼠扭体次数，延长扭体反应潜伏期，体现镇痛作用。

此外，赤芍还有抗凝、抗血栓、抗动脉粥样硬化、保护心肌细胞、保护脑细胞、延缓衰老、改善记忆力、抗抑郁、保肝、抗肿瘤等药理作用。

3. 临床应用

1）泌尿系统疾病

张昱教授常以赤芍配伍防风，祛风活血不伤正，用于治疗肾病蛋白尿。

2）男科疾病

丹参赤芍活血汤联合西药治疗前列腺增生有良好的疗效，可有效改善患者各项中医证候表现，改善患者尿流动力学，同时可抑制局部炎症反应、血管增生，总有效率显著高于单纯西药治疗组。秦云峰以赤芍、丹参、路路通、桃仁、红花等组成活血强精汤，功能为活血补气、通络强精，治疗男性弱精症（肾虚气弱证）。由赤芍等药组成的复方虎杖丹参饮治疗男性抗精子抗体阳性不育患者 50 例，治疗组总有效率 82.0%。

3）妇科疾病

（1）月经病：赤芍味苦微寒，行瘀凉血，通经止痛，可作为治疗闭经的核心药物之一。班秀文教授主张运用清化饮（由赤芍、麦冬、丹皮等药组成）治疗血热证类月经病；运用桃红四物汤（由桃仁、红花、赤芍等药组成）加减治疗血瘀证类月经病。

（2）慢性盆腔炎：采用少腹逐瘀汤（由小茴香、干姜、赤芍等药组成）加减治疗寒湿凝滞型慢性盆腔炎患者 60 例，总有效率 95.0%。在西医治疗基础上对 254 例妇科慢性盆腔炎患者给予透骨川椒汤（由五加皮、千年健、赤芍等药组成）外熏治疗后，治愈率为 50.4%，显著高于对照组。采用大戟散（由大戟、大黄、赤芍等药组成）加减治疗慢性盆腔炎患者 32 例，总有效率 81.25%。运用活血化瘀汤（由当归、川芎、赤芍等药组成）治疗慢性盆腔炎患者 42 例，治愈 22 例，好转 18 例，无效 2 例，总有效率 95.2%。孙少霞以当归、白芍、赤芍等药组成活血化瘀、清热利湿方治疗慢性盆腔炎患者 100 例，总有效率 96.0%。

（3）其他：有研究对 104 例异位妊娠患者辨证分型后在西药治疗基础上采用丹参、赤芍等药组方治疗，分别行活血化瘀、理气消癥，活血化瘀、益气止痛，活血化瘀、软坚散结、理气通络之功效，结果显效 33 例，有效 59 例，无效 12 例，总有效率 88.4%。刘冠春自拟治异汤（由桃仁、红花、赤芍等药组成）治疗子宫内膜异位症患者 48 例，其中痊愈 13 例，显效 29 例，有效 3 例，无效 3 例，总有效率 93.7%。

（4）不孕症：采用当归、丹参、赤芍等药组成活血化瘀、补肾通络方，配合中药外敷及保留灌肠治疗输卵管阻塞性不孕症患者 112 例，结果痊愈 91 例，有效 12 例，无效 9 例，总有效率为 92%。采用补肾活血调冲汤（由熟地黄、山茱萸、赤芍等药组成）治疗肾虚肝郁型排卵障碍性不孕症患者 40 例，结果表明中医证候临床疗效总有效率为 87.5%，临床综合疗效总有效率 85%，排卵率 52.5%。赤芍与红藤、蒲公英等清热利湿解毒、活血化瘀药组方治疗免疫性不孕症患者 38 例，抗精子抗体转阴率 94.7%，受孕率 86.8%。补肾活血汤（由益智仁、丹参、赤芍等药组成）治疗女性血清抗精子抗体阳性不孕症患者 56 例，抗精子抗体转阴率 94.16%，受孕率 53.16%。对于多囊卵巢综合征所致不孕症的 50 例患者给予补肾调经促孕汤（由女贞子、墨旱莲、赤芍等药组成），同时给予二甲双胍，结果排卵率 76.0%，妊娠率 52.0%，显著高于对照组。在西医治疗基础上加用清热通管汤（由金银花、黄芩、赤芍等药组成）治疗输卵管炎性阻塞性不孕症患者 33 例，治愈 20 例，好转 8 例，无效 5 例，妊娠率 48.48%，显著高于对照组。40 例输卵管性不孕患者腹腔镜术后予以丹参承泽饮（由丹参、延胡索、赤芍等药组成）治疗，妊娠率 65%，妊娠率与中医证候疗效积分显著高于对照组。补肾活血方（由菟丝子、鹿角霜、赤芍等药组成）治疗子宫内膜异位症致不孕症患者 32 例，总有效率 93.75%，妊娠率 40.63%。

此外，赤芍还用于冠心病、脑血管疾病、肝炎、肺心病等。

参考文献

[1] 陈焱. 赤芍提取物对早期糖尿病肾病大鼠血糖、血脂及肾功能的影响[J]. 中华中医药学刊, 2017, 35(1): 205-208+284.

[2] 王鑫, 申亮, 王培珍. 赤芍总苷通过Nrf2/HO-1通路对糖尿病肾脏病大鼠肾纤维化的改善作用研究[J]. 中医药导报, 2023, 29(4): 5-10+16.

[3] 郑亚萍, 康红钰. 赤芍对糖尿病肾病大鼠肾脏TNF-α、MCP-1、ICAM-1表达及巨噬细胞浸润的影响[J]. 中国中医基础医学杂志, 2013, 19(6): 637-639.

[4] 张石凯, 曹永兵. 赤芍的药理作用研究进展[J]. 药学实践杂志, 2021, 39(2): 97-101.

[5] 向楚兵, 倪彩霞, 陈林, 等. 赤芍二基原药材的抗炎、镇痛作用比较研究[J]. 中药与临床, 2011, 2(1): 46-48.

[6] 余怡, 张昱, 张秋. 张昱教授应用祛风法治疗肾病蛋白尿经验[J]. 世界中西医结合杂志, 2021, 16(3): 441-445.

[7] 余芳, 皮志宏, 曹晓玲. 丹参赤芍活血汤联合经尿道前列腺电切术治疗前列腺增生疗效观察[J]. 四川中医, 2022, 40(9): 138-141.

[8] 秦云峰. 秦云峰效方治验——活血强精汤[J]. 江苏中医药, 2022, 54(7): 7-8.

[9] 邹强, 欧阳洪根, 金冠羽, 等. 虎杖丹参饮治疗男性不育AsAb阳性50例分析[J]. 实用中医内科杂志, 2005, 19(1): 59-60.

[10] 王心卓. 余瀛鳌治疗月经病和带下病医案研究[D]. 北京: 中国中医科学院, 2023.

[11] 蓝丽霞. 国医大师班秀文教授妇科学术思想研究[D]. 长沙: 湖南中医药大学, 2012.

[12] 尹英实, 刘艳梅. 少腹逐瘀汤加减治疗寒湿凝滞型慢性盆腔炎60例[J]. 中国当代医药, 2011, 18(24): 125-126.

[13] 杨丽杰, 马丽华, 程莉, 等. 透骨川椒汤在妇科慢性盆腔炎治疗中的临床疗效观察[J]. 现代生物医学进展, 2011, 11(14): 2724-2726.

[14] 李晓影. 大戟散加减治疗慢性盆腔炎(湿热蕴结证)的临床研究[D]. 长春: 长春中医药大学, 2012.

[15] 李红梅. 活血化瘀汤治疗慢性盆腔炎42例[J]. 湖北中医杂志, 2005, 27(3): 46.
[16] 孙少霞. 活血化瘀、清热利湿法治疗慢性盆腔炎100例[J]. 江西中医药, 2004, 35(8): 21.
[17] 王津. 中西药治疗异位妊娠104例[J]. 辽宁中医杂志, 2006, 33(9): 1160.
[18] 刘冠春. 活血化瘀法治疗子宫内膜异位症48例临床观察[J]. 现代中医药, 2005, 25(5): 37.
[19] 孙轶贞. 活血化瘀为主辨治输卵管阻塞性不孕症112例[J]. 吉林中医药, 2005, 25(5): 26-27.
[20] 耿雪. 补肾活血调冲汤治疗肾虚肝郁型排卵障碍性不孕症临床研究[D]. 哈尔滨: 黑龙江中医药大学, 2021.
[21] 黄连春. 活血解毒法治疗免疫性不孕38例[J]. 陕西中医, 2010, 31(3): 286-287.
[22] 姚伊, 王华. 补肾活血汤治疗女性血清抗精子抗体阳性不孕56例疗效观察[J]. 河南中医, 2008, 28(3): 51-52.
[23] 魏煊. 中西医结合治疗多囊卵巢综合征所致不孕的临床观察[J]. 河北中医, 2008, 30(7): 732-734.
[24] 张铁群. 清热通管汤治疗输卵管炎性阻塞性不孕症的临床观察[D]. 哈尔滨: 黑龙江中医药大学, 2012.
[25] 邓真真. 丹参承泽饮联合腹腔镜手术治疗输卵管性不孕症的疗效研究[D]. 南昌: 江西中医药大学, 2020.
[26] 刘耀婷. 补肾活血方对子宫内膜异位症不孕患者内膜容受性影响的临床研究[D]. 晋中: 山西中医药大学, 2020.

红花

【来源】《新修本草》。

【性味归经】辛，温。归心、肝经。

【功能主治】活血通经，散瘀通络止痛。用于经闭，痛经，恶露不行，癥瘕痞块，胸痹心痛，瘀滞腹痛，胸胁刺痛，跌扑损伤，疮疡肿痛。

【用法用量】内服：煎汤，3 ～ 10 g。

【药论】

（1）《新修本草》："治口噤不语，血结，产后诸疾。"

（2）《雷公炮制药性解》："逐腹中恶血，而补血虚。除产后败血，而止血晕。"

（3）《药品化义》："红花，善通利经脉，为血中气药……若止用二三分，入心以配心血，解散心经邪火，令血调和，此其滋养而生血也。"

【传统应用】治心脉瘀阻，胸痹心痛，可配丹参、薤白、桂枝等同用。治瘀滞腹痛，常与桃仁、川芎、牛膝等同用，如血府逐瘀汤（《医林改错》）。治瘀血留于胁下，胁肋刺痛，可与桃仁、柴胡、大黄等药配伍，如复元活血汤（《医学发明》）。治产后淋证，常与当归、川芎、赤芍等同用，如调荣散（《陈素庵妇科补解》）。治尿路结石，常与金钱草、冬葵子、滑石等配伍，如金牛排石汤（《新医学》）。

【现代研究】

1. 药物成分

该药主要含黄酮类、生物碱类、苷类、脂肪酸、挥发油、聚烃类、蛋白质、微量元素等成分。黄酮类主要成分为红花黄色素，其中羟基红花黄色素 A 含量最高。生物碱类以 5-HT 衍生物为主。苷类主要成分为红花醌苷和红花苷。羟基红花黄色素 A 是红花的主要有效成分。

2. 药理作用

（1）对泌尿系统的作用：红花注射液能改善肾脏微循环，降低肾动脉的外周阻力和肾小球的滤过率，从而保护肾脏。对肾间质纤维化大鼠灌胃给予红花免煎冲剂后，大鼠肾纤维化面积与模型组相比明显减少，α-平滑肌肌动蛋白（α-SMA）的表达和Ⅲ型胶原蛋白的分泌受到显著抑制。红花提取液能改善肾间质纤维化大鼠肾小球滤过率、肾小管上皮细胞损伤、肾小管萎缩程度以及纤维连接蛋白沉积等，表明红花提取液是肾间质纤维化有效的负性调节剂。红花黄色素能通过抑制 TGF-β_1 的合成、减少Ⅰ型胶原在肾间质的沉积，减少肾间质纤维化大鼠细胞外基质异常积聚，改善纤维化程度。

（2）抗炎：红花注射液能够缓解完全弗氏佐剂所致大鼠炎性疼痛，其机制可能与抑制小胶质细胞激活，减少 TNF-α、IL-1β 和 IL-6 等炎性因子有关。羟基红花黄色素可显著抑制 LPS 诱导的家兔白细胞黏附活性，降低细胞内游离 Ca^{2+} 浓度，抑制白细胞活化，减轻其对组织损伤的作用。

此外，红花还有抗心肌损伤、抗脑缺血损伤、保护肝脏、抗动脉粥样硬化、抗抑郁和抗肿瘤等药理作用。

3. 临床应用

（1）泌尿系统疾病：采用静脉滴注红花黄色素联合二甲双胍治疗早期糖尿病肾病患者，治疗后，患者肾脏纤维化相关指标显著降低，且指标水平低于单纯用二甲双胍治疗组，证明红花黄色素有一定改善肾脏功能的疗效。林启展教授以红花、桃仁、川芎配伍为角药，行气活血而不留瘀，用以治疗慢性肾小球肾炎。红花注射液联合低分子肝素治疗肾病综合征患者 60 例，总有效率 93.7%，明显优于单纯用低分子肝素组。对于糖尿病肾功能衰竭 50 例患者，在传统治疗基础上加用红花注射液治疗，总有效率为 96%，显著高于对照组，且相关指标较对照组均有所改善。红花黄色素在老年慢性肾衰竭、原发性肾病综合征、慢性肾小球肾炎、慢性肾功能不全等泌尿系统疾病的治疗方面亦具有肯定疗效。

（2）男科疾病：郭军教授综合天台乌药散和芍药甘草汤创制出乌茴止痛方，该方由乌药、小茴香、延胡索、红花等组成，具有暖肝温肾、活血止痛之功，临床上用于慢性前列腺炎。李延教授以“调肝养肝以和气血”为主要治则，以桃仁红花煎加减治疗糖尿病肾病，配合中医情志疗法疗效显著。秦云峰以丹参、赤芍、路路通、桃仁、红花等组成活血强精汤，具有活血补气、通络强精之效，治疗男性弱精症（肾虚气弱证）。王象礼教授治疗畸形精子症、慢性前列腺炎及慢性前列腺增生时，常以红花与其他活血药配伍治疗，取其活血化瘀、疏通经络之功，临床疗效显著。

（3）妇科疾病：桃红四物汤（由桃仁、红花等药物组成）是妇科临床上常用的药方之一，常用于治疗痛经、子宫出血、崩漏、药流不全和流产后不孕、乳腺增生、卵巢囊肿和围绝经期综合征等妇科血瘀证疾病。75 例采用宫腔镜手术治疗的子宫内膜息肉患者给予桃红四物汤加减治疗，可见患者子宫内膜息肉复发率显著低于对照组及西药治疗组，且对子宫内膜厚度的改善程度较对照组及西药治疗组更佳。41 例子宫腺肌症痛经患者在西医治疗基础上给予桃红四物汤治疗后，患者疼痛改善程度及子宫体积减小程度显著高于对照组。30 例血瘀型月经过少患者给予加味桃红四物汤治疗，结果治愈 5 例，显效 10 例，有效 12 例，无效 3 例，总有效率 90%。

临床使用红花注射液治疗慢性盆腔炎、盆腔静脉瘀血综合征、痛经等妇科疾病，也获得了肯定的疗效。取关元、中极、地机、肾俞、三阴交穴位进行红花注射液注射治疗原发性痛经患者 50 例，总有效率 98.00%，显著高于对照组。给予 42 例气滞血瘀型输卵管通而不畅患者红花注射液治疗，总有效率 88.09%，显著高于对照组。

红花如意丸（由红花、藏红花、藏紫草等药组成）治疗月经不调患者 40 例，总有效率 87.5%，其对患者全身症状缓解情况显著优于对照组。给予 28 例多囊卵巢综合征患者红花逍遥片治疗，可以改善血脂及性激素水平，改善糖代谢异常，降低患者体质指数（BMI）及腰臀比（WHR）值，且疗效优于单一应用炔雌醇环丙孕酮片。红花黄色素对于慢性盆腔疼痛及异位妊娠保守治疗后盆腔包块具有较好的疗效。花红片治疗急性盆腔炎患者 263 例，总有效率 91.3%。柴惠玲运用改良少腹逐瘀汤（由当归、川芎、红花等药组成）治疗慢性盆腔炎患者 32 例，总有效率 73%。34 例妇科腹腔术后血肿患者，在西药治疗的基础上给予红花、桃仁、三棱等药物组成的中药方剂，总有效率为 97.06%，显著高于对照组。

红花逍遥颗粒联合人绒毛膜促性腺素（HCG）肌内注射治疗气滞血瘀型未破卵泡黄素化综合征（LUFS）所致不孕症患者 33 例，结果患者气滞血瘀症状显著改善，周期排卵率和妊娠率显著提高，综合疗效优于单纯用 HCG 治疗组。运用红花逍遥颗粒治疗多囊卵巢综合征不孕患者 80 例，总有效率 87.5%，服用 3 个疗程后妊娠率为 58.75%。王氏逐瘀通脉汤（由熟地黄、当归、红花等药组成）加减治疗气滞血瘀型输卵管阻塞不孕症患者 50 例，总有效率 88%。李楠楠治疗 50 例因输卵管积水行体外受精 – 胚胎移植患者时，在辅助生殖的前两个月经周期给予化瘀散（由桃仁、红花、熟地黄等药组成）冲服，结果表明化瘀散可以明显提高患者的获卵数和受精数，提高妊娠率，降低异位妊娠率。刘润侠教授使用经验方调经助孕汤（由紫河车、鹿角胶、红花等药组成）联合来曲唑治疗多囊卵巢综合征不孕症患者 20 例，总有效率达 89.4%，显著高于单纯用西药组及单纯用中药组。乔伟运用通管冲剂（由桃仁、红花、丹参等药组成）治疗慢性输卵管炎性不孕症患者 60 例后，妊娠率 75%，综合疗效总有效率 100%。

此外，红花还常用于防治心脑血管疾病、防治神经性疾病、改善肝脏功能等。

参考文献

[1] 许庆友, 潘莉, 王月华, 等. 红花对肾间质纤维化实验大鼠肾小管上皮细胞表型转化的抑制作用[J]. 中国老年学杂志, 2009, 29(11): 1344–1346.

[2] 唐蓉, 杜胜华. 红花对大鼠肾间质纤维化和肾功能的影响[J]. 中国临床药理学与治疗学, 2006, 11(3): 282–285.

[3] 高燕, 陈航, 贾海红, 等. 红花黄色素对实验性肾间质纤维化大鼠TGF-β及I型胶原表达的影响[J]. 医学研究与教育, 2009, 26(3): 11–13.

[4] 李锐莉, 金建闻, 张慧峰, 等. 红花注射液通过抑制脊髓小胶质细胞激活及炎性因子的释放缓解大鼠炎性痛的研究[J]. 中南药学, 2019, 17(11): 1859–1863.

[5] 吴伟, 金鸣, 童静, 等. 羟基红花黄色素A缓解脂多糖诱导家兔白细胞活化的作用[J]. 药学学报, 2011, 46(2): 153–157.

[6] 鲍喜静, 李建英, 彭一, 等. 红花黄色素联合二甲双胍对早期糖尿病肾病患者肾脏纤维化、尿足细胞损伤的影响[J]. 河北医药, 2023, 45(2): 217–220.

[7] 袁超, 曾贵兴, 林秋填, 等. 林启展教授运用角药治疗慢性肾炎的经验[J]. 中国中西医结合肾病杂志, 2022, 23(8): 722–723.

[8] 宋书建. 红花注射液联合低分子肝素治疗肾病综合征临床观察[J]. 中国中医药现代远程教育, 2019, 17(10): 115–116.

[9] 姜明刚. 红花注射液治疗糖尿病肾病肾功能衰竭的疗效观察[J]. 中国医药指南, 2019, 17(8): 180–181.

[10] 王忠全, 丁卓伶. 红花黄色素临床应用研究进展[J]. 中国药业, 2014, 23(16): 125–127.

[11] 曾银, 韩强, 王任远, 等. 乌茴止痛方治疗慢性前列腺炎的用药经验[J]. 中国合理用药探索, 2023, 20(1): 65–69.

[12] 赵大鹏, 顾欣悦, 栾仲秋, 等. 李延从肝论治糖尿病肾病经验[J]. 中国中医基础医学杂志, 2022, 28(11): 1864–1867.

[13] 秦云峰. 秦云峰效方治验——活血强精汤[J]. 江苏中医药, 2022, 54(7): 7–8.

[14] 闫熙岳. 王象礼教授运用补肾活血法治疗男科疑难性疾病经验总结[D]. 太原: 山西省中医药研究院, 2015.

[15] 刘立, 段金廒, 宿树兰, 等. 用于妇科血瘀证痛经的四物汤类方——桃红四物汤的研究进展[J]. 中国中药杂志, 2015, 40(5): 814–821.

[16] 江雪娟, 丁彩飞, 陈晓菲. 桃红四物汤联合地屈孕酮片防治子宫内膜息肉术后复发效果观察[J]. 浙江中西医结合杂志, 2019, 29(9): 748–750.

[17] 廖雁飞, 鄢婕, 周芳芳, 等. 桃红四物汤联合西医治疗子宫腺肌症痛经临床观察[J]. 光明中医, 2021, 36(9): 1487–1489.

[18] 陈淑涛, 毛盛伟, 林青, 等. 红花注射液在妇科疾病中的运用举隅[J]. 四川中医, 2014, 32(9): 140–141.

[19] 窦晓燕. 桃红四物汤治疗月经病血瘀证的临床及实验研究[D]. 北京: 北京中医药大学, 2010.

[20] 张利梅, 翁双燕. 红花注射液穴位注射治疗原发性痛经50例[J]. 中国中医急症, 2011, 20(8): 1332.
[21] 沙海林. 红花注射液治疗输卵管通而不畅42例[J]. 现代中医药, 2014, 34(1): 43-44.
[22] 禹宏. 红花如意丸治疗月经不调[J]. 吉林中医药, 2014, 34(7): 692-694.
[23] 李惠芳. 红花逍遥片对多囊卵巢综合征患者内分泌及代谢的影响[J]. 中国妇幼保健, 2014, 29(22): 3622-3625.
[24] 王彩霞. 红花黄色素治疗慢性盆腔疼痛临床观察[J]. 当代医学, 2012, 18(30): 137-138.
[25] 邹淑波, 王鸿艳, 何晓宁. 红花黄色素治疗宫外孕保守治疗后盆腔包块的效果分析[J]. 中国妇幼保健, 2014, 29(12): 1881-1882.
[26] 林向贞, 邓国云. 两种妇科药物治疗急性盆腔炎效果评估[J]. 西藏医药, 2015, 36(2): 33-34.
[27] 柴惠玲. 改良少腹逐瘀汤治疗慢性盆腔炎65例临床观察[J]. 实用医技杂志, 2009, 16(10): 816.
[28] 黄华民, 魏顺英. 中西医结合治疗妇科腹腔镜术后血肿34例[J]. 陕西中医, 2006, 27(6): 680-681.
[29] 郭阿莉, 赵彦鹏, 段军华. 红花逍遥颗粒联合人绒毛膜促性腺激素肌内注射治疗气滞血瘀型未破裂卵泡黄素化综合征的临床观察[J]. 中国民间疗法, 2019, 27(11): 54-56.
[30] 姜彩霞. 关于红花逍遥颗粒治疗多囊卵巢综合征的效果分析[J]. 临床医药文献电子杂志, 2017, 4(65): 12832-12833.
[31] 常珍珍. 王氏逐瘀通脉汤灌肠治疗气滞血瘀型输卵管阻塞不孕症的临床研究[D]. 太原: 山西中医学院, 2019.
[32] 李楠楠. 化瘀散对因输卵管积水性不孕行IVF-ET的患者妊娠结局的影响[D]. 济南: 山东中医药大学, 2013.
[33] 刘艳巧. 刘润侠教授治疗多囊卵巢综合征不孕的学术思想和临床经验研究[D]. 北京: 中国中医科学院, 2013.
[34] 乔伟. 通管冲剂治疗慢性输卵管炎性不孕症的临床研究[D]. 济南: 山东中医药大学, 2012.

川牛膝

【来源】《滇南本草》。

【性味归经】甘、微苦，平。归肝、肾经。

【功能主治】逐瘀通络，通利关节，利尿通淋。用于经闭癥瘕，胞衣不下，跌扑损伤，风湿痹痛，足痿筋挛，尿血血淋。

【用法用量】内服：煎汤，7.5 ～ 15 g；浸酒或入丸、散。

【药论】

（1）《药材资料汇编》：“治打扑刀伤，有缓和疼痛之效。”

（2）《中药志》：“破血下降。”

（3）《四川中药志》：“祛风利湿，通经散血。治寒湿腰腿骨痛，足痿筋挛，妇女经闭及癥瘕，淋病，尿血，阴痿、失溺。”

（4）《本草正义》：“用之于肩背手臂，疏通经络，流利骨节，其效颇著。”

【传统应用】治妇女痛经和瘀滞经闭，配伍当归、红花、香附、益母草等，水煎服；治产妇胞衣不下或胎死腹中，配伍当归、曲麦、木通、滑石、冬葵子等（出自《四川中药志》）。治风湿痹证，配伍羌活、桂枝、苍术、秦艽、防风等（见《四川中药志》）。治小便淋痛，尿血，砂石胀痛，用川牛膝 30 g，水二盏，煎一盏，温服（见《本草纲目》引《仁斋直指方》）。治热淋，川牛膝配伍当归、黄芩、栀仁，水煎服（见《湖南药物志》）。

【现代研究】

1. 药物成分

该药含以齐墩果酸为母核的三萜皂苷类成分，β-蜕皮甾酮、杯苋甾酮、异杯苋甾酮等甾酮类成分、川牛膝多糖及多种有机酸等。

2. 药理作用

（1）改善免疫功能：川牛膝水提物能改善环磷酰胺诱导的免疫抑制小鼠脾脏和胸腺的形态学结

构，增加外周血白细胞计数，恢复外周血 $CD3^+$、$CD4^+$、$CD8^+$T 淋巴细胞百分比与脾脏 $CD3^+$、$CD4^+$T 淋巴细胞百分比，呈剂量依赖性，并显著提高骨髓有核细胞浓度，对免疫功能有改善作用。

（2）抗肿瘤：川牛膝多糖提高 HepG-2 荷瘤小鼠肿瘤微环境（tumor microenvironment，TME）中 $CD4^+$、$CD8^+$T 淋巴细胞的百分率，降低血管内皮细胞生长因子（vascular endothelial growth factor，VEGF）和 TGF-β_1 的阳性细胞表达率，且明显抑制肿瘤细胞的生长。适当浓度的川牛膝多糖能提高树突状细胞的抗原呈递能力，进而提高树突状细胞的抗肿瘤作用。

（3）抗氧化：川牛膝多糖对 DPPH、羟基和超氧化物阴离子自由基具有较强的清能除力。口服给药能显著增强 SOD、铜锌超氧化物歧化酶等抗氧化酶活性及清除超氧化物阴离子自由基的能力，显著抑制 MDA 的脂质过氧化形成。

（4）抗炎：川牛膝水提物对二甲苯致小鼠耳肿胀和蛋清致大鼠足肿胀均有明显抑制作用，且呈剂量依赖性，表现出抗急性炎症作用。川牛膝能通过下调 NF-κB p65 蛋白表达，降低 TNF-α、IL-6、IL-8 的水平，减轻急性痛风性关节炎大鼠踝关节的炎症反应。

3. 临床应用

1）男科疾病

（1）精索静脉曲张：100 例不同程度精索静脉曲张患者，采用补肾还五汤（黄芪 50 g，山萸肉、忍冬藤、路路通、荔枝核各 30 g，杜仲、当归、川芎、赤芍、川牛膝、延胡索、牡丹皮各 12 g，地龙 15 g，党参 20 g，升麻、清甘草各 3 g）治疗 3 个月后，总有效率为 83%，且对轻、中度患者的治疗有效率（94.3%、90.0%）明显高于重度（58.5%）。

（2）精液不液化：将 80 例患者分为观察组与对照组，观察组同时给予维生素 C 片与调经促化汤（知母 20 g，黄柏 10 g，败酱草 15 g，夏枯草 10 g，瓜蒌 30 g，浙贝母 10 g，海浮石 30 g，枸杞子 20 g，水蛭 5 g，川牛膝 20 g，车前子 10 g，泽泻 10 g，山药 20 g，白术 10 g，生薏苡仁 20 g），对照组仅给予维生素 C 片。治疗后发现，观察组总有效率（92.5%）明显高于对照组（67.5%）。33 例患者以液精煎（淫羊藿 15 g，五加皮 10 g，车前子 30 g，川牛膝 15 g，赤芍 10 g，黄柏 10 g，天花粉 20 g，山萸肉 15 g，五味子 15 g，淮山药 20 g）治疗，痊愈率 51.52%，有效率 45.45%，总有效率 96.97%。

2）妇科疾病

（1）免疫性不孕：77 例患者，治疗组 39 例，接受泼尼松与抑抗助孕汤（熟地黄 15 g，山药 15 g，山茱萸 15 g，鹿角霜 18 g，杜仲炭 18 g，菟丝子 25 g，枸杞子 15 g，仙茅 15 g，淫羊藿 15 g，丹皮 15 g，皂角刺 30 g，川牛膝 15 g，丹参 30 g，水蛭 10 g，败酱草 30 g，蒲公英 30 g，金银花 15 g，甘草 10 g）联合治疗，对照组给予泼尼松治疗。两个疗程后，治疗组总有效率（94.87%）高于对照组（71.05%）。

（2）药物流产：96 例自愿采用药物流产的患者，随机分为观察组和对照组各 48 例，对照组口服米非司酮与米索前列醇，观察组在对照组基础上服用化瘀止血散（当归、阿胶各 40 g，川芎、蒲黄、红花、紫草、元胡各 30 g，水蛭 10 g，三七 60 g，川牛膝、莪术、人参、枳实、蚤休、甘草各 20 g），结果观察组完全流产患者数量高于对照组，提示药物流产配用化瘀止血散，可提高完全流产率，减少出血量，缩短出血时间，疗效较好。

（3）痛经：86 例痛经患者，接受温通汤（肉桂 3 g，桂枝 10 g，当归 10 g，炒白芍 10 g，红花 6 g，丹参 12 g，三棱 10 g，川牛膝 10 g，失笑散 10 g，玄胡 10 g，香附 10 g，乌药 10 g）治疗，随症加减柴胡、泽兰、吴茱萸等药，治疗后总有效率 93%。

（4）输卵管阻塞：15 例不孕症患者（原发不孕症 2 例，继发不孕症 13 例），均以通管汤（川牛膝、川椒目、细辛、威灵仙、甲珠、木通）为主方，辨证用药治疗，结果治愈 11 例，好转 3 例，表明通管汤可治疗该病。

3）输尿管下段结石

104 例输尿管结石患者，随机分为对照组和治疗组各 52 例，分别接受西医常规治疗、西医常规治疗联合川龙汤（川牛膝、金钱草、红楂肉、车前子各 20 g，地龙、生鸡内金、枳壳、延胡索、石韦各 15 g，六神曲、海金砂、王不留行各 12 g，台乌药 10 g）治疗。治疗组总有效率（92.3%）明显高于对照组（71.2%）。

4）类风湿性关节炎

110 例患者，治疗组用含川牛膝的中药进行熏洗，治疗 4 周，对比单用氨甲蝶呤的对照组患者，治疗组的总有效率（94.55%）高于对照组（74.55%），且 IL-17、IL-23、TNF-α、C 反应蛋白、MMP-3、MMP-9 等炎症因子表达水平均低于对照组。

5）脑血栓

200 例脑血栓患者，观察组与对照组各 100 例，观察组使用血栓通脉汤（黄芪 30 g，丹参 30 g，地龙 15 g，川牛膝 15 g，当归 15 g，赤芍 15 g，川芎 15 g，桂枝 10 g，甘草 10 g，随症加减）治疗，对照组静脉滴注右旋糖酐 500 mL、口服阿司匹林 50 mg，结果观察组疗效（总有效率 92%）优于对照组（总有效率 80%）。

参考文献

[1] 史涵旭，周雅琳，赵润龙，等. 川牛膝水提物对环磷酰胺诱导的免疫抑制小鼠免疫功能的影响[J]. 食品安全质量检测学报，2022，13(11)：3566-3574.

[2] 曹军，邬麟，李康. 牛膝多糖对HepG-2荷瘤小鼠肿瘤微环境T细胞亚群、VEGF和TGF-β_1的影响[J]. 中国现代药物应用，2014，8(24)：1-3.

[3] 周智，夏大静. 牛膝多糖刺激的DC联合CIK细胞对SW480的杀伤作用研究[J]. 中国中药杂志，2013，38(7)：1056-1060.

[4] HAN X，SHEN S，LIU T，et al. Characterization and antioxidant activities of the polysaccharides from Radix Cyathulae officinalis Kuan[J]. Int J Biol Macromol，2015，72(4)：544-552.

[5] 陈艾萌，潘洁，胡博，等. 川牛膝多糖抗氧化活性测定和微波提取工艺优化[J]. 中成药，2017，39(1)：80-84.

[6] 宾雪英，舒光明，何光星，等. 川牛膝及其混淆品的抗炎作用比较[J]. 资源开发与市场，2013，29(4)：341-342+384.

[7] 单玮，阙华发. 三妙丸类方及川牛膝对急性痛风性关节炎大鼠炎症反应的作用机制研究[J]. 世界中医药，2013，8(2)：189-193.

[8] 柴科远. 补肾还五汤治疗精索静脉曲张100例临床观察[J]. 浙江中医杂志，2014，49(2)：115.

[9] 陈小杰. 自拟调精促化汤治疗精液不液化症40例临床观察[J]. 中国中医药科技，2013，20(1)：105.

[10] 宁波市中医院男性不育课题组，崔云. "液精煎"治疗精液不液化致不育的临床观察[J]. 浙江中医学院学报，1990，(6)：23-24.

[11] 周岩. 中西医结合治疗免疫性不孕症39例临床观察[J]. 国医论坛，2013，28(5)：37-38.

[12] 邢翠. 化瘀止血散用于药物流产48例临床观察[J]. 现代医药卫生，2003，(7)：900.

[13] 滕玉良. 温通汤加减治疗痛经86例临床观察[J]. 中国农村医学，1998，(8)：45.

[14] 史向阳，戚丽杰. 用通管汤治疗输卵管不通的临床观察[J]. 佳木斯医学院学报，1993，(1)：83.

[15] 周国云，俞大毛. 川龙汤治疗输尿管下段结石52例临床观察[J]. 浙江中医杂志，2015，50(9)：660.

[16] 杨薇琳. 中药熏洗治疗类风湿性关节炎临床观察[J]. 实用中医药杂志，2021，37(11)：1935-1936.

[17] 王志强. 血栓通脉汤在脑血栓患者的治疗中的临床观察[J]. 中西医结合心血管病电子杂志，2017，5(19)：143.

牡丹皮

【来源】《神农本草经》。

【性味归经】苦、辛，微寒。归心、肝、肾经。

【功能主治】清热凉血，活血散瘀，退虚热。用于热入营血，温毒发斑，吐血衄血，夜热早凉，无汗骨蒸，经闭痛经，跌扑伤痛，痈肿疮毒。

【用法用量】内服：3 ～ 10 g。外用：适量，醋蒸取汁涂患处。

【药论】

（1）《神农本草经》：“主寒热，中风瘛疭、痉、惊痫邪气，除癥坚瘀血留舍肠胃，安五脏，疗痈疮。”

（2）《名医别录》：“除时气头痛，客热，五劳，劳气头腰痛，风噤，癫疾。”

（3）《日华子诸家本草》：“除邪气，悦色，通关腠血脉，排脓，通月经，消扑损瘀血，续筋骨，除风痹，落胎下胞，产后一切冷热血气。”

（4）《洁古珍珠囊》：“治肠胃积血、衄血、吐血，无汗骨蒸。”

（5）《滇南本草》：“破血，行（血），消癥瘕之疾，除血分之热。”

【传统应用】治伤寒及温病应发汗而不发汗之内蓄血者，及鼻衄、吐血不尽，内余瘀血，常用犀角（现用水牛角代）、生地黄、芍药与牡丹皮配伍，如犀角地黄汤（《千金方》）；治胎前衄血，用丹皮、黄芩、蒲黄、白芍、侧柏叶，共为细末，早米糊为丸，空心白汤下百丸（《秘传内府经验女科》）。治血热妄行之上部出血，用大蓟、小蓟、柏叶、荷叶、茅根、茜根、大黄、山栀、牡丹皮、棕榈皮，各药烧存性，为末，每次 15 g，藕汁或萝卜汁磨京墨汁适量，或温开水调服，如十灰散（《医学心悟》）。治肾阴亏损，腰膝酸软，骨蒸潮热，用牡丹皮与熟地黄、酒萸肉、山药、茯苓、泽泻配伍，牡丹皮为佐药，清泻相火，制山萸肉之温涩，以上六味制成丸剂，每次 1 粒或 2 粒，如六味地黄丸（《小儿药证直诀》）。治妇女月经闭绝不通，新产后瘀血不消，服诸汤利血后，余疢未平者，用牡丹与芍药、玄参、桃仁、当归、桂心、虻虫、水蛭、蛴螬、瞿麦、海藻等药配伍，如牡丹丸（《千金方》）。治伤损瘀血，牡丹皮 2 两，配伍虻虫 21 个（熬过），一同捣碎，每天早晨温酒送下；治腕折瘀血，虻虫配伍牡丹皮，上二味治下筛，酒服方寸匕（《千金方》）。治肠痈，少腹肿痞，牡丹皮配伍大黄、桃仁、瓜子、芒硝，以上五味，以水 6 升，煮取 1 升，去滓，内芒硝，再煎沸，顿服之，如大黄牡丹汤（《金匮要略》）。治下部生疮，已决洞者，牡丹方寸匕，日三服（《补缺肘后方》）。治金疮内漏，血不出，牡丹皮为散，水服三指撮（《千金方》）。

【现代研究】

1. 药物成分

该药根皮含芍药苷、氧化芍药苷、苯甲酰芍药苷、牡丹酚、牡丹酚苷、牡丹酚原苷、牡丹酚新苷、苯甲酰基氧化芍药苷、2,3- 二羟基 -4- 甲氧基苯乙酮、3- 羟基 -4- 甲氧基苯乙酮、1,2,3,4,6- 五没食子酰葡萄糖、没食子酸等。

2. 药理作用

（1）增强免疫：丹皮酚能使免疫低下模型大鼠的细胞免疫和体液免疫明显增强，显著减轻环磷酰胺和氢化可的松导致的小鼠胸腺损伤，提高淋巴细胞转化率。

（2）保肝护肝：牡丹皮对 CCl_4 所致急性肝损伤有保护作用，使 CCl_4 引起异常变化的代谢物（如尿囊素、高香草酸）等回归正常，并能通过调节维生素 H 发挥护肝作用。

（3）抗肿瘤：丹皮酚抑制人 SGC-790 和鼠 MFC 肿瘤细胞的 Bcl-2 基因表达，促进 Bax 基因表达。丹皮酚能抑制小鼠肝癌细胞 Hepa 的增殖，明显上调肿瘤组织中凋亡坏死因子（IL-2、TNF-α 和 Bax）等蛋白表达及相关基因表达，显著下调凋亡抑制因子 Bcl-2 基因表达。

（4）镇痛、抗炎：牡丹皮能延长小鼠疼痛潜伏期，减少醋酸所致小鼠扭体反应次数，表现出镇痛作用。丹皮总苷剂量依赖性显著抑制角叉莱胶诱导的大鼠急性足肿胀和二甲苯诱导的小鼠耳郭肿胀。牡丹皮水提物对大肠埃希菌、溶血性链球菌、金黄色葡萄球菌、伤寒杆菌等20余种致病菌有较强的杀菌抑菌作用，间接发挥抗炎作用。

（5）抗胃溃疡：丹皮酚对乙醇所致小鼠胃溃疡有保护作用，可显著减轻乙醇引起的胃黏膜损伤，且具有较强的体外抗幽门螺杆菌的活性。另有研究表明，丹皮酚的抗溃疡作用强度与奥美拉唑相似，可显著减轻水渍应激引起的胃黏膜损伤。

（6）利尿：口服丹皮酚62.5～250 mg/kg能剂量依赖性使水、钠和氯的排泄增加，其利尿的最低有效剂量为62.5 mg/kg，250 mg/kg剂量的利尿作用与氢氯噻嗪10 mg/kg相当。

3. 临床应用

1）男科疾病

（1）精索静脉曲张：100例患者服用自拟补肾还五汤（黄芪50 g，山萸肉、忍冬藤、路路通、荔枝核各30 g，杜仲、当归、川芎、赤芍、川牛膝、延胡索、牡丹皮各12 g，地龙15 g，党参20 g），1个月后，总有效率为83%，且对轻、中度患者治疗的总有效率明显高于重度患者。

（2）前列腺增生：20例患者，采用温阳补肾法，用含牡丹皮的金匮肾气丸治疗1个疗程后，症状均有不同程度的减轻，夜尿次数明显减少。

2）妇科疾病

（1）寒凝血瘀型原发性痛经：42例患者于经前7天开始服用大温经汤（吴茱萸、当归、芍药、川芎、人参、桂枝、阿胶、牡丹皮、生姜、甘草、半夏、麦门冬），连服14剂，经期不停药，连续用药3个月经周期，痊愈6例，显效17例，有效15例，无效2例，总有效率95%，中医证候疗效总有效率97.5%。

（2）子宫肌瘤高强度聚集超声治疗术后湿热瘀阻证：120例患者分为对照组与观察组，对照组仅予术后常规护理治疗，治疗组则在对照组基础上使用大黄牡丹皮汤治疗（大黄10 g，牡丹皮15 g，蒲黄10 g，香附10 g，冬瓜仁15 g，延胡索10 g），治疗组总有效率（98.11%）明显高于对照组（86%），未出现严重不良反应。

（3）慢性盆腔炎：100例患者以解毒散瘀益气法治疗为主，采用大黄牡丹皮汤（炒大黄6～10 g，牡丹皮15 g，桃仁10 g，薏苡仁20 g，蒲公英20 g，金刚藤20 g，大血藤20 g，延胡索30 g，金铃子10 g，党参20 g，白术15 g，茯苓20 g）随症加减其他药物治疗，2～3个疗程后，治愈68例，显效18例，有效12例，无效2例，治愈率为68%，总有效率为98%。

3）急性单纯性阑尾炎

对照组单纯接受抗生素（甲硝唑、头孢曲松钠）治疗，研究组使用抗生素与大黄牡丹皮汤（冬瓜仁30 g，大黄12 g，桃仁9 g，枳壳9 g，牡丹皮3 g，芒硝9 g，连翘14 g，金银花14 g，赤芍9 g，生石膏30 g，知母14 g，煎服）联用进行治疗，结果发现研究组治疗效果更优，且不良反应发生率较对照组低。

4）肺癌

80例患者，所有患者接受常规化疗方法治疗，观察组在此基础上加服大黄牡丹皮汤（大黄12 g，芒硝10 g，牡丹皮10 g，桃仁10 g，冬瓜仁30 g，太子参15 g，南沙参、北沙参各10 g，薏苡仁10 g，桑白皮10 g，浙贝母10 g，山慈菇10 g，猫爪草10 g，甘草5 g，随症加减）。观察组有效率为77.5%，对照组有效率为72.5%，观察组临床症状改善情况较好，可增强患者耐受力。

5）肝肾阴虚湿热型慢性肾炎

30例患者接受丹芍汤（牡丹皮、白芍、茯苓、泽泻、墨旱莲、女贞子、蝉衣）治疗，可见TNF

水平明显下降，尿畸形红细胞与尿蛋白明显减少。牡丹皮与其他清热利湿中药配伍，对原发性肾病综合征肝肾阴虚夹湿热证患者也有改善症状、减轻血尿、拮抗炎症因子、抑制体内炎症反应的作用。

6）寻常痤疮

122 例患者分为治疗组与对照组，对照组外用红霉素软膏，口服罗红霉素；治疗组采用外用牡丹皮酊，口服罗红霉素治疗，结果发现治疗组总有效率明显高于对照组。

7）急性软组织损伤

120 例患者，治疗组与对照组各 60 例，治疗组内服牡丹皮散剂汤（牡丹皮 25 g，当归尾 15 g，骨碎补 12 g，酒浸红花 10 g，续断 15 g，乳香 10 g，没药 10 g，桃仁 10 g，川芎 12 g，赤芍 15 g，生地 20 g）及其药渣湿热外敷，对照组给予扶他林外敷。治疗 5 天，结果治疗组总有效率为 100%，明显高于对照组（63.3%），临床症状缓解得更迅速。

参考文献

[1] 应康，王玉珍. 丹皮酚对小鼠淋巴细胞转化的影响[J]. 包头医学院学报，2001，17(2)：92–93.

[2] 武嫚. 基于代谢组学的牡丹皮品盾评价及保肝作用研究[D]. 西安：西北大学，2015.

[3] LI N, FAN LL, SUN GP, et al. Paeonol inhibits tumor growth in gastric cancer in vitro and in vivo[J]. World J Gastroenterol, 2010, 16(35): 4483–4490.

[4] SUNG P, WANG H, XU SP, et al. Anti-tumor effects of paeonol in a HepA-hepatoma bearing mouse model via induction of tumor cell apoptosis and stimulation of IL-2 and TNF-alpha production[J]. Eur J Pharmacol, 2008, 584 (2-3): 246–252.

[5] 王宪龄，李连珍，荆云，等. 牡丹皮镇痛抗炎作用的实验研究[J]. 河南中医，2005，25(12)：26–28.

[6] 汤文璐，李俊，徐叔云. 丹皮总甙抗炎作用的研究[J]. 安徽医科大学学报，1999，(1)：14–16.

[7] 杜凡，李惠芬，王宇歆，等. 牡丹皮中丹皮酚、总苷、多糖单用及合用后的协同抑菌作用考查[J]. 天津药学，2008，20(2)：10–12.

[8] 张溪桐，张悦，杨骏，等. 丹皮酚对实验性胃溃疡及幽门螺杆菌的抑制作用[J]. 数理医药学杂志，2016，29(8)：1109–1112.

[9] 周源，杨小红，盛习锋，等. 丹皮酚对水应激所致小鼠胃溃疡保护作用的实验研究[J]. 湖南师范大学学报(医学版)，2007，4(4)：11–13.

[10] 李永伟，李俊彪，詹林达，等. 丹芍汤对原发性肾病综合征肝肾阴虚挟湿热证型患者血清IL-6、IL-10的影响[J]. 中药材，2000，23(2)：118–120.

[11] 柴科远. 补肾还五汤治疗精索静脉曲张100例临床观察[J]. 浙江中医杂志，2014，49(2)：115.

[12] 刘艳. 金匮肾气丸治疗前列腺增生症20例临床观察[J]. 长春中医药大学学报，2009，25(4)：540.

[13] 李晓燕. 大温经汤治疗寒凝血瘀型原发性痛经的临床观察[D]. 哈尔滨：黑龙江中医药大学，2019.

[14] 张娅岚，金芳和，曾志刚. 大黄牡丹皮汤对子宫肌瘤HIFU术后的临床观察[J]. 中国中医药现代远程教育，2019，17(7)：55–57.

[15] 祁跃明. 大黄牡丹皮汤加减治疗慢性盆腔炎100例临床观察[J]. 云南中医中药杂志，2011，32(4)：53–54.

[16] 贝进楼. 加味大黄牡丹皮汤联合抗生素治疗急性单纯性阑尾炎患者的临床疗效研究[J]. 临床普外科电子杂志，2022，10(1)：82–85+101.

[17] 李倩雯. 大黄牡丹皮汤加味治疗肺癌临床疗效观察[J]. 亚太传统医药，2015，11(5)：120–121.

[18] 詹林达，何训昌，缪灿铭. 丹芍汤对肝肾阴虚湿热型慢性肾炎血清TNF水平的影响[J]. 辽宁中医学院学报，2001，3(4)：246–247.

[19] 侯刚健，苗方. 牡丹皮酊的制备及临床治疗寻常型痤疮疗效观察[J]. 辽宁中医药大学学报，2009，11(7)：134–135.

[20] 曹辉，冉培，蔡国强，等. 牡丹皮散治疗急性软组织损伤临床观察[J]. 实用中医药杂志，2022，38(3)：350–352.

益母草

【来源】《神农本草经》。

【性味归经】苦、辛，微寒。归肝、心包、膀胱经。

【功能主治】活血调经通络，利尿消肿，清热解毒。用于月经不调，痛经经闭，恶露不尽，水肿尿少，疮疡肿毒。

【用法用量】内服：煎汤，10 ～ 15 g；熬膏或入丸、散。外用：适量，煎水洗或鲜草敷捣。

【药论】

（1）《神农本草经》："主隐疹痒，可作浴汤。"

（2）《本草拾遗》："捣苗，敷乳痈恶肿痛者；又捣苗绞汁服，主浮肿下水，兼恶毒肿。"

（3）《本草纲目》："活血，破血，调经，解毒……尿血，泻血，疳，痢，痔疾，打扑内损，瘀血，大便、小便不通。"

【传统应用】治水肿、小便不利，与白茅根、车前子等同用，可提高利尿消肿疗效（《青岛中草药手册》）。治尿血，可服用益母草汁（《外台秘要》）。治月经不调、痛经、经闭、产后腹痛，配伍当归、芍药、丹参等，如益母胜金丹（《医学心悟》）。治跌打伤痛，与乳香、没药、沉香等配伍。用于疔疮、乳痈，与菊花、金银花、紫花地丁等清热解毒药配伍。

【现代研究】

1. 药物成分

该药主要含生物碱类、黄酮类、二萜类成分，生物碱主要成分为水苏碱、益母草碱等，黄酮类成分有芦丁、异槲皮苷、金丝桃苷、汉黄芩素等，二萜类成分有西班牙夏罗草酮、益母草苷等。

2. 药理作用

（1）对泌尿系统的作用：益母草碱能改善 LPS 诱导的小鼠肾损伤病理变化，降低血清肌酐、尿素氮含量及 TNF-α、IL-1β、IL-6、IL-8、肾损伤分子 1（kidney injury molecule 1，KIM-1）细胞因子水平，减少肾组织 ROS 的产生。在庆大霉素诱导的大鼠急性肾功能衰竭模型中，给予益母草水提物能改善大鼠肾小管损伤程度，降低血尿素氮（blood urea nitrogen，BUN）、血肌酐（serum creatinine，Scr）水平。益母草注射液能改善环孢素 A 诱导的大鼠慢性肾毒性的肾小管上皮细胞浊肿及空泡变性、小管塌陷及小管肿胀病变。益母草总碱能改善丙酸睾丸素诱发的前列腺褶皱增生减少、腺腔扩大和间质变薄病变，减轻前列腺增生伴发的睾丸、附睾病变，降低表皮细胞生长因子（epidermal growth factor，EGF）、碱性成纤维细胞生长因子（basic fibroblast growth factor，bFGF）水平，提高 TGF-β_1 水平，还可下调 Bcl-2 基因表达促使前列腺增生细胞凋亡。

（2）对子宫的调节作用：益母草对子宫有双向性调节作用。益母草对产后子宫内膜炎大鼠内膜发挥止血修复作用，降低子宫 TNF-α、金属蛋白酶组织抑制因子 -1（tissue inhibitor of metalloproteinase-1，TIMP-1）水平，促使细胞外基质（extracellular matrix，ECM）降解。益母草水溶性生物碱、总黄酮对小鼠离体子宫有兴奋作用，作用机制涉及提高子宫平滑肌细胞胞质中 Ca^{2+} 水平。

（3）抗心肌缺血：益母草水提物能减轻异丙肾上腺素诱发的心肌缺血损伤，降低胶原表达，改善左心室收缩压（left ventricular systolic pressure，LVSP）、左室压力最大上升速率（maximal left ventricular pressure rising rate，dp/dt_{max}）和心输出量指标，降低心脏质量系数和左室质量系数，减少心肌组织羟脯氨酸含量及Ⅰ、Ⅲ型胶原含量，Ⅰ、Ⅲ型胶原比值。

此外，益母草还具有抗动脉粥样硬化、抗炎镇痛、抗氧化、抗菌等药理作用。

3. 临床应用

（1）泌尿系统疾病：益母草单独应用于此类疾病较少，主要与其他药物配伍应用。总结 30 年来治疗慢性肾小球肾炎处方用药规律，发现益母草用药频率位于第 9 位，且与白术、黄芪组方关联性最强。南征教授治疗慢性肾病善用药对包括益母草－丹参。焦安钦教授善用风药蝉蜕与益母草配伍治疗慢性肾小球肾炎。益母草－贯众药对常用于肾病综合征的治疗。

（2）男科疾病：益母草在治疗慢性前列腺炎、前列腺增生、少弱精子症、自身免疫性不育等疾病的报道中主要以复方或其相关制剂为主。理气活血通淋汤、通淋汤、知柏坤草胶囊治疗慢性前列腺炎，与治疗前相比，尿频、尿急、小腹痛、睾丸痛等症状缓解，前列腺液检验恢复正常或者好转、卵磷脂小体含量有所改善。三甲隆畅泰、前列腺合剂用于治疗前列腺增生，使临床症状改善或减轻，前列腺大小有所好转。强精煎用于治疗少弱精子症，治疗前后对比，能明显改善患者精子质量，提高患者生活质量，且无明显不良反应。

（3）妇科疾病：益母草复方及相关制剂在临床上常用于治疗产后出血、子宫肌瘤、多囊卵巢综合征伴不孕症等疾病。益母草注射液与卡前列甲酯栓、缩宫素注射液、米索前列醇、卡前列素氨丁三醇等药物联合应用，可促进子宫收缩，有效改善患者产后出血情况及促进子宫复旧。黄健玲教授在临床上治疗气滞血瘀型、寒凝血瘀型、气虚血瘀型子宫肌瘤患者组方善用益母草组方，可有效改善患者症状、促进瘤体缩消。益母草颗粒联合炔雌醇环丙孕酮治疗多囊卵巢综合征伴不孕症，可有效改善患者雌激素水平，提高排卵率和受孕率。

（4）心脑血管疾病：以益母草为主的益母草注射液治疗冠状动脉粥样硬化性心脏病、急性脑梗死、急性左心衰竭等疾病有明显疗效。

参考文献

[1] 李艳，苗明三. 益母草药理作用研究进展［J］. 中华中医药学刊，2023，41（5）：102–106.

[2] 乔晶晶，吴啟南，薛敏，等. 益母草化学成分与药理作用研究进展［J］. 中草药，2018，49（23）：5691–5704.

[3] XU DL，CHEN MS，REN XZ，et al. Leonurine ameliorates LPS–induced acute kidney injury via suppressing ROS–mediated NF–κB signaling pathway［J］. Fitoterapia，2014，97：148–155.

[4] 王建芳. 环孢素A慢性肾毒性及益母草的保护作用［J］. 中国医学创新，2010，7（24）：148–149.

[5] 马雷，高英英，辛华，等. 益母草总碱在治疗丙酸睾丸素诱导大鼠前列腺增生模型中的应用研究［J］. 黑龙江医药科学，2015，38（3）：82–83.

[6] 刘绍蘡，白明，纪晓宁，等. 益母草总碱对小鼠前列腺增生模型的影响［J］. 中国实验方剂学杂志，2011，17（21）：177–180.

[7] 张自刚，刘铁柱，张宁. 益母草总生物碱对前列腺增生模型大鼠Bcl–2表达的影响［J］. 中国老年学杂志，2016，36（20）：4951–4953.

[8] 陆茵，彭代银. 中药药理学［M］. 3版. 北京：人民卫生出版社，2022.

[9] 邓亚楠，李献平，余学杰，等. 用关联规则方法研究慢性肾炎处方用药规律［J］. 中华中医药杂志，2014，29（9）：2810–2813.

[10] 于敏，刘世林，李安冬，等. 南征教授运用药对治疗慢性肾脏病经验［J］. 吉林中医药，2022，42（3）：253–258.

[11] 王冬秀，焦安钦. 焦安钦教授风药药治疗慢性肾小球肾炎经验［J］. 中国中医药现代远程教育，2023，21（14）：142–145.

[12] 袁春意. 益母草药对应用举隅［J］. 中医杂志，2003，44（11）：812.

[13] 梁杰，王聪一. 自拟通淋汤治疗前列腺炎48例［J］. 国医论坛，2001，16（6）：32–33.

[14] 陈通文，陈建宏. 理气活血通淋法治疗慢性前列腺炎60例疗效观察［J］. 新中医，2008，40（6）：38–39.

[15] 李庆文，徐行军，白宇程，等. 知柏坤草胶囊治疗湿热瘀阻型慢性前列腺炎58例［J］. 福建中医药，2008，39（1）：9–10.

[16] 张志明. 三甲隆畅泰治疗前列腺增生症60例临床观察［C］//中国中西医结合学会. 第二次世界中西医结合大会论文摘要集. 朝阳市第二医院，2002：1.

[17] 葛邦雨. 前列腺合剂治疗前列腺增生72例[J]. 陕西中医, 2003, 24(4): 320-321.
[18] 宾彬, 王杰, 陈定雄, 等. 强精煎治疗少弱精子症临床疗效及安全性研究[J]. 西部中医药, 2012, 25(4): 5-7.
[19] 刘莹莹, 吴嘉瑞, 郭思宇, 等. 益母草注射液临床联合用药研究进展[J]. 中国医院用药评价与分析, 2020, 20(2): 140-143+148.
[20] 陈志霞, 黄健玲. 黄健玲基于血瘀辨治子宫肌瘤经验[J]. 广州中医药大学学报, 2020, 37(11): 2223-2226.
[21] 孙艳华, 邵莹. 益母草颗粒联合炔雌醇环丙孕酮对多囊卵巢综合征伴不孕患者性激素水平及排卵率的影响[J]. 中国药物与临床, 2020, 20(18): 3041-3043.

王不留行

【来源】《神农本草经》。

【性味归经】苦，平。归肝、胃经。

【功能主治】活血通络，下乳消肿，利尿通淋。用于经闭，痛经，乳汁不下，乳痈肿痛，淋证涩痛。

【用法用量】内服：煎汤，6 ～ 10 g。

【药论】

（1）《神农本草经》："主金疮，止血逐痛，出刺，除风痹内寒。久服轻身耐老增寿。"

（2）《药性论》："治风毒，通血脉。"

（4）《洁古珍珠囊》："利疮疡，主治痢。"

（5）《本草纲目》："利小便。"

（6）《本草求原》："通淋，利窍。"

【传统应用】治诸淋及小便常不利，阴中痛，日数十度起，此皆劳损虚热所致，配伍石韦（去毛）、滑石、瞿麦、葵子（《外台》引张文仲方）。治血淋不止，与当归身、川续断、白芍药、丹参配伍（《本草汇言》引《东轩产科》）。治乳痈初起，王不留行与蒲公英、瓜蒌仁、当归配伍，酒煎服（《本草汇言》）。用于妇女经行腹痛、经闭、难产，常与柴胡、郁金、香附、川芎等合用。用以消痈肿，常与蒲公英、天花粉、赤芍等同用。

【现代研究】

1. 药物成分

该药主要含黄酮苷类、环肽类、挥发油类化合物。黄酮苷类有王不留行黄酮苷、牡荆素、黄酮苷 E、黄酮苷 F 等，环肽类有王不留行环肽 A ～ H 等，挥发油类有棕榈酸、豆蔻酸等。

2. 药理作用

（1）对泌尿系统的作用：王不留行多糖改善丙酸睾酮诱导的大鼠前列腺增大、腺上皮变厚及腺体增多等病变，降低前列腺指数和睾丸指数。广王不留行醇提物能上调逼尿肌肌球蛋白表达水平，改善慢性膀胱颈梗阻大鼠的逼尿肌细胞形态变化，抑制结缔组织增生和逼尿肌平滑肌细胞凋亡。尿路致病性大肠埃希菌诱发的尿路感染大、小鼠模型中，王不留行水提醇沉部位能降低尿液、膀胱、肾脏中菌落数，改善膀胱组织上皮细胞脱落、中性粒细胞浸润、肾脏增大、黏膜水肿以及炎性浸润等病变；王不留行水提醇沉部位能改善膀胱体积增大和红肿病变，降低膀胱组织 PGE2 的含量，王不留行多糖通过抑制 NLRP3 表达，抑制尿路感染膀胱细胞凋亡，改善膀胱组织损伤病变。

（2）抗炎、镇痛：炒王不留行的乙酸乙酯部位、正丁醇部位、水提取部位可降低二甲苯致小鼠耳郭，以及棉球致肉芽组织肿胀程度，抑制 MDA、TNF-α 和 NO 的产生，三个提取部位还可减少醋酸致小鼠扭体次数以及提高小鼠热板痛阈值。

此外，王不留行还具有调节雌激素、催乳等作用。

3. 临床应用

（1）泌尿系统疾病：临床上王不留行主要与其他药物配伍应用，治疗尿路结石、慢性肾盂肾炎、术后尿潴留或逼尿肌无力、原发性遗尿症等疾病。尿石散、利尿排石汤等治疗尿路结石，能促进结石排出或溶解，缓解疼痛；若配合体外震波碎石，可缩短疗程，提高患者生活质量。慢淋汤治疗慢性肾盂肾炎患者，尿白细胞、尿红细胞、尿细菌数有所改善，且疗效优于三金片。王不留行籽耳贴贴于膀胱、肾、三焦、腹、尿道等穴位敏感点，能降低痔病术后尿潴留发生率，且安全性高，患者易接受。力通胶囊改善前列腺摘除术后患者逼尿肌无力和残余尿量（post-void residual urine，PVR）、提高最大尿流率并改善逼尿肌压，促进逼尿肌功能恢复。王不留行籽耳贴联合经皮穴位电刺激治疗原发性遗尿症患者，可显著降低夜尿次数、遗尿次数，与醋酸去氨加压素联合氯酯醒胶囊相比，能缩短治疗时间，延长疗效持续时间。

（2）男科疾病：王不留行主要与其他药物配伍或应用于复方，常治疗慢性前列腺炎、前列腺增生、慢性附睾炎等疾病。基于前列腺疾病效方数据库分析，王不留行作为单味中药使用频率排在第3位。王不留行汤加味治疗慢性前列腺炎，能显著降低前列腺液中白细胞数量，增加卵磷脂小体数量，改善临床症状。益肾通瘀汤临床上应用于前列腺增生疾病，能改善患者排尿状况，前列腺检查明显好转。以王不留行为主的子痈消散汤可改善慢性附睾炎患者附睾硬结、组织纤维增生病变，效果优于盐酸左氧氟沙星片。

（3）妇科疾病：王不留行籽压耳穴与盆炎康复汤灌肠联合应用治疗慢性盆腔炎，有效改善患者月经紊乱、白带增多、下腹疼痛等症状，降低 TNF-α、TGF-β_1、IL-8 及 IL-1β 炎症因子水平。周玉玫在临床上治疗输卵管阻塞患者，拟方常用王不留行，与皂角刺、路路通三药合用通经达络以疏通输卵管。

此外，王不留行籽耳穴压豆疗法或配伍其他药物在临床上还可应用于糖尿病、高血压、痛经、失眠、便秘、恶心、呕吐等。

参考文献

[1] 金杰，肖湘. 王不留行的化学成分、药理作用及临床应用研究进展[J]. 中国药物经济学，2022，17（4）：124-128.

[2] 汪晶晶，任红立，武洪志，等. 中药王不留行的化学成分及药理作用研究进展[J]. 黑龙江畜牧兽医，2017，（7）：101-103.

[3] 徐发彬，崔学教，邱云桥，等. 广王不留行醇提物对大鼠慢性膀胱颈梗阻模型平滑肌细胞凋亡的影响[J]. 中药新药与临床药理，2012，23（3）：283-285+290.

[4] 徐发彬，崔学教，邱云桥，等. 广王不留行醇提物对大鼠慢性膀胱颈梗阻模型逼尿肌肌球蛋白表达的影响[J]. 时珍国医国药，2012，23（3）：681-682.

[5] 姚荣妹. 石竹清治疗急性尿路感染药效评价及机制研究[D]. 北京：中国中医科学院，2023.

[6] 毛鑫，姚荣妹，鲍岩岩，等. 王不留行多糖通过抑制NLRP3炎性小体通路改善尿路感染所致膀胱损伤[J]. 中国中药杂志，2021，46（13）：3388-3393.

[7] 周轶，陈俊龙. 中药结合震波碎石治疗泌尿系结石117例[J]. 实用中医药杂志，2003（9）：481.

[8] 梅志高. 利尿排石汤治疗肾输尿管结石100例[J]. 实用中西医结合临床，2008（5）：24-25.

[9] 张将军，张传方. 慢淋汤治疗30例慢性肾盂肾炎的疗效观察[J]. 中外医学研究，2011，9（30）：1-2.

[10] 肖艳，何剑平. 王不留行籽耳贴在预防痔病患者术后尿潴留中的应用[J]. 现代中西医结合杂志，2011，20（11）：1372.

[11] 苏永权，李成忠，张继峰，等. 力通胶囊治疗前列腺摘除术后逼尿肌无力30例疗效观察[J]. 新中医，2005，（9）：45-46.

[12] 陈永军，周国赢，靳建宏. 经皮穴位电刺激结合耳穴贴压治疗原发性遗尿症［J］. 中国针灸，2010，30（05）：371–374.
[13] 王贵民，李廷保. 中医药治疗前列腺疾病用药规律的数据挖掘研究［J］. 西部中医药，2014，27（5）：77–80.
[14] 霍东增. 王不留行汤加味治疗慢性前列腺炎115例疗效观察［J］. 河北中医，2009，31（7）：1052.
[15] 杨玉虎. 益肾通瘀汤治疗前列腺增生67例［J］. 实用中医药杂志，2009，25（8）：532–533.
[16] 倪良玉. 子痈消散汤治疗慢性附睾炎20例［J］. 湖南中医杂志，2008，（1）：45–46.

五灵脂

【来源】《开宝本草》。

【性味归经】咸、甘，温。归肝经。

【功能主治】活血止痛，化瘀止血，疏通脉络。用于胸胁、脘腹刺痛，痛经，经闭，产后血瘀疼痛，跌扑肿痛，蛇虫咬伤。

【用法用量】内服：煎汤，5 ～ 10 g；或入丸、散。外用：适量，研末撒或调敷。

【药论】

（1）《开宝本草》："主疗心腹冷气，小儿五疳，辟疫，治肠风，通利气脉，女子月闭。"

（2）《本草正》："五灵脂，味苦气辛，善走厥阴，乃血中之气药也。大能行血，行气，逐瘀止痛……男子疝气，肠风血痢，冷气恶气，心腹诸痛，身体血痹，胁肋筋骨疼痛，其效甚捷。"

（3）《玉楸药解》："开闭，止痛，磨坚。五灵脂最破瘀血，善止疼痛，凡经产跌打诸瘀，心腹胁肋诸痛皆疗。又能止血，凡吐衄、崩漏诸血皆取。"

【传统应用】治一切心腹痛及小肠气，与巴豆、干姜配伍，如灵脂丸（《杨氏家藏方》）。治丈夫脾积气痛，妇人血崩诸痛，五灵脂与温酒调下，如灵脂散（《永类钤方》）。治血滞心痛、少腹作痛，与蒲黄配伍使用，如失笑散（《经效方》）。用于消虫杀积，与砂仁、蔻仁、麦芽、使君子等同用，如灵脂丸（《证治准绳》）。

【现代研究】

1. 药物成分

该药主要含萜类、黄酮类、挥发性成分等，萜类成分有五灵脂酸、熊果酸等，黄酮类成分有扁柏双黄酮、穗花杉双黄酮等，挥发性成分有十二酸、α－雪松醇等。

2. 药理作用

（1）对泌尿系统的作用：以五灵脂为主要成分的小金丸可改善前列腺炎性疼痛大鼠前列腺组织腺腔萎缩、炎性细胞浸润病变，降低 TNF-α、NGF、COX-2 水平，缓解疼痛。

（2）对血液系统的作用：五灵脂水提物能抑制 ADP、胶原诱发的家兔或大鼠血小板聚集，其机制与抑制血小板血栓素 A_2 的合成有关，其在体外实验也能抑制尿激酶致纤维蛋白溶解；五灵脂水提物能改善脑血流量、脑水肿程度，提高 SOD 活性和降低 MDA 含量。

五灵脂还具有抗炎、镇痛、调节免疫功能等药理作用。

3. 临床应用

（1）泌尿系统疾病：五灵脂在临床上主要与其他药物配伍组方应用于慢性肾小球肾炎、尿路结石、高尿酸血症等疾病。苇苓汤可改善慢性肾小球肾炎引起的水肿和腰痛症状，明显降低尿蛋白、红细胞和白细胞数量。失笑八正散可治疗尿路结石。加味八正散能减少患者尿路结石的形成，促进结石排出，缓解疼痛症状。焦剑在临床上治疗高尿酸血症患者善用醋五灵脂拟方，可明显减轻患者乏力、腰酸痛等临床症状，降低血尿酸水平。

（2）男科疾病：五灵脂单独应用于该类疾病的报道较少，但有与其他药物配伍或应用于复方的报道。少腹逐瘀汤能治疗慢性前列腺炎、精液不液化、不射精症、血精症等男科疾病。贺菊乔教授在临床上治疗良性前列腺增生患者的经验方中，五灵脂用药频率排在第 9 位，高达 83.35%，而且还善用药对黄芪 - 五灵脂。小金丸能降低慢性无菌性前列腺炎患者慢性前列腺炎症状评分（NIH-CPSI），缓解尿频、尿急、尿痛等症状，治疗过程无明显不良反应。由五灵脂和蒲黄组成的失笑散联合消糜汤治疗乳糜尿患者，能改善血液流变学异常和尿液混浊程度，明显降低全血高切、中切、低切黏度，血浆黏度及红细胞聚集指数，减少复发次数。

（3）妇科疾病：五灵脂相关复方临床常用于治疗妇女痛经、先兆流产等。加味失笑散可有效改善痛经患者腹痛症状，且效果优于玄胡止痛软胶囊。失笑散联合寿胎丸可改善先兆流产患者腹痛腰酸症状，补肾止血安胎之功显著，且无明显不良反应。

（4）心血管疾病：五灵脂相关复方能治疗冠心病、心绞痛、慢性心衰等疾病，改善患者心脏功能和症状，纠正心脏缺血缺氧状态，使静息心电图表现有所改善，提高患者生活质量。

此外，五灵脂有关复方还能治疗瘢痕、消化性溃疡等，疗效显著。

参考文献

[1] 邱清华，邓绍云. 五灵脂化学成分与药用研究进展［J］. 江苏科技信息，2015，(11)：76-78.

[2] 曲晓伟，张蜀武，张培海，等. 小金丸对前列腺炎性疼痛大鼠前列腺组织COX-2表达的影响［J］. 中华男科学杂志，2008，14(8)：759-762.

[3] 曲晓伟，张培海，尹静，等. 小金丸对大鼠炎性疼痛前列腺组织神经生长因子表达的影响［J］. 中国中西医结合外科杂志，2008，14(5)：483-486.

[4] 唐绪刚，黄文权. 五灵脂药理及临床应用概述［J］. 中国中医急症，2008，17(1)：101-102.

[5] 崔伯伶，张瑞珩. 自拟苇苓汤治疗水肿50例［J］. 吉林中医药，1992，(2)：15.

[6] 张秀珍，陈方焘，杨全慈. 加味八正散治疗小儿膀胱尿道结石25例［J］. 现代中西医结合杂志，2000，(24)：2507.

[7] 李华忠. 失笑八正散治疗尿路结石33例［J］. 山东中医杂志，1995，(8)：346-347.

[8] 郑洁琼，焦剑. 焦剑老师治疗慢性肾脏病继发高尿酸血症的经验［J］. 内蒙古中医药，2017，36(19)：38-39.

[9] 吴修红，赵闯，杨东霞，等. 少腹逐瘀汤药理作用及临床应用的研究进展［J］. 中国临床保健杂志，2017，20(5)：612-616.

[10] 孙松，厉将斌，赵琦，等. 李海松教授运用少腹逐瘀汤治疗男科疾病经验［J］. 环球中医药，2022，15(5)：815-817.

[11] 朱文雄，杨晶，贺哲淳，等. 贺菊乔教授治疗良性前列腺增生症用药规律研究［J］. 中医学报，2015，30(1)：57-58.

[12] 程惠平. 小金丸对慢性非细菌性前列腺炎疼痛的影响［J］. 嘉兴学院学报，2009，21(6)：34-36.

[13] 殷学超，洪兵，陈丽娟，等. 失笑散合消糜汤加味治疗乳糜尿90例临床研究［J］. 国医论坛，2013，28(5)：21-22.

琥珀

【来源】《名医别录》。

【性味归经】甘，平。归心、肝、膀胱经。

【功能主治】镇惊安神，散瘀止血，通络破瘀，利水通淋，祛翳明目。用于惊悸失眠，惊风癫痫，血滞经闭，产后瘀滞腹痛，癥瘕积聚，血淋，目生障翳。

【用法用量】内服：研末，1 ～ 3 g；或入丸、散。外用：适量，研末撒；或点眼。

【药论】

（1）《名医别录》："主安五脏，定魂魄，杀精魅邪鬼，消瘀血，通五淋。"

（2）《本草别说》："治荣而安心利水。"

（3）《洁古珍珠囊》："利小便，清肺，又消瘀血。"

（4）《本经逢原》："血结肿胀，腹大如鼓，而小便不通者，须兼沉香辈破气药用之。"

【传统应用】用于诸淋，治小便赤涩不利、淋沥作痛，与萱草根配伍，如忘忧散（《杨氏家藏方》）；与木通、生地黄、甘草梢、竹叶等配伍同用，以增清心火利水通淋之效，如琥珀导赤汤（《医醇剩义》）。用于血淋或尿血，可单味服用，或配伍灯心草，如琥珀散（《仁斋直指方论》）；与蒲黄、海金沙、没药、萱草根配伍，则通淋止血之效益彰，如琥珀散（《赤水玄珠》）。治小便溺血，琥珀可与灯心草、薄荷配伍（《卫生易简方》）。治惊悸失眠、惊风癫痫，与人参、茯神、远志等同用，如琥珀多寐丸（《景岳全书》）。治妇女月经不通、少腹胀痛，常与没药、当归、川芎等配伍，以增散瘀通经止痛之功（《杨氏家藏方》）。用于血癥日久、结块不消，常与当归、水蛭、虻虫等配伍，如琥珀丸（《校注妇人良方》）。治冠心病、心绞痛，可与三七共研末服，能化瘀止痛。

【现代研究】

1. 药物成分

该药主要含有树脂和挥发油成分。树脂成分有琥珀松香酸、琥珀脂、琥珀酸等，挥发油成分有α-蒎烯、β-榄香烯、石竹素等。

2. 药理作用

（1）对泌尿系统的作用：成年遗传性高钙尿结石大鼠给予琥珀消石颗粒治疗后，能下调肾组织骨形态发生蛋白-2（Bone morphogenetic protein-2，BMP-2）、Runt相关转录因子2（Runt-related transcription factor 2，Runx2）表达水平，增加SOD活性，降IL-1β、IL-6、TNF-α、MDA炎性介质含量，减少肾间质钙盐沉积。琥珀消石颗粒能显著减少肾组织中含钙盐结晶沉积，改善肾结石模型大鼠肾小管的萎缩与扩张，抑制肾小球系膜区细胞增生，及降低外周IL-1β、IL-6、TNF-α炎症因子水平。

（2）干预子宫内膜异位：琥珀散能降低子宫内膜异位大鼠的细胞间黏附分子-1（intercellular cell adhesion molecule-1，ICAM-1）、基质金属蛋白酶2（Matrix Metalloproteinase 2，MMP-2）、基质金属蛋白酶9（Matrix Metalloproteinase 9，MMP-9）、VEGF、TNF-α、IL-6、IL-1β等细胞因子水平，阻止异位内膜的黏附、侵袭及血管形成过程，同时能抑制异位内膜的种植、生长。

（3）镇静催眠：琥珀安神胶囊抑制中枢神经系统，减少小鼠自主活动次数，改善入睡及睡眠时间，与戊巴比妥具有协同作用。

（4）镇痛：琥珀散能减少醋酸诱发或催产素引起的小鼠扭体次数，提高热板致小鼠疼痛的痛阈值，降低痛经模型大鼠血液前列腺素 $F_{2\alpha}$（prostaglandin $F_{2\alpha}$，$PGF_{2\alpha}$）含量。

3. 临床应用

（1）泌尿系统疾病：临床上琥珀主要与其他药物配伍或组方，或应用其制剂治疗尿路结石、急性肾盂肾炎等疾病。琥珀消石颗粒联合体外震波碎石、坦索罗辛、针灸（肾俞、京门、关元、水道等穴位）能减轻患者疼痛症状，促进结石排出体外，提高患者生活质量；琥珀熔石饮、琥珀消石汤等能缓解血尿、尿频、尿痛等症状，改善肾积水，利于结石排出体外或在体内溶解。地榆琥珀汤在临床上用于治疗急性肾盂肾炎，此方具有抗菌、抗病毒、利水止血之功，促进病情好转；与云南白药联合还可改善肾炎患者尿血症状。

（2）男科疾病：琥珀单独使用应用于该类疾病较少，但有与其他药物配伍或应用于复方的报道。王建教授临床组方治疗慢性列腺炎，善用琥珀与五草（马鞭草、益母草、猫爪草、败酱草、白花蛇舌草）配伍，除湿热瘀以通诸淋。茯苓琥珀化瘀汤能显著降低慢性前列腺炎患者症状评分（NIH-CPSI），降低前列腺液中白细胞水平，缓解临床症状，总有效率高于盐酸坦索罗新胶囊联合舍尼通治疗。双虎胶囊能改善良性前列腺增生患者尿频、尿急、排尿困难等临床症状，提高最大尿流率，治疗过程中无明显不良反应。

（3）妇科疾病：琥珀散及其加减方在临床上常用于治疗子宫内膜异位症、继发性痛经、盆腔炎等疾病。琥珀散治疗子宫内膜异位症患者，能有效降低中医证候积分、癌抗原125（CA125）水平、痛经程度，缩小异位病灶，且无明显不良反应。王运霞教授临床上善用琥珀散加减方治疗继发性痛经、异位妊娠、盆腔炎性疾病患者。

（4）失眠：琥珀相关复方能改善顽固性失眠、骨科术后失眠等患者的睡眠时间，提高患者睡眠质量。

参考文献

[1] 东方，司泽慧，杨晓彤，等. 安神类中药的药学研究及临床应用进展[J]. 世界最新医学信息文摘，2019，19(52)：87-88+95.

[2] 程松，潘英妮，孙琦，等. 琥珀挥发油成分的GC-MS分析[J]. 中国药房，2014，25(27)：2556-2558.

[3] 刘玉刚，张石军，刘龙，等. 琥珀消石颗粒对肾脏草酸钙结石大鼠BMP2通路及炎症应激反应的影响[J]. 海南医学，2022，33(6)：685-688.

[4] 马治中，李志斌. 琥珀消石颗粒对肾结石模型大鼠肾组织病理改变及血中炎症因子的影响[J]. 医药导报，2016，35(9)：930-934.

[5] 张成鑫，郭滢，刘芳媛，等. 琥珀散治疗子宫内膜异位症研究进展[J]. 中国实验方剂学杂志，2022，28(22)：257-264.

[6] 杜彩素，冯明功，梁文波. 琥珀散对痛经模型鼠的镇痛作用[J]. 中国煤炭工业医学杂志，2004，(1)：81-82.

[7] 费建功. 琥珀消石颗粒配合针灸治疗泌尿系结石临床应用研究[J]. 中国校医，2017，31(2)：126-127.

[8] 徐柳汀，余琴，温晋俭. 体外震波碎石术后联合琥珀消石颗粒辅助排石的临床效果研究[J]. 世界最新医学信息文摘，2018，18(49)：158+181.

[9] 李书旺. 琥珀消石颗粒联合坦索罗辛治疗输尿管下段结石的临床效果观察[D]. 西宁：青海大学，2017.

[10] 曹军，邓汝波. 琥珀消石颗粒在10 mm上尿路结石患者中的疗效观察[J]. 临床医药文献电子杂志，2016，3(46)：9218-9219.

[11] 蒋健，徐华英. 琥珀熔石饮合总攻疗法治疗尿路结石55例[J]. 内蒙古中医药，2010，29(1)：27-28.

[12] 谢子琪，冯英和，李国素. 琥珀消石汤治疗尿路结石54例临床观察[J]. 河北中医，2010，32(3)：363-364.

[13] 杨进. 地榆琥珀汤治疗急性肾盂肾炎42例[J]. 云南中医中药杂志，1996，(6)：30-31.

[14] 董忠. 云南白药琥珀散结合中医辨证治疗肾炎血尿60例临床体会[C]//中华人民共和国国家中医药管理局，世界卫生组织. 国际传统医药大会论文摘要汇编. 宁夏中医研究院，2000：1.

[15] 叶铭钢，郜峦. 王键诊治慢性前列腺炎的用药经验[J]. 中医药临床杂志，2007，(3)：213.

[16] 康根水，黄腾蛟. 茯苓琥珀化瘀汤治疗ⅢB型前列腺炎60例[J]. 光明中医，2016，31(16)：2350-2352.

[17] 潘俊杰. 双虎胶囊治疗肾虚血瘀型良性前列腺增生症的临床研究[D]. 成都：成都中医药大学，2013.

[18] 王静，姚美玉，王秀霞. 琥珀散化裁治疗妇科疾病临床经验总结[J]. 世界中西医结合杂志，2012，7(4)：289-290.

苏木

【来源】《新修本草》。

【性味归经】甘、咸、辛，平。归心、肝、脾经。

【功能主治】活血祛瘀，消肿止痛。主治血瘀经闭，痛经，产后瘀阻腹痛，心腹疼痛，跌打损伤，骨折筋伤，瘀肿疼痛。

【用法用量】内服：煎汤，3 ～ 9 g。

【药论】

（1）《新修本草》："主破血，产后血胀闷欲死者。"

（2）《日华子诸家本草》："治妇人血气心腹痛，月候不调及蓐劳。排脓止痛，消痈肿扑损瘀血，女人失音，血噤，赤白痢并后分急痛。"

（3）《本草求真》："苏木，功用有类红花，少用则能和血，多用则能破血……故凡病因表里风起，而致血滞不行，暨产后血晕胀满以死，及血痛血瘕、经闭气壅、痈肿、跌扑损伤等症。"

【传统应用】治血滞闭经、痛经及产后瘀阻腹痛，常与川芎、红花等同用，如川芎苏木汤（《外科正宗》）。治瘀血心腹疼痛，可与丹参、川芎、延胡索等配伍。若治痈肿疮毒，可与金银花、连翘等清热解毒药配伍，如解热化毒汤（《痘疹仁端录》）。本品为骨伤科常用药，治跌打损伤、筋骨折伤，常与乳香、没药配伍，如降真龙骨散（《古今医统》）。

【现代研究】

1. 药物成分

该药主要化学成分为色原烷类化合物，巴西苏木素、苏木苦素、苏木查尔酮、挥发油及鞣质等。

2. 药理作用

（1）对循环系统的作用：在蟾蜍下肢灌流时，苏木水煎液能使血管轻度收缩；苏木对血管的收缩作用和亚硝酸钠呈竞争性抑制关系。适量苏木水煎液能使离体蛙心收缩力增强，并能解除水合氯醛、奎宁、毛果芸香碱、毒扁豆碱、尼可丁等对离体蛙心的毒性。对于肾上腺素所致小鼠肠系膜微循环障碍，苏木水煎醇提取液能显著促进微动脉血流，促进微循环和管径的恢复。犬静脉注射苏木水煎醇提取液可增加冠脉血流量，降低冠脉阻力，减慢心率，降低左心室做功，但增加心肌耗氧量。低浓度苏木甲醇提取物（10 μg/mL 和 30 μg/mL）引起的血管舒张依赖于功能性血管内皮和内源性 NO 的产生，高浓度（100 μg/mL）则以血管内皮和 NO 非依赖性方式松弛血管。

（2）对血液的影响：对静脉注射高分子右旋糖酐引起实验性血瘀证家兔的血液，苏木注射液能显著降低各种切速下的血液黏度，但对红细胞聚集指数无明显影响。100 mg/mL 的苏木提取物对 ADP 诱导的大鼠血小板聚集有抑制作用。

（3）抗炎：50 mg/kg 苏木酮 A 能抑制类风湿性关节炎模型大鼠踝关节滑膜组织中炎症介质 IL-6 和 TNF-α 的表达；并能抑制体外培养的 Raw264.7 炎症细胞模型中 NO 和 IL-6 水平，且呈剂量相关性。巴西苏木素能显著降低银屑病皮炎皮肤模型 - 人角质形成细胞中 NF-κB 的抑制蛋白（IκB）和蛋白激酶 B（PKB）的磷酸化。原苏木素 A 显著抑制 LPS 激活的 BV2 小胶质细胞中 TNF-α 和 IL-1β 的产生，并以浓度依赖性方式降低炎症细胞因子如 IL-1α、IL-1β、IL-6 和 TNF-α 的 mRNA 表达水平。

（4）抗肿瘤：苏木及其活性成分均有良好的抗肿瘤作用。以人早幼粒白血病细胞株 HL-60 为靶细胞，苏木水提取液（生药）0.5 mg/kg 有细胞毒作用。对小鼠淋巴瘤细胞株 Yac-1、人红髓白血病细胞株 K562 及小鼠成纤维细胞株 L929，苏木煎剂也有较强抑制作用。苏木煎剂腹腔注射能显著延长 EAC 荷瘤小鼠生存时间。对于实验性白血病小鼠，100% 苏木煎剂腹腔注射 0.1 mL 及 0.2 mL，连续 7 天，能显著延长 P388 及 L1210 荷瘤小鼠的生存时间，延长百分率分别为 97.8%、107.8%（P388）及 102.6%、117.5%（L1210）。3- 去氧苏木查尔酮通过靶向 T 细胞起源蛋白激酶调控皮肤癌细胞系，能抑制癌细胞系克隆和增殖，诱导癌细胞系周期阻滞和凋亡。60 μg/mL 巴西苏木素可抑制肝癌细胞 MHCC97H 的增殖能力，诱导细胞凋亡和周期阻滞，作用机制与抑癌基因 *P16*、*CDK4* 和 *CDK6* 有关。原苏木素 B 以浓度依赖方式，抑制人膀胱癌 T24、5637 细胞及结肠癌 SW620 细胞的增殖并促进其凋亡，机制可能涉及干扰细胞周期调节。此外，苏木还有抑制诱变效果。

（5）其他：苏木有抑制醛糖还原酶作用，其所含山苏查耳酮对该酶的 IC_{50} 为 1.2×10^{-6} mol/L。有报道显示，苏木对小鼠、兔、豚鼠于不同给药途径均有催眠作用，剂量加大还有麻醉作用，并能对抗士的宁、可卡因的中枢兴奋作用。苏木混剂和煎剂在体外对金黄色葡萄球菌、溶血性链球菌、肺炎链球菌、白喉棒状杆菌、流感嗜血杆菌、福氏痢疾杆菌及副伤寒丙杆菌等多种细菌有较强的抑菌作用，对百日咳鲍特菌、伤寒沙门菌、甲型副伤寒沙门菌、乙型副伤寒沙门菌及肺炎克雷伯菌也有抑制作用。

3. 临床应用

（1）糖尿病及其并发症：苏木活血化瘀、消肿止痛，用含有苏木的益气活血汤治疗 56 例糖尿病周围神经病变患者，总有效率达 91.67%，运用苏木、姜黄配伍治疗糖尿病周围神经病变，苏木祛瘀通络，姜黄活血行气，能改善微循环和调节糖脂代谢。采用苏木和水蛭相配伍治疗糖尿病足，水蛭用量 15 ～ 30 g 配合苏木 15 g 内服以活血化瘀、益气通络，可显著改善糖尿病足麻木、疼痛等症状。

（2）跟痛症：使用视觉模糊评分法对苏木煎剂熏洗治疗跟痛症的临床疗效进行评价，80 例患者分为两组，对照组用双氯芬酸二乙胺乳胶剂外用处理，药物组的有效率明显高于对照组。苏木洗剂治疗跖筋膜炎患者 68 例（共 95 足），为观察对象，总有效率达 95.79%。

（3）痛经：苏木 -3 汤是以苏木为主药的蒙成药，临床观察发现主要有活血通经功效，用于治疗痛经、闭经。采用含有苏木的痛经汤治疗痛经患者 50 例，经 1 ～ 3 个月治疗后，治愈率达 92%。

参考文献

[1] 黄光浩. 苏木乙酸乙酯提取物对动脉粥样硬化模型大鼠血清白细胞介素6（IL-6）的影响[D]. 哈尔滨：黑龙江中医药大学，2013.

[2] HU CM, KANG JJ, LEE CC, et al. Induction of vasorelaxation through activation of nitric oxide synthase in endothelial cells by brazilin[J]. Eur J Pharmacol, 2003, 468（1）: 37-45.

[3] 王鑫. 苏木行血祛瘀活性成分研究[D]. 济南：济南大学，2014.

[4] 周小清，廖理曦，姜勇，等. 苏木酮A对大鼠类风湿性关节炎的治疗作用[J]. 中草药，2021，52（3）：744-748.

[5] WANG LC, LIAO LX, ZHAO MB, et al. Protosappanin A exerts anti-neuroinflammatory effect by inhibiting JAK2-STAT3 pathway in lipopolysaccharide-induced BV2 microglia[J]. Chin J Nat Med, 2017, 15（9）: 674-679.

[6] 张蕻，朴晋华，任连生，等. 苏木水提物诱导HL-60细胞凋亡的研究[J]. 中国药物与临床，2002，（1）：16-17.

[7] ZHENG XC, SHI ZS, QIU CZ, et al. Protosappanin B Exerts Anti-tumor Effects on Colon Cancer Cells via Inhibiting GOLPH3 Expression[J]. Integr Cancer Ther, 2020, 19: 1534735420972477.

[8] YANG X, ZHAO L, ZHANG T, et al. Protosappanin B promotes apoptosis and causes G_1 cell cycle arrest in human bladder cancer cells[J]. Sci Rep, 2019, 9（1）: 1048.

[9] 付晓荣. 3-去氧苏木查尔酮通过TOPK抑制皮肤癌的机制研究[D]. 郑州：郑州大学，2020.

[10] 李鲜丽，韦嘉，范晶华，等. 巴西苏木素对肝癌细胞增殖能力的影响[J]. 中国临床药理学杂志，2021，37（15）：2027-2029+2047.

[11] 邓成杰，刘爽，徐晓云，等. 苏木化学成分及药理作用的研究进展[J]. 中国现代中药，2020，22（5）：810-826.

[12] 周贤珍，周毅生. 苏木的研究进展[J]. 广东药科大学学报，2017，33（1）：136-139.

[13] 姚沛雨，杨松林. 刘学勤主任医师治疗糖尿病足临床10法[J]. 陕西中医，2011，32（1）：72-74.

[14] 胡零三，夏雄智，蔡泽锋. 加味苏木煎熏洗治疗跟痛症40例[J]. 江西中医药，2013，44（9）：22-23.

[15] 侯玉文，宋晓勇. 苏木洗剂治疗跖筋膜炎疗效观察[J]. 中国现代医生，2012，50（24）：75+78.

[16] 刘影哲，曹钰昉，张洋，等. 苏木临床应用现状[J]. 辽宁中医药大学学报，2021，23（10）：10-14.

姜黄

【来源】《新修本草》。

【性味归经】辛、苦、温。归脾、肝经。

【功能主治】破血行气，通络止痛。用于胸胁刺痛，胸痹心痛，痛经经闭，癥瘕，风湿肩臂疼痛，跌扑肿痛。

【用法用量】内服：煎服，3 ～ 10 g。外用：适量。

【药论】

（1）《新修本草》："主心腹结积，疰忤，下气，破血，除风热，消痈肿。功力烈于郁金。"

（2）《本草纲目》："治风痹臂痛。"

（3）《本草备要》："治气胀血积，产后败血攻心，通月经，疗扑损。片子者能入手臂，治风寒湿痹。"

（4）《本草求真》："姜黄，功用颇类郁金，三棱、莪术，延胡索……此则入脾，既治气中之血，复兼血中之气耳。陈藏器曰：此药辛少苦多，性气过于郁金，破血立通，下气最速，凡一切结气积气，癥瘕瘀血，血闭痈症，并皆有效，以其气血兼理耳。"

【传统应用】治五淋，常与滑石、木通配伍，如姜黄散（《普济方》）。治肝郁气滞之胁肋疼痛，以及肝郁血瘀之腹痛，常与白芍、当归、延胡索、红花等同用，如姜黄散（《证治准绳》）。治心腹痛，可配伍延胡索、乌药、桂心同用，如推气散（《丹溪心法》）；或可与羌活、白术、防已等药配伍，如五痹汤（《太平惠民和剂局方》）。

【现代研究】

1. 药物成分

该药主要含酚类、萜类、挥发油、生物碱类、脂肪酸、多糖类成分。酚类主要成分为姜黄素、去甲氧基姜黄素、双去甲姜黄素等，萜类主要成分为 P– 伞花烃、β – 水芹烯等，挥发油主要成分为芳姜黄酮、α – 姜黄酮、β – 姜黄酮等。

2. 药理作用

（1）对泌尿系统的作用：姜黄素可通过影响细胞因子、血管活性物质、胶原、纤维连接蛋白、肾组织超微结构及细胞增殖等多方面机制，对肾脏起到保护作用。姜黄素通过抑制肾脏氧化应激、预防大鼠肾脏缺血再灌注时导致的急性肾损伤，降低肾衰竭发生率，同时能预防因内毒素血症引起的急性肾小管上皮坏死，保护肾组织。姜黄素可通过稳定线粒体功能、减轻肾缺血再灌注损伤、抗炎、抗氧化、调控巨噬细胞功能、抗肾间质纤维化、抗凝血障碍等多种途径发挥防治急性肾损伤的作用。姜黄可通过抗氧化应激，调节细胞因子、抑制炎症反应等延缓糖尿病肾病的发生及发展，发挥保护肾脏的作用。姜黄素治疗肾间质纤维化，通过调控多种信号通路，抑制炎症反应、抗氧化应激和抑制肾小管上皮细胞 – 间充质转变等。姜黄素能通过延缓肾小球硬化进程，改善肾小球及肾小管损伤，降低肾小球和肾小管间质损伤评分，对系膜增生性肾小球肾炎产生治疗作用。

（2）抗前列腺增生及抗前列腺炎：姜黄素可抑制大鼠前列腺平滑肌细胞生长，对抗高雄激素诱导的前列腺指数增高，对前列腺增生呈现预防作用。姜黄素可上调正常前列腺细胞 MKP5 蛋白的表达，上调的 MKP5 又可以抑制细胞因子介导的 NF– κ B 激活，减少促炎因子 COX–2、IL–6、IL–8 的表达和释放，表明姜黄素对前列腺炎有一定治疗作用。姜黄素可通过抗炎、促细胞凋亡，阻止上皮 – 间充质转化、抑制生长因子分泌等多种途径抑制前列腺增生和减轻前列腺炎的炎症反应。

此外，姜黄还具有抗菌、抗炎、抗肿瘤、抗氧化、保肝、降血脂、抗动脉粥样硬化、神经保护等药理作用。

3. 临床应用

（1）泌尿系统疾病：在西药治疗的基础上加用加味升降散（由姜黄、黄芪、僵蚕等药组成）治疗特发性膜性肾病患者 30 例，总有效率为 86.67%，显著高于仅西药治疗对照组。在一般治疗和对症治疗的基础上加用益肾清热通络方（由黄芪、胡芦巴、姜黄等药组成）治疗 64 例糖尿病肾病患者，总有效率为 79.69%，治疗后肾功能及相关指标均得到显著改善。

（2）男科疾病：对 31 例Ⅲ型前列腺炎患者给予归黄方（由当归、黄柏、姜黄等药组成）治疗，结果表明治疗组可显著降低患者 NIH-CPSI 的疼痛评分、排尿评分、生活质量评分及总评分，显著降低中医证候评分，且改善程度均优于对照组。蒙药复方姜黄胶囊治疗慢性非细菌性前列腺炎患者 64 例，患者症状明显缓解，相关指标显著改善，总有效率为 87.5%，显著高于前列康片对照组。王琦教授常以姜黄配伍当归、苦参、浙贝母等或与薏仁附子败酱散同用，发挥清热解毒、祛瘀排浊、通络散结之功，用于治疗慢性前列腺炎、前列腺增生等病。

（3）妇科疾病：刘艳峰教授以乌药、吴茱萸、姜黄等药配伍组成温肾暖肝消癥方，随症加减用于治疗子宫内膜异位症患者 24 例，治疗 12 周后，治愈 4 例，显效 6 例，有效 5 例，无效 9 例，总有效率为 62.50%。40 例原发性痛经寒凝血瘀型患者给予姜黄温经颗粒治疗后，疼痛积分和临床症状积分显著低于对照组，总有效率 90.0%。杜青云等利用姜黄挥发油制备复方姜黄挥发油中控栓，治疗霉菌性阴道炎患者 56 例，治愈 28 例，显效 14 例，有效 9 例，无效 5 例，总有效率 91.07%。

给予 30 例经腹腔镜术治疗后的盆腔炎性不孕症（气虚湿热瘀结证）的患者扶正通络法治疗，即在常规治疗基础上口服盆炎通络汤（由黄芩、柴胡、姜黄等药组成），外敷妇科如意散（由大黄、黄柏、姜黄等药组成），并采用路路通、莪术等保留灌肠，治疗后总有效率 86.7%，疗程结束时妊娠 14 例，妊娠率 46.7%，高于对照组。

此外，姜黄还用于治疗心腹胸胁痛证、上肢风湿痹痛、外科痈疡疮癣等。

参考文献

[1] 王岩，张博，李建华. 姜黄素对肾脏保护作用机制的研究进展［J］. 中国现代医生，2009，47（35）：23-26.

[2] 孙林林，乔利，田振华，等. 姜黄化学成分及药理作用研究进展［J］. 山东中医药大学学报，2019，43（2）：207-212.

[3] 刘宵琴，刘力沛，杨小冬. 姜黄素防治急性肾损伤的研究进展［J］. 现代药物与临床，2023，38（1）：239-244.

[4] 白宇，贺云，杨丽霞. 活血化瘀类中药治疗糖尿病肾病机制的研究进展［J］. 中国实验方剂学杂志，2018，24（23）：200-206.

[5] 陈欠欠，朱风阁，陈香美. 姜黄素治疗肾间质纤维化分子机制研究进展［J］. 中草药，2023，54（3）：966-975.

[6] 岑霞，黄国东. 活血化瘀药治疗系膜增生性肾小球肾炎的实验研究近况［J］. 广西中医药大学学报，2020，23（4）：54-57.

[7] 郑薇，李会庆. 大豆异黄酮、姜黄素预防良性前列腺增生的实验研究［J］. 山东医药，2005，（15）：20-22.

[8] 陈志强，莫曾南. 姜黄素在前列腺疾病治疗中的研究进展［J］. 中华男科学杂志，2008，（1）：67-70.

[9] 张建伟，王华东，郭宝印，等. 姜黄素防治前列腺良性病变的作用机制研究进展［J］. 现代药物与临床，2023，38（6）：1549-1552.

[10] 刘超. 加味升降散治疗特发性膜性肾病的临床观察和NF-κB相关机制研究［D］. 张家口：河北北方学院，2021.

[11] 姜艳丽. 益肾清热通络法治疗糖尿病肾病蛋白尿的临床观察［D］. 哈尔滨：黑龙江中医药大学，2016.

[12] 刘胜京. 归黄方治疗Ⅲ型前列腺炎湿热瘀滞证临床观察及调控PI3K/AKT/NF-κB通路实验研究［D］. 北京：北京中医药大学，2021.

[13] 杨阿民，孙金发. 蒙药复方姜黄胶囊治疗慢性非细菌性前列腺炎的临床研究［J］. 中国民族医药杂志，2006

（2）：4-7.
[14] 谢宝珍. 刘雁峰教授治疗子宫内膜异位症的经验总结及临床疗效观察［D］. 北京：北京中医药大学，2021.
[15] 陈冬梅，郭胜. 姜黄温经颗粒治疗原发性痛经寒凝血瘀型临床观察［J］. 实用中医药杂志，2017，33（9）：1029-1030.
[16] 杜青云，胡永狮. 复方姜黄挥发油中空栓的制备和临床疗效观察［J］. 药学实践杂志，2002，（4）：204-206.
[17] 刘艳茹. 腹腔镜术后配合扶正通络法治疗盆腔炎性不孕的临床观察［D］. 昆明：云南中医学院，2018.

（三）止痛活络

三棱

【来源】《本草拾遗》。

【性味归经】苦，辛，平。入肝、脾经。

【功能主治】破血行气，止痛活络。治癥瘕积聚，气血凝滞，心腹疼痛，胁下胀疼，经闭，产后瘀血腹痛，跌打损伤。疮肿坚硬。

【用法用量】内服：煎汤，5 ～ 10 g；或入丸、散。

【药论】

（1）《医学衷中参西录》：“三棱气味俱淡，微有辛意；莪术味微苦，气微香，亦微有辛意，性皆微温，为化瘀血之要药。以治男子痃癖，女子癥瘕，月闭不通，性非猛烈而建功甚速。其行气之力，又能治心腹疼痛、胁下胀疼，一切血凝气滞之症。”

（2）《开宝本草》：“主老癖癥瘕结块。”

【传统应用】治五积六聚，七癥八瘕，常与大黄、硼砂等同用，如三棱丸（《医学切问》）；治妇人室女血瘕，月经不通，常与莪术、芫花等同用，如三棱煎丸（《济生方》）；治血瘀经闭，小腹痛，常与当归、红花等同用；治跌打损伤，每与三七、当归等化瘀活血药配伍；三棱与莪术、当归等配伍，用于治疗慢性肝炎以及迁延性肝炎，或与莱菔子配伍，用于治疗食积腹胀（《新疆中草药手册》）。

【现代研究】

1. 药物成分

该药主要含挥发油、有机酸、黄酮类成分。挥发油类主要含烃、醇、脂肪酸类化合物，如棕榈酸和亚油酸；酸性成分含脂肪酸类，如十六酸、十八二烯酸等；黄酮类主要含山柰酚等。三棱原生药材趋于木质化，许多成分仅微量存在，有效成分含量较低。

2. 药理作用

（1）对泌尿系统的作用：三棱能降低血液中红细胞比容、减缓血沉速度，降低全血黏度，发挥活血祛瘀之效；并可有效减少膜性肾病大鼠蛋白尿、减少血尿、缓解基底膜损伤程度。实验表明，三棱内酯 B 可升高前列腺癌细胞中 ROS 和 MDA 的水平、降低 SOD 水平，从体外抑制前列腺癌细胞的增殖和迁移，并促使其凋亡。

（2）抗血小板聚集、抗血栓：三棱水煎液、总黄酮、乙酸乙酯部位、正丁醇部位均具有良好的抗血凝和抗血栓作用，其中总黄酮作用最为显著。三棱中 3 个环二肽类成分也有显著抗凝活性，其中抗凝效果最佳的是环 -（苯丙氨酸 - 酪氨酸）。

（3）抗炎、镇痛：三棱挥发油的乙酸乙酯萃取物有显著镇痛作用；三棱总黄酮也有一定镇痛作用，可明显减少醋酸诱导的小鼠扭体反应次数，提高其痛阈值。三棱常与莪术配伍以提高其镇痛、抗炎作用。

（4）保肝：三棱可阻止 MCP-1 过表达、延长凝血时间，调节肝组织中细胞凋亡相关蛋白的表达，抑制肝细胞凋亡，并能通过活化 AMP 诱导的蛋白激酶途径减轻氧化应激导致的肝细胞损伤。

此外，三棱还具有抑制卵巢囊肿、抗肿瘤、保护心血管、抑制人类免疫缺陷病毒 1 型（HIV-1）转录、调节肠道菌群的药理作用。

3. 临床应用

（1）泌尿系统疾病：三棱及其有效成分有降低全血黏度、抗凝血、抗炎、镇痛、免疫调节等药理作用，可用于防治泌尿系统结石及肾病综合征、慢性肾衰竭、继发性肾病、肾小球肾炎等慢性肾脏病。吕志华用自制排石汤（由金钱草、车前子、瞿麦、萹蓄、鸡内金、通草、石韦、滑石、海金砂、三棱、莪术、枳壳、大黄等组成）治疗泌尿系统结石患者 57 例，总有效率 94.7%。李夏玉用复方三棱汤联合氯沙坦片治疗 IgA 肾病，患者服药后尿蛋白显著减少。张勉之采用补肾活血法方剂（主要包括冬虫夏草、黄芪、芡实、丹参、川芎、三棱、莪术、柴胡等），在常规西医治疗基础上治疗难治性肾病综合征患者 67 例，总有效率 92.5%，高于对照组（47.1%）；同法治疗马兜铃酸肾病患者 65 例，总有效率 81.5%。组方中多使用三棱 - 莪术药对，效果良好。

（2）男科疾病：三棱单独应用于该类疾病的报道较少，常与莪术形成药对或与其他药物配伍加以应用。李秋贵医师常在临证方中加入三棱与莪术治疗男子阳痿、不射精症以及前列腺增生症，认为三棱、莪术虽为峻药，但只要准确辨证，可广泛用于瘀血性病症。曾雪姣总结了西药联合阳和三棱汤治疗 70 例前列腺增生患者的临床疗效，发现治疗后患者勃起功能、前列腺症状、泌尿症状均有所改善，获得了较好的效果和预后。冯建华医师依据多年临床经验总结出许多治疗男性不育的经验方，如三棱与龙胆草、炒黄柏等组成的龙胆泻肝汤合液化汤加减，以及三棱与白花蛇舌草、连翘等组成的清热化液方加减治疗男性精液不液化和不育，疗效显著。

（3）妇科疾病：三棱及其复方在妇科疾病中使用较为广泛。庞景三常取三棱破血化瘀之效，与黄芪、党参等同用治疗卵巢囊肿和子宫肌瘤。李广文常用三棱治疗子宫内膜异位症、子宫肌瘤、慢性子宫附件炎、原发性痛经等妇科系统疾病，三棱与莪术配伍用于子宫内膜异位症不仅疗效显著，还能调节激素水平，降低囊肿复发率。三棱还能恢复多囊卵巢综合征患者的排卵功能，疏肝理气，调经止痛，缓解乳腺小叶增生。近代中医认为子宫内膜异位症不孕以血瘀为核心病机，治疗上仍以三棱丸（《经验良方》）、桂枝茯苓丸（《金匮要略》）等活血方为主，配合针灸等疗法，临床疗效得到肯定。龙江韩式妇科提倡活血调肝补肾法用于子宫内膜异位症不孕，其经验方内异止痛方（含三棱、莪术、川牛膝、当归、益母草、丹参、川芎、延胡索、荔枝核等）合补肾活血调冲汤（熟地黄、枸杞子、菟丝子、巴戟天、麸炒山药、炒白术、茯苓、炙甘草等），联合针灸治疗该病，临床收效显著。

（4）慢性萎缩性胃炎：赵刚等人应用三棱莪术粉治疗慢性萎缩性胃炎 62 例，治疗后患者胃部血液循环、黏膜病变、肠上皮化生和异常增生明显改善。

此外，三棱在克罗恩病肠纤维化、慢性阻塞性肺疾病、支气管扩张咯血、心律失常、痤疮、溃疡性结肠炎等病症方面也发挥较好的疗效。

参考文献

[1] 张焱，常克. 安肾胶囊对膜性肾病大鼠治疗作用的实验研究［J］. 山西中医学院学报，2007，8（3）：19-21.

[2] 刘绍壮. 黑三棱内酯B通过活性氧介导的PI3K/AKT通路对前列腺癌发挥抗肿瘤作用的机制研究［D］. 沈阳：中国医科大学，2022.

[3] 谭静，林红强，王亚茹，等. 三棱的化学成分、药理作用及临床应用研究进展［J］. 特产研究，2018，40（4）：

109–113.
[4] 白正学. 中药三棱和莪术在慢性肾脏病中的应用探讨[J]. 中国现代药物应用, 2012, 6(02): 50–51.
[5] 吕志华. 排石汤治疗57例泌尿系结石的疗效观察[J]. 中国民族民间医药, 2011, 20(03): 64.
[6] 李夏玉, 贺学林, 程军, 等. 复方三棱汤治疗IgA肾病(增生硬化型)的临床观察[C]//浙江省中医药学会(Zhejiang Association of Chinese Medicine), 杭州市中医院. 2011年浙江省中医药学会肾病分会学术年会暨国家级中医药继续教育项目"慢性肾脏病临床实践与新进展"学习班暨慢性肾脏病中医临床路径学术研讨会文集. 浙江大学医学院附属第一医院肾脏病中心, 2011: 2.
[7] 张勉之, 张大宁, 刘树松, 等. 补肾活血法治疗难治性肾病综合征临床观察[J]. 中国实验方剂学杂志, 2004, 10(3): 53–55.
[8] 张勉之, 张大宁. 补肾活血法治疗马兜铃酸肾病65例[J]. 上海中医药杂志, 2003, 37(1): 30–32.
[9] 石杨, 常婧舒, 李秋贵. 李秋贵应用三棱与莪术经验集萃[J]. 世界中西医结合杂志, 2014, 9(2): 133–134+137.
[10] 曾雪姣. 阳和三棱汤治疗前列腺增生症的临床疗效探讨[J]. 基层医学论坛, 2020, 24(4): 565–566.
[11] 冯建华. 中医药治疗不孕不育症经验介绍[J]. 中国医药科学, 2022, 12(9): 98–102+130.
[12] 陈吉全, 刘冉女. 庞景三教授运用黄芪–党参–三棱–莪术药串经验[J]. 中医研究, 2012, 25(9): 40–42.
[13] 许瑞青, 李霞. 李广文应用三棱、莪术治疗妇科病的经验[J]. 中医杂志, 2005, (7): 501–502.
[14] 吴苗敏, 刘娜, 韩璐. 莪棱胶囊联合保留灌肠防治子宫内膜异位囊肿术后复发的临床观察[J]. 时珍国医国药, 2014, 25(8): 1908–1910.
[15] 付国义. 浅谈三棱、莪术的临床应用[J]. 内蒙古中医药, 2011, 30(16): 62.
[16] 韩亚光, 朱泽文, 朱小琳, 等. 龙江韩氏妇科治疗子宫内膜异位症不孕的经验[J]. 辽宁中医杂志, 2023, 50(11): 29–32.
[17] 赵刚, 邹迪新. 三棱莪术粉治疗62例慢性萎缩性胃炎的临床疗效[J]. 当代医药论丛, 2014, 12(11): 192–193.
[18] 唐雨蓓, 潘旖旎, 陈培, 等. 王伟应用大剂量三棱和莪术的临床经验总结[J]. 中国乡村医药, 2019, 26(7): 26–27.

莪术

【来源】《药性论》。

【性味归经】辛、苦，温。归肝、脾经。

【功能主治】行气破血，消积止痛，散结通络。用于癥瘕痞块，瘀血经闭，胸痹心痛，食积胀痛。

【用法用量】内服：煎汤，6～9 g；或入丸、散。外用：煎汤洗或研末调敷。醋制后可加强祛瘀止痛作用。

【药论】

（1）《本草纲目》："莪术入肝，治气中之血。"

（2）《药性论》："治女子血气心痛，破痃癖冷气，以酒醋磨服。"

（3）《日华子诸家本草》："得酒醋良。治一切气。开胃消食，通月经，消瘀血，止扑损痛下血，及内损恶血等。"

（4）《药品化义》："专攻气中之血，主破积消坚，去积聚癖块，经闭血瘀，扑报疼痛。"

【传统应用】莪术常与三棱同用，用于治疗气滞血瘀之经闭、胸胁痛、腹痛及癥瘕肿块，行气止痛，破血消积，《医级》中载三棱丸，可治疗癥瘕痃癖、食痰诸积、坚硬痞满、饮食不下。莪术汤以莪术配伍三七、当归，可治妇人血滞不行，内有瘀血，经来一半，遍身潮热之症（《竹林寺妇科秘方》）。莪术配伍陈皮、香附子等组成京蓬术丸，发挥和胃气的作用，被用于治疗小儿乳食不化（《普济方》）；莪术被用于饮食积滞之胃腹胀痛时，还常配伍麦芽、槟榔。莪术亦能通过配伍三棱、赤芍、黄柏等组成棱莪散，以消肿止痛之功效可治疗全身性跌打损伤（《跌损妙方》）。

【现代研究】

1. 药物成分　该药主要含挥发油类成分，油中主要成分有莪术呋喃酮、表莪术呋喃酮、莪术呋喃烃、莪术醇、樟脑等。

2. 药理作用

1）对泌尿系统的作用

莪术油对雄性肾间质纤维化大鼠具有显著保护作用，减少了大鼠肾纤维化程度，降低模型组雄性大鼠肾组织中 TGF-β_1 的表达，从而抑制 CTGF 的分泌并减轻肾间质纤维化损伤有关。

2）对生殖系统的作用

莪术通过作用于瞬时受体电位离子通道和长时增强信号通路来改善慢性盆腔炎。莪术与三棱的有效组分配伍液可以通过抑制 IL -1 并下调 FGF-2 及胰岛素样生长因子（insulin-likegrowth Factor，IGF）的蛋白，从而改善雌性慢性盆腔炎大鼠的盆腔粘连及其病理状态。莪术醇通过抑制 PI3K/Akt 信号通路的激活来诱导人卵巢癌 SKOV3 细胞凋亡，进而阻止肿瘤细胞的生长。另外，莪术油制剂还能抑制人乳头瘤病毒（HPV）18 型阳性的人宫颈癌 Hela 细胞生长，发挥防治宫颈癌的作用。

3）对血液系统的作用

莪术具有改善血液流变学、抗血栓、抑制血小板聚集、保护缺血性脑卒中等效应。

（1）改善血液流变学、抗血栓：莪术有改善血液流变性、抗血栓形成的作用。莪术乙酸乙酯部位明显降低角叉菜胶诱导的小鼠黑尾血栓数量和黑尾长度；在大鼠动静脉旁路血栓模型以及 $FeCl_3$ 诱导的体内血栓模型中，显著减轻血栓湿重，提高血清中 NO 和 6- 酮 - 前列环素 F_{1a} 水平，同时降低内皮素（endothelin，ET）和 TXA2 水平，表现出一定的抗血栓形成作用；针对大鼠急性血瘀模型，莪术乙酸乙酯部位使模型大鼠的全血黏度、血浆黏度显著降低，从而改善血液流变性。

（2）抑制血小板聚集：莪术对血小板活化和聚集有抑制效应。莪术二酮可有效抑制凝血酶诱导的大鼠血小板聚集，作用机制与莪术二酮抑制凝血酶诱导的血小板活化和聚集过程相关。

（3）保护缺血性脑卒中：莪术能够保护缺血区脑组织，减轻脑水肿，对抗氧化自由基的产生，并降低兴奋性氨基酸的毒性。在一定剂量范围内，莪术明显减少局灶性脑缺血模型大鼠血清中乳酸脱氢酶、肌酸激酶和谷氨酸的浓度。同时，莪术能有效减少该模型大鼠的脑含水量和脑梗死体积百分比，显示出对局灶性脑缺血模型大鼠的明显神经保护效应。

4）对胃肠道系统的作用　广西莪术乙醇水提液在调节功能性消化不良大鼠胃电节律失常方面作用显著，同时能提高胃排空率和增强胃动力。

此外，莪术还具有抗肿瘤、抗菌、抗炎、保肝、抗早孕等药理作用。

3. 临床应用

（1）泌尿系统疾病：莪术 - 三棱为中医临床常用的活血化瘀药对。在慢性肾脏病的治疗中，中医根据辨证情况将莪术与三棱相配伍以提升慢性肾脏疾病的临床疗效，预防复发，并可延缓疾病进展。莪术与三棱配伍活血破瘀利水，联合西药泼尼松、环磷酰胺，对难治性肾病水肿患者有一定治疗作用。根据难治性肾病综合征痰瘀互结的病理基础，安肾胶囊（由三棱、莪术、白芥子等组成）疗效显著。另外，黄晓军采用含有莪术、三棱的灌肠汤辅助治疗慢性肾功能衰竭 30 例，有显著疗效。

（2）男科疾病：莪术与三棱相须而用可治疗慢性前列腺炎等引起的盆腔疼痛综合征，以及气滞血瘀型前列腺增生。莪术与三棱应用于复方中可用于治疗附睾炎。30 例慢性附睾炎患者在常规保守治疗的基础上联合用药橘核莪术颗粒（出自宋代严用和《济生方》的橘核丸加用莪术、三棱和牛膝），治疗 4 周，联合用药组总有效率为 79.3%，常规保守治疗组总有效率仅为 58.6%；联合用药组患者的慢性附睾炎症状指数治疗后的缓解程度优于常规保守治疗组。周少虎教授自拟验方化瘀消结汤（由泽兰、关黄柏、醋三棱、醋莪术、醋乳香等组成）治疗气滞血瘀所致阴茎硬结症，取得显著疗效。应用中医传承辅助平台挖掘、研究现代湖湘男科流派代表谭新华等医家治疗激素难治性前列腺癌的用药规律后发现，莪术在纳入的241首治疗处方的药物中出现频次位列第4。

（3）妇科疾病：李有杰等利用中医传承辅助平台，对治疗卵巢癌的185个处方进行了分析发现，莪术在处方中使用频率高达44次，排名第3。此外，莪术与三棱、桃仁、当归配伍分别是常用于卵巢癌治疗的组合。莪术与三棱配伍药对的中药制剂，如桂枝茯苓丸、大黄䗪虫丸、宫瘤清胶囊以及平消胶囊，常被用于治疗子宫肌瘤。莪术还被用于卵巢囊肿等盆腔、腹腔内瘀血肿块等疾病的治疗。80例肾虚血瘀型痛经患者给予复方莪术散干预，总有效率达到96.25%；该方剂还可用于子宫内膜异位症术后的辅助治疗，以其提高受孕率以及不良反应少为主要优势。

（4）心血管疾病：莪术被用于治疗由癥瘕、胸痹等的血瘀证导致的冠心病，还可治疗病毒性心肌炎；莪术联合其他软坚散结等药物有效改善血管内皮功能并治疗动脉粥样硬化。

此外，莪术配伍白花蛇舌草、三七可治疗慢性萎缩性胃炎，效果良好；其复方如参斛莪术颗粒能治疗老年慢性胃炎；莪术油还可用于治疗单纯粘连性肠梗阻。

参考文献

[1] 王文文，程锦国. 温莪术对大鼠肾间质纤维化的保护作用及其机制研究[J]. 中华中医药学刊，2014，32（1）：144–146+230.

[2] 江佳琳，何静玲，黎小斌. 基于数据挖掘及网络药理学探讨中药灌肠治疗慢性盆腔炎的核心中药及机制[J]. 广州中医药大学学报，2021，38（2）：379–385.

[3] 秦翠梅，于洪建，陈建梅，等. 三棱–莪术有效组分配伍液对慢性盆腔炎大鼠盆腔粘连的影响[J]. 中成药，2018，40（6）：1233–1237.

[4] 赵楠，韩凤娟，刘岩，等. 莪术醇诱导人卵巢癌SKOV3细胞凋亡及对PI3K/Akt信号通路相关蛋白的影响[J]. 中国中医急症，2020，29（8）：1411–1414+1443.

[5] 迟源，李巨. 中药莪术油–N–CWS复方载体栓剂抗HPV感染防治宫颈癌的研究[J]. 北京中医药大学学报，2009，32（6）：419–421.

[6] 陈晓军，韦洁，蒋珍藕，等. 广西莪术乙酸乙酯部位的抗血栓作用[J]. 中成药，2018，40（6）：1238–1242.

[7] 乔文豪，张冬玲，赵营莉，等. 莪术二酮抑制凝血酶诱导血小板活化和聚集的研究[J]. 安徽医科大学学报，2017，52（3）：376–382.

[8] 黄瑀莘，王柳萍，吴桂甫，等. 莪术对局灶性脑缺血模型大鼠的神经保护作用[J]. 广西医科大学学报，2015，32（6）：883–887.

[9] 李泽宇，曹瑞，郝二伟，等. 广西莪术化学成分和药理作用的研究进展及其质量标志物（Q–Marker）预测分析[J]. 中草药，2021，52（15）：4687–4699.

[10] 白正学. 中药三棱和莪术在慢性肾脏病中的应用探讨[J]. 中国现代药物应用，2012，6（2）：50–51.

[11] 许国恩，王福，高庆和. 郭军教授治疗男科疾病对药与角药拾粹[J]. 环球中医药，2015，8（7）：868–869.

[12] 蓝广和，王权胜，宾彬，等. 橘核莪术颗粒治疗慢性附睾炎30例临床观察[J]. 河北中医，2013，35（8）：1201–1203.

[13] 林进福，周少虎，翁治委，等. 周少虎教授从瘀论治阴茎硬结症的经验[J]. 光明中医，2018，33（10）：1397–1398.

[14] 刘德果，赵姣，苏艺峰，等. 基于数据挖掘的现代湖湘男科流派医家治疗激素难治性前列腺癌用药规律研究[J]. 湖南中医药大学学报，2021，41（5）：729–734.

[15] 李有杰，唐世峰，刘泽旺，等. 基于中医传承辅助系统的治疗卵巢癌方剂组方规律分析[J]. 山东中医杂志，2016，35（3）：186–190.

[16] 余成浩，孙涛，冯业琼，等. 三棱–莪术关联子宫肌瘤的研究进展[J]. 时珍国医国药，2012，23（6）：1493–1494.

[17] 刘一斐，史云，苏先芝，等. 张锡纯妇科学术思想及用药特色浅析[J]. 中华中医药杂志，2020，35（7）：3568–

3571.
[18] 姚建波, 曹保利. 复方莪术散治疗肾虚血瘀型痛经80例 [J]. 实用中医药杂志, 2017, 33 (5): 515.
[19] 葛慧娟, 曹保利. 子宫内膜异位症术后应用复方莪术散的疗效观察 [J]. 西部中医药, 2014, 27 (4): 100–101.
[20] 张英才, 高纪英, 王少阳. 冠心宁注射液合莪术油治疗病毒性心肌炎30例 [J]. 贵阳中医学院学报, 2007, 29 (4): 34–35.
[21] 谢桂楠, 严安, 王怡, 等. "软坚散结" 法治疗动脉粥样硬化的研究进展 [J]. 中西医结合心脑血管病杂志, 2022, 20 (17): 3175–3177.
[22] 赵博雅, 刘影, 田翠丽. 参斛莪术颗粒联合穴位贴敷对老年慢性胃炎的临床效果及血清炎症因子和生活质量的影响 [J]. 河北中医药学报, 2023, 38 (2): 22–26.
[23] 李炳禄, 刘惠斌, 郭万桃, 等. 莪术油注射液治疗单纯粘连性肠梗阻53例临床观察 [J]. 河北中医, 2013, 35 (5): 741–743.
[24] 季旎瑰, 孙晨曦, 顾晶星, 等. 基于数据挖掘的慢性萎缩性胃炎的中药处方用药规律分析 [J]. 中国药物滥用防治杂志, 2023, 29 (4): 629–638+643.

延胡索

【来源】《雷公炮炙论》。

【性味归经】辛、苦，温。归肝、脾经。

【功能主治】活血，行气，止痛。用于胸胁、脘腹疼痛，胸痹心痛，经闭痛经，产后瘀阻，跌扑肿痛。

【用法用量】内服：煎汤，3 ～ 10 g；研末，每次 1 ～ 1.5 g；或入丸、散。醋制后可加强止痛作用。

【药论】

（1）《雷公炮炙论》："治心痛欲死。"

（2）《本草纲目》："能行血中气滞，气中血滞，故专治一身上下诸痛。"

（3）《日华子诸家本草》："除风，治气，暖腰膝，破癥癖，扑损瘀血，落胎，及暴腰痛。"

【传统应用】延胡索既入血分，又入气分，为活血行气止痛良药，可单用，或随症配伍。治气滞血瘀之胸痹心痛，可与川芎、丹参等活血化瘀药配伍；治寒凝致胸阳闭阻之胸闷痛，可与桂枝、薤白等通阳散结药配伍；治胃痛偏寒，可与桂枝、高良姜等配伍；治胃痛偏热者，则可与川楝子配伍；治肝郁气滞之胸胁痛，多与柴胡、香附等配伍；治风湿痹痛，多与秦艽、桂枝等配伍。

【现代研究】

1. 药物成分

该药主要含生物碱类、甾体类、有机酸、糖类、核苷类、微量元素等成分。延胡索总碱是主要药效物质基础，其中延胡索乙素是主要有效成分，还含有延胡索甲素、延胡索丙素、延胡索丁素、延胡索丑素等。

2. 药理作用

1）对中枢神经系统的作用

该药对中枢神经系统的作用主要表现为镇痛、抗焦虑、镇静催眠等效应。

（1）镇痛：延胡索乙素为延胡索镇痛作用的主要有效成分，能缓解多种神经性疼痛，如延胡索乙素可解除小鼠坐骨神经慢性压迫性损伤所致神经病理性疼痛；针对急性痛风性关节炎小鼠模型，其能够起到炎症抑制和镇痛的效果。延胡索乙素镇痛机制可能与调节中枢神经、抗炎、抑酸、扩张血管、解痉等多种途径有关。另外，延胡索乙素在镇痛方面表现出较低的成瘾性，在延胡索对猴的实验中，每日给药剂量从 60 mg/kg 逐渐增加至 200 mg/kg，连续给药 3 个多月后停药，并未观察到戒断症状的出现；对于大鼠，延胡索乙素的镇痛作用会导致耐受性的产生，而耐受性的形成速度较吗啡约慢一半。

（2）抗焦虑、镇静催眠：延胡索具有抗焦虑作用，其主要物质基础亦为延胡索乙素。在高架迷宫实验中，在给予小鼠低剂量的延胡索乙素时，可有效地减轻小鼠的焦虑症状，其作用位点为 γ－氨基丁酸受体。延胡索能减少快波睡眠和深度慢波睡眠时相，呈现出类似于生理睡眠的效果。延胡索生物碱具有良好的镇静催眠作用，延胡索乙素镇静催眠作用最强，延胡索丑素次之，其催眠作用常伴随着与之同步的脑电变化。静脉注射延胡索乙素可以引起正常家兔大脑皮质电活动从低幅快波向高幅慢波的转变，显著降低小鼠的自发活动和被动活动。

2）对心血管系统的作用

该药对心血管系统的作用主要表现为抗心肌缺血、抗心律失常等效应。

（1）抗心肌缺血：延胡索总碱具有抗心肌缺血作用，其机制涉及调节心肌细胞能量代谢、改善血液流变性、降低心肌酶浓度，以及减少细胞凋亡和炎症反应。

（2）抗心律失常：延胡索总碱、延胡索乙素以及延胡索制剂均呈现出抗心律失常的特性。延胡索总碱对于大鼠心肌缺血再灌注引发的心律失常有改善作用。延胡索乙素可调节家兔窦房结细胞动作电位的振幅，并使 0 相除极化速率和舒张期除极化速率的逐渐降低，还能减少高钾离子引起的豚鼠乳头肌细胞动作电位的振幅、0 相最大上升速率，并缩短复极 50% 的时程，从而发挥抗心律失常的效果。

此外，延胡索还具有抗胃溃疡、抗消化不良、抗肿瘤、调节垂体－肾上腺皮质系统功能等作用。

3. 临床应用

延胡索临床被用于治疗男科疾病（附睾炎、睾丸炎等）、妇科疾病（月经不调、量少、闭经）各种疼痛以及心血管疾病等。

（1）男科疾病：延胡索多入复方治疗男科疾病。金铃子散由延胡索、川楝子两味药组成，在临床被用于治疗附睾炎、尖锐湿疣术后阴茎疼痛、阴冷（阴茎、阴囊寒冷）、睾丸炎等病症。邓伟民以延胡索配伍川楝子、王不留行等治疗房事后少腹胀痛。宾彬自拟柴橘汤（方中以柴胡、橘核配伍延胡索），治疗附睾炎 200 例，总有效率 88.5%，疗效显著。

（2）妇科疾病：延胡索常被用于治疗月经不调，代表制剂有妇科调经片、七制香附丸、女宝胶囊等。妇科调经片中以醋延胡索入药，具有养血柔肝、理气调经的功效，可被用于治疗肝郁血虚所致月经不调、经期前后不定、痛经；七制香附丸以其疏肝理气、养血调经的功效被用于治疗气滞血虚所致痛经、月经量少、闭经，症见胸胁胀痛、经行量少、小腹胀痛、经前双乳胀痛、经水数月不行。国医大师郭诚杰针对月经不调等疾病常用延胡索作为配伍的核心药物，延胡索高居月经不调病案用药频次第 3 位。

（3）痛证：对于痛证，延胡索可单用入煎剂、研粉内服或外用，其中以醋制品止痛效果最好；延胡索可入复方，与活血化瘀药（如川芎）、通阳散结药（如薤白）等药物配伍使用。延胡索总生物碱的镇痛效价可达吗啡的 40%，且成瘾率相对更低。延胡索乙素镇痛作用弱于吗啡、杜冷丁，但优于复方阿司匹林，对钝痛的作用优于锐痛。与吗啡等麻醉性镇痛药相比，延胡索不良反应少而安全，成瘾性低。

（4）心血管疾病：延胡索及其复方如可达灵片（延胡索提取物）在治疗冠心病、心绞痛、急性心肌梗死、心律失常、缺血再灌注损伤、陈旧性心肌梗死之胸闷憋气、心悸眩晕等方面效果显著。何四琴治疗老年缺血性室性心律失常，对 30 例患者采用美托洛尔常规治疗，另 30 例加以延胡索、黄芩、当归等组成的复方延胡索汤联合治疗（每次 100 mL，每天 2 次），持续治疗 2 周后，联合用药组室性期前收缩疗效高于常规治疗组；另外，联合用药组患者 24 小时呼吸频率间期标准差差值和三角指数高于常规治疗组，表明对缺血性心律失常患者应用复方延胡索汤剂与美托洛尔联合治疗疗效显著，可促进患者心率变异性指标及临床症状改善，增强心肌功能，降低不良心脏事件概率，安全性高。

（5）消化系统疾病：以延胡索总生物碱为主要药效成分的气滞胃痛颗粒在治疗功能性消化不良、非溃疡性消化不良、急性胃痛、慢性胃炎、胃节律紊乱综合征、胃切除后综合征、肠易激综合征、胆汁反流性胃炎等疾病方面都已经被报道具有显著疗效。

参考文献

[1] 张敏峰，王菱，王文. 延胡索乙素对急性痛风性关节炎小鼠的炎症抑制和镇痛效果研究[J]. 中国临床药理学杂志，2022，38（22）：2731-2735.

[2] 张天龙，赵继荣，陈祁青，等. 延胡索化学成分及镇痛作用机制研究进展[J]. 中国中医药信息杂志，2021，28（5）：141-144.

[3] 彭成. 中药药理学[M]. 北京：中国中医药出版社，2012.

[4] 唐逸丰. 延胡索化学成分与药理作用研究概况[J]. 中医临床研究，2018，10（23）：144-146.

[5] 蔡滨，孙大林，赵红乐，等. 金保方教授运用金铃子散合四逆散加减治疗男科疾病举隅[J]. 时珍国医国药，2015，26（6）：1492-1493.

[6] 张明强，孙大林，金保方. 金保方运用金铃子散合四逆散加减治疗尖锐湿疣术后阴茎疼痛1例[C]//中国中西医结合学会男科专业委员会. 首届男性大健康中西医协同创新论坛暨第三届全国中西医结合男科青年学术论坛论文集. 阜阳市中医院男科；东南大学附属中大医院中西医结合男科，2019：4.

[7] 邓伟民，孙大林，金保方，等. 男性房事后疾病验案四则[J]. 山东中医杂志，2018，37（1）：73-74.

[8] 宾彬，陆海旺，王权胜，等. 柴橘汤治疗慢性附睾炎200例观察[J]. 实用中医药杂志，2012，28（12）：989-990.

[9] 张文静，王晓燕，李向阳，等. 一测多评法同时测定妇科调经片中7个成分的含量[J]. 药物分析杂志，2020，40（2）：329-336.

[10] 尉波. 七制香附丸加味治疗卵巢囊肿气滞血瘀证的临床疗效观察[J]. 中国医药指南，2017，15（3）：183-184.

[11] 荆业腾，张豪斌，刘娟，等. 国医大师郭诚杰治疗月经不调用药规律分析[J]. 中医学报，2022，37（2）：326-329.

[12] 何四琴. 复方延胡索汤剂联合美托洛尔治疗缺血性心律失常的疗效及对患者不良心脏事件的影响[J]. 医学理论与实践，2018，31（6）：785-787+784.

[13] 张小婧. 可达灵抗心律失常研究概况[J]. 北方药学，2018，15（9）：142-143.

[14] 南晓龙，张月婷，张国坡. 可达灵片联合尼可地尔在冠心病不稳定型心绞痛患者中的应用[J]. 河南医学高等专科学校学报，2021，33（5）：562-564.

[15] 蒋福宇，邵平，韩凌，等. 气滞胃痛颗粒药理作用及临床应用研究进展[J]. 中国医药科学，2021，11（15）：54-57+91.

郁金

【来源】《药性论》。

【性味归经】辛、苦，寒。归肝、心、肺经。

【功能主治】活血止痛，行气解郁，清心凉血，利胆退黄。用于胸胁刺痛，胸痹心痛，经闭痛经，乳房胀痛，热病神昏，癫痫发狂，血热吐衄，黄疸尿赤。

【用法用量】内服：煎服，3～10 g；研末服，2～5 g；排结石剂量可稍大。

【药论】

（1）《药性论》："治女人宿血气心痛，冷气结聚，温醋磨服之，亦啖马药，用治胀痛。"

（2）《开宝本草》："主血积，下气，生肌，止血，破恶血，血淋，尿血，金疮。"

（3）《本草经疏》：“降下气则血不妄行。”

（4）《本草纲目》：“治血气心腹痛，产后败血冲心欲死，失心癫狂。”

【传统应用】用于肝郁气滞、胸胁刺痛，常与疏肝行气药配伍；用于肝郁有热之痛经，常与栀子、柴胡等同用，因其性寒，宜用于瘀热互结者。用于痰热蒙蔽心窍之证，常与栀子、竹沥、石菖蒲等配伍，即菖蒲郁金汤。治疗痰火阻闭之癫狂、痫病，可与清热化痰开窍药物配伍。因本品能凉血止血，用于血热妄行之吐血、衄血等上部出血，可与地黄、牡丹皮同用；因能清湿热，可用于湿热蕴结膀胱之尿血、血淋，常与利尿通淋药物配伍。用于湿热黄疸，常与栀子、茵陈蒿等合用；还可配伍鸡内金、金钱草等治疗胆石症。

【现代研究】

1. 药物成分

该药主要含挥发油、姜黄酮、姜黄素等，挥发油主要含倍半萜类化合物，还含多糖、水芹烯、淀粉等。

2. 药理作用

（1）抗癌：郁金能逆转人耐长春新碱胃腺癌细胞（SGC7901/VCR）的多药耐药性，促进长春新碱（VCR）诱导胃腺癌细胞凋亡，抑制胃癌细胞增殖并诱导腺癌细胞凋亡。

（2）保肝：广西桂郁金能明显降低四氯化碳（CCl_4）和D–氨基半乳糖盐酸盐（D–GlAN）所致急性肝损伤小鼠血清谷丙转氨酶（ALT）、谷草转氨酶（AST）的水平，对模型小鼠急性肝损伤有明显的保护作用。郁金水煎液可影响 CCl_4 所致急性肝损伤模型小鼠凋亡基因 *p*53 和 caspase–3 蛋白的表达，阻碍肝细胞凋亡。

郁金还具有抑菌抗炎、降低全血黏度、抑制血小板聚集等作用。

3. 临床应用

（1）泌尿系统疾病：临床研究发现大剂量使用郁金，具有化石、排石作用。临床以“四金”，即郁金、海金沙、鸡内金、金钱草为基本方治疗泌尿系结石，再配伍三棱、莪术、葶苈子、泽泻、益母草等，治疗组总有效率为 91.3%，郁金、三棱等发挥活血化瘀止痛作用，可有效减轻组织水肿、粘连，提高输尿管蠕动频率。

（2）男科疾病：郁金单独应用于该类疾病的报道较少，但有与其他药物配伍或应用于复方的报道，如郁金与巴戟天配伍，二者具有补肾理气之效，且补中有疏，可用于慢性前列腺炎的治疗。

（3）妇科疾病：郁金可解气郁，散瘀血，对于气滞血瘀引起的胸胁胀闷刺痛效果甚佳。钱丽旗常合用柴胡、郁金以治疗肝郁不舒之月经不调，其主张调经首当，补肾填精，养肾气，益肾精。

（4）不孕症：赵睿男等使用补肾活血方联合克罗米芬治疗多囊卵巢综合征，方中包括郁金、淫羊藿、巴戟天、菟丝子等药物，治疗组妊娠率 46.88%，明显高于对照组妊娠率 19.35%。

（5）胆石症：郁金含有松油精及姜黄素，是胆固醇结石的溶剂（《现代实用中药》）。郁金作为治疗胆结石的要药，其味苦、色黄如胆汁，治疗胆结石、胆囊炎等疾病有很好的疗效。

参考文献

[1] 金海峰，吕宾，戴金锋，等. 温郁金二萜类化合物C对不同分化胃腺癌细胞株的抑制作用[J]. 中华中医药杂志，2015，30（9）：3356–3360.

[2] 蔡利军，宋淑萍，吕宾，等. 温郁金醇提物对人耐长春新碱胃腺癌细胞SGC–7901皮下移植瘤的逆转作用及对P糖蛋白表达的影响[J]. 中国中西医结合杂志，2014，34（11）：1347–1353.

[3] 秦华珍，郑作文，邓家刚，等. 广西桂郁金对小鼠急性肝损伤的保护作用[J]. 广西中医学院学报，2008，（1）：1–2.

[4] 张婉娴，朱彤彤，鲁育铭，等. 郁金水煎剂对四氯化碳致急性肝损伤小鼠肝细胞*p53*和caspase-3表达的影响及其对肝损伤的保护作用［J］. 吉林大学学报（医学版），2014，40（1）：82-86+221.
[5] 赵扬，谭艳云，刘映红，等. 中药“四金”治疗泌尿系结石的研究进展［J］. 中医药导报，2018，24（10）：110-112.
[6] 代恒恒，李海松，冯隽龙，等. 李曰庆教授活用巴戟天的经验［J］. 现代中医临床，2022，29（1）：22-24.
[7] 代恒恒，宫僖浩，王继升，等. 李曰庆基于精窍开阖论治功能性不射精症经验［J］. 北京中医药，2019，38（6）：559-561.
[8] 邵翔，黄雪，于洋，等. 钱丽旗教授治疗月经不调用药规律［J］. 陕西中医，2022，43（7）：967-971.
[9] 赵睿男，杨红，陈菲. 健脾补肾法联合克罗米芬改善多囊卵巢综合征不孕症患者妊娠率的临床观察［J］. 上海中医药大学学报，2019，33（5）：27-31.
[10] 李壮，张鹏，韩林，孙艳军，等. 基于数据挖掘探讨中药复方专利治疗胆石症的用药规律［J］. 国医论坛，2023，38（4）：19-23.

乳香

【来源】《名医别录》。

【性味归经】辛、苦，温。归心、肝、脾经。

【功能主治】活血定痛，消肿生肌。用于胸痹心痛，胃脘疼痛，痛经经闭，产后瘀阻，癥瘕腹痛，风湿痹痛，筋脉拘挛，跌打损伤，痈肿疮疡。

【用法用量】内服：煎汤，3～5 g；或入丸、散。外用：研末调敷。

【药论】

（1）《医学衷中参西录》：“乳香、没药，二药并用为宣通脏腑、流通经络之要药，故凡心胃胁腹肢体关节诸疼痛皆能治之。”

（2）《名医别录》：“疗风水毒肿，去恶气”“疗风瘾疹痒毒。”

（3）《日华子诸家本草》：“止霍乱，心腹痛。煎膏止痛长肉。”

（4）《本草纲目》：“乳香香窜，入心经，活血定痛，故为痈疽疮疡、心腹痛要药……消痈疽诸毒，托里护心，活血定痛，伸筋，治妇人难产，折伤。”

（5）《本草汇言》：“乳香，活血祛风，舒筋止痛之药也。”

【传统应用】治瘀血阻滞之心腹疼痛、癥瘕积聚，常配伍丹参、当归、没药等，如活络效灵丹（《医学衷中参西录》）。治血瘀气滞之胃脘疼痛，可与延胡索、川楝子同用，如延胡索散（《济阴纲目》）。治风湿痹痛、肢体麻木，常与羌活、独活、秦艽等药同用，如胸痹汤（《医学心悟》）。治跌仆损伤、瘀血作痛，常与没药、血竭、红花等药为末内服，如七厘散（《良方集腋》）。治疮疡肿毒初起、红肿热痛，可与天花粉、金银花配伍；治疮疡溃破、久不收口、疼痛不可忍，常配伍没药，如乳香定痛散（《外科发挥》）。《医林集要》中则记录，治梦寐遗精，单乳香一味即可。乳香－没药作为经典的活血化瘀药对，各型前列腺炎均可用之。

【现代研究】

1. 药物成分

该药主要包括萜类、挥发油类、多糖等成分。萜类主要包括三萜类，如乳香酸：11-羰基－β－乳香酸（11-keto-β-boswellic，KBA）、3-乙酰-11-羰基－β－乳香酸（3-acetyl-11-keto-β-boswellic acid，AKBA）、榄香醇酸等，以及二萜类。挥发油类主要包含α－蒎烯、柠檬烯、β－榄香烯等。其中萜类和挥发油为乳香的主要药效成分，α－、β－乳香酸是最具有代表性的成分，药理活性较强。

2. 药理作用

（1）对泌尿系统的作用：乳香中所含成分 AKBA 可通过调控 Klotho/TGF-β/Smad 信号通路改善

肾间质纤维化，还可下调单侧输尿管梗阻（unilateral ureteral obstruction，UUO）小鼠模型中肾脏转化生长因子 β_1（Transforminggrowth factor beta1，TGF-β_1）、α-肌动蛋白（Actin α，α-SMA）、Ⅰ型胶原和Ⅳ型胶原的表达，明显缓解 UUO 所致的肾功能损害，改善肾纤维化。人肾小管上皮细胞（Human kidney-2，HK-2）缺氧处理是模拟体外肾间质纤维化的经典方法，AKBA 可提高其存活率，减少乳酸脱氢酶（lactic dehydrogenase，LDH）释放，抑制纤维化因子的表达。乳香中 α-乳香酸（α-Boswellic acid，α-BA）对 HK-2 细胞无毒性作用，可显著抑制由缺血再灌注损伤（ischemia reperfusion injury，IRI）诱导的 HK-2 细胞产生的炎性因子，还可提高肾脏 IRI 模型的细胞活力，对肾脏有保护作用。另外，麝香-乳香药对可通过下调 L5～S2 脊髓节段中 P 物质的表达水平，调节慢性前列腺炎模型大鼠的脊髓中枢神经疼痛敏感度，恢复前列腺的神经传导通路和疼痛调控机制，减轻大鼠慢性前列腺炎疼痛。网络药理学研究预测 IL-17 信号通路在慢性前列腺炎发生、发展中可能起到重要作用，实验发现，给予乳香-没药药对 30 天的大鼠，其血清和前列腺组织内 IL-17 水平明显低于前列腺炎模型大鼠，表明此药对的治疗作用与调控 IL-17 的表达有关。

（2）抗炎、镇痛：乳香通过抑制总蛋白渗出及抑制前列腺素 E_2（prostaglandin E_2，PGE_2）、血管内皮舒张因子生成而抗炎，醋乳香抗炎效果更强。乳香酸类对角叉菜胶诱导的小鼠足跖水肿和大鼠腹腔注射后诱导的胸膜炎抗炎作用明显，乳香的部分成分可抑制脂多糖（lipopolysaccharide，LPS）刺激鼠巨噬细胞生成 NO。乳香中的挥发油为镇痛的主要成分，主要有效成分乙酸辛醋能直接作用于神经末梢而止痛，还能抑制毛细血管通透性，改善局部血液循环，促进病灶处渗出液吸收而止痛。

乳香还具有抗肿瘤、抗菌、抗胃溃疡、抗病毒、抗氧化等药理作用。

3. 临床应用

（1）泌尿系统疾病：以乳香、没药为主的复方肾复康方，方中乳香、没药发挥活血、生肌、收敛之功，用以修复因各种原因损伤的肾脏病变，在 20 余例难治性肾病综合征中，治疗组治愈率为 78.2%，对照组仅为 45%。含有乳香的维吾尔药经典方剂尿通卡克乃其片通过消肿抗炎以润滑燥湿，增强尿道的通行力从而治疗尿路感染，疗效确切，方中乳香发挥了较好的抗炎作用。乳香与没药配伍可发挥活血化瘀、止痛之功从而治疗泌尿系统结石。

（2）男科疾病：乳香挥发油通过抗炎、镇痛等药理作用治疗前列腺炎。乳香复方活络效灵丹合芍药甘草汤，有活血化瘀、通络止痛作用，治疗前列腺炎患者 135 例，总有效率达 91.11%；乳香通气活血，与没药同用，用于慢性前列腺炎所致疼痛。含乳香、没药的活络效灵丹加减配合抗生素从治疗“血瘀”的角度出发用于慢性前列腺炎，慢性附睾炎、精索静脉曲张等男科疾病的治疗。有研究以封髓丹为底方，配伍制乳香、制没药等药物组成自拟方封髓固精汤，配合坦索罗新缓释胶囊等西药，治疗 78 例慢性非细菌性前列腺炎和早泄患者，治疗后其症状均有不同程度的改善。含乳香、没药的复方仙方活命饮加减方，临床上用于治疗慢性前列腺炎、良性前列腺增生、附睾炎、精液不液化、精索静脉曲张和弱精子症等男科疾病，还可有效治疗与上述疾病有关的不育，其中乳香、没药主要发挥消肿、活血、止痛作用。

（3）妇科疾病：西药联合乳香、没药、五灵脂辨证加减治疗 100 例慢性盆腔炎，乳香、没药相须使用发挥较强活血止痛功效，促进盆腔血液循环，有效率达 97.0%，优于单纯西药治疗。中药内服加含乳香、没药的外敷方，配合西药治疗慢性盆腔炎性继发不孕，有效率高于单用抗菌药组。鉴于乳香良好的活血定痛作用，可作为痛经方的主药用于原发性、继发性痛经，疗效良好。

（4）各种痛症：乳香可活血定痛、消肿生肌，广泛用于跌打损伤、疮疡肿痛、气滞血瘀痛症；还可治疗气滞血瘀导致的胸痹心痛、胃脘疼痛等；同样可用于风湿性关节炎、类风湿关节炎等痹症疼痛。

此外，有报道显示乳香提取物（鲍威勒口服液）与化疗药物联合可治疗急性非淋巴细胞白血病，总缓解率达 94.6%，还可缓解神经胶质瘤患者的水肿。

参考文献

[1] 杜冠潮，高庆和，晏斌，等. 乳香、没药在慢性前列腺炎治疗中的应用[J]. 上海中医药杂志，2021，55(1)：31-34.

[2] 哈瑞雯，周海燕，詹志来，等. 乳香化学成分、药理作用研究进展及质量标志物的预测分析[J]. 中华中医药学刊，2021，39(11)：94-107.

[3] 柳敏娜，刘天龙，刘利敏，等. α-乳香酸灌胃对小鼠肾间质纤维化的防治作用及其机制探讨[J]. 山东医药，2018，58(7)：18-22.

[4] 洪术霞，白娟，张琰，等. 基于网络药理学和体外细胞实验验证探讨乳香治疗急性肾损伤的作用机制[J]. 天然产物研究与开发，2023，35(9)：1613-1623.

[5] 闵杰，吴泳蓉，朱治亚，等. 麝香配伍乳香对慢性前列腺炎模型大鼠脊髓L5-S2段背角P物质表达水平的影响[J]. 中国性科学，2021，30(2)：112-116.

[6] 高庆和，刘胜京，曾银，等. 基于网络药理学及实验研究探讨乳香-没药治疗慢性前列腺炎的作用机制[J]. 世界中西医结合杂志，2022，17(1)：92-98+115.

[7] 蒙树煜，孙健，沈志春，等. 肾复康方治疗肾病综合征23例[J]. 陕西中医，2011，32(7)：823-824.

[8] 刘芳. 尿通卡克乃其片治疗下尿路感染的临床研究[D]. 武汉：湖北中医药大学，2013.

[9] 郑勇文. 牛膝汤治疗石淋56例[J]. 陕西中医，2007，(8)：983-984.

[10] 卢燕许，王祖龙. 芍药甘草汤合活络效灵丹加减治疗ⅢB型前列腺炎135例[J]. 国医论坛，2005，(6)：28.

[11] 杜冠潮，高庆和，晏斌，等. 乳香、没药在慢性前列腺炎治疗中的应用[J]. 上海中医药杂志，2021，55(1)：31-34.

[12] 陈德宁，古宇能，洪志明. 活络效灵丹在男科的应用[J]. 中国当代医药，2009，16(19)：67-68.

[13] 李喜顺. 中西医结合治疗慢性非细菌性前列腺炎合并早泄78例临床观察[J]. 中国实用医药，2015，10(9)：199-201.

[14] 周玉良. 仙方活命饮加味治疗湿热毒瘀型弱精子症临床疗效研究[D]. 南昌：江西中医药大学，2023.

[15] 马玉棋，张辉. 化瘀通阻方加减配合西药治疗慢性盆腔炎100例[J]. 陕西中医，2013，34(3)：271-273.

[16] 于凤艳. 活血祛瘀方治疗慢性盆腔炎性继发不孕症55例[J]. 陕西中医，2013，34(7)：779-780.

[17] 李文新. 痛经汤治疗痛经112例[J]. 内蒙古中医药，2007，(5)：8.

[18] 王安慧，王彬，张慧杰，等. 含乳香-没药药对中成药的临床应用及配伍分析[J]. 中成药，2020，42(11)：3014-3018.

[19] 赵金凤. 乳香和没药挥发性成分的分析及其经皮吸收研究[D]. 济南：山东中医药大学，2012.

没药

【来源】《药性论》。

【性味归经】辛、苦，平。归心、肝、脾经。

【功能主治】散瘀定痛，消肿生肌。用于胸痹心痛，胃脘疼痛，痛经经闭，产后瘀阻，癥瘕腹痛，风湿痹痛，跌打损伤，痈肿疮疡。

【用法用量】内服：煎汤，3～5 g；炮制去油，多入丸、散。外用：适量，研末调敷。

【药论】

（1）《本草衍义》：“没药，大概通滞血……血滞则气壅淤，气壅淤则经络满急，经络满急，故痛且肿。凡打扑着肌肉须肿胀者，经络伤，气血不行，壅淤，故如是。”

（2）《药性论》：“主打搕损，心腹血瘀，伤折踒跌，筋骨瘀痛，金刃所损，痛不可忍，皆以酒投饮之。”

（3）《日华子诸家本草》：“破癥结宿血，消肿毒。”

（4）《开宝本草》："主破血止痛。疗杖疮、诸恶疮、痔漏卒下血、目中翳晕痛肤赤。"

（5）《本草纲目》："散血消肿，定痛生肌。"

【传统应用】治中风舌强不语，与琥珀、干蝎合用，即三圣散（《圣济总录》）。治肢体萎废，配伍黄芪、当归等，如补偏汤（《医学衷中参西录》）。治产后血晕、语言颠倒、健忘失志，与血竭同用，即夺命散（《伤寒保命集》）。治疔疮、无名肿毒，常与乳香等同用，如舌化丹（《疡医大全》）。治气血郁滞肢体疼痛，与乳香、当归等配伍，如金铃泻肝汤（《医学衷中参西录》）。治肺脏损烂或将成肺痈等肺病，与乳香、甘草等同用，如清金解毒汤（《医学衷中参西录》）。治结乳肿痛或乳痈新起，与知母、连翘等配伍，如消乳汤（《医学衷中参西录》）。

【现代研究】

1. 药物成分

该药主要含有挥发油、萜类、甾体类、木脂素类等成分。挥发油包含丁香油酚、桂皮醛、β－石竹烯、β－榄香烯等。萜类包括倍半萜、三萜及二萜类。倍半萜类是没药的特征性成分，没药甾酮、挥发油是没药重要药效成分。

2. 药理作用

（1）对泌尿系统的作用：没药挥发油中成分 β－榄香烯可使诱导的纤维化细胞中 CTGF 和 FN 的表达降低，抑制肾间质纤维化并阻滞其发展，改善肾功能。在 LPS 诱导的 HK-2 中，β－榄香烯激活核因子 E_2 相关因子 2/ 血红素加氧酶 1（nuclear factor E_2 related factor 2/heme oxygenase1，Nrf2/HO-1）信号通路，抑制细胞凋亡，提高其存活率，减轻 LPS 诱导的氧化应激损伤，表明 β－榄香烯在肾损伤等肾病中可能具有治疗作用。研究发现 β－榄香烯可能通过调控 PI3K/Akt/mTOR 信号通路，来抑制人前列腺癌细胞（Human Prostate Cancer Cells）PC-3 增殖、侵袭及迁移，促进细胞凋亡从而抗前列腺癌。

（2）降血脂：没药中的油树脂部分能降低血胆固醇量，防止动脉内膜粥样斑块的形成，其水煎剂中的油树脂也具有降血脂作用。没药甾酮可通过降低三甲胺（trimethylamine，TMA）、三甲胺－氧化物（Trimethylamine N-oxide，TMAO）水平，降低大鼠血脂谱、动脉粥样硬化危险预测指数以及肝肾损伤生物标志物水平，发挥降血脂作用；还可改善高脂小鼠的空腹血糖、糖耐量、血浆胰岛素水平，以及降低有害脂质低密度脂蛋白（low density lipoprotein，LDL）、极低密度脂蛋白（very low density lipoprotein，VLDL）、胆固醇、甘油三酯等的水平。

（3）对心血管系统的作用：没药挥发油可通过抑制心肌梗死大鼠凋亡标志物水平和炎症反应，改善心肌细胞的氧化状态，发挥有效的心脏保护作用；Z- 没药甾酮可通过激活磷脂酰肌醇 3 激酶 / 蛋白激酶 B/ 内皮型 NO 合酶通路，促进 NO 的生成而调控血管活性物质，发挥血管内皮保护作用。

（4）抗炎、镇痛：没药提取物能显著抑制脂多糖 LPS（Lipopolysaccharide）诱导激活的炎性介质 IL-6、TNF、IL-8、单核细胞趋化蛋白 -1（monocyte chemotactic protein-1，MCP-1）、PGE_2 等的释放，且能有效抑制醋酸佛波酯和钙离子载体刺激的人体肥大细胞 IL-31 mRNA 表达，减少 IL-31 的产生，能阻止人肥大细胞组胺的释放。没药的 85% 乙醇提取物及其石油醚提取物均能显著抑制小鼠扭体反应，且没药可明显减少痛经模型小鼠的疼痛反应次数。

没药还具有抗菌、抗肿瘤、降血糖、保护大脑等药理作用。

3. 临床应用

（1）泌尿系统疾病：以乳香、没药为主的复方肾复康方可治疗难治性肾病综合征。以乳香、没药为主的复方活络效灵丹，二药宣通脉腑、流通经络，配合西药治疗 86 例糖尿病肾病，取得良好效果。含乳香、没药的复方牛膝汤，可治疗泌尿系结石。

（2）男科疾病：乳香、没药气味芳香，长于走窜、疏通经络、化瘀滞，多将二药合用外用治疗阳痿，以达到通调局部气血、疏通经络、化瘀滞的作用。有医家以活血化瘀法治疗慢性前列腺炎，常用到含有乳香、没药的处方，其中乳香、没药发挥软坚止痛之功。

（3）妇科疾病：没药复方少腹逐瘀汤加减可治疗痛经、月经后期、闭经、功能性子宫出血、盆腔血肿伴粘连等妇科病，方中没药有较强利气散瘀、消肿止痛的作用，临床疗效理想。刘荣花自拟通腑化瘀汤，方中除没药外还配伍延胡索、当归、川芎等活血化瘀止痛药，用于妇科手术后的继发性盆腔痛，有效率达 96.2%，明显优于常规消炎镇痛治疗组，且复发率低。临床有报道采用没药与丹参、桃仁等配伍内服治疗导致不孕的病症之一输卵管阻塞，总有效率达 89%。

（4）心脑血管疾病：含乳香－没药药对的中成药华佗再造丸能通过降低总胆固醇水平、红细胞聚集指数、LDL-C 水平、全血黏度，及抑制血小板聚集黏附、扩张冠状动脉等多种药理作用，缓解冠心病心绞痛。含乳香－没药药对的中成药多数能活血理气，如脑心通胶囊可化瘀通络、益气活血，治疗缺血性脑卒中，发挥保护脑神经细胞、使神经功能快速恢复的作用。

此外，将乳香、没药研细冷湿敷于受伤处可促进伤口愈合，没药在治疗血吸虫病方面也有良好效果。

参考文献

[1] 白杨，哈瑞雯，周海燕，等. 没药化学成分研究进展［J］. 中国现代中药，2022，24（7）：1374-1386.

[2] 杜兴国，刘建国，曾海波，等. β-榄香烯对肾小球系膜细胞纤维化的抑制作用［J］. 中国现代医学杂志，2012，22（24）：27-30.

[3] 杨嘉陵，谷成杰，欧国东. β-榄香烯对脂多糖诱导的肾小管上皮细胞氧化应激和凋亡的影响及作用机制［J］. 安徽医药，2021，25（6）：1084-1087+1274.

[4] 陈晓康，范连慧，韩起鹏，等. β-榄香烯对前列腺癌PC-3细胞生物学行为的影响及可能机制［J］. 解剖科学进展，2021，27（6）：650-652+656.

[5] 陈芳，陈志超，杨宝有，等. 没药化学成分及生物活性研究进展［J］. 中药材，2021，44（10）：2476-2484.

[6] 郭倩倩，柳敏娜，刘天龙. 没药甾酮药理作用研究进展［J］. 中医药学报，2022，50（4）：115-119.

[7] 杜梦雨，李娇，徐龙洋，等. 树脂类中药化学成分及药理作用研究进展［J］. 新乡医学院学报，2023，40（4）：380-385.

[8] 常柏，常宝成，潘从清. 活络效灵丹治疗糖尿病肾病86例疗效观察［J］. 北京中医药，2010，29（12）：922-924.

[9] 郑勇文. 牛膝汤治疗石淋56例［J］. 陕西中医，2007，（8）：983-984.

[10] 张铸奇. 民国前中医外治法治疗阳痿临床应用特点分析［D］. 济南：山东中医药大学，2021.

[11] 陈建龙. 运用活血化瘀法治疗男科疾病［J］. 广西中医药，1995，（1）：27-28.

[12] 陈松惠. 少腹逐瘀汤治疗妇科疾病验案2则［J］. 成都中医药大学学报，2002，25（1）：59-60.

[13] 刘荣花. 通腑化瘀汤治疗妇科术后继发性盆腔疼痛53例［J］. 陕西中医，2014，（7）：780-781.

[14] 蒲继明，田裕红，张延玲. 中西医结合治疗输卵管阻塞证110例［J］. 陕西中医，2005，26（10）：1014-1015.

[15] 王安慧，王彬，张慧杰，等. 含乳香-没药药对中成药的临床应用及配伍分析［J］. 中成药，2020，42（11）：3014-3018.

[16] 文雯，张朋. 乳香、没药现代药理学研究与临床应用［J］. 河南中医，2009，29（2）：204-206.

三、散结通络药

散结通络药多用于邪气稽留络脉，瘀血与痰浊凝聚成形、息而成积的病变，如癥积痞块、乳房结块、瘕疝等病证。中医所谓积证，既包括邪入五脏阴络留而成积的病变类型，如《难经》记载了五脏之积即是脏腑络脉瘀滞积聚成形的病变，还包括癌瘤等属于恶性肿瘤范围的癥积。早在东汉张仲景《金匮要略》中治疗疟母的鳖甲煎丸方中即用鳖甲“入肝络搜邪”（《金匮要略论注》），清代吴鞠通《温病条辨》亦认为方中鳖甲："守神入里，专入肝经血分，能消癥积，领带四虫，深入脏络。"常用散结通络药有鳖甲、山楂核、荔枝核、橘核等，以取其散结通络之功。

鳖甲

【来源】《神农本草经》。

【性味归经】咸，微寒。归肝、肾经。

【功能主治】滋阴潜阳，退热除蒸，散结通络。用于阴虚发热，骨蒸劳热，阴虚阳亢，头晕目眩，虚风内动，手足瘛疭，经闭，癥瘕，久疟疟母。

【用法用量】内服：煎汤，10～30 g，先煎，熬膏；或入丸、散。外用：适量，烧存性，研末掺或调敷。鳖甲生用长于滋阴潜阳，醋炙长于软坚散结。

【药论】

（1）《神农本草经》："主心腹癥瘕坚积、寒热，去痞、息肉、阴蚀，痔（核）、恶肉。"

（2）《药性论》："主宿食、癥块、痃癖气、冷瘕、劳瘦，下气，除骨热，骨节间劳热，结实壅塞。治妇人漏下五色羸瘦者。"

（3）《日华子诸家本草》："去血气，破癥结、恶血，堕胎，消疮肿并扑损瘀血，疟疾，肠痈。"

【传统应用】用于阴虚阳亢、虚风内动，本品类似龟甲，常与滋阴潜阳药同用；用于阴虚内热，本品能滋阴退热除蒸，尤其宜用于阴虚发热，常与银柴胡、胡黄连、秦艽等清虚热药同用，针对热病伤阴者，常与青蒿、地黄、牡丹皮等养阴清热药同用；用于癥瘕、经闭、久疟疟母，可与土鳖虫、大黄、桃仁等同用。

【现代研究】

1. 药物成分

该药主要含骨胶原、角蛋白、碳酸钙、磷酸钙，并含有天冬氨酸、谷氨酸、苏氨酸等氨基酸。

2. 药理作用

1）对泌尿系统的作用

该药对泌尿系统的作用主要表现为抗肾纤维化和抗肾衰竭。

（1）抗肾纤维化：鳖甲复方具有抗肾纤维化效应。鳖甲煎丸可上调肾间质纤维化大鼠肾上腺髓质素蛋白及 mRNA 水平的表达，降低 TGF-β_1 的表达，从而减轻肾小管间质的受损情况。同时，鳖甲煎丸还降低了肾间质细胞的增殖细胞核抗体蛋白及 mRNA 的表达，促使肾间质细胞凋亡，且抑制了肾间质和肾小管细胞的增殖，阻止细胞从 G_0/G_1 期进入 S 期，达到了拮抗肾纤维化的作用。

（2）抗肾衰竭：复方鳖甲软肝片下调 TGF-β_1 的过表达，降低肾小球硬化指数和肾小管-间质损伤评分，减轻肾脏病理组织损伤；还能抑制阿霉素致大鼠肾病模型 CTGF mRNA 及蛋白的表达，其机制可能与其抑制肾间质成纤维细胞胶原Ⅰ（Collagen Type Ⅰ，Col Ⅰ）、Col Ⅲ的表达有关。

2）对生殖系统的作用

鳖甲胶可以通过改善血液流变学等药理作用而对大鼠子宫肌瘤起到治疗作用。鳖甲煎丸可以抑制子宫肌瘤大鼠的子宫过度增生，减轻子宫内膜和肌层的增厚，并减少子宫纤维化组织的含量。

3）保肝

鳖甲复方能逆转动物肝纤维化。鳖甲育肝颗粒具有缓解肝组织纤维化病理变化的作用，其抗肝纤维化的机制涉及抑制 CTGF 异常高表达，同时还通过抑制 TGF-β_1/Smads 信号通路，实现了降酶保肝的效应。此外，鳖甲煎丸通过抑制 Wnt/β-catenin 信号通路的活化对 CCl_4 诱导的大鼠肝纤维化程度具有显著减轻作用。

4）对免疫系统的作用

升麻鳖甲汤能够通过调高线粒体动力学分裂，诱导细胞自噬，改善急性髓系白血病模型小鼠的生存状态和生存时间，改善肝脏、脾脏、骨髓组织病理损伤。鳖甲煎丸通过提高肝癌荷瘤小鼠外周血中 $CD4^{+}T$ 细胞亚群的比例和降低 $CD8^{+}T$ 细胞亚群的比例，调节 $CD4^{+}T/CD8^{+}T$ 失衡，改变 Th1/Th2 漂移现象，从而调节肝癌荷瘤小鼠肿瘤细胞免疫功能。

3. 临床应用

（1）泌尿系统疾病：尹晓华对 35 例阴虚内热证狼疮性肾炎患者在采用复方环磷酰胺联合醋酸泼尼松片治疗的基础上辨证服用青蒿鳖甲汤，经过三个月治疗后，临床疗效总有效率（94.12%）显著高于单纯西药治疗组（76.47%），中医症候疗效有效率（88.24%）显著高于对照组（67.65%），联合用药组的血肌酐、尿素氮、24 小时尿蛋白、系统性红斑狼疮疾病活动指数、血沉和 C 反应蛋白治疗后各指标较西药组下降更显著，表明青蒿鳖甲汤联合治疗可显著降低阴虚内热证狼疮性肾炎病例的中医症候积分和疾病活动指数，提升中医症候疗效，改善患者肾功能。

（2）男科疾病：鳖甲配伍其他药物（牡蛎、龟板、生地黄、熟地黄等）入复方可以治疗男性多种勃起功能障碍疾病、精液量稀少以及不射精疾病，其中多种报道二地鳖甲煎治疗肾阴虚型阳痿疗效显著。周华应用二地鳖甲煎联合他达拉非治疗糖尿病性勃起功能障碍 35 例，疗效显著。邓伟民以补益肝肾、滋阴降火为法，应用二地鳖甲煎治疗男性勃起功能障碍、阴虚火旺型精液量稀少、不射精症。黄健等通过临床观察发现二地鳖甲煎治疗肾阴虚型阳痿有效率为 63.33%，可使患者国际勃起功能评分显著改善。

（3）妇科疾病：以桂红鳖甲丸治疗气滞血瘀型子宫肌瘤后，有中医证候疗效有效率达到 85.3%，明显优于对照组患者。丁丽仙教授治疗多囊卵巢综合征不孕的经验方补肾调肝助孕汤由鳖甲配伍熟地黄、山药等组成，鳖甲发挥了刺激排卵，通经助孕的作用。国医大师夏桂成治疗输卵管性不孕时，常选用醋鳖甲配伍山萸肉、熟地黄等药物，以起到滋阴填精的功效。

（4）肝脏疾病：鳖甲复方可用于治疗乙型肝炎、肝纤维化、肝硬化、原发性肝癌等肝脏疾病。杨浩峰应用鳖甲煎丸联合替比夫定治疗乙型肝炎肝硬化 58 例。让患者餐后口服鳖甲煎丸，3 g/ 次，每天 3 次，连续治疗 6 个月。鳖甲煎丸与替比夫定的联合治疗，可有效抑制患者体内乙型肝炎病毒（hepatitis B virus，HBV）的复制，改善肝功能并减轻肝纤维化，在一定程度上逆转肝硬化，对于乙型肝炎肝硬化患者的整体疗效明确。张长征应用鳖甲软肝汤联合化疗治疗原发性肝癌 95 例，显著改善患者腹痛、腹胀、纳呆、乏力等中医证候，降低丙氨酸氨基转移酶、天冬氨酸氨基转移酶、碱性磷酸酶、总胆红素水平等肝功能指标和波形蛋白、高尔基体跨膜糖蛋白 73、锌指转录因子 6 等肝癌血清标志物水平，效果良好。

参考文献

[1] 韩琳，秦建国，陈志强，等. 鳖甲煎丸对肾间质纤维化大鼠细胞增殖的影响［J］. 北京中医药大学学报，2009，32（7）：457-461+506.

[2] 韩琳，陈志强，许庆友，等. 鳖甲煎丸对肾间质纤维化实验大鼠肾上腺髓质素表达的影响［J］. 中成药，2007（5）：774-775.

[3] 沈维增，谢峥伟，蔡军红，等. 复方鳖甲软肝片对慢性肾衰竭大鼠肾组织TGF-β_1表达的影响［J］. 中国中西医结合肾病杂志，2006，（10）：570-573.

[4] 杨敏春，李清林，彭芳，等. “阿胶-鳖甲胶” 对大鼠子宫肌瘤的影响研究［J］. 中华中医药学刊，2021，39（11）：9-12+259-260.

[5] 陈嘉, 赵绪韬, 顾丰华, 等. 鳖甲煎丸对子宫肌瘤模型大鼠血清激素水平及子宫组织病理改变的影响[J]. 世界临床药物, 2015, 36(4): 243–250.
[6] 丁茂鹏, 韦凌霞, 王志旺, 等. 鳖甲育肝颗粒对肝纤维化大鼠的作用机制研究[J]. 中国临床药理学杂志, 2021, 37(10): 1167–1170+1175.
[7] 丁茂鹏, 韦凌霞, 王志旺, 等. 鳖甲育肝颗粒对复合因素所致肝纤维化大鼠TGF-β_1/Smads通路的影响[J]. 中国应用生理学杂志, 2021, 37(5): 463–467.
[8] 孙海涛, 文彬, 陈冠新, 等. 鳖甲煎丸对肝纤维化模型大鼠肝组织中Wnt/β-catenin信号通路相关蛋白及其靶基因表达的影响. 中医杂志, 2018, 59(10): 876–881.
[9] 司雨平, 崔思远, 魏文健, 等. 升麻鳖甲汤对急性髓系白血病模型小鼠骨髓线粒体分裂及自噬相关蛋白表达的影响[J]. 中医杂志, 2023, 64(14): 1475–1482.
[10] 罗庆东, 王月飞, 赵红晔, 等. 鳖甲煎丸对肝癌荷瘤小鼠细胞免疫功能的干预作用[J]. 中医药学报, 2012, 40(3): 21–23.
[11] 尹晓华, 马秀琴, 李莉, 等. 青蒿鳖甲汤加减对阴虚内热证狼疮性肾炎的疗效[J]. 西北药学杂志, 2023, 38(02): 161–165.
[12] 赵生慧, 金德, 安学冬, 等. 鳖甲的临床应用及其用量探究[J]. 吉林中医药, 2020, 40(7): 941–943.
[13] 周华, 孙志兴, 项子良. 二地鳖甲煎联合他达拉非治疗糖尿病性勃起功能障碍35例[J]. 南京中医药大学学报, 2015, 31(5): 491–493.
[14] 邓伟民, 孙大林, 蔡滨, 等. 二地鳖甲煎治疗男科疾病验案举隅[J]. 环球中医药, 2017, 10(11): 1377–1379.
[15] 黄健, 徐福松. 二地鳖甲煎治疗勃起功能障碍肾阴虚证临床观察[J]. 中华男科学杂志, 2012, 18(12): 1143–1146.
[16] 马蓉, 程慧莲. 桂红鳖甲丸治疗气滞血瘀型子宫肌瘤68例[J]. 河南中医, 2010, 30(4): 382–383.
[17] 沈国凤, 丁丽仙, 郑红艳. 丁丽仙教授从肝肾论治多囊卵巢综合征不孕的经验介绍[J]. 中医临床研究, 2022, 14(21): 23–25.
[18] 钱海晴, 赵可宁, 王利红, 等. 国医大师夏桂成治疗输卵管性不孕临床经验[J]. 中华中医药杂志, 2021, 36(5): 2719–2722.
[19] 丁小平, 邱彬, 施海斌. 复方鳖甲软肝片治疗慢性乙型肝炎肝纤维化临床研究[J]. 新中医, 2022, 54(22): 72–75.
[20] 杨浩峰, 南晓强. 鳖甲煎丸联合替比夫定治疗乙型肝炎肝硬化的临床研究[J]. 现代药物与临床, 2022, 37(7): 1593–1598.
[21] 张长征, 苗秀英, 宋来成. 自拟鳖甲软肝汤联合化疗治疗原发性肝癌临床评价[J]. 中国药业, 2022, 31(10): 103–106.

山楂核

【来源】《滇南本草》。

【性味归经】苦，平。归胃、肝经。

【功能主治】消食，散结，催生。主食积不化，疝气，睾丸偏坠，难产。

【用法用量】内服：煎汤，3 ～ 10 g；或研末。

【药论】

（1）《本草纲目》：“吞之化食磨积，治癞疝。”

（2）《本草从新》：“治疝，催生。”

【传统应用】用于食滞不化，肉积不消，脘腹胀满等证；治疗阴肾癞肿，配伍橄榄核、荔枝核等药。

【现代研究】

1. 药物成分

山楂核含 10- 二十九烷醇、熊果酸、齐墩果酸、豆甾醇、香草醛、琥珀酸、延胡索酸等成分。

2. 药理作用

（1）抗菌：山楂核干馏油、醇提物等都具有较强的抗菌活性，对大肠埃希菌、金黄色葡萄球菌、志贺菌、伤寒沙门菌等不同种类细菌有不同程度的抑制作用。

（2）抗炎：山楂核提取物能抑制 LPS 诱导的小鼠巨噬细胞 RAW264.7 的 NO 和 TNF-α 生成，抗炎活性良好。

（3）抗氧化：山楂核馏油有一定的还原力，是一种天然抗氧化剂。其中乙酸乙酯萃取部位有较好的还原铁离子及清除 DPPH 和 ABTS 自由基的能力。

（4）调节血脂：山楂籽油能改善高血脂模型大鼠的血脂环境，显著降低模型动物血清中甘油三酯（TG）和胆固醇（TC）水平；能减少脂质在血管内沉积，加快自由基清除速度，提高机体抗氧化能力，改善血脂代谢紊乱，能预防动脉粥样硬化的发生、发展。

（5）抗肿瘤：山楂核中的简单苯丙素类成分、木脂素类成分对人肿瘤细胞 $HepG_2$、U937、HT-1080 等表现出较强的细胞毒活性，表明山楂核木脂素类成分的抗肿瘤作用值得进一步研究。

山楂核提取物还具有促胃肠动力、保护神经、抗心律失常和镇痛作用。

3. 临床应用

（1）男科疾病：国医大师王世民治疗前列腺增生、前列腺炎常以三核汤，即荔枝核、橘核、山楂核、王不留行、川楝子等药为主，根据不同兼症随症加减，辨证论治。肾阳虚常使用淫羊藿、肉桂等；疼痛气滞，加乌药、小茴香等；湿浊较重，加车前子、黄柏、萹蓄等。以山楂核提取物为主要成分制成的外用药优可洛，可用于尖锐湿疣的治疗，在安全性、病毒转阴率等方面优于激光治疗。有研究证实疣毒净胶囊口服联合优可洛外用治疗男性尖锐湿疣，疗效优于单用优可洛和疣毒净胶囊口服。

（2）妇科疾病：红核妇洁洗液是以单味中药山楂核为原料制备，可用于治疗阴道炎。与对照组相比，红核妇洁洗液冲洗联合制霉菌素片能降低阴道炎的不良反应发生率以及炎性因子水平，提高临床疗效。红核妇洁洗液还可用于产后会阴伤口的护理，具有较好的促进伤口愈合的作用。

（3）消化系统疾病：山楂核作为山楂的种子，功效偏重于理气。山楂核打碎成末，小火炒焦，加温水搅匀后空腹饮服，腹胀即可缓解。

参考文献

[1] 叶磊. 山楂核干馏油抑菌及杀菌作用的研究[J]. 北京联合大学学报(自然科学版)，2003，(3)：48-51.

[2] 张鹭，钱大玮，唐志书，等. 基于生物活性导向分离及灰色关联度分析的山楂核干馏液抗炎和抗菌作用物质基础研究[J]. 中国现代中药，2022，24(2)：265-274.

[3] 胡洁品，彭颖，刘峰，等. 山楂核抗氧化、抑菌活性物质的筛选和UPLC-Q-TOF/MS分析活性物质的化学成分[J]. 食品科技，2020，45(2)：334-340.

[4] 范学辉，张清安，胡柏平，等. 有氧运动与山楂籽油干预对高脂饮食大鼠脂代谢、抗氧化能力及内皮细胞功能的影响[J]. 陕西师范大学学报(自然科学版)，2011，39(4)：103-108.

[5] 吕立铭，彭崇胜，李晓波. 山楂核化学成分、药理作用及应用研究进展[J]. 沈阳药科大学学报，2022，39(12)：1521-1532.

[6] 刘必旺，赵换，武晓红，等. 基于数据挖掘分析国医大师王世民教授治疗前列腺增生用药特点[J]. 山西中医药大学学报，2022，23(4)：275-279+283.

[7] 张李博，王瑶，吴金鸿，等. 国医大师王世民论治慢性前列腺炎经验[J]. 湖南中医药大学学报，2020，40(12)：1441-1443.

[8] 池凤好，黄咏菁，方镇强，等. 疣毒净胶囊联合优可洛治疗男性尖锐湿疣临床研究[J]. 新中医，2008，40(10)：55-57.

[9] 张雅倩. 红核妇洁洗液联合制霉菌素片治疗霉菌性阴道炎的临床观察[J]. 海峡药学, 2020, 32(7): 120-121.
[10] 李维玲, 刘冬红, 李华丽. 红核妇洁洗液产后会阴伤口护理的随机对照研究[J]. 中国医药指南, 2013, 11(21): 714-715.

荔枝核

【来源】《本草衍义》。

【性味归经】甘、微苦，温。归肝、肾经。

【功能主治】散结通络，祛寒止痛。用于寒疝腹痛，睾丸肿痛。

【用法用量】内服：煎汤，5 ～ 10 g；研末，1.5 ～ 3 g；或入丸、散。外用：研末调敷。

【药论】

（1）《本草纲目》："行散滞气。治㿗疝气痛，妇人血气刺痛。"

（2）《本草备要》："辟寒邪，治胃脘痛。"

【传统应用】本品若治疗寒疝腹痛、睾丸肿痛，常与小茴香、青皮配伍，若睾丸肿痛属湿热者，还多与龙胆、川楝子、大黄等配伍。本品用于心腹胃脘久痛、屡触屡发，常与木香配伍，如荔香散（《景岳全书》）；《本草衍义》中记载一枚荔枝核通过"煅存性，酒调服"后，可治心痛及小肠气。《坦仙皆效方》载以"荔枝核四十九个，陈皮（连白）九钱，硫黄四钱"治疗睾丸疝气。

【现代研究】

1. 药物成分

荔枝核中主要含有黄酮类、多糖类、甾体类、鞣质类、挥发油和氨基酸等化学成分。

2. 药理作用

（1）抗氧化：荔枝核提取物具有较强的自由基清除作用，其抗氧化能力与酚类成分含量有关。荔枝核水提物对 2，2- 二苯基 -1- 苦基肼（2，2-diphenyl-1-picrylhydrazyl，DPPH）、羟自由基和超氧阴离子自由基的清除能力随浓度的增加而增强。荔枝核醇提取物能减轻四氧嘧啶所致大鼠自由基损伤，加速丙二醛清除并提高超氧化物歧化酶活性。

（2）抗病毒：荔枝核提取物具有抗呼吸道合胞病毒和单纯疱疹病毒Ⅰ型和Ⅱ型作用，能抑制病毒的吸附和破坏病毒包膜结构，呈现明显剂量依赖性抑制作用。荔枝核提取物对 HPV 有较强抑制作用，荔枝核总黄酮能降低模型血清中 HPV 的 DNA 水平；0.8 g/L 荔枝核总皂苷对 HepG2.2.15 细胞抑制率达 53.7%，并抑制细胞分泌的乙肝表面抗原、乙型肝炎 e 抗原。

（3）保肝：荔枝核对硫代乙酰胺和 CCl_4 诱导的肝损伤有一定的保护作用。荔枝核可降低肝损伤小鼠血清 ALT、AST 含量，提高肝组织血清 SOD 的活力，使肝细胞免受损伤。对丙基硫氧嘧啶所致非酒精性脂肪性肝炎模型大鼠，荔枝核提取物可降低肝组织巨噬细胞移动抑制因子表达，减轻炎症反应，改善大鼠肝脏脂肪变性、坏死和肝损害。荔枝核总黄酮可降低肝纤维化模型大鼠血清 AST、ALT 水平及肝组织 MDA 含量，升高 SOD 含量，并抑制肝组织 Toll 样受体 4（Toll Like Receptor 4，TLR4）、NF-κB 的表达来改善肝纤维化程度。

（4）降血糖、血脂：荔枝核既能降低正常小鼠的血糖，又能降低四氧嘧啶诱导的糖尿病小鼠血糖和调节高脂血症模型小鼠血脂紊乱功能，加速清除总胆固醇（total cholesterol，TC），并提高高密度脂蛋白胆固醇（high-density lipoprotein cholesterol，HDL-C）含量和 HDL-C/TC 比值。荔枝核提取物能改善实验性 2 型糖尿病伴胰岛素抵抗模型大鼠糖、脂代谢紊乱和增强胰岛素敏感性。荔枝核皂苷也能改善地塞米松所致胰岛素抵抗和降低 2 型糖尿病模型大鼠血糖。荔枝仁油能预防和治疗高脂血症。荔枝核醇提取物能抑制 2 型糖尿病模型 α- 葡萄糖苷酶活性，降低血糖水平。

（5）抑制乳腺增生：荔枝核提取物可调节乳腺增生雌鼠激素水平、抑制乳腺组织雌二醇受体和孕酮受体表达，改善乳腺增生。荔枝核皂苷也可有效抑制乳腺组织增生，降低乳腺增生大鼠乳腺组织中雌激素受体 α、细胞外调节蛋白激酶、VEGF 的表达。

此外，荔枝核还具有一定的抑菌和抗肿瘤的作用。

3. 临床应用

（1）男科疾病：荔枝核单独应用于该类疾病的报道较少，多应用于复方，用于治疗前列腺炎、附睾炎、前列腺痛、前列腺增生和男性不育等。加味柴橘汤能增加前列腺液中卵磷脂小体数量，降低慢性前列腺炎症状指数，改善前列腺炎患者的临床症状。采用穴位埋线联合化瘀清利方亦可治疗Ⅲ型前列腺炎湿热瘀阻证。邹如政教授从“肝”论治慢性非细菌性前列腺炎上，采用加减前列腺丸治疗肝郁血瘀型慢性非细菌性前列腺炎，用自拟补肾汤治疗肝肾亏虚型慢性非细菌性前列腺炎。柴科远采用含 30 g 荔枝核的自拟方治疗慢性附睾炎患者后，患者附睾部无肿块且 B 超检查示附睾无异常，此外，双珠八仙汤可消除附睾肿大和阴囊红肿，改善急慢性附睾炎症状。张喜奎教授在治疗下尿路感染的用药规律中发现北刘寄奴与荔枝核配伍可用于治疗气滞血瘀所致前列腺肥大。应用中医传承辅助系统软件对戴恩来教授治疗前列腺增生的处方进行数据分析，发现在纳入的 108 首处方中进行数据分析，荔枝核用药频次达 61 次，位列前十。此外，王象礼教授运用补肾活血法自拟基础方，可缩小前列腺体积，治疗前列腺增生；采用荔枝、核田七泡服可治疗前列腺痛。崔学教教授用含荔枝核的自拟基础方治疗精索静脉曲张、慢性前列腺炎和附睾炎引起的男性不育患者，疗效也较好。

（2）慢性乙型肝炎：荔枝核颗粒可改善慢性乙型肝炎患者肝功能和肝蛋白代谢、抗肝纤维化、降低血脂以及胆固醇。

参考文献

[1] 张菊艳，张萃. 荔枝核化学成分及其药理作用的研究进展［J］. 广东药学院学报，2014，30（6）：792–797.
[2] 江敏，胡小军，梁娥，等. 荔枝核水提物抗氧化和抑菌作用的研究［J］. 中国食品添加剂，2012，（3）：143–147.
[3] 郭洁文，潘竞锵. 荔枝和荔枝核的化学成分、生物活性及药理作用研究［J］. 中国新药杂志，2006，（8）：585–588.
[4] 陈剑梅，郭洁文，徐峰. 荔枝核活性成分提取及药理作用的研究进展［J］. 今日药学，2011，21（11）：710–712+720.
[5] 林妮，邱玉文，官娜. 荔枝核皂苷对乳腺增生大鼠雌激素受体ERα、ERβ及ERK、VEGF表达的影响［J］. 中药材，2016，39（3）：659–662.
[6] 王从俭. 加味柴橘汤治疗ⅢB型前列腺炎临床研究［D］. 南宁：广西中医药大学，2016.
[7] 孙自学. 穴位埋线联合化瘀清利方治疗Ⅲ型前列腺炎湿热瘀阻证的临床疗效［C］//全国中西医结合男科论坛——暨全国男科青年学术会议上海市中西医结合学会，中医药学会泌尿男科学术年会.2012.
[8] 郑龙，邹如政. 邹如政从肝论治慢性非细菌性前列腺炎临床经验［J］. 湖北中医杂志，2015，37（9）：29–30.
[9] 柴科远. 自拟方巧治慢性附睾炎［J］. 浙江中医杂志，2011，46（1）：25.
[10] 王延凡. 双珠八仙汤治疗急慢性附睾炎30例［J］. 浙江中医杂志，2008，（7）：407.
[11] 陈永浩. 基于数据挖掘技术研究张喜奎教授治疗下尿路感染的用药规律［D］. 福州：福建中医药大学，2021.
[12] 李赟. 戴恩来教授辨治前列腺增生症的临床经验总结［D］. 兰州：甘肃中医药大学，2016.
[13] 闫熙岳. 王象礼教授运用补肾活血法治疗男科疑难性疾病经验总结［D］. 太原：山西省中医药研究院，2014.
[14] 邱云桥，丘勇超，崔志斌. 荔枝核田七泡服治疗前列腺痛［J］. 中国民间疗法，2003，（9）：60–61.
[15] 黄智峰. 崔学教教授治疗男性不育症经验［J］. 中医研究，2012，25（5）：45–47.
[16] 肖柳英，曾文铤，马佩球，等. 荔枝核颗粒剂治疗慢性乙型肝炎临床疗效研究［J］. 中华中医药杂志，2005，（7）：444–445.

橘核

【来源】《日华子诸家本草》。

【性味归经】苦，平。归肝、肾经。

【功能主治】散结通络，理气止痛。用于疝气疼痛，睾丸肿痛，乳痈乳癖。

【用法用量】内服：煎汤，3～9 g；或入丸、散。

【药论】

（1）《本草汇言》：“疏肝、散逆气、下寒疝。”

（2）《本草纲目》：“主治肾疰腰痛，膀胱气痛，肾冷。”

（3）《日华子诸家本草》：“治腰痛，膀胱气，肾疼。”

【传统应用】橘核具有散结通络、理气止痛的功效，常与荔枝核、川楝子、昆布、桃仁等药物配伍，用于治疗小肠疝气、睾丸肿痛、睾丸坠胀疼痛等。《严氏济生方》中记载橘核丸治疗睾丸肿胀，偏有大小，或坚硬如石，不痛不痒，或引脐腹绞痛，甚则阴囊肿大，或成疮毒，轻时则出黄水，甚则成痈溃烂。

【现代研究】

1. 药物成分

橘核的化学成分主要有柠檬苦素类、脂肪酸类、蛋白质和矿物元素等。

2. 药理作用

（1）镇痛、抗炎：橘核能提高热板法实验的痛阈值，减少醋酸所致小鼠扭体反应次数，对小鼠肉芽组织增生和二甲苯所致的耳郭肿胀具有抑制作用。

（2）抗肿瘤：橘核的重要化合物柠檬苦素对肿瘤具有抑制作用，主要通过抗自由基、直接抑制癌细胞生长和抗癌因子 3 个途径达到抗肿瘤的作用。柠檬苦素类似物能够激活体内主要解毒酶谷胱甘肽 S– 转移酶，抑制苯并芘、二甲基苯并蒽、氧化偶氮甲烷这些致癌因子，且对人乳腺癌细胞的抑制率高达 70%，具有显著的抗肿瘤和抗癌活性。

橘核还具有抗菌、抗氧化、杀虫等药理作用。

3. 临床应用

（1）男科疾病：橘核单独应用于该类疾病的报道较少，多与其他药物配伍或应用于复方，用于治疗慢性前列腺炎、慢性附睾炎、慢性睾丸痛、特发性弱精子症、男性免疫性不育等。张蜀武教授和李曰庆教授在用药经验中谈到橘核与青皮是治疗慢性前列腺炎常用药对，橘核丸随症加减可减轻慢性前列腺炎症状。加减橘核丸联合迈之灵可明显改善精索静脉曲张，减轻精索、附睾部位的瘀血状态，促进慢性附睾炎患者附睾功能的恢复并减轻症状，此外，橘核莪术颗粒以及此基础上联合左氧氟沙星片可有效缓解慢性附睾炎患者的临床不适。《中国药典》（2020 版）中收录的茴香橘核丸，具有散寒行气、消肿止痛的功效，尤其擅长治疗睾丸坠胀疼痛。加味橘核汤联合坦索罗辛可治疗慢性睾丸痛。橘核丸能明显提高精子密度、精子活力和精子存活率，改善睾丸功能，治疗少弱精子症，且采用橘核丸加味治疗，能提高生育率，治疗男性不育。

（2）妇科疾病：橘核丸及联合用药可治疗子宫内膜异位症，改善乳腺增生。橘核通管散结汤对输卵管阻塞性不孕具有治疗作用。包凡华通过新橘核汤加味其他药物治疗慢性盆腔炎 62 例后，总有效率达到 96.6%。田玉美教授以加味橘核丸治疗子宫肌瘤、囊肿等病症，也取得了较好疗效。

参考文献

[1] 任嘉佳，杨兴，张志毕，等. 橘核不同提取部位抗炎镇痛作用比较研究［J］. 辽宁中医杂志，2023，50（2）：153–

157.
[2] 张贝, 冯卫华, 曾晓房, 等. 柠檬苦素的性质及其生物活性研究进展[J]. 农产品加工, 2017, (18): 69–71.
[3] 王黎, 黄得栋, 晋玲, 等. 中药橘核的研究概况[J]. 中兽医医药杂志, 2020, 39(6): 39–43.
[4] 梅雪峰, 陈岚, 曾文彤, 等. 张蜀武教授治疗慢性前列腺炎用药经验及病案举隅[J]. 世界最新医学信息文摘, 2019, 19(59): 296+299.
[5] 李兰群, 宣志华. 李曰庆治疗慢性前列腺炎用药经验[J]. 中华中医药杂志, 2019, 34(2): 652–653.
[6] 夏国守, 孙大林, 金保方. 加减橘核丸联合迈之灵治疗慢性附睾炎[J]. 中国中西医结合外科杂志, 2017, 23(5): 471–474.
[7] 蓝广和, 王权胜, 宾彬, 等. 橘核莪术颗粒治疗慢性附睾炎30例临床观察[J]. 河北中医, 2013, 35(8): 1201–1203.
[8] 周岩. 中西医结合疗法治疗慢性附睾炎的疗效观察[J]. 中西医结合心血管病电子杂志, 2015, 3(6): 43+45.
[9] 吴小伟, 卞华. 加味橘核汤联合坦索罗辛治疗慢性睾丸痛74例[J]. 河南中医, 2016, 36(9): 1590–1592.
[10] 程可佳, 黎杰运, 周小梅, 等. 橘核丸对少弱精子症患者睾丸功能影响的临床研究[J]. 新中医, 2011, 43(3): 61–63.
[11] 程可佳, 陈桂冰, 黎杰运, 等. 橘核丸治疗男性免疫性不育症132例疗效观察[J]. 新中医, 2007, (7): 39–40+8.
[12] 安秀云, 孙书青, 陈琛, 等. 橘核丸穴位敷贴治疗子宫内膜异位症(气滞血瘀证)的临床疗效观察[J]. 临床合理用药杂志, 2016, 9(30): 117–119.
[13] 李欣, 崔晨, 耿琪, 等. 蒋健以神效瓜蒌散合橘核丸为主治疗乳癖疼痛经验[J]. 西部中医药, 2016, 29(4): 57–59.
[14] 张登山, 储志燕, 白煜君, 等. 橘核通管散结汤治疗输卵管阻塞性不孕症临床疗效[J]. 辽宁中医药大学学报, 2022, 24(6): 127–130.
[15] 包凡华. 新橘核汤加味治疗慢性盆腔炎62例[J]. 甘肃中医学院学报, 2006, (3): 31–32.
[16] 桑红灵. 田玉美教授运用温肝理气活血法治疗妇科疾病的临床经验[J]. 中医药通报, 2011, 10(1): 20–22.

四、 祛痰通络药

祛痰通络药常用于以痰湿为主的络脉瘀阻，痰湿阻络因痰的性质及所处部位而临床表现各异，如风痰阻络常见肢体麻木、口角歪斜；湿痰阻络或见咳痰量多，或为痰湿脂浊阻滞脉络而见胸闷头晕，痰热阻络或见咳痰黄稠，或为痰热内扰脑之气络而有神昏谵语之变。临床祛痰药以其功能特点又分为祛痰通络药如皂角刺、白芥子。

皂角刺

【来源】《本草衍义补遗》。

【性味归经】辛，温。归肝、胃经。

【功能主治】消肿托毒，排脓，杀虫，行气通络。用于痈疽初起或脓成不溃。外治疥癣麻风。

【用法用量】内服：煎汁，3～10 g。外用：适量，醋蒸取汁涂患处。

【药论】

（1）《本草图经》：“米醋熬嫩刺针作浓煎，以敷疮癣。”

（2）《本草纲目》：“治痈肿，妒乳，风疠恶疮，胞衣不下，杀虫。”

（3）《本草崇原》：“去风化痰，败毒攻毒。定小儿惊风发搐，攻痘疮起发，化毒成浆。”

【传统应用】用于宣毒排脓，与连皮、瓜蒌、北五灵脂同用，如皂刺散（《仁斋直指方论》）；《袖珍方》以皂角刺配伍蔓荆子，温酒调服，治产后乳汁不泄、结毒；《普济方》皂角刺烧灰，配伍冰片，漱口，掺入舌下以治疗小儿重舌；用于痔疾、肛边痒痛不止，常与臭樗皮、防风、赤芍、枳壳等同用，如皂荚刺丸（《圣惠方》）。

【现代研究】

1. 药物成分

该药主要含黄酮苷、酚类、氨基酸。黄酮类化合物为黄颜木素（3,7,3,4– 四羟基双氢黄酮）、非瑟素（3,7,3,4– 四羟基黄酮），并含有无色花青素。

2. 药理作用

（1）抗肿瘤：皂角刺中分离的皂苷、黄酮、香豆素类化合物通过促进癌细胞凋亡发挥其细胞毒性作用，皂角刺黄酮类化合物作用于癌细胞后，细胞核出现固缩、碎裂和凋亡。

（2）抗菌：皂角刺对不同的细菌有不同程度的抑制作用，对李斯特菌、大肠埃希菌、肠道沙门菌、金黄色葡萄球菌和铜绿假单胞菌均有明显的抑菌活性。

（3）抗抑郁：皂角刺水提物对皮质酮（CORT）所致抑郁小鼠神经递质含量和海马组织中cAMP、BDNF 的蛋白表达水平明显上调，表明皂角刺能通过提高神经递质和 BDNF 蛋白表达水平来改善小鼠抑郁行为。

（4）抑制前列腺增生：皂角刺皂苷可使丙酸睾酮所致前列腺增生大鼠的前列腺质量、bFGF 及 PCNA 指数表达水平均降低，作用机制可能是通过抑制 bFGF 的表达而实现对前列腺增生的抑制。

3. 临床应用

1）男科疾病

（1）睾丸疼痛：由肉桂末、生黄芪、橘核、苍术、川楝子、大枣组成的自拟方，随证加减皂角刺、龙胆草等中药，治疗由慢性前列腺炎等引起的睾丸疼痛 60 例，49 例患者服用 7 ～ 14 剂后疼痛消失，有效率为 81.7%。

（2）前列腺疾病：使用前列补通汤（生黄芪 20 g，当归 15 g，川芎 8 g，炮山甲、天花粉、银花、皂角刺各 20 g，桔梗、白芷、生甘草各 6 g）临床治疗前列腺炎后腺体增生患者 86 例，病程 1 ～ 4 年，临床症状减轻或缓解 53 例；治疗前列腺囊肿 39 例，症状好转 23 例；治疗前列腺痛（盆腔疼痛综合征）61 例，疼痛消失者 52 例。300 例患者接受败酱红藤汤（败酱草、红藤、马鞭草、生黄芪、白花蛇舌草各 20 g，黄柏、桃仁、皂角刺各 12 g，水蛭 6 g，赤芍、金钱草各 30 g，乌药 10 g，女贞子 15 g）治疗慢性前列腺炎 2 个月，总有效率为 90.7%，疗效显著。

（3）慢性附睾炎：慢性附睾炎患者 73 例，治疗组 37 例接受仙方活命饮加味治疗，对照组 36 例接受左氧氟沙星治疗，治疗组治愈率为 54.1%、总有效率为 86.5%，能明显改善或消除附睾硬结、睾丸下坠、附睾胀痛、疼痛放射至下腹部及同侧大腿内部等症状，表明仙方活命饮加味是治疗慢性附睾炎的有效方剂，且对慢性附睾炎患者无明显不良反应。

2）妇科疾病

（1）多囊卵巢综合征：肾虚痰瘀型多囊卵巢综合征不孕症患者 64 例，治疗组与对照组各 32 例，对照组使用来曲唑片治疗，治疗组使用蔡氏多囊方（黄芪、皂角刺各 30 g，当归、生白芍、川芎、仙茅、淫羊藿、巴戟天、龟甲、鳖甲、白芥子各 10 g，胆南星 6 g，肉苁蓉 9 g）和来曲唑片治疗，治疗组排卵率与妊娠率均高于对照组，疗效显著。

（2）盆腔瘀血综合征：瘀血阻滞冲任胞宫是盆腔瘀血综合征的主要病机，使用通任种子汤加减配合中药灌肠方水煎灌肠、中药封包外敷以活血化瘀、理气止痛，同时予以雷火灸、奥硝唑氯化钠注射液、丹红注射液等辅助治疗。结果发现盆腔静脉及双附件均未见明显异常，小腹胀痛及腰部胀痛明显减轻，无腹坠，无肛门坠胀，无发热，纳眠可，二便调，舌红，苔薄白，脉沉弦，继续治疗 1 周，复查妇科彩超未见明显异常，腹痛及腰痛症状基本消失。

（3）炎性卵巢囊肿：炎性卵巢囊肿系湿热毒邪内侵所致，治当健脾渗湿、化瘀消癥，使用拟消覃方治疗，药用黄柏、牛膝、皂角刺、薏苡仁、虎杖、败酱草、附片、广木香、当归、香附、三棱、莪术、炮穿山甲、二丑、丹参、赤芍。服7剂，1周后腹痛腰酸缓解，带下正常。连续服药2个月后B超复查提示子宫及附件未见明显异常。

（4）未破卵泡黄素化综合征：480例未破卵泡黄素化综合征患者，于整个月经周期服用自制坤宝饮，排卵期月经一天加用桂枝茯苓丸汤，加急性子、皂角刺、土鳖虫等，配以针灸治疗。总排卵成功率89.2%，其中受孕229例，受孕率占排卵成功率的53.5%，达到增强排卵、促使卵子释出的目的。

（5）中晚期卵巢癌：应用复方皂角刺膏外敷联合口服不同镇痛药治疗中晚期卵巢癌，相比较于西药单独治疗能明显提高总有效率，且能够减少恶心、呕吐、听力下降、关节肌肉痛、中性粒细胞减少、血红蛋白减少等不良反应的发生。

3）原发性肝癌重度疼痛

应用复方皂角刺膏外敷联合口服盐酸羟考酮缓释片治疗，能明显抑制患者疼痛，减少阿片类止痛药剂量与暴发痛次数。

4）息肉

仝小林院士选用威灵仙、皂角刺、生薏仁组成三味小方。生薏苡仁健脾祛湿以治本，调整机体脾虚之态，且能解毒散结，为治疗息肉的态靶同调之药；皂角刺可消痈脱毒，搜风通络，化痰散结，其锋锐引诸药直达息肉处而疏散之；威灵仙辛能行能通，咸能软能下，其性好走窜，功在通利，能通行十二经络，可祛痰逐瘀，消散盘踞于黏膜各处的积块，皂角刺和威灵仙同为治疗各类息肉的靶药。该小方中的三味药物态靶同调，标本兼治，可从不同角度达到消散息肉的目的。

参考文献

[1] 刘明华，姚健，李荣，等. 皂角刺总黄酮诱导结肠癌HCT116细胞凋亡的作用[J]. 肿瘤防治研究，2011，38(6)：643-646.

[2] 刘建建，时鹏，黄涛，等，皂角刺提取物体外抑菌杀菌作用研究[J]. 医药导报，2013，32(3)：300-302.

[3] 张莉，王慧慧，徐瑞豪，等. 皂角刺水提物对皮质酮诱导小鼠抑郁症模型的研究[J]. 中药药理与临床，2020，36(5)：100-104.

[4] 张长城，袁丁. 皂角刺皂苷对大鼠前列腺增生模型影响的实验研究[J]. 时珍国医国药，2008，(8)：1863-1864.

[5] 余家琦，程志清. 中药治疗睾丸疼痛60例[J]. 中医杂志，1983，(5)：17.

[6] 吴旭泽. 自拟前列补通汤治疗前列腺疾病[J]. 浙江中医杂志，2012，47(8)：590.

[7] 卢太坤，欧阳洪根，金冠羽，等. 败酱红藤汤治疗慢性前列腺炎300例[J]. 新中医，2005，(11)：68-69.

[8] 韩春. 仙方活命饮加味治疗慢性附睾炎的临床研究[D]. 哈尔滨：黑龙江中医药大学，2010.

[9] 叶咏菊，黄素英. 蔡氏多囊方联合来曲唑治疗肾虚痰瘀型多囊卵巢综合征不孕症疗效观察[J]. 浙江中医杂志，2022，57(2)：104-105.

[10] 孟迎迎，王东梅. 理气活血法治疗盆腔瘀血综合征临床经验[J]. 亚太传统医药，2017，13(19)：102-103.

[11] 王玮丽，丁乐. 郝宁治疗炎症性卵巢囊肿经验[J]. 实用中医药杂志，2016，32(7)：730.

[12] 杨鲁一. 卵泡未破裂黄素化综合征480例临床疗效分析[C]//全国中西医结合生殖健康学术研讨会，2004.

[13] 郑轶芬，李辉. 复方皂角刺膏辅治中晚期卵巢癌的临床效果[J]. 临床合理用药杂志，2022，15(8)：136-138.

[14] 郑蔚婵，李辉，龚雯婧. 复方皂角刺膏外敷治疗原发性肝癌重度癌性疼痛28例临床观察[J]. 湖南中医杂志，2022，38(10)：8-11.

[15] 鲍婷婷，王涵，顾成娟，等. 仝小林运用威灵仙、皂角刺、生薏苡仁治疗息肉经验[J]. 吉林中医药，2021，41(12)：1568-1570.

白芥子

【来源】《新修本草》。

【性味归经】辛，温。归肺经。

【功能主治】温肺豁痰利气，散结通络止痛。用于寒痰咳嗽，胸胁胀痛，痰滞经络，关节麻木、疼痛，痰湿流注，阴疽肿毒。

【用法用量】内服：煎汤，3～9 g；或入丸、散。外用：研末调敷。

【药论】

（1）《本草新编》："是有痰之处无不尽消。"

（2）《药品化义》："痰在皮里膜外，非此不达；在四肢两胁，非此不通。"

（3）《医学入门》："利胸膈痰，止翻胃吐食，痰嗽上气，中风不语，面目色黄，安五脏，止夜多小便。又治扑损瘀血。"

（4）《日华子诸家本草》："治风毒肿及麻痹，醋研之。"

【传统应用】本品温肺散寒、利气化痰，善治寒痰及痰饮诸证。治疗寒痰壅肺、痰多清稀，常与紫苏子、莱菔子同用，如三子养亲汤。治悬饮、咳喘胸满胁痛，可与甘遂、大戟等泻水逐饮药物配伍。治痰湿阻滞经络之关节肿痛，可研末单用，或配伍马肉桂、马钱子等。治寒凝痰滞之阴疽肿毒，常与熟地黄、鹿角胶等同用，如阳和汤（《外科全生集》）。治冷哮日久，可与细辛、麝香等药合用。

【现代研究】

1. 药物成分

本品主要含有含氮类成分，如芥子碱、白芥子苷，还含有蛋白质、脂肪油、黏液质及多种氨基酸等。

2. 药理作用

（1）抗前列腺增生：白芥子可用于前列腺增生的治疗。白芥子提取物能显著抑制丙酸睾酮诱发的前列腺增生小鼠血清酸性磷酸酶活力，有抗雄激素样活性，能明显抑制小鼠前列腺增生。

（2）镇咳祛痰平喘：白芥子入肺经，有利气豁痰之效。白芥子醇提取物镇咳作用明显，其水提取物有良好的祛痰作用。白芥子散能有效降低血清 IL-4、IL-13 及 TNF-α 水平，发挥防治哮喘的作用。

（3）抑菌：白芥子具有广谱抑菌作用。从白芥子中获取的异硫氰酸酯提取物具有抑制金黄色葡萄球菌、藤黄八叠球菌、白色葡萄球菌、枯草芽孢杆菌、铜绿假单胞杆菌、沙门菌、荧光假单胞杆菌和宋氏志贺氏菌的作用，且对革兰氏阳性菌的抑菌能力明显强于革兰氏阴性菌。

（4）催吐：芥子粉可促使唾液分泌和增加淀粉酶活性，小剂量服用能刺激胃黏膜，增加胃液及胰液的分泌，大剂量服用可迅速引起呕吐。白芥子苷遇水后，经芥子酶的作用生成挥发油，为强力催吐剂。

（5）其他：白芥子有抗辐射和抗衰老作用。白芥子醇提物有抗炎、镇痛及抗前列腺增生作用。白芥子还可刺激皮肤，提高表皮温度，使表面的细胞间空隙增大，从而促进药物的吸收。

3. 临床应用

白芥子为临床祛痰通络之代表药，既可用于有形之痰（咳嗽、咳痰），也可用于皮里膜外之无形之痰（痰瘀阻滞），如阴疽、痰核流注、风湿痹病。

（1）男科疾病：基于男科疾病较为复杂，多有痰瘀相挟病机，如慢性前列腺炎中的白浊流出及精液不液化，均为有形之痰和无形之瘀相挟为病；附睾炎和精索静脉曲张之肿块，为有形之瘀和有形之痰相挟为病；男性阳痿、勃起功能障碍，也与经络不通有关，为无形之痰与无形之瘀相挟所致，故祛痰通络也常用于男科疾病。治疗痰瘀血滞精道之不射精症，用水蛭桃红四物汤化瘀生新，复用白芥子、陈皮等，有健脾化痰作用。治疗阳痿、遗精属痰瘀之结者，用黄芪桂枝五物汤化气行血涤痰，再加白芥子、胆南星、三七等药，具有化痰、活血的作用。治疗肾阴虚、津血不足导致的男性不育，常选用桃仁、冬葵子、益母草、丹参等活血化瘀药物，脾虚气滞可加用白芥子、车前子等药。

（2）妇科疾病：临床中使用阳和汤治疗虚寒所致的妇科常见病收效颇佳，该方由白芥子、熟地黄、鹿角胶、炮姜、甘草、麻黄、肉桂组成，有温阳补血、散寒通滞之效。以阳和汤为基础方，随证加减，可用于痛经、乳腺增生及盆腔炎等妇科疾病治疗。

（3）支气管哮喘、肺炎：白芥子为三伏贴方中的君药，《张氏医通》用三伏贴治疗哮喘病，且三伏贴在夏季未病之时，用化痰散寒之品祛除潜伏经络之邪气，使冬季不发病或者减轻发作。白芥子外用能有效治疗支气管哮喘、肺炎，采用以白芥子为主药的天灸疗法是一种常用于外治哮喘的方法，对小儿支气管哮喘疗效佳。白芥子内服还可发挥平喘作用，如三子养亲汤。白芥子散贴敷辅助治疗，有助于提高慢性阻塞性肺病老年患者的临床疗效。

（4）关节炎：白芥子散瘀止痛，可治疗关节等筋骨腰节诸痛。对类风湿关节炎的用药及配伍规律进行研究，9 组药对中以白芥子参与最多。朱良春认为久痹，皆停痰阻隧，因此治疗疼痛应搜剔痰结之力，皆可用白芥子，有良好疗效。

（5）甲状腺结节：白芥子汤加减联合针灸治疗甲状腺结节疗效显著，能保护甲状腺功能，减小结节大小。

白芥子还可治疗乳腺炎及骨质增生痛、乳腺小叶增生痛等多种疼痛。

参考文献

[1] 孙银芳. 中药白芥子最新研究进展［J］. 新中医，2015，47（10）：209–211.

[2] 吴国欣，林跃鑫，欧敏锐，等. 白芥子提取物抑制前列腺增生的实验研究［Ⅱ］［J］. 中国中药杂志，2003，28（7）：643–646.

[3] 王艳宏，樊建，栾宁，等. 白芥子散及其拆方对过敏性哮喘大鼠IgE、IL–4、IFN–γ和TNF–α的影响［J］. 中国药学杂志，2019，54（18）：1491–1496.

[4] 钟赣生，杨柏灿. 中药学［M］. 5版. 北京：中国中医药出版社，2022.

[5] 刘强，陈兴兴，孙学刚，等. 白芥子促进黄芩苷透皮吸收的研究［J］. 中医外治杂志，2005，14（4）：8–9.

[6] 谭毅，黄伟，张学英. 男科疾病瘀血证中医治疗配伍九法［J］. 中国中医药信息杂志，2009，16（6）：89–90.

[7] 周少虎，谢建兴. 男科病从瘀论治的临床应用［J］. 新中医，2007，39（9）：97–98.

[8] 何虹. 阳和汤妇科应用举例［J］. 新中医，2012，44（3）：166–167.

[9] 陈志丹，王晶莹. 蒋燕应用阳和汤治疗妇科疾病验案［J］. 实用中医药杂志，2016，32（8）：828–830.

[10] 陈燕清，李雪，肖凯文，等. 三伏贴主要药物白芥子考［J］. 中国民间疗法，2022，30（9）：74–76.

[11] 周钊，秦艳虹，张丽琛. 白芥子天灸疗法治疗小儿支气管哮喘的临床观察与护理［J］. 实用临床护理学电子杂志，2018，3（25）：134–135.

[12] 陈燕燕，陈扬波. 白芥子散穴位贴敷辅助治疗慢性阻塞性肺病急性加重期老年患者45例［J］. 浙江中医杂志，2021，56（5）：357.

[13] 于洋洋，许玉波. 中药治疗类风湿关节炎的用药规律初探［J］. 中国医药指南，2018，16（10）：194–196.

[14] 范天睿. 从“痰”论治痹症［J］. 实用中医内科杂志，2015，29（12）：67–69.

[15] 邢晓娟，徐燕，陈沁园，等. 白芥子汤加减配合针灸治疗甲状腺结节的临床观察［J］. 大医生，2023，8（8）：77–79.

五、祛风通络药

祛风通络是指运用辛散祛风或息风止痉的入络药物治疗风邪袭络所致抽搐、痉挛、动摇、震颤等病证。风病范围很广，病情变化比较复杂，概言之可分为外风和内风两大类。外风是指风邪侵入人体，留于肌表、经络、筋肉、骨节所致。由于寒、湿、燥、热诸邪与风邪结合为患，故又有风热、风湿、风寒等区别。外风主要表现为头痛、恶风、肌肤瘙痒、肢体麻木、筋骨挛痛、关节屈伸不利，或口眼歪斜，甚则角弓反张等症。内风大多是指内脏病变所致的风病，其病机有肝风上扰、热盛动风，病机本质为脑之气络为热毒熏蒸所致，阴虚风动及血虚生风则为脑之气络失于荣养，导致脑之气络功能失常，故有眩晕、震颤、四肢抽搐、足废不用、语言謇涩，或猝然昏仆、不省人事、口眼歪斜、半身不遂等症。由脑之气络所致内风证常表现为高级神经功能失常及所支配骨骼肌痉挛抽搐，而脉络细急亦即西医学之血管痉挛也应属内风袭络证。在治疗上，外风宜散，常用药为丝瓜络、威灵仙、白僵蚕。

丝瓜络

【来源】《本草纲目》。

【性味归经】甘，平。归肺、胃、肝经。

【功能主治】祛风，通络，活血，下乳。用于痹痛拘挛，胸胁胀痛，乳汁不通，乳痈肿痛。

【用法用量】内服：煎服，5 ～ 12 g。外用：适量。

【药论】

（1）《现代实用中药》：“通乳汁，发痘疮。治痈疽不敛。作黑烧内服，治肠出血，赤痢，子宫出血，睾丸炎肿，痔疮流血等。”

（2）《本草再新》：“通经络，和血脉，化痰顺气。”

（3）《南宁市药物志》：“甘，平，无毒。”

（4）《本草便读》：“丝瓜络，入经络，解邪热。热除则风去，络中津液不致结合而为痰，变成肿毒诸症，故云解毒耳。”

【传统应用】用于风湿痹证、拘挛麻木；咳嗽胸痛、胸痹痛、胸胁胀；乳痈肿痛。

【现代研究】

1. 药物成分

该药主要含纤维素、木聚糖、半乳聚糖、甘露聚糖，且含有少量酚类、黄酮、多种丝瓜皂苷、蛋白质和氨基酸等。

2. 药理作用

（1）对泌尿系统作用：丝瓜络水煎液能降低抗利尿激素水平，使肾脏髓质中肾脏水通道蛋白 -2 的 mRNA 表达降低，从而使水排出量增多，水的重吸收减少，增加慢性充血性心衰大鼠的尿量，缓解水潴留症状。丝瓜络可使链脲佐菌素致糖尿病大鼠的血糖降低、尿量增多。丝瓜络能通过调节水盐代谢紊乱，发挥利尿消肿作用，减轻水肿症状，可作为慢性心衰和糖尿病的辅助治疗药物。

（2）改善心功能：丝瓜络水煎剂能提高 SOD 活性，降低血清 LDH 水平，增强心肌清除氧自由基的能力，从而减轻自由基对心肌细胞膜功能与结构的损害。丝瓜络水煎剂可改善心衰大鼠的一般状况、心脏重量指数和血流动力学。

（3）降血脂：口服丝瓜络水煎剂后，高血脂模型大鼠的胆固醇等血脂水平降低，体重减轻。丝瓜络可使高脂模型小鼠的 TC 和 LDL 水平降低。丝瓜络中的多糖类物质有脂质代谢调控作用，如从干燥丝瓜络中得到的多糖类物质 RLFI，可减少脂肪合成。

丝瓜络所含齐墩果时酸对由 CCl_4 引起的大鼠肝脏急性损伤有治疗作用，能减轻肝细胞浆空心变性、疏松变性，肝细胞坏死及小叶变性反应。齐墩果叶酸还有强心利尿、抑制 S180 瘤株生长的作用。

2. 临床应用

（1）痛风：马文辉教授治疗痛风用药经验表明，使用频次最高的药物为丝瓜络、车前子、土茯苓、忍冬藤。刘绍武先生的经验方半决渎汤包括丝瓜络、车前子与忍冬藤，有疏通水道作用。宋立群在治疗尿酸性肾病时采用丝瓜络与蚕沙、秦皮及土茯苓配伍，该药组善走下焦，利水湿，同时分清泌浊，又善和胃化浊，祛风除湿，可促进尿酸排除体外。

（2）乳腺外科疾病：丝瓜络与蒲公英、青皮、漏芦等药配伍成蒲公英瓜络汤，能改善输乳管不畅，促进乳汁排出，能促进乳房肿块消散，炎症消退，有利于提高母乳喂养率。张卫华教授在治疗乳腺增生时常用浙贝母、丝瓜络与路路通串药，其中浙贝母具化痰散结之力，路路通、丝瓜络能通经活络，此串药旨在化痰散结以畅通乳络。名医房世鸿认为，治疗哺乳期乳头血性溢液，应以清热止血消肿通乳汤加减，方中丝瓜络为疏通乳络之良品。干燥丝瓜络烧成粉灰开水冲调，纱布过滤后口服可治疗急性乳腺炎，能消散硬结、减轻疼痛及疏通乳腺导管。

（3）带状疱疹：丝瓜络单独治疗带状疱疹未见报道，但丝瓜络与苍术、香附、夏枯草、白芍、黄芪等药组成解郁清毒散可治疗带状疱疹后遗神经痛，疗效显著，且无西药治疗时常见的眩晕、口干等不良反应。

参考文献

[1] 王辉，康白，许莉莉，等. 丝瓜络对慢性心力衰竭大鼠肾脏水通道蛋白-2免疫荧光表达的影响[J]. 潍坊医学院学，2011，33（4）：276-278.

[2] 房敏志，宋文民，徐艳，等. 有氧运动联合丝瓜络对糖尿病大鼠肾脏AQP2 mRNA表达的影响[J]. 山东医药，2013，53（22）：4-6.

[3] 关颖，李菁，朱伟杰，等. 丝瓜络对小鼠心肌缺血性损伤的预防效应[J]. 中国病理生理杂志，2006，22（1）：68-71.

[4] 房春燕，蒲旭辉，孙文启，等. 丝瓜络对慢性心力衰竭大鼠心肌钙调蛋白mRNA表达的影响[J]. 中国老年学杂志，2013，33（11）：2588-2590.

[5] 李菁，付咏梅，朱伟杰，等. 丝瓜络对实验性高血脂大鼠的降血脂效应[J]. 中国病理生理杂志，2004（7）：147-149.

[6] 李小玲，李菁，朱伟杰，等. 丝瓜络对高脂血症小鼠LDL-R基因表达的影响[J]. 中国病理生理杂志，2009，25（6）：1156-1159.

[7] 刘紫萍，李菁，朱伟杰. 丝瓜络多糖对3T3-L1前脂肪细胞分化的影响[J]. 中国病理生理杂志，2016，32（6）：1071-1076.

[8] 朱正东，姚博，马文辉，等. 基于数据挖掘的马文辉教授治疗痛风用药经验研究[J]. 中医临床研究，2022，14（19）：12-17.

[9] 张嗣敏. 宋立群教授治疗尿酸性肾病用药规律的研究[D]. 哈尔滨：黑龙江中医药大学，2016.

[10] 殷飞，倪毅，刘伟，等. 蒲公英瓜络汤治疗哺乳期乳腺炎临床观察[J]. 光明中医，2022，37（15）：2694-2696.

[11] 梅书雅，杨欣，尹婷婷，等. 张卫华应用对药、串药治疗乳腺增生症经验[J]. 山东中医杂志，2023，42（4）：381-384+416.

[12] 张子辰，张董晓，刘秀茹. 燕京流派房家外科"理思解结"法治疗哺乳期乳头血性溢液经验[J]. 中国中医药信息杂志，2023，30（4）：154-158.

[13] 景艺，卢红，李文英，等. 丝瓜络治疗急性乳腺炎35例临床观察[J]. 中国医药指南，2008，6（4）：225-225.
[14] 龙雄初，龙枚飞，赵社海，等. 自拟解郁清毒散治疗带状疱疹后遗神经痛42例临床疗效观察[J]. 世界中西医结合杂志，2013，8（11）：1142-1144.

威灵仙

【来源】《新修本草》。

【性味归经】辛、咸，温。归膀胱经。

【功能主治】祛风除湿，通络止痛。用于风湿痹痛，肢体麻木，筋脉拘挛，屈伸不利，骨鲠于喉。

【用法用量】内服：煎服，6 ～ 10 g。

【药论】

（1）《新修本草》："腰肾脚膝积聚、肠内诸冷病，积年不差者，服之无不立效。"

（2）《开宝本草》："主诸风，宣通五脏，去腹内冷滞，心膈痰水，久积癥瘕，痃癖气块，膀胱宿脓恶水，腰膝冷疼，及疗折伤。"

（3）《本草汇言》："凡病血虚生风，或气虚生痰，脾虚不运，气留生湿、生痰、生饮者，咸宜禁之。"

（4）《本草衍义》："治肠风。"

（5）《本经逢原》："痘疹毒壅于上不能下达，腰下胫膝起灌迟者，用为下引。"

（6）《本草正义》："威灵仙，以走窜消克为能事，积湿停痰，血滞气滞，诸实宜之。"

【传统应用】本品有祛风湿、通络止痛之效，是治疗风湿痹痛的常用药。用于风湿痹痛、筋脉拘挛、屈伸不利，无论上下皆可应用，尤宜于拘挛掣痛、风邪偏盛。可单用为末服，也可配伍附子、蕲蛇、当归等。本品能软化鲠骨，用于骨鲠咽喉可单用或与砂糖、醋煎后慢慢咽下。本品可消痰饮，治痰饮积聚、痞满不适；能通行十二经络，有良好的通络止痛之效；还可用于治疗头痛、牙痛、胃脘痛等。治肾脏风壅、腰膝沉重，用威灵仙末，蜜丸，梧子大，温酒服八十丸（孙兆・放杖丸）。

【现代研究】

1. 药物成分

本品主要含原白头翁素、白头翁内酯、皂苷、糖类及甾醇等。

2. 药理作用

（1）抗肿瘤：威灵仙提取物能抑制宫颈癌、肝癌、甲状腺癌及乳腺癌等多种癌细胞的增殖及生长。威灵仙提取物可抑制 SMMC-7721 肝癌细胞的生长，威灵仙对人肝癌 Bel7402 细胞的体外生长也表现为抑制作用。威灵仙水提物还能抑制阿霉素耐药的人甲状腺未分化癌细胞株，能使 Caspase-3 及其活性片段 Cleaved-Caspase-3 表达增加，抑制 B 淋巴细胞瘤 -2（Bcl-2）蛋白表达，促进 Bcl-2 相关 X 蛋白（Bax）表达。威灵仙水提物和威灵仙皂苷等可诱导多种瘤细胞凋亡，如胰岛素瘤细胞、人乳腺癌细胞及人胃癌 BGC-823 细胞等，显著影响凋亡相关基因表达和蛋白活性。

（2）抗炎、镇痛：威灵仙主要活性成分为五环三萜类皂苷及生物碱类成分，能发挥抗炎镇痛作用。秦艽 - 威灵仙配伍可有效抑制类风湿关节炎（RA）模型大鼠足跖肿胀，能降低血清中 TNF-α、IL-1β、类风湿因子（RF）、CRP、PGE2 含量，从而发挥抗炎作用。作用机制可能通过降低炎症因子表达，抑制 NF-κB、VEGF 基因和蛋白异常表达而发挥作用。小鼠扭体实验表明，威灵仙水提液能减少冰醋酸引起的小鼠扭体次数，具有良好镇痛作用。

（3）抗菌：白头翁素和原白头翁素是威灵仙的抗菌活性成分。威灵仙有广谱抗菌作用，对多种革氏兰阳性菌和革兰氏阴性菌都有不同程度的抑制作用，尤其对伤寒沙门菌和铜绿假单胞菌作用显著，原白头翁素还具有杀灭真菌作用。

威灵仙还具有利胆、抗氧化、免疫抑制等作用。

3. 临床应用

（1）泌尿系统疾病：威灵仙能通行十二经脉，不仅有较强的化石、排石功效，还有较好的镇静止痛之效。临床资料表明，大剂量威灵仙水煎服治疗泌尿系结石获良效。

（2）男科疾病：李曰庆教授用威灵仙与海金沙药对，威灵仙有通利湿浊作用，海金沙清湿热，二者合用增强祛湿通淋作用，以此治疗慢性前列腺炎；李曰庆教授治疗良性前列腺增生的新处方，如威灵仙与白茅根、小蓟、鸡血藤等药配伍，补肾补气的同时有清热化湿之效，为治疗精癃提供了新思路。威灵仙祛风通络止痛，医者皆知，而鲜用于无精少精症，而威灵仙辛散宣导，走而不守，宣通十二经络。在治疗无精少精症时，因大量补肾填精之品易造成壅滞现象，而不能化生精气，应用威灵仙可引诸药畅通无阻，增强疗效。

（3）妇科疾病：威灵仙辛散温通，其性猛急，宣通五脏十二经络，可祛风湿、通经络。威灵仙与其他药物配伍在妇科临床中应用广泛，与淫羊藿配伍，补中有行，行中有补，共具补肾温阳、散寒通络之效，用于治疗月经不调、排卵障碍；与琥珀配伍，两药活血化瘀，利水通淋、通精散结，可治疗痛经、闭经、卵巢囊肿及子宫肌瘤等；与苦参配伍，有祛风燥湿、杀虫止痒之效，可用于妇科外阴炎、滴虫性阴道炎等妇科疾病。

（4）类风湿性关节炎：威灵仙与秦艽、制川乌等药组成仙龙颗粒，为此药方中的君药。大样本临床研究表明，仙龙汤颗粒治疗类风湿性关节炎时，能缓解患者麻木、疼痛等症状，且无不良反应，疗效显著，效果优于美洛昔康组。

（5）慢性咽炎：重用威灵仙，配以疏肝理气药，如柴胡、当归、赤芍等药，治疗慢性咽炎总有效率达 95%，且未见不良反应。且威灵仙还有松弛平滑肌、治呃逆的作用，均有助于慢性咽炎的治疗。

威灵仙还可用于治疗便秘。

参考文献

[1] 黄馨慧，罗明志，齐浩，等. 龙胆苦苷等6种中草药提取物对SMMC-7721人肝癌细胞增殖的影响［J］. 西北药学杂志，2004，（4）：166-168.

[2] 杨旭东，张杰，初彦辉. 威灵仙对人肝癌细胞株Bel7402增殖及Bcl-2和Bcl-xl蛋白表达的影响［J］. 医学综述，2011，17（10）：1559-1560.

[3] 周临娜，曹萌，毛春芹，等. 威灵仙水提物对阿霉素耐药的人甲状腺未分化癌细胞株HTh74Rdox的作用机制［J］. 中国实验方剂学杂志，2017，23（3）：91-95.

[4] 黄荣，李松阳，陈研，等. 威灵仙有效成分及抗肿瘤机制研究进展［J］. 特产研究，2023，45（4）：164-172.

[5] 郑佳逸，辛贵忠，刘丽芳. 威灵仙中的三萜皂苷类成分及其抗关节炎作用机制的研究进展［J］. 中国野生植物资源，2018，37（5）：39-48.

[6] 李飒，葛珊，郑丽霞，等. 秦艽-威灵仙配伍对类风湿关节炎模型大鼠血清学指标及HIF-1α、VEGF表达的影响［J］. 时珍国医国药，2023，34（5）：1044-1048.

[7] 郭从嘉，吴国泰，高慧琴，等. 秦艽、威灵仙组分配伍对类风湿关节炎模型大鼠血清炎症因子及踝关节NF-κB、VEGF表达的影响［J］. 中国实验方剂学杂志，2023，29（11）：53-63.

[8] 赵燕强，杨立新，张宪民，等. 威灵仙的成分、药理活性和临床应用的研究进展［J］. 中药材，2008，31（3）：465-470.

[9] 王亚，陈彦，孙玉军. 中药威灵仙研究概况［J］. 中药材，2006，29（5）：513-515.

[10] 典灵辉. 中药材威灵仙的研究进展［J］. 西北药学杂志，2004，（5）：231-232.

[11] 肖霞. 威灵仙治疗泌尿系结石126例［J］. 实用中医药杂志，2004，20（12）：691–691.
[12] 李兰群，宣志华. 李曰庆治疗慢性前列腺炎用药经验［J］. 中华中医药杂志，2019，34（2）：652–653.
[13] 龙中闻，王继升，鲍丙豪，等. 基于数据挖掘分析李曰庆教授治疗良性前列腺增生的用药规律［J］. 世界中西医结合杂志，2021，16（11）：1985–1988+1993.
[14] 贾庆宇. 威灵仙治疗少精无精症［J］. 中医杂志，2006，47（7）：491–492.
[15] 贺献瑞，邓志厚. 威灵仙对药男科妇科临床应用［J］. 河北中医，2005，27（4）：277–278.
[16] 杨进，王晓锋，李彦民. 仙龙颗粒治疗类风湿性关节炎120例［J］. 陕西中医，2015，（9）：1204–1205.
[17] 金银芝. 重用威灵仙治疗慢性咽炎60例［J］. 中国中医药科技，2014，21（6）：696.

白僵蚕

【来源】《神农本草经》。

【性味归经】咸、辛，平。归肝、肺、胃经。

【功能主治】息风止痉，祛风止痛，化痰散结，解毒利咽。用于肝风夹痰，惊痫抽搐，小儿急惊风，破伤风，中风口㖞，风热头痛，目赤咽痛，风疹瘙痒，发颐痄腮。

【用法用量】内服：煎服，5 ～ 10 g；研磨吞服，每次 1 ～ 1.5 g。散风热宜生用，余多制用。

【药论】

（1）《神农本草经》："主小儿惊厥，夜啼，去三虫，灭黑䵟，令人面色好，男子阴疡病。"

（2）《日华子诸家本草》："治中风失音，并一切风疾，小儿客忤，男子阴痒痛，女子带下。"

（3）《本草纲目》："散风痰结核，瘰疬，头风，风虫齿痛，皮肤风疮，丹毒作痒……一切金疮，疔肿风痔。"

【传统应用】本品性平，能息风止痉，兼可化痰。治疗小儿急惊、高热、抽搐、痰喘，常与清热化痰、息风止痉药配伍；治疗小儿脾虚慢惊，多与益气健脾之品同用；治疗痰热癫痫抽搐，常与清热化痰、息风止痉药同用。用于风中经络、口眼㖞斜，常与天麻等祛风通络药配伍。本品味辛，长于祛外风以止痒、止痛。治疗肝经风热上攻之头痛、目赤肿痛等，常与疏散风热、清利头目之品配伍；治风热上攻之咽喉肿痛，可与薄荷、牛蒡子、蝉蜕等散风热、利咽之品同用；治风疹瘙痒，可单用研末服，或与其他疏风止痒药同用。本品治瘰疬、痰核，可单用研末服，或与其他化痰软坚散结药同用；治痄腮，多与清热解毒、消肿散结药配伍。

【现代研究】

1. 药物成分

本品主要含黄酮类、多糖、蛋白质、氨基酸、脂肪、白僵菌素，以及微量元素锰、铁、铜等，体表含草酸铵。其中，多糖、黄酮类及白僵菌素等是白僵蚕的重要活性成分，白僵菌素有两种，即白僵菌素Ⅰ和白僵菌素Ⅱ。

2. 药理作用

（1）抗惊厥：僵蚕具有确切的抗惊厥作用，是因为蚕体中含有麦角甾类及植物甾醇类化合物，对海马体能起到调节作用。作用机制与降低大鼠海马中 TNF-α 含量和 IL-1β 水平，升高糖皮质激素受体 α（GRα）数量，使神经 – 免疫 – 内分泌网络最终达到平衡。

（2）抗凝血、抗血栓：僵蚕能延长凝血酶时间、凝血酶原时间、凝血活酶时间，能活化纤溶系统，降低纤溶酶原含量，明显减轻模型大鼠血栓症状。僵蚕注射液能提高凝血酶诱导人脐静脉内皮细胞培养液中的组织型纤溶酶原激活剂（t-PA）活性，抑制凝血酶诱导的内皮细胞释放，具有明显的抗血栓作用。

（3）抗癌：僵蚕对胃癌、食管癌、肠癌等多种癌症均有较好的治疗作用。从白僵蚕中提取的僵蚕溶茧酶抑制剂，可抑制荷瘤裸鼠的肿瘤生长及 SMCC-7721 癌细胞增殖，具有显著的抗肿瘤活性。

（4）镇静催眠：僵蚕提取物能降低小鼠自主活动能力，作用强于酸枣仁，具有明显的镇静催眠作用，僵蚕的镇静催眠活性成分存在于水提醇沉提取物中。

（5）降血糖：僵蚕中含有大量的槲皮素，该物质可通过减轻大鼠外周血中胰岛素抵抗、降低氧化应激水平、增加骨骼肌细胞 GLUT4 受体的表达及抑制胰岛细胞凋亡等途径发挥降低血糖水平的作用。

白僵蚕还具有抗菌、保护神经等作用。

3. 临床应用

（1）泌尿系统疾病：曹式丽教授治疗狼疮性肾炎重在保持络脉通畅，尤善用白僵蚕、蝉蜕、全蝎、青风藤、鸡血藤等虫蚁与藤类药。其中，蝉蜕与白僵蚕常配伍使用，既能疏散外风，又能剔除肾络中之内风。

（2）男科疾病：清肺利水汤组成药物有菊花、炒麦芽、白僵蚕、蝉蜕等药，相比特拉唑嗪药物治疗，清肺利水汤对Ⅲ A 型前列腺炎患者的临床疗效更好，能减轻疼痛及排尿障碍等症状，降低雌二醇水平。

（3）妇科疾病：庞玉琴教授常用白僵蚕与全蝎配伍治疗乳腺增生、乳腺纤维腺瘤等妇科疾病。两者兼有辛味，可疏达肝气，故用于治疗女性生殖系统疾病，如子宫内膜粘连。因妇人常血虚、肝血不足、肝风内动，从而引起肌肉、眼皮等处的跳动，用此二药可息风止痉。

（4）呼吸系统疾病：朱良春教授擅用僵蚕、地龙与土鳖虫等药配伍，治疗痰热互结型哮喘顽固不化者，有祛风化痰、搜邪通络、活血平喘的作用。研究显示，虫类药配伍活血通络祛痰药可增加血供、改善血液微循环、改善肺功能并抑制气道重构进程。

（5）皮肤病：由白僵蚕、地骨皮、生大黄等药组成的僵蚕复方，治疗糖尿病合并皮肤瘙痒，可减轻瘙痒。于军教授自拟补骨脂僵蚕汤方，临床治疗白癜风肝肾不足证，疗效显著，且患者不易复发。

参考文献

[1] 胡美变，何丽英，王丹，等. 基于GABA信号通路和神经-免疫-内分泌网络探讨米泔制僵蚕粉末入药的“息风止痉”作用机制[J]. 中药药理与临床，2022，38(5)：118-124.

[2] 余志杰，李劲松，彭伟，等. 息风止痉类动物药在中枢神经系统疾病中的研究进展[J]. 中国中药杂志，2018，43(6)：1086-1092.

[3] 彭延古，许光明，赵建国，等. 僵蚕抗凝活性部位中化学成分的初步研究[J]. 中国中医药信息杂志，2008，(5)：41-43.

[4] 郝晓元，苏云，彭延古. 僵蚕注射液对凝血酶诱导血管内皮细胞纤溶平衡的影响[J]. 中国中西医结合急救杂志，2007，(2)：70-72.

[5] 王厚伟，徐凌川，王家超，等. 僵蚕溶茧酶抑制剂的纯化与抗肿瘤活性研究[J]. 中草药，2022，53(7)：2022-2030.

[6] 胡鹏飞，王敬平，范荣培，等. 僵蚕提取物对小鼠自主活动的影响[J]. 时珍国医国药，2005，(11)：1113-1114.

[7] 葛凌，蔡亚军，王章达. 槲皮素对2型糖尿病大鼠胰岛素抵抗的改善作用及FGF21/MAPK信号通路的影响[J]. 中国药师，2019，22(3)：418-421.

[8] 姜秋，王玲娜，刘燕，等. 僵蚕的炮制历史沿革、化学成分及药理作用研究进展[J]. 中国中药杂志，2023，48(12)：3269-3280.

[9] 李仕仪，林燕. 曹式丽治疗狼疮性肾炎经验[J]. 河南中医，2022，42(7)：1026-1031.

[10] 轩立华，李兰群，孙松. 清肺利水汤与特拉唑嗪治疗ⅢA型前列腺炎的疗效对比[J]. 中国性科学，2018，27（3）：95–98.
[11] 苗润培，李易真. 庞玉琴治疗妇科病常用药对[J]. 河南中医，2018，38（2）：218–220.
[12] 胡浩，郑小. 白僵蚕药理作用及配伍在呼吸系统疾病的应用现状[J]. 山西中医，2021，37（3）：53–54+60.
[13] 姚丽群. 僵蚕复方治疗糖尿病并发症的体会[J]. 中医药临床杂志，2004，（3）：222.
[14] 王筱，于军. 补骨脂僵蚕汤治疗白癜风肝肾不足证验案[J]. 光明中医，2022，37（15）：2819–2822.

六、虫类通络药

虫类通络药性善走窜，剔邪搜络，是中医治疗络病功能独特的一类药物，久病久痛，久瘀入络，凝痰败瘀混处络中，非草木药物之攻逐可以奏效，虫类通络药则独擅良能。从功能特性区分虫类通络药物基本分为两大类：一类为化瘀通络药，主要适用于久病久痛络脉瘀阻，闷痛刺痛，或结为癥积，或风湿痹痛，或中风偏枯，或虚劳干血，肌肤甲错，常用药物有水蛭、土鳖虫、虻虫、鼠妇、蛴螬等；一类为搜风通络药，主要用于络脉绌急，卒然不通而痛，或一过性头晕肢麻、言语謇涩，或肢端遇寒青紫、麻木、疼痛，常用药物有全蝎、蜈蚣、地龙、蝉蜕、露蜂房、乌梢蛇、白花蛇、黑蚂蚁、壁虎、石燕等。

水蛭

【来源】《神农本草经》。

【性味归经】咸、苦，平；有小毒。归肝经。

【功能主治】破血通络，逐瘀消癥。用于血瘀经闭，癥瘕痞块，中风偏瘫，跌仆损伤。

【用法用量】内服：煎服，1 ～ 3 g。

【药论】

（1）《神农本草经》：“主逐恶血，瘀血，月闭，破血瘕，积聚，无子，利水道。”

（2）《本草衍义》：“治伤折。”

【传统应用】治癥瘕积聚、血瘀经闭、跌打损伤等证，本品破瘀血、通经脉、消癥积之力峻猛，宜用于瘀血重症。治血滞经闭、癥瘕积聚，常与三棱、莪术、桃仁等药同用；治跌打损伤，可与苏木、自然铜等同用。本品宜与补虚扶正药同用。

【现代研究】

1. 药物成分

本品含有蛋白质、水蛭素、肝素、抗血栓素及组胺样物质等。

2. 药理作用

（1）对泌尿系统的作用：水蛭可扩张毛细血管，改善肾脏微循环，从而消除肾积水，保护肾功能。口服水蛭粉可使肾病综合征患者的高凝状态得以改善，并能降低蛋白尿及血脂水平，改善肾功能，对肾病综合征患者血液流变学有广泛改善作用。水蛭可使糖尿病肾病模型大鼠血清炎症因子水平下降，发挥其肾脏保护作用。

（2）抗凝血、抗血栓　水蛭有显著抗凝血、抗血栓作用，其提取物能延长凝血酶原时间（PT）、凝血酶时间（TT）、活化部分凝血活酶时间（APTT），水蛭各提取物均表现出一定的抗凝血作用，其中生理盐水提取物的抗凝时间最长，乙酸乙酯部位也能显著延长 PT、TT、APTT。

（3）抗动脉粥样硬化：水蛭及其提取物能通过减少体内脂质沉积、保护内皮细胞、减轻氧化损伤等方式发挥抗动脉粥样硬化作用。水蛭的胃蛋白酶水解物 PHL 能显著抑制 TNF-α 诱导的内皮功能障碍相关分子 mRNA 的过度表达，可挖掘开发为抗动脉粥样硬化新药。水蛭素也可通过降低 TNF-α 水平和抑制血管平滑肌细胞增殖等途径，发挥抗动脉粥样硬化作用。

（4）抗肿瘤：水蛭可应用于多种癌症的治疗，具有促进肿瘤细胞凋亡、抑制肿瘤转移等作用。水蛭提取液可抑制人视网膜母细胞瘤细胞的增殖，水蛭含药血清在体外可抑制人脐静脉血管内皮细胞增殖，表明水蛭有抗肿瘤作用。

水蛭还具有降血脂、保护血管内皮细胞、增加心肌血流量、抗炎、改善脑循环、保护脑组织及抗纤维化等作用。

3. 临床应用

（1）泌尿系统疾病：彭桂阳运用水蛭胶囊治疗肾盂积水，疗效显著。刘耕野在辨证立法选方的基础上，治尿路结石重用、活用水蛭，如基本方加水蛭 15 ～ 20 g，痛剧者加三棱 10 g、莪术 10 g 等，总有效率为 82.3%。王朝治疗肾病综合征患者 61 例，在治疗同时加服水蛭粉，发现口服水蛭粉可使肾病综合征患者的高凝状态得以改善，并降低蛋白尿及血脂，改善肾功能。杨书彦应用水蛭治疗后，发现对肾综患者血液流变学有广泛的作用，明显降低了全血黏度、纤维蛋白和血细胞比容，抑制血小板的聚集，改善血液高凝状态。

（2）男科疾病：张蜀武教授临床治疗慢性前列腺炎常用水蛭与蜈蚣药对。蜈蚣为攻毒散结、通络止痛、疏肝开瘀之要药，有较强走窜之力；水蛭有破血、逐瘀之效，二者均入肝经，均有破血散瘀、通络止痛的功效。研究表明，水蛭蜈蚣栓对慢性前列腺炎的治疗效果显著，能有效改善患者各项症状；慢性前列腺炎患者实施水蛭蜈蚣栓加微波治疗的效果比单独微波治疗效果好。水蛭能治疗精液不液化，可能与其所含的水蛭素有关。使用水蛭治疗精液不液化能明显缩短疗程，疗效确切，基本无不良反应，且无须辨证论治，只需辨病治疗，利于医者与患者的掌握，值得在临床上推广。水蛭与其他药物联用或配伍还可治疗勃起功能障碍、前列腺增生及不射精症等。选择“中医传承辅助系统”分析李曰庆教授治疗糖尿病性勃起功能障碍用药规律，发现常用药物有丹参、水蛭、党参、葛根等，水蛭排名第二，且水蛭与丹参药对组合排名第五。

（3）妇科疾病：马大正应用水蛭与虻虫治疗瘀血阻滞之输卵管阻塞引起的不孕，针对瘀血内阻之慢性盆腔炎、盆腔瘀血综合征等妇科疾病，水蛭、虻虫常与桃核承气汤配伍治疗；用地龙配水蛭，有逐瘀通络之效，可用于治疗湿瘀互结之输卵管积水所致不孕。

（4）呼吸系统疾病：治疗小儿肺炎时加用水蛭，能促进肺部啰音吸收。水蛭可解除肺部毛细血管的痉挛，改善肺毛细血管。张士卿教授在治疗肺炎时常选用水蛭促进肺部啰音吸收，改善肺部微循环，并配合当归等活血药，可快速缓解咳嗽，明显缩短病程。

参考文献

[1] 彭桂阳. 水蛭粉治疗肾盂积水20例临床观察[J]. 中国民族医药杂志，1997，(S1)：71-72.

[2] 王朝. 水蛭在难治性肾病综合征中的应用[J]. 现代中西医结合杂志，2007，(9)：1195-1196.

[3] 冯光军，朱正光，余传林，等. 水蛭乙醇提取物体外抗凝血活性研究[J]. 中药材，2007，(8)：909-911.

[4] 栾淑华，刘君. 中药宽体金钱蛭抗凝血有效部位的提取工艺研究[J]. 中国医药指南，2017，15(10)：37-39.

[5] 耿路，张诗意，廖慧玲. 蛭龙活血通瘀胶囊拆方组分抗大鼠动脉粥样硬化及降血脂作用[J]. 西南医科大学学报，2021，44(3)：222-227.

[6] 高丽娟，高娟，胡耀红，等. 水蛭粉对高脂血症大鼠动脉粥样硬化形成过程的干预机制[J]. 中成药，2014，36(9)：1962-1965.

[7] 吴秋玲，李建宽，卢宏达，等. 水蛭、斑蝥含药血清对人脐静脉血管内皮细胞（HUVEC）的增殖作用影响研究[J]. 中国中医基础医学杂志，2013，19(12)：1469-1470+1476.

[8] 李园媛，郑燕林，刘晓莉，等. 水蛭提取液对人视网膜母细胞瘤细胞的抑制作用［J］. 国际眼科杂志，2020，20（10）：1693-1698.
[9] 刘耕野. 水蛭三金汤治疗尿路结石34例［J］. 湖南中医杂志，2000，（5）：31-32.
[10] 杨书彦，高桂凤，金翠萍. 水蛭治疗肾病综合征36例［J］. 中医研究，2002，（2）：36-37.
[11] 梅雪峰，陈岚，曾文彤，等. 张蜀武教授治疗慢性前列腺炎用药经验及病案举隅［J］. 世界最新医学信息文摘，2019，19（59）：296+299.
[12] 郑进福，陈俊辉，马华姣. 水蛭栓剂治疗慢性前列腺炎效果评价［J］. 深圳中西医结合杂志，2017，27（17）：74-76.
[13] 李建，陈爽，王强，等. 慢性前列腺炎患者实施水蛭蜈蚣栓加入微波治疗的效果［J］. 中国性科学，2018，27（9）：23-26.
[14] 吴一凡，肖新立，曹茂堂. 水蛭治疗精液不液化56例体会［J］. 时珍国医国药，2003，14（9）：584-585.
[15] 沈涛，于波锋，张春和. 水蛭治疗泌尿男科疾病的研究进展［J］. 云南中医学院学报，2010，33（1）：68-70.
[16] 代恒恒，王继升，鲍丙豪，等. 基于数据挖掘分析李曰庆教授治疗男性糖尿病性勃起功能障碍用药特点与规律［J］. 世界中西医结合杂志，2021，16（7）：1201-1204.
[17] 徐道芬，马大正. 马大正运用虫类药物治疗妇科疾病的经验浅析［J］. 浙江中医杂志，2020，55（4）：289.
[18] 陈静，李玉霞，吕彩兰，等. 张士卿教授运用虫类药物治疗小儿肺系疾病临床经验［J］. 西部中医药，2023，36（4）：28-31.

虻虫

【来源】《本草经集注》。

【性味归经】苦、微咸，凉，有毒。归肝经。

【功能主治】逐瘀，破积，通经。治癥瘕，积聚，少腹蓄血，血滞经闭，扑损瘀血，产后恶露不尽，干血痨，癥瘕积块，跌打伤痛，痈肿，喉痹。

【用法用量】内服：煎汤，1.5 ～ 3 g；研末，0.3 ～ 0.6 g；或入丸剂。外用：适量，研末敷或调搽。

【药论】

（1）《本草经疏》："咸能走血，故主积聚癥瘕一切血结为病。"

（2）《神农本草经》："逐瘀血，破下血积，坚痞，癥瘕，寒热，通利血脉及九窍。"

（3）《名医别录》："主女子月水不通，积聚，除贼血在胸腹五脏者，及喉痹结塞。"

（4）《日华子诸家本草》："破癥结，消积脓，堕胎。"

（5）《本草纲目》："成无已云，苦走血，血结不行者，以苦攻之，故治蓄血用虻虫，乃肝经血分药也。古方多用，今人稀使。"

【传统应用】治血瘀经闭、瘀结成块，可与水蛭、䗪虫、大黄等同用，如大黄䗪虫丸；治月经不行，或产后恶露脐腹作痛，配伍熟地黄、水蛭、桃仁，蜜丸，即地黄通经丸（《妇人良方》）。治跌打损伤、瘀滞疼痛，与牡丹皮配伍。（《千金备急方》）。治太阳病、身黄、脉沉结、少腹鞕、小便自利、其人如狂，与水蛭、桃仁等配伍，即抵当汤（《伤寒论》）。治五劳虚极羸瘦、腹满、不能饮食，与桃仁、大黄等配伍，即大黄䗪虫丸（《伤寒杂病论》）；《伤寒论》中记载虻虫与水蛭及桃仁配伍可用于治疗太阳病、脉沉结及小便不通等。

【现代研究】

1. 药物成分

该药主要含蛋白质、多肽类、脂肪酸及多糖类等成分，还含有纤溶成分及微量元素。其中脂肪酸成分以棕榈油酸、亚油酸、棕榈酸、硬脂酸和油酸为主，亚油酸含量最高；微量元素包含铜、钼、锌、铁、锰等。

2. 药理作用

1）对泌尿系统的作用

关于虻虫及其所含化合物对泌尿系统的作用鲜有报道，其复方抵当汤对高糖诱导的肾小球内皮细胞损伤大鼠，可通过激活 Nrf2 信号通路来抑制氧化应激，从而保护肾小球内皮细胞。

2）对血液系统的作用

主要表现为抗血小板聚集、抗血栓以及影响血液流变性。

（1）抗血小板聚集和抗血栓：虻虫可缩短大鼠血浆 PT、APTT，增加纤维蛋白原，起到抗血小板聚集的作用，并且水蛭 – 虻虫配伍组的作用更强；研究表明虻虫多糖可干扰内源性凝血系统因子的活性、抑制纤维蛋白生成，延长小鼠凝血时间作用显著。有研究表明牛虻的唾液腺可以分泌一些抗凝血物质、血小板聚集抑制分子、血管扩张分子及溶栓物质。

（2）影响血液流变性：虻虫可降低血浆黏度比、全血黏度比，降低血细胞比容和红细胞聚集指数，缩短电泳时间，水蛭 – 虻虫配伍组的作用更强。有研究显示，华广虻溶纤活性蛋白能显著延长大鼠出血时间、降低全血黏度比、减慢血沉速度、显著减少血纤蛋白原含量，并显著抑制血小板的最大聚集率。

3）镇痛、抗炎

水提液可对抗热板实验和扭体实验中小鼠的疼痛反应，虻虫所制正丁醇浸膏可抑制小鼠耳郭肿胀程度，表明虻虫提取物有一定的抗炎镇痛活性。虻虫所含亚油酸转化成的花生四烯酸、γ – 亚麻酸等不饱和脂肪酸成分均具有良好抗炎活性。

虻虫还具有抗肿瘤、兴奋子宫等药理作用。

3. 临床应用

（1）泌尿系统疾病：复方大黄䗪虫丸，方中虻虫活血通络、攻逐血瘀，该方治疗糖尿病肾脏疾病效果确切，能有效改善血瘀症候，稳定患者肾功能，控制尿蛋白损失，改善血清白蛋白水平，且治疗时安全性较好。

（2）男科疾病：治疗方以虻虫配伍水蛭为主，根据症状配伍利湿、补肾药可治疗慢性前列腺炎。加减大黄䗪虫丸可用于治疗瘀血阻滞为主要病机的前列腺增生。有研究表明大黄䗪虫丸可有效治疗青少年精索静脉曲张合并少精子症，提高患者精子浓度、精子活力等，对该病导致的不育有一定干预作用。

（3）妇科疾病：含虻虫的抵当汤加味可用于治疗闭经，且有其治疗子宫肌瘤的记载。医家马大正临床常应用虻虫配水蛭治瘀血阻滞之输卵管阻塞引起的不孕。

（4）肝病：复方大黄䗪虫丸加减能改善肝纤维化病理，保护肝功能，用于治疗肝纤维化疾病；联合恩替卡韦治疗慢性乙型肝炎肝硬化疗效明显；其治疗原发性肝癌疗效显著，可提高患者的免疫功能及生存率；其可通过降低血脂、抗脂质过氧化作用治疗慢性脂肪性肝病。

（5）动脉粥样硬化：复方化癥回生丹有活血化瘀、破积消坚之功效，配合肠溶阿司匹林及降压药物口服化癥回生丹，用于 60 例缺血性脑卒中后动脉粥样硬化患者，其斑块 / 内膜面积较对照组减小。

此外，抵当汤加味还可治疗外伤性癫痫等；单味虻虫用于治疗内痔出血。

参考文献

[1] 冯玉，朱婷. 中药虻虫研究进展［J］. 吉林中医药，2016，36（8）：859–862.

[2] 陈敏，黄璐琦，李军德，等. 中药虻虫研究进展［J］. 中国实验方剂学杂志，2010，16（8）：228–230.

[3] 储俊储，全根，罗宝璐，等. 抵当汤含药血清对高糖诱导大鼠肾小球内皮细胞损伤的影响[J]. 中成药，2024，46(9)：2930–2935.
[4] 宓穗卿，梁进权，王宁生. 水蛭、虻虫配伍的抗凝血和抗血小板聚集的作用[J]. 中药材，2009，32(9)：1347–1350.
[5] 金伟，王亚威. 虻虫抗凝血物质的药理研究[J]. 中医药信息，2000，(3)：64–66.
[6] 刘云龙，马杰睿，吴思雨，等. 大黄䗪虫丸治疗糖尿病肾脏疾病的效果[J]. 中外医学研究，2022，20(21)：14–18.
[7] 沈涛，于波锋，张春和. 水蛭治疗泌尿男科疾病的研究进展[J]. 云南中医学院学报，2010，33(1)：68–70.
[8] 王青英. 前列腺增生症[J]. 健康生活，2017，(10)：26.
[9] 莫宏芳. 大黄蛰虫丸在治疗青少年精索静脉曲张的临床效应研究[D]. 南宁：广西中医药大学，2022.
[10] 秦芳芳，王永红，闫建军，等. 化癥回生丹治疗动脉粥样硬化的研究[J]. 临床合理用药杂志，2013，6(5)：41.
[11] 冯群. 抵挡汤加味治疗子宫肌瘤[J]. 农技服务，2006，(6)：70.
[12] 马大正，徐道芬. 马大正运用虫类药物治疗妇科疾病的经验浅析[J]. 浙江中医杂志，2020，55(4)：289.
[13] 周婉婷，戴铭. 大黄䗪虫丸药理及临床应用进展[J]. 河南中医，2023，43(2)：171–175.
[14] 樊赟，樊纪民，李俐. 抵当汤临床应用举隅[J]. 国医论坛，2021，36(3)：5–6.
[15] 曹旭. 单味虻虫治疗内痔出血107例[J]. 陕西中医，1993，(4)：31.

土鳖虫

【来源】《神农本草经》。

【性味归经】咸，寒，小毒。归肝经。

【功能主治】破血逐瘀，续筋接骨，化瘀通络。用于跌打损伤，筋伤骨折，血瘀经闭，产后瘀阻腹痛，癥瘕痞块。

【用法用量】内服：煎汤，3 ～ 10 g；或浸酒饮；研末，1 ～ 1.5 g。外用：煎汤含漱、研末撒或鲜品捣敷。

【药论】

（1）《神农本草经》："主心腹寒热洗洗，血积癥瘕，破坚，下血闭。"

（2）《药性论》："治月水不通，破留血积聚。"

（3）《本草经疏》："治跌仆损伤，续筋骨有奇效……咸寒能入血软坚，故主心腹血积，癥瘕血闭诸证……又治疟母为必用之药。"

【传统应用】用于损伤瘀血、红肿疼痛，常与当归、苏木等同用，如活血止痛汤（《伤科大成》）。用于骨折筋伤、瘀血肿痛，可单用，也可与自然铜、骨碎补、乳香等同用，如接骨紫金丹（《杂病源流犀烛》）。用于产妇瘀阻腹痛、腹中有干血着脐下、经水不利，常与大黄、桃仁同用，如下瘀血汤（《金匮要略》）。用于五劳虚极、干血内停，常与大黄、甘草等配伍，如大黄䗪虫丸（《金匮要略》）。

【现代研究】

1. 药物成分

该药主要含蛋白质、氨基酸类、脂肪酸、微量元素、生物碱类和维生素等。氨基酸类主要成分有甘氨酸、谷氨酸、天冬氨酸、酪氨酸等，脂肪酸类主要包括油酸、亚油酸、棕榈酸等，维生素类主要含维生素 E 等。

2. 药理作用

1）对心血管系统的作用

（1）抗凝血和抗血栓：体外实验表明，土鳖虫多肽 F2–2 及土鳖虫乙醇提取物能显著提升 TT、

PT 及 APTT。土鳖虫多肽 F2-2 还能降低纤维蛋白原含量、降低血小板聚集率与最大凝固程度，延长凝血启动时间。土鳖虫溶栓酶能明显延长大鼠凝血时间和凝血酶原时间，降低大鼠血纤维蛋白原含量，增加血凝块溶解率，延长大鼠颈动脉血栓形成的时间，缩短大鼠体外血栓长度，减轻血栓的湿重及干重。

（2）调节血脂：土鳖虫活性肽 DP17 能降低高脂血症大鼠血清 TC、TG 和 LDL-C 水平，降低肝脏 TC 及 TG 水平，提高粪便 TG 水平。土鳖虫活性肽 DP17 对高脂血症大鼠肝组织脂肪变性也有改善作用。土鳖虫活性肽 LL8 能降低高脂血症大鼠血浆中 TC、TG 和 LDL-C 水平以及肝脏中 TC、TG 水平，并显著改善肝组织脂肪变性与肝脏病变。

（3）改善血液流变学：土鳖虫能有效地降低家兔全血黏度，抑制血小板聚集，且能增加红细胞表面电荷并改善红细胞变形能力。土鳖虫多肽明显降低血瘀家兔模型的全血黏度和血浆黏度，显著改善血液流动性和黏滞性。

2）抗菌

土鳖虫血淋巴对大肠埃希菌、金黄色葡萄球菌、枯草芽孢杆菌有一定抗菌作用。土鳖虫胃蛋白酶酶解提取物对大肠埃希菌、金黄色葡萄球菌及白葡萄球菌的抑制作用均呈阳性。土鳖虫肠道中存在的深绿木霉对金黄色葡萄球菌、枯草芽孢杆菌和白念珠菌有抑制活性的作用。

土鳖虫还具有治疗骨折创伤、抗缺血缺氧、抗肿瘤、抗突变、镇痛、保肝、调节免疫等药理作用。

3. 临床应用

（1）泌尿系统疾病：益肾活血汤由山茱萸、地龙、土鳖虫等药物组成。慢性肾衰竭患者治疗后血肌酐 15 日内不再下降时，给予益肾活血汤治疗，发现患者症状和体征均有不同程度的改善，且患者血 Cr、血 BUN 水平显著降低，24 小时尿蛋白定量减低，总有效率为 78.57%。土鳖虫可以增加血中 PGE 水平，并具有抗肾纤维化作用。

（2）男科疾病：经方大黄䗪虫丸对于精液液化异常、精索静脉曲张性不育及前列腺炎有良好的治疗作用。王琦治疗前列腺增生时，常将桂枝茯苓丸改为汤剂并加土鳖虫等，以增强活血化瘀、消癥之功。顾文忠在治疗慢性前列腺炎时常用活血化瘀药加土鳖虫等虫类药逐瘀通络，可增强止痛之功。

（3）妇科疾病：金哲教授临证常以土鳖虫等虫类药治疗妇科痛症、薄型子宫内膜等妇科疾病，取得良好疗效。临床研究表明，土瓜根散、大黄䗪虫丸、通瘀清宫方、三虫丸等含土鳖虫的处方在治疗妇科癥病时具有确切的疗效。30 例血瘀型子宫内膜息肉术后患者在西药治疗基础上给予消癥丸（主要含水蛭、党参、土鳖虫等药物）治疗，总有效率 89.29%，显著高于对照组。运用归胡止痛方（由巴戟天、胡芦巴、土鳖虫等药组成）治寒凝血瘀型原发性痛经患者 38 例，总有效率 91.67%。少腹逐瘀汤（由当归、川芎、土鳖虫等药组成）合温肾暖宫方（由鹿角霜、菟丝子、土鳖虫等药组成）加减治疗寒凝血瘀型痛经 60 例，结果治愈 35 例，好转 24 例，无效 1 例，总有效率为 98.33%。刘淑梅对 58 例慢性盆腔炎患者使用自拟清化止痛消癥汤（由大血藤、败酱草、土鳖虫等药组成）及中药灌肠（含土鳖虫等药）治疗，治愈 31 例，好转 22 例，无效 5 例，总有效率 91.37%。输卵通胶囊（含土鳖虫、桃仁等药）治疗慢性盆腔炎患者 116 例，总有效率 91.38%。颜艳芳自拟妇炎康复汤（由黄芪、川楝子、土鳖虫等药组成）加减治疗慢性盆腔炎患者 50 例，总有效率 96%。

蔡聪使用舒管通络胶囊（由皂角刺、穿山甲、土鳖虫等药组成）加减治疗 168 例输卵管炎症不孕患者，结果痊愈 151 例，好转 15 例，无效 2 例，总有效率 98.8%，后续诊中 128 例已妊娠。34 例子宫内膜异位症合并不孕患者腹腔镜术后应用温肾活血方联合土鳖虫等虫类药治疗，结果表明患者盆腔疼痛的改善程度及妊娠率均显著高于单纯使用温肾活血方组。张桂珍自拟通管汤（由当归、川芎、土鳖虫等药组成）治疗输卵管阻塞患者 90 例，结果痊愈 50 例，好转 34 例，无效 6 例。

土鳖虫现代临床亦用于肿瘤、心脑血管疾病、骨科疾病等疾病的治疗。

参考文献

[1] 黄镇林, 杜清华, 王宏涛, 等. 土鳖虫多肽F2-2的体外药效研究[J]. 中医药信息, 2014, 31(2): 4-6.

[2] 冯光军, 张正龙, 舒杰, 等. 土鳖虫提取物体外抗凝血活性研究[J]. 中国民族民间医药, 2011, 20(1): 50-51.

[3] 王征, 陈晓光, 吴岩. 土鳖虫溶栓酶抗凝血及抗血栓作用的实验研究[J]. 中国实验诊断学, 2007, 11(9), 1143-1145.

[4] 姜珊, 董萍萍, 李浩然, 等. 土鳖虫活性肽DP17对高脂血症大鼠的降脂作用机制研究[J]. 中国中药杂志, 2020, 45(21): 5265-5272.

[5] 董萍萍, 张加余, 魏永利, 等. 土鳖虫活性肽LL8在大鼠体内的药动学及药效学研究[J]. 中草药, 2021, 52(15): 4607-4613.

[6] 王怡, 翁维良, 刘剑刚. 动物类活血化瘀药对血液流变性作用的比较研究[J]. 中药药理与临床, 1997, 13(3): 14.

[7] 周瑞玲, 陈玉兴, 曾晓会, 等. 土鳖虫多肽对家兔血瘀模型的影响[J]. 中国实验方剂学杂志, 2005, (6): 53-55.

[8] 代春迎, 谭竹钧, 黎子蔚. 诱导前后地鳖血淋巴抗菌活性的研究[J]. 广东工业大学学报, 2014, 31(1): 136-140.

[9] 赵红玲, 邓淑华, 郝婷, 等. 土鳖虫不同酶解提取物的体外抑菌活性研究[J]. 化学与生物工程, 2017, 34(8): 59-62.

[10] 李娜, 李凡, 胡高升, 等. 中华地鳖虫肠道内生真菌的分离鉴定及抑菌活性研究[J]. 中国现代中药, 2019, 21(9): 1246-1250.

[11] 王卫东, 王瑛, 岑淑国, 等. 益肾活血汤治疗慢性肾衰竭126例[J]. 河北中医, 2008, 30(12): 1265-1266.

[12] 王东珊, 王权胜, 莫宏芳, 等. 经方大黄䗪虫丸在男科中的临证应用[J]. 中医药信息, 2020, 37(1): 59-61.

[13] 李东. 王琦教授治疗良性前列腺增生的经验[J]. 中华中医药杂志, 2011, 26(2): 286-288.

[14] 顾勇刚, 顾正标. 虫类药对治疗男科病举隅[J]. 实用中医药杂志, 2010, 26(8): 573.

[15] 任一华, 黄海涛, 卜晓玲, 等. 金哲运用虫类药治疗妇科疾病经验[J]. 中医杂志, 2022, 63(16): 1516-1519.

[16] 陈玉琪, 吉兰芳, 王梦梦, 等. 虫类药在妇科疾病中的应用研究进展[J]. 山东中医杂志, 2020, 39(9): 1022-1025.

[17] 张岩. 消癥丸联合地屈孕酮治疗血瘀型子宫内膜息肉术后患者的临床观察[D]. 哈尔滨: 黑龙江中医药大学, 2023.

[18] 程雅雅. 归胡止痛方治疗寒凝血瘀型原发性痛经的疗效观察[D]. 天津: 天津中医药大学, 2021.

[19] 董娟娟, 刘双萍, 包红桃, 等. 少腹逐瘀汤合温肾暖宫方加减治疗寒凝血瘀型痛经60例[J]. 中国中医药科技, 2016, 23(4): 490-492.

[20] 刘淑梅. 清化止痛消癥汤及中药灌肠治疗慢性盆腔炎58例[J]. 内蒙古中医药, 2013, 32(18): 9-10.

[21] 宋红湘. 输卵通胶囊治疗慢性盆腔炎116例[J]. 中医研究, 2013, 26(4): 33-34.

[22] 颜艳芳. 妇炎康复汤治疗慢性盆腔炎50例[J]. 陕西中医, 2007, (3): 288-289.

[23] 蔡聪. 舒管通络胶囊治疗输卵管炎症后阻塞168例[J]. 四川中医, 2005, (4): 57-58.

[24] 李玉华, 韩立薇, 韩兰英, 等. 子宫内膜异位症合并不孕患者腹腔镜术后应用温肾活血方联合虫类药的疗效[J]. 江苏医药, 2016, 42(11): 1228-1231.

[25] 张桂珍, 周凤兰. 自拟通管汤治疗输卵管阻塞90例[J]. 中原医刊, 2003, (16): 15.

蜣螂

【来源】《神农本草经》。

【性味归经】咸，寒，有毒。归肝、胃、大肠经。

【功能主治】定惊，破瘀通络，通便，攻毒。主治惊痫癫狂，疮疡肿毒，噎膈反胃，痔漏，便秘。治惊痫癫狂，癥瘕，噎膈反胃，腹胀便结，淋病，疳积，血痢，痔漏，疔肿，恶疮。

【用法用量】内服：煎汤，3～5 g；研末，1～2 g。外用：研末撒、调敷或捣烂敷。

【药论】

（1）《神农本草经》："主小儿惊痫瘈疭，腹胀寒热，大人癫疾狂易。"

（2）《名医别录》："主手足端寒、支满者，以脾胃主四肢而治中焦……又主奔豚也。"

（3）《药性论》："治小儿疳虫蚀。"

【传统应用】用于治小儿惊风、拘挛，小便血淋，恶疮疔毒、噤口痢及泄泻等，常单用。用于治疗恶毒疮痈，常与干姜合用。用于大小便不利、经月欲死者，与蝼蛄同用，如推车散（《本事方》）；用于大肠脱肛，常配冰片，如唐瑶方（《本草汇言》）。

【现代研究】

1. 药物成分

该药主要有效成分为氨基酸，微量元素，小分子多肽，甲壳素，油酸和亚油酸等不饱和脂肪酸及壳聚糖复合物等。

2. 药理作用

1）对泌尿系统的作用

（1）抗前列腺增生：蜣螂提取物具有 α_1 受体阻滞剂样作用，可显著抑制去甲肾上腺素诱发的犬离体膀胱三角肌的收缩，抑制丙酸睾酮所致小鼠前列腺增生。蜣螂抗前列腺增生的作用机制包括抑制睾酮向双氢睾酮转化，阻断其刺激前列腺增生的作用，并可调节大鼠血清雌激素含量和雌 / 雄激素比例。

（2）抗前列腺炎：蜣螂水溶性部位和油脂部位能减轻模型大鼠前列腺质量，改善腺腔内的炎性细胞浸润程度和纤维母细胞增生程度。

2）抗炎

蜣螂乙醇提取物对二甲苯诱发的小鼠耳郭肿胀、鸡蛋清诱发的小鼠足趾肿胀、乙酸所致的小鼠腹腔毛细血管通透性增加和角叉菜胶诱发的大鼠胸膜炎等多种不同原因所诱发的炎症模型具有抗炎作用。其机制与抑制环氧酶产物 PGE_2 的生成和对促炎细胞因子 TNF-α 的分泌有关。

3）抗肿瘤

蜣螂乙醇提取物对乳腺癌 MCF-7 细胞和肺腺癌 A549 细胞有良好的抑制作用，抗肿瘤作用可能与其含有的奇数碳脂肪酸有关。

3. 临床应用

（1）前列腺增生：采用蜣螂、胡芦巴两味药组成补肾活血方，其中蜣螂研粉吞服，每日 2.5 g，分 3 次以胡芦巴水煎液送服，每日 1 剂，4 周为 1 个疗程。治疗前列腺增生患者 40 例，患者最大尿流率显著提高，排尿时间明显缩短，最大尿道压、最大尿道闭合压显著降低，前列腺增生患者的排尿困难症状得到明显改善。

（2）无名肿毒、局部肿痛：治疗时取蜣螂及火炭共捣成酱状，敷贴于患处，初用 1 日 2 次，次日起 1 日 1 次，疗效颇佳。蜣螂煅后研成细末，取适量麻油调至糊状，适量药膏涂至创面，每日换药 1 次，一般 3 天可治愈。

（3）顽固性溃疡：复方蜣螂油膏治疗皮肤顽固性溃疡 100 例，溃疡面早期渗出物多，应 1～2 天换药 1 次，中后期渗出物减少，2～3 天换药 1 次，平均治疗时长 34 天，治疗组病例创面全部愈合，预后良好者占总病例的 91%。

参考文献

[1] 赵兴梅, 朱敏, 杨明, 等. 蜣螂抗实验性前列腺增生作用研究[J]. 中药药理与临床, 2006, 22(5): 37–38.

[2] 蒋巧梅, 谭承佳, 马家骅, 等. 蜣螂抗良性前列腺增生症活性部位的筛选(Ⅰ)[J]. 中药药理与临床, 2012, 28(6): 100–103.

[3] 谭承佳, 马家骅, 于亚男, 等. 蜣螂抗良性前列腺增生症活性部位的筛选(Ⅱ)[J]. 中药药理与临床, 2014, 30(1): 83–86.

[4] 兰洲. 蜣螂抗前列腺炎有效成分及质量标准的初步研究[D]. 成都: 成都中医药大学, 2008.

[5] 黄显章, 丁生晨, 袁林, 等. 蜣螂水提取物的镇痛抗炎作用[J]. 中华中医药学刊, 2016, 34(9): 2191–2194.

[6] 曹广超, 王彦多, 刘颖, 等. 发酵蜣螂粉乙醇提取物抗肿瘤活性研究[J]. 山东化工, 2018, 47(2): 22–24.

[7] 张旭, 董晓萍, 邓斌贝, 等.GC–MS分析蜣螂油脂的化学成分[J]. 华西药学杂志, 2006, (3): 247–248.

[8] 段志强, 许亚宏, 郭凯. 补肾活血方对前列腺增生患者尿流动力学的影响[J]. 中国中医药信息杂志, 2011, 18(2): 85–86.

[9] 张书金, 史晓宁, 史秀丽, 等. 蜣螂的现代临床应用[J]. 亚太传统医药, 2019, 15(1): 212–214.

[10] 王学兵, 杨艳华. 蜣螂妙用[J]. 中医外治杂志, 2002, (4): 24.

[11] 薛守年, 田运山, 韩廷英. 复方蜣螂油膏治疗慢性顽固性溃疡100例[J]. 吉林中医药, 1997, (6): 16.

[12] 薛守年, 韩庭英. 蜣螂愈疡膏贴敷治疗顽固性溃疡[J]. 河南中医, 1998, (1): 25.

斑蝥

【来源】《神农本草经》。

【性味归经】辛，热；有大毒。归肝、胃、肾经。

【功能主治】破血逐瘀，散结消癥，攻毒蚀疮。用于癥瘕，经闭，顽癣，瘰疬，赘疣，痈疽不溃，恶疮死肌。

【用法用量】内服：0.03 ～ 0.06 g，炮制后多入丸散用。外用：适量，研末或浸酒醋，或制油膏涂敷患处，不宜大面积用。

【药论】

（1）《神农本草经》：“主寒热，鼠瘘，恶疮疽，蚀死肌，破石癃。”

（2）《名医别录》：“主疥癣，血积，堕胎。”

（3）《本草纲目》：“治疝瘕，解疔毒、猘犬毒、沙虱毒、轻粉毒。”

（4）《雷公炮炙论》：“凡修事斑蝥，用糯米、小麻子相拌同炒，待米黄黑出，去麻子等，去两翅、足并头。以血余裹悬墙角上一夜用之，则毒去也。”

【传统应用】用于经候闭塞及干血气，常与桃仁、大黄配伍使用，空心酒送下，如血枯经闭者，用四物汤送下（《济阴纲目》斑蝥通经丸）。治血疝便毒，不拘已成未成，随即消散，斑蝥三个（去翅、足，炒），滑石三钱（同研）。分作三服，空心白汤送下，日一服，毒从小便出，如痛，以车前、木通、泽泻、猪苓煎饮，如破毒散（李杲）。治耳卒聋，以斑蝥配伍巴豆，同研，绵裹塞耳中（《圣惠方》）。

【现代研究】

1. 药物成分

该药主要含斑蝥素、脂肪、树脂、蚁酸、色素等。另报道除含斑蝥素外，还含一种相对分子质量为 212 的羟基斑蝥素，可能有三种结构。全虫体含磷、镁、钙及其他微量的铁、铝、锌、铬、锰、镉、锶、铜等元素。

2. 药理作用

1）抗肿瘤

（1）促进肿瘤细胞凋亡：斑蝥素能改变 Dalton′s 淋巴瘤细胞内线粒体结构，促使线粒体内细胞色素 C 释放，活化半胱氨酸蛋白酶 -9 和半胱氨酸蛋白酶 -3，最终诱导肿瘤细胞发生线粒体介导的凋亡。斑蝥素体外对胃癌 SGC7901 细胞增殖有时间和剂量依赖性的抑制作用。斑蝥素可通过抑制肿瘤细胞内 Akt 的激活，降低哺乳动物雷帕霉素靶蛋白（mTOR）的磷酸化，从而增强细胞自噬，最终促进肿瘤细胞的凋亡。

（2）调控细胞周期：斑蝥素能下调胰腺癌细胞内细胞周期蛋白依赖性激酶 1（CDK1）的表达水平，上调 CDK 抑制因子 P21 表达，呈 G_2/M 期阻滞。

（3）抗肿瘤侵袭与转移：斑蝥素可使舌癌细胞株 Tca8113、CAL-27 的侵袭能力下降，并明显下调 MMP-2、MMP9 mRNA 的表达。斑蝥素能通过抑制 PI3K/Akt 信号通路，降低肺癌细胞 A549 的 MMP-2 表达，从而减少细胞外基质的降解，对抗肺癌细胞的转移。

2）升高白细胞数

斑蝥素可通过促进骨髓粒细胞成熟、释放及骨髓造血干细胞增殖，从而影响骨髓造血系统，升高白细胞数。

3）增强机体免疫功能

斑蝥素能降低癌细胞对氨基酸的摄取量，抑制蛋白质的合成，刺激淋巴细胞、巨噬细胞、多形核细胞生成 IL，从而提高机体对肿瘤细胞的免疫杀伤作用。

4）抗动脉粥样硬化

斑蝥素能剂量依赖性地抑制 PDGF BB 诱导的大鼠胸主动脉血管平滑肌细胞的增殖和迁移，作用机制与抑制大鼠胸主动脉平滑肌细胞内 p38 MAPK、Akt 的磷酸化有关。

5）影响泌尿系统

去甲斑蝥素（norcantharidin，NCTD）可显著降低肾病大鼠尿蛋白排泄量，减少肾小球内免疫复合物沉积，缩小肾小管萎缩及间质淋巴、单核细胞浸润的区域，表现出改善肾小管间质损伤的作用。NCTD 能抑制梗阻性肾病大鼠的肾间质纤维化，并能减轻糖尿病肾病大鼠肾间质纤维化程度。NCTD 能阻断糖尿病肾病大鼠肾小球 CaN/NFATc 信号通路，下调肾小管上皮细胞 CaN 表达，减轻肾小球硬化程度。

3. 临床应用

1）男科疾病

（1）良性前列腺增生：应用水蛭斑蝥汤治疗良性前列腺增生，对照组采用保列治治疗，治疗组 30 例，总有效率为 93.3%（28 例）；对照组 30 例，总有效率为 66.7%（20 例）。随访显效、有效的共 48 例患者，治疗组未见复发，对照组有 4 例复发。

（2）去势抵抗性前列腺癌：应用周氏芪凌汤、艾迪注射液联合疗法治疗去势抵抗性前列腺癌（CRPC），发现联合用药组血清胰腺特异性抗原、最大尿流率、KPS 及视觉模拟法指标均有所改善，最终对照组与联合组的有效率分别为 12.00%、23.08%，病情控制率分别为 57.69%、48.00%。研究表明周氏芪凌汤联合艾迪注射液治疗去势抵抗性前列腺癌可有效改善患者相关临床指标，还能减少并发症的发生。

2）妇科疾病

（1）晚期卵巢癌：104 例卵巢癌患者分为治疗组与对照组，治疗组给予复方斑蝥胶囊与 TC 化疗联合治疗，对照组只采用化疗方式。治疗组有效率高于对照组，平均总生存期和中位无进展生存期显著变长，且改善了患者的免疫功能，减轻了化疗导致的不良反应，提高了生活质量。

（2）宫颈癌：70 例宫颈癌患者，35 例对照组患者进行放疗，另 35 例患者在放疗基础上口服复方斑蝥胶囊，治疗 8 周后，治疗组有效率（94.28%）高于对照组（74.29%），且急性放射性肠炎、放射性膀胱炎等不良反应的程度均降低，表明复方斑蝥胶囊与放疗合用可发挥增效减毒作用。

（3）女性生殖道尖锐湿疣：斑蝥素软膏（尤斯洛）治疗生殖道尖锐湿疣患者，与仅涂抹 5- 氟尿嘧啶乳膏、激光治疗等比较，治疗效果较为明显，复发率较低，且在使用过程中未见产生全身毒性反应，预后较好。

3）进展期胆管癌

应用复方斑蝥胶囊联合持续热灌注化疗（CHPPC）治疗进展期胆管癌，发现联用组较单用 CHPPC 有效率明显提高，肿瘤标志物水平明显下降，生活质量有较好改善，且不良反应发生率较低。

4）预防结直肠癌术后患者复发转移

应用复方斑蝥胶囊联合辅助化疗预防结直肠癌术后患者复发转移，结果发现观察组复发发生率更低，KPS 评分高于对照组，骨髓异常、白细胞下降、胃肠道反应等不良反应发生率低于对照组。

5）周围性面神经麻痹

运用自制巴豆斑蝥膏治疗周围性面神经麻痹急性发病初期患者 70 例，将巴豆 10 粒、斑蝥 5 只、生姜 50 g 碾碎后贴敷于患侧面部 8 小时，外用敷料固定。待形成水疱后，用无菌注射器将疱内液抽出，油纱覆盖患处，使其自然愈合。结果表明痊愈 57 例，好转 9 例，无效 4 例，总有效率 94.3%。

参考文献

[1] VERMA A K, PRASAD S B. Changes inglutathione, oxidative stress and mitochondrial membrane potential in apoptosis involving the anticancer activity of cantharidin isolated from redheaded blister beetles, epicauta hirticornis [J]. Anticancer Agents Med Chem, 2013, 13(7): 1096–1114.

[2] 张恒，李晓飞，陈祥盛. 斑蝥素、斑蝥素酸钾及斑蝥素酸钠作用胃癌细胞的研究[J]. 山地农业生物学报，2011, 30(1): 52–55.

[3] LIU Y P, LI L, XU L, et al. Cantharidin suppresses cell growth and migration, and activates autophagy in human non-small cell lung cancer cells [J]. Oncol Lett, 2018, 15(5): 6527–6532.

[4] LI W, XIE L, CHEN Z, et al. Cantharidin, a potent and selective PP2A inhibitor, induces an oxidative stress-independentgrowth inhibition of pancreatic cancer cells throughg2/M cell-cycle arrest and apoptosis [J]. Cancer Sci, 2010, 101(5): 1226–1233.

[5] 郑乔丹，李伟，殷红. 斑蝥素抑制舌癌细胞生长及转移能力[J]. 中山大学学报（医学科学版），2014, 35(5): 650–656.

[6] KIM YM, KU MJ, SON YJ, et al. Anti-metastatic effect of cantharidin in A549human lung cancer cells [J]. Arch Pharm Res, 2013, 36(4): 479–484.

[7] 吴磊，王宪龄，白明. 斑蝥临床外用举隅及药理作用[J]. 中国医药指南，2010, 8(14): 57–59.

[8] 施秀青，徐瑞荣. 斑蝥素及其衍生物抗肿瘤作用机制的研究进展[J]. 浙江中西医结合杂志，2007(12): 792–793.

[9] 邱立强，徐昌武，李雯静，等. 斑蝥素对血小板衍生生长因子BB诱导血管平滑肌细胞增殖和迁移的机制研究[J]. 中华老年心脑血管病杂志，2019, 21(1): 58–62.

[10] 叶琨，刘伏友，李瑛，等. 去甲斑蝥素对蛋白负荷肾病大鼠干预的研究[J]. 中华肾脏病杂志，2007, 23(2): 82–86.

[11] 孙岩，李瑛，孙林，等. 去甲斑蝥素抑制单侧输尿管梗阻大鼠肾小管上皮–间充质转分化的实验研究[J]. 肾脏病与透析肾移植杂志，2012, 21(1): 46–52.

[12] 李瑛，陈琼，刘伏友，等. 去甲斑蝥素不依赖钙调蛋白磷酸酶信号通路抑制高糖刺激肾小管上皮细胞细胞外基质的表达[J]. 肾脏病与透析肾移植杂志，2010, 19(6): 526–533.

[13] 陈双彪，苏腾良，陈祖红，等. 水蛭斑蝥汤治疗良性前列腺增生症30例[J]. 中医杂志，2009, 50(3): 236–237.

[14] 陈磊，曹宏文，高人杰，等. 周氏芪凌汤联合艾迪注射液治疗去势抵抗性前列腺癌的临床疗效研究[J]. 安徽医药，2019，23（5）：1001–1005.
[15] 肖永强，李康. 复方斑蝥胶囊联合TC化疗方案治疗晚期卵巢癌的效果观察[J]. 检验医学与临床，2023，20（1）：89–92.
[16] 郤云燕. 复方斑蝥胶囊联合放疗治疗宫颈癌的临床观察[D]. 武汉：湖北中医药大学，2016.
[17] 刘卫. 斑蝥素乳膏配合激光治疗尖锐湿疣35例临床观察[J]. 湖南中医药导报，2003，（12）：22–28.
[18] 周彩霞. 斑蝥素软膏治疗女性生殖道尖锐湿疣53例临床观察[J]. 齐齐哈尔医学院学报，2003，（12）：1351.
[19] 施喆，赵国栋，韩艳珍，等. 复方斑蝥胶囊联合持续热灌注化疗对进展期胆管癌的疗效研究[J]. 吉林中医药，2023，43（7）：799–803.
[20] 涂新飞，王浩芳，周小兴. 复方斑蝥胶囊联合辅助化疗对结直肠癌术后患者复发转移的预防效果及安全性[J]. 青岛医药卫生，2023，55（3）：208–210.
[21] 邵长艳，毕臻. 巴豆斑蝥膏治疗周围性面神经麻痹70例[J]. 江苏中医药，2004，（2）：33.

全蝎

【来源】《蜀本草》。

【性味归经】辛，平；有毒。归肝经。

【功能主治】息风镇痉，通络止痛，攻毒散结。用于肝风内动，痉挛抽搐，小儿惊风，中风口㖞，半身不遂，破伤风，风湿顽痹，偏正头痛，疮疡，瘰疬。

【用法用量】内服：煎服，3～6 g；研末吞服，每次 0.6～1 g。外用：适量。

【药论】

（1）《开宝本草》：“疗诸风瘾疹及中风，半身不遂，口眼㖞斜，语涩，手足抽掣。”

（2）《本草纲目》：“小儿惊病风搐，大人阂疟，耳聋疝气，诸风疮，女人带下阴脱。”

（3）《本草经疏》：“诸风掉眩，木属肝，风客是经，非辛温走散之性，则不能祛风逐邪，兼引诸风药入达病所也。故大人真中风，急惊风，皆须用之。”

【传统应用】本品息风止痉之效良好，是治痉挛抽搐之要药，宜用于多种原因所致痉挛抽搐，常与蜈蚣相须为用。治小儿急惊风、高热抽搐，常配伍清热息风药物；治小儿脾虚慢惊、手足抽动，常与益气健脾、止痉之品配伍。治癫痫抽搐，常配伍息风化痰开窍药。治破伤风、角弓反张，多与祛风止痉药配伍。本品走窜搜剔，功善通络止痛，治风中经络面瘫、口眼㖞斜，常与祛风止痉、活血通络之品同用。治风寒湿痹久治不愈、筋脉拘挛，甚则关节变形之顽痹，常与祛风通络、活血止痛药同用；治顽固性偏正头痛，单用有效，或配伍祛风通络止痛之品以增强疗效。治疮疡肿毒，常与化痰散结、消肿止痛等药物配伍。

【现代研究】

1. 药物成分

本品含蝎毒、抗癫痫肽，并含三甲胺、甜菜碱、牛磺酸、棕榈酸、软硬脂酸、胆固醇、卵磷脂等，以及钾、钠、钙、镁、铁等元素。

2. 药理作用

（1）抗肿瘤：全蝎对多种癌细胞的生长有抑制作用，能阻碍肿瘤生长。其提取物对胃癌 –832 细胞株有抑制作用。马氏钳蝎中提取的蝎毒对人食管癌、宫颈癌及喉癌细胞有明显抑制及杀伤作用。东亚钳蝎中提取的蝎毒多肽提取物（PESV）有很强的抗肿瘤活性，能抑制小鼠肺癌转移，缩小肿瘤体积，减轻肺表面病灶。PESV 对小鼠 S_{180} 肉瘤、H_{22} 肝癌细胞的生长也有抑制作用。全蝎提取物能抑制人前列腺癌 PC–3 细胞增殖并诱导其凋亡，最终抑制其生长。

（2）抗凝、抗血栓：蝎毒中含腺苷、二肽 LeuTrp 和 IleTrp。腺苷是血小板凝集抑制剂，有抗凝特性；IleTrp 可降低血小板凝集的初始速率。王洪平报道全蝎中的脂肪酸能延缓动脉粥样硬化，抑制静脉血栓形成，表现出抗凝活性，机制与其降低胆固醇等在血液中的含量，改善血液循环，降低血液黏度等有关。

（3）镇痛：全蝎含有的蝎毒素可调节钠、钾电压门控离子通道，发挥镇痛作用。从全蝎中得到的多种肽和蛋白质也具有体内外镇痛作用，可用于神经疼痛。

（4）抗癫痫：全蝎与石菖蒲联用可延长小鼠癫痫发作的潜伏期，且能降低小鼠的死亡率，降低氧自由基含量，减轻氧自由基对脑神经元的损伤，从而保护脑神经元。

全蝎还具有免疫调节、抑菌、促进子宫收缩等作用。

3. 临床应用

（1）泌尿系统疾病：全蝎可应用于泌尿系结石的治疗，其经典名方艾克热甫蜜膏不仅对泌尿系结石有显著疗效，也可治疗前列腺增生、慢性前列腺炎等前列腺疾病。临床研究表明，全蝎复方对慢性肾小球肾炎蛋白尿有较好的治疗效果，且安全性较高，能有效改善患者的临床症状。

（2）男科疾病：败酱草、蒲公英、莱菔子等药配以全蝎组成解毒通淋汤，有降浊解毒之效，可治疗Ⅲ A 型前列腺炎浊毒内蕴证，能明显减轻患者的临床症状，减少前列腺液中弹性蛋白酶及白细胞的含量。

（3）妇科疾病：金哲教授临证常运用虫类药治疗妇科疾病，如薄型子宫内膜是妇科疑难疾病，特点为子宫内膜瘠薄，内膜容受性下降，影响孕卵着床。临证时，偏虚者以《医学正传》中安荣汤为基础方，偏实者以《太平圣惠方》中卷柏丸为基础方，并根据瘀血程度谨慎选择不同祛瘀力度的虫类药以调畅冲任胞络。若瘀血程度较轻，可用全蝎 6 g、土鳖虫 5 ～ 10 g。全蝎开瘀活血，然走窜之力不及蜈蚣，故适用于病轻邪浅者。尚可配伍三七、茜草、夏天无等共奏破瘀活血散结之效。子宫腺肌病偏于痰浊，全蝎化痰散结开瘀力强，与经验方川夏宁坤汤合用可增效。治疗慢性盆腔痛可用全蝎因势利导，配伍经验方丹枝饮。全蝎可配伍丹参、赤芍以活血化瘀，配伍葛根、钩藤以解痉舒筋，配伍延胡索、川楝子以行气止痛，能有效平复胞宫的收缩痉挛，缓解疼痛，是治疗痛经的常用药组。国医大师张志远认为慢性盆腔炎的最终病理表现与核心病机是“血瘀”，在活络效灵丹基础上配以水蛭、土鳖虫等药加以治疗，可增加活血化瘀之效，有效治疗盆腔炎等带下病。

（4）恶性肿瘤：民间曾有人通过口服蝎毒稀释液来治疗肝癌与食管癌，用全蝎极细末治疗鼻咽癌及其他肿瘤。

（5）脑病：全蝎用于治疗缺血性脑卒中，疗效肯定。王新志教授治疗缺血性中风后肢体麻木常采用全蝎、僵蚕等虫类药，取得了良好疗效。临床研究表明，在西医常规治疗的基础上，口服天蝎散Ⅰ号方治疗急性缺血性中风恢复期病，治疗组有效率达 93.75%。全蝎还可治疗偏头痛、癫痫、帕金森病、阿尔茨海默病等脑病。

全蝎及其提取物还可用于治疗咳嗽、哮喘、疼痛、皮肤病等。

参考文献

[1] 朱宏，梁良. 全蝎组织提取物抗肿瘤活性的研究［J］. 中华中医药学刊，2014，32（12）：3039-3041.

[2] 李永浩，卢冬彦，叶小卫，等. 全蝎、蜈蚣水煎剂抗小鼠Lewis肺癌及其对免疫器官的影响［J］. 中药新药与临床药理，2015，26（3）：311-314.

[3] 徐林，张维东，王兆朋，等. 蝎毒多肽提取物对小鼠Lewis肺癌生长转移的抑制作用［J］. 山东大学学报（医学版），2010，48（1）：82-84+93.

[4] 张力冰，张维东，王朝霞，等. 蝎毒多肽提取物体外抑制胰腺癌细胞侵袭转移及相关机制［J］. 中国药理学通报，

2009, 25(6): 820–824.
[5] 周青, 何清湖, 田雪飞, 等. 全蝎提取物对人前列腺癌PC-3细胞体外抑制作用研究[J]. 中医药导报, 2011, 17(8): 70–72.
[6] 陈辉霞, 李国毅, 程记伟, 等. 全蝎的药理作用及其在脑病中的应用[J]. 中西医结合心脑血管病杂志, 2021, 19(18): 3137–3140.
[7] 努尔比耶·麦麦提敏, 阿尤甫江·阿布都热依木, 阿布拉江·艾木都拉, 等. 溶石、排石类维药的用药规律探讨[J]. 中国民族医药杂志, 2020, 26(7): 51–53.
[8] 庞羽. 全蝎不同剂量中药复方治疗慢性肾小球肾炎蛋白尿(脾肾气虚, 肾络阻滞证)的临床疗效观察[D]. 成都: 成都中医药大学, 2017.
[9] 李波, 高志刚, 柴娟, 等. 解毒通淋汤治疗ⅢA型前列腺炎浊毒内蕴证50例[J]. 陕西中医, 2010, 31(11): 1495–1496.
[10] 任一华, 黄海涛, 金哲, 等. 金哲运用虫类药治疗妇科疾病经验[J]. 中医杂志, 2022, 63(16): 1516–1519.
[11] 陈玉琪, 吉兰芳, 王梦梦, 等. 虫类药在妇科疾病中的应用研究进展[J]. 山东中医杂志, 2020, 39(9): 1022–1025.
[12] 孔天翰, 董伟华, 田中岭. 全蝎及蝎毒抗肿瘤研究进展[J]. 河南肿瘤学杂志, 1994, (3): 244–247.
[13] 孙永康, 杨海燕, 张艳博. 王新志主任医师采用疏肝清热通络法治疗缺血性中风后肢体麻木经验[J]. 中医研究, 2018, 31(9): 32–36.
[14] 贾敏, 庄慧魁, 杨军. 天蝎散Ⅰ号方治疗缺血性中风恢复期临床观察[J]. 山东中医杂志, 2019, 38(8): 754–757.
[15] 宋莹, 王振, 乌凯迪, 等. 毒药全蝎药理作用研究[J]. 辽宁中医药大学学报, 2020, 22(12): 216–220.

蜈蚣

【来源】《神农本草经》。

【性味归经】辛，温；有毒。归肝经。

【功能主治】息风镇痉，通络止痛，攻毒散结。用于肝风内动，痉挛抽搐，小儿惊风，中风口㖞，半身不遂，破伤风，风湿顽痹，偏正头痛，疮疡，瘰疬，蛇虫咬伤。

【用法用量】内服：煎服，3～5 g；研末冲服，每次 0.6～1 g。

【药论】

（1）《日华子诸家本草》：“治癥癖，邪魅，蛇毒，入药炙用。”

（2）《本草纲目》：“小儿惊痫风搐，脐风口噤，丹毒秃疮瘰疬，便毒痔漏，蛇瘕、蛇瘴、蛇伤。”

（3）《医学衷中参西录》：“凡一切疮疡诸毒皆能消之。其性尤善搜风，风治肝风萌动、癫痫眩晕、抽掣瘛疭、小儿脐风；外治经络中风、口眼㖞斜、手足麻木。”

【传统应用】治急慢惊风、癫痫抽搐、破伤风，本品息风止痉力强，常与全蝎相须为用。治小儿急惊风、高热抽搐，常与清热息风止痉药同用。治痰浊蒙蔽清窍之癫痫发作、昏迷抽搐，常与息风止痉、化痰开窍药同用。治小儿脾虚慢惊、手足抽动，常与益气健脾、止痉之品配伍。本品力猛，走窜搜剔且能通络止痛，常与全蝎相须为用。治中风面瘫、口眼㖞斜，宜与祛风通络药同用；治风湿顽痹，常与祛风湿、通络止痛药物同用。治顽固性头痛，多与祛风止痛药配伍。蜈蚣有毒，能以毒攻毒散结，是外科常用药物。凡热毒内侵或痰湿凝结所致疮疡肿毒、瘰疬、痰核，内服、外用均可，但以外用为主。治瘰疬溃烂，可以研之为末外敷。

【现代研究】

1. 药物成分

本品含蜈蚣毒液，主要成分是蛋白质，且具有结合活性的蛋白质占比较高。此外，尚含有肽类、脂肪酸、喹啉类、氨基酸类、多糖类等物质，并含铁、锌、锰、钙、镁等多种微量元素。

2. 药理作用

（1）改善勃起：水蛭蜈蚣药对颗粒对糖尿病性勃起功能障碍（DMED）大鼠勃起频率有改善作用。其机制可能与减少血管纤维化、改善内皮损伤及抑制 CaSR/PLC/PKC 信号通路有关。此外，水蛭－蜈蚣药对颗粒能显著下调大鼠 Caspase-3 表达，有效降低 DMED 大鼠海绵体组织的细胞凋亡程度。蜈蚣内成分蜈蚣酸性蛋白也能降低 Caspase-3 活性。

（2）抗肿瘤：蜈蚣提取液对多种肿瘤有抑制作用。多棘蜈蚣和少棘巨蜈蚣能抑制肝癌 Bel-7402 细胞增殖，多棘蜈蚣抗肿瘤作用更佳。少棘巨蜈蚣活性蛋白对舌癌 Tea-8113 细胞有明显抑制作用。蜈蚣提取液等对小鼠 Lewis 肺癌有显著抑制作用，对乳腺癌细胞株 MDA-MB-231 也有抑制作用。蜈蚣抗菌肽 scolopin2 对白血病 K562 细胞系、肝癌 HepG2 细胞系的增殖同样具有抑制作用。

（3）抗凝血、抗血栓：蜈蚣各部位都具有抗凝血作用，抗凝血酶时间长短顺序为蜈蚣身＞蜈蚣全体＞蜈蚣尾。蜈蚣小分子肽类也具有抗凝、抗血栓活性。

（4）抗菌：蜈蚣体内微生物对多种致病菌有抗菌活性，如少棘巨蜈蚣抗菌肽 Scolopin2 的抗菌效果良好，其机制可能是破坏了细菌胞膜，影响了细胞周期与 DNA 的二级结构，干扰 DNA 复制和修复相关基因的表达。

（5）镇痛抗炎：蜈蚣水提物有较强的镇痛作用，镇痛作用强于地龙、地鳖虫。蜈蚣全蝎散镇痛作用呈剂量依赖性。蜈蚣还可抗大鼠关节炎，作用机制可能与上调外周 $CD4^{+}CD25^{+}FoxP3^{+}Treg$ 细胞的表达水平，从而重塑或者恢复免疫耐受有关。

蜈蚣还有抗惊厥、调节免疫、改善微循环等作用。

3. 临床应用

（1）男科疾病：临床研究表明，蜈蚣能改善前列腺炎患者血液循环，软化纤维组织，降低血液黏稠度，以此减少前列腺组织发生充血状态，逐渐消除前列腺炎症状。水蛭蜈蚣栓可改善前列腺炎患者的临床症状及患者的客观指标等。李曰庆治疗功能性不射精症时，运用少腹逐瘀类方，多选择蜈蚣、水蛭、败酱草、土茯苓等。蜈蚣通达走窜之力猛烈，能疏达人体血脉，其性辛温纯阳，可兴其阳事以疗阳痿之病，故在临床上诊疗阳痿时屡屡用之，见效甚好。秦国政在治疗阳痿时常用蜈蚣与刺蒺藜，且对气滞血瘀型阳痿疗效颇佳。王象礼使用蜈蚣与熟地黄、泽泻、牡丹皮等药配伍，治疗勃起功能障碍。运用蜈蚣的走窜通达、理气通瘀之力，可改善阴茎海绵体微循环，从而提升性功能。

（2）妇科疾病：蜈蚣、土鳖虫、水蛭、三七粉及蒲黄等药物组成蜈蚣汤。方中君药为蜈蚣，其走窜最速，凡凝皆开，专善解毒。该方对妇科癥瘕有显著疗效，且复发率低，重复性好。临床用于治疗盆腔炎性囊肿、卵巢子宫内膜异位囊肿、子宫腺肌症、多囊卵巢综合征等疾病，获得满意疗效。

（3）偏头痛：全蝎蜈蚣散治疗偏头痛，有效率可达 95%，且无明显副作用。

（4）恶性肿瘤：蜈蚣用于治疗恶性肿瘤效果良好，与其他药物配伍可治疗胃癌、肺癌等癌症，同时可抑制癌性疼痛。蒋士卿治疗原发性恶性骨肿瘤时，常运用阳和汤配以蜈蚣，治疗效果良好。蜈蚣常配伍全蝎，除可用于各类肿瘤疾病外，对癌性疼痛也有良好疗效。胡凯文常使用蜈蚣、壁虎，并与其他药物配伍，以此抑制肿瘤生长，延长患者寿命。

蜈蚣在皮肤科、肺病、骨伤科等方面也有运用。

参考文献

[1] 周宇. 活血通络起痿汤及“水蛭-蜈蚣”治疗糖尿病勃起功能障碍的临床与实验研究[D]. 北京：北京中医药大学，2019.

[2] 赵志国，关胜江，张伟，等. 蜈蚣酸性蛋白对AngⅡ诱导心肌细胞凋亡的影响[J]. 北京中医药大学学报，2010，33

(6): 394-397.
[3] 王硕, 覃文慧. 多棘蜈蚣与少棘蜈蚣抗肿瘤作用研究[J]. 中国实验方剂学杂志, 2011, 17(13): 156-158.
[4] 刘兵, 谭竹钧, 孔祥平, 等. 少棘蜈蚣活性蛋白对舌癌细胞Tea-8113的抑制作用研究[J]. 时珍国医国药, 2013, 24(6): 1543-1544.
[5] 李永浩, 卢冬彦, 叶小卫, 等. 全蝎、蜈蚣水煎剂抗小鼠Lewis肺癌及其对免疫器官的影响[J]. 中药新药与临床药理, 2015, 26(3): 311-314.
[6] 侯欢欢. 少棘蜈蚣抗菌肽scolopin1和scolopin2的基因克隆、表达及抗癌抗菌机制的初步研究[D]. 南京: 南京师范大学, 2018.
[7] 张丹华. 蜈蚣提取液对乳腺癌细胞株MDA-MB-231体外抗癌作用的研究[D]. 长沙: 中南大学, 2011.
[8] 刘瑞连, 廖建萍, 刘绍贵. 蜈蚣不同部位抗凝活性的研究[J]. 中医药导报, 2015, 21(2): 32-33.
[9] 陈保红, 耿亚, 马永明. 蜈蚣胃蛋白酶解物体外抗凝活性肽类的分离与分析[J]. 中国医药指南, 2013, 11(20): 89.
[10] 卢佳, 邓秋萍, 任文华. 少棘蜈蚣抗菌肽Scolopin2-NH2的抗菌作用机制研究[J]. 生物技术通报, 2018, 34(11): 179-190.
[11] 曹艳茹, 岳朝元, 刘子超, 等. 蜈蚣肠道菌抑菌活性和酶活性检测[J]. 昆明学院学报, 2015, 37(6): 60-62+79.
[12] 汪梅姣, 谢志军, 谷焕鹏, 等. 蜈蚣、地龙、地鳖虫镇痛作用比较的实验研究[J]. 中国中医急症, 2012, 21(9): 1435-1436.
[13] 徐龙生, 冯勤丽, 张小平, 等. 蜈蚣全蝎散镇痛效应及毒副作用实验研究[J]. 中华全科医学, 2018, 16(3): 346-348.
[14] 刘端勇, 赵海梅, 黄小英, 等. 全蝎蜈蚣对CIA大鼠外周血$CD4^+CD25^+FoxP3^+$Treg细胞的调节[J]. 中药材, 2012, 35(4): 525-528.
[15] 夏子昊, 赵光利, 肖翔文, 何影洁, 李先登, 彭德忠. 中药蜈蚣的研究进展[J]. 中药与临床, 2023, 14(1): 103-108.
[16] 李建, 陈爽, 王强, 等. 慢性前列腺炎患者实施水蛭蜈蚣栓加入微波治疗的效果[J]. 中国性科学, 2018, 27(9): 23-26.
[17] 代恒恒, 宫僖浩, 王继升, 等. 李曰庆基于精窍开阖论治功能性不射精症经验[J]. 北京中医药, 2019, 38(6): 559-561.
[18] 邢益涛, 李杰, 秦国政, 等. 刺蒺藜配伍蜈蚣治疗气滞血瘀型阳痿效果—秦国政教授经验谈[J]. 中国性科学, 2018, 27(4): 122-124.
[19] 刘青云, 王象礼. 王象礼重用蜈蚣治疗勃起功能障碍的经验[J]. 光明中医, 2017, 32(1): 29-32.
[20] 张晖, 李青. 李青教授运用蜈蚣汤治疗妇科盆腔肿块经验介绍[J]. 中医临床研究, 2015, 7(24): 21.
[21] 吴胜. 蜈蚣、全蝎的临床应用体会[J]. 光明中医, 2012, 27(10): 2124-2125.
[22] 徐鑫, 张孟哲, 杜如辛, 等. 蒋士卿教授运用阳和汤加蜈蚣治疗原发性恶性骨肿瘤经验[J]. 中医学报, 2017, 32(2): 174-177.
[23] 孙满强, 胡凯文, 杨新阶, 等. 胡凯文运用壁虎、蜈蚣药对治疗恶性肿瘤的临床经验[J]. 中华中医药杂志, 2018, 33(9): 3929-3931.
[24] 宁迪敏, 田莎, 郭垠梅, 等. 蜈蚣抗肝癌的临床应用及药理研究[J]. 中医肿瘤学杂志, 2020, 2(1): 39-41.
[25] 马小兵, 佘金燕, 刘文武. 蜈蚣的本草及临床应用考证[J]. 中国民族民间医药, 2023, 32(13): 29-33.

乌梢蛇

【来源】《雷公炮炙论》。

【性味归经】甘，平。归肝经。

【功能主治】搜风通络，祛风除湿，止痉。用于风湿顽痹，麻木拘挛，中风口眼歪斜，半身不遂，抽搐痉挛，破伤风，麻风，疥癣。

【用法用量】内服：煎服，9 ～ 12 g；研末，2 ～ 3 g。

【药论】

（1）《本草备要》："去风湿。功用同白花蛇，而性善无毒。"

（2）《得配本草》："治皮肤不仁，疗风淫热毒，功用与白花蛇同……乌梢蛇主肾风，为紫云风之专药。"

【传统应用】用于破伤风及洗头风，常与麻黄、草乌等同用，如乌梢散（《卫生宝鉴》）。用于眼外障，痒极难忍，常与藁本、防风等配伍，如乌蛇汤（《秘传眼科龙木论》）。用于瘾疢，常与牛黄、冰片等同用，如牛黄补心丸（《何氏济生论》）。

【现代研究】

1. 药物成分

该药主要含氨基酸类、核苷类、蛋白质。氨基酸类主要成分为谷氨酸、甘氨酸、赖氨酸、亮氨酸、天冬氨酸、丙氨酸等。核苷主要含腺苷、尿苷等。还含有锰、铁、钙、镁等微量元素。

2. 药理作用

（1）对泌尿系统的作用：系膜增生性肾炎大鼠经灌胃给予乌梢蛇颗粒治疗后，TLR4、TGF-β_1表达显著下降，24 小时尿蛋白定量明显降低，肾小球系膜增生情况改善，表明乌梢蛇颗粒能起到减轻炎症反应、保护肾脏的作用。乌梢蛇颗粒还可以升高系膜增生性肾炎大鼠血白蛋白水平，降低 Cr、DUN 水平。

（2）其他：乌梢蛇还具有抗炎、镇痛、镇静、激活免疫系统等作用。乌梢蛇水煎剂或醇提取液有抗惊厥作用。

3. 临床应用

（1）泌尿系统疾病：血府逐瘀汤随证加减，配伍乌梢蛇等行血消淤通络祛邪之药，可用于治疗糖尿病肾病，延缓肾脏病发展进程。白龙方（由龙葵、荠菜、白花蛇舌草、乌梢蛇等药组成）随证加减临床治疗狼疮性肾炎 30 例，有效率为 86.6%。胡美根对慢性肾功能不全患者给予平补脾肾之剂效果不佳，在此基础上加用乌梢蛇，服药 2 个月后相关指标基本恢复正常。马丽娟用乌梢蛇等虫类药配合慢性肾炎基础方治疗慢性肾小球肾炎患者 60 例，总有效率达 93.3%。

（2）其他应用：乌梢蛇与防风、当归等配伍可治疗湿疹；与川芎、黄芪、补骨脂等配伍可治疗白癜风；与黄芪、全蝎等配伍可治疗中风后遗症。

参考文献

[1] 杜雅静，包红，初德波，等. 地龙、乌梢蛇对系膜增生性肾炎模型大鼠肾组织TLR4、TGF-β_1表达的影响[J]. 中国中医急症，2014，23(5)：808-811.

[2] 包红，万美燕，于俊生，等. 地龙、乌梢蛇对系膜增生性肾炎大鼠诱导型一氧化氮合酶、内皮素-1表达的影响[J]. 世界中西医结合杂志，2012，7(12)：1034-1037.

[3] 李冬凤. 活血化瘀在糖尿病肾病治疗中的作用[J]. 内蒙古中医药，2009，28(11)：47.

[4] 吴国庆，范伟. 白龙方加减治疗狼疮性肾炎30例[J]. 陕西中医，2010，31(4)：398-399.

[5] 胡美根，黄建民. 从慢性肾功能衰竭的中药治疗看乌梢蛇的作用[J]. 江西中医药，2000，(4)：45.

[6] 马丽娟，王莎莎，赵宏波，等. 选配虫类药治疗慢性肾小球肾炎60例[J]. 陕西中医学院学报，2006，(2)：30-31.

[7] 刘冲，刘荫贞，乐智勇，等. 乌梢蛇本草考证及研究概况[J]. 亚太传统医药，2016，12(24)：82-84.

白花蛇

【来源】《开宝本草》。

【性味归经】甘、咸，温，有毒。归肝经。

【功能主治】搜风通络，祛风止痉。用于风湿顽痹，麻木拘挛，中风口眼㖞斜，半身不遂，抽搐痉挛，破伤风麻风，疥癣。

【用法用量】内服：煎汤，2 ～ 5 g。研粉吞服 1 ～ 1.5 g，浸酒、熬膏或入丸、散。

【药论】

（1）《证类本草》：“主中风，湿痹不仁，筋脉拘急，口面歪斜，半身不遂，骨节疼痛，大风疥癞及暴风瘙痒，脚弱不能久立。”

（2）《本草纲目》：“通治诸风，破伤风，小儿风热，急慢惊风，搐搦，瘰疬漏疾，杨梅疮，痘疮倒陷。”

（3）《本草备要》：“能内走脏腑，外彻皮肤，透骨搜风，截惊定搐。治风湿瘫痪，大风疥癞。”

（4）《得配本草》：“止风痛，如癞麻风，至须发脱落，鼻柱将塌者，必须服之。”

【传统应用】治风湿顽痹、肌肤麻木、筋脉拘挛，常配防风、羌活、当归等祛风活血之品。历代多用本品制成药酒，与全蝎、天麻等配伍，如白花蛇酒（《濒湖集简方》）。治中风瘫痪、肢节沉重、筋骨无力，常与荆芥、防风等配伍，如荆芥散（《普济方》）。治痉挛抽搐、痉厥之证，配伍乌梢蛇、蜈蚣等，如定命散（《普济方》）。治风瘙、皮肤瘾疹、赤胍瘙痒、随搔生疮，常配伍丹参等，如丹参散（《太平圣惠方》）。治风虚顽麻、遍身白癣紫癜、风瘾痒痛，常配伍乌梢蛇等，如龙蛇散（《医垒元戎》）。治九漏瘰疬、憎寒发热，常与青皮等配伍，如白蛇散（《医学入门》）。

【现代研究】

1. 药物成分

蛇体主要含蛋白质，脂肪，氨基酸及钙、磷、镁等 21 种元素。蛇毒中主要含有 α－银环蛇毒素、β_1－银环蛇毒素、κ_2－银环蛇毒素、κ_3－银环蛇毒素，以及凝血酶样物质、酯酶及 3 种抗凝血物质。此外，尚含有鸟苷及磷脂酶 A_2。

2. 药理作用

（1）对血液系统的作用：蛇毒中含有的血液循环毒素可分别引起血管内血液凝固和抗凝血，并能使血管舒缩功能瘫痪。其中的蛋白水解酶能使凝血酶原转为凝血酶，使纤维蛋白原转为纤维蛋白而引起血液凝固，还能引起血管壁的损伤，造成出血、水肿及坏死。

（2）抗炎、镇痛：金钱白花蛇 50% 乙醇浸泡制剂能抑制小鼠、大鼠蛋清性足肿胀及二甲苯致小鼠耳郭肿胀，显著提高小鼠热板法痛阈值，减少醋酸引起的小鼠扭体反应次数。

白花蛇还有神经肌肉阻断作用、神经节阻断作用、抑制呼吸酶及抑制心脏等作用。

3. 临床应用

本品具走窜通络之性，能内通脏腑，外达肌表，故为搜风通络之代表药，临床多用于因感风邪（外风）之皮肤疾病或内生风邪（中风）以及筋脉失养之筋脉拘急，故本品外风内风皆可使用。痹痛胶囊方（由白花蛇、马钱子、水蛭等药组成）治疗痹证 100 例，总有效率达 96%，显著高于对照组。白花蛇配伍僵蚕、蝉蜕、防风、白鲜皮、荆芥、苦参等药用于治疗荨麻疹 13 例，均治愈。胡善家自拟五虫散（由白花蛇、蜈蚣、地龙等药组成）用于治疗中风后遗症患者 58 例，结果治愈 10 例，显效 16 例，有效 28 例，无效 4 例，总有效率为 93.11%。林荣书自拟抑痫散（由白花蛇、珍珠粉、羚羊角粉等药组成）治疗 889 例癫痫患者，结果显效 580 例，好转 270 例，无效 39 例，总有效率为 95.6%。在西医治疗的基础上加用白花蛇止瘫丸治疗中风后遗症患者，总有效率为 91.21%，明显高于单纯西药疗法组。

临床上，白花蛇还可用于治疗类风湿性关节炎、带状疱疹、肌肉萎缩、乙脑后遗症等。

参考文献

[1] 韩进庭. 金钱白花蛇的药理作用及临床应用[J]. 现代医药卫生, 2008, (14): 2132–2133.
[2] 陈龙全, 殷智, 郜红利. 金钱白花蛇抗炎镇痛作用的实验观察[C]//中国民族医药学会.2003全国苗医药学术研讨会特辑. 湖北民族学院医学院中医系, 2003: 3.
[3] 王燕华, 张迎春. 金钱白花蛇应用与鉴别[J]. 辽宁中医药大学学报, 2012, 14(4): 229–231.
[4] 胡善家, 金德生. 五虫散治疗中风后遗症疗效观察[J]. 实用中医内科杂志, 1993, (2): 20–21.
[5] 林荣书, 林永春. 抑痫散治疗癫痫889例[J]. 陕西中医, 1997, (2): 53–54.
[6] 常建华, 王美霞, 王富海. 白花蛇止瘫丸治疗中风后遗症91例疗效观察[J]. 临床研究, 2018, 26(4): 75–76.
[7] 黎俊民. 白花蛇临床应用[J]. 新中医, 2008, (6): 92.

蜻蜓

【来源】《本草经集注》。

【性味归经】咸，温。归肾经。

【功能主治】补肾益精，解毒，止咳。主治阳痿遗精，喉咙肿痛，百日咳等。

【用法用量】内服：3 ～ 5 只，入丸散剂。

【药论】

（1）《日华子诸家本草》：“入药去翅足，炒用良”“壮阳，暖水脏”。

（2）《名医别录》：“强阴止精。”

【传统应用】主治肾虚阴痿、遗精，常与鹿茸、海马配伍，如龟龄集（《云笈七签》）。

【现代研究】

1. 药物成分

主要有效成分为角皮脂中烷类、甘油三酯、脂肪酸类及氨基酸、微量元素等。

2. 药理作用

本药具有增强性功能的作用。4 g/kg 生药的蜻蜓汤剂灌胃雄性 SD 大鼠 22 天可显著增加性器官、精囊腺及睾丸的脏器指数，提示蜻蜓具有性激素样作用，可提高性功能。

3. 临床应用

益肾壮阳，强阴秘精。临床主治肾虚阴痿、遗精、喘咳及咽喉肿痛等。

参考文献

[1] 吴志成, 戴量. 健美保春良药—蜻蜓[J]. 开卷有益(求医问药), 1994, (5): 39.

壁虎

【来源】《本草纲目》。

【性味归经】咸，寒。有小毒。入肝经。

【功能主治】祛风定惊；解毒散结。主治历节风痛，四肢不遂，惊痫，破伤风，瘰疬，风癣，虚劳气喘，噎膈。

【用法用量】内服：炒研细粉，每服 0.9 ～ 1.5 g，水煎服。

【药论】

（1）《本草纲目》：“治中风瘫痪，手足不举，或历节风痛，及风痉惊痫，小儿疳痢，血积成痞，厉风瘰疬；疗蝎螫。”

（2）《本草汇言》："病后血虚气弱，非关风痰风毒所感者，宜斟酌用之。"

【传统应用】本品有祛风、定惊等功效，用于惊风、癫痫出现手足抽搐等症状，常与麝香、全蝎等配合应用，如守宫膏（《奇效良方》）。治风湿关节疼痛，常与蜈蚣、白芷等配合应用。壁虎具有散结、止痛等作用，治瘰疬结核，常与昆布、海藻等配合使用；用于癌肿，可与蟾皮、蜂房等药配合使用。

【现代研究】

1. 药物成分

该药主要成分为脂肪油，多种氨基酸，多肽，蛋白质以及钠、钾、磷、钙等元素。

2. 药理作用

（1）抗肿瘤：研究表明，壁虎对肝癌、食管癌和胃癌等均有抑制作用。10% 的壁虎冻干粉的含药血清能在体外诱导 C6 胶质瘤细胞凋亡，凋亡率达 50.73%。壁虎醇提物在体外对人食管鳞癌细胞株 EC9706 的生长有抑制作用，IC_{50} 为 5.80 mg/mL，其作用机制与上调 Bax 的表达，改变 Bax/Bcl-2 的比值而诱导细胞凋亡相关。2.4 g/kg 的壁虎醇提物对 S_{180} 肉瘤荷瘤昆明小鼠的抑制率可达 44.88%，能显著降低移植 H_{22} 肝癌细胞荷瘤小鼠癌组织的微血管密度及 VEGF、bFGF 蛋白的表达，并对荷瘤小鼠有免疫增强的作用。

（2）平喘：壁虎粉对卵蛋白致敏激发的豚鼠哮喘模型具有平喘作用。壁虎粉能显著降低肺组织嗜酸性粒细胞浸润和纤维增生，提示壁虎粉平喘的机制类似于纤溶酶和纤溶酶原激活剂作用，对气道重建上皮纤维化有潜在的抑制或逆转作用。

（3）抗骨质疏松：壁虎提取物能增加双侧卵巢切除致骨质疏松模型大鼠的骨组织最大应力、最大应变及弹性模量。升高骨密度值、腰椎骨密度值和骨钙含量。

（4）其他：　壁虎对中枢神经系统有镇静催眠作用，能拮抗硫酸苯丙胺及其协同苯甲酸钠咖啡因的作用，有抗惊厥作用。麻醉兔、猫、犬静脉注射蹼趾壁虎醇提物的水溶液，血压都有不同程度的下降，停药后恢复正常，提示有降血压作用。同时壁虎有不同程度的抗血栓形成作用，并能改善动脉血栓形成后组织的血液供应。对结核分枝杆菌和致病性真菌有抑制作用。

3. 临床应用

壁虎祛风活络，解毒散结。在治疗各种肿瘤尤其是消化道肿瘤中多有配伍。此外，在治疗结核病、瘘管、窦道以及外科抗感染等方面有确切的疗效。

（1）食管癌：将 3 g 壁虎粉和 100 mg 5- 氟尿嘧啶制成复方壁虎粉用于治疗 105 例中晚期食管癌患者，能迅速缓解食管癌患者吞咽困难的痛苦，且无明显的毒作用。壁虎联合化疗药物治疗晚期食管癌，可降低化疗药物的骨髓抑制副作用，明显提高临床治疗效果，提高患者的生存质量。每日用壁虎 1 条和米适量炒至焦黄，研成细粉，分 2 ～ 3 次以少量黄酒调服，可减轻食管下段狭窄和癌灶大小。

（2）溃疡及瘘管：壁虎粉填管方式治疗慢性瘘管 55 例，均获痊愈；用壁虎粉治疗口腔溃疡 395 例，3 天愈合率达 97%，显著优于单独甲紫液治疗。

参考文献

[1] 杨丽华，杨金霞，王学美，等. 鲜壁虎不同部位提取液对小鼠 H_{22} 肝癌体内外抑制作用 [J]. 世界华人消化杂志，2007，15（35）：3734-3737.

[2] 宋萍，王学美，谢爽，等. 鲜壁虎冻干粉诱导C6胶质瘤细胞凋亡的血清药理学研究 [J]. 中国中西医结合杂志，2004，（10）：919-921.

[3] 宋萍，王学美，谢爽，等. 鲜壁虎冻干粉抑制H_{22}肿瘤血管生成机理的实验研究［J］. 中国中西医结合杂志，2006，（1）：58-62.
[4] 王晓兰，王建刚，宋佳玉，等. 壁虎醇提物对人食管癌细胞EC9706增殖及凋亡蛋白表达的影响［J］. 时珍国医国药，2010，21（4）：887-889.
[5] 王晓兰，皓恒友，王建刚，等. 壁虎醇提物抗肿瘤及增效减毒作用的研究［J］. 中药材，2010，33（8）：1213-1216.
[6] 王兵兵，黄泽月，尹慧萍，等. 壁虎超滤组分对人肝癌$HepG_2$细胞增殖及迁移的影响［J］. 中国临床药理学杂志，2020，36（19）：3057-3060.
[7] 李国豪，徐邦牢，雷秀霞，等. 壁虎粉对哮喘豚鼠模型干预作用的实验研究［J］. 热带医学杂志，2007，（2）：143-144+168.
[8] 刘益善，任东青，郭伟，等. 应用骨量及骨强度变化评估壁虎提取物改善骨质疏松大鼠的生物效应［J］. 中国组织工程研究与临床康复，2007，（23）：4516-4519.
[9] 陈明，黄坚航. 中药壁虎现代研究进展［J］. 世界科学技术，2001，（4）：53-56+83.
[10] 张宏波，莫志贤. 壁虎的药理作用与临床应用研究进展［J］. 中医药导报，2010，16（2）：76-78.
[11] 吴本端. 复方壁虎粉治疗中晚期食管癌105例临床观察［J］. 中国中西医结合杂志，1999，（8）：55.
[12] 贾敏. 中西医结合治疗晚期食管癌的临床研究［J］. 中外医学研究，2015，13（18）：46-48.
[13] 刘顺勤，刘昌. 壁虎粉治疗口腔溃疡疗效观察［J］. 中国中医药信息杂志，2000，（3）：53-54.
[14] 叶云珍. 中药壁虎的研究进展［J］. 中药材，2009，32（7）：1160-1163.

鼠妇

【来源】《神农本草经》。

【性味归经】味酸、咸；温。归肝、肾经。

【功用主治】破瘀消癥，通经利水，解毒止痛。主治久疟疟母，经闭癥瘕，小便不通，惊风撮口，口齿疼痛，鹅口诸疮。

【用法用量】内服：煎服，3 ～ 6 g，或入丸、散。外用：适量，研末调敷。

【药论】

（1）《神农本草经》："主气癃不得小便，妇人月闭血瘕，痫、寒热、利水道。"

（2）《本草纲目》："治久疟寒热，风虫牙齿疼痛，小儿撮口惊风，鹅口疮，痘疮倒靥，解射工毒，蜘蛛毒，蚰蜒入耳。"

（3）《本草求原》："主寒热瘀积，湿痰，喉癥，惊痫，血病，喘急。"

【传统应用】鼠妇常用于瘀血阻滞所致的经闭癥瘕，如闭经常配伍赤芍、桃仁、红花、丹参，如鼠妇汤（《山东中医药手册》）。其解毒止痛，可治疗口舌生疮、咽喉肿痛、牙龈炎、鹅口疮及扁桃体炎等，单用有效，亦可配伍巴豆、胡椒等，如鼠妇丸。鼠妇具有通经利水的功效，用于淋症小便不利或血淋等。

【现代研究】

1. 药物成分

鼠妇含有糖胺聚糖、软骨素硫酸 A 或软骨素硫酸 C、透明质酸、透明质酸酶、神经酰胺酶、胆固醇、生物碱等，尚含有蚁酸以及硫、磷、钠、钙、铁、镁等元素。雄虫生殖器及雄虫性腺含雄性激素，雄虫含卵黄蛋白、卵黄磷蛋白。

2. 药理作用

（1）镇痛：鼠妇水煎液、乙醇提取物及乙酸乙酯提取物均能对热板致痛、扭体致痛及甩尾法热刺激致痛处理的小鼠有显著镇痛作用，且呈剂量依赖关系，作用环节可能主要与抑制外周炎症反应有关。鼠妇的蛋白组分也有镇痛作用，作用机制可能与提高小鼠脑内 5- 羟色胺含量相关。

（2）抗炎：鼠妇醇提物及乙酸乙酯提取物对 COX-1 酶和 COX-2 酶均有显著抑制作用。鼠妇提取物不仅能减轻炎细胞浸润的程度，并能抑制中性粒细胞等炎细胞在炎症灶的活性，能通过下调 TNF-α、IL-1β、IL-6 等炎症因子的表达来缓解炎症反应。

（3）抗肿瘤：鼠妇醇提物均能显著抑制人胃癌细胞 BGC823、人白血病细胞 K562、人食管癌细胞 TE13 的生长。鼠妇乙醇回流提取物对 A549、BEL-7402、MCF-7、Hep-2 这 4 种癌细胞的生长有显著抑制作用，乙醇回流提取物的氯仿萃取物对 MCF-7 的抑制作用明显优于正丁醇萃取物，表明其抗肿瘤活性物质可能主要集中在氯仿萃取物中。

（4）抗凝血：鼠妇水提物可延长小鼠凝血时间与出血时间，同时还能缩短家兔优球蛋白溶解时间。湿法超微粉碎提取的鼠妇蛋白具有很强的溶栓活性，其作用机制可能是通过激活纤溶酶原的方式降解纤维蛋白。

（5）抗菌：从鼠妇中分离的成分 3- 甲基 4，8- 二羟基呋喃香豆素，对革兰氏阳性菌枯草芽孢杆菌、革兰氏阴性菌大肠埃希菌、金黄色葡萄球菌及铜绿假单胞菌有较弱的广谱抗菌活性。

3. 临床应用

（1）寻常疣、扁平疣及鸡眼：寻常疣患者 152 例，以鼠妇虫液涂擦疣的表面，一般涂 2 ～ 3 天疣体出现干枯、萎缩、发硬渐渐脱落，脱落时间最短 2 天，最长 6 天，152 例全部治愈。扁平疣患者 67 例，将鲜活鼠妇捣烂，用棉签涂于患处，每日 1 次，痊愈 57 例，好转 7 例，其疗效一般 5 ～ 7 天明显减轻，1 个月疣体全部脱落。将 98 例扁平疣患者分为两组，分别用鲜鼠妇浆及干鼠妇乙醇提取物涂抹患处，有效率分别为 82% 和 77.08%。

（2）慢性支气管炎：以鼠妇醇提物压片治疗慢性支气管炎患者 247 例，总有效率 81.8%，其中喘息型有效率 83.4%，单纯型 79.4%，以肺肾虚及偏寒型疗效较好。对喘、咳、痰均有一定效果，平喘作用一般在服药后 2 ～ 4 小时出现，持续 4 ～ 6 小时，服药 10 ～ 15 天后咳、痰、喘相继明显减轻。

参考文献

[1] 商亚珍，缪红，宋成军，等. 鼠妇镇痛作用的实验研究［J］. 承德医学院学报，2002，(1)：10-11.

[2] 苏正兴，田晓乐，赵凌志，等. 鼠妇水煎物镇痛作用的实验研究［J］. 时珍国医国药，2007，(6)：1429-1430.

[3] 郭珅珅，许良葵，王晓明，等. 鼠妇有效部位镇痛的药效学研究［J］. 中药药理与临床，2018，34(1)：36-40.

[4] 杨雅莉，张翼，李毓，等. 鼠妇富含蛋白多肽提取物的镇痛作用研究［J］. 西南师范大学学报（自然科学版），2014，39(3)：77-81.

[5] 李宁，匡岩巍，陈明友，等. 鼠妇乙醇提取物镇痛抗炎作用及化学成分研究［J］. 中国实验方剂学杂志，2008，(11)：74-76.

[6] 郭珅珅. 鼠妇镇痛抗炎作用、物质基础及质量控制的实验研［D］. 广州：南方医科大学，2016.

[7] 李军，刘嘉利，李尧锋，等. 鼠妇化学成分及药理作用研究进展［J］. 中医药学报，2020，48(3)：74-76.

[8] 刘文静，杨稳，刘飞，等. 鼠妇抗肿瘤活性物质初步探究［J］. 辽宁中医药大学学报，2017，19(10)：15-18.

[9] 姜银杰. 鼠妇水提物对凝血系统的影响［J］. 宜春学院学报，2013，35(6)：79-80.

[10] 田周，李博，郭立玮，等. 湿法超微粉碎和水煎煮提取法对鼠妇蛋白溶栓抗凝活性的影响及机制初探［J］. 中药新药与临床药理，2015，26(2)：169-174.

[11] 董石，祁烁，李忠. 鼠妇药理作用研究与临床应用进展［J］. 中医学报，2018，33(10)：1996-1998.

[12] 宋风武，刘会英. 鼠妇治疗寻常疣152例［J］. 山西中医，1994，(1)：35.

[13] 李涛桂，林芝芳. 鲜活鼠妇治疗扁平疣67例［J］. 中国社区医师（医学专业），2012，14(5)：198.

[14] 吕小兰，杨金元，郭慧，等. 鼠妇虫治疗扁平疣的疗效［J］. 实用临床医学，2011，12(4)：58-59.

[15] 林明侠，刘树民. 鼠妇的临床应用进展 [J]. 北京中医药大学学报，2000，(S1)：127–128.

雄蚕蛾

【来源】《名医别录》。

【性味归经】味咸；温。归肝、肾经。

【功用主治】补肝益肾，壮阳涩精。治阳痿，遗精，白浊，尿血，创伤，溃疡及烫伤。

【用法用量】内服：研末，1.5 ～ 5 g；或入丸剂。外用：适量，研末撒或捣敷。

【药论】

（1）《名医别录》："原蚕蛾，有小毒。主益精气……交接不倦，亦止精。"

（2）《日华子诸家本草》："壮阳事，止泄精，尿血，暖水藏。治暴风，金疮，冻疮，汤火疮，并灭疮瘢。"

（3）《本草纲目》："雄原蚕蛾，壮阳事……尿血，暖水脏……汤火疮，灭瘢痕。"

（4）《本草述钩元》："雄蛾，味咸，气温热，主益精气……止泄精尿血，治遗精赤白浊。"

【传统应用】雄蚕蛾具有补肾壮阳的功效，常用于阳痿遗精、阴茎涩痛等，可单用，晚蚕蛾焙干，去翅、足。为末，饭丸，绿豆大。每服四十丸，淡盐汤下（《本草纲目》）。治刀斧伤及一切金疮，止血定痛生肌，常与白芷、当归同用，如蚕蛾散（《救伤秘旨》）。治玉枕疮、生枕骨上如痈，破后如箸头，与石韦配伍，如石韦散，捣罗为散，干贴（《圣济总录》）。

【现代研究】

1. 药物成分

雄蚕蛾含蛋白质、多种游离氨基酸、脂肪油与多种人类性激素（包括睾酮、雌二醇、孕酮等），以及昆虫保幼激素、蜕皮激素、脑激素等，亦含有蚕蛾素。

2. 药理作用

（1）雄激素样作用：雄蚕蛾的水煮提取液对未成年雄性小鼠的体重增加有促进作用，对去势小鼠和去势大鼠的前列腺、贮精囊、包皮腺均有显著增重作用，能增加正常大鼠和去势大鼠的提肛肌、环海绵体肌的重量，且可正向调节成年雄性大鼠的精子数量与精子活动，表现出显著的雄激素样作用。

（2）抗衰老：雄蚕蛾体内的保幼激素不仅能促进虫体保持幼性性状的 mRNA 合成，还能调节蛋白质的合成方向，可作为一种抗氧化剂，有抗自由基的积极作用。雄蚕蛾口服液具有明显增强小鼠免疫力，降低过氧脂质含量，对大鼠血清与肝脏中脂质过氧化物含量也有降低作用。

（3）抗疲劳：雄蚕蛾能显著延长小鼠的游泳存活时间，降低小鼠血清尿素氮和血乳酸含量，提高小鼠血清乳酸脱氢酶活性，能增加大鼠血浆中睾酮和皮质醇的含量，降低大鼠肾上腺内维生素 C 含量。

（4）降血糖：雄蚕蛾提取物对正常大鼠耐糖量有一定提高作用，并使四氧嘧啶模型小鼠血糖值明显降低，可能与其促进机体胰岛素释放有关。

（5）保肝：柞蚕雄蛾浓缩液能明显降低 CCl_4 中毒小鼠的血清 ALT 及 TAG 水平，保护 CCl_4 中毒小鼠肝细胞，减少肝细胞变性、坏死的程度和范围。

3. 临床应用

雄蚕蛾具有固精壮阳、补肝益肾的功效，尤其擅长强养宗筋，故对源于肝肾亏虚的阳道难兴、阴器痿弱者，应用效佳。主要治疗遗精、阳痿、白浊、早泄、尿血等男科疾病。临床用药中常配伍肉桂、附子、熟地黄、淫羊藿等药物温肾助阳，益肾填精。

参考文献

[1] 曹彩, 徐志, 韦焕英, 等. 原蚕蛾的药理研究[J]. 中国中药杂志, 1991, (6): 50-52+66.
[2] 艾永循, 曹华, 张泽军, 等. 柞蚕雄蛾口服液雄性样作用实验研究[J]. 中国林副特产, 2000, (3): 4-6.
[3] 毛刚, 崔德君, 徐启茂. 浅析雄蚕蛾对人体的抗衰作用[J]. 辽宁中医杂志, 1994, (5): 231-232.
[4] 艾永循, 曹华, 张泽军. 柞蚕雄蛾口服液对小鼠、大鼠抗衰老作用的实验研究[J]. 中医药学报, 2000, (4): 55-56.
[5] 梁俊荣, 柳增善, 张西臣, 等. 几种昆虫的抗疲劳作用初步研究[J]. 食品工业科技, 2003, (7): 77-78.
[6] 李琴韵, 胡蓓莉. 雄蚕蛾、蚕蛹及蚕沙的研究概况[J]. 上海中医药杂志, 1996, (11): 45-47.
[7] 舒任庚, 刘玉凤, 吴怀玲, 等. 几种动物中药降血糖作用的研究[J]. 江西中医学院学报, 2003, (4): 75-78.
[8] 顾美儿, 傅淑清, 时连根. 雄蚕蛾开发利用研究进展[J]. 蚕桑通报, 2007, (1): 15-19.
[9] 胡善宏, 解直远, 张维东. 柞蚕雄蛾浓缩液的保肝降酶作用[J]. 中国医院药学杂志, 2006, (3): 285-287.
[10] 苗德振, 曹军. 原蚕蛾的功用探讨[J]. 国医论坛, 2012, 27(3): 20-21.
[11] 王继升, 姚泽宇, 祝雨田, 等. 李曰庆教授应用雄蚕蛾治疗男科疾病临床经验[J]. 中国性科学, 2017, 26(7): 83-85.

黑蚂蚁

【来源】《本草纲目》。

【性味归经】味咸、酸；平。归肝、肾经。

【功用主治】补肾益精，通经活络，解毒消肿。主治肾虚头昏耳鸣，失眠多梦，阳痿遗精，风湿痹痛，中风偏瘫，手足麻木，痈肿疔疮，毒蛇咬伤。

【用法用量】内服：研末，2～5 g；或入丸剂；或浸酒饮。外用：适量，捣烂涂敷或入膏剂。

【药论】

（1）《本草纲目》："蚁，释名玄驹，大者如昆蜉，亦曰蚂蚁……蚁力最大，能举等身铁，人食之能益气力，泽颜色。"

（2）《本草纲目拾遗》："蚂蚁，近行伍中营医以此合壮药，颇效，益气力，泽颜色。"

【传统应用】黑蚂蚁温肾、壮阳、益精，可单用。治疗命门阳虚型、神疲乏力、腰膝酸软、精冷滑泄、肢冷尿频，常与淫羊藿、枸杞子等同用，如复方玄驹胶囊。治风湿痹痛，中风偏瘫，常与威灵仙、黄芪同用，如蚂蚁消痹汤（《重订严氏济生方》）。

【现代研究】

1. 药物成分

黑蚂蚁含多巴胺及其各种衍生物、吲哚类生物碱、吡啶类生物碱、酰胺类生物碱、单不饱和脂肪酸、蛋白质和多种氨基酸（主要为谷氨酸、丙氨酸和甘氨酸），以及 α－皮黄质、多种微量元素和维生素等。

2. 药理作用

（1）增强免疫功能：黑蚂蚁粉能显著提高小鼠淋巴细胞转化能力、抗体生成细胞数及自然杀伤细胞活性，从而增强小鼠免疫功能。黑蚂蚁乙醇提取液能显著提高小鼠巨噬细胞吞噬率、空斑形成细胞数、T 淋巴细胞增殖率及 IL-2 水平，并能促进外周血中 B 淋巴细胞产生抗体，对环磷酰胺造成的小鼠免疫功能损伤有明显的恢复和保护作用。

（2）降血糖：黑蚂蚁对四氧嘧啶所致糖尿病模型小鼠有明显降血糖作用，且与剂量呈量效关系，但对正常小鼠的血糖无明显影响。黑蚂蚁乙醇提取物能明显改善遗传性 KKAy 2 型糖尿病模型小鼠和正常 NIH 小鼠和昆明小鼠的糖耐量。

（3）抗抑郁：黑蚂蚁醇提物对利血平诱导的抑郁模型大鼠有显著抗抑郁作用，作用机制与调节神经递质代谢及抗神经细胞氧化有关。黑蚂蚁石油醚部位能显著改善大鼠抑郁样行为，抑制 NF-κB 通路蛋白表达，下调前额皮质 IL-1β、TNF-α 水平，抑制模型大鼠小胶质细胞及星形胶质细胞的激活以及吲哚胺 2,3- 双加氧酶（IDO）基因的表达。

（4）其他：黑蚂蚁醇提物可明显延长小鼠负重游泳时间，降低其血乳酸曲线下面积，加快乳酸的清除，降低血清中 BUN 含量，表明其具有一定抗运动性疲劳作用。蚂蚁粉能改善鼠宫内发育迟缓，促进胎鼠的生长发育，发挥保护鼠胎作用。

3. 临床应用

（1）类风湿性关节炎：复方黑蚂蚁粉（主要成分为黑蚂蚁）治疗类风湿性关节炎患者 77 例，总有效率为 98.7%。以黑蚂蚁为主药制成的蚂蚁通痹灵，根据病情随证加减，治疗类风湿性关节炎 35 例，总有效率为 97.1%。

（2）少弱精子症：以黑蚂蚁为君药的复方玄驹胶囊能显著增加少弱精子症患者精子密度、精子活率、精子总活力、精子前向运动率，并改善性激素水平，促进性功能恢复。

（3）不孕不育：复方玄驹胶囊能提高未破卵泡黄素化综合征（LUFS）性不孕患者排卵率和受孕率，改善其子宫内膜厚度。亦可改善薄型子宫内膜不孕症，提高排卵期子宫内膜厚度、卵巢血流动力学，提高患者的受孕率。复方玄驹胶囊辅助治疗肾阳虚型不育患者，有助于改善精液质量、调节生殖激素水平。

（4）其他：黑蚂蚁治疗复发性葡萄膜炎，结果发现，治疗组 50 例患者（对照组基础上加服黑蚂蚁）复发率为 16%，显著低于对照组 48 例患者（单纯服用激素）的 100%。另有报道蚂蚁制剂对改善性功能、治疗男女不孕不育、延缓衰老等方面都有良好效果。

参考文献

[1] 杨志欣，刘慧，许贵军，等. 黑蚂蚁的化学成分、药理作用及临床应用研究进展[J]. 中国药房，2020，31(9)：1148-1152.

[2] 刘秀英，胡怡秀，臧雪冰，等. 蚂蚁粉增强免疫功能的研究[J]. 湖南中医学院学报，2006，(1)：23-24+33.

[3] 王立芳，官杰，杜凤霞. 黑蚂蚁对H_{22}肝癌小鼠免疫功能的影响[J]. 中国基层医药，2004，(5)：69-70.

[4] 王雨，刘佳，阮海星，等. 大黑蚂蚁对正常及免疫低下小鼠的免疫调节作用[J]. 贵阳医学院学报，2001，(1)：10-11+14.

[5] 许邦仁，安群英，孟庆红，等. 黑蚂蚁粉对小鼠免疫功能的影响[J]. 贵阳医学院学报，2009，34(4)：415-417.

[6] 唐春萍，徐伟，谭载友，等. 拟黑多刺蚁对实验动物血糖和血脂的影响[J]. 中草药，1998，(9)：612-614.

[7] 薛长勇，郑子新，张荣欣，等. 拟黑多刺蚁乙醇提取物改善KKAy糖尿病小鼠糖代谢的活性效应[J]. 中国临床康复，2006，(43)：105-107.

[8] 韦桂宁，楚世峰，苏华，等. 拟黑多刺蚁醇提物抗抑郁作用研究[J]. 中国药理学通报，2015，31(9)：1280-1286.

[9] 张欣，龙倩，楚世峰，等. 拟黑多刺蚁石油醚部位对抑郁大鼠神经炎症反应的抑制作用[J]. 药学学报，2018，53(7)：1042-1047.

[10] 张庆华，吕晓华. 拟黑多刺蚁提取液可缓解小鼠体力疲劳[J]. 昆虫知识，2007，(2)：263-266.

[11] 段涛，毕奴玛，黄敏丽，等. 蚂蚁粉对吸烟引起的宫内发育迟缓大鼠作用影响的实验研究[J]. 中华围产医学杂志，2000，(1)：48-50.

[12] 宋振国，林映青. 复方黑蚂蚁粉治疗类风湿性关节炎77例[J]. 四川中医，2001，(4)：29.

[13] 王艳华. 复方玄驹胶囊联合艾灸关元穴治疗少弱精子症的疗效[J]. 医学信息，2022，35(18)：128-130.

[14] 农云. 复方玄驹胶囊辅治少弱精子症男性不育对精子形态及精液质量的影响[J]. 实用中医药杂志，2021，37(4)：636-637.

[15] 闫朋宣，杜宝俊，高雅蓓，等. 复方玄驹胶囊联合电温针、跳跃运动通治法治疗未破裂卵泡黄素化综合征性不孕

症的临床观察[J].世界中西医结合杂志，2022，17(7)：1450-1453.
[16] 李永红，王芳.复方玄驹胶囊对子宫内膜薄型不孕症患者促排卵周期卵巢血流及子宫内膜厚度的影响[J].贵州医药，2022，46(5)：749-750.
[17] 郝夏，周东方，苗晋忠.复方玄驹胶囊辅助治疗肾阳虚型不育症的效果及对生殖激素水平的影响[J].深圳中西医结合杂志，2022，32(10)：42-45.
[18] 廉大萌，杨爱荣，康艳丽，等.拟黑多刺蚁治疗复发性葡萄膜炎50例临床观察[J].黑龙江医学，1999，(2)：1-2.
[19] 吴福星，李郑林，朱美艳.蚂蚁的应用研究现状及进展[J].云南中医中药杂志，2006，(4)：59-60.

蟋蟀

【来源】《本草纲目》。

【性味归经】辛、咸，温。入膀胱经、小肠经。

【功能主治】利尿消肿，破血。用于水肿、尿闭、鼓胀。

【用法用量】内服：煎汤，4～6只；研末，1～3只。外用：适量，研末敷。

【药论】

（1）《本草纲目拾遗》：“治跌扑伤小肚，尿闭不出：蟋蟀一枚，煎服。”

（2）《药性考》：“能发痘。”

【传统应用】蟋蟀长于利尿消肿。治小水不通，痛胀不止，蟋蟀1只，阴阳瓦焙干，为末。白汤滚下，小儿减半（《医方集听》）。治老人尿闭，蟋蟀4只，蝼蛄4只，生甘草一钱。煎汤，分三次温服（《现代实用中药》）。蟋蟀亦可治肾虚阳痿，常与蜻蜓、狗肾配伍（《四川中药志》）。

【现代研究】

1. 药物成分

蟋蟀含脂肪酸、多巴胺类衍生物、生物碱类化合物、环二肽及简单的酚类。

2. 药理作用

蟋蟀能兴奋膀胱括约肌神经及缓解输尿管痉挛，有利尿作用。蟋蟀含退热成分，对发热家兔有显著解热作用，但对热射病的家兔无效。此外，蟋蟀退热素（能溶于水及低级醇，理化性质尚不详）有扩张血管、降低血压的作用。

3. 临床应用

蟋蟀利尿，破血。常用于水肿、小便不通、尿路结石、腹水、小儿遗尿等。治疗尿路感染，蟋蟀50只，加水500 mL，水煎分三次服用，对服磺胺类及四环素类抗生素的尿路感染有良好作用，未曾复发。

参考文献

[1] 徐新宝，王永宁.治疗尿路感染单方介绍[J].赤脚医生杂志，1976，(11)：17.

蝼蛄

【来源】《神农本草经》。

【性味归经】咸，寒。有小毒。入膀胱、大肠、小肠经。

【功能主治】利水通便，消肿解毒。治小便不利，水肿，石淋，瘰疬，痈肿恶疮。

【用法用量】内服：煎汤，3～4.5 g；研末，1～2 g。外用：适量，研末调涂。

【药论】

（1）《神农本草经》：“主难产，出肉中刺，溃痈肿，下哽噎，解毒，除恶疮。”

（2）《本草纲目》：“利大小便，通石淋，治瘰疬，骨鲠。”

【传统应用】蝼蛄利水消肿，水病肿满喘促不得卧眠、头面浮肿、水肿正气未伤者均可用之。用于大腹水肿、小便不利等实症，可与大戟、芫花等配伍。如治尿闭，可用蝼蛄焙焦，趁热研碎，用黄酒或开水调服。

【现代研究】

1. 药物成分

主要含生物碱类、蒽醌类化合物、脂肪酸、氨基酸及各种微量元素等。

2. 药理作用

（1）利尿：蝼蛄水提物能显著提升水盐负荷模型大鼠和小鼠的尿量以及尿液中 Na^+、Cl^- 的浓度及 Na^+/K^+ 比值，其利尿作用集中表现在灌胃后 2 ～ 6 小时，药效作用持久而缓和。

（2）抗菌：从蝼蛄中分离出的蝼蛄素 A 具有广谱抗革兰阳性菌（枯草芽孢杆菌、金黄色葡萄球菌）和革兰氏阴性菌（大肠埃希菌）活性；蝼蛄素 B 对枯草芽孢杆菌有较好的抑菌活性。

（3）其他：蝼蛄水提物能显著减少小鼠的自发活动次数，表明其对小鼠具有一定镇静作用。蝼蛄提取物中的分离样品对 3 种人宫颈癌细胞株和 2 种人肝癌细胞株均有明显细胞毒性，表明其可能具有潜在的抗肿瘤作用。

3. 临床应用

（1）水肿：用蝼蛄治疗 17 例水肿病，多数患者于服蝼蛄粉后 3 ～ 5 小时即开始小便，在服药后 3 ～ 5 天时利尿通便作用最为显著，消肿也最明显，所有患者在治疗 15 天后痊愈。

（2）慢性非细菌性前列腺炎：蝼蛄含高浓度的钾，具有比一般利尿药物更强的利尿作用，有助于炎症消退。含蝼蛄的前列倍喜胶囊治疗 50 例慢性非细菌性前列腺炎，其中治愈 11 例（22.0%），显效 18 例（36.0%），有效 14 例（28.0%），无效 7 例（ 14.0% ），总有效率 86.0%。与对照组比较，在改善慢性前列腺炎症状评分方面有显著差异。

参考文献

[1] 熊伟, 张晓娟, 杨勇琴, 等. 东方蝼蛄水提物对实验动物利尿和镇静作用的研究[J]. 生命科学仪器, 2015, 13(3): 34-37.

[2] 牛兰岚. 节肢动物蝼蛄和独角仙抗菌活性成分的分离及结构鉴定[D]. 洛阳: 河南科技大学, 2015.

[3] 杨勇琴, 张成桂, 自加吉, 等. 东方蝼蛄醇提物对3种人类肝癌细胞株的细胞毒性研究[J]. 中国民族民间医药, 2017, 26(15): 66-69.

[4] 自加吉, 张成桂, 杨勇琴, 等. 东方蝼蛄提取物对3株人宫颈癌细胞的细胞毒性研究[J]. 平顶山学院学报, 2017, 32(5): 54-57.

[5] 刘因华, 赵远, 张菊, 等. 蝼蛄的研究进展[J]. 云南中医中药杂志, 2020, 41(12): 81-85.

[6] 陈新民, 陈振华, 高雁, 等. 前列倍喜治疗慢性非细菌性前列腺炎50例临床观察[J]. 湘南学院学报(医学版), 2009, 11(4): 47-48.

石燕

【来源】《新修本草》。

【性味归经】甘、咸，凉。入肾、膀胱经。

【功能主治】除湿热，利小便，退目翳。治淋病，小便不通，带下，尿血，肠风痔漏，眼目障翳。

【用法用量】内服：煎汤，5～15 g，或磨汁。外用：水磨点眼。

【药论】

（1）《新修本草》："以水煮汁饮之，主淋。"

（2）《玉楸药解》："利水通经，止带，催生。治淋沥热涩，尿血便秘，消渴，带下，痔漏。"

（3）《本草纲目》："疗眼目障翳。石燕性凉，乃利窍行湿热之物。宋人修《本草》，以食钟乳禽石燕，混收入此石燕下，故世俗误传此石能助阳，不知其正相反也。"

【传统应用】治伤寒小便不通、小腹胀满，常与葱白配伍，石燕火煅为末，葱白汤调下，如石燕散（《小儿卫生总微论方》）。如治石淋血淋，常与滑石、瞿麦等配伍，如石燕丸（《三因极一病证方论》）。治血淋心烦，石燕子、商陆、赤小豆、红花各等分，为末，每服一钱，葱白汤调下（《圣惠方》）。

【现代研究】

1. 药物成分

石燕中主要为碳酸钙，尚含少量磷酸及二氧化硅。

2. 药理作用

石燕具有退热、利尿等作用。

3. 临床应用

石燕作为并不常见的矿物类药物，用于淋证、带下、小儿疳积和目疾方面。历代医家曾出现误用混用的情况，李时珍在《本草纲目》中有做解释："石燕有二，一种是此，乃石类也，状类燕而有文……一种是钟乳穴中石燕似蝙蝠者，食乳汁能飞，乃禽类也……禽石燕食乳，食之补阳，与钟乳同功，俗人不知，往往用此石为助阳药，刊于方册，误矣"。治疗赤白带下，多年不止，以石燕一枚，磨水服。

参考文献

[1] 石燕常用选方. 湖南中医杂志, 2020, 36（6）: 49.
[2] 王世民. 医方药性别解［J］. 山西中医, 2013, 29（4）: 46-47.

九香虫

【来源】《本草纲目》。

【性味归经】咸，温。归肝、脾、肾经。

【功能主治】理气止痛，温中助阳。用于胃寒胀痛，肝胃气痛，肾虚阳痿，腰膝酸痛。

【用法用量】内服：煎汤，3～9 g；或入丸、散。

【药论】

（1）《本草纲目》："治膈脘滞气，脾肾亏损，壮元阳。"

（2）《本草新编》："兴阳益精。"

（3）《现代实用中药》："适用于神经性胃痛，腰膝酸痛，胸脘郁闷，因精神不快而发胸窝滞痛等症，配合其他强壮药同服有效。"

【传统应用】九香虫利膈间滞气，助肝肾亏损，常与车前子、陈皮、白术、杜仲配伍，如乌龙丸（《摄生众妙方》）。治胸脘胁痛，用九香虫三两，炙全蝎二两，研末，蜜丸，每丸一钱重，每次半丸，日服 2 次（《吉林中草药》）。补肾壮阳，理气止痛，如九香虫酒（《民间验方》）。

【现代研究】

1. 药物成分

该药主要有脂肪酸类化合物、维生素、微量元素、磷脂、蛋白质和氨基酸。其脂肪油以不饱和脂肪酸为主。比较特殊的是九香虫体内含有大量多巴胺类衍生物，并且具有一定的生物活性。

2. 药理作用

（1）对泌尿生殖系统的作用：九香虫含有丰富的多巴胺类、吲哚类、哌啶类化合物对肾病有保护作用，网络药理学研究表明其可能通过“肾素分泌”“肾素－血管紧张素系统”路径发挥此作用。其含有的多巴胺三聚体能显著抑制肾小管上皮细胞 Smad3 基因磷酸化，并减少肾系膜细胞促炎症因子和胶原的分泌；还可通过增加锰暴露大鼠睾酮合成通路上的关键基因和蛋白的表达水平，从而提高血浆睾酮水平，改善精子发生的微环境，明显对抗急性锰染毒造成的雄性大鼠生殖器官的损伤，改善睾丸曲细精管的形态结构，显著增加锰暴露大鼠的精子数目，改善生殖能力。

（2）抗肿瘤：九香虫的多种提取物能抑制胃癌、肝癌等多种肿瘤细胞增殖，其蛋白成分可通过诱导细胞凋亡、阻滞细胞周期、影响凋亡相关因子抗肿瘤，其与猴头菇、雷公藤等清热解毒、抗癌祛邪为主药制备的纯中药胶囊治疗胃癌，能直接杀死癌细胞，阻断新生血管生成，使癌细胞不能得到充足的营养供应，对胃癌患者的临床试验总有效率为 90%。

（3）抗疲劳：九香虫提取物高剂量能显著降低血清乳酸含量，延长力竭游泳时间，降低血清尿素含量，具有明显的抗疲劳作用。

九香虫还有抗菌、抗氧化、抗凝血、抗溃疡、增强免疫力等药理作用。

3. 临床应用

（1）泌尿系统疾病：九香虫有明显保护肾的作用，是医家任继学教授治疗慢性肾衰的高频次（≥ 90 次）用药之一。九香虫与紫河车、黄芪、熟地黄等多种药物合用所制的中药制剂可以用于慢性前列腺炎。

（2）男科疾病　九香虫温肾助阳、疏肝行气，佐助淫羊藿、仙茅、菟丝子、肉桂等温通壮阳之药治疗阳痿。与淫羊藿、当归、赤芍等配伍的调肝益肾汤加减治疗阳痿 40 例，总有效率达 95%。以九香虫为主配伍山茱萸、当归、熟地黄治疗性神经衰弱 46 例，总有效率为 93.5%；配伍桑螵蛸发挥温补脾肾、涩精止泄之功，可治疗早泄。利用九香虫补脾、补肾、壮阳之功效，与枸杞子、淫羊藿煎汤治疗男性肾虚不育 10 例，总有效率达 91%。采用通络亢痿汤（由九香虫、川牛膝、仙灵脾、僵蚕等药组成）治疗功能性勃起功能障碍 230 例，总有效率 79.6%。

（3）妇科疾病：九香虫行气疏肝止痛，复方可用于慢性盆腔疼痛症的治疗。金季铃取其通络止痛之功效，配合少腹逐瘀汤可明显缓解子宫内膜异位症引发的盆腔疼痛。九香虫配伍当归、川芎等，治疗 39 例子宫内膜异位症之痛经，有效率达 89.74%。有医家将九香虫纳入治疗原发性痛经的方中，该药尤其对气滞血瘀型痛经效果最好。还有医家用其治疗不孕的记录。

（4）内科疾病：九香虫还广泛用于内科疾病的治疗，如胃部痉挛性疼痛、慢性萎缩性胃炎、胆汁反流性胃炎、糜烂性胃炎、慢性溃疡性结肠炎、重型病毒性肝炎等。

此外，九香虫还可用于腰肌劳损等外科疾病。

参考文献

[1] 李莎，李磊，彭洪兵，等. 九香虫化学成分、药理作用及临床应用研究进展[J]. 中国中药杂志，2020，45(2)：303-311.

[2] 何天目，段灿灿，侯晓晖，等. 基于网络药理学探究九香虫肾保护作用机制[J]. 中成药，2021，43(4)：1063-

1071.
[3] 孙海云，姚敏. 虫类中药在慢性肾炎治疗中的应用[J]. 中国中西医结合肾病杂志，2022，23（11）：1011–1013.
[4] 王涌. 九香虫水提液对锰暴露大鼠睾丸间质细胞及睾酮合成的影响和机制[D]. 遵义：遵义医科大学，2019.
[5] 宋政伟，尹卫平，刘普，等. 常见蝽类昆虫的化学成分及药理活性研究进展[J]. 应用昆虫学报，2011，48（3）：753–756.
[6] 李娟，张一唱，崔光红，等. 九香虫提取物的抗疲劳和补肾壮阳活性评价[J]. 中南民族大学学报（自然科学版），2018，37（2）：45–48.
[7] 王捍齐. 基于数据挖掘方法总结任继学教授治疗慢性肾衰经验研究[D]. 长春：长春中医药大学，2020.
[8] 胡广，李秋菊，胡均霖. 一种治疗前列腺癌的中药酵素及其制备方法[P]. 广东：CN201810022967.8，2018–05–15.
[9] 王仲娟，王志红，李淑娟. 一种用于治疗前列腺炎的中药制剂及制备方法[P]. 山东：CN201610620560.6，2016–11–23.
[10] 邱荃，孙自学. 孙自学教授佐用九香虫治疗阳痿经验[J]. 时珍国医国药，2020，31（12）：3010–3012.
[11] 刘茂君，米耀武. 调肝益肾汤治疗阳痿40例[J]. 陕西中医，2004，25（8）：698–699.
[12] 李浩，罗志律，刘火平. 九香虫为主治疗性神经衰弱46例[J]. 湖北中医杂志，2006，（4）：39.
[13] 顾勇刚，顾正标. 虫类药对治疗男科病举隅[J]. 实用中医药杂志，2010，26（8）：573.
[14] 丁宜宁. 九香虫汤治疗男性肾虚不育症10例[J]. 中国社区医师，2007，（7）：37.
[15] 孙成军，曹军. 通络亢痿汤治疗功能性勃起功能障碍230例[J]. 光明中医，2009，24（10）：2015–2016.
[16] 邓高丕. 慢性盆腔疼痛症的治疗[J]. 新中医，1991，（8）：16–17.
[17] 王兰芬，金季玲. 金季玲治疗子宫内膜异位症经验[J]. 湖南中医杂志，2016，32（1）：26–27.
[18] 蔡宇萍. 陈颖异治疗子宫内膜异位症的临床经验总结[D]. 杭州：浙江中医药大学，2011.
[19] 胥波. 胥京生辨治痛经经验[J]. 中医杂志，2011，52（8）：704–705.
[20] 李晓荣，邓高丕. 邓高丕教授治疗原发性痛经经验介绍[J]. 新中医，2013，45（6）：197–198.
[21] 龙福珍. “不孕、(疒征)瘤害胎” 治验案[J]. 新中医，1989，（3）：21–22.
[22] 刘庆芳. 九香虫现代临床研究与应用[J]. 河南大学学报（医学科学版），2002，21（4）：66–67.

雀脑

【来源】《名医别录》。

【性味归经】甘，平。入肾经。

【功能主治】补肾兴阳，润肤生肌。主肾虚阳痿，耳聋，聤耳，冻疮。

【用法用量】外用：适量，塞耳；外涂或烧研调敷。

【药论】

（1）《滇南本草》：“兴阳泄精。”

（2）《名医别录》：“主耳聋。”

【传统应用】治冻疮，雀脑烧灰研细，小油调，涂冻疮口上（《儒门事亲》）。治聤耳，雀脑以棉裹少许，塞耳中（《圣济总录》）。

【现代研究】

1. 药物成分

雀脑中含氨基酸、B 族维生素、维生素 C、胆固醇，以及钙、磷、铁等矿物质。

2. 药理作用

暂无雀脑相关药理作用的报道。

3. 临床应用

雀脑甘平入肾，肾生骨髓，开窍于耳，髓又充脑，故雀脑当有补肾兴阳之用。本品多外敷或塞耳，不常内服。雀脑散是以雀脑为主药，配以西红花、麝香、菖蒲等辛温开窍之品。本品可治疗脑震荡后遗症，观察雀脑散治疗 30 例脑震荡后遗症的疗效，40 天为一疗程。治愈 20 例，其中经 1 个疗程治愈者 9 例，2 个疗程治愈者 11 例，显效 6 例，无效 2 例，总有效率达 93%。

参考文献

[1] 段秀俊, 刘培, 杨超, 等. 雀脑药材的质量标准提升研究[J]. 世界科学技术-中医药现代化, 2020, 22(8): 2831-2838.

[2] 张振榆, 张伟. 雀脑散治疗脑震荡后遗症30例[J]. 中国中医急症, 2010, 19(2): 321-322.

地龙

【来源】《神农本草经》。

【性味归经】咸，寒。归肝、脾、膀胱经。

【功能主治】清热定惊，通络，平喘，利尿。用于高热神昏，肝阳头痛，惊痫抽搐，关节痹痛，中风偏瘫，肢体麻木，半身不遂，肺热喘咳，尿少水肿，高血压。

【用法用量】内服：煎汤，4.5 ～ 9 g；或末，每次 1 ～ 2 g；或入丸、散。

【药论】

（1）《名医别录》：“大寒，无毒。主治伤寒伏热，狂谬，大腹，黄疸……盐沾为汁，治耳聋。”

（2）《日华诸家子本草》：“治中风，并痫疾，去三虫，治传尸，天行热疾，喉痹，蛇虫伤。”

（3）《滇南本草》：“味苦、辛，性寒。祛风。治小儿螵惊风，口眼歪斜，强筋，治痿软”“治小儿肾囊肿大或硬用之。”

（4）《本草纲目》：“性寒故能解诸热疾，下行故能利小便，治足疾而通经络也。”

（5）《本草便读》：“地龙即蚯蚓，此物蛰于土，且所食者亦土，善窜穴下行，咸寒无毒，入脾胃二经。凡一切大热狂乱、大腹水肿、小便不通等证，皆可用此下导。又治湿热香港脚上攻，内用外用各方，皆有神效。”

【传统应用】治伤寒六七日热极，心下烦闷，狂言，单味溺煮，去滓服之（《补缺肘后方》）。治小儿慢惊风，心神闷乱，烦懊不安，筋脉拘急，胃虚虫动，反折啼叫，与乳香配伍，如乳香丸（《圣济总录》）。治一切肿毒，风毒肿，半身不遂；头风，伤寒，疔疮，与天麻、苍术、川乌等配伍，如广圣散（《普济方》）。

【现代研究】

1. 药物成分

该药主要有氨基酸类、多肽类、核苷类和有机酸类等。地龙含有包括人体 8 种必需氨基酸在内的 20 余种氨基酸类成分，并且含有丰富的有机酸，包括饱和脂肪酸、不饱和脂肪酸和其他羧酸类成分。另外还含有一定数量的微量元素，如铁、铜、铬及锌等。蛋白质及肽类为主要有效物质。

2. 药理作用

（1）对泌尿生殖系统的作用：地龙及其提取物可明显改善血液流变学指标，从而改善血液瘀滞状态，发挥肾脏保护作用，能通过阻碍肾小球系膜细胞的增殖和肾小球局部血栓的形成达到治疗肾病的目的；其有效成分蚯蚓纤溶酶可降低血清胆固醇、TG、LDL 及脂蛋白 a 的水平，升高 HDL，从而能改善糖尿病肾病患者的血脂异常；还能抑制体外培养的肾小球系膜细胞的异常增殖及 TGF-β_1 和 CTGF 的蛋白表达，从而通过减少系膜基质的聚集，延缓肾小球的硬化。

（2）对心血管系统的作用：地龙可恢复胰岛素样生长因子 1 受体（insulin-likegrowth factor 1, IGF-1R）和磷酸化蛋白激酶 B（p-Akt）水平，上调磷脂酰肌醇 3- 激酶 / 蛋白激酶 B（PI3K/Akt）通路，减轻高浓度氯化钾诱导的成心肌细胞线粒体损伤和促纤维化；其醇提物可激发抗凋亡蛋白 Bcl-2 和 B 淋巴细胞瘤 -xL（B-cell lymphoma-xL，Bcl-xL），下调促凋亡蛋白 TNF-α，从而剂量依赖性地抑制 LPS 诱导的心肌细胞凋亡，保护心脏。地龙中的地龙多肽和类血小板活化因子能通过人体脊髓的中枢神经系统引起中枢神经兴奋，促进血管扩张，从而使血压降低。地龙降压蛋白肽可通过降低 Ang Ⅱ，抑制 ACE 活性来降低血压。

（3）抗凝血、抗血栓：地龙中存在的蚓激酶是一种含酶的复合物，具有较强的抗凝血、溶栓的功能，是疗效非常明确的溶栓药物。地龙的水提液能显著延长机体内的血小板血栓和纤维蛋白血栓的形成时间。

（4）对神经系统的作用：地龙提取物可通过稳定神经元的形态结构，抑制大脑皮质损伤后 Caspase-3 的表达，减少神经元的凋亡，显著恢复损伤后的大鼠外周神经功能。

地龙还有抗肿瘤、促皮肤组织修复、抗菌、平喘（舒张气管平滑肌收缩）、抗炎、解热、镇痛等作用。

3. 临床应用

（1）泌尿系统疾病：制地龙配伍海金沙、琥珀、茵陈等药的复方金砂牛汤治疗 63 例泌尿系结石患者，取制地龙解痉活血、通络利尿之功，总有效率达 98.82%。地龙复方三金石龙汤（地龙与金钱草、海金沙、鸡内金、石韦等配伍）治疗泌尿系结石 113 例，总有效率高，地龙对输尿管平滑肌的扩张作用可促进结石下排。地龙配伍黄芪是杜雨茂教授治疗肾病的常用药对之一，二者配伍能改善肾炎患者的血液流变学，抑制肾小球局部血栓的形成，故能延缓慢性肾衰竭病程进展。地龙活血汤加减配合泼尼松治疗 32 例原发性肾病综合征患者，总有效率 87.5%，比单用泼尼松的组别疗效更显著，并减少复发率。地龙活血化瘀，与柴胡、黄柏等组成的复方前列安合剂治疗良性前列腺增生患者 64 例，有效病例达 59 例。以灵芝孢子、川足、地龙、大青叶等组成的川龙抑癌汤，其中地龙的蛋白有效成分可通过丝氨酸蛋白酶水解作用破坏肿瘤细胞结构，降低肿瘤细胞活性而达到抗肿瘤的作用，本方加减治疗前列腺癌可提高临床疗效。地龙的多种复方可有效治疗慢性前列腺炎，如复方地虎汤加减治疗 41 例患者，有效率显著高于对照组前列安通片；地龙车前子汤熏洗加药粉敷脐治疗慢性前列腺炎 33 例，总有效率达 87.9%。

（2）男科疾病：地龙入下焦，通阴络，利水道，尤适用于湿热明显的阳痿患者；能通行经络、引药入经，在配合其他温阳补肾、疏肝益气的中药治疗肾气不足、肾阳亏虚、肝气郁结型阳痿时多有效验。由红花、白毛夏枯草、皂角刺、干地龙组成的宗敦义自创方红白皂龙汤善清热利湿解毒、活血化瘀通络，临床用于无精子症，久治不愈、临床症状不甚明显的不射精、睾丸痛、阴茎痛，均取得较好疗效。由提取地龙杀精液后的剩余物加工的地龙粉有强化精子、提高精液质量的作用，在 30 例不育患者中，服药后患者的精子浓度、精子活动率及精子存活率都显著提高。

（3）妇科疾病：以当归、白芍、川芎、熟地黄、地龙等为基础方，随证加减，以养血和血法治疗 62 例痛经患者，临床治愈率 82.3%。地龙复方脂芍汤、补阳还五汤加减治疗子宫内膜异位症及继发性痛经，均收到了较好的临床疗效。以加味补阳还五汤为主治疗 48 例盆腔瘀血症患者，收效率达 91.7%。另外，补阳还五汤中当归、川芎、地龙等养血活血通络，祛瘀生新，能增强子宫与输卵管的收缩与蠕动，最终促进精卵结合，易于受孕。地龙复方配合输卵管通液术治疗 40 例继发性不孕症患者，总有效率达 90%。

（4）小儿癫痫：以白术、陈皮、地龙、枸杞子为主的地龙消痫汤结合卡马西平治疗小儿癫痫可更好地改善患儿的临床疗效，减少癫痫发作频率及发作时间，更利于小儿癫痫的痊愈。

此外，地龙液可治疗支气管哮喘急性发作；地龙配伍肉桂、苏木、当归尾、桃仁可用于治疗腰椎间盘突出症、腰扭伤等。

参考文献

[1] 商烨, 齐丽娜, 金华, 等. 地龙化学成分及药理活性研究进展[J]. 药物评价研究, 2022, 45(5): 989-996.
[2] 王艳丽, 宁宇, 丁莹. 地龙的化学成分及药理作用研究进展[J]. 中医药信息, 2022, 39(12): 86-89.
[3] 杨帆, 方敬, 郭帅, 等. 地龙及其提取物治疗慢性肾脏病的研究与应用[J]. 中药药理与临床, 2021, 37(6): 222-226.
[4] 王东, 唐志书, 李倩, 等. 地龙活性物质的提取及对创伤修复效应的研究进展[J]. 中药材, 2021, 44(8): 1997-2001.
[5] 周少娟, 吴霞晖, 叶锦珠, 等. 金砂牛汤治疗泌尿系结石63例临床观察[J]. 实用中医内科杂志, 2013, 27(9): 71-72.
[6] 卓鹏伟, 庞素银. 三金石龙汤治疗泌尿系结石113例[J]. 实用中医药杂志, 2006, (2): 81.
[7] 杜治锋, 杜医杰, 冯丽萍, 等. 杜雨茂教授治疗肾病常用药对举隅[J]. 陕西中医药大学学报, 2020, 43(6): 26-28.
[8] 李小励, 尹友生, 韦家智, 等. 加减地龙活血汤联合激素治疗原发性肾病综合征[J]. 临床肾脏病杂志, 2011, 11(8): 374-376.
[9] 徐波, 董春来, 魏永进. 前列安合剂治疗良性前列腺增生症64例临床研究[C]//中国中西医结合学会男科专业委员会, 上海市中西医结合学会泌尿男科专业委员会, 上海市中医药学会男科分会. 首届全国中西医结合男科论坛——暨第二次全国男科青年学术会议2012上海市中西医结合学会、中医药学会泌尿男科学术年会论文集. 昆明市中医医院, 2012: 1.
[10] 胡芳. 川龙抑癌汤加减治疗前列腺癌临床评价及网络药理学研究[D]. 扬州: 扬州大学, 2023.
[11] 张彦峰. 复方地虎汤加减治疗慢性前列腺炎41例[J]. 现代中医药, 2012, 32(1): 35-36.
[12] 李志娜, 李春秋, 邱建华. 地龙车前子汤熏洗治疗慢性前列腺炎33例[J]. 中国民间疗法, 2010, 18(1): 14-15.
[13] 王浩, 张继伟, 杜冠潮, 等. 郭军教授运用虫类药辨治阳痿经验[J]. 西部中医药, 2023, 36(10): 52-55.
[14] 蒙浩, 陈铭, 崔学教. 崔学教温肾化瘀通经治疗阳痿经验[J]. 广州中医药大学学报, 2018, 35(6): 1104-1106.
[15] 金保方, 黄宇烽, 夏欣一, 等. 红白皂龙汤治疗男科疾病举隅[J]. 中医研究, 2007, (1): 38-41.
[16] 张复夏, 郭宝珠, 王惠云, 等. 地龙粉治疗男性不育症30例[J]. 陕西中医, 1996, (10): 438-439.
[17] 陶婷婷, 吕伯东, 黄晓军. 单味中药治疗弱精子症的研究现状[J]. 浙江中医药大学学报, 2008, (3): 421-422.
[18] 李晓红, 李锦春, 刘翠花. 养血和血法治疗痛经62例[J]. 陕西中医, 2003, (5): 399.
[19] 焦敏, 王招秀, 衷学军. 脂芎汤治疗子宫内膜异位症痛经40例[J]. 中国民间疗法, 2010, 18(11): 34.
[20] 李亚民. 补阳还五汤的临床应用[J]. 医学信息(中旬刊), 2011, 24(7): 3426.
[21] 陈旦平, 董桂红, 曹萍芳. 补阳还五汤为主治疗不孕症63例[J]. 四川中医, 2000, (1): 36-37.
[22] 刘京昱. 中药配合输卵管通液术治疗继发性不孕症40例[J]. 内蒙古中医药, 2012, 31(2): 10.
[23] 汤兴萍. 地龙消痫汤联合卡马西平治疗小儿癫痫26例[J]. 中国中医药科技, 2019, 26(2): 267-269.
[24] 王左. 地龙液治疗支气管哮喘急性发作临床观察[J]. 中国中医急症, 1996, (1): 3-5.
[25] 龙厚任, 曾朝辉, 尹增涓, 等. 地龙散临床应用研究进展[J]. 湖南中医杂志, 2023, 39(3): 200-202.

露蜂房

【来源】《神农本草经》。

【性味归经】甘，平，有毒。入肝、胃、肾经。

【功能主治】祛风止痛，解毒消肿，杀虫止痒。主风温痹痛，风虫牙痛，痈疽恶疮，瘰疬，喉舌肿痛，痔漏，风疹瘙痒，皮肤顽癣。

【用法用量】内服：煎汤，5 ～ 10 g；研末服，2 ～ 5 g。外用：适量，煎水洗、研末掺或调敷。

【药论】

（1）《神农本草经》：“主惊痫瘈疭，寒热邪气，癫疾，蛊毒，肠痔。”

（2）《滇南本草》：“治一切虚证，阳痿无子，采服之。”

（3）《本草纲目》：“露蜂房，阳明药也。外科齿科及他病用之者，亦皆取其以毒攻毒，兼杀虫之功耳。”

【传统应用】治疗崩漏带下、阴痿等，可用蜂房末送服。治瘰疬生头、脓水不干、痒痛，常与玄参、黄芪、杏仁等同用，如蜂房膏（《太平圣惠方》）。治风气客于皮肤、瘙痒不已，常与蝉蜕等配伍。

【现代研究】

1. 药物成分

露蜂房含露房油、蜂蜡、树脂、多种糖类、黄酮类、固醇、萜类、维生素和无机盐等。

2. 药理作用

（1）抗炎：30 g/kg 露蜂房水提物对巴豆油诱发的小鼠耳郭肿胀有明显的抑制作用，此作用于切除实验动物两侧肾上腺后仍然出现，表明其抗炎作用可能与兴奋垂体－肾上腺系统无关。5 g/kg 的露蜂房水提物对大鼠皮下注射蛋清所致的足垫肿胀、棉球诱发的肉芽组织增生均有显著抑制作用，其中酸性多肽 NV-PP 和酸性蛋白 NV-PP-4 可能是露蜂房发挥抗炎作用的物质基础。

（2）抗菌：露蜂房的乙醇提取物及多个萃取部位体外对口腔变形链球菌、内氏放线菌、黏性放线菌、乳酸杆菌和金黄色葡萄球菌的生长有抑制作用，对黑色素杆菌的产生也有较强的抑制作用。蜂房醇提物能逆转铜绿假单胞菌的耐药性，表现为蜂房醇提物作用于耐药菌 5 天后，耐药基因 *TEM* 和 *OXA*-10 的 mRNA 表达由阳性转变为阴性。

（3）抗肿瘤：体外实验中，露蜂房可以抑制多种类型肿瘤细胞的生长，作用机制与促进肿瘤细胞凋亡和影响其细胞周期相关。露蜂房水提醇沉后的上清提取物能显著延长 H_{22} 荷瘤小鼠的生存期，抑瘤作用机制可能是通过下调细胞周期蛋白 B1（cyclin B1），影响细胞周期依赖性激酶 1（Cdc2-cyclin B1），阻断组蛋白 H1 磷酸化，从而影响细胞从 G_2 期进入 M 期。

（4）其他：蜂房的丙酮提取物可减弱家兔离体肠管蠕动、紧张度。蜂房有轻度利尿作用，家兔口服蜂房 0.9 g 后 24 小时内尿量平均增加 28%。

3. 临床应用

（1）外伤感染：蜂房具有祛腐生肌、消炎收敛之功效，应用蜂房治疗 172 例顽固性外伤感染，全部患者经治疗 10 ～ 18 天渗出明显减少，创面长出新鲜肉芽组织。

（2）类风湿性关节炎：运用露蜂房冲剂治疗类风湿性关节炎患者 96 例，总有效率为 96.8%，其中显效率为 40.6%。

（3）男科相关疾病：治疗气虚不固所致的阳痿或小儿遗尿，多与白术、山药、菟丝子等配伍。治疗弱精、少精、阳痿、遗精、白浊等症，常与雄蚕蛹配伍，增强补益肝肾、壮阳生精的功效。

参考文献

[1] 程茂盛，琚大伟，吴虹，等. 意蜂老巢脾与露蜂房抗炎活性研究［J］. 中国蜂业，2011，62（Z3）：43-45.

[2] 李琳，柳雪枚. 露峰房抗炎蛋白中多肽成分的分离、纯化及性质研究［J］. 中国药学杂志，1999，（4）：17-20.

[3] 徐伟，肖宣，柳雪枚. 中药露蜂房水溶性蛋白NV-PP-4的分离纯化及部分理化性质鉴定［J］. 药学实践杂志，2000，（5）：284-285.

[4] XIAO J，LIU Y，ZUO YL，et al. Effects of Nidus Vespae extract and chemical fractions on the growth and acidogenicity

of oral microorganisms [J]. Arch Oral Biol, 2006, 51(9): 804–813.
[5] XIAO J, ZUO YL, LIU Y, et al. Effects of Nidus Vespae extract and chemical fractions on glucosyltransferases, adherence and biofilm formation of Streptococcus mutans [J]. Arch Oral Biol, 2007, 52(9): 869–875.
[6] 王银龙, 张敏丽, 程文显, 等. 蜂胶对牙周致病菌的抑制作用 [J]. 安徽中医学院学报, 1996, (4): 59–60.
[7] 庄爱文, 饶芳, 刘文洪, 等. 蜂房醇提物逆转铜绿假单胞菌耐药性的 [J]. 中国中医药科技, 2011, 18(2): 123–124.
[8] 邵萌, 王启瑞, 范钦, 等. 露蜂房的化学成分和药理作用研究进展 [J]. 中国中医药现代远程教育, 2015, 13(4): 157–159.
[9] 贾爱明, 胡文梅, 张红, 等. 露蜂房提取物对H_{22}肝癌小鼠防治作用及其机制的实验研究 [J]. 世界中西医结合杂志, 2012, 7(12): 1045–1047+1056.
[10] 倪士峰, 刘惠, 李传珍, 等. 蜂房药学研究 [J]. 云南中医中药杂志, 2009, 30(5): 71–73.
[11] 高士贤. 中国动物药志 [M]. 长春: 吉林科学技术出版社, 1996.
[12] 张新, 祝萍. 蜂房治疗顽固性外伤感染 [J]. 中国民间疗法, 2003, (4): 28.
[13] 李传皓. 露蜂房冲剂治疗类风湿性关节炎 [J]. 江西中医药, 1995, (S1): 80.
[14] 陈伟民, 何益新. 虫类药药对在男科疾病治疗中应用例析 [J]. 中国临床医生杂志, 2015, 43(10): 81–83.

七、荣养络脉药

荣养络脉药主要以补益药为主，滋荣温养络中气血阴阳，主要用于络虚不荣证。络虚包括络中气血阴阳的不足，气虚主要指络气亏虚，主要表现为机体活动功能的减退，如气短乏力、身疲懒言、气虚导致阳虚则畏寒肢冷；血虚主要指络血亏虚失其渗灌濡养之功，常见面色晄白、爪甲无华、眩晕健忘，血虚常兼阴虚而见五心烦热、盗汗口干诸症。补络中气虚主用大补真元之人参，补络中阳虚常用温扶元阳之鹿茸，补络中血虚常用血肉有情之品阿胶，补络中阴虚常用麦冬、白芍。基于精血同源，亦常用紫河车以脏补脏，血肉有情之品善滋填真精。络脉为气血通路，荣养络脉之补益药以不壅塞气机为原则，故荣养络脉药常与前述通络药物并用，即叶天士所谓："络虚通补。"

（一）益气通络

人参

【来源】《神农本草经》。

【性味归经】甘、微苦，平。归脾、肺、心经。

【功能主治】补气荣络，复脉固脱，补脾益肺，生津养血，安神益智。用于体虚欲脱，肢冷脉微，脾虚食少，肺虚喘咳，津伤口渴，内热消渴，气血亏虚，久病虚羸，惊悸失眠，阳痿宫冷。

【用法用量】内服：3～9 g，挽救虚脱可用 15～30 g，文火另煎兑服；也可研粉吞服，一次 2 g，一日 2 次；亦可熬膏，或入丸、散。

【使用注意】不宜与藜芦、五灵脂同用。

【药论】

（1）《神农本草经》："主补五脏，安精神，止惊悸，除邪气，明目，开心益智。"

（2）《名医别录》："疗肠胃中冷，心腹鼓痛，胸胁逆满，霍乱吐逆，调中，止消渴，通血脉，破坚积，令人不忘。"

（3）《药性论》："主五脏气不足，五劳七伤，虚损瘦弱，吐逆不下食，止霍乱烦闷呕哕，补五脏六腑，保中守神""消胸中痰，主肺痿吐脓及痫疾，冷气逆上，伤寒不下食，患人虚而多梦纷纭，加而用之。"

（4）《日华子诸家本草》："调中治气，消食开胃。"

（5）《洁古珍珠囊》："养血，补胃气，泻心火。"

（6）《医学启源》："治脾胃阳气不足及肺气促，短气、少气，补中缓中，泻肺脾胃中火邪"。

（7）《主治秘要》："补元气，止泻，生津液。"

（8）《滇南本草》："治阴阳不足，肺气虚弱。"

（9）《本草蒙筌》："定喘嗽，通畅血脉，泻阴火，滋补元阳。"

（10）《本草纲目》："治男妇一切虚证，发热自汗，眩晕头痛，反胃吐食，痎疟，滑泻久痢，小便频数，淋沥，劳倦内伤，中风，中暑，痿痹，吐血，嗽血，下血，血淋，血崩，胎前产后诸病。"

【传统应用】

（1）体虚欲脱、肢冷脉微。凡大汗、大吐、大失血或大病、久病所致元气虚极欲脱、脉危欲绝的危重证候，单用人参大量浓煎服，如独参汤（《景岳全书》）。若气虚欲脱兼见汗出、四肢逆冷等亡阳征象者，与附子同用，以补气固脱，回阳救逆，如参附汤（《正体类要》）。若气虚欲脱兼见汗出身暖、渴喜冷饮、舌红干燥等亡阴征象者，与麦冬、五味子配伍，以补气养阴，敛汗固脱，如生脉散（《内外伤辨惑论》）。

（2）脾虚食少，肺虚喘咳，阳痿宫冷。凡脾气虚弱、倦怠乏力、食少便溏者，常与白术、茯苓、甘草配伍，如四君子汤（《和剂局方》）。若脾气虚弱，不能统血导致失血征象，常与黄芪、白术等同用，如归脾汤（《济生方》）。凡肺气虚弱、咳嗽无力、自汗脉弱者，常与黄芪、五味子、紫菀等同用，如补肺汤（《千金方》）。若肾不纳气、短气虚喘或喘促日久、肺肾两虚者，常配伍蛤蚧、胡桃仁等药，如人参蛤蚧散《卫生宝鉴》）、人参胡桃汤（《济生方》）。若治肾阳虚衰，肾精亏虚，阳痿宫冷，多与鹿茸、肉苁蓉等补肾阳、益肾精之品同用。

（3）气虚津伤口渴，内热消渴。治热病气津两伤、身热烦躁、口舌干燥、汗多、脉大无力者，常与石膏、知母同用，如白虎加人参汤《伤寒论》。

（4）气血亏虚，久病虚羸。脾气虚衰，气虚不能生血，以致气血两虚，久病羸者，可与白术、当归、熟地配伍，如八珍汤（《瑞竹堂经验方》）。

（5）心气不足，惊悸失眠。若心脾两虚、气血不足、心悸失眠、体倦食少者，常配伍黄芪、当归、龙眼肉等补气养血安神药，如归脾汤（《济生方》）。若心肾不交、阴亏血少、虚烦不眠、心悸健忘者，则配伍生地、当归、酸枣仁等滋阴养血安神之品，如天王补心丹（《摄生秘剖》）。

【现代研究】

1. 药物成分

该药主要成分包括人参皂苷、人参多糖、挥发油、脂肪酸、多肽类化合物、甾醇类化合物、倍半萜醇类化合物、炔类化合物、氨基酸、有机酸、生物碱、维生素、磷脂类、黄酮类、微量元素等。人参皂苷主要包括人参二醇类、人参三醇类等多种人参皂苷，如 Rb1、Re、Rg1 等；人参多糖主要包括葡聚糖、阿拉伯半乳聚糖等；挥发油主要是倍半萜类化合物，如别香橙烯、大牻牛儿烯等。

2. 药理作用

1）对内分泌系统的作用

（1）影响性腺：人参皂苷可作用于垂体并刺激垂体分泌促性腺激素，使幼年期小鼠动情期提前出现，并延长大鼠动情期时程。人参还可加速小鼠的性成熟过程，诱导雄性、雌性大鼠交配行为的产生，提高大鼠精子数量；可使雄性黑腹果蝇交配潜伏期缩短，交配时间延长。人参二醇和人参三醇对促性腺激素均有促进作用，作用特点基本一致；对细胞内激素含量产生显著的影响，认为促性腺激素含量的升高是因人参皂苷刺激了激素的合成和释放过程。人参原粉可使正常大鼠前列腺、睾丸和附睾脏器系数升高；Rg1、Rb1 均能使正常雄性小鼠精囊重量显著增加。

（2）影响垂体 – 肾上腺皮质系统：人参皂苷能促进肾上腺皮质激素的合成与分泌，但其本身无肾上腺皮质激素样作用，人参可使肾上腺维生素 C 的含量降低，尿中 17– 羟皮质类固醇的含量增加，血中嗜酸性粒细胞含量增加。其作用部位可能在垂体或垂体以上部分。人参能使正常生理状态下的垂体 – 肾上腺皮质系统功能增强。在应激状态下，人参对垂体 – 肾上腺皮质系统则具有保护作用，使其免于功能衰竭。

（3）影响甲状腺：人参醇提物可刺激垂体释放前叶促甲状腺激素，提高体内的甲状腺激素水平。人参总皂苷可提高小鼠血中胰岛素水平，刺激大鼠离体胰腺释放胰岛素。人参皂苷 Rg3 能使 AT 小鼠模型血清甲状腺功能指标改善，血清抗甲状腺球蛋白抗体、IL–4、IFN– γ 等显著降低。

2）对心血管系统的影响

（1）强心：人参皂苷能增强心肌收缩力，降低心肌耗氧量，减缓心率，增加心输出量和冠状动脉血流量，还可抵抗心律失常。人参可改善 ATP 酶功能障碍，Rg1 能增加细胞内 ATP 含量，抑制细胞凋亡和自噬，促进儿茶酚胺类物质释放。

（2）改善心肌缺血：人参能减少缺血心脏冠状窦乳酸的含量，增加心肌血流量，改善心肌组织缺氧的损伤。人参总皂苷提取物给药能降低心肌细胞血清中乳酶脱氢酶活力、脑利尿钠肽及肌钙蛋白 I 的含量，缓解缺氧造成的心肌细胞损伤，同时通过调控小窝蛋白 1（caveolin–1）表达及其磷酸化水平，缓解钙超载发挥心肌保护作用。

（3）对血管和血压的影响：人参能扩张冠状动脉、脑血管、肺动脉等，并通过促进内皮细胞 NO 的生成，促进内皮损伤修复，抑制细胞凋亡，发挥保护血管的作用。人参皂苷可降低原发性高血压大鼠、正常大鼠、肾性高血压大鼠的血压，其作用机制可能与人参皂苷抑制 JAK2/STAT3 信号通路的磷酸化有关。

（4）抗休克：人参皂苷对内毒素休克致肾衰大鼠有保护作用。人参皂苷可以对抗 LPS 引起的血压下降，维持大鼠血压，并使大鼠的肾血流量得到恢复。

（5）影响造血和血液系统：人参及其提取物对骨髓的造血功能有保护和刺激作用，能使正常和贫血动物红细胞数、白细胞数和血红蛋白量增加，机制可能与促进骨髓 DNA、RNA 和蛋白质合成，促进骨髓细胞有丝分裂等有关。人参皂苷 Re、Rg1 还具有抑制血小板聚集的作用，Rb 则有促血小板聚集的作用，人参不同部位皂苷溶血活性不同。

3）对中枢神经系统的影响

人参能改善学习记忆能力，改善多种原因造成的记忆获得、巩固和再现障碍，提高海马体神经元功能。还可以调节大脑皮质的兴奋和抑制过程平衡，改善神经传导速率，提高工作效率。其中人参皂苷 Rg 类具有中枢兴奋作用，而 Rb 类则呈中枢抑制作用。

4）增强机体免疫功能

人参可提高非特异性免疫功能和特异性免疫功能。人参总皂苷可提高巨噬细胞的吞噬功能，人参皂苷、人参多糖对多种动物网状内皮系统吞噬功能均有明显促进作用。人参能促进体液免疫功能和细胞免疫功能，促进动物抗体的产生，提高小鼠血清 IgG、IgA 水平，提高正常小鼠经 LPS 诱导的淋巴细胞转化率。人参多糖对荷瘤致免疫功能低下的动物有较好的保护作用。

5）影响物质代谢

人参具有双向调节血糖水平作用，作用温和。人参能调节大鼠体内的脂质代谢异常，使高脂血症大鼠的 TG 和 TC 含量降低，减轻脂肪肝病变。人参能促进蛋白质、DNA、RNA 的合成。

6）延缓衰老

人参皂苷可以延缓神经细胞的老化。通过抗氧化、清除自由基作用，保护生物膜结构，能抑制老龄动物脑干中单胺氧化酶 B（MAO–B）活性；并提高大鼠的免疫功能，增强淋巴细胞的增殖能力，降低 IL–1、IL–6 水平；还可降低细胞膜流动性。综合上述对各系统的保护作用，表明人参可发挥延缓衰老效应。

人参还具有抗应激、抗肿瘤、保肝、抗溃疡和抗利尿等作用。

3. 临床应用

（1）男科疾病：临床上人参复方可用于治疗男子早泄、阳痿、不育等疾病，改善男子性功能。基于数据挖掘分析中药治疗阳痿的用药规律，结果表明鹿茸 – 人参药对可用于治疗命门火衰元阳虚损型阳痿。外台人参丸可提高 33 例早泄患者的射精阈值，延迟射精，有效率 72%。

（2）妇科疾病：人参注射液用于 60 例女性乳腺癌患者的辅助治疗，可使患者的化疗不良反应显著减轻，提高患者的免疫力，并能抑制肿瘤新生血管的生成。人参复方被广泛应用于功能性子宫出血、前置胎盘、子宫脱垂等妇科疾病。固本止崩汤用于治疗 46 例功能性子宫出血，使患者出血停止，月经按期来潮，经量正常，维持 1 个月以上，总有效率 95.65%。补中益气汤用于先兆流产、异常子宫出血和经期延长等病症。人参归脾汤可用于治疗更年期综合征。干姜人参半夏汤用于治疗重症妊娠剧吐患者 62 例，能减轻患者呕吐情况，减少患者酮体消失时间、消化道症状消失时间，总有效率为 93.55%。人参复方还用于治疗多种不孕症，可使子宫内膜粘连不孕、无排卵性不孕和黄体功能不全不孕患者受孕率提高。生脉饮治疗 78 例排卵性不孕患者，使排卵率增加，受孕率提高，总有效率 48.7%。

（3）泌尿系统疾病：人参有抗炎、抗氧化的作用，一般配伍其他药物如黄芩、茯苓，可用于治疗尿道综合征、糖尿病肾病和慢性肾炎等疾病。人参固本口服液联合泼尼松用于治疗成人肾病综合征患者 108 例，降低患者尿蛋白、高血脂等水平，改善肾小球通透性，增强肾脏功能，有效率达 97.22%。另外人参运用在泌尿系统癌症的治疗也有相关报道。

（4）心血管系统疾病：以人参为主的复方制剂（人参注射液、生脉注射液等）常用于治疗冠心病、急性心肌梗死、心律失常等。人参皂苷制剂、独参注射液常用于房性、室性期前收缩，红参片常用于治疗老年性病态窦房结综合征。人参还可用于改善贫血。

（5）肿瘤：以人参为主的复方制剂（参一胶囊等）常用于治疗胃癌、肠癌、肺癌等。参麦注射液可以提高乳腺癌术后患者疗效。

此外，以人参为主的复方制剂（人参补肺汤、人参蛤蚧散等）常用于治疗慢性阻塞性肺疾病。人参汤常用于治疗 HIV 感染者免疫功能低下。人参皂苷片常用于抗衰老。

参考文献

[1] 王欣，洪敏. 人参皂甙对垂体—性腺系统分子内分泌功能调节作用[J]. 白求恩医科大学学报，1993，(1)：7–9.

[2] 张虹，辛颖，李凤，等. 5年生种植人参对成年大鼠下丘脑–垂体–性腺轴的调节作用[J]. 人参研究，2014，26(4)：9–12.

[3] 王巍，杜松洁，王乃功. 人参皂甙Rb1和Rg1对幼小鼠性腺和副性腺的影响[J]. 中药药理与临床，1999，(1)：11–12.

[4] 贾执瑛. 人参各主要成分对机体作用的比较研究[D]. 上海：上海交通大学，2013.

[5] 陈俞宇，隋华，张莉，等. 服用人参导致“上火”的研究综述[J]. 世界科学技术–中医药现代化，2018，20(4)，597–602.

[6] 马成军，陈明，张穹，等. 人参皂苷RG3对自身免疫性甲状腺炎小鼠甲状腺功能和辅助型T细胞亚群的影响及相关机制[J]. 临床和实验医学杂志2021，20(14)：1464–1467.

[7] 杨亮平，杨贵贞. 人参皂甙对应激免疫抑制小鼠模型中枢神经肽Y和儿茶酚胺类递质的影响[J]. 中国免疫学杂志，1993，(1)：38–40.
[8] 韩晓玲，毛浩萍，高秀梅. 人参协同美托洛尔抗心肌梗死后心力衰竭作用研究[D]. 天津：天津中医药大学，2021.
[9] 马艳. 益气药人参改善心肌缺血的机制研究[D]. 郑州：郑州大学，2022.
[10] 杨春昆，姜春云，王雪娇，等. 人参皂苷对血管的保护机制[J]. 世界中西医结合杂志，2022，17(1)：1685–1690.
[11] 周筠，阿基业，王广基. 人参皂苷血压调节机制初探[C]//中国药理学会药物代谢专业委员会(CSSX). 第十届全国药物和化学异物代谢学术会议暨第三届国际ISSX/CSSX联合学术会议论文集. 中国药科大学药物代谢动力学重点实验室，2012：1.
[12] 朱欣航，朱建军，范亚平，等. 人参皂甙抗休克作用的实验研究[J]. 陕西中医，2009，30(9)：1265–1266.
[13] 陈新梅. 人参皂苷Rg1的体外溶血作用研究[J]. 中国民族民间医药，2011，20(15)：49.
[14] 杨光. 人参皂苷溶血规律研究[D]. 沈阳：辽宁中医药大学，2008.
[15] 张艳，周淑如，韩仕阳，等. 人参皂苷对免疫功能的调节作用及机制[J]. 江苏大学学报(医学版)，2023，33(5)：455–460.
[16] 冷雪，马艺鑫. 基于非靶向代谢组学的高脂血症大鼠肝脏和血清脂代谢异常相关生物标志物发现及人参皂苷Rb1干预机制研究[J]. 中国中药杂志，2023，48(14)：3922–3933.
[17] 杨宜花，翁家俊，吴沁雯，等. 基于数据挖掘分析中成药治疗阳痿用药规律[J]. 新中医，2023，55(7)：36–42.
[18] 陈扬前，苏劲松. 外台人参丸治疗早泄的临床观察[J]. 云南中医中药杂志，2017，38(12)：46–47.
[19] 王腾，林知慧，郑鑫杰，等. 清心莲子饮治疗慢性泌尿系统疾病研究进展[J]. 中国中医药信息杂志，2022，29(10)：154–157.
[20] 程国良，张春铭，林佳如. 人参固本口服液联合泼尼松治疗成人肾病综合征的疗效观察[J]. 世界中医药，2019，14(9)，2325–2328.
[21] 金航. 人参养荣汤对泌尿系统癌的疗效：对术后及给予抗癌药病例的研究[J]. 国外医学(中医中药分册)，1994，(3)：29.
[22] 赵聪. 参麦注射液联合化疗方案对乳腺癌术后患者生活疗效观察及免疫功能的影响[J]. 健康皆理，2020，(13)：126.
[23] 朱丽娜，刘中民，王艳灵，等. 人参补肺汤合保元汤联合无创正压通气治疗慢性阻塞性肺疾病肺肾气阴两虚证的临床疗效[J]. 世界中西医结合杂志，2023，18(2)：357–362.

黄芪

【来源】《神农本草经》。

【性味归经】甘，微温。归肺、脾经。

【功能主治】补气升阳，固表止汗，利水消肿，生津养血，行滞通痹，托毒排脓，敛疮生肌。用于气虚乏力，食少便溏，中气下陷，久泻脱肛，便血崩漏，表虚自汗，气虚水肿，内热消渴，血虚萎黄，半身不遂，痹痛麻木，痈疽难溃，久溃不敛。

【用法用量】内服：煎服，10～15 g，大剂量可用至30～60 g；或入丸、散，膏剂。

【药论】

（1）《洁古珍珠囊》："黄芪甘温纯阳，其用有五：补诸虚不足，一也；益元气，二也；壮脾胃，三也；去肌热，四也；排脓止痛，活血生血，内托阴疽，为疮家圣药，五也。"

（2）《本经逢原》："黄芪，性虽温补，而能通调血脉，流行经络，可无碍于壅滞也""黄芪同人参则益气，同当归则补血，同白术、防风则运脾湿，同防己、防风则祛风湿，同桂枝、附子，则治卫虚亡阳汗不止。"

（3）《汤液本草》："（黄芪）治气虚盗汗并自汗，即表皮之药，又治肤痛，则表药可知。又治咯血，柔脾胃，是为中州药也。又治伤寒尺脉不至，又补肾脏元气，为里药。是上中下内外三焦之药。"

（4）《本草正》：“黄芪因其味轻，故专于气分而达表，所以能补元阳，充腠理，治劳伤，长肌肉。气虚而难汗者可发，表疏而多汗者可止。其所以止血崩血淋者，以气固而血自止也；故曰血脱益气。其所以止泻痢带浊者，以气固而陷自除也，故曰馅者举之。”

（5）《本草备要》：“生用固表，无汗能发，有汗能止，温分肉，实腠理，泻阴火，解肌热，炙用补中，益元气，温三焦，壮脾胃。”

【传统应用】黄芪大补脾肺之气以资生血之源，常配当归以使阳生阴长，气旺血生，如当归补血汤（《兰室秘藏》）。配桂枝、生姜等药，温经行血利痹，如黄芪桂枝五物汤（《金匮要略》）。配甘草，治男子、妇人诸虚不足，如黄芪六一汤（《太平惠民和剂局方》）。配桂枝、甘草、生姜等药，治阴阳气血不足、腹中拘急，如黄芪建中汤（《金匮要略》）。

【现代研究】

1. 药物成分

膜荚黄芪根中分离出 2′,4′ 二羟基 –5,6– 二甲氧基异黄酮、胆碱、甜菜碱、氨基酸、蔗糖、葡萄糖醛酸及微量的叶酸。内蒙古黄芪根中分离出 β – 谷甾醇、亚油酸及亚麻酸。

2. 药理作用

（1）对泌尿系统的作用：黄芪能通过降低代谢毒素的水平、改善肾小球滤过功能、增强代谢产物的排泄，发挥对慢性肾功能衰竭（chronic renal failure，CRF）大鼠的保护作用。黄芪甲苷对脓毒症引起的急性肾损伤有保护作用，作用机制与低细胞趋化因子受体 5（C–C chemokine receptor type 5，CCR5）和磷酸化细胞外调节蛋白激酶（p–ERK）表达的降低有关。黄芪甲苷能有效干预阿德福韦酯、辐射诱导的肾脏损伤，与抑制肾脏氧化应激有关；黄芪甲苷还能通过抑制肾小球系膜细胞（glomerular messangial cell，GMC）的增殖和细胞外基质的增加，对系膜增生性肾小球肾炎（mesangial proliferativeglomerulonephritis，MsPGN）小鼠的肾功能发挥改善作用。

（2）保护心脏：黄芪对多种诱因导致的心脏损伤均有保护作用。黄芪甲苷能抑制心肌氧化应激和炎症反应，以减轻糖尿病心肌病小鼠的心肌细胞凋亡和心肌组织纤维化，其作用机制与激活 PI3K/Akt 信号通路有关。黄芪甲苷对异丙肾上腺素、Ang Ⅱ或高血糖所致心脏损伤均有改善作用。

（3）影响血液系统：黄芪、黄芪皂苷能激活骨髓造血功能，增加环磷酰胺化疗贫血模型小鼠外周血红细胞及白细胞计数，提高血红蛋白含量。黄芪还能防止因辐射而造成的外周血白细胞、骨髓有核细胞数量的减少，促进造血干细胞的分化和增殖，并预防腹腔巨噬细胞因辐射而致的吞噬功能下降，表明黄芪对造血和免疫系统有保护作用。

（4）影响血液流变学：黄芪有活血作用，一定程度上能改善“血瘀证”。黄芪豆豉对气虚血瘀型大鼠的全血黏度、血浆黏度及血液流变性有改善作用。临床也有报道，以黄芪为君药配伍的黄芪通络汤每日 1 剂，煎至 300 mL 后早晚服用，能改善气虚血瘀型脑梗死恢复期患者的血液流变学指标，以及缓解神经功能缺损的情况。

3. 临床应用

（1）泌尿系统疾病：黄芪有活血、利尿、排毒、扶正、通络等功效，与其他中药配伍，可用于治疗肾脏疾病、泌尿系统感染性疾病等。临床发现益气养阴清热利尿汤（主要成分为黄芪、生地黄），水煎分两次服用，每日 1 次，连服 20 ～ 30 天，再用同样方剂 5 倍量研粉制成蜜丸（10 g/丸），每日 3 次，1 丸 / 次，连服 3 个月，用于治疗慢性泌尿系统感染 39 例，近期疗效中，治愈 32 例（82.05%）；远期疗效中，见好转 37 例（94.87%）。黄芪注射液、黄芪加减汤连续 21 天服用，治疗肾脏病患者 30 例，有效率为 90.00%。《中药大辞典》记载黄芪可用于治疗糖尿病肾病，在常规治疗的基础上，以黄芪注射液 40 mL，加液体内静脉滴注，疗程 21 天，可见经黄芪注射液治疗后，尿白蛋白、尿总蛋白显著下降。

（2）男科疾病：黄芪有补气固表、利尿、托毒排脓、生肌敛疮的功效，对生殖器疱疹、尖锐湿疣、男性不育、慢性前列腺炎、良性前列腺增生、阳痿、肾病、泌尿系统结石等多种泌尿男科疾病的防治有重要的临床意义。黄芪二仙汤（以黄芪、仙鹤草、淫羊藿、生地黄、山茱萸、牛膝为君臣药），可改善前列腺增生的尿路症状以及治疗男性免疫性不育。

（3）妇科疾病：黄芪补气升阳，生津养血，与党参配伍，常用于妇人崩漏、月经不调、妊娠、盆腔炎、胎前产后诸病等；与当归配伍，常用于妇人月经不调、带下、妊娠、产后诸病等。黄芪茯苓汤（由黄芪、茯苓、升麻、白术、车前草、红参等药组成）联合针刺关元、中极、三阴交等穴，用于治疗妇科恶性肿瘤行广泛子宫切除术后并发尿潴留患者 42 例，显效 38 例（90.48%），有效 4 例（9.53%）。

（4）不孕不育：在输卵管通液及抗生素应用的基础上，以黄芪三甲汤（含黄芪 30 g）每日 1 剂，分 3 次服用，每月服 20 ～ 25 剂，连服 3 个月（月经期停服），用于治疗输卵管阻塞性不孕患者 50 例，已孕或生产 37 例（74%），未孕 13 例（26%）。黄芪地黄合剂（含黄芪 30 g）每日 1 剂，连用 3 个疗程（1 个月 / 疗程），并配用黄芪地黄原液浸湿无菌带线棉球安放于宫颈口 8 小时，每日 1 次，共 3 个疗程（10 次为一个疗程，经期禁用），治疗女性抗精子抗体阳性不孕患者 25 例，转阴 21 例（84%），妊娠 16 例（64%），无效 4 例（16%），总有效率 84%。

（5）冠心病：黄芪与其他中药配伍，常用于治疗冠心病。常规西医康复治疗基础上，加用黄芪丹参合剂（主要成分为黄芪、丹参），每日 1 剂，连服 4 周，治疗经皮冠状动脉介入（PCI）术后冠心病患者 45 例，显著降低 B 型钠尿肽（BNP）水平、升高简明健康状况调查问卷（SF-36）评分，以及降低主要心血管不良事件（MACE）发生率。在基础治疗上加用黄芪桂枝五物汤（主要成分为黄芪）加水煎服，每日 1 剂，连服 2 个月，治疗冠心病稳定型心绞痛（阳虚脉阻证）40 例，显效 23 例（57.50%），有效 15 例（37.50%），无效 2 例（5.00%），总有效率为 95.00%。

（6）脑梗死：以黄芪为君药的配伍方，同样可用于治疗脑梗死相关疾病。在西药治疗基础上，加用黄芪桂枝五物汤加水煎服，每日 1 剂，连服 4 周，治疗脑梗死 40 例，显效 26 例（65.00%），有效 11 例（27.50%），无效 3 例（7.50%），总有效率 92.50%。常规治疗基础上，加用黄芪加血府逐瘀汤加水煎服，每日 1 剂，连服 3 个疗程（7 天为一个疗程），用于治疗急性脑梗死（气虚血瘀型）34 例，显效 22 例（64.71%），有效 10 例（29.41%），无效 2 例（5.88%），总有效率为 94.12%。

参考文献

[1] 陈芳, 唐于平, 陶静, 等. 当归-黄芪药对不同配比的应用数据分析［J］. 中国实验方剂学杂志, 2010, 16（15）: 235-238.

[2] 陈娟红, 念君玉, 肖建平. 中药黄芪的药理作用及临床应用价值［J］. 临床合理用药, 2023, 16（12）: 121-124.

[3] 陈一坚, 陈宇凯, 周平. 黄芪丹参合剂治疗PCI术后冠心病患者的临床疗效［J］. 中国现代医生, 2022, 60（24）: 80-83.

[4] 陈云龙, 娄灿荣. 黄芪二仙汤在男科病中的应用［J］. 长春中医药大学学报, 2009, 25（1）: 62-63.

[5] 霍华英, 张永康. 黄芪通络汤对气虚血瘀型脑梗死恢复期患者血液流变学及神经功能的影响［J］. 中国民间疗法, 2022, 30（7）: 50-52.

[6] 侯金萍, 李晨晨, 陈建强. 黄芪桂枝五物汤用于脑梗死治疗的效果评估分析［J］. 内蒙古中医药, 2023, 42（4）: 71-72+143.

[7] 韩素新, 周剑利, 李洪君. 黄芪茯苓汤联合针剂治疗广泛子宫切除术后尿潴留42例［J］. 陕西中医, 2009, 30（7）: 778-779.

[8] 罗炳基. 黄芪加血府逐瘀汤在治疗急性脑梗死气虚血瘀型的临床疗效分析［J］. 北方药学, 2023, 20（3）: 59-

61.
[9] 李清云，卢宪媛，董雅倩，等. 党参–黄芪药对不同配比的中医应用数据分析[J]. 云南中医中药杂志，2018，39(8)：20–25.
[10] 马园园，王静，罗琼，等. 黄芪总皂苷药理作用研究进展[J]. 辽宁中医药大学学报，2020，22(7)：153–157.
[11] 唐春安，刘春来，刘继华. 中西医结合治疗输卵管阻塞性不孕50例临床观察[J]. 中医药导报，2005，(11)：34–35.
[12] 涂祎珺，李海燕，宫仁豪，等. 大黄与黄芪对慢性肾衰大鼠的肾保护作用及肠道屏障功能的影响[J]. 中国药房. 2017，28(31)：4354–4358.
[13] 王桂敏. 黄芪与生地配伍治疗慢性泌尿系统感染78例临床观察[J]. 黑龙江中医药，2008，(2)：19–20.
[14] 吴红伟，李东辉，张育贵，等. 黄芪甲苷对心脏保护作用的研究现状[J]. 中国临床药理学杂志，2021，37(1)：81–83.
[15] 王萍，陈丽艳，孙银玲，等. 黄芪豆豉对气虚血瘀型大鼠血液流变学的影响[J]. 食品工业，2023，44(6)：104–108.
[16] 王绍鹏，杨光远，林鸿扬，等. 黄芪甲苷的药理作用研究进展[J]. 广东化工，2021，48(24)：48–49+44.
[17] 许立贤. 黄芪地黄合剂治疗抗精子抗体阳性不孕症25例[J]. 河南中医，2008，(8)：46–47.
[18] 于波锋，沈涛，张春和. 黄芪治疗泌尿男科疾病的研究进展[J]. 云南中医学院学报，2010，33(3)：62–64.
[19] 杨媛萍，张磊，李炜，等. 黄芪甲苷对糖尿病心肌病小鼠的治疗作用及其机制[J]. 山东医药，2022，62(23)：19–24.
[20] 郑志鹏. 黄芪桂枝五物汤加味治疗冠心病稳定型心绞痛(阳虚脉阻证)疗效观察[J]. 中国社区医师，2022，38(13)：69–71.
[21] ZHOU W, CHEN Y, ZHANG X. Astragaloside IV Alleviates Lipopolysaccharide-Induced Acute Kidney Injury Through Down-Regulating Cytokines, CCR5 and p-ERK, and Elevating Anti-Oxidative Ability[J]. Medical science monitor, 2017, 23: 1413–1420.

（二）温阳通络

鹿茸

【来源】《神农本草经》。

【性味归经】甘、咸，温。归肾、肝经。

【功能主治】温阳煦络，益精血，强筋骨，调冲任，托疮毒。用于肾阳不足，精血亏虚，阳痿滑精，宫冷不孕，羸瘦，神疲，畏寒，眩晕，耳鸣，耳聋，腰脊冷痛，筋骨痿软，崩漏带下，阴疽不敛。

【用法用量】内服：1～2 g，研末冲服。

【药论】

（1）《神农本草经》：“主漏下恶血，寒热惊痫，益气强志。”

（2）《名医别录》：“疗虚劳洒洒如疟，羸瘦，四肢酸疼，腰脊痛，小便利，泄精，溺血，破留血在腹，散石淋，痈肿，骨中热，疽痒（《本草经疏》云：‘痒’应作‘疡’）。”

（3）《药性论》：“主补男子腰肾虚冷，脚膝无力，梦交，精溢自出，女人崩中漏血，炙末空心温酒服方寸匕。又主赤白带下，入散用。”

（4）《日华子诸家本草》：“补虚羸，壮筋骨，破瘀血，安胎下气，酥炙入用。”

（5）《本草纲目》：“生精补髓，养血益阳，强健筋骨。治一切虚损，耳聋，目暗，眩晕，虚痢。”

（6）《本草切要》：“治小儿痘疮虚白，浆水不充，或大便泄泻，寒战咬牙；治老人脾肾衰寒，命门无火，或饮食减常，大便溏滑诸证。”

【传统应用】本品甘咸性温，入肾经，禀纯阳之性，具生发之气，故能峻补肾阳，益精血，宜于肾阳亏虚、精血不足，症见阳痿遗精、宫冷不孕、羸瘦、神疲、畏寒、眩晕、耳鸣、耳聋等，本品可单用或配入复方。如治阳痿不举、小便频数，与山药浸酒服，鹿茸酒（《普济方》）；治精血耗竭、面色黧黑、耳聋目昏等，与当归、乌梅膏为丸（《济生方》）；治诸虚百损、五劳七伤、元气不足、畏寒肢冷、阳痿早泄、宫冷不孕、小便频数等证，常与人参、黄花、当归同用，如参茸固本丸（《中国医学大辞典》）。治肾虚腰脊冷痛、筋骨痿软等症。肾虚骨弱，症见筋骨痿软或小儿发育迟缓，齿迟、行迟、囟门闭合迟等，与五加皮、熟地黄、山茱萸等同用，如加味地黄丸（《医宗金鉴》）。本品补肾阳，益精血而兼能固冲止带，宜于冲任虚寒，崩漏不止，常与乌贼骨、龙骨、续断等同用，如鹿茸散（《证治准绳》）。本品补阳气、益精血而有托毒生肌之效，宜于阴疽疮肿内陷不起或疮疡久溃不敛，常与当归、肉桂等配伍，如阳和汤（《外科全生集》）。

【现代研究】

1. 药物成分

鹿茸含有多肽、多糖、甾体化合物、氨基酸、蛋白质、脂肪酸、磷脂、生物碱类、胆固醇、核酸、维生素及其脂类等成分。鹿茸多肽由甘氨酸、赖氨酸、天冬氨酸等多种氨基酸组成，有抗氧化、增强机体免疫和促进伤口及骨折愈合作用。鹿茸多糖为酸性多糖，具有调节血脂、抗氧化、抗肝损伤、抗肿瘤等作用。

2. 药理作用

（1）性激素样作用：用鹿茸粉末和生理盐水配制的水浸液可使肾阳虚不育症大鼠模型的睾酮（T）、促卵泡激素（FSH）含量上升，同时提高精子的活力，恢复睾丸的功能，其作用机制与促进顶体酶活性密切相关。鹿茸鲜品与加工品均具有良好的促睾丸间质细胞分泌睾酮的活性，鹿茸乙醇提取液喂养大鼠 3 个月，可使生精细胞核分裂率和精原细胞数量增加，生精细胞的层数增加。鹿茸（0.3 g/kg）灌胃后，雄性大鼠的睾丸、前列腺、贮精囊及肛提肌、球海绵体肌的质量得到显著提高。鹿茸喂养未成年小白鼠可使小鼠睾丸重量增加。此外，鹿茸还表现出较强的雌激素样作用。

（2）对心血管的作用：鹿茸有改善心力衰竭的作用，可通过抑制肾素－血管紧张素系统，改善心脏功能，提高网钙泵相关蛋白活性发挥作用。鹿茸能使心衰模型大鼠 LVFS/LVEF 水平提高，BNP 水平降低，逆转心肌纤维化，提高 ROS 活性，降低机体 MDA 水平，从而改善因心力衰竭造成的大鼠心肌损伤。鹿茸能通过抑制血管内皮细胞凋亡、调节脂质异常代谢等改善动脉粥样硬化和治疗冠状动脉粥样硬化性心脏病等，并能防治心律失常。

（3）保护骨骼：鹿茸多糖提取液可提高成骨细胞和骨髓间充质干细胞 ALP 蛋白酶活性，从而达到增强细胞分化，促进骨生成的作用。鹿茸能通过增强重组人骨形态发生蛋白 -2 的表达、成骨活性和骨基质基因的表达，促进成骨细胞增殖、分化和矿化，进而促进生长期大鼠的纵向骨生长。在地塞米松导致成骨细胞 MC3T3-E1 损伤模型中，鹿茸可抑制骨细胞凋亡，促进骨形成，改善糖皮质激素性骨质疏松。

（4）其他：鹿茸能增强机体免疫功能；对老年小鼠有抗衰老作用，能增强红细胞、血红蛋白和网质红细胞的新生，升高白细胞；有明显抗溃疡作用；并有抗诱变，抗炎，保肝等作用。

3. 临床应用

（1）男科疾病：鹿茸单用或合用其他药物，对多种男科疾病有较好的疗效。梅花鹿茸注射液合针刺肾俞、秩边、关元等穴位，对 30 例肾阳虚型男性不育症患者有良好疗效，可使患者精子数量、精子活性等提高，改善内分泌激素水平，改善相关指标。鹿茸益肾胶囊治疗肾阳虚证阳痿患者 107 例，患者精子运动指标水平及精子质量均显著优于对照组，有效率为 95.33%。疏肝起痿汤用于治疗肝郁肾虚型勃起功能障碍患者 60 例，总有效率 91.67%。

（2）妇科疾病：鹿茸复方可用于多种妇科疾病，如围绝经期妇女的内分泌异常、痛经、多囊卵巢综合征和不孕症等。定坤丹（由人参、鹿茸、西红花等药组成）通过改变血液的黏滞性，改善微循环缓解原发性痛经，治疗 300 例患者的有效率为 90%。定坤丹还可用于治疗排卵障碍性不孕或合用芬吗通治疗围绝经期综合征。

（3）血液系统疾病：鹿茸单用或合用其他药材可用于治疗再生障碍性贫血，如鹿茸血酒、滋髓生血胶囊（由红参、鹿茸、阿胶等药组成）能使患者在治疗后出血和贫血症状消失，外周血全血细胞恢复正常。血宝胶囊（由紫河车、鹿茸等药组成）用于 32 例缺铁性贫血患者的治疗，可改善患者贫血症状，总有效率 93.8%。鹿茸还可用于放疗后白细胞减少症。

（4）骨骼系统疾病：鹿茸单用或复方可用于多种骨骼系统性疾病，如原发或老年性骨质疏松症、膝骨性关节炎、股骨头坏死等。鹿茸合用三七能改善 40 例骨质疏松症患者骨密度，加快疾病恢复进程，有效率 100%。

鹿茸及其复方还可改善神经衰弱患者临床症状，治疗原发性肾病综合征、房室传导阻滞等。

参考文献

[1] 黎同明，高洁，贝毓. 鹿茸及鹿鞭对肾阳虚大鼠不育症的实验研究［J］. 广州中医药大学学报，2011，28（4）：406–408+411+456.

[2] 王亚苹. 鹿茸肽“壮肾阳、强筋骨”作用研究［D］. 长春：长春中医药大学，2021.

[3] 郭子奕. 基于抗疲劳作用的梅花鹿茸壮肾阳功效研究［D］. 长春：吉林农业大学，2021.

[4] 黄力. 鹿茸治疗心梗后心衰的临床及实验研究［C］//. 中国中西医结合学会活血化瘀专业委员会第十一届活血化瘀研究进展高层论坛论文集. 卫计委中日友好医院，2016：pp74–75.

[5] 林喆，黎清俊羽，周佳，等. 鹿茸及其活性成分对心血管系统保护作用机制研究进展［J］. 人参研究，2021，33（6）：57–61.

[6] 张博，冯天璞，刘元媛. 鹿茸多糖对MC3T3–E1成骨细胞与BMSCs骨髓间充质干细胞增殖与分化的作用研究［J］. 中国民族民间医药，2022，31（10），10–14.

[7] 李娜，王继凤，兰兴成，等. 鹿茸胶原酶解物对地塞米松诱导成骨细胞MC3T3–E1凋亡的保护作用［J］. 中国药理学与病理学杂志，2019，33（10）：832.

[8] 洪文. 针刺合鹿茸精穴位注射治疗肾阳虚男性不育症临床研究［D］. 广州：广州中医药大学，2002.

[9] 崔云刚. 自制鹿茸益肾胶囊治疗肾阳虚证阳痿临床疗效评价［J］. 中国社区医师，2020，36（17）：102–103.

[10] 王祖龙，马永，申宝庆. 疏肝起痿汤治疗肝郁肾虚型勃起功能障碍临床研究［C］//中华中医药学会. 中华中医药学会第十四次男科学术大会论文集. 河南省中医院中西医结合中心男科，2014：pp409–410.

[11] 王燕. 定坤丹治疗原发性痛经300例［J］. 陕西中医，2010，31（3），278–280.

[12] 唐培培，谈勇. 基于真实世界定坤丹治疗排卵障碍性不孕症的临床疗效［J］. 中国实验方剂学杂志，2023,29（18）：95–101.

[13] 琚丽君，王素兰，付晓燕. 定坤丹联合芬吗通治疗围绝经期综合征疗效和对性激素水平影响［J］. 天津药学，2023，35（3），46–49.

[14] 石琳，程志，吴艺，等. 滋髓生血胶囊联合十一酸睾酮胶丸治疗慢性再生障碍性贫血58例［J］. 中医研究，2020，33（10），19–23.

[15] 谭志新. 血宝胶囊治疗缺铁性贫血120例临床观察［J］. 中国医药指南，2017，15（16）：194–195.

[16] 李小冬，李海霞，杨方军，等. 鹿茸、三七等中药联合治疗骨质疏松症的临床疗效分析［J］. 系统医学，2023，8（7）：26–29+53.

[17] 胡艳红，颜鑫，雷燕，等. 鹿茸的化学成分、药理作用与临床应用研究进展［J］. 辽宁中医药大学学报，2021，23

(9): 47–52.
[18] 钟赣生. 中药学[M]. 3版. 北京: 中国中医药出版社, 2012.

紫河车

【来源】《本草纲目》。

【性味归经】甘咸，温。入肺、肝、肾经。

【功能主治】补气，养血，益精，荣养脉络。治虚损，羸瘦，劳热骨蒸，咳喘，咯血，盗汗，遗精，阳痿，妇女血气不足，不孕或乳少。

【用法用量】内服：研末，4～7.5 g；或入丸剂。

【药论】

（1）《本草拾遗》："主血气羸瘦，妇人劳损，面皯皮黑，腹内诸病渐瘦悴者。"

（2）《本草蒙筌》："疗诸虚白损，劳瘵传尸，治五劳七伤，骨蒸潮热，喉咳音哑，体瘦发枯，吐衄来红。"

（3）《会约医镜》："凡骨蒸盗汗，腰痛膝软，体瘦精枯，俱能补益。"

（4）《本草再新》："大补元气，理血分，治神伤梦遗。"

（5）《现代实用中药》："用于神经衰弱、阳痿、不孕，又为镇痛催进剂及促进乳汁分泌剂。"

【传统应用】本品补肾阳，益精血，可用于肾阳不足、精血衰少症见阳痿遗精、腰酸、头晕耳鸣，单用即可，亦可与补肾阳、益精血药同用。若与龟甲、杜仲、牛膝等同用，可治肾阳虚衰，精血不足之足膝无力、目昏耳鸣、男子遗精、女子不孕等，如大造丸（《诸证辨疑》）。本品能补肺气、益肾精、纳气平喘，单用，或与人参、蛤蚧、冬虫夏草等同用，可治肺肾两虚、久咳虚喘、骨蒸劳嗽。本品能益气养血，治产后乳汁缺少、面色萎黄、食少气短等，本品可单用，或与人参、黄芪、当归等同用。

【现代研究】

1. 药物成分

该药主要含多种抗体、干扰素、β－抑制因子、纤维蛋白稳定因子、尿激酶抑制物、纤维蛋白溶酶原活化物、多种激素（促性腺激素 A 和促性腺激素 B，催乳素，促甲状腺激素，催产素，雌酮，雌二醇）、溶菌酶、激肽酶、组胺酶、催产素酶、红细胞生成素、磷脂、多种多糖、氨基酸等。

2. 药理作用

（1）激素样作用：紫河车能促进睾丸发育，对睾丸有兴奋作用。紫河车主要表现为雌激素样作用，能显著促进子宫、阴道、乳腺等发育，可能与胎盘含有绒毛膜促性腺激素、雌激素及孕激素有关。紫河车能改善子宫发育情况，可通过改善子宫内膜形态来改善子宫内膜容受性，还能促进子宫内膜腺体、间质、内皮细胞和腔上皮表面的细胞膜上的 VEGF、VEGFR 表达，促进内皮细胞增殖及新血管的形成，并有增加血管通透性的作用。紫河车也具有维持卵巢功能等作用。

（2）提高机体免疫功能：紫河车有提高机体免疫的作用，增强机体抗病能力。紫河车提取物注射给药可使小鼠的胸腺和脾脏重量增加，提高外周血中白细胞特别是淋巴细胞的数量。可用于恶性肿瘤的免疫辅助治疗，使患者植物血凝素皮试阴性转为阳性，提高辅助性淋巴细胞数量、降低抑制性淋巴细胞的数量对抗因化疗、放疗引起的免疫功能低下，减少毒副反应，改善机体状况。紫河车多肽还可纠正免疫功能紊乱，如变态反应。

（3）抗炎、抗氧化：紫河车可抑制大鼠足跖肿胀，降低血管通透性，抑制肉芽肿形成及后肢水肿，减轻大鼠慢性关节炎模型的炎症。其作用发挥与明显抑制促炎性细胞因子 NO、TNF-α 的产生和 COX-2 活性有关。紫河车的抗炎作用与通过 MyD88 依赖性途径介导的细胞识别，表现出抑制炎性分子上调及其激活 NF-κB 和 MAPKs 的作用，调节 PGE_2 水平有关。紫河车可以保护胚胎免受氧化应激，能减少脂质过氧化物或作为自由基清除剂而表现出抗氧化活性。胶原蛋白分解产生的肽也是人胎盘提取物的抗氧化成分。

紫河车能减轻疲劳，改善睡眠，改善阳虚状态时能量代谢低下的病理变化；能增强红细胞、血红蛋白和网质红细胞的新生，升高白细胞；能增强再生过程，促进伤口、骨折的愈合。此外，还具有延缓衰老、提高耐缺氧能力、强心、抗溃疡等作用。

3. 临床应用

（1）泌尿系统疾病：紫河车复方在慢性肾脏病的治疗中有较为广泛的应用。

紫河车胶囊有利尿通淋功效，可促进尿液排出，减轻水肿症状。对于泌尿系统感染、尿路结石等疾病有一定的改善作用。复方紫河车胶囊用于治疗 64 例慢性肾衰竭患者，患者的贫血状况、低蛋白血症、氮质血症都有不同程度的改善；紫河车也可用于狼疮性肾炎的治疗，可使 30 例狼疮性肾炎患者症状减轻或痊愈，总有效率 93.3%；原发性肾病综合征在应用激素的基础上使用紫河车辅助治疗，也有很好效果，并能减少激素不良反应，预防疾病复发。

（2）男科疾病：紫河车复方用于治疗男子精液少、精子活动力差、精子畸形率高等病症。其中的 HCG 等可兴奋睾丸，促进精子生成，同时提高精子存活率和活动力。该复方也有少部分运用于男子阳痿早泄的案例。

（3）妇科疾病：紫河车复方在妇科疾病中的运用较为广泛。紫河车胶囊可改善子宫内膜的厚度和类型从而增加子宫内膜的容受性，还可提高黄体期孕酮水平，改善黄体功能，从而提高临床妊娠率。紫河车还可用于卵巢早衰、功能失调性子宫出血、先兆流产、围绝经期综合征等疾病。

此外，紫河车可用于治疗慢性支气管炎、肝炎、消化性溃疡及慢性溃疡等疾病。对喘息性气管炎和哮喘患者的效果良好。以紫河车为主的复方还应用于产妇乳汁不足，有效率在 90% 以上。

参考文献

[1] 郭广英，刘家安. 紫河车功效及药理作用探析［J］. 中国民间疗法，2014，22：77–78.

[2] 眭荣春，肖云，胡庭国，等. 人胎盘提取物药理作用研究进展［J］. 海峡药学，2021，33（8）：99–101.

[3] 吴凌，李金香，王国良，等. 人和动物胎盘药理作用和临床应用的研究进展［J］. 黑龙江八一农垦大学学报，2001，（2）：68–71.

[4] 崔雅婷，丁彩飞. 紫河车复方改善子宫发育及子宫内膜容受性研究概述［J］. 浙江中医杂志，2011，46（10）：772–773.

[5] 童鑫，王菲，帅维维，等. 基于网络药理学探讨紫河车治疗卵巢功能早衰的机制研究［J］. 中国民间疗法，2022，30（2）：104–107.

[6] 韩彩芝，余素清，魏丽君，等. 紫河车的免疫调节作用［J］. 河北中医，1996，（2）：34–35.

[7] 康明珠，陈敬华，吕国忠，等. 人胎盘间充质干细胞及其外泌体的抗炎活性研究［D］. 硕士，10.27169/d.cnki.gwqgu.2021.000284，江南大学，2021.

[8] 凌嘉康，蒋宗菊，李佩亲，等. 自拟花芪赞育汤治疗少弱精子症疗效观察［J］. 广西中医药大学学报，2023，26（3）：23–25.

[9] 简百录，张晓霞，乔少谊，等. 生精汤治疗少弱精子症60例［J］. 陕西中医，2013，34（7）：859–860.

[10] PARK SY，PHARK S，LEE M，et al. Anti-oxidative and anti-inflammatory activities of placental extracts in benzo pyrene-exposed rats［J］. Pla-centa，2010，31（10）：873–879.

[11] LEE KH，KIM TH，LEE WC，et al. Anti-inflammatory and analgesic effects of human placenta extract［J］. Natural Product Research，2011，25（11）：1090–1100.

[12] 朱电波，叶海林，汪飞. 复方紫河车胶囊治疗肾性贫血的临床观察［J］. 浙江中西医结合杂志，2000，10（9）：539-541.
[13] 吴江雁，迪丽努尔. 冬虫夏草、紫河车在治疗狼疮性肾炎中的应用体会［J］. 新疆中医药，2005，23（4）：48.
[14] 聂树禄，姚黎，李玉清，等. 应用紫河车预防原发肾病综合征［J］. 河南医药信息，2002，10（4）：68-69.
[15] 钟赣生. 中药学［M］. 3版. 北京：中国中医药出版社，2012.
[16] 刘淑兰.中药紫河车的临床应用［J］. 中国中药杂志，1995，20（1）：55.

紫石英

【来源】《神农本草经》。

【性味归经】甘，温。归肾、心、肺经。

【功能主治】温肾暖宫，镇心安神，温肺平喘。用于肾阳亏虚，宫冷不孕，惊悸不安，失眠多梦，虚寒咳喘。

【用法用量】内服：煎汤，9 ～ 15 g，先煎；或入丸、散。

【药论】

（1）《神农本草经》：“主心腹咳逆邪气。补不足，女子风寒在子宫，绝孕十年无子。”

（2）《本草纲目》：“紫石英上能镇心，重以去怯也。下能益肝，湿以去枯也。”

（3）《名医别录》：“疗上气，心腹痛，寒热邪气，结气，补心气不足，定惊悸，安魂魄，镇下焦，止消渴，除胃中久寒，散痈肿。”

【传统应用】紫石英可单用，紫石英五两单用能治虚劳惊悸，补虚止惊，令人能食；《青囊秘方》中载，紫石英火煅醋淬，研末水飞后，可治疗肺寒咳逆上气。紫石英亦可配伍使用，以紫石英一两经过火煅醋淬七次，研细末，水飞过，再配伍当归、远志、枣仁、川贝母、茯苓、柏子等药物，可治疗怔忡惊悸、魂魄不宁，或心虚不寐、精神烦乱。

【现代研究】

1. 药物成分

紫石英为氟化物类矿物萤石族萤石，主要成分为氟化钙。

2. 药理作用

（1）对女性生殖系统的作用：紫石英通过调节排卵障碍大鼠卵巢局部 TGF-α 和表皮细胞生长因子（EGF）的异常高表达，参与生殖内分泌系统的调节，改善排卵障碍的内分泌和代谢紊乱。紫石英还能调控卵巢局部促卵泡激素受体和黄体生成素受体的表达，促进大鼠的排卵。此外，紫石英复方能抑制自身免疫损伤、保护卵巢并改善卵巢功能。紫石英复方补肾活血方通过调节 Bcl-2 和兔抗人单克隆抗体（Bcl-2-Associated X，Bax）基因的表达，阻止卵泡的过度凋亡，改善卵巢的免疫功能，增加有生命力的卵泡数量，减少淋巴细胞和浆细胞的浸润。

（2）对呼吸系统的作用：紫石英搭配紫河车、紫丹参、紫菀、紫苏子、黄精、黄芩、麻黄等组成的五紫三黄方对哮喘有显著干预效应。建立激素依赖性哮喘小鼠模型，再以五紫三黄方进行干预治疗，发现模型小鼠气道炎性细胞的浸润减轻，哮喘小鼠气道结构被重塑。

3. 临床应用

紫石英临床应用多集中在妇科疾病、哮喘及慢性阻塞性肺疾病类呼吸系统疾病，临床治疗男科疾病的报道少见。

（1）妇科疾病：紫石英复方常被用于治疗月经稀发、闭经、不孕、多囊卵巢综合征、未破卵泡黄素化综合征等。采用紫仙助孕汤结合调任通督针刺疗法治疗多囊卵巢综合征 56 例，与 55 例患者常规西药治疗对照组相比，观察组患者不良反应率仅为 3.57%，低于西药组 16.36%；优卵排出率达到 67.86%，高于西药组 36.36%，1 年妊娠率为 53.57%，高于西药组 27.27%，表明紫仙助孕汤结合调任通督针刺疗法可提升多囊卵巢综合征不孕症患者优卵排出率，促进患者妊娠，不良反应率低，安全性高。

（2）呼吸系统疾病：支气管哮喘治疗中选用紫石英、磁石等药物，可调理缓解期的肺肾气虚情况。复方石英冲剂（含紫石英、白石英）治疗 118 例哮喘患者，显效 33 例、好转 71 例，总有效率达到 92.4%。石英参芪汤（含紫石英、鹅管石）治疗 62 例支气管哮喘患者，其中治愈 10 例，显效 33 例，总有效率达到 87.1%。在小儿咳嗽变异性哮喘的治疗中，可运用芎蝎散加减（含青礞石、紫石英）。采用自拟的通阻护肺汤（含青礞石、石膏、紫石英）治疗稳定期慢性阻塞性肺疾病（COPD）患者，显效 13 例，好转 18 例，总有效率为 86.1%。通过随机双盲对照临床试验设计，使用镇喘颗粒（含龙骨、紫石英、磁石）治疗痰热蕴肺型急性发作期支气管哮喘患者，治愈率为 96.0%，有效率为 100.0%。

参考文献

[1] 付灵梅，谭朝阳，曾光辉，等. 紫石英对排卵障碍大鼠卵巢局部TGF-α、EGF的影响[J]. 中国中医药科技，2011，18（16）：483
[2] 付灵梅，谭朝阳，王丽君，等. 紫石英对排卵障碍大鼠卵巢局部卵泡刺激素受体、黄体生成素受体表达的影响[J]. 中国实验方剂学杂志，2011，17（5）：184–186.
[3] 刘慧萍，尤昭玲，张国民，等. 补肾活血方对免疫性卵巢早衰小鼠卵泡凋亡相关蛋白的影响[J]. 湖南中医药大学学报，2012，32（5）：28–31+42.
[4] 苏奎国，姜良铎，郭勇英，等. 五紫三黄方对激素依赖性哮喘小鼠模型支气管和肺组织形态学的影响研究[J]. 中华中医药学刊，2014，32（6）：1384–1386.
[5] 徐秀丽. 刘雁峰教授治疗PCOS月经稀发、闭经的用药规律分析及临床疗效观察[D]. 北京：北京中医药大学，2021.
[6] 曾妮. 明清江苏医家辨治不孕症的特色研究[D]. 南京：南京中医药大学，2023.
[7] 刘永娟，王丽娜. 紫仙助孕汤结合调任通督针刺疗法治疗多囊卵巢综合征不孕症临床疗效及安全性观察[J]. 中华中医药学刊，2021，39（7）：208–211.
[8] 王金成，王红霞，徐信义，等. 杨王义老中医治疗支气管哮喘经验[J]. 中国中医急症，2010，19（12）：2091–2092.
[9] 郭一钦，李传福. 复方石英冲剂治疗哮喘118例临床疗效观察[J]. 上海中医药杂志，1989，（6）：36–37.
[10] 胡晓峰. 石英参芪汤治疗支气管哮喘62例[J]. 实用中医内科杂志，2004，18（5）：438.
[11] 伍利芬，徐荣谦. 徐荣谦治疗小儿咳嗽变异性哮喘经验[J]. 中医杂志，2008，49（9）：785.
[12] 樊淡. 通阻护肺汤治疗慢性阻塞性肺疾病36例总结[J]. 湖南中医杂志，2010，26（5）：26–27.
[13] 胡勇刚，郭志洪，袁雨来，等. 镇喘颗粒治疗哮喘（痰热蕴肺型）急性发作期的临床观察[J]. 中成药，2014，36（2）：438–440.

阳起石

【来源】《神农本草经》。

【性味归经】咸，温。归肾经。

【功能主治】温肾壮阳。用于肾阳虚衰，腰膝冷痹，男子阳痿遗精，女子宫冷不孕，崩漏，癥瘕。

【用法用量】内服：煎汤，3～5 g；或入丸、散。外用：适量，研末调敷。

【药论】

（1）《神农本草经》："主崩中漏下，破子脏中血，癥瘕结气，寒热腹痛，阴痿不起，补不足。”

（2）《医学入门》：“能助人阳气，主男子下虚阳衰乏。”

（3）《名医别录》：“疗男子茎头寒，阴下湿痒，去臭汗，消水肿。”

【传统应用】阳起石可研粉单用，《普济方》中记载，阳起石煅后研末，每服二钱，盐酒下，可治疗阴痿、阴汗。阳起石还可与药物配伍，载以阳起石、钟乳粉制得白丸，用于治疗元气虚寒、精滑不禁、大便溏泄、手足厥冷（《济生方》）；阳起石丸（《济生方》），以阳起石配伍鹿茸，治冲任不交、虚寒之极、崩中不止。

【现代研究】

1. 药物成分

本品为硅酸盐石棉类矿石，化学成分主要为 $Ca_2Mg_5(Si_4O_{11})OH_2$，还含有微量元素锌、铜、铁、锰。

2. 药理作用

（1）对男性生殖系统的作用：高浓度阳起石悬液可增加氢化可的松诱导的肾阳虚模型雄性小鼠体重、活动频次以及低温游泳时间，发挥温肾的药理作用；阳起石悬液还具有增加正常小鼠交尾次数，提高其血清睾酮水平的药理作用。阳起石改善肾阳虚可能与其调节下丘脑 – 垂体 – 性腺轴功能的提前老化密切相关。阳起石入药的复方阳春胶囊（8803 胶囊）具有促进睾丸生精上皮细胞增殖、调节生殖内分泌功能和性神经兴奋性的效应。

（2）对女性生殖系统的作用：阳起石对肾阳虚雌性大鼠给药后，大鼠体质量和肝脏指数明显增加，大鼠血清黄体生成素、促卵泡激素和雌激素水平显著上升，表明阳起石对肾阳虚雌性动物的激素失调有显著改善作用，对生殖器官的发育和发情有促进效应。

3. 临床应用

阳起石多用于治疗男科疾病，单用临床报道较少。阳起石多入补肾，治疗阳痿类复方，如黑锡丸、阳春胶囊等。俞长荣教授的治肾八法之一纳气平喘法常用黑锡丸，其有温肾纳气的功效。以阳春胶囊治疗命门火衰型、心脾两虚型和惊恐伤肾型阳痿患者 2668 例，治愈 1 995 例（74.8%），有效 462 例（17.3%），无效 211 例（7.9%），总有效率为 92.1%。

参考文献

[1] 张斌权, 董晓宁. 阳起石中矿物微量元素含量测定[J]. 中兽医医药杂志, 2013, 32(4): 26–29.
[2] 韩立, 金鸣. 阳起石与阴起石的辨识及其基源的探讨[J]. 中药材, 1998, (1): 43–46.
[3] 杨明辉, 王久源, 张蜀武, 等. 中药阳起石温肾作用实验研究[J]. 中国药业, 2010, 19(3): 9–11.
[4] 杨明辉, 王久源, 张蜀武, 等. 中药阳起石壮阳作用实验研究[J]. 中国药业, 2010, 19(6): 17–18.
[5] 杨明辉, 王久源, 张蜀武, 等. 中药阳起石温肾壮阳的作用机理分析[J]. 中国药业, 2010, 19(10): 84–86.
[6] 王四旺, 谢艳华, 王思功, 等. 阳春胶囊的药理作用及其初步机理的研究[J]. 第四军医大学学报, 1998, (4): 402–405.
[7] 喻琴, 王东升, 张世栋, 等. 阳起石、菟丝子与淫羊藿对肾阳虚大鼠性激素及其受体表达的影响[J]. 中国兽医学报, 2019, 39(3): 535–540.
[8] 林慧光, 俞宜年. 俞长荣治肾八法[J]. 中医杂志, 2005, (3): 228–229.

桑螵蛸

【来源】《神农本草经》。

【性味归经】甘、咸，平。归肝、肾经。

【功能主治】固精缩尿，补肾助阳。用于遗精滑精，遗尿尿频，小便白浊。

【用法用量】内服：煎汤，5～10 g；研末，3～5 g；或入丸剂。外用：研末撒或油调敷。

【药论】

（1）《宝庆本草折衷》：“《续说》云桑螵蛸本秘固之剂，而《经》注亦言其通利之功，何也？原此物本螳螂之遗体，假桑皮之精气，阴阳和同，比有妙用，故能秘能通也。”

（2）《本草经疏》：“桑螵蛸入足少阴、太阳经。人以肾为根本，男子肾经虚损，则五藏气微，或阴痿，梦寐失精，遗溺。肾与膀胱为表里，肾得所养，则膀胱自固，气化则能出，故利水道通五淋也。”

（3）《本经逢原》：“桑螵蛸，功专收涩，故男子虚损，肾虚阳痿，梦中失精，遗尿白浊方多用之。《本经》又言通五淋，利小便水道，盖取以泄下焦虚滞也。”

【传统应用】桑螵蛸固精缩尿，与龙骨配伍，可治遗精白浊、盗汗虚劳，亦可治产后遗尿或尿频，见《外台秘要》《叙氏胎产方》中记载；与黄芩配伍，可治小便不通，如云解散（《小品方》）；与远志、菖蒲等配伍，可安神魂、定心志、治健忘、治小便数、补心气，如桑螵蛸散（《本草衍义》）。

【现代研究】

1. 药物成分　桑螵蛸主要含蛋白质及脂肪等；卵囊附着的蛋白质膜上含柠檬酸钙（六分子结晶水）的结晶；卵黄球含糖蛋白及脂蛋白。

2. 药理作用

（1）对泌尿系统的作用：桑螵蛸又被称为团螵蛸、长螵蛸，大鼠连续灌胃给予 3 次（每次间隔 12 小时），在末次给药 1 小时后对大鼠有抗利尿作用。此外，桑螵蛸复方制剂（缩泉固尿合剂）被证明能显著增强家兔离体尿道括约肌收缩力，以及抑制膀胱平滑肌的自动节律性收缩。

（2）提高免疫功能：桑螵蛸能显著增加小鼠胸腺、脾的脏器指数，同时对小鼠的睾丸指数、免疫器官和性器官均有增强功能的作用。此外，桑螵蛸纤维中的木质素可提高巨噬细胞的吞噬活性，进而抑制癌症的发展。

（3）常压耐缺氧：桑螵蛸可延长小鼠的常压缺氧及游泳时间，升高阳虚小鼠的体温。

3. 临床应用

（1）泌尿系统疾病：桑螵蛸固精缩尿、补肾助阳，对泌尿系统相关疾病的治疗有一定疗效。桑螵蛸炒炭存性，研末后以糖水早晚各送服 1 次，连服 7 天，用于治疗小儿遗尿 23 例，显效 4 例（17.39%），有效 15 例（65.22%），无效 4 例（17.40%），总有效率 82.61%。压力性尿失禁患者（脾肾两虚型）28 例在进行盆底肌功能锻炼的基础上，给予桑螵蛸复方制剂（缩泉固尿合剂）每日 1 剂（150 mL/ 剂），早、晚各一次，连服 1 个月，痊愈 1 例（3.57%），显效 12 例（42.86%），有效 9 例（32.14%），无效 6 例（21.43%），总有效率为 78.57%。以桑螵蛸散为基础方进行加减，每日 1 剂，水煎后分 2 次送服，连服 15 天，用于治疗尿道综合征 36 例，治愈 30 例（83.33%），好转 4 例（11.11%），无效 2 例（5.56%），总有效率 94.44%。此外，桑螵蛸与黄芪、丹参等配伍煎服，同时服用雷公藤多苷片，用于治疗肾病综合征患者 31 例，总有效率为 93.60%。

（2）男科疾病：桑螵蛸主男子肾衰漏精，精自出，患虚冷者能止之。有患者脾肾两虚，精关不固，药用黄芪、党参、沙苑子、煅龙骨、煅牡蛎、桑螵蛸等，每日 1 剂，分 3 次温服，连服 2 个月如常人，3 个月随访未复发。男康尔栓（包括穿山甲、乌药、乳香、没药、赤芍、桑螵蛸、肉桂、冰片，1.5 g 生药流浸膏 / 枚），肛门纳入给药，每日 2 次，每次 1 枚，连用 1 个月，治疗慢性前列腺炎患者 92 例，治愈 54 例（58.70%），好转 18 例（19.57%），总有效率 78.26%。交泰固精汤（含桑螵蛸 15 g）免煎颗粒，每日 2 次，每次 1 包，饭后温水冲 200 mL 服用，治疗心肾不交型早泄患者 35 例，治疗 8 周后，显效 14 例（40%），有效 17 例（48.57%），无效 4 例（11.43%），总有效率

88.57%。

（3）妇科疾病：乌鸡白凤丸为中医治疗妇科疾病的传统中成药，该方以乌骨鸡为君药，桑螵蛸为佐药，能补肝肾、益精血、益肾助阳，用于补气养血、调经止带，治疗月经不调、崩漏、带下等气血亏虚型妇科疾病。

（4）带状疱疹：将桑螵蛸以文火焙焦后研为细末，加香油适量调匀，每日 3 ～ 4 次涂于患处，治疗带状疱疹患者 30 例，治愈率为 100%。

参考文献

[1] 葛德燕，陈祥盛. 桑螵蛸药用历史与研究进展［J］. 山地农业生物学报. 2006，（5）：455–460.
[2] 顾勇刚，顾正标. 虫类药对治疗男科病举隅［J］. 实用中医药杂志，2010，26（8）：573.
[3] 胡长效，朱静. 中药桑螵蛸的研究进展［J］. 农业与技术，2007，（5）：77–79.
[4] 江惟明. 桑螵蛸散治疗尿道综合征36例［J］. 陕西中医，2002，（4）：304.
[5] 马长宏. 单味中药治疗带状疱疹［J］. 河南中医，2002，（5）：63.
[6] 孙迪. 交泰固精汤治疗心肾不交型早泄的临床疗效观察［D］. 昆明：云南中医药大学，2019.
[7] 谭正怀，雷玉兰，张白嘉，等. 桑螵蛸的药理比较研究［J］. 中国中药杂志，1997，（8）：49–52+66.
[8] 魏亚东. 缩泉固尿合剂治疗压力性尿失禁的实验与临床研究［D］. 福州：福建中医学院，2003.
[9] 杨满琴. “妇科圣药” 乌鸡白凤丸［J］. 中医健康养生，2018，4（9）：36–37.
[10] 张鹏，邢巨星，陈沛，等. 男尔康栓治疗慢性前列腺炎135例［J］. 陕西中医. 1999，（11）：499.

海马

【来源】《本草拾遗》。

【性味归经】甘、咸，温。归肝、肾经。

【功能主治】温肾壮阳，散结消肿。用于阳痿，遗尿，肾虚作喘，癥瘕积聚，跌仆损伤；外治痈肿疔疮。

【用法用量】内服：煎汤，3 ～ 9 g；研末，1 ～ 1.5 g。外用：研末掺或调敷。

【药论】

（1）《本草纲目》：“海马，雌雄成对，其性温暖，故难产及阳虚多用之，如蛤蚧、郎君子之功也。”

（2）《本草新编》：“海马，专善兴阳，功不亚于海狗，更善堕胎，故能催生也。海马功用不亚腽肭脐，乃尚腽肭脐不尚海马，此世人之大惑也。谁知海马不论雌雄，皆能勃兴阳道，若腽肭脐，必须用雄者始效，贵价而买，仍是赝物，何若用海马之适用哉。”

（3）《海南介语》：“主夜遗。”

【传统应用】用于肾阳虚弱、夜尿频繁，或妇女因体虚而白带多，如海马汤（《中药临床应用》）；用于远年虚实积聚瘕块，与木香、大黄等配伍，如木香汤（《圣济总录》）；用于发背诸恶疮，兼治疔疮，与穿山甲、水银、朱砂等配伍，如海马拔毒散（《急救仙方》）。

【现代研究】

1. 药物成分

该药主要含有蛋白质，脂肪，谷氨酸、天冬氨酸、甘氨酸、脯氨酸、丙氨酸、亮氨酸等 17 种氨基酸，以及钙、磷、钠、钾、镁、铁、锶、硅等 19 种无机元素。

2. 药理作用

（1）性激素样作用：海马乙醇提取物被证实能显著促进雄鼠前列腺、精囊、提肛肌的重量增加，能诱导、延长雌鼠的动情期。沁阳春海马胶囊能提高雄鼠的交配能力，缩短合笼后雄鼠扑捉雌鼠及射精的潜伏期，并提高雄鼠的扑捉率、交配率和射精次数以增强雄鼠的性功能。沁阳春海马胶囊还能显著延长去睾丸大鼠负重游泳的存活时间，提高去睾丸大鼠的血清睾酮水平，以及提高肾虚大鼠的生殖器官质量，发挥扶正固本、恢复体力和壮阳的功效，对肾阳虚模型动物发挥改善作用。海马补肾丸能明显改善雄鼠的勃起功能，增加去势大鼠血清睾酮（T）水平及前列腺、包皮腺、提肛肌的脏器指数，并升高正常幼龄大鼠 T、促卵泡激素（follicle-stimulating hormone，FSH）水平和精液囊的脏器指数，表现出滋阴补肾作用。

（2）对实验性前列腺增生的作用：海马胶囊能降低前列腺增生模型大鼠的前列腺中叶、精囊腺重量，降低血清酸性磷酸酶（acid phosphatase，ACP）、锌水平，并升高前列腺组织 NO 含量；在前列腺增生小鼠模型中，海马胶囊能降低前列腺中叶、背叶重量，也降低血清 ACP、锌水平。

（3）抗衰老：海马能通过减少 MAO-B 的活性，增强耐缺氧性，以及降低过氧化脂质水平，进而对小鼠发挥抗衰老作用。海马提取物能通过对 L- 谷氨酸致大鼠神经元钙内流产生抑制作用，进而对神经元的正常功能活动发挥保护作用。

此外，海马还具有抗疲劳、抗肿瘤、增强学习记忆能力等多种药理作用。

3. 临床应用

（1）男科疾病：海马能温肾壮阳，在治疗肾阳不足等中医症状的相关疾病中具有良好疗效。海马补肾壮阳丸口服，10 g/ 次，2 次 / 天，同时辅以复方利多卡因乳膏于性生活前 5 ～ 10 分钟涂抹，0.5 g/ 次，用以治疗早泄 60 例，痊愈 23 例（38.33%），显效 17 例（28.33%），有效 16 例（26.67%），无效 4 例（6.67%），总有效率为 93.33%。海马补肾壮阳丸口服，10 g/ 次，每日 2 次，连服 60 天；用于治疗特发性弱精子症 66 例，总有效率为 86.36%。

（2）妇科疾病：《中药大辞典》记载，以海马 12 g，杞子 12 g，鱼膘胶 12 g（溶化），红枣 30 g，水煎服用，可用于治疗妇女因体虚而白带多。

（3）不孕不育：《中药大辞典》记载，以海马 1 对，炙燥研细粉，每服 1 g，每日 3 次，温酒送服，可用于治疗妇女宫冷不孕。海马多鞭丸（由海马、蛤蚧、韭菜子、锁阳、鹿茸、肉苁蓉、巴戟天、淫羊藿等 34 味中药组成）口服，每日 2 次，每次 10 粒，用于治疗男性不育（肾阳不足型）28 例，显效 16 例（57.14%），有效 4 例（14.29%），无效 8 例（28.57%），总有效率为 71.42%。

（4）心脏疾病：临床观察发现治疗冠心病心绞痛时，较频繁发作期间，以加味栝蒌薤白白酒汤口服，每日 1 剂，日服 2 次；在心绞痛缓解期，则以海马参七散（由海马、西洋参、田七等组成）口服，研细末，每服 5 ～ 10 g，日服 1 次，治疗患者 48 例，显效 32 例（66.67%），有效 12 例（25.00%），无效 4 例（8.33%），总有效率为 91.67%。

（5）创口溃烂：临床观察发现以海马与麝香、全蝎等中药配伍组成的方剂（海马拔毒散）重研为极细粉末，全药搅拌均匀后，将细粉撒布于溃烂面，覆盖凡士林纱布，外用消毒纱布包扎，每隔 2 ～ 3 天更换 1 次，7 ～ 10 天为一疗程，用于治疗五种主要毒蛇（五步蛇、蝮蛇、竹叶青蛇、烙铁头蛇、眼镜蛇）咬伤引起的创口溃烂患者 104 例，治愈 101 例（97.12%），致残 3 例（2.88%；均为部分肢体功能障碍，没有丧失劳动力）。

参考文献

[1] 陈建设，周东，孙自学，等. 海马补肾壮阳丸治疗特发性弱精子症[J]. 中国实验方剂学杂志，2015，21(4)：186-188.

[2] 陈康德. 海马拔毒散治疗蛇伤创口溃烂104例[J]. 浙江中医学院学报，1991，(6)：21.

[3] 高五芝, 马永, 邵世营, 等. 海马补肾壮阳丸联合复方利多卡因乳膏治疗早泄的临床研究[J]. 中国伤残医学, 2014, 22(8): 203–204.
[4] 李海平. 加味栝蒌薤白白酒汤合海马参七散治疗冠心病心绞痛48例疗效观察[J]. 中国中医急症, 1998, (6): 256–257.
[5] 陆茵, 陈文星, 华永庆, 等. 海马壮阳软胶囊温肾壮阳的实验药理学研究[J]. 南京中医药大学学报(自然科学版), 2001, (2): 99–101.
[6] 卢毅, 谭琨, 耿福能, 等. 海马多鞭丸治疗肾阳不足型男性不育症临床研究[J]. 江西中医药, 2022, 53(7): 42–44.
[7] 孟学强, 许东晖, 梅雪婷, 等. 海马胶囊治疗实验性前列腺增生的研究[J]. 中国药学杂志, 2005, (3): 33–36.
[8] 梅雪婷, 许东晖, 林子力, 等. 海马胶囊对肾虚大鼠的扶正固本作用[J]. 中草药, 2005, (3): 409–410.
[9] 余敏, 何耕兴, 陈辉, 等. 五种海洋生物抗衰老相关活性的实验研究[J]. 中国海洋药物, 1995, (2): 30–34.
[10] 许东晖, 梅雪婷, 李秉记, 等. 海马胶囊提高大鼠性功能的药理作用[J]. 中药材, 2003, (11): 807–808.
[11] 张朝晖, 徐国钧, 徐珞珊, 等. 五种海马提取物对L—谷氨酸致大鼠神经元钙内流的拮抗作用[J]. 中国海洋药物, 1994, (4): 6–9.
[12] 只德广, 庞纪平, 金兆祥, 等. 海马补肾丸滋阴补肾作用研究[J]. 中草药, 2019, 50(11): 2632–2638.
[13] 张前进. 海龙海马的化学成分和药理活性[J]. 陕西中医, 2004, (4): 363–364.

(三)养阴通络

麦门冬

【来源】《神农本草经》。

【性味归经】甘、微苦，微寒。归心、肺、胃经。

【功能主治】养阴生津濡络，润肺清心，益胃生津。用于肺燥干咳，阴虚劳嗽，喉痹咽痛，津伤口渴，内热消渴，心烦失眠，肠燥便秘。

【用法用量】内服：煎服，6 ～ 12 g。

【药论】

1.《本草求真》：“麦冬专入心肺……解热除烦，去痿除呕。”

2.《本草汇言》：“麦门冬，清心润肺之药也。主心气不足，惊悸怔忡，健忘恍惚，精神失守；或肺热肺燥，咳声连发，肺痿叶焦，短气虚喘，火伏肺中，咯血咳血；或虚劳客热，津液干少；或脾胃燥涸，虚秘便难；此皆心肺肾脾元虚火郁之证也。然而味甘气平，能益肺金，味苦性寒，能降心火，体润质补，能养肾髓，专治劳损虚热之功居多。如前古主心腹结气，伤中伤饱，胃络脉绝，羸瘦短气等疾，则属劳损明矣。”

3.《本草分经》：“甘微苦微寒，润肺清心，胃经正药，泻热生津，化痰止呕，治嗽行水。”

【传统应用】治肾火煎熬而成砂石淋，常与熟地黄、茯苓等药同用，如化石汤（《辨证录》）。治男子阳痿，常与菟丝子、枸杞等同用，如加味六子汤（《仁术便览》）。治遗精、白浊、小便痛，常与黄连、生地黄、当归等配伍，如加减清心莲子饮（《医方一盘珠》）。治心肾不交、精浊、水道涩如淋而作痛，常与熟地黄、人参、山茱萸等同用，如化精丹（《辨证录》）。治肺痿、咳唾涎沫、短气喘促、咽喉干燥，常与半夏、人参等同用，如麦门冬汤（《金匮要略》）。治热结阴亏证，常与玄参、生地黄等同用，如增液承气汤（《温病条辨》）。治热伤元气、肢体倦怠、气短懒言、口干作渴、汗出不止，配人参、五味子，如生脉散（《医学启源》）。治虚火炎上，肺金之气不能下行，以致强阳不倒，常与元参、肉桂同用，如倒阳汤（《石室秘录》）。治肺痈初起、咳嗽气急、胸中隐痛、呕吐脓痰，常与人参、赤芍等同用，如麦冬平肺饮（《外科正宗》）。治燥伤肺胃、津液亏损、咽干口渴、干咳少痰，常与沙参、玉竹等同用，如沙参麦冬汤（《温病条辨》）。治消渴日夜饮水不止，饮下小便即利，常配伍黄连、冬瓜，如麦门冬汤（《卫生宝鉴》）。治阴虚血少、神志不安，常与酸枣仁、柏子仁等同用，如天王补心丹（《校注妇人良方》）。治温病邪热传营，常与犀角、生地黄等同用，如清营汤（《温病条辨》）。用于气虚血弱、虚羸少气、心悸心慌、虚烦失眠、大便干结，或用于虚劳肺痿、久咳不止、涎唾甚多、咽燥而渴、痰中有血、心悸、心烦、少气、失眠、自汗盗汗，常与甘草、生姜等配伍，如炙甘草汤（《伤寒论》）。

【现代研究】

1. 药物成分

该药主要含甾体皂苷类、多糖类、高异黄酮类、有机酸等。甾体皂苷类主要含麦冬皂苷 A、麦冬皂 B、麦冬皂 C、麦冬皂 D 等；糖类主要包括麦冬多糖 MDG-1、Md-1、Md-2 等；高异黄酮类主要有甲基麦冬高异黄酮 A、甲基麦冬黄烷酮 A 等。

2. 药理作用

（1）对泌尿系统的作用：沙参麦冬汤能通过抑制氧化应激、炎症、凋亡等，改善 Lewis 肺癌模型肾损伤小鼠肾功能，保护肾脏组织结构。麦冬多糖能降低糖尿病大鼠空腹血糖、肾脏指数、Cr 及 BUN 水平，提高肾组织总抗氧化能力，降低肾脏 p47phox、NF-κB 的表达，对 2 型糖尿病大鼠肾脏具有一定保护作用。糖尿病肾病大鼠给予中药组分（由麦冬多糖、黄连生物碱、三七总皂苷组成），大鼠尿蛋白的排出减少，肾小球系膜细胞及内皮细胞的屏障功能改善，肾小球滤过功能得到改善；使模型大鼠血管活性物质分泌减少，RAS 系统及内皮素系统的激活受到抑制；大鼠肾组织蛋白非酶糖基化产物的形成减少，肾组织 Na^+-K^+-ATP 酶活性提高，水液代谢改善，表现出保护糖尿病肾病大鼠肾功能的作用。湖北麦冬多糖可通过下调糖尿病大鼠晚期糖基化终末产物 - 晚期糖基化终末产物受体系统及改善其氧化应激水平，发挥预防糖尿病肾病的作用。

（2）保护生殖细胞：麦冬对甲基磺酸甲酯所诱导的小鼠精子非程序 DNA 合成有明显抑制作用，表明麦冬对小鼠生殖细胞遗传物质具有保护作用。

（3）抗炎：麦冬能通过抑制 ERK1/2 和 JNK 的磷酸化，影响 MAPK 信号传导，降低 NO 和促炎细胞因子的产生，发挥显著抗炎活性。麦冬总皂苷能抑制内皮细胞凋亡，上调内皮细胞黏附分子的表达，起到抗炎作用。麦冬不同提取部位可通过抑制 LPS 诱导的 RAW264.7 巨噬细胞 NO 的分泌以及 TNF-α 的表达，发挥抗炎作用，其正丁醇提取部位抗炎作用最强。

3. 临床应用

（1）泌尿系统疾病：37 例糖尿病神经源性膀胱患者给予清肺饮（由麦冬、茯苓、车前子等药组成）加减治疗，有助于缓解神经传导异常，总有效率 94.59%。清心莲子饮（由麦冬、黄芪、石莲子等药组成）治疗慢性肾炎患者 100 例，以益气固精、养阴分清泌浊，总有效率为 90%。芪麦八珍方（由黄芪、麦冬、党参等药组成）治疗糖尿病肾病患者 36 例，总有效率 88.9%，远高于对照组。在常规治疗的基础上加用滋阴通脉饮（由麦冬、玄参、人参等药组成）治疗糖尿病肾病患者，总有效率为 90.0%，显著高于单纯使用西药治疗组。张琪教授临床上常用含麦冬复方加味真武汤温肾活血，治疗慢性肾小球炎、肾病综合征水肿。

（2）男科疾病：张宗圣运用两地汤（由生地黄、熟地黄、麦冬等药组成）加减治疗男性精液量少及精液不液化症，疗效确切。

（3）妇科疾病：《金匮要略》中温经汤由吴茱萸、当归、麦冬等药组成，临床上广泛用于冲任虚寒而兼有血疲之象的多种妇科疾病。张利梅、黄浩、李红梅运用温经汤加减治疗痛经，治疗后总有效率分别为 79.17%（48 例）、90.63%（32 例）、84.8%（46 例）。江志扬运用温经汤加减治疗月经不调肾虚血瘀型患者 40 例，总有效率 82.5%。在西药治疗基础上加用温经汤治疗月经不调患者 45 例，总有效率为 91.1%，显著高于单纯使用西药组。运用金匮温经汤加减治疗更年期综合征患者 30

例，总有效率 80%。一贯煎由北沙参、当归、麦冬等药物组成，临床表明此方加减用于安胎、引产后低热不退、妊娠失音、脏躁、经行头痛、月经先期等妇科疾病时具有较好的疗效。两地汤由生地、地骨皮、麦冬等药物组成，临床可用于治疗过早绝经、青春期功能性子宫出血、经前期失眠等妇科疾病，程燕运用两地汤加减治疗妇科术后发热患者 126 例，显效 96 例，有效 27 例，无效 3 例，总有效率为 97.6%。

周淑萍运用温经汤加通液术治疗输卵管阻塞性不孕患者 52 例，总有效率 92.3%。范长青运用温经汤加减治疗胞宫虚寒不孕患者 36 例，痊愈 29 例，有效 4 例，无效 3 例，总有效率 91.6%。暴永贤使用大温经汤（由吴茱萸、肉桂、麦冬等药组成）治疗宫寒不孕患者 56 例，总有效率 96%。

此外，麦冬还可用于治疗冠心病、慢性胃炎、肺炎、白细胞减少症等。

参考文献

[1] 余霖，周燕萍，周姝含，等. 沙参麦冬汤对Lewis肺癌模型肾损伤小鼠氧化应激、炎症、凋亡的影响［J］. 时珍国医国药，2023，34（2）：317–320.

[2] 陆小元. 麦冬多糖对2型糖尿病大鼠肾脏的保护作用［J］. 实用临床医药杂志，2012，16（24）：11–14.

[3] 许建梅. 中药组分对糖尿病肾病大鼠肾功能保护作用的机理研究［D］. 北京：北京中医药大学，2015.

[4] 肖作奇，王永龙，陈家春. 湖北麦冬多糖对早期糖尿病肾病保护作用研究［C］//中国科协第八届常委会青年工作专门委员会. 国务院学位委员会办公室，中国科协组织人事部. 第十一届全国博士生学术年会（生物医药专题）论文集（下册，墙报P25–P48）. 华中科技大学同济医学院药学院，2013：9.

[5] 朱玉琢，庞慧民，刘念稚. 麦冬对甲基磺酸甲酯诱发的小鼠精子非程序DNA合成的抑制作用［J］. 吉林大学学报（医学版），2002，（5）：461–462.

[6] 孙晓媛，于凡，肖伟，等. 麦冬现代应用的研究进展［J］. 中国现代中药，2018，20（11）：1453–1458.

[7] 曹春琪，赵跃东，张旗，等. 麦冬不同提取部位对LPS诱导的RAW264.7细胞分泌炎症因子的影响［J］. 中医药信息，2016，33（2）：11–15.

[8] 夏世澄. 清肺饮治疗糖尿病神经源性膀胱37例疗效观察［J］. 新中医，2005，（6）：41–42.

[9] 刘俐，苏小静. 清心莲子饮治疗慢性肾炎100例［J］. 陕西中医，1999，（3）：98.

[10] 方玉茹，罗士云. 芪麦八珍方配合西药治疗糖尿病肾病36例［J］. 陕西中医，2010，31（1）：57–58.

[11] 杨海英，王立田，彭新华，等. 滋阴通脉饮治疗早期糖尿病肾病30例临床观察［J］. 河北中医，2015，37（10）：1489–1491.

[12] 张佩青，黄彦彬. 张琪教授治疗肾性水肿常用经方介绍［C］//中华中医药学会肾病分会. 中华中医药学会第二十一届全国中医肾病学术会议论文汇编（上）. 黑龙江省中医研究院，2008：3.

[13] 张宗圣，李爱梅. 两地汤男科新用［J］. 山东中医杂志，2002（7）：439.

[14] 杨淑雯. 金匮温经汤现代临床运用文献研究［D］. 广州：广州中医药大学，2015.

[15] 张利梅. 温经汤加减治疗痛经48例［J］. 中国中医急症，2008，（4）：548.

[16] 黄浩. 温经汤加减治疗痛经32例［J］. 基层医学论坛，2010，14（20）：622.

[17] 李红梅，马志毅. 温经汤加减治疗痛经46例［J］. 湖北中医杂志，2010，32（9）：41.

[18] 江志扬. 温经汤加减治疗月经不调肾虚血瘀型临床观察［J］. 新中医，2010，42（10）：57–58.

[19] 姜雅晴. 温经汤合并西药治疗月经不调85例疗效分析［J］. 中国现代药物应用，2008，（1）：73–74.

[20] 马晓梅，穆齐金. 金匮温经汤治疗更年期综合征30例临床观察［J］. 山东医药，2008，（31）：102–103.

[21] 徐虹. 一贯煎在妇科临证中的应用［J］. 光明中医，2013，28（7）：1446–1447.

[22] 张瑞玲. 一贯煎在妇科临床上的应用［J］. 中医学报，2010，25（5）：913.

[23] 陈晓霞. 两地汤妇科临床应用举例［J］. 浙江中医杂志，2009，44（10）：759.

[24] 程燕. 两地汤加减治疗妇科术后发热126例［J］. 陕西中医，2002，（5）：419–420.

[25] 周淑萍. 温经汤加通液术治疗输卵管阻塞性不孕［J］. 医药论坛杂志，2008，（12）：77–78.

[26] 范长青，范美霞. 温经汤治疗胞宫虚寒不孕36例[J]. 实用中医药杂志，2000，(5)：16-17.
[27] 暴永贤. 大温经汤加味治疗宫寒不孕56例[J]. 长春中医药大学学报，2007，(5)：59.

白芍

【来源】《神农本草经》。

【性味归经】苦、酸，微寒。归肝、脾经。

【功能主治】养血调经，收敛止汗，柔肝止痛，平抑肝阳。用于血虚萎黄，月经不调，自汗，盗汗，胁痛，腹痛，四肢挛痛，头痛眩晕。

【用法用量】内服：煎服，6～15 g。平肝生用，柔肝止痛炒用或酒炒。

【药论】

（1）《神农本草经》："主邪气腹痛，除血痹，破坚积，治寒热疝瘕，止痛，利小便，益气。"

（2）《滇南本草》："收肝气逆痛，调养心肝脾经血，舒肝降气，止肝气疼痛。"

（3）《本草备要》："补血，泻肝，涩，敛阴。"

【传统应用】治妊娠子淋、小便涩数，常与地肤子、车前子等配伍，如地肤子汤（《医学正传》）。治男子纵欲伤精、夜卧遗泄、阴汗萎靡，常与地骨皮、牡丹皮等同用，如救败汤（《辨证录》）。治劳疝、阴囊肿大、皮烂水流，常与当归、红花等配伍，如橘桂汤（《丹台玉案》）。治精寒阳痿、无子，常与鹿角等同用，如鹿角胶丸（《万氏抄家方》）。治血虚肝郁、胁肋疼痛，常配柴胡、当归等，如逍遥散（《太平惠民和剂局方》）。治脾虚肝旺、腹痛泄泻，常与白术、防风、陈皮同用，如痛泻要方（《景岳全书》）。治阴血虚筋脉失养而致手足挛急作痛，常配甘草，如芍药甘草汤（《伤寒论》）。

【现代研究】

1. 药物成分

该药主要含萜类、黄酮类、挥发油、甾体类、有机酸等成分。萜类主要含芍药苷、氧化芍药苷、芍药内酯苷、苯甲酰芍药苷等；黄酮类主要含山柰酚 3-O-（6-O- 没食子酰基）-β-D- 葡萄糖苷、槲皮素 3-O-（6'-没食子酰基）-葡萄糖苷等；有机酸类主要含没食子酸、没食子酸甲酯、没食子酸乙酯等。

2. 药理作用

（1）对泌尿系统的作用：白芍总苷对糖尿病肾病有保护作用，能调节肾脏固有细胞增殖，抑制肾组织内巨噬细胞的浸润及增殖，降低糖尿病大鼠 24 小时尿白蛋白排泄率，明显改善糖尿病大鼠肾损害。白芍总苷可通过抑制糖尿病大鼠肾组织细胞黏附因子 -1、IL-1、TNF-α 及 3- 硝基酪氨酸高水平表达，改善糖尿病大鼠早期肾脏损伤，该作用机制可能与白芍总苷抑制 TLR2，4/NF-κB 通路及 Wnt/β-catenin 信号通路的表达有关。白芍总苷还能通过激活自噬活性，上调糖尿病大鼠肾组织中 LC3-Ⅱ/LC3-Ⅰ蛋白比值及自噬蛋白 Beclin-1 表达水平，或下调硫氧还蛋白相互作用蛋白，发挥对糖尿病大鼠肾损害的保护作用。白芍总苷可通过调控小鼠 TLR9/MyD88/NF-κB 信号通路，抑制下游相关炎症因子表达，发挥免疫调节及抗系统性红斑狼疮肾脏损伤作用。白芍总苷有保护慢性肾小球肾炎大鼠肾脏作用，其机制可能与影响 p62/TRAF6/NF-κB 信号通路激活有关。白芍总苷能缓解高尿酸血症肾损伤模型大鼠肾小球系膜细胞增生，缓解肾小管扩张，减少肾小管间质损伤和肾脏炎性细胞浸润，从而保护肾脏。白芍水提物预防给予能显著降低肾结石模型大鼠尿液和肾脏的草酸水平，增加尿钙和柠檬酸水平，显著降低骨桥蛋白的表达、肾结晶和病理变化。

（2）抗炎、镇痛：白芍总苷能抑制 IFN-γ 上调的人永生化角质形成细胞分泌 ICAM-1，发挥抗炎作用。白芍水提物对急、慢性炎症均有一定的抑制作用，其机制可能与减少血液中 PGE2 的合成、

抑制局部组织中 PGE_2、NO 的合成或释放有关。白芍中的芍药苷和芍药内酯苷均可明显降低醋酸扭体法模型中小鼠的扭体次数，发挥镇痛作用，芍药苷、芍药内酯苷的镇痛作用可能与升高血清和大脑皮质中 β－内啡呔（β-EP）水平、减少大脑皮质 PGE_2 生成或释放有关。

白芍还具有镇静、抗心肌重构、抗心肌损伤、抗血栓、补血、调节免疫、保肝、抗抑郁、通便、降血糖等药理作用。

3. 临床应用

（1）泌尿系统疾病：白芍总苷胶囊联合羟氯喹治疗儿童狼疮性肾炎 78 例，其对患者 24 小时尿蛋白定量、血尿阳性率、发热率等相关指标及肾功能的改善明显强于对照组，且不良反应发生率低于对照组。芍药甘草汤用于治疗输尿管结石、膀胱过度活动症时取得良好疗效。在西药治疗的基础上加用白芍总苷治疗单纯蛋白尿型紫癜性肾炎患儿 53 例，结果表明白芍总苷可以调节炎症水平，促进患儿肾功能恢复，治疗组总有效率为 94.34%，显著高于对照组。老年狼疮性肾炎患者 53 例，在西药治疗的基础上加用白芍总苷胶囊治疗，总有效率为 98.11%，远高于对照组，患者肾功能和免疫功能显著改善。临床研究表明真武汤（由附子、茯苓、白芍等药组成）对原发性肾脏病、慢性肾功能衰竭、糖尿病肾病、狼疮性肾炎、IgA 肾病等肾脏疾病有良好的疗效。使用自拟加味五金汤（由金钱草、海金沙、白芍等药组成）治疗泌尿系统结石患者 60 例，总有效率为 96.7%。运用猪苓汤（由猪苓、茯苓、白芍等药组成）加味治疗老年复发性泌尿系统感染患者 60 例，总有效率为 93.3%。

（2）男科疾病：郭军教授常运用暖肝温肾、活血止痛之乌茴止痛方（由乌药、小茴香、白芍等药组成）随证加减治疗慢性前列腺炎，临床上取得了良好疗效。仝小林院士临床常用川芎、白芍、蜈蚣粉为基础，配伍淫羊藿治疗阳痿，其中白芍起养血柔肝、荣养脉络之功。运用当归芍药散（由白芍、当归、川芎等药组成）加味治疗前列腺炎 60 例，总有效率为 95%，显著高于西药治疗组。

（3）妇科疾病：保阴煎由白芍、生地黄、熟地黄等药配伍组成，为治疗妇科疾病的重要方剂，临床上对于治疗月经先期、经间期出血、胎动不安和绝经前后诸证等妇科疾病具有良好的疗效。殷思箴治疗妇科疾病时使用的处方大部分包含白芍，例如运用清经散、两地汤、柴胡清骨散、温经摄血汤、连附四物汤、定经汤等加减治疗月经不调；运用逍遥散、宣郁通经汤等加减治疗痛经；运用清经散、膈下逐瘀汤等加减治疗崩漏；运用疏肝化滞汤等加减治疗妊娠病。临床结果表明，四物汤（由川芎、当归、白芍等药组成）加减用于治疗月经不调、功能性子宫出血及原发性痛经等妇科疾病具有确切的疗效。运用逍遥散（由柴胡、白术、白芍等药组成）加减治疗青春期多囊卵巢综合征、乳腺疾病、月经不调、慢性盆腔炎等妇科疾病疗效显著。含白芍的方剂桃红四物汤加减治疗痛经、月经不调等妇科疾病的疗效肯定。当归芍药散（由当归、白芍、川芎等药组成）随证加减治疗妇科诸痛及癥瘕、盆腔积液、月经不调等病均起到良好的疗效。当归芍药散配合妇科微波治疗盆腔静脉淤血综合征患者 60 例，治愈 49 例，显效 8 例，好转 3 例，总有效率 100%。在布洛芬治疗的基础上使用活血止痛汤（由当归、柴胡、白芍等药组成）随证加减治疗 50 例痛经患者，患者症状明显改善，总有效率为 96%，显著高于对照组。在西药治疗基础上加用化瘀黄芪白芍汤（由黄芪、党参、白芍等药组成）治疗排卵型子宫出血患者 90 例，结果总有效率 98.78%，显著高于对照组。

40 例排卵障碍性不孕患者给予滋肾汤（由杜仲、熟地黄、白芍等药组成）治疗，结果治愈 8 例，显效 15 例，有效 11 例，无效 6 例，总有效率 85%。采用补肾活血法（菟丝子、川芎、白芍等药配伍）联合来曲唑治疗排卵障碍性不孕患者 43 例，妊娠率为 53.49%，显著高于对照组，且不良反应明显低于对照组。自拟加味玉屏风汤（由黄芪、白术、白芍等药组成）治疗 57 例女性抗精子抗体阳性的不孕患者，观察期内转阴率为 94.7%，共 23 例患者于 1 年内怀孕。自拟调经种玉汤（由香附、当归、白芍等药组成）加减治疗妇科不孕症，总有效率为 91.4%。48 例子宫内膜异位症性不孕患者给予补肾祛瘀汤（由枸杞子、熟地黄、白芍等药组成）联合去氧孕烯炔雌醇片治疗后，妊娠率为 72.92%，显著高于单纯使用去氧孕烯炔雌醇片组。加味逍遥散（由柴胡、当归、白芍等药组成）治疗输卵管阻塞性不孕患者 54 例，结果痊愈 45 例，好转 5 例，未愈 4 例，总有效率 92.6%。金匮温经汤由吴茱萸、当归、白芍等药物配伍组成，为仲景妇科名方之一。傅在希主张使用温经汤治疗女性不孕症；张庆云运用加减温经汤治疗不孕（育）；张志浩常以温经汤加配伍祛瘀之药，用于主治寒凝胞宫，肝郁血滞不孕症；黄燕、马晔运用温经汤治疗月经不调性（冲任虚寒）不孕。温经汤治疗女性不孕患者 886 例，怀孕 712 例，总孕率 80.36%。

此外，白芍还常用于肝炎、肝硬化、类风湿性关节炎、急慢性胃炎、帕金森综合征、脑缺血神经精神类疾病的治疗。

参考文献

[1] 常保超, 陈卫东, 张燕, 等. 白芍总苷对2型糖尿病大鼠肾组织Wnt/β-catenin信号通路表达的影响[J]. 中国中药杂志, 2014, 39(19): 3829-3835.

[2] 常保超, 潘艳, 郭亚玲, 等. 白芍总苷通过增加糖尿病大鼠肾组织自噬活性减轻肾损伤的研究[J]. 中国临床药理学杂志, 2023, 39(7): 984-988.

[3] 崔丽, 刘桂凌, 史光彩, 等. 白芍总苷对糖尿病大鼠肾损伤的保护作用[J]. 中国临床药理学杂志, 2021, 37(22): 3107-3110.

[4] 吴琼, 于红红, 罗瑞熙, 等. 白芍总苷调节TLR9/MyD88/NF-κB通路改善系统性红斑狼疮小鼠肾脏损伤[J]. 中国实验方剂学杂志, 2022, 28(12): 103-110.

[5] 林劲, 欧阳辉, 梁春玲, 等. 白芍总苷对慢性肾小球肾炎模型大鼠的肾脏保护作用及机制研究[J]. 中药新药与临床药理, 2021, 32(10): 1425-1430.

[6] 刘冬恋, 秦琴, 杨婷, 等. 白芍总苷对高尿酸血症肾损害大鼠肾脏的保护作用[J]. 食品工业科技, 2021, 42(22): 344-349.

[7] 苟晓燕, 游芳凝, 王晓磊, 等. 白芍水提物对大鼠草酸钙肾结石形成的影响[J]. 基因组学与应用生物学, 2020, 39(9): 4365-4371.

[8] 吴玲芳, 王晓晴, 陈香茗, 等. 白芍化学成分及药理作用研究进展[J]. 国际药学研究杂志, 2020, 47(3): 175-187.

[9] 王双, 臧志和, 彭延娟. 白芍水提物的抗炎作用及作用机制研究[J]. 四川动物, 2015, 34(5): 748-751.

[10] 吴丽, 王丽丽, 费文婷, 等. 芍药苷和芍药内酯苷对小鼠疼痛模型的镇痛作用及对β-EP、PGE_2的影响[J]. 中华中医药杂志, 2018, 33(3): 915-918.

[11] 张翼, 李志辉, 寻劢, 等. 白芍总苷胶囊联合羟氯喹治疗儿童狼疮性肾炎的疗效及作用机制[J]. 中国中西医结合肾病杂志, 2023, 24(1): 57-61.

[12] 徐一鑫, 黄从军. 芍药甘草汤诊治泌尿外科疾病医案举隅[J]. 中国民间疗法, 2022, 30(21): 102-105.

[13] 李娜, 李文娟, 李函忆. TGP辅助治疗单纯蛋白尿型紫癜性肾炎患儿的效果[J]. 医学理论与实践, 2022, 35(19): 3335-3338.

[14] 李惠, 牛聪, 张威, 等. 白芍总苷联合环磷酰胺和醋酸泼尼松治疗老年狼疮性肾炎患者的效果[J]. 中国民康医学, 2022, 34(9): 93-95+99

[15] 黄笛, 谭颖颖. 真武汤治疗慢性肾脏病的研究进展[J]. 商洛学院学报, 2022, 36(4): 8-15.

[16] 刘新宇. 自拟加味五金汤治疗泌尿系结石60例临床观察[J]. 中国民族民间医药, 2010, 19(17): 168.

[17] 潘和长. 猪苓汤加味治疗老年复发性泌尿系感染的临床观察[J]. 湖北中医学院学报, 2009, 11(4): 50.

[18] 曾银, 韩强, 王任远, 等. 乌茴止痛方治疗慢性前列腺炎的用药经验[J]. 中国合理用药探索, 2023, 20(1): 65-69.

[19] 顾成娟, 吴学敏, 王涵. 川芎、白芍、蜈蚣粉治疗糖尿病性勃起功能障碍经验——仝小林三味小方撷萃[J]. 吉林中医药, 2020, 40(11): 1417-1419.

[20] 云秦川. 当归芍药散加味治疗前列腺痛60例临床观察[J]. 内蒙古中医药, 2016, 35(1): 30-31.

[21] 来承璐, 孙忻. 保阴煎加减在妇科疾病中的临床应用[J]. 浙江中医杂志, 2022, 57(12): 900-901.
[22] 孟宏伟. 殷思箴妇科经验[J]. 医学研究与教育, 2022, 39(5): 39-48.
[23] 何丹, 万丹, 舒骏, 等. 四物汤物质基础、药理作用及临床应用研究进展[J]. 中药药理与临床, 2020, 36(6): 221-229.
[24] 曹旭焱, 张少强, 刘岩. 逍遥散及其化裁方临床应用进展[J]. 河南中医, 2019, 39(11): 1775-1778.
[25] 杨艳玲, 刘彩凤, 黄嘉怡, 等. 经典名方桃红四物汤的古今文献分析[J]. 中国实验方剂学杂志, 2021, 27(13): 10-20.
[26] 何春霞. 当归芍药散加减在妇科临床中的应用心得[J]. 光明中医, 2017, 32(9): 1342-1344.
[27] 刘顺英, 左瑞云. 当归芍药散为主治疗盆腔静脉淤血综合征60例[J]. 中国伤残医学, 2014, 22(1): 99-100.
[28] 张丽梅. 活血止痛汤治疗妇科痛经50例疗效观察[J]. 黔南民族医专学报, 2016, 29(3): 172+187.
[29] 刘维庆, 沙延方, 沙恒玉, 等. 中西医结合治疗排卵型子宫出血90例临床体会[J]. 四川中医, 2007, (9): 78-79.
[30] 任雨佳. 滋肾汤治疗排卵障碍性不孕症的临床研究[D]. 哈尔滨: 黑龙江中医药大学, 2020.
[31] 张艳军. 补肾活血法联合来曲唑治疗排卵障碍性不孕效果分析[J]. 光明中医, 2018, 33(18): 2739-2741.
[32] 谢普练, 韩慧. 加味玉屏风汤治疗女性抗精子抗体阳性57例[J]. 浙江中医杂志, 2005, (9): 384-385.
[33] 王志辉, 陈宏东, 王庆虎. 调经种玉汤治疗妇科不孕症84例[J]. 陕西中医, 2002, (11): 983-984.
[34] 郭淼, 齐素云, 牛高丽, 等. 补肾祛瘀汤联合去氧孕烯炔雌醇片治疗腹腔镜术后子宫内膜异位症不孕48例[J]. 中医研究, 2013, 26(8): 26-28.
[35] 陈放文. 加味逍遥散治疗输卵管阻塞性不孕54例[J]. 四川中医, 2010, 28(2): 90.
[36] 吕佳憓. 金匮温经汤治疗不孕不育现代文献研究[D]. 北京: 北京中医药大学, 2011.

（四）养血通络

阿胶

【来源】《神农本草经》。

【性味归经】甘，平。归肺、肝、肾经。

【功能主治】补血滋阴，润燥，止血，荣养脉络。用于血虚络脉失养之面色萎黄，眩晕心悸，肌萎无力，心烦不眠，虚风内动，肺燥咳嗽，劳嗽咯血，吐血尿血，便血崩漏，妊娠胎漏。

【用法用量】内服：3 ～ 9 g，烊化兑服。

【药论】

（1）《神农本草经》：“主心腹内崩，劳极洒洒如疟状，腰腹痛，四肢酸疼，女子下血。安胎。久服益气。”

（2）《药性论》：“主坚筋骨，益气止痢。”

（3）《本草纲目》：“疗吐血、衄血、血淋、尿血，肠风，下痢。女人血痛、血枯、经水不调，无子，崩中，带下，胎前产后诸疾。男女一切风病，骨节疼痛，水气浮肿，虚劳咳嗽喘急，肺痿唾脓血，及痈疽肿毒。和血滋阴，除风润燥，化痰清肺，利小便，调大肠。”

【传统应用】治虚劳、小便利而多，常与干姜、火麻仁等药同用，如阿胶汤（《外台秘要》）。治便血，常与赤芍、当归等药配伍，如阿胶芍药汤（《圣济总录》），或与侧柏叶、黄芩、甘草等同用，如柏叶汤（《圣济总录》）。治劳淋、小便淋沥疼痛，常与当归、陈皮、熟地黄等同用，如当归汤（《鸡峰普济方》）。治久咳嗽，常与人参配伍，如阿胶饮（《圣济总录》）。治妇女血崩，常与白术、黄芪等配伍，如固冲汤（《医学衷中参西录》）。

【现代研究】

1. 药物成分

该药主要含氨基酸类、蛋白质类、多糖类、微量元素、挥发性物质。氨基酸类主要含甘氨酸、脯氨酸、丙氨酸、谷氨酸等。蛋白质类主要含Ⅰ型胶原蛋白 α_1、Ⅰ型胶原蛋白 α_2、驴血清白蛋白及明胶等。糖类主要含硫酸皮肤素等。

2. 药理作用

（1）对泌尿系统的作用：加味黄连阿胶汤可减轻顺铂肾毒性模型大鼠肾小管和肾小管间质的损伤，保护肾脏并延缓肾纤维化发展的进程，作用机制可能与下调肾小管上皮细胞胞浆中的TIMP-1表达及肾小管上皮细胞内TGF-β_1的表达、减少肾组织Ⅲ型胶原沉积等有关。

（2）补血：阿胶可通过提高小鼠骨髓红系集落形成单位（CFU-E）和粒－巨噬细胞集落（CFU-GM）发挥造血作用。阿胶造血功能的发挥可能与脂质与脂蛋白代谢、能量代谢、肠道菌群和氨基酸代谢的调节有关。阿胶还能提高成人血红蛋白水平，调控与血红蛋白合成相关的翻译过程，进而提高红细胞膜稳定性，延长红细胞寿命。

阿胶还有抗炎、改善血液流变学、抗衰老、免疫调节、抗炎、骨骼修复、抗疲劳、抗肿瘤等药理作用。

3. 临床应用

（1）泌尿系统疾病：28例肾性贫血患者给予复方阿胶浆联合促红细胞生成素治疗，总有效率为89.3%，患者血红蛋白与红细胞压积得到明显改善。张景红自拟排石汤（由阿胶、黄芪、海金沙等药组成）治疗肾结石患者30例，总有效率达86.67%，显著高于对照组。猪苓汤（由猪苓、茯苓、阿胶等药组成）对于慢性肾盂肾炎、肾结石、乳糜尿等疾病具有良好的疗效。

（2）男科疾病：华良才临床治疗男科疾病时，常以黄连阿胶汤加减治疗血精；自拟三胶生精汤（由阿胶、鱼鳔胶、鹿角胶等药组成）治疗少精子、弱精子症；常用阿胶配伍天冬、玄参、生地黄等用于治疗精液不液化；自拟滋肾益元汤（由阿胶、女贞子、墨旱莲等药组成）用于治疗前列腺痛；自拟阿胶二至汤（由阿胶、女贞子、墨旱莲等药组成）合用知柏地黄汤治疗男性阳痿、早泄。黄连阿胶汤对于治疗男子阴茎异常勃起、慢性前列腺炎、白细胞精液症、男性更年期综合征以及精囊炎等具有良好的疗效。

（3）妇科疾病：采用加味胶艾汤（由阿胶、艾叶、当归等药组成）治疗放置宫内节育器后月经异常患者269例，总有效率98.56%。吕平鸽运用断下汤（由人参、熟地黄、阿胶等药组成）加减治疗崩漏60例，痊愈39例，显效9例，好转6例，无效6例，总有效率90%。举元煎加阿胶、艾叶为基本方治疗124例月经过多患者，治愈110例，显效12例，无效3例，治愈率达88.7%。王随英采用加味阿胶鸡子汤（由阿胶、鸡子等药组成）治疗滑胎（习惯性流产、早产）42例，治愈37例，无效5例，总有效率88.09%。杨正雄自拟寿胎汤（由菟丝子、续断、阿胶等药组成）加减治疗崩漏、胎动不安患者62例，痊愈54例，好转6例，无效2例，总有效率96.78%。临床研究表明，阿胶黄芪口服液对于围绝经期综合征、痛经、原发性痛经、子宫肌瘤继发性贫血、产后恶露不止及功能失调性子宫出血等妇科疾病具有确切疗效。张宗如临床中将黄连阿胶汤灵活运用于妇产科月经不调、崩漏、胎动不安、恶露不绝等证中，均获得良好的疗效。在人工周期疗法的基础上加用复方阿胶浆治疗卵巢早衰患者43例，总有效率为90.7%，显著高于对照组。

金匮温经汤由吴茱萸、当归、阿胶等药物组成，为仲景妇科名方之一，使用温经汤或加减温经汤可治疗女性不孕（育）。张志浩常以温经汤配伍祛瘀之药，用以主治寒凝胞宫，肝郁血滞不孕症。黄燕运用温经汤治疗月经不调性（冲任虚寒）不孕患者886例，怀孕712例，总孕率为80.36%。

此外，阿胶还可用于各种出血性疾病、贫血、肺炎、免疫功能障碍、便秘等疾病。

参考文献

[1] 杨桂染，李淑贞，刘娜，等. 加味黄连阿胶汤对顺铂致肾毒性大鼠TIMP-1表达的影响[J]. 江西医学院学报，

2009, 49(11): 23-26.
[2] 杨桂染, 李淑贞, 刘娜, 等. 加味黄连阿胶汤对顺铂肾毒性大鼠TGF-β_1表达的影响[J]. 浙江中医药大学学报, 2009, 33(6): 761-762+765
[3] 杨桂染, 刘娜, 胡艳华, 等. 加味黄连阿胶汤对顺铂肾毒性大鼠肾组织Ⅲ型胶原表达的影响[J]. 中医药导报, 2013, 19(9): 13-15.
[4] 杨帅, 鲁婷婷, 周祖英, 等. 阿胶化学成分和药理作用及质量控制研究进展[J]. 中国新药杂志, 2023, 32(8): 806-816.
[5] 徐雁霞. 复方阿胶浆联合促红细胞生成素治疗肾性贫血28例疗效观察[J]. 中国医药导报, 2008, (27): 62-63.
[6] 张景红, 张泰峰. 自拟中药汤剂治疗肾结石30例[J]. 中国现代医生, 2008, 46(35): 3-4.
[7] 张明德, 熊菊芳, 皮业军. 猪苓汤治验4则[J]. 新中医, 2003, (1): 64-65.
[8] 华良才. 阿胶在中医男科的运用[J]. 海南医学, 2000, (1): 37-39.
[9] 李鹏超, 孙自学. 黄连阿胶汤治疗男科疾病探索与实践[J]. 中医药临床杂志, 2021, 33(10): 1903-1906.
[10] 张云山, 何鑫. 黄连阿胶汤治疗精囊腺炎刍议[J]. 国医论坛, 2018, 33(6): 60-61.
[11] 齐宝宁, 赵凌宇, 张荣, 等. 胶艾汤加味治疗放置宫内节育器术后月经异常208例[J]. 陕西中医, 2006, (6): 657-658.
[12] 吕平鸽. 断下汤加减治疗崩漏60例[J]. 光明中医, 2008, (10): 1596.
[13] 初友福, 王金永. 举元煎加味治疗月经过多124例[J]. 中国社区医师(综合版), 2005, (8): 55.
[14] 王随英. 加味阿胶鸡子汤治疗滑胎42例[J]. 中外医疗, 2010, 29(23): 128.
[15] 杨正雄, 薛素芳. 寿胎汤加减治疗胎漏、胎动不安62例[J]. 中国中医急症, 2005, (5): 477-478.
[16] 耿彩霞, 于新巧, 赵纪刚. 阿胶黄芪口服液治疗围绝经期综合征86例疗效观察[J]. 中国中医药科技, 2010, 17(3): 210.
[17] 董洁. 阿胶黄芪口服液治疗痛经效果观察[J]. 慢性病学杂志, 2013, 14(12): 957-958.
[18] 陈小芸, 冯胜军. 阿胶黄芪口服液治疗子宫肌瘤继发性贫血的临床疗效[J]. 实用中西医结合临床, 2014, 14(5): 52-53.
[19] 文娟. 阿胶黄芪口服液对产后恶露不止的临床治疗观察[J]. 基层医学论坛, 2014, 18(S1): 80-81.
[20] 胡秀萍. 阿胶黄芪口服液对原发性痛经的临床疗效观察[J]. 中国医药指南, 2015, 13(17): 190-191.
[21] 翟红卫. 阿胶黄芪口服液联合复方炔诺酮对功能失调性子宫出血患者的临床疗效[J]. 中成药, 2019, 41(7): 1745-1747.
[22] 张宗如. 黄连阿胶汤在妇科的应用[J]. 黑龙江中医药, 1999, (6): 46.
[23] 刘红姣, 喻芬, 梁世昌. 复方阿胶浆联合人工周期疗法治疗卵巢早衰43例效果观察[J]. 临床合理用药杂志, 2012, 5(2): 71-72.
[24] 吕佳憓. 金匮温经汤治疗不孕不育现代文献研究[D]. 北京: 北京中医药大学, 2011.

八、利水通络药

利水通络药是指能通利水道、淡渗利湿为主要作用的一类中药，具有通利小便、增加尿量、促进体内水湿之邪排泄的作用，主要用于小便不利、水肿、黄疸、带下、湿疮、痰饮等水湿内盛之病证，常用药如车前子、萆薢、茯苓、路路通、金钱草。

车前子

【来源】《神农本草经》。

【性味归经】甘，微寒。归肝、肾、肺、小肠经。

【功能主治】清热利尿，渗湿通淋，明目，祛痰。用于水肿胀满，热淋涩痛，暑湿泄泻，目赤肿痛，痰热咳嗽。

【用法用量】内服：9 ～ 15 g，入煎剂宜包煎，或入丸、散。外用：适量，水煎洗或研末调敷。

【药论】

（1）《神农本草经》："主气癃、止痛，利水道小便，除湿痹。"

（2）《名医别录》："男子伤中，女子淋沥，不欲食。养肺强阴益精。明目疗赤痛。"

（3）《日华子诸家本草》："通小便淋涩，壮阳。治脱精，心烦。下气。"

（4）《本草纲目》："止暑湿泻痢。"

（5）《雷公炮制药性解》："主淋沥癃闭，阴茎肿痛，湿疮，泄泻，亦白带浊，血闭难产。"

【传统应用】治小便赤涩，或癃闭不通，及热淋血淋，与瞿麦、萹蓄、滑石等配伍，如八正散（《太平惠民和剂局方》）。治目受风热、昏暗干涩、隐痛，与黄连等配伍，如车前子散（《圣济总录》）。治肝肾俱虚、眼常昏暗，或生障翳、视物不明、迎风有泪，与熟地黄、菟丝子等配伍，如驻景丸（《太平惠民和剂局方》）。

【现代研究】

1. 药物成分

该药主要含有苯乙醇苷类、环烯醚萜类、黄酮类、生物碱类和多糖类化合物。车前子中苯乙醇苷类成分主要有毛蕊花糖苷和异毛蕊花糖苷，苯乙醇苷类成分也具有多种生物活性，其中毛蕊花糖苷和京尼平苷酸是典型代表，也是车前子的主要活性物质，其所含丰富的黄酮类化合物也是主要有效成分之一。

2. 药理作用

（1）对泌尿生殖系统的作用：车前子多糖能使膜性肾病模型大鼠尿蛋白以及血清中 BUN、Cr、TNF-α 和 IL-1β 水平显著下降，发挥肾脏保护作用；并能干预膜性肾炎大鼠免疫炎性细胞因子的表达，改善肾炎大鼠的肾功能。车前子醇提物可显著影响大鼠血 BUN 浓度，从而影响肾小球的滤过功能，且盐炙车前子醇提物能抑制碳酸酐酶，发挥利尿作用。通过建立大鼠水负荷模型，发现车前子提取物能显著下调肾脏髓质水通道蛋白 2（Aquaporin2，AQP2）mRNA 的表达，对水通道蛋白 1（AQP1）mRNA 表达亦有下调作用，表明车前子有利尿作用，且温和持久。对于肾结石模型大鼠，车前子可显著预防大鼠肾结石形成，增加尿中草酸钙结晶的排泄量。车前子提取物能通过抑制 5α-还原酶活性、降低前列腺组织内的双氢睾酮含量从而发挥抑制良性前列腺增生的作用。

（2）降血脂、抗氧化：不同剂量车前子对高脂血症大鼠血清 TC、TG 和 LPO 含量均有降低作用，显著提高 HDL-C 含量及 HDL-C/TC 比值，并增强 SOD 和过氧化氢酶（catalase，CAT）活性，增加 NO 含量，表明车前子能有效降低高脂血症大鼠的血脂水平，并提高其抗氧化能力，免受自由基损伤。车前子多糖亦可显著升高小鼠血液中 GSH-px 活性，有显著的抗氧化作用，能清除体内过多的氧自由基。

（3）抗炎：车前子提取液能降低大鼠皮肤及腹腔毛细血管的通透性，桃叶珊瑚苷为车前子水提液中的主要抗炎成分。车前子多糖能抑制二甲苯致小鼠耳郭肿胀、醋酸致小鼠腹腔毛细血管通透性的增加，以及小鼠棉球肉芽肿的形成，同时能减少渗出液容积，抑制各期炎症形成。

车前子还有类雌激素样作用、降血糖、降血尿酸、降压、免疫调节、抗病毒、抗衰老、防中风等作用。

3. 临床应用

（1）泌尿系统疾病：车前子复方对肾结石有良好的治疗效果，有医家用自拟排石汤，车前子配伍猪苓、茯苓、石菖蒲等治疗泌尿系统结石 40 例，显效 38 例；另外与金钱草、石韦等配伍，可助肾结石患者排出结石。车前子与泽泻、黄连、黄柏等药组成的中成药癃清片配合抗生素，通过抑菌、抗非特异性炎症反应治疗复发性尿路感染患者 64 例，总有效率达 93.75%；与黄芩、虎杖等配伍，既清热利湿解毒，又不损伤人体正气，治疗慢性尿路感染急性发作疗效良好。在临床治疗慢性肾小球肾炎的中药中车前子属于常用药前十位，组成治疗该病的核心药物组合“黄芪 – 茯苓 – 当归 – 车前草”。以车前子为主，配伍地龙、虎杖的复方地龙车前子汤熏洗加药粉敷脐治疗慢性前列腺炎，取得 87.9% 的总有效率；与薏苡仁、茯苓等配伍的癃闭通利汤，配合神阙穴穴位贴敷治疗前列腺增生总有效率为 96.87%。车前子是目前治疗前列腺疾病的要药之一。

（2）男科疾病：车前子与淫羊藿、枸杞子、丹参等配伍组成振雄颗粒，补肾疏肝，疏通气机，清利湿热，治疗 180 例阳痿患者，总有效率达 86.7%，高于龙鹿胶囊对照组。生车前子、炒车前子与生山楂、炒山楂、山药配伍均可用于积湿积热导致的阳痿早泄。与淫羊藿等组成的补肾益心片，清肝利水，能调整血管内皮功能，联合苯磺酸氨氯地平片治疗高血压伴勃起功能障碍，既有效降压作用又可改善勃起功能障碍。

（3）妇科疾病：车前子有类雌激素样作用及抗氧化活性，能改善卵巢储备功能下降引起的不孕；可通过降糖、降脂改善多囊卵巢综合征患者的糖脂代谢紊乱，从而治疗多囊卵巢综合征引起的不孕；可通过抗炎疏通输卵管，改善输卵管阻塞引起的不孕；能缓解平滑肌痉挛、增加子宫内膜容受性基因表达的作用，改善子宫内膜容受性不良引起的不孕。车前子可提高机体免疫调节功能，改善血液循环，改善子宫内膜异位症合并不孕的生殖障碍，应用于不孕症的临床疗效确切；还可清热利湿、通淋泄浊治疗妇科带下病。

车前子还可用于高尿酸血症、痛风发作、耳鸣耳聋、小儿阴茎疼痛、黄疸等疾病的治疗。

参考文献

[1] 梁晓丽, 徐硕, 徐文峰, 等. 车前子的化学成分及生物活性研究进展[J]. 西北药学杂志, 2019, 34(4): 567–570.
[2] 关英. 基于近红外光谱和化学计量学的车前子质量综合评价研究[D]. 湛江: 广东药科大学, 2022.
[3] 柴桂芳. 车前子性味拆分组分治疗膜性肾炎的药理作用研究[D]. 哈尔滨: 黑龙江中医药大学, 2019.
[4] 马瀚林, 吴秋焱, 张震宇, 等. 车前子的利尿作用研究及发现[J]. 山东化工, 2019, 48(4): 108–110.
[5] 雷蒙蒙. 浅析车前子新药理作用[J]. 亚太传统医药, 2017, 13(15): 57–58.
[6] 李小林, 刘永青, 王毓平, 等. 车前子提取物抑制大鼠前列腺增生及对5α–还原酶的影响[J]. 中国老年学杂志, 2013, 33(15): 3643–3646.
[7] 丁若雯. 车前子药材及其饮片的质量标准与品质评价研究[D]. 南昌: 江西中医药大学, 2021.
[8] 王家鹏. 车前子药用验方[J]. 农村百事通, 2019, (10): 50.
[9] 龚苏晓, 李冲冲, 许浚, 等. 车前子化学成分与药理作用研究进展及质量标志物预测分析[J]. 中草药, 2018, 49(6): 1233–1246.
[10] 关锡昊, 李阳. 自拟排石汤治疗泌尿系统石40例体会[C]//中华人民共和国国家中医药管理局, 世界卫生组织. 国际传统医药大会论文摘要汇编. 双辽市中医院, 2000: 1.
[11] 黄士元. 治疗肾结石验方[J]. 中国民间疗法, 2012, 20(12): 60.
[12] 安海燕, 郭颖博, 谢璇, 等. 癃清片配合抗生素治疗复发性尿路感染68例临床观察[J]. 长春中医药大学学报, 2011, 27(5): 782–783.
[13] 丁齐又, 王蕾, 温志歌. 车前子的临床应用及其用量探究[J]. 长春中医药大学学报, 2021, 37(1): 32–35.
[14] 师帆. 基于数据挖掘探析马晓燕教授治疗慢性肾小球肾炎蛋白尿的用药规律[D]. 沈阳: 辽宁中医药大学, 2022.
[15] 刘春柳. 基于数据挖掘和网络药理学的张宗礼教授治疗慢性肾炎用药规律及作用机制研究[D]. 天津: 天津中医药大学, 2021.
[16] 李春秋, 李志娜, 邱建华. 地龙车前子汤熏洗治疗慢性前列腺炎33例[J]. 中国民间疗法, 2010, 18(1): 14–15.
[17] 袁卉屏. 癃闭通利汤配合神阙贴敷麝香治疗前列腺增生32例[J]. 陕西中医, 2013, 34(2): 191–192.
[18] 俞承荣. 振雄颗粒治疗阳痿300例的临床观察[C]//中华中医药学会.2016年中华中医药学会外科分会学术年会

论文集. 湖北省中医院, 2016: 4.
[19] 陈召起, 高青, 王永霞, 等. 国医大师张磊应用山前汤辨治积湿积热证经验[J]. 医药论坛杂志, 2021, 42(12): 40-42.
[20] 褚庆民, 卿立金, 王创畅, 等. 补肾益心片对高血压伴勃起功能障碍患者及其血管内皮功能影响的临床观察[J]. 上海中医药杂志, 2016, 50(12): 41-43+63.
[21] 赍倩, 刘海燕, 李钰玲. 车前子在不孕症中的应用及机制研究进展[J]. 环球中医药, 2021, 14(11): 2097-2101.
[22] 丁齐又, 王蕾, 温志歌. 车前子的临床应用及其用量探究[J]. 长春中医药大学学报, 2021, 37(1): 32-35.

白茅根

【来源】《神农本草经》。

【性味归经】甘，寒。归肺、胃、膀胱经。

【功能主治】凉血止血，清热利尿。用于血热吐血，衄血，尿血，热病烦渴，肺热喘急，胃热哕逆，黄疸，水肿，热淋涩痛，小便不利，急性肾炎水肿。

【用法用量】内服：煎汤，9 ～ 30 g，鲜品 30 ～ 60 g；或捣汁。外用：适量，鲜品捣汁涂。

【药论】

（1）《名医别录》："下五淋，除客热在肠胃，止渴，坚筋，妇人崩中。"

（2）《日华子诸家本草》："主妇人月经不匀，通血脉淋沥。"

（3）《滇南本草》："止吐血，衄血，治血淋，利小便，止妇人崩漏下血。"

（4）《神农本草经》："主劳伤虚羸，补中益气，除瘀血、血闭寒热，利小便。"

（5）《本草正义》："清血分之热而不伤于燥，又不黏腻，故凉血而不虑其积瘀，以主吐衄呕血；泄降火逆，其效甚捷，故又主胃火哕逆呕吐，肺热气逆喘满。"

【传统应用】治血热鼻衄、吐血不止、小便热淋等，可单用白茅根生服或煎煮，《千金翼方》《妇人良方》等均有记载。治温病热哕，胃反，食即吐出、上气，与芦根配伍，如生芦根饮（《备急千金要方》）。治黄疸、谷疸、酒疸、女疸、劳疸、黄汗，可用生茅根一把，细切，以猪肉一斤（1斤 =500 g），合做羹，尽啜食之（《补缺肘后方》）。

【现代研究】

1. 药物成分

该药主要含糖类、有机酸类、三萜类、黄酮类、甾醇类等化合物。包括多糖、葡萄糖、绿原酸、棕榈酸、芦竹素、白茅素、胡萝卜苷、谷甾醇等成分。还富含钾、铁、铜、锌、锰、钙、镁等元素。其中糖类为白茅根的主要活性成分，其含量占总提取物的 80% 以上。

2. 药理作用

（1）对泌尿生殖系统的影响：白茅根多糖对常见的原发性肾小球肾炎 IgA 肾病模型大鼠，能通过免疫调节抑制 IL-2、IL-6 的分泌，从而减少免疫球蛋白 A（IgA）在肾小球的沉积，减轻肾脏的损伤，同时抑制 TGF-β_1 在肾小管上皮细胞的表达，阻断补体应答基因 32（responsegene to complement 32，RGC-32）诱导的上皮间质转化，延缓肾脏纤维化的进程。且白茅根及其复方对 IgA 肾病大鼠模型也可明显减少血尿、蛋白尿，减轻病理改变，改善肾功能。白茅根含有丰富的钾盐，其水煎剂可缓解肾小球血管痉挛，从而使肾血流量及肾滤过率增加而产生利尿效果，同时改善肾缺血，减少肾素产生，使血压恢复正常。

（2）调节免疫：白茅根的石油醚部位和乙酸乙酯部位能调节补体的活性，抑制补体经典途径的活化；白茅根煎剂灌胃小鼠，发现其腹腔巨噬细胞数量、吞噬百分率和吞噬指数均显著提高；白茅根水提物能抑制脂多糖诱导的小鼠巨噬细胞 RAW264.7 中 NO 的生成；白茅根多糖能增加 T 淋巴细胞 DNA 合成，推动细胞周期从 G1 期进入 S 期，从而促进 T 淋巴细胞增殖。

（3）抗炎镇痛：白茅根提取物乙酸乙酯部位能降低阿霉素肾病大鼠 TNF-α、TGF-β_1 分泌水平，抑制 NF-κB p65 活性，进而抑制 TNF-α、TGF-β_1 的生成，减轻肾脏组织炎症，改善肾脏组织病理损害，抑制肾小球纤维化。白茅根还能明显抑制冰醋酸所致小鼠腹腔毛细血管通透性的增加，有效对抗酵母多糖 A 所致大鼠足趾肿胀，加速炎症反应的消退；同时能抑制醋酸引起的扭体反应，对化学刺激性疼痛有抑制作用。

此外，白茅根还有促进凝血、抑菌的作用。

3. 临床应用

（1）泌尿系统疾病：白茅根与生地黄、牡丹皮配伍起清热凉血的作用，可用于治疗 IgA 肾病；与黄芪配伍，清热利尿，治疗气阴两虚型慢性肾炎。白茅根配伍黄芪凉血止血，治疗邪毒沉痼型单纯血尿型隐匿性肾炎；清热凉血，治疗血淋。白茅根水提物可以减轻膀胱局部炎症引起的刺激症状，并且改善膀胱储尿的功能，对于膀胱灌注所致化学性膀胱炎，可降低膀胱灌注化疗带来的痛苦，降低膀胱肿瘤复发的风险性，服用白茅根提取物的 40 例实验组患者，尿急、尿频、疼痛症状指数等显著低于对照组，这些临床效果可能与白茅根抗炎、抑菌、镇痛的药理作用相关。以白茅根为臣药的宁泌泰胶囊配合左氧氟沙星及盐酸坦索罗辛治疗前列腺炎，方中白茅根清热利尿，凉血止血，可降低血管通透性从而减少渗出，减轻水肿，解除梗阻，使瘀滞的前列腺液得以排出，186 例患者中总有效率达 93.5%。白茅根与茯苓、金钱草、栀子等辨证配伍的自创方，配合西药利多卡因注射液、复方倍他米松注射液等治疗 30 例前列腺增生患者，其中 26 例患者的前列腺体积有不同程度的缩小，不良反应发生率降低。

（2）男科疾病：白茅根配伍瞿麦、萹蓄、牡丹皮等清热活血中药能治疗慢性前列腺炎导致的精液不液化而不育的患者，减轻尿频、尿急、少腹及会阴部不适的症状，增加前列腺精液液化因子。白茅根为主的复方宁泌泰胶囊，其中白茅根和连翘具有利尿作用，可清洁尿道、减轻尿道炎，对前列腺炎的再侵袭有重要作用，其较好的解痉作用还有利于腺管的通畅、增强腺体分泌，在 58 例伴慢性前列腺炎的不育患者中总有效率达 89.66%。另外与生地黄、知母、苎麻根等配伍组成滋阴降火、凉血止血的安精汤，其中白茅根、苎麻根增强止血功效，从而治疗血精症，即现代医学所称的精囊炎，在 51 例患者中痊愈率达 84.31%。

（3）妇科疾病：临床观察结果表明，白茅根颗粒粉可代替云南白药用于慢性子宫颈炎患者超声治疗后的局部上药，起凉血止血的功效，且对弗氏、宋氏痢疾杆菌有抑菌作用，减少超声治疗后感染，助子宫颈恢复光滑。白茅根与马兰头、蜂蜜合用可清热凉血，用于血热型月经超前、月经量多。白茅根配伍丹参、紫草、黄芩等药物，在中药复方抑抗汤中起凉血行血、清热解毒的作用，可对抗变态反应性病变，用于治疗免疫性不孕，30 例患者中有效率达 96.7%，助孕效果良好。

另外，白茅根及其提取物还可用于顽固性心力衰竭、紫癜性皮炎等疾病，并可用于血热型银屑病。

参考文献

[1] 马成勇，王元花，杨敏，等. 白茅根及其提取物的药理作用机制及临床应用［J］. 医学综述，2019，25（2）：370–374.

[2] 桂兰，红梅，文泉. 蒙药白茅根药理研究进展［J］. 中国民族医药杂志，2016，22（11）：53–54.

[3] 刘金荣. 白茅根的化学成分、药理作用及临床应用［J］. 山东中医杂志，2014，33（12）：1021–1024.

[4] 陈佩东，和颖颖，焦坤，等. 白茅根研究概况［J］. 江苏中医药，2008，（1）：91–93.

[5] 丁齐又，郭杏林，于同月，等. 白茅根的临床应用及其用量探究［J］. 吉林中医药，2021，41（9）：1226–1229.

[6] 高山，郭玉岩，谢宁，等. 白茅根水提物治疗膀胱灌注化疗所致化学性膀胱炎的临床研究［J］. 现代中药研究与实

践, 2018, 32(2): 66-68.
[7] 郭艳, 宋爱君, 种庆贵, 等. 宁泌泰胶囊治疗慢性前列腺炎临床观察[J]. 中国中西医结合外科杂志, 2014, 20(2): 178-180.
[8] 陈振汉. 中西药联合治疗前列腺增生30例疗效观察[J]. 中国卫生产业, 2012, 9(25): 176.
[9] 张作伟. 中药治疗慢性前列腺炎致精液不液化50例[J]. 实用中医药杂志, 2005, (11): 13.
[10] 陈淑敏, 于忠建. 宁泌泰胶囊治疗伴慢性前列腺炎的不育患者58例[J]. 中国药业, 2009, 18(14): 79.
[11] 鲍身涛, 张瑾. 安精汤治疗血精症疗效观察——附102例临床分析[J]. 中国性科学, 2007, (7): 25-26.
[12] 高俊奇, 李兰, 周智春. 白茅根颗粒粉治疗宫颈炎临床观察[J]. 西部医学, 2008, (6): 1231-1232.
[13] 郭旭光. 妇科病症蜜疗方[J]. 蜜蜂杂志, 2022, 42(2): 35-36.
[14] 刘文敏, 王德全. 中药抑抗汤治疗免疫性不孕30例[J]. 中国城乡企业卫生, 2017, 32(2): 86-87.
[15] 华刚. 辨证论治银屑病78例[J]. 四川中医, 2003, (5): 61-62.

萆薢

【来源】《神农本草经》。

【性味归经】苦，平。归肝、胃、膀胱经。

【功能主治】祛风湿，利湿浊。主膏淋，白浊，带下，疮疡，湿疹，风湿顽痹，腰膝疼痛，小便不利。

【用法用量】内服：煎汤，10～15 g；或入丸、散。

【药论】

（1）《神农本草经》：“主腰背痛，强骨节，风寒湿周痹，恶疮不瘳，热气。”

（2）《日华子诸家本草》：“治瘫缓软风，头旋痫疾，补水藏，坚筋骨，益精明目，中风失音。”

（3）《滇南本草》：“治风寒，温经络，腰膝疼，遍身顽麻，利膀胱水道，赤白便浊。”

（4）《药品化义》：“萆薢，性味淡薄，长于渗湿，带苦亦能降下，主治风寒湿痹，男子白浊，茎中作痛，女人白带，病由胃中浊气下流所致，以此入胃驱湿，其症自愈。又治疮痒恶厉，湿郁肌腠，营卫不得宣行，致筋脉拘挛，手足不便，以此渗脾湿，能令血脉调和也。”

【传统应用】治真元不足、下焦虚寒、小便白浊、频数无度、膏淋、白浊、白带，与益智仁、石菖蒲等配伍，如萆薢分清散（《杨氏家藏方》）。治腰痛、脚气，与续断、杜仲配伍，如立安丸（《三因方》）。治小便时下白、凝而如油、澄下如膏，与益智仁、石菖蒲、乌药配伍，如萆薢分清饮（《丹溪心法》）。

【现代研究】

1. 药物成分

该药主要含有甾体类、二芳基庚烷类、三萜皂苷类、黄酮类等化合物，其中甾体皂苷类化合物为主要化学成分，也是主要药效成分，如螺甾烷类皂苷、呋甾烷类皂苷、孕甾烷类皂苷和胆甾烷类皂苷等。

2. 药理作用

（1）对泌尿生殖系统的作用：萆薢水提物能明显改善大鼠肾功能，肾脏组织中的TNF-α、单核细胞趋化蛋白-1（monocyte chemotactic protein-1，MCP-1）和ICAM-1表达，使血清MCP-1显著降低，发挥肾脏保护作用。复方萆薢除痹汤既可下调肾脏组织中炎症因子表达，又可调控巨噬细胞中各相关炎性因子的表达，降低血尿酸，从而达到较好的肾脏保护作用。萆薢总皂苷能剂量依赖性地降低高尿酸血症大鼠血尿酸，显著增加尿酸、尿酸清除率、肌酐清除率、尿酸排泄分数及单位肾小球滤过尿酸排泄，作用与阳性药苯溴马隆相近。以萆薢为主药的前列腺炎Ⅰ号可剂量依赖地降低慢性非细菌性前列腺炎大鼠前列腺组织的炎症反应程度，抑制前列腺组织中 IL-2、IL-6 的分泌；萆薢化浊栓也能够抑制慢性非细菌性前列腺炎大鼠前列腺组织中 TNF-α、IL-1β 等细胞因子的产生及分泌，从而抑制免疫反应，减轻炎症损伤。

（2）抗骨质疏松：绵萆薢水提物 90% 乙醇部位有较强的促成骨样细胞增殖及抑制破骨细胞形成的活性，也能明显抑制甲状旁腺激素诱导的小鼠颅骨骨吸收亢进的活性；其高剂量可显著提高骨质疏松大鼠胫骨的抗扭力强度。此外，绵萆薢水提物可降低卵巢切除大鼠血清反映骨代谢的生化指标，表明绵萆薢有降低骨吸收和骨转换的作用，其中降低骨转换率可能是其改善去势大鼠骨质疏松症的作用途径之一。

（3）抗炎：研究表明萆薢总皂苷可能是通过抑制单核 - 巨噬细胞、T 细胞、成纤维细胞、B 细胞等多个与痛风性关节炎发病机制密切相关的细胞通路来发挥抗炎镇痛作用，从而治疗痛风性关节炎。亦有研究认为其能通过抑制 NALP3 炎性体装配和激活，及抑制炎性细胞因子的表达而防治急性痛风性关节炎。以萆薢为主的复方四妙汤和萆薢渗湿汤可降低局部注射尿酸钠所致的大鼠局部肿胀模型的局部炎性因子与细胞因子水平，萆薢化浊栓对大鼠非细菌性前列腺炎模型的炎性因子也具有抑制作用。

萆薢还有抗动脉粥样硬化、抗心肌缺血、抗肿瘤、抗真菌、调血脂等作用。

3. 临床应用

（1）泌尿系统疾病：以萆薢为主的复方程氏萆薢分清饮加味，配合依那普利等西药治疗 30 例隐匿性肾炎，有效率达 83.33%，远高于单纯西药对照组。萆薢功专分清去浊，兼具抗炎、降肌酐作用，配伍黄芪、白术、太子参等治疗慢性肾小球肾炎疗效较好。萆薢分清饮加减联合萆薢、乌药、益智仁超声药物透入治疗中老年女性尿急、尿频、尿线无力、排尿困难、排尿不尽和尿失禁等临床症状，总有效率高于对照组。萆薢分清饮和复方前列清汤均常用于前列腺炎湿热下注证患者，能有效改善症状，降低慢性前列腺炎症状评分。萆薢前列安丸对Ⅲ B 型前列腺炎（肾虚湿热瘀阻证）患者疼痛不适、腰膝酸软、头晕耳鸣、阴囊潮湿、尿道灼热等症状有明显改善作用，治疗 65 例病例有效率达 86.6%。

（2）男科疾病：用萆薢前列安丸治疗精液液化异常伴弱精子症不育，方中萆薢功专固肾除湿、分清去浊，全方标本同治、寒热并用、补泻兼施，38 例患者总有效率为 84.21%，高于对照组。与苍术、竹茹等配伍组成的复方消粘方联合西药左卡尼汀、地奥司明治疗不育症合并精索静脉曲张（湿热瘀阻型），能显著提高患者的精子前向运动力、精子总活力，减少精液液化时间，降低黏稠度、畸形率，提高临床综合疗效。萆薢强精煎能降低患者前列腺小体外泄蛋白，提高患者精子活力，减轻患者临床症状，用于治疗合并前列腺炎的弱精子症。另有医家重用萆薢为君，配伍附子、鸡血藤等化阴助阳以疗房劳，治疗以阳痿为主，早泄、房事后腰痛为辅的患者，并可祛风除湿，止男子阴部出汗。

（3）妇科疾病：萆薢与黄芪、丹参、白术、防风等配伍组成的萆薢丹参三合汤配合地塞米松治疗免疫性不孕 314 例，其抗体转阴率疗效优于单用地塞米松组，且妊娠率明显提高。对盆腔炎性疾病导致输卵管阻塞性不孕的患者，宫腹腔镜手术治疗后配合口服萆薢、赤白芍、当归、川芎等药组成的清热调血汤及毛冬青、黄芪、萆薢、莪术组成的千金膏保留灌肠，其疗效优于单纯宫腹腔镜手术或宫腹腔镜手术配合口服中药治疗者。治疗湿热下注型外阴阴道假丝酵母菌病 30 例，加味萆薢渗湿汤联合硝酸咪康唑阴道软胶囊的治疗组与单纯使用硝酸咪康唑阴道软胶囊的对照组均有显著临床疗效，但治疗组有效率优于对照组。有医家用萆薢分清饮合五淋散加减治疗子宫颈炎，也取得了显著疗效。

（4）高尿酸血症：萆薢可降低血尿酸，二陈汤合萆薢分清饮对急性脑梗死伴高尿酸血症痰瘀阻络证患者能改善预后、早期神经功能缺损及中医证候，降低血尿酸水平，抑制炎症反应及氧化应激反应。对 2 型糖尿病合并高尿酸血症湿浊壅滞证患者，以萆薢与土茯苓、车前草、焦山楂为主的中成药萆薢排降汤在治疗糖代谢、血尿酸、胰岛素抵抗等方面具有明显疗效，临床总有效率为 87.80%，与对照组有显著差异。

此外，萆薢配伍清热药等内服合外用对痛风性关节炎有良好疗效。

参考文献

[1] 王珍强, 于金倩, 杨文翠, 等. 萆薢的化学成分及生物活性研究进展[J]. 中药材, 2023, 46(6): 1570–1578.

[2] 肖扬, 李国政. 萆薢药理作用研究进展[J]. 山西中医, 2018, 34(7): 54–56.

[3] 刘嘉, 曾明月, 赵庆年, 等. 萆薢的本草考证及现代研究[J]. 中医药信息, 2016, 33(1): 120–123.

[4] 陈冲, 曾臣红, 张斯琪, 等. 萆薢的研究进展[J]. 中国中药杂志, 2017, 42(18): 3488–3496.

[5] 晁利平, 刘艳霞, 瞿璐, 等. 绵萆薢的化学成分及药理作用研究进展[J]. 药物评价研究, 2015, 38(3): 325–330.

[6] 李培培, 秘向平. 程氏萆薢分清饮加味治疗隐匿性肾炎30例疗效观察[J]. 名医, 2020, (2): 247.

[7] 卢晶晶, 陈德兴. 陈德兴运用益肾健脾通络方治疗慢性肾小球肾炎临床经验[J]. 中国民间疗法, 2021, 29(6): 33–35.

[8] 吴雅冰. 萆薢分清饮加减联合超声药物透入治疗中老年女性尿频的临床观察[D]. 北京: 北京中医药大学, 2019.

[9] 李长见, 高山. 慢性前列腺炎从湿热论治的研究现状[J]. 中医研究, 2023, 36(5): 85–92.

[10] 张一征. 萆薢前列安丸治疗ⅢB型前列腺炎(肾虚湿热瘀阻证)患者的疗效评价[D]. 郑州: 河南中医药大学, 2022.

[11] 陈建设, 孙自学, 张芳, 等. 萆薢前列安丸治疗精液液化异常伴弱精子症不育的临床疗效观察[J]. 时珍国医国药, 2023, 34(4): 915–918.

[12] 王文君. 消粘方治疗不育症合并精索静脉曲张(湿热瘀阻型)的临床疗效观察[D]. 合肥: 安徽中医药大学, 2022.

[13] 黄益辉. 萆薢强精煎治疗合并慢性前列腺炎的弱精子症临床研究[D]. 南宁: 广西中医药大学, 2022.

[14] 杨凯, 曾明月, 张天宇, 等. 曾庆琪运用萆薢治疗男科病经验拾萃[J]. 山东中医杂志, 2020, 39(9): 1009–1011.

[15] 陈岳云, 李梅舒, 温穗明. 萆薢丹参三合汤配合地塞米松治疗免疫性不孕症314例疗效观察[J]. 新中医, 2006, (5): 32–33.

[16] 李萍, 李晓玲, 施德丽, 等. 宫腹腔镜配合中药治疗输卵管性不孕的临床研究[J]. 云南中医学院学报, 2011, 34(1): 35–38.

[17] 吴慧娇. 加味萆薢渗湿汤联合硝酸咪康唑阴道软胶囊治疗VVC的临床研究[D]. 南昌: 江西中医药大学, 2020.

[18] 杨军伟. 萆薢五淋散治疗30例子宫颈炎[J]. 内蒙古中医药, 1996, (2): 14.

[19] 李国毅, 徐朝辉, 赵卿, 等. 二陈汤合萆薢分清饮治疗急性脑梗死伴高尿酸血症痰瘀阻络证患者的临床疗效[J]. 中国实验方剂学杂志, 2023, 29(15): 79–87.

[20] 冯钰容. 萆苓排降汤治疗2型糖尿病合并高尿酸血症湿浊壅滞证的临床疗效观察[D]. 呼和浩特: 内蒙古医科大学, 2023.

[21] 倪海轮. 中医内外合治痛风性关节炎的临床研究进展[J]. 湖南中医杂志, 2023, 39(10): 204–208.

猪苓

【来源】《神农本草经》。

【性味归经】甘、淡，平。归肾、膀胱经。

【功能主治】利水渗湿。用于小便不利，水肿，泄泻，淋浊，带下。

【用法用量】内服：煎汤，6 ～ 12 g；或入丸、散。

【药论】

（1）《神农本草经》：“主痎疟，解毒，蛊注，不祥，利水道。”

（2）《本草纲目》：“开腠理，治淋肿脚气，白浊带下，妊娠子淋胎肿，小便不利。”

（3）《本草蒙筌》：“通淋消肿满，除湿利小便。”

（4）《药品化义》：“猪苓味淡，淡主于渗，入脾以通水道，用治水泻湿泻，通淋除湿，消水肿，疗黄疸，独此为最捷，故云与琥珀同功。但不能为主剂，助补药以实脾，领泄药以理脾，佐温药以暖脾，同凉药以清脾，凡脾虚甚者，恐泄元气，慎之。”

【传统应用】治脉浮发热、渴欲饮水、小便不利，与茯苓、泽泻配伍，如猪苓汤（《伤寒论》）。治肠胃寒湿、濡泻无度、嗜卧不食，与肉豆蔻、黄柏配伍，如猪苓丸（《圣济总录》）。治年壮气盛、梦遗白浊，与半夏配伍，如猪苓丸（《济生方》）。治呕吐而病在膈上，思水者，与茯苓、白术配伍，如猪苓散（《金匮要略》）。

【现代研究】

1. 药物成分

该药主要含氨基酸类、维生素类、多糖类、甾体类、羧酸类等化合物。猪苓菌核含有包括人体需要的 7 种氨基酸在内的 17 种氨基酸，且含量大于人体日常摄取；还富含人体必需的钙、镁、铁、锌等金属元素。其中，甾体类化合物是猪苓的主要化学成分，多糖是猪苓的主要活性成分。

2. 药理作用

（1）对泌尿生殖系统的作用：猪苓煎剂利尿作用强，可通过抑制血管紧张素转化酶和拮抗血管紧张素Ⅱ受体，降低 Ang Ⅱ、抗利尿激素和醛固酮的表达水平，表现出强大的利尿作用；还能增加大鼠尿 Na^+、尿 K^+ 和尿 Cl^- 含量，显著增加大鼠尿量。猪苓乙醇提取物的利尿活性强于水提物，从乙醇提取物中分离得到的麦角甾醇、麦角酰胺和甘露聚糖均有较强的利尿活性。猪苓乙酸乙酯浸膏通过促进实验性高草酸尿症大鼠肾脏排除 Na^+、K^+、Cl^-，抑制尿 Ca^{2+} 排泄，抑制尿草酸钙结晶的生长与聚集，显著降低血清 BUN 和 Cr 浓度，对大鼠肾功能有明显保护作用；其有效成分麦角甾酮能提高血红蛋白含量、降低 Cr 和 BUN 浓度，下调Ⅰ型胶原（collagen Ⅰ，Col Ⅰ）、Ⅲ型胶原（collagen Ⅲ，Col Ⅲ）和 $TGF-\beta_1$ 在肾脏组织中的表达水平，改善肾脏功能。猪苓及其有效成分麦角甾醇还可改善单侧输尿管梗阻大鼠血浆代谢产物异常，抑制 IκB/NF-κB 和 Keap1/Nrf2 信号通路的失衡，改善模型大鼠氧化应激与炎症反应，发挥抗肾间质纤维作用。

（2）调节免疫：猪苓中多糖类有效成分可上调膀胱癌大鼠外周血 T 淋巴细胞亚群 $CD4^+$、$CD8^+$、$CD28^+$ 及 $TCR^{\gamma\delta+}$ 的表达，增强大鼠对外源性和内源性抗原的免疫应答水平，促进其免疫功能恢复，有效维持免疫系统稳定。猪苓多糖是一种免疫增强剂，能提高豚鼠体液免疫和细胞免疫应答；能增强小鼠腹腔巨噬细胞的生物活性，提高淋巴细胞转化率及 T 细胞免疫活性，从而增强或促进小鼠的非特异性和特异性免疫功能。

（3）保肝：猪苓多糖能减轻 CCl_4 造成的肝细胞损伤，表现为降低肝细胞中 ALT、AST 和 MDA 活性，提高肝细胞成活率，还能减轻肝组织的病理性损伤；能明显降低脂肪肝大鼠血清中胆固醇、TG 的水平，联合阿德福韦酯治疗慢性乙型肝炎能起到较好地抑制病毒、促进肝细胞修复的作用。

猪苓还有抗炎、抗菌、抗氧化、抗辐射、抗突变、促进头发生长等作用。

3. 临床应用

（1）泌尿系统疾病：以猪苓为君，搭配茯苓、泽泻为臣的复方猪苓汤加减临床多用于各种肾系疾病。猪苓汤可有效调整患者血浆蛋白、血脂、尿蛋白的水平，改善临床症状，治疗肾病综合征 100 例，有效率达 92%；加减治疗 45 例小儿肾病综合征，能改善患儿肾功能和凝血功能指标，效果显著。君药猪苓可高效清除肾与膀胱之湿，整方对于肾盂肾炎的湿热与阴伤有较好效果，治疗 120 例湿热型 IgA 肾病患者，猪苓汤合小蓟饮子可有效控制患者 24 小时尿蛋白水平，并较好控制高血压水平、改善肾小球滤过率水平、减少肾小球损伤，总有效率为 100%；加味能抑制肾结石形成，有效提高肾结石患者的肾脏功能，减少并发症。另有研究将 66 例慢性肾小球肾炎患者分为两组，实验组猪苓汤加味治疗有效率显著高于西药对照组。含猪苓复方五苓散临床同样用于慢性肾小球肾炎、肾病综合征、IgA 肾病治疗，还可用于尿路感染，能明显改善慢性尿路感染患者的症状，有效率达 92.3%。有医家看重猪苓汤中猪苓专以淡渗利水，泽泻、茯苓助君药利水渗湿，巧用猪苓汤加味治疗真菌性下尿路感染，能减轻患者痛苦、避免真菌耐药、间接促进人体自身恢复。猪苓汤联合中医针灸疗法中的三才针法能够调节膀胱逼尿肌，兴奋肌肉组织，改善排尿功能，治疗神经源性膀胱症状，可提高临床疗效，改善尿失禁情况。

（2）男科疾病：猪苓配伍蒲公英、萆薢等清热利湿药，再配合活血化瘀、通络止痛的中药，与中医针灸疗法并用，改善 58 例慢性前列腺炎患者症状，减轻前列腺压痛，有效率达 95.0%。桂枝茯苓汤合猪苓汤联合坦索罗辛缓释胶囊能改善良性前列腺增生患者症状，降低国际前列腺症状评分，提高患者生活质量，其中猪苓有效成分麦角甾醇、粗蛋白等发挥利尿抗炎等作用。猪苓汤合当归芍药散治疗 40 例良性前列腺增生患者，疗效优于单纯西药治疗，疗效确切，可有效改善患者的临床症状和生活质量。另有记载表明，以猪苓、茯苓、泽泻、桂枝为主的复方五苓散加味，能化气利水、舒畅阳气，治疗阳痿不举、遗精等症状。

（3）妇科疾病：猪苓汤加减联合甲硝唑阴道片治疗复发性细菌性阴道病（临床辨证为湿热兼阴虚证型）50 例，有效率达 92.0%，其中猪苓为君药，淡渗利湿，主要有效成分猪苓多糖发挥抑制葡萄球菌与抗炎的作用；加配黄柏、龙胆草等，联合奥硝唑胶囊能有效改善滴虫性阴道炎患者的症状，治疗组疗效明显优于单用西药的对照组。对于绝经后妇女常见并多发的复发性老年性阴道炎和尿道炎，采用猪苓汤加减口服，联合苦参碱栓治疗该病 30 例，患者阴道干涩、外阴阴道瘙痒灼热、尿频等症状均有改善。另外，猪苓汤加减联合西药治疗 35 例更年期功能性失调子宫出血，其中 34 例患者持续 3 个月月经量、经期、排卵都表现正常，方中猪苓与泽泻具有甘淡渗湿、利尿作用。猪苓 - 茯苓药对还常用于月经病的治疗，两药配伍标本兼施，有增强健脾益气、利水渗湿之功。

（4）肝病：猪苓汤加减联合注射用谷胱甘肽、呋塞米等西药可改善乙肝肝硬化腹水患者的肝功能，加快腹水消退，缓解肝区疼痛，提高患者的生活质量，52 例患者中总有效率达 90.38%；合炙甘草汤可抑制肝纤维异常增生，促进结缔组织的分解，增强机体免疫力，改善肝功能。猪苓主要有效成分猪苓多糖制备的注射液合并乙肝疫苗治疗慢性乙型肝炎患者，可打破乙肝患者免疫耐受状态，并抑制 HBV 复制。

此外，猪苓可用于治疗糖尿病肾病，配伍郁金用于治疗小儿过敏性紫癜。

参考文献

[1] 任跃英，王天媛，张飞飞，等. 猪苓化学成分及药理作用研究进展[J]. 上海中医药杂志，2017，51（4）：109-112.
[2] 马一明. 猪苓菌核醇提物乙酸乙酯萃取部分的化学成分分离及生物活性初探[D]. 咸阳：西北农林科技大学，2018.
[3] 陈晓梅，郭顺星，田丽霞. 猪苓化学成分及药理活性研究进展[J]. 菌物学报，2017，36（1）：35-47.
[4] 陈淋. 猪苓抗肾间质纤维化及其作用机制研究[D]. 西安：西北大学，2023.
[5] 崔小敏，鲁文静，任慧，等. 猪苓利水渗湿的药效物质、药理作用机制及临床应用研究进展[J]. 中国药房，2023，34（11）：1399-1403.
[6] 吕静，庄晓岩. 猪苓汤治疗肾系疾病的研究进展[J]. 中国处方药，2022，20（5）：152-154.
[7] 李琳. 经方猪苓汤加减治疗小儿肾病综合征临床研究[J]. 亚太传统医药，2022，18（2）：140-143.
[8] 刘晶. 猪苓汤加味治疗慢性肾小球肾炎的疗效[J]. 中国实用医药，2021，16（34）：159-161.
[9] 吕静，李珊珊. 五苓散治疗肾脏疾病研究进展[J]. 山西中医，2021，37（7）：59-60.

[10] 黄国东，李铭研. 黄国东教授巧用猪苓汤治疗真菌性下尿路感染[J]. 广西中医药大学学报，2022，25（1）：41–43.
[11] 吕武士，牛亚丽，王艳鸽，等. 三才针法联合猪苓汤治疗水热互结型神经源性膀胱临床研究[J]. 河南中医，2023，43（5）：763–766.
[12] 仝秋芬，赵红胜，赵琼琼. 针药并用治疗慢性非细菌性前列腺炎58例[J]. 中医研究，2012，25（5）：53–54.
[13] 张根群. 桂枝茯苓汤合猪苓汤联合坦索罗辛缓释胶囊治疗良性前列腺增生41例[J]. 河南中医，2017，37（8）：1338–1340.
[14] 梁柏庆，刘出山，刘秋璇，等. 猪苓汤合当归芍药散治疗前列腺增生的临床疗效观察[J]. 广州中医药大学学报，2022，39（11）：2534–2538.
[15] 李红亮. 经方治验3则[J]. 新中医，2011，43（8）：194.
[16] 金鑫，刘建园. 五苓散治疗遗精一则[J]. 中国民间疗法，2015，23（11）：40.
[17] 张立然，张亚敏. 猪苓汤治疗复发性细菌性阴道病临床观察[J]. 中国中医药现代远程教育，2021，19（24）：74–76.
[18] 李国栋，李树义，邵银. 猪苓汤加味联合奥硝唑胶囊治疗滴虫性阴道炎40例临床观察[J]. 河北中医，2015，37（6）：875–877.
[19] 李淑萍. 猪苓汤联合苦参碱栓治疗复发性老年性阴道炎尿道炎30例[J]. 陕西中医，2009，30（3）：277.
[20] 孙越刚. 猪苓汤化裁联合西药治疗更年期功血的临床效果[J]. 世界最新医学信息文摘，2018，18（7）：143.
[21] 胡欣欣，马大正. 马大正治疗月经病常用药对举隅[J]. 上海中医药杂志，2017，51（6）：24–26.
[22] 林军，苏林红，朱小区. 猪苓汤加减联合西药治疗乙型病毒性肝炎肝硬化腹水临床研究[J]. 新中医，2022，54（4）：1–4.
[23] 丁杨斌. 用猪苓汤合炙甘草汤治疗乙型肝炎所致肝硬化腹水的效果观察[J]. 当代医药论丛，2018，16（17）：187–188.
[24] 刘力锋. 猪苓多糖联合乙肝疫苗治疗慢性乙型肝炎128例[J]. 临床医学，2009，29（6）：15–16.
[25] 陈科宇，邸莎，韦宇，等. 猪苓的临床应用及其用量探究[J]. 吉林中医药，2020，40（2）：245–247.

茯苓

【来源】《神农本草经》。

【性味归经】甘、淡，平。归心、肺、脾、肾经。

【功能主治】利水渗湿，健脾，宁心安神。用于小便不利，水肿胀满，痰饮眩悸，脾虚食少，便溏泄泻，心神不安，惊悸失眠。

【用法用量】内服：煎服，10 ～ 15 g。

【药论】

（1）《神农本草经》："主胸胁逆气，忧恚惊邪恐悸，心下结痛，寒热烦满，咳逆，口焦舌干，利小便。"

（2）《名医别录》："止消渴，好睡，大腹，淋沥，膈中痰水，水肿淋结。开胸腑，调脏气，伐肾邪，长阴，益气力，保神守中。"

（3）《药性论》："开胃，止呕逆，善安心神。主肺痿痰壅。治小儿惊痫，心腹胀满，妇人热淋。"

【传统应用】本品甘淡渗利，药性平和，无寒热偏胜，是利水消肿之要药，适用于寒热虚实各种水肿。治水湿内停之水肿、小便不利，常与猪苓、泽泻、桂枝等药配伍，以增利水之力；若治脾肾阳虚水肿，宜与温阳利水药配伍；若治水热互结，热伤阴津致小便不利者，须配伍泄热、滋阴之品。本品既利水又健脾，治痰饮停于胸胁所致胸胁胀满、目眩、心悸、短气，常配伍温阳化饮、健脾燥湿之品，如苓桂术甘汤（《金匮要略》）；若治寒饮停胃而呕吐者，多与降逆止呕药配伍，如小半夏加茯苓汤（《金匮要略》）。本品具健脾之功，可治脾虚诸证，多与补气健脾之品同用。治脾胃虚弱、食少纳呆，常与补气药配伍，如与人参、白术等同用；若治脾虚湿盛泄泻，常与人参、白术、薏苡仁等补气健脾、除湿、止泻之品配伍。本品入心经，可益心脾、宁心神，治心脾两虚，气血不足之心悸、失眠、健忘，多与人参、黄芪、当归等补气养血安神药配伍，如归脾汤（《济生方》）；若治心气亏虚，惊恐不眠者，则与人参、远志等配伍。

【现代研究】

1. 药物成分

本品主要含有茯苓多糖类、三萜类化合物等。其中茯苓多糖类主要包括 β－茯苓聚糖与杂多糖；三萜类化合物主要有茯苓酸、猪苓酸、去氢茯苓酸、松苓新酸等。此外，尚含麦角甾醇、树胶、甲壳质、蛋白质、脂肪、固醇、卵磷脂、腺嘌呤、组氨酸、β－茯苓聚糖分解酶等物质。

2. 药理作用

（1）抗前列腺增生：桂枝茯苓胶囊对大鼠良性前列腺增生有明显治疗作用，其作用机制可能与抑制细胞增殖、诱导细胞凋亡有关。

（2）保肾利尿：茯苓能作为特异性基质金属蛋白酶（MMP）的抑制剂，减轻急性胰腺炎引起的肾脏损伤。茯苓酸（PA）能激活 Nrf2，抑制肾脏铁死亡。茯苓素是醛固酮拮抗剂，可抑制肾素－血管紧张素－醛固酮系统（RAAS）激活，减弱肾小球集合管对水的重吸收，使尿液渗透压降低，水肿程度减轻；桂枝茯苓胶囊能加速肌肉筋膜恢复，强化逼尿肌的肌张力，从而使膀胱排尿功能恢复。

（3）抗肿瘤：茯苓中的多糖类与三萜类化合物具有抗肿瘤作用。经茯苓酸干预能抑制胃癌细胞的增殖与黏附，显著影响胃癌细胞上皮间质转化相关蛋白的表达，且能激活视黄醇 X 受体（RXR）。茯苓多糖能显著抑制宫颈癌 HeLa 细胞的增殖和迁移，并诱导其凋亡。

（4）调节免疫：茯苓多糖能增强细胞免疫应答，包括血细胞吞噬、微聚集和扩散能力。

3. 临床应用

（1）尿潴留：中医认为尿潴留属于“癃闭”，由气血亏虚、中气不足或产后瘀血积滞损伤膀胱气化功能导致，而茯苓可渗湿健脾，用于小便不利。临床研究数据表明，桂枝茯苓胶囊加上生物反馈治疗与仅采用生物反馈治疗相比，可有效缩短剖宫产术后尿潴留患者首次排尿时间，使机体平滑肌、内分泌状态好转，且有效抑制逼尿肌收缩，排尿阻力降低，从而改善尿动力学参数，提高患者自主排尿能力。

（2）慢性前列腺炎：慢性前列腺炎好发于青壮年男性，病因包括饮食不节、久坐劳伤或情志不遂等，日久伤正气，属本盛标实、虚实夹杂之证。桂枝茯苓丸加味可用于治疗慢性前列腺炎，与对照组给予患者左氧氟沙星相比，桂枝茯苓丸组总有效率为 92.31 %，且不良反应发生率均低于对照组。

（3）前列腺增生：使用桂枝茯苓丸治疗前列腺增生患者 20 例，治愈率达 60%，总有效率为 90%。利用桂枝茯苓胶囊或盐酸坦洛新缓释片等药联合坦索罗辛、非那雄胺对良性前列腺增生患者进行治疗发现，临床总有效率明显高于仅使用西药的对照组。茯苓有通血脉之功效，能通过降低前列腺平滑肌张力、活血化瘀等作用改善患者尿动力学指标以及临床症状，提高患者生活质量。

（4）精液不液化：研究表明精液不液化与血瘀有关。临床运用桂枝茯苓丸加味治疗精液不液化患者，总有效率 80.5 %，明显高于对照组 55.6 %，桂枝茯苓丸能明显降低血液黏稠度，改善血液循环。

（5）妇科疾病：加味桂枝茯苓汤联合性激素治疗子宫内膜异位症能调和性激素水平，提高患者体液免疫功能，缓解患者疾病进展，提高临床的有效性与安全性。

参考文献

[1] 张亚萍，王红梅，谢雪，等. 桂枝茯苓胶囊抗良性前列腺增生作用机制研究［J］. 药物评价研究，2023，46（7）：1472–1479.

[2] Yi XL, Hu J, Wu QT, et al. Effect of Different-Volume Fluid Resuscitation on Organ Functions in Severe Acute Pancreatitis and Therapeutic Effect of Poria cocos［J］. Evid Based Complement Alternat Med, 2020, 2020: 6408202.

[3] JIANG GP, LIAO YJ, HUANG LL, et al. Effects and molecular mechanism of pachymic acid on ferroptosis in renal ischemia reperfusion injury［J］. Mol Med Rep, 2021, 23（1）: 63.

[4] 左军，祁天立，胡晓阳. 茯苓化学成分及现代药理研究进展［J］. 中医药学报，2023，51（1）：110–114.

[5] 张丽丽，刘光虹，露红. 桂枝茯苓胶囊联合低频电刺激对剖宫产后尿潴留产妇排尿状况与心理影响的研究［J］. 陕西中医，2018，39（12）：1753–1756.

[6] 张心玉，林玮，雷舒月，等. 茯苓多糖和三萜类化合物药理作用研究进展［J］. 山东化工，2023，52（11）：82–85+88.

[7] 杨秋增. 桂枝茯苓胶囊联合生物反馈治疗剖宫产术后尿潴留的效果［J］. 临床医学，2021，41（5）：120–122.

[8] 李金芬，甘淑珍，徐敏娟. 桂枝茯苓胶囊联合新斯的明治疗顽固性产后尿潴留的临床观察［J］. 现代医院，2019，19（11）：1684–1686.

[9] 刘佳瑞，刘姝媛. 薏苡附子败酱散合桂枝茯苓丸治疗湿热瘀阻型慢性前列腺炎的效果观察［J］. 临床医药文献电子杂志，2018，5（37）：165–166.

[10] 赵慧，韩胜，杜凌云，等. 桂枝茯苓胶囊对前列腺增生患者临床症状、睡眠质量及生活质量的影响［J］. 解放军医药杂志，2019，31（7）：92–96.

[11] 于世超，何惠斌. 盐酸坦洛新缓释片联合桂枝茯苓丸对良性前列腺增生症尿动力学的影响［J］. 现代中西医结合杂志，2017，26（6）：631–633.

[12] 张金喜，王强. 桂枝茯苓丸加味治疗男科病验案举隅［J］. 江苏中医药，2010，42（11）：54–56.

[13] 孙炎华. 加味桂枝茯苓汤联合GnRHa治疗子宫内膜异位症的疗效及对性激素与体液免疫功能的影响［J］. 中国实用医药，2023，18（22）：121–124.

石韦

【来源】《神农本草经》。

【性味归经】甘、苦，微寒。归肺、膀胱经。

【功能主治】利水通淋，清热止咳，凉血止血。用于热淋，血淋，石淋，小便不通，淋沥涩痛，吐血，衄血，尿血，崩漏，肺热喘咳。

【用法用量】内服：煎服，6 ～ 12 g。

【药论】

（1）《神农本草经》：“主劳热邪气，五癃闭不通，利小便水道。”

（2）《名医别录》：“止烦下气，通膀胱满，补五劳，安五藏，去恶风，益精气。”

（3）《本草纲目》：“主崩漏，金疮，清肺气。”

（4）《日华子诸家本草》：“治淋沥遗溺。”

（5）《滇南本草》：“止玉茎痛。”

【传统应用】本品甘，寒，为治淋证所常用。治热淋涩痛，常与滑石、木通、车前子等配伍，以增清热通淋之效，如石韦汤（《全生指迷方》）；治血淋，与当归、蒲黄、芍药同用；治石淋，与滑石、木通等配伍。本品治水肿实证，常配伍猪苓、意苡仁、泽泻等药。本品能清肺热、止咳喘，适用于肺热咳喘痰多证，单用有效，亦可与清肺化痰之品配伍，如鱼腥草、黄芩、瓜蒌等；若治痰中带血者，可配凉血止血之侧柏叶、白茅根等。本品清热，凉血止血，适用于血热妄行之吐血、衄血、尿血、崩漏等证，可与侧柏叶、栀子、槐花等药配伍，以加强泻火凉血止血之功。

【现代研究】

1. 药物成分

本品主要含芒果苷、异芒果苷、皂苷、槲皮素、异槲皮素、β－谷甾醇、绿原酸、原儿茶酸、延胡索酸、咖啡酸、山柰酚和蔗糖等化学成分。

2. 药理作用

（1）抗泌尿系统结石：石韦抗泌尿系统结石的作用显著。对大鼠肾结石模型采用石韦治疗后，对模型大鼠有良好的保肾作用，抑制大鼠肾组织中结晶沉淀或结石形成。

（2）镇咳、祛痰：小鼠灌胃石韦煎剂提取物后观察到明显的镇咳作用，且石韦的水煎醇提取物也有明显镇咳作用。给予气管炎模型大鼠石韦煎剂提取物后，与对照组相比，用药组大鼠气管腺泡体积明显下降。

（3）抗菌、抗病毒：石韦提取物能抑制金黄色葡萄球菌、大肠埃希菌、炭疽杆菌等微生物的生长。石韦中的异芒果苷等物质能阻止病毒在细胞内的复制，从而抗甲型流感病毒、单纯疱疹病毒等。

（4）双向调节免疫功能：石韦可抑制正常小鼠的免疫功能，使免疫亢奋小鼠免疫功能恢复至正常水平，能减轻机体对同种异基因皮片移植的排斥反应。

3. 临床应用

（1）尿路结石、肾结石：治疗泌尿系结石的中药复方中，前16味高频使用的药物包括石韦。石韦散是一种常见的排石汤方剂，临床加用该方可有效减轻结石患者的炎症等症状，如对上尿路结石患者实施常规治疗后加用石韦散加减汤能提升临床效果，减轻患者的临床症状。石韦散辨证加减方还可治疗肾结石，能促进结石减小、排出。

（2）咳嗽、哮喘：《张志远临证七十年日知录·治咳嗽用药经验》中提到“如伴有哮喘可加麻黄、石韦、地龙等”。石韦可用于治疗儿童哮喘、支气管哮喘等疾病。

（3）肺纤维化：在治疗肺纤维化的单味药使用中，石韦使用频次均在500次，属于高频使用单味药，这与周平安教授临床治疗肺纤维化的常用验方“肺痹汤”一致。

参考文献

[1] 毛坤，夏新中，张虎，等. 中药石韦的药理作用与临床应用研究进展[J]. 长江大学学报（自科版），2014，11（6）：110–113+6.

[2] 董漪竹，吴植强. 芒果苷镇咳、祛痰、平喘作用的实验研究[J]. 中国中医药科技，2017，24（2）：171–172+176.

[3] 李雁群，黎桦，陈超君，等. 石韦醇提物抑菌活性的初步研究[J]. 时珍国医国药，2010，21（1）：142–143.

[4] 常姣，杨武德，龙毅. 石韦对泌尿、代谢、免疫系统疾病的影响[J]. 中国民族民间医药，2022，31（6）：80–83.

[5] 万佩君，鲁凌飞，熊国良. 治疗泌尿系结石专利中药复方的用药规律探讨[J]. 广州中医药大学学报，2023，40（9）：2381–2387.

[6] 叶伟峰，邵法明，吴立武. 加减石韦散对输尿管镜钬激光碎石术后患者肾功能及炎症指标的影响[J]. 新中医，2020，52（2）：47–49.

[7] 陈亮，林昌华. 石韦散加减汤联合输尿管软镜钬激光碎石术治疗上尿路结石患者的效果[J]. 北方药学，2023，20（11）：58–60+66.

[8] 金钿，杨佳，胡爱梅，等. 基于红外热成像技术观察石韦散治疗肾结石的临床疗效研究[J]. 中医临床研究，2023，15（29）：92–96.

[9] 赵兴友，阎兆君，周旭. 石韦治疗儿童哮喘机制阐释[J]. 山东中医杂志，2018，37（5）：420–421.

[10] 王宝玉. 周平安教授治疗支气管哮喘的临床研究及经验总结[D]. 北京：北京中医药大学，2017.

[11] 杨效华，张春艳，孙海燕，等. 周平安教授治疗特发性肺间质纤维化经验[J]. 中国临床医生，2012，40(4)：60-62.

[12] 李国栋，李改杰，李丽，等. 基于数据挖掘的周平安教授肺纤维化组方用药规律研究[J]. 环球中医药，2023，16(7)：1333-1339.

路路通

【来源】《神农本草经》。

【性味归经】辛、苦，平。归肝、肾经。

【功能主治】祛风活络，利水通经。用于关节痹痛，麻木拘挛，水肿胀满，乳少经闭。

【用法用量】内服：煎服，5 ～ 10 g。

【药论】

（1）《本草纲目拾遗》："辟瘴却瘟，明目，除湿，舒筋络拘挛，周身痹痛，手脚及腰痛，焚之嗅其烟气皆愈。"

（2）《现代实用中药》："烧灰外用于皮肤湿癣、痔漏等，有收敛、消炎、消毒作用。"

（3）《中药志》："通经利水，除湿热痹痛。治月经不调，周身痹痛，小便不利，水肿胀满等证。"

【传统应用】本品用于痹证、跌打损伤、半身不遂，可祛风通络，配伍秦艽、络石藤等治疗关节疼痛，达到祛风除湿；配伍乳香、没药、三七等治疗跌打损伤，具活血化瘀、通络止疼之功。本品可配伍当归治疗闭经，达到活血养血之功；配伍王不留行可促进乳汁分泌。本品配伍猪苓、茯苓、白术等药，治疗小便不利。

【现代研究】

1. 药物成分

本品含苏合香素、左旋肉桂酸龙脑酯、环氧苏合香素、异环氧苏合香素、氧化丁香烯、桦木酮酸及没食子酸等化学成分。

2. 药理作用

（1）抗炎镇痛：路路通中的桦木酮酸和没食子酸是发挥抗炎消肿镇痛作用的主要物质，可减少冰醋酸所致小鼠的扭体次数，降低毛细血管通透性，抑制炎性介质分泌。

（2）抗菌、抗病毒：路路通中桦木酮酸、没食子酸等物质对病毒、细菌生长有一定抑制作用。路路通挥发油属于天然植物抗菌剂，具有高效、无毒或低毒、不易产生耐药性等优点，能抑制黄曲霉菌、枯草芽孢杆菌、金黄色葡萄球菌、大肠埃希菌等，其中对金黄色葡萄球菌的抑菌效果较佳。

（3）抗氧化：路路通中的没食子酸在一定质量浓度下，对自由基清除能力及脂质过氧化抑制作用均强于维生素 C，其机制可能与抑制细胞色素 P450（CYP450）介导的氧化反应有关。

（4）抗肿瘤：路路通中的桦木酮酸对前列腺癌、乳腺癌及宫颈癌等各种癌细胞具有细胞毒性，能抑制多种癌细胞的生长及扩散，诱导实体瘤内源性凋亡。

3. 临床应用

（1）慢性前列腺炎：王象礼教授以补肾活血清利湿热法为辨证施治慢性前列腺炎，使用路路通配伍萹蓄、薏苡仁、丹参、红花、川芎等药治疗该症。中医传承计算平台数据挖掘杨文涛教授治疗慢性前列腺炎的用药规律时，由聚类分析挖掘出的核心组方中的药物包含路路通，并表明路路通配伍红花、夏枯草、牡丹皮、地龙、车前子等药能治疗慢性前列腺炎。

（2）精液不液化：临床根据患者的症状和精液性状辨证治疗精液不液化，其中由痰瘀互阻引起的精液不液化，治则化痰逐瘀，可由路路通配伍全瓜蒌、冬瓜仁、银花藤、茯苓、陈皮、丹参、赤芍等药治疗。

（3）产后乳胀：乳胀即乳房肿痛，是产后常见症状，中药路路通有行气宽中、活血通络、利水消肿的功效，可解除乳腺管不畅状况，从而避免乳腺炎的发生。采用路路通治疗产后乳胀患者，效果良好。

（4）血栓疾病：路路通注射液可通过调节内皮功能，抑制血小板聚集，扩张血管，降低全血黏度、血浆黏度及红细胞聚集指数，延长血栓形成时间，起到溶栓、抗血栓的效果，进而预防血栓疾病。

参考文献

[1] 刘婷, 孙玉茹, 秦彩玲, 等. 路路通酸的抗炎镇痛作用[J]. 中国实验方剂学杂志, 2006, (12): 45–47.

[2] 刘玉民, 刘亚敏, 李昌晓, 等. 路路通挥发油化学成分与抑菌活性研究[J]. 食品科学, 2010, 31(7): 90–93.

[3] 封若雨, 朱新宇, 邢峰丽, 等. 路路通的药理作用研究概述[J]. 中国中医基础医学杂志, 2019, 25(8): 1175–1178.

[4] 刘青云. 基于数据分析的王象礼治疗慢性前列腺炎证治规律研究[D]. 太原: 山西省中医药研究院, 2017.

[5] 黄胜. 基于数据挖掘探讨杨文涛教授治疗慢性前列腺炎的用药规律[D]. 南宁: 广西中医药大学, 2022.

[6] 宋旭, 孙建明, 张圣熙, 等. 分型辨治精液不液化86例报告[C]//中国中西医结合学会男科专业委员会. 第十次全国中西医结合男科学术大会、第六届广西中医、中西医结合男科学术大会、全国中西医结合男科疾病诊疗新进展学习班论文集. 上海市第七人民医院, 2015: 2.

[7] 卢元美, 沈红云. 路路通治疗产后乳胀44例观察[J]. 临床军医杂志, 2007, (6): 951–952.

[8] 姜国军, 叶爽, 秦玲. 路路通注射液治疗高黏血症疗效观察[J]. 智慧健康, 2017, 3(17): 92–93.

金钱草

【来源】《本草纲目拾遗》。

【性味归经】甘、咸，微寒。归肝、胆、肾、膀胱经。

【功能主治】清利湿热，通淋，消肿。用于热淋，沙淋，尿涩作痛，黄疸尿赤，痈肿疔疮，毒蛇咬伤，肝胆结石，尿路结石。

【用法用量】内服：煎服，15～60 g。或浸酒，捣汁。外用：捣敷或绞汁涂。

【药论】

（1）《本草纲目拾遗》：“去风散毒，煎汤洗一切疮疥。”

（2）《采药志》：“发散头风风邪。治脑漏，白浊热淋，玉茎肿痛，捣汁冲酒吃。”

（3）《现代实用中药》：“解热，镇咳，止渴，止血，利尿。治小儿痫热，疳病，瘰疬；研汁点暴赤眼；以盐揉贴肿毒并风癣。”

（4）《安徽药材》：“治膀胱结石。”

（5）《百草镜》：“治跌打损伤，疟疾，产后惊风，肚痈，便毒，痔漏；擦鹅掌风；汁漱牙疼。”

【传统应用】本品清热利水，为治疗石淋、热淋的要药，可单味浓煎代茶饮服，或与海金沙、鸡内金等同用。本品微寒以清泄肝胆之热，尤善治疗湿热黄疸，与茵陈、栀子同用可增强清利肝胆湿热之力。治疗疮肿毒、蛇虫咬伤及烫伤等症，可用鲜金钱草捣汁饮服，以渣外敷局部。治胆石症，常配伍茵陈、黄芩、木香等同用。

【现代研究】

1. 药物成分

本品含黄酮类成分如槲皮素、山柰酚、异鼠李素等，挥发油类成分如薄荷醇、胡薄荷酮、α–蒎烯、β–蒎烯等。尚含尿嘧啶、氯化钠、氯化钾、亚硝酸盐、环腺苷酸、环鸟苷酸样物质以及钙、镁、铁、锌、铜、锰等元素。

2. 药理作用

（1）促进胆汁分泌、抗结石：金钱草中包含酚性成分、黄酮类等物质，有利胆排石、利尿排石的功效。金钱草能改善大鼠胆红素水平，促进胆汁分泌、排泄，减少胆汁淤积，其水提取物可促进胆固醇结石小鼠的胆汁分泌，显著降低胆囊中胆固醇水平，使胆结石体积明显缩小，肝脏组织形态明显改善。金钱草还可促进肾及集合管内草酸钙结晶的排泄并抑制其堆积长大，发挥抗结石的作用。

（2）保护肝脏、肾脏、血管脑神经：金钱草提取物有保护肝脏、肾脏、血管及脑神经的作用。金钱草可改善酒精引起的急性肝损伤，显著降低肝损伤小鼠血清中 AST、ALT 的活性。金钱草水提物及醇提物可抑制肝脂质过氧化和抗氧化应激，降低由雷公藤引起的肝损伤毒性。金钱草能通过提高机体内抗氧化能力，缓解氧化应激损伤，抑制机体炎性因子的释放等方式来发挥肾脏保护作用。金钱草提取物还能使收缩的大鼠血管发生不同程度的舒张，使主动脉活性氧（ROS）的形成减慢，抑制血小板聚集。此外，金钱草能通过抗氧化应激和抑制炎症反应改善大鼠脑缺血再灌注损伤，缩小脑梗死面积。

金钱草还具有镇痛、抗炎抗菌、降尿酸、抗氧化等药理作用。

3. 临床应用

（1）结石病：在诸多排石中药方剂中，金钱草均为君药，是治疗各类结石的有效中草药，因此临床上常用金钱草及其复方制剂治疗泌尿系统结石，其通过增加尿量及输尿管蠕动频率等促进肾及输尿管结石的排出，有效缓解结石患者临床症状。金钱草还可抗肝胆结石，在临床治疗肝胆结石的方剂中用药频次也位居前列。以金钱草为主药，配以滑石、石韦等药，持续用药 30 天治疗膀胱结石患者，总有效率为 96.49%。

（2）慢性前列腺炎：金钱草是治疗淋证的要药，以金钱草为主药，配以益母草、败酱草、车前草等药治疗慢性前列腺炎患者，临床治疗总有效率为 92.68%，效果良好。

（3）前列腺增生：谭新华教授善用清利湿热、活血散瘀、滋补肝肾及补脾益气为主要治法治疗良性前列腺增生，对处方进行分析后发现，核心中药主要为金钱草、茯苓、黄芪、丹参、甘草等。

（4）尿潴留：金钱草有通小便、利尿、改善平滑肌收缩功能之效，能有效治疗尿潴留。用金钱草对 30 例尿潴留患者进行治疗，治疗总有效率为 100%。

参考文献

[1] 何秋艳，李洁，周庆颂，等. 金钱草化学成分和药理作用的研究进展［J］. 江西科技师范大学学报，2023，(6)：54–60.

[2] 宋玲玲，王君明，关月晨，等. 金钱草不同溶剂提取物对雷公藤毒性抑制作用的比较［J］. 中国实验方剂学杂志，2021，27( )：63–71.

[3] 田静，李兆翌，蒋小琴，等. 茵柏益肝汤不同配伍抗大鼠肝损伤作用的研究［J］. 中华中医药学刊，2015，33(1)：27–29+214–216.

[4] 胡致君，李勇，刘超. 金钱草提取物的血管舒张作用及机制研究［J］. 黑龙江畜牧兽医，2017，(5)：198–200.

[5] 阚桐，王越，王瑞刚. 金钱草提取物通过调控miR–129–5p表达对脑缺血再灌注大鼠脑损伤的保护作用［J］. 中国药师，2021，24(1)：12–15+69.

[6] 李政. 复方金钱草颗粒结合西医治疗泌尿系结石患者的效果分析［J］. 系统医学，2016，1(7)：28–30.

[7] 蔡华芳. 金钱草治疗尿结石的作用和机理研究［J］. 中国医疗前沿，2010，5(12)：7–8+48.

[8] 马思佳，张文静，盛佳威，等. 基于中医传承辅助系统的治疗胆结石组方规律分析［J］. 河北中医药学报，2018，33(1)：36–39+59.

[9] 齐鹏. 金钱草的药性和临床应用研究[J]. 首都食品与医药, 2017, 24(16): 89.
[10] 易港, 王钦正, 符方智, 等. 谭新华治疗良性前列腺增生用药规律分析[J]. 中医药临床杂志, 2022, 34(8): 1490-1494.

（邓彬）

第二节 泌尿生殖系统疾病络病治疗的代表方剂

方剂，是在辨证论治决定治法后，按配伍要求选择适当的中药、剂量，并确定剂型、用法，配伍而成的中药复方，是中医临床辨证论治的重要工具之一。

方剂在古代称之为“医方”“药方”“处方”。“方剂”一词，最早出现于南北朝前后。《梁书·陆襄传》记载：“襄母卒患心痛，医方须三升粟浆……忽有老人诣门货浆，量如方剂。”“方剂”之义，“方”既包含临床治病的工具含义，如汉代王充《论衡·定贤》云：“譬医之治病也……方施而药行。”“剂”，古与“齐”同义，即整齐之意，又可作“调和”之解，体现了规定的意义，如《周礼·考工记》谓“园者中规，方者中矩”；“剂”，古文通‘齐’，有整齐、整合、排列之义，具有一定规定性；“剂”还有调配、调和的意思。《汉书·艺文志》说：“调百药齐和之所宜。”中医“方剂”一词的原义，是指按一定的规矩，在中医理论下组合的成方。

中医药发展历史源远流长，作为中医理论体系独特组成部分的络脉、络病在古籍中虽有涉及，但历代中医药发展历史上存在重经轻络的现象，随着经络学说的完善，形成了完整的经脉学说。秦汉时期的血脉及脉络学说虽被历代医家所淡化，但从中医药历史发展轨迹来看，从络论治，疗效卓越的方剂，目前仍运用于临床，为历史留给当代中医药的伟大财富之一。

春秋时期的《黄帝内经》，率先提出经脉、经络、络病等概念，将其与脏腑相联系，阐明了人体生理现象、病理变化、治疗方法与手段的理论基础，记载了人体络脉的循行与分布规律，论述了络脉的生理功能与病理改变。《黄帝内经》提出“血脉”的概念，将其理论学说应用于人体生理、病理、辨证及治疗，并论述常见病如心痛、心悸、中风、坏疽等脉络疾病的症状、治疗。如对于心痛的认识，《素问·痹论》曰：“心痹者，脉不通。”《素问·举痛论》曰：“寒气客于脉外则脉寒，脉寒则缩蜷，缩蜷则脉绌急，绌急则外引小络，故卒然而痛，得炅则痛立止。”炅，热也，此虽独论“心痛”，但却提示了可用温通散寒通络之法治疗心痛，可谓开络病用药之先河，为后世医家从络论治疗临床疾病提供了重要的理论参考。

东汉张仲景基于络病的致病特点、临床表现，创立了流气畅络、化瘀通络、散结通络、解毒通络、祛痰通络、祛风通络、络虚通补等不同治法，其代表方大黄䗪虫丸、旋覆花汤、鳖甲煎丸、炙甘草汤、枳实薤白桂枝汤、桂枝芍药知母汤、温经汤等，奠定了络病方药基础。宋代《太平惠民和剂局方》以小活络丹治疗风寒湿痹，肢体筋脉疼痛、拘挛、麻木、关节屈伸不利。金代刘完素在《素问病机气宜保命集》提出大秦艽汤治疗中风。清代徐灵胎在《兰台轨范》记载大活络丹用于中风瘫痪、痿痹等。王清任在《医林改错》创血府逐瘀汤、补阳还五汤等，为后世胸痹心痛、中风代表方之一。

将络病发展到新的高度，则为清代名医叶天士。他在临床中体会到，大凡寒、暑、劳伤过度，阳气受损，嗔怒动肝，七情郁结，可出现气血阻滞，且随着病程的进展，病邪会由经入络、由气及血，致络中血行不畅，机体失养，出现疼痛、瘫痪、抽搐等症，阻滞日久，转变成有形之异物，如疟母，或见患者面色黧黑、皮肤瘀点紫斑等，其临床主张“大凡经主气，络主血，久病血瘀”“初为气结在经，久则血伤入络”“经年宿病，病必在络”，并提出“久痛入络”“久病入络”等重要病机，形成病机理论及治疗用药。基于《素问·至真要大论》叶氏谓：“疏其血气，令其条达，而致和平。”的含义，以“通络”之法作为治疗络病的基本原则，其方药所论及药物散见于医案中。《临证指南医案》指出“络中气血，寒热虚实，稍有留邪，皆能致痛”“大凡络虚，通补最宜”“新邪宜急散，宿邪宜缓攻”，治疗络病须分寒热、虚实、浅深，治疗要疏通络脉和透达络（毒）邪。祛邪之法需根据病情而定，临床通络之法理，应灵活多变，不可一见络病。叶天士基于辛味药能行能散，提出“络以辛为泄”的观点，创立辛味通络之大法，具体可分为“祛邪通络”和“扶正通络”两大类。祛邪通络之法多用于络实证，宜攻之，具体可采用辛温通络、辛润活络、辛香畅络、虫蚁通络；扶正通络法则适用于络虚之证，叶氏提出“大凡络虚，通补最宜”之法，包括辛甘通补、滋润通补。清代著名医家吴鞠通在《温病条辨》对络病用药上见解独特，用药特点体现在虫药搜络、甘咸养络、芳香透络上，值得后世学习。近代医家张锡纯在《医学衷中参西录》创制活络效灵丹治疗络脉瘀阻导致的疼痛，补络补管汤用于肺络损伤咳血。以上处方，在我国中医历史发展长河中有重要学术价值，但回顾2 000年的中医药学术发展，仅留下了为数不多的络病方药，不得不说是历史的遗憾。

中医男科学的研究对象以男性生殖与泌尿系统疾病为主。中医把男性生殖器称之为外肾，其包括阴茎、阴囊等部分，有多条脏腑、经络分布。《灵枢·经筋》记载：“足少阴之筋，起于小指之下，入足心，结于阴器。”足厥阴脉循阴器而络于肝，《灵枢·经脉》里提到：“循股阴，入毛际，环阴器，抵少腹。”足厥阴之别“循胫上睾，结于茎”，《灵枢·经筋》云：“足厥阴之筋上循阴股，结于阴器，络诸经。”因而男科疾病与经络有密切的关系。

当前，中医络病学说在治疗疑难病取得疗效后，已成为近年中医药研究的热点。现代医家对于男科及泌尿系统常见疾病多从络病角度治疗，近二十年来，络病学理论在男性生殖系统方面的发展取得长足的进步，其治法体现出不同的通络特点，如疏肝理气通络、活血行气畅络、祛痰散结通络、解毒通络、辛香通络、温阳通络等。如北京中医药大学东直门医院李海松教授紧扣阳痿乃瘀血阻络，提出“阴茎中风”学说，创立活血通络息风汤，方中水蛭破血逐瘀，通久瘀之络，蜈蚣具走窜之性，郁金、川牛膝、当归活血通络，巴戟天温阳通络，柴胡理气通络。北京中医药大学王琦院士创疏肝益阳胶囊，方中以蜈蚣、水蛭、地龙和九香虫等虫类通络药物为主药，治疗肝郁血瘀型阳痿，同样体现了虫药通络。吉林中医界耆宿石春荣在临床中，重视以虫类通络治疗阳痿，如以蜻蜓、蚕蛾、大蚂蚁通补肾络，畅行经脉，以灌养宗筋；疏达肝脉、畅行宗筋之蜈蚣，疏郁滞畅肝脉，行血气，以荣宗筋；蝼蛄、蟋蟀利尿通阳；对于痰浊阻滞宗筋脉道之阳痿，以白僵蚕祛痰达络；九香虫、露蜂房补益调畅阳明，恢复温养荣润宗筋之能。北京中医药大学李曰庆教授认为慢性前列腺炎具久病入络、久痛入络之特点，其治疗以化瘀通络为主。刘猷枋教授在20世纪60年代首先运用活血化瘀法，组成化瘀尿石汤用于上尿路结石，方中川牛膝、莪术、青皮、桃仁、车前子、赤芍、鸡内金、金钱草、乳香等，体现了化瘀、辛香、解毒、行气通络之法。临床常用男科中成药复方玄驹胶囊，以黑蚂蚁为主药搜剔通络治疗阳痿；前列倍喜胶囊中以王不留行通经活血，利水通淋；蝼蛄直入膀胱经，消肿利水；皂角刺走窜之力迅猛，泄血中风热之毒。夏荔芪胶囊以黄芪、荔枝核、肉桂为主药益气化瘀通络治疗前列腺增生。了解并掌握男科及泌尿系统的常用络病方剂，在一定程度上能提高临床中医药工作者对男科及泌尿系统难治性疾病的诊疗水平，本节将列举泌尿及男科代表性方剂的研究及应用。

参考文献

[1] 谢忠礼，韦大文. 从《临证指南医案》探讨叶天士络病学说的主要思想[J]. 河南中医学院学报，2006，21(1)：15-17.

[2] 王笈，武养星，乔欣. 吴鞠通络病治法研究［J］. 山西中医，2011，27（4）：1-3.
[3] 马骏，严季澜.《内经》心痛证治探讨［J］. 国医论坛，2003，18（1）：15-17.
[4] 黎梓旺，宝兰，刘中勇，《金匮要略》治络方剂浅探［J］. 江西中医学院学报，2011，23（5）：18-20.
[5] 谢忠礼，韦大文. 从《临证指南医案》探讨叶天士络病学说的主要思想［J］. 河南中医学院学报，2006，21（1）：15-17.
[6] 李海松，韩富强，王彬. 男科络病初探［J］. 北京中医药大学学报，2009，32（10）：719-720.
[7] 袁国强，魏聪，吴以岭. 脉络学说历史发展轨迹探析［J］. 疑难病杂志，2011，10（12）：922-927.
[8] 黎梓旺，马宝兰，刘中勇.《金匮要略》治络方剂浅探［J］. 江西中医学院学报，2011，23（5）：18-20.

一、四逆散

【来源】东汉张仲景《伤寒论》。

【组成】甘草（炙）6 g，枳实（破、水渍、炙干）6 g，柴胡 6 g，芍药 6 g。

【用法】上四味，捣筛，白饮和服方寸匕，日三服（现代用法：水煎服）。

【功用】透邪解郁，疏肝理脾。

【主治】阳郁厥逆证。手足不温，或腹痛，或泄利下重，脉弦。肝脾气郁证。胁肋胀闷，脘腹疼痛，脉弦。

【方论】四逆散为运转枢机、透达阳气、疏肝理气、气血调畅的基础方和代表方。所谓四逆者，其根源在于外邪传经入里，气机郁遏不畅，不得疏泄，阳气郁于内，不能通达于四末，以手足不温为主要表现。四逆散之四逆与阴寒内盛、肾阳虚衰所导致的四肢厥逆有本质上的区别。李中梓云："此证虽云四逆，必不甚冷，或指头微温，或脉不沉微，乃阴中涵阳之证，惟气不宣通，是为逆冷。"吴昆《医方考·卷一》："少阴病四逆者，此方主之。"

四逆散方中柴胡入肝胆经，主升发阳气，疏肝解郁，透邪外出，为君药。白芍味酸性寒，归肝脾经，能柔肝止痛，养血敛阴，平肝抑阳，为臣药。柴胡与白芍相配，使肝气不郁，阴血固守，相互为用，且能畅达肝气，柔肝养血，使柴胡升散而不耗伤肝阴。枳实与柴胡相配，一升一降，畅达气机；白芍与枳实相配伍，理气和血。炙甘草缓急和中，调和其余三药为使药。四逆散方中虽仅四药，但以柴胡畅肝散邪，芍药收敛营阴，枳实泄结热，甘草调和诸药，体现辛苦酸寒之药和解之性，并能使郁滞的阳气散布于四末，从而郁解邪去，气血畅达，清阳升，四逆自愈。本方配伍特点既体现了疏肝理气通络，又不忘柔肝活血。

【处方发展】本方后世作为疏肝理脾的基础方，在此基础上加用疏肝柔肝、活血透络之品，配伍组成疏肝理气、活血通络的多种方剂，代表方有柴胡疏肝散、逍遥散等。

【现代运用】本方具疏肝理气之性，临床多用于慢性肝炎、慢性胆囊炎、胆石症、慢性胃炎、功能性胃肠病等属肝气郁结、肝脾不和者，现代也多可用于男科疾病。中医认为男性之性欲兴起、阴茎之用、精液之化，与肝之疏泄密切相关，若肝气疏泄失司，气血运行受阻，络脉瘀滞，阴器不能正常发挥作用，则男科诸疾出现，常见如早泄、阳痿、功能性不射精症、慢性前列腺炎、前列腺增生等。《灵枢·经脉》记载："肝足厥阴之脉，起于大指丛毛之际，上循足附上廉，去内踝一寸，上踝八寸，交出太阴之后．上腘内廉，循股阴，入毛中，环阴器。"《灵枢·经别》又载："足厥阴之正，别于跗上，上至毛际，合于少阳，与别俱行。"四逆散药虽四味，却体现透达阳气，转运枢机，使邪去郁开，气血调畅，临床运用于男科疾病，不论虚实寒热，可随症加减。

【药理作用】

（1）抗应激、抗抑郁作用：吉云鹏等实验表明：四逆散能影响大鼠旷场实验的爬格次数，改变大鼠的应激行为方式，提高大鼠空间学习、记忆功能，有抗应激和抗抑郁作用。

（2）催眠作用：李廷利从改善睡眠作用的角度研究四逆散的疏肝解郁功效，以大鼠、小鼠和果蝇为模式生物，通过行为药理学、皮质脑电扫描与分析、生物化学和分子生物学等实验方法与手段，证明了本方可改善睡眠。黄莉莉等研究证实本方改善睡眠作用是通过 5-HT 能神经系统完成，且与 HT1A 受体有一定的相关性。

（3）调节胃肠功能：加味四逆散对慢性身心应激大鼠可促进胃排空和小肠推进，从而减少慢性身心应激对慢性身心应激大鼠胃黏膜的损伤。四逆散还可提高血浆中 6- 酮 - 前列腺素 $F_{1\alpha}$ 含量（6-keto-$PGF_{1\alpha}$）、胃组织 SOD 水平、降低胃液总酸度、抑制胃组织 MDA 水平，对多种原因导致的急、慢性胃溃疡有预防及治疗作用。

（4）保肝作用：四逆散对各种条件所诱导的肝损伤、脂肪肝、肝纤维化具有保肝作用。柴智等通过四逆散灌胃，观察其对雷公藤多苷复制急性肝损伤模型的影响，结果肝组织中 Bcl-2 表达水平升高、Bax 蛋白表达水平下降、Caspase-3 酶活性降低、TNF-α mRNA 表达水平下降，说明本方从多方面发挥保肝作用，从而对抗雷公藤多苷导致的急性肝细胞凋亡。罗闳丹等采用蛋氨酸 - 胆碱缺乏（MCD）饮食诱导小鼠非酒精性脂肪肝炎模型，通过四逆散给药后，模型组的小鼠血清 ALT、AST 的水平下降，TG、MDA 含量降低，SOD 活力明显增加，表明本方对 MCD 饮食诱导的小鼠非酒精性脂肪肝炎有预防及治疗作用。

【临床应用】

（1）早泄：崔云治疗某男性患者，患者自诉其结婚时，夫妻的性生活正常，但近一年来，同房时射精过快，硬度不佳，伴抑郁烦闷，胸胁苦闷，以四逆散加味治疗，三诊后，勃起坚挺，房事维持 2 ～ 5 分钟。

（2）阳痿：谭广兴认为男科疾病多因肝失疏泄、阳气郁遏，以四逆散加味治疗一阳痿患者，患者服药后晨勃次数明显增多，二诊后同房次数增多，勃起坚挺持久，续服 7 剂以巩固治疗。

（3）功能性不射精症：谭刚以本方治疗一婚后同房不射精患者，其刻下症见：闷闷不乐，纳差，腹胀，嗳气，伴有少腹睾丸坠胀不适，舌淡红、苔薄白，脉弦，辨证为肝气郁结、精窍闭阻，以四逆散加味。患者服药 1 个月后，其自诉性生活可正常射精。

（4）慢性前列腺炎：陈志强治疗一男性患者，其自诉尿频、尿后滴白 3 月余，伴尿道口灼热、会阴部坠胀疼痛不适，诊断为慢性前列腺炎，以四逆散合四妙散加减后诸症消失，随访 2 个月后未复发。

（5）前列腺增生：谢作钢认为四逆散的或然症“或小便不利，或腹中痛”可以看作慢性前列腺炎或前列腺增生的临床表现之一。基于上述思想，其治疗一中年男性患者，以尿频、尿细伴会阴部刺痛，生气后排尿困难，纳眠差，舌边红，苔白略腻，脉沉弦，辨证为肝郁气滞、瘀阻精室，予四逆散合桂枝茯苓丸加减，三诊后，患者小便次数基本正常，会阴部刺痛缓解，排尿畅通，续服 20 余剂后诸症痊愈。

参考文献

[1] 吉云鹏，徐志伟，敖海清，等. 四逆散对慢性应激大鼠空间学习记忆能力的影响［J］. 河南中医，2015，35（4）：706-708.

[2] 李廷利. 从改善睡眠作用研究四逆散的疏肝解郁功效［J］. 世界科学技术-中医药现代化，2015，17（7）：1367-1371.

[3] 黄莉莉，徐瑞鑫，卞宏生，等. 基于5-HT能神经系统的四逆散冻干粉改善睡眠的作用机制研究［J］. 哈尔滨医科

大学学报，2011，45（3）：214–217.
[4] 谢慧臣. 加味四逆散对慢性身心应激模型大鼠胃肠结构及功能的影响[D]. 武汉：湖北中医药大学，2013.
[5] 李冀，毕珺辉，孙宇峰. 四逆散抗实验性胃溃疡的药效学及作用机理研究[J]. 中华中医药学刊，2007，25（7）：1317–1319.
[6] 柴智，樊慧杰，王永辉，等. 四逆散对雷公藤多苷所致急性肝损伤的影响[J]. 世界中西医结合杂志，2012，7（2）：120–123.
[7] 罗闳丹，林丽美，庹勤慧，等. 四逆散对蛋氨酸–胆碱缺乏饮食诱导的小鼠非酒精性脂肪肝炎的研究[J]. 药物评价研究，2014，37（3）：231–234.
[8] 方腾铎，崔云，方跃坤，等. 崔云辨治早泄验案举隅[J]. 浙江中医杂，2019，54（1）：70–71.
[9] 谭广兴，蒋霖，陈群. 经方四逆散在男科临床上的运用[J]. 中国性科学，2015，24（8）：52–54.
[10] 谭刚. 四逆散加味治疗男科郁症验案3则[J]. 江苏中医药，2013，45（9）：56–57.
[11] 陈志强. 四逆散治疗男科疾病举隅[J]. 河南中医，2013，33（4）：500–501.
[12] 王元帅，谢作钢. 经方合用治疗前列腺增生验案举隅[J]. 国医论坛，2017，32（2）：7–8.

二、大黄䗪虫丸

【来源】东汉张仲景《金匮要略》。

【组成】大黄（蒸）75 g，甘草 90 g，黄芩 60 g，桃仁 60 g，杏仁 60 g，水蛭 60 g，虻虫 60 g，蛴螬 60 g，芍药 120 g，干地 300 g，干漆 30 g，䗪虫 30 g。

【用法】上十二味，末之，炼蜜和丸，小豆大，酒饮服五丸，日三服。

【功用】活血破瘀，通经消癥。

【主治】虚劳。五劳虚极羸瘦，干血内停证。形体羸瘦，少腹挛急，腹痛拒按或按之不减，腹满食少，肌肤甲错，两目无神，目眶黯黑，舌有瘀斑，脉沉涩或弦。

【方论】本方可看作张仲景以虫类药治疗五劳干血内结的代表方剂，也可作为以虫类药通络的代表方。本方原治五劳虚极羸瘦。《黄帝内经·素问·宣明五气篇》曰："久视伤血，久卧伤气，久坐伤肉，久立伤骨，久行伤筋，是谓五劳所伤。""七伤"即《金匮要略·血痹虚劳病脉证并治第六》第 18 条："食伤，忧伤，饮伤，房室伤，饥伤，劳伤，经络荣卫气伤，内有干血，肌肤甲错，两目黯黑。缓中补虚，大黄䗪虫丸主之。"这些是张仲景阐述引起此证的原因，并明确本方治疗。《诸病源候论·虚劳候》："一曰大饱伤脾，脾伤，善噫，欲卧，面黄。二曰大怒气逆伤肝，肝伤，少血目暗。三曰强力举重，久坐湿地伤肾，肾伤，少精，腰背痛，厥逆下冷。四曰形寒寒饮伤肺，肺伤，少气，咳嗽鼻鸣。五曰忧愁思虑伤心，心伤，苦惊，喜忘善怒。六曰风雨寒暑伤形，形伤，发肤枯夭。七曰大恐惧，不节伤志，志伤，恍惚不乐。"患者五劳七伤后，人体多虚损，气血运行不畅，经络营卫俱虚，导致瘀血内阻，血脉凝滞，加之正气极度亏耗，肌肉消瘦，瘀血日久，腹胀食少，两目无神，目眶黯黑，舌有瘀斑，脉沉涩或弦，故仲景称之为"干血"。清代张璐《张氏医通》提到："夫五劳七伤，多缘劳动不节，气血凝滞，郁积生热，致伤其阴。世俗所称干血劳是也。"然此干血与传统意义上的瘀血并不相似。所谓干即有燥结、干结之意，其形成原因，一则营卫空虚，津液亏耗，濡润不足；二则由于瘀滞化热，局部燥化，耗伤人体真阴；三则瘀留日久，病情深痼。本病病机复杂，病根在于瘀血阻滞于经络，导致新血不生，从而形成恶性循环。基于干血证日久病痼，坚硬如石，以常规活血化瘀之法多调理无功，且活血药多伤及人体正气，故针对虚劳之干血内停证，虽由虚而引发，但虚而日久，瘀积已成，瘀血不去，新血不生，正气无以恢复，需重视经脉与络脉，说明古人对络脉之病早有认识。仲景创立大黄䗪虫丸治虚劳之干血内停证，程林在《金匮要略直解》中根据"腹满不能食"之证，提出"与大黄䗪虫丸以下干血"，世尤怡在《金匮要略心典》中指出本方的治疗特点："此方濡以润其干，虫以动其瘀，通以祛其闭。"清代叶天士提出："初病在经，久病在络""考仲景于劳伤血痹诸病，其通络方法，每取虫蚁迅速飞走诸灵，俾飞者升，走者降，血无凝滞，气可宣通，与攻积除坚、徒入脏腑者有间。"虚劳已干血内停证用药与一般的活血化瘀药应有所不同，叶氏明表明：虫类通络的治法是仲景治疗络病的重要方法之一。

大黄䗪虫丸本着治病必求本原则，重用虫类药活血通络，佐以扶正之品，使瘀去新生，则病自痊愈。《兰台轨范》道："血干则结而不散，非草木之品所能下，必用食血之虫以化之。此方专治瘀血成劳之症。瘀不除，则正气永无复理，故去病即所以补虚也。"方中以大黄破积聚、清热兼可凉血；土鳖虫味咸寒，入血分，主攻积血，能破瘀消肿、通经脉，虻虫活血破血、逐瘀通络，水蛭消散积聚，攻逐瘀血，三药共同，活血通络，属破血逐瘀药，乃活血药对，配大黄，以通三焦，逐干血。干漆、蛴螬、桃仁活血通络；芍药敛阴养阴；地黄补血滋阴，又可凉血；黄芩味苦，燥湿清热，本方配以芍药、黄芩、生地黄，体现"补用酸，助用焦苦，益用甘味之药调之"治法，甘草缓急止痛、调和诸药。杏仁宣降以泄浊逆，酒可活血畅脉；蜂蜜、甘草益气和中，蜜之以丸剂，以求瘀血渐消缓散，并达缓中补虚的目的，诸药相配，活血祛瘀生新，化瘀通络，精血互生，且可使营血得肾精以滋养，以达"活血化瘀，缓中补虚"之效，本方体现养血不留瘀血，祛瘀不伤正，寓补血于祛瘀之中。药虽取其猛，但用其丸剂，以求瘀血渐消。尤在泾《金匮心典》云："润以濡其干，虫以动其瘀，通以去其闭。"体现了本方"缓中补虚"的特性。故大黄䗪虫丸组方严谨，配伍巧妙，缓消干血，祛瘀生新，虽以攻伐为主，但蕴含缓攻之意，以峻猛之药成缓攻之方，用攻伐之法起补虚之能，为本方之特色。

【现代应用】大黄䗪虫丸临床应用广泛，辨证只要属于五劳极虚，内有干血之证，均可使用，现代临床多用于肝硬化、肝癌、肺纤维化等。

【加减变化】瘀滞不甚者，去水蛭、蛴螬；气滞腹胀甚者，加佛手、蒺藜、陈皮之类；湿热较甚，加龙胆草、黄柏、土茯苓等；小便不畅者，佐以王不留行、木通等；气血虚者，佐加党参或太子参、当归、白芍；阴阳兼亏者，加鹿角胶、胎盘等。

【药理研究】

（1）抗肝损伤、肝纤维化研究：胡义扬等以 CCl_4、高脂饲料造成大鼠肝损伤、肝纤维化，观察本方和秋水仙碱对大鼠血清丙氨酸转氨酶、白蛋白、羟脯氨酸、肝组织 HE 染色和胶原染色的影响。结果大黄䗪虫丸对于肝损伤的恢复、肝功能的改善方面好于秋水仙碱，抗肝纤维化不及秋水仙碱。孙克伟等发现大黄䗪虫丸可使肝组织羟脯氨酸含量显著下降，说明其对肝纤维组织的降解有治疗作用，但对肝纤维化抑制作用稍差。

（2）对血小板功能影响研究：张殿增等发现本方给药（7 天）对动静脉血栓的预防和对抗作用较好，优于即时给药，其作用机理可能与大黄䗪虫丸能提高大鼠动脉壁 6-keto-$PGF_{1\alpha}$ 的含量，同时降低血浆 TXB2/PGI2 的比值有关。

（3）对血液流变学和微循环的影响　张殿增等以倍他米松建立血瘀证大鼠动物模型，观察本方对血瘀证大鼠微循环、血液流变学和心肌营养血量的影响。结果证明大黄䗪虫丸能改善血瘀证大鼠，降低血液黏度、微循环，对血管壁内膜具有一定的保护作用，能增加正常和心肌缺血小鼠心肌营养血流量。

（4）对血脂的影响　黄焱明等以高脂饲料建立高脂血症的动物模型，以大黄䗪虫丸进行研究，结果大黄䗪虫丸可降低家兔血中甘油三酯、脂蛋白的含量。

（5）对肾衰的影响：高峻钰等用 5/6 肾切除大鼠建立肾衰模型，并以 2 g/（kg·d）大黄䗪虫丸组灌服，同时以巯甲丙脯酸组为对照，发现大黄䗪虫丸能降低血尿素氮、肌肝、血压及 R/W，改善肾脏组织病理变化，能抑制 TGF-β mRNA 的表达，抑制肾组织纤维增生，大黄䗪虫丸组疗效优于巯甲丙脯酸组，表明本方对大鼠肾衰模型的整体调节方面具有一定优势。

【临床应用】

（1）慢性前列腺炎：王东珊治疗一青年患者，其自诉少腹隐痛，阴囊及大腿内侧部疼痛，反复疼痛 2 年，加重 3 天。西医诊断：慢性前列腺炎、精索静脉曲张。中医诊断：精浊（肾虚血瘀证）。先后给予大黄䗪虫丸加减，共 14 剂，每日 1 剂，早晚服用。半月后复诊，患者前列腺液示白细胞正常，卵磷脂小体（+++），尿常规恢复正常，疼痛症状明显缓解，性生活得以恢复正常。

（2）精索静脉曲张：莫宏芳观察大黄䗪虫丸对青少年精索静脉曲张的临床疗效，并以迈之灵为对照，探析大黄䗪虫丸对青少年精索静脉曲张性少精子患者作用机理及对性激素、睾丸体积的影响。结果：两组能改善精索静脉内径，缓解精索静脉内瘀滞、回流情况，减少精索静脉扩张度；提高精索静脉曲张患者的精子浓度、精子活动力，提示本方对青少年精索静脉曲张有治疗作用。

（3）肾病：吴兆东等以大黄䗪虫丸联合金水宝胶囊治疗慢性肾功能衰竭，取得了一定疗效，其结果可能与大黄䗪虫丸活血通络、祛瘀生新有关。杨韶华应用大黄䗪虫丸治疗肾病综合征并发急性肾功能衰竭，将方中大黄改用生大黄、大黄炭，加益母草、竹茹、山茱萸、冬虫夏草等药，去原方蛴螬、干漆、黄芩等药，体现了攻补兼施的特性。

参考文献

[1] 胡义扬，刘平，刘成，等. 大黄䗪虫丸抗慢性肝损伤及肝纤维化作用的实验研究[J]. 中西医结合肝病杂志，1995，5（3）：2830.

[2] 孙克伟，刘伟士，谌宁生. 不同中医治法抗免疫性的肝纤维化作用的比较研究[J]. 中国中医基础医学杂志，1998，4（6）：40–43.

[3] 张殿增，王美纳，赵东科，等. 大黄䗪虫丸对实验性血栓形成和TXB2/PGI2比值的影响[J]. 西安医科大学学报，1993，14（4）：319–322.

[4] 张殿增，王美纳，邱培伦. 大黄䗪虫丸对血瘀证大鼠微循环的影响[J]. 西安医科大学学报，1994，15（1）：37–39+44.

[5] 黄焱明，沈士芳. 大黄䗪虫丸治疗高脂血症的临床观察及实验研究[J]. 中西医结合杂志，1989，9（10）：589–592.

[6] 高峻钰，时振生. 大黄䗪虫丸治疗大鼠慢性肾功能衰竭的实验研究[J]. 中国中医药科技，1998，5（2）：73–74.

[7] 王东珊，王权胜. 从"少腹里急"应用大黄䗪虫丸论治前列腺炎[J]. 中国中医基础医学杂志，2019，25（6）：856–858.

[8] 莫宏芳. 大黄䗪虫丸在治疗青少年精索静脉曲张的临床效应研究[D]. 南京：广西中医药大学，2021.

[9] 吴兆东，朱海龙，王国斌，等. 大黄䗪虫丸联合金水宝胶囊治疗慢性肾功能衰竭53 例[J]. 中国中医药信息，2005，12（2）：68–69.

[10] 杨韶华，王祥生，曹务礼. 大黄䗪虫丸治疗慢性肾病综合征并急性肾功能衰竭疗效观察[J]. 中国中医急症，2005，14（9）：843–844.

三、桃核承气汤

【来源】东汉张仲景《伤寒论》。

【组成】桃仁（去皮尖）12 g，大黄 12 g，桂枝（去皮）6 g，甘草（炙）6 g，芒硝 6 g。

【用法】上四味，以水七升，煮取二升半，去渣，内芒硝，更上火，微沸，下火，先食，温服五合，日三服，当微利（现代用法：作汤剂，水煎前四味，芒硝冲服）。

【功用】逐瘀泻热。

【主治】瘀热互结之蓄血证。少腹急结，至夜发热，或谵语烦躁，神志如狂，以及血瘀经闭，痛经，舌质黯红，脉沉实而涩者。

【方论】桃核承气汤出自《伤寒论·辨太阳病脉证并治》第106条，原方主治“太阳病不解，热结膀胱，其人如狂，血自下，下者愈，其外不解者，尚未可攻，当先解其外；外解已，但少腹急结者，乃可攻之，宜桃核承气汤。”热结膀胱，指热和瘀血结于膀胱所在的部位，即瘀热结于下焦。少腹急结，乃患者自感小腹有硬结、胀满、疼痛。此为太阳病不解，通常传里，即为胃家实的里实证，然亦可有热结于下焦膀胱，出现瘀血证；血属阴，夜亦属阴，瘀热为患，至夜发热；瘀热上扰于心，心主血，藏神，瘀热扰动心神，则可出现心神不宁、烦躁谵语、发狂。因而本方属瘀热互结于下焦，治疗应逐瘀泻热、活血通络，以除蓄血。

本方可看作调胃承气汤减芒硝之量，加用桂枝、桃仁。方中桂枝通络血脉，桃仁味苦甘平，具活血破瘀之功效，是临床治疗瘀血证的常用药物，大黄具苦寒性质，能下瘀泻热，桃仁、大黄两药共用，入血分，既可破血，又能逐瘀，治疗血热瘀血，且大黄偏走于下焦，从而使瘀热同治。芒硝咸苦寒，既可泻热，又能软坚泻下，助大黄下瘀热，桂枝在此运用，并非借其解表之用，而是以其辛甘温之性通络，可通行血脉，助桃仁、大黄活血以祛瘀，尚恐芒硝、大黄苦寒太过，导致血行滞涩，起相反相成的作用。炙甘草护胃，缓诸药之峻烈。服后“微利”，为瘀有出路，使蓄血瘀热从下焦而出，诸症可愈。

本方配伍特点体现为：方中以活血祛瘀配攻下活血通腑之药，因势利导，使瘀热从下焦而出；寒温并用，但整体以寒凉为主，既可除病因，又能防凉遏。

【现代运用】本方为治瘀热互结之蓄血证的常用方，临症以少腹急结、舌质黯红、脉沉实或涩为其主要辨证要点。现代临床多用于急性盆腔炎、附件炎、慢性前列腺炎、附睾炎、前列腺增生、肠梗阻、急性脑出血、急性肾衰竭等证属瘀热互结下焦者。

【药理研究】

（1）抗血栓：桃核承气汤提取剂能抑制兔体外血栓形成和抑制血小板黏附，降低血液的聚集性，血液黏度降低，改善微循环，阻止动、静脉血栓的形成。

（2）降糖、降脂：桃核承气汤对糖尿病模型动物，能降低血糖、TG和TC，降低动脉硬化指数。

（3）对血液流变学的影响：唐氏报道桃核承气汤对血液流变学异常的大鼠，能降低全血黏度、血浆黏度、纤维蛋白原的含量。苗氏报道“加味桃核承气汤”（桃核承气汤合黄芪、生地、玄参、麦冬）能缓解糖尿病大鼠的全血比黏度、血浆比黏度、还原血黏度。

（4）改善肾功能：桃核承气汤能降低肾功能损害动物模型的BUN和Cr。

（5）对肾纤维化大鼠的保护：张明昊等以桃核承气汤对肾纤维化大鼠进行研究，结果表明桃核承气汤可以通过抑制Wnt/β-catenin和Notch-Hes1信号通路的异常激活来发挥对肾纤维化大鼠的保护作用。

（6）泻下：李氏报道桃核承气汤对小鼠便秘能发挥泻下作用。

【临床应用】

（1）慢性前列腺炎：刘喜成等治疗一中年男性患者，该患者患前列腺炎已有2年余，既往服中、西药，效果皆不佳，现诉腰酸及小腹痛，睾丸坠胀，尿频、尿急伴性功能下降，舌红紫、苔厚腻，脉滑数。中医诊断为精浊，以桃核承气汤加味，三诊后，舌象明显改变，前列腺症状消除。王长虹等观察桃核承气汤合栝蒌瞿麦丸加减治疗60例湿热瘀阻型慢性前列腺炎患者的疗效，60例患者随机分成两组，每组各30例，治疗组以栝蒌瞿麦丸合桃核承气汤加减，对照组口服前列康片。结果：治疗组在临床症状和中医症状评分改善情况方面优于对照组。

（2）前列腺增生：张春和等认为良性前列腺增生患者证候分布规律以复合证型、虚实夹杂证为主，多为肾阳虚证、瘀阻水道，对此证以桃核承气汤加减治疗，疗效显著。王锦涛以桃核承气汤合非那雄胺治疗前列腺增生患者，可改善患者的临床症状，并能缩小前列腺体积，增加患者最大尿流率，减少膀胱残余尿，效果优于对照组（非那雄胺）。

（3）附睾炎：王先进等认为睾丸、附睾隶属于下焦，足厥阴肝经绕阴器，上达少腹，且附睾炎的疼痛多牵及少腹，这与桃核承气汤证表现的少腹急结症有一定的相似性，以桃核承气汤加减治疗附睾炎，效果明确。陆保磊以桃核承气汤治疗附睾炎，借桃核承气汤之泻热逐瘀作用，开启瘀结，荡涤热毒，缓解疼痛。

（4）精囊炎：陶平治疗一血精患者，先后采用诸法（散风祛寒，或清热泻火，或滋阴泻火，或凉血止血），均无明显疗效，改桃核承气汤加味，1个月后，患者诸症消除。

（5）勃起功能障碍：袁晓明针对前列腺炎伴性功能减退患者，以桃核承气汤合温阳起痿之淫羊藿、肉桂、锁阳治疗，有效率80%以上。

（6）男性不育：刘兴文对合并精索静脉曲张的男性不育症患者，运用桃核承气汤和桂枝茯苓丸加减治疗，效果明显。高兆旺等认为精索静脉曲张的基本病机乃瘀热互结于下焦，出现血脉不畅，局部经脉瘀滞，与本方的病机有一定的相似性，可予本方治疗。

参考文献

[1] 管敏，龚传美，管喜文. 桃核承气汤对动物脑缺氧的影响[J]. 中药药理与临床，1989，5（6）：9.
[2] 张国梁，熊曼琪. 加味桃核承气汤对糖尿病大鼠脂质代谢的影响[J]. 新中医，1990，22（8）：54-55+53.
[3] 苗理平，熊曼琪. 加味桃核承气汤对糖尿病鼠血液流变学的影响[J]. 新中医，1990，22（7）：51.
[4] 张明昊，高一盈，赵盈盈，等. 桃核承气汤对肾纤维化大鼠的保护作用机制研究[J]. 中国临床药理学杂志，2021，37（17）：2324-2327+2334.
[5] 李在邠，徐学试，刘子民，等. 桃核承气汤药理作用的实验研究[J]. 中成药，1990，12（11）：24.
[6] 刘喜成，忽莹雪，查金磊，等. 经方治疗男科病验案举隅[J]. 国医论坛，2023，38（3）：9-11.
[7] 王长虹，忽中乾. 栝蒌瞿麦丸合桃核承气汤加减治疗慢性前列腺炎30例临床观察[J]. 国医论坛，2000，35（1）：9-10.
[8] 张春和，李焱风，秦国政，等.540例良性前列腺增生症患者中医证候分布规律研究[J]. 中医杂志，2012，53（1）：45-47.
[9] 王锦涛.非那雄胺联合桃核承气汤治疗良性前列腺增生的疗效观察[J]. 医学综述，2014，20（9）：1701-1703.
[10] 王先进，姜洁. 桃核承气汤加减治疗睾丸附睾炎36例[J]. 山东中医杂志，2001，20（7）：407.
[11] 陆保磊. 桃核承气汤治疗急性附睾炎32例[J]. 河南中医，2003，23（7）：38.
[12] 陶平. 血精治验二例[J]. 北京中医，1986，11（1）：45-46.
[13] 袁晓明. 桃核承气汤加减治疗慢性前列腺炎85例临床观察[J]. 上海中医药杂志，2000，（5）：30-31.
[14] 刘兴文. 日本汉方治疗男性病的研究概况[J]. 河北中医，1999，21（6）：387-389.
[15] 高兆旺，张丽. 精索静脉曲张从蓄血证论治探析[J]. 中国医学创新，2010，7（25）：191-192.

四、当归四逆汤

【来源】东汉张仲景《伤寒论》。

【组成】当归9 g，桂枝9 g，芍药9 g，细辛3 g，通草6 g，大枣8枚，炙甘草6 g。

【用法】上七味，以水八升，煮取三升，去滓。温服一升，日三服（现代用法：水煎服）。

【功用】温经散寒，养血通脉。

【主治】血虚寒厥证。手足厥寒，或腰、股、腿、足、肩臂疼痛，口不渴，舌淡苔白，脉沉细或细而欲绝。

【方论】当归四逆汤见于东汉张仲景《伤寒论·辨厥阴病脉证》第351条："手足厥寒，脉细欲绝者，当归四逆汤主之。"《灵枢·经筋》："足厥阴之筋，起于大指之上……上循股阴，结于阴器，络诸筋。其病：足大指支……阴器不用。"本方所治的病机为血虚寒侵、凝滞经脉之证。中医认为肝主藏血，遇寒则络脉凝滞，寒伤侵犯足厥阴肝经，加之患者或素体肝血不足，血脉受病，经脉感受寒邪，寒主收引，血行瘀滞而不利，使阳气与血液不能达于四末，表现为手足厥冷；寒凝经脉，营血瘀滞，滞而不通，不通则痛，表现为腿、足、肩臂或腰痛，但需要注意的是当归四逆汤证手足厥冷多见指掌至腕、踝不温，与四肢手足发冷有本质的区别，另舌质淡苔白、脉细皆为血虚寒凝之象。《伤寒论》中以"四逆"出现的方剂有四逆散、四逆汤、当归四逆汤。仲景在三方主治证中皆提及"四逆"，但三方的病因、病机不同，因而所体现的治法也完全不同。四逆散是外邪由外入里，阳气内郁，不能达于四末，其逆冷的程度最轻，仅表现为四肢肢端逆冷，不过腕踝，还可伴有身热、脉弦等其他症状；当归四逆汤之逆冷为四肢末端手足厥寒，伴见肢体疼痛等症，其肢厥程度较四逆散重，较四逆汤证轻，此乃血虚受寒，寒凝经脉，血行不畅。四逆汤之厥逆是由于素体阳气衰微，阴寒太过，阳气不能达于四肢末端，其厥逆最为严重，冷过肘膝，除此之外，还伴有明显的神衰欲寐、下利、脉微欲绝。因而四逆散治疗当以透解郁热、疏肝理脾为主；当归四逆汤治疗当以温经散寒、养血通脉为主；四逆汤当温中祛寒、回阳救逆为主。周扬俊在《温热暑疫全书》曰："四逆汤全在回阳起见，四逆散全在和解表里起见，当归四逆汤全在养血通脉起见。"当归四逆汤的组成可看作是桂枝汤去生姜，加重大枣的剂量，另佐以当归、通草、细辛而组成。当归味甘温，养血和血，散寒止痛。《金匮要略注解》："温中止痛，除客血内塞，中风痉，汗不出，湿痹，中恶客气，虚冷，补五脏，生肌肉。"仲景以当归为君，一则针对血虚寒凝之证，二则当归活血止痛，又能补血活血、止痛调经。桂枝辛、甘，温，入心、肝、肾、肺、膀胱经，《名医别录》言："主心痛，胁痛，温经通脉。"桂枝助阳化气，温经通脉，细辛一则解表散寒，二则祛风以止痛，三则通窍，又可助桂枝温经而通达阳气。通草性微寒，可通利关节。当归配合细辛、通草，能增强通经络，帮助气血的运行，使本方既能内达脏腑，又能外达肌肤。桂枝助当归行血，温通经络，和营祛寒；白芍柔肝养血，又能止痛，助当归补益营血，补血活血，柔肝止痛；桂枝芍药配伍，取义于桂枝汤，以其温散寒邪走而不守之理，辛甘发散而通阳，共为臣药；大枣、甘草，益气和中，又能养血，共为佐药。

【现代运用】本方常用于血栓闭塞性脉管炎、多发性大动脉炎、雷诺病、小儿麻痹、冻疮、肩周炎、寒疝、附睾炎、慢性前列腺炎、前列腺肥大、女子痛经、风湿性关节炎等。

【加减变化】四肢麻者，加黄芪、鸡血藤；血虚寒凝者，加淫羊藿、巴戟天、川牛膝、路路通通络止痛之品；手脚冰凉而性欲低下者，加淫羊藿、肉桂、菟丝子；水饮呕逆者，可加吴茱萸、生姜；治男子疝气睾丸疼痛，牵引下腹冷痛，加肉桂、小茴香、胡芦巴、乌药、蜈蚣温经通络、散寒止痛；治男子缩阳，佐以直达下焦、除冷通脉的吴茱萸、肉桂；精液不液化者，加温阳行气、活血通络之蜈蚣、仙灵脾、王不留行、鸡血藤；前列腺肥、大尿潴留者，加益气利水、散结通络活血之黄芪、荔枝核、王不留行；输精管结扎后遗症加消瘀通络者，佐行气止痛之王不留行、穿山甲、苏木等。

【药理研究】

（1）镇痛、消炎：窦昌贵等以当归四逆汤灌胃对酒石酸锑钾所致小鼠扭体反应和电刺激致痛嘶叫反应均能显著抑制，表明有镇痛作用；对巴豆油所致小鼠耳郭肿胀和角叉菜胶所致大鼠足跖肿胀能发挥抗炎消肿作用。

（2）对血液系统影响：黄芳等实验研究表明当归四逆汤能延长小鼠的凝血时间、凝血酶时间、血浆复钙时间，明显降低大鼠全血比黏度，减少大鼠血小板聚集，促进小鼠自身皮下血肿吸收，表明本方具有活血化瘀的作用。

【临床应用】

（1）慢性前列腺炎：王耀武等治疗一青年男性慢性前列腺炎患者，以腰骶部疼痛 1 月余，现尿频、尿急、尿道有分泌物，伴腰痛，且少腹、会阴部也伴有疼痛，排尿时偶见尿道分叉，遇寒时症状加重，怕冷畏寒，口唇紫暗，性欲尚可，同房时勃起硬度基本正常，舌质黯或有瘀点、瘀斑，脉弦或涩。中医诊断：精浊，证属寒凝肝脉型，方用当归四逆汤加减，用药后症状好转，疼痛较前明显减轻。常德贵认为慢性前列腺炎、慢性盆腔疼痛综合征以肾虚为本，兼可见湿、瘀、寒邪等因素，对于疼痛，多以当归四逆汤治疗，常取得满意效果。常德贵治疗一中年患者，因“小腹坠胀疼痛 3 月余”来就诊，现症见：小腹坠胀疼痛，睾丸隐痛感，肛门附近时有冰凉感；阴囊潮湿，伴乏力，四肢冰冷，性生活不规律，性欲较差，勃起困难，舌质淡，苔薄白，脉沉涩，取前列腺液的指标基本正常。辨证属精浊（寒滞肝脉、气机不畅），治法当以疏肝通络，同时温经散寒理气，投当归四逆汤合天台乌药散加减，患者自诉用药后少腹坠胀疼痛缓解，四肢冰冷的症状明显改善，后续予当归四逆汤加减收效明显。

（2）精液不液化：胡同斌治疗一青年男性，该患者自诉婚后同房时，房事正常，勃起硬度可，但婚后四年妻子未受孕，经泌尿外科检查，其外生殖器正常，三次化验精液均出现 24 小时内精液不液化，精子无畸形，活动一般，伴身倦肢冷，阴囊寒冷，脉沉细，舌淡胖，苔薄白，辨证当属寒凝肝经，伴肝肾阳虚，予当归四逆汤加减。每 3 日服 2 剂，共服药 8 剂，三诊后，患者自诉阴囊冷感明显消失，精液能在半小时液化，精子活动佳，精子活动率在 85%，精子形态正常，精子计数 0.956 亿 / 毫升，继续予以助阳补肾之品调理，后其妻怀孕。

（3）前列腺肥大并尿潴留：胡同斌治疗一老年男性，3 日前夜起小便受寒，遂致小便不通，热敷可解少许，后又导尿多次，经检查系前列腺肥大，因患者拒绝手术，改用中医治疗。现症见畏寒肢冷，小腹冷痛，舌淡，苔薄白，脉沉细，以当归四逆汤加黄芪、茯苓、乌药，煎服 1 剂尿即自通，唯欠畅利，再进 3 剂小便畅利，诸症消失。

（4）阴缩：黄海治疗一胡姓青年男性，该患者自诉平素体质不强，因进行剧烈体育锻炼后，随即出现汗出，其休息后，以冷水洗浴。浴后出现明显的畏寒，伴四肢不温，并导致阴茎向腹内收缩。患者于第 2 日就诊，自诉阴茎、阴囊、睾丸与以前相比明显缩小，舌淡、苔薄白，脉沉细，辨证当属厥阴虚寒，加之寒邪直中，导致寒凝肝经，直接以当归四逆汤治疗，温经散寒，患者服药 4 剂后复诊，自诉阴茎已恢复成正常状态，后再服用 3 剂，随访未再复发。翟亚春治疗一中年男性，该患者长期工作于空调房，进出频繁，未曾更衣，其又走出工作间，突觉小腹冷气内窜，阴茎内缩，伴腹内挛痛，症状逐渐加重。现症见阴茎内缩头，腹中掣痛不休，伴手足不温，汗出，舌淡紫，脉沉，以温阳散寒为主，佐以温经活血缓急，以当归四逆汤合二仙汤加减。以上诸药煎好取汁先熏蒸，后外阴坐浴。第 2 日诉腹痛已止，阴茎外露正常，嘱继续服用金匮肾气丸 1 周以巩固疗效。

（5）慢性附睾炎：叶进诊治一患者，一年前曾患急性附睾炎，经西医治疗后，病情基本痊愈，2 个月前因劳动后淋雨，右侧睾丸胀痛，小腹拘急隐痛，伴阴囊湿冷，下肢沉重，时有汗出，余未见异常，舌淡，苔白厚，脉沉迟。以当归四逆汤服药 10 剂后，睾丸肿胀冷痛感明显减轻，小腹拘急隐痛消失，继服 10 剂而尽收效，后未再复发。

（6）尿路结石：刘侠从肝寒论治 40 例尿路结石，所有患者皆伴有四肢不温，少腹胀痛，男子或痛引睾丸，女子月经不调，用当归四逆汤化裁，治愈率为 77. 5%，好转率 15%，总有效率为 92. 5%。

参考文献

[1] 窦昌贵，成俊，黄芳，等. 当归四逆汤镇痛抗炎作用的实验研究[J]. 中国实验方剂学杂志，1999，5（5）：38–39.

[2] 黄芳，黄罗生，成俊，等. 当归四逆汤活血化瘀作用的实验研究[J]. 中国实验方剂学杂志，1999，5（5）：31–33.

[3] 石米扬，张莉，吴淑文，等. 当归四逆冻疮膏的药效学研究[J]. 武汉大学学报（医学版），2001，22（3）：228–230.

[4] 王耀武，钱梦娜，张成，等. 基于方证相应理论探析当归四逆汤治疗慢性前列腺炎[J]. 云南中医中药杂志，2021，42（8）：19–21.

[5] 谭琨，张培海，黄晓朋，等. 常德贵妙用当归四逆汤加减治疗慢性盆腔疼痛综合征经验赏析[J]. 江西中医药，2017，48（12）：20–21.

[6] 胡同斌. 当归四逆汤在男科的临床应用[J]. 国医论坛，1990，4（22）：12.

[7] 黄海，胡加富. 经方在男科病中的应用[J]. 中医杂志，2002，43（4）：302–304.

[8] 翟亚春. 男科急症验案四则[J]. 江苏中医，1999，20（12）：33–34.

[9] 叶进，包佐义. 当归四逆汤用于男科疾病[J]. 现代中西医结合杂志，1998，7（5）：725.

[10] 刘侠. 从肝寒论治尿路结石40例[J]. 四川中医，2002，20（4）：40–41.

五、鳖甲煎丸

【来源】东汉张仲景《金匮要略》。

【组成】鳖甲 12 分（炙），射干 3 分（烧），黄芩 3 分，柴胡 6 分，鼠妇 3 分（熬），干姜 3 分，大黄 3 分，芍药 5 分，桂枝 3 分，葶苈 1 分（熬），石韦 3 分（去毛），厚朴 3 分，牡丹 5 分（去心），瞿麦 2 分，凌霄花 3 分，半夏 1 分，人参 1 分，土鳖虫 5 分（熬），阿胶 3 分（炙），蜂房 4 分（炙），赤硝 12 分，蜣螂 6 分（熬），桃仁 2 分。

【用法】以上 23 味药，为末，取煅灶下灰一斗，清酒一斛五斗，浸灰，候酒尽一半。着鳖甲于中，煮令泛烂如胶漆，绞取汁，内诸药，煎为丸，如梧子大，空心服七丸，日三服（现代用法：取灶下灰 1.5 kg，黄酒 5 kg，浸灰内滤过取汁，煎鳖甲成胶状，其余 22 味共为细末，将鳖甲胶放入炼蜜中，和匀为小丸，每服 3 g，每日 3 次）。

【功效】消痞化积，活血通络，祛湿化痰。

【方论】鳖甲煎丸出自张仲景所著《金匮要略·疟病脉证并治第四》："病疟，以月一日发，当以十五日愈；设不差，当月尽解；如其不差，当云何？师曰：'此结为癥瘕，名曰疟母，急治之，宜鳖甲煎丸'"其为消癥化积治疗疟母的专方，本方是张仲景《金匮要略》中药味最多的方剂之一，也是张仲景运用虫类通络的又一经典名方。疟病久治不愈，正气亏虚，痰凝血瘀，疟邪结聚为癥瘕，结于胁下，形成疟母。尤在泾《金匮要略心典》云："天气十五日一更。人之气亦十五日一更。气更则邪当解也。否则三十日天人之气不服之势。故宜急治。"由此可知疟母为疟病迁延日久，反复发作，正气亏虚，邪气入络，痰瘀互结于胁下，居于胁下，形成痞块。疟邪潜伏久久不去，则病根不除，当破积化痰，扶正消癥。

张仲景鳖甲煎丸用药达 23 味，是《金匮要略》中用药最多的方剂，因而可称为大方。本方被后世称之为"伤寒金匮中第一大方"。《素问·至真要大论》提出："君一臣二，制之小也；君一臣三佐五，制之中也；君一臣三佐九，制之大也。"本方药味虽多，但仲景创立本方的目的并非只是把功效相同的药物简单组合，而是针对疟母的病机，按组方配伍规律组合，从而达到治疗目的。鳖甲煎丸药物看似庞杂，药味众多，但组方严谨有度，集活血、消痰、行气、利水、攻下、扶正于一身，体现攻补兼施、寒热并用、气血津液同治：①重用鳖甲，取煅铁灶下灰，且用清酒浸泡，以达软坚散结，消癥。张璐在《张氏医通》中指出："此方妙用，全在鳖甲之用灰淋酒，煮如胶漆，非但鳖甲消积，酒淋灰汁也善消积。"②疏达少阳，透邪外出。疟病为感受疟邪，其病位在少阳，加之病疟久治不愈，邪气停留于少阳，正气渐衰，疟邪深入，痰瘀、水湿等邪聚结成块。张仲景在《金匮要略·疟病脉证并治》中指出"疟脉自弦"，弦为少阳的主脉。本方治法体现和解少阳，以柴胡、黄芩、半夏、人参、干姜相配，和解少阳以治疟；干姜、桂枝，合柴胡、黄芩、半夏体现柴胡桂枝干姜汤；用桂枝、芍药，合柴胡、黄芩、半夏、人参为柴胡桂枝汤法，这两种组方均可看作是柴胡剂，以达疏通少阳、祛邪外达的目的。③攻瘀、化痰。疟母的形成往往是疟邪瘀血，聚而成形，留于胁下而成，结聚为癥瘕。为加强鳖甲散结作用，在本方中配伍活血祛瘀、化痰药消除体内的病理产物。桃仁、大黄、牡丹皮、芍药、紫葳、乌扇、赤硝、鼠妇、䗪虫、蜣螂等活血化瘀，其药物的组成可以看作是桃核承气汤、抵当汤、下瘀血汤等方的加减。化痰下水药如葶苈子、瞿麦、石韦、半夏等。葶苈：《神农本草经疏》谓其"泻肺利小便，治肿满之要药。"本方用葶苈子，合大黄、芒硝，可以看作是大陷胸丸法，从而达到逐饮破结的目的。④以虫药搜邪，以达通络逐瘀之目的。鳖甲煎丸中虫类药有土鳖虫、鼠妇、蜣螂虫和蜂房。鼠妇散瘀破血；土鳖虫破坚逐瘀；蜣螂虫开燥结；蜂房消肿破瘀。四药助鳖甲破瘀以攻坚，搜剔络中留伏之邪，因而鳖甲煎丸开创了络病治用虫类药的先河，为后世治疗络病奠定了组方用药基础与方向。

【现代运用】临床多用于癥瘕痞块、癖结、肿瘤，如慢性肝炎、肝脾肿大、肝纤维化、血吸虫病、肝硬化、子宫肌瘤或卵巢囊肿、肝癌等。

【药理研究】

（1）抗纤维化：曹晓倩等观察鳖甲煎丸对 Ang Ⅱ诱生的活性氧簇诱导下肝星状细胞（HSC）中 PKC-Pyk2/SRC 通路的影响，实验结果表明：鳖甲煎丸低、中高剂量组都具有抑制 HSC-LX2 细胞增殖的作用，其中，中、高剂量组还可降低 ROS 生成，对 PKC、Pyk2、SRC 蛋白表达有抑制作用。黄晶晶等研究表明鳖甲煎丸联合骨髓干细胞移植能通过干预 SDF-1/CXCR 信号通路发挥对肝纤维化治疗的效果。孙海涛等研究显示鳖甲煎丸可以降低纤维组织增生，改善肝功能指标，同时还能下调血清中 MDA、羟脯氨酸、CTGF 等表达水平。陈冠新等实验研究表明鳖甲煎丸对肝纤维化大鼠改善肝纤维化指标，说明本方通过明干预 p65 的表达，从而抑制 NF-κB 信号通路，减少其下游靶基因合成，对肝纤维化发挥干预作用。

（2）抗肿瘤：钟晓丹等采用 $HepG_1$ 细胞为观察对象，观察鳖甲煎丸对其影响，结果发现鳖甲煎丸中剂量组能导致钙黏蛋白 E 表达升高，磷酸化 p65 蛋白、神经钙黏附蛋白、波形蛋白表达降低，其可能通过抑制 NF-κB 信号通路来抑制 TGF-β_1 诱导 Hep G_1 细胞的上皮间质转化进程、增殖和迁移，发挥抗癌作用。陈炜聪等对肝癌前病变模型大鼠运用鳖甲煎丸药液灌胃后，结果大鼠肝脏重量、肝脏体重量比均明显下降，肝脏表面结节数量及结节最大直径明显降低，IL-6、磷酸化信号转导和转录激活因子 3（p-STAT3 蛋白）相对表达量降低，考虑鳖甲煎丸通过降低炎症因子表达，抑制 IL-6/STAT3 通路的激活，发挥抑制肝癌前病变的发生发展的作用。黄鸿娜等实验证明鳖甲煎丸通过改善肝癌细胞微环境，抑制肝脏微血管生成，抑制肿瘤的发展。安海燕等观察鳖甲煎丸通过 RhoA/ROCK 信号通路抑制肝癌细胞血管生成（VM）拟态形成的作用，结果鳖甲煎丸可显著抑制 $HepG_2$ 细胞 VM 的生成及肝癌细胞中 RhoA、ROCK1 的表达，降低细胞培养上清中血管上皮钙黏素（VE-cadherin）、磷脂酰肌醇 3 激酶（PI3K）的表达水平。

（3）抗动脉硬化：鳖甲煎丸降低炎症因子、基质金属蛋白酶 -9 的表达水平，抗糖尿病合并动脉粥样硬化，稳定斑块，对实验性高脂所致动脉粥样硬化有保护作用。

（4）抗乳腺增生：鳖甲煎丸抑制乳腺增生的作用可能与其对孕激素有抑制作用相关，还能降低催乳素的水平。

（5）抗子宫肌瘤：鳖甲煎丸对子宫肌瘤大鼠能减少子宫肌层过度增生的纤维组织含量。

【临床研究】

1）前列腺增生

皮后炎治疗一老年男性患者，小便点滴而出，少腹冷痛而就诊。患者3年前夜尿增多，尿线变细，伴排尿不畅，点滴而出，诊断为前列腺增生，经中西医结合治疗，症状无明显好转。现面色萎黄，口唇干燥，口渴而不欲喝水，伴手心烦热，少腹坠胀，阴囊自觉潮湿，龟头怕风怕冷，舌质紫黯，苔白，脉细涩，证属冲任虚寒、痰凝瘀阻。方用鳖甲煎丸合温经汤。三诊后，患者口唇干燥及其他症状均有所减轻。改温经汤为水蜜丸，1天2次，1次9 g；鳖甲煎丸1天1次。半年排尿基本顺畅，少腹冷痛坠胀明显缓解，口唇已不干燥，尿后余沥，阴囊潮湿，舌质紫黯，脉涩，守原法隔日服1次。半年后随访，症状好转，排尿顺畅。

2）肝病

（1）肝纤维化：张文富等临床研究发现乙肝后肝纤维化患者在临床常规使用保肝、抗病毒药疗的前提下，加用鳖甲煎丸后，其肝功能、血清肝纤维化指标、炎症评分等较常规西医治疗组有明显改善（$P<0.05$）。李琦等观察鳖甲煎丸联合常规西药治疗血吸虫病肝纤维化，结果显示治疗组总有效率92.50%，优于常规治疗组（$P<0.05$），且对血吸虫病肝纤维化肝功能、肝纤维化等指标改善明显。田发勋等用鳖甲煎丸合水飞蓟宾胶囊治疗非酒精性脂肪性肝炎，结果表明水飞蓟宾胶囊合鳖甲煎丸优于单用水飞蓟宾胶囊。

（2）非酒精性脂肪肝：张洁玉等以鳖甲煎丸治疗非酒精性脂肪肝，结果显示患者的肝功能、血脂及临床症状较治疗前有明显改善。

（3）肝癌：彭涛研究肝癌术后使用鳖甲煎丸加抗癌中药。结果显示患者肿瘤体积缩小，症状改善。郑康等采用鳖甲煎丸和艾迪注射液联合肝动脉化疗栓塞治疗中晚期肝癌，表明两者联合运用能升高患者白细胞，改善患者肝功能，提高临床疗效，生活质量也有提高。吴雄志等在鳖甲煎丸的基础上加专病专药治疗肝癌取得明显疗效。李枝锦等将肝癌癌性疼痛的患者随机均分为两组，对照组予西药止痛治疗，观察组予鳖甲煎丸联合足三里穴位注射复方苦参注射液，结果显示观察组疼痛缓解率优于对照组，此外，观察组的疼痛评分、肝功能、甲胎蛋白等指标及生活质量改善方面优于对照组。

（4）肝硬化：崔嘉对收治的老年肝硬化患者按随机数字表法分为两组，对照组予常规西药，观察组加用鳖甲煎丸，对比两组疗效、肝功能、肝纤维化指标、肝脏硬度和HBV-DNA水平。结果显示观察组总有效率优于对照组（$P<0.05$），观察组肝功能、肝纤维化指标水平优于对照组（$P<0.05$）；治疗后，观察组肝脏硬度、HBV-DNA水平均低于对照组（$P<0.05$）。

3）高脂血症

丁氏等采用鳖甲煎丸治疗气滞血瘀型高脂血症18例，结果显示有效17例。

4）心绞痛

金氏治疗气滞血瘀型心绞痛38例，采用鳖甲煎丸口服，15天为1个疗程，观察2个疗程，必要时给予硝酸甘油含化，结果症状改善总有效率达92.1%，心电图改善总有效率63.2%。张秋英等观察在常规西药基础上加用鳖甲煎丸治疗冠心病心绞痛，结果表明鳖甲煎丸联合西药的疗效优于西药组。

5）脑血管疾病

张文富等在阿托伐他汀钙片基础上加用鳖甲煎丸，观察其对急性缺血性脑卒中患者的疗效，结果表明联合治疗组（阿托伐他汀钙片＋鳖甲煎丸）对患者的神经功能、血清炎症因子及颈动脉粥样硬化斑块指标改善方面优于阿托伐他汀钙组。邢继军等观察鳖甲煎丸联合西医常规治疗脑梗死的疗效，结果表明鳖甲煎丸联合西医常规治疗在血脂、VEGF、TNF-α、超敏C反应蛋白水平改善方面均优于西医常规治疗。赵勇军等在阿司匹林肠溶片、吡拉西坦片、尼莫地平基础上加用鳖甲煎丸联合治疗血管性痴呆。结果表明联合组的总有效率，简易智力状态检查量表、日常生活活动能力量表、行为能力量表得分均优于西药组（$P < 0.05$）。

6）乳腺结节

孙忠强治疗一女性患者，自诉右侧乳房胀痛 2 年，2 个月前因劳累、情绪波动后症状加重，月经前疼痛明显。现诊见面色暗黄，肢冷畏寒，头昏沉、偶有疼痛，背腰硬痛，常感胸闷，平素汗出少，眠差，烦躁，纳可，大便难。经行时腰腹冷痛明显，经血量少伴紫暗血块，舌质淡，苔薄，舌下赤络略粗，脉略沉。中医诊断为乳核（肾元亏虚兼血虚寒凝），以鳖甲煎丸 + 阳和汤 + 合苓桂术甘汤。治疗后 B 超检查对比，患者乳腺结节缩小，症状好转。占桂香等以鳖甲煎丸治疗乳腺增生，并以乳癖消为对照，结果显示鳖甲煎丸组有效率 90%，乳癖消组有效率 73.68%（$P < 0.05$），说明鳖甲煎丸对乳腺增生的治疗效果优于乳癖消组。

参考文献

[1] 曹晓倩, 董文珠, 王璐, 等. 鳖甲煎丸对AngⅡ-ROS 诱导下HSC-LX2 细胞中PKC-Pyk2/SRC通路的影响[J]. 浙江中医药大学学报, 2019, 43(4): 297-304.

[2] 黄晶晶, 黄鸿娜, 王振常, 等. 鳖甲煎丸干预SDF-1/CXCR4 信号通路对骨髓间充质干细胞移植治疗肝纤维化的影响研究[J]. 时珍国医国药, 2018, 29(7): 1565-1567.

[3] 孙海涛, 文彬, 陈冠新, 等. 鳖甲煎丸对肝纤维化模型大鼠肝组织中Wnt/β-catenin信号通路相关蛋白及其靶基因表达的影响[J]. 中医杂志, 2018, 59(10): 876-881.

[4] 陈冠新, 文彬, 孙海涛, 等. 鳖甲煎丸对CCl_4致大鼠肝纤维化模型中NF-κB 信号通路的影响[J]. 中国实验方剂学杂志, 2018, 24(10): 161-167.

[5] 钟晓丹, 文彬, 孙海涛, 等. 鳖甲煎丸通过NF-κB信号通路抑制肝癌细胞上皮间质转化的作用机制[J]. 中国实验方剂学杂志, 2022, 28(1): 24-32.

[6] 陈炜聪, 文彬, 孙海涛, 等. 鳖甲煎丸对二乙基亚硝胺诱导的肝癌前病变模型大鼠肝组织IL-6/STAT3信号通路的影响[J]. 中医杂志, 2021, 62(19): 1720-1727.

[7] 黄鸿娜, 黄晶晶, 毛德文, 等. 鳖甲煎丸对大鼠肝癌癌前病变血管生成和微环境的机制探讨[J]. 时珍国医国药, 2016, 27(11): 2570-2572.

[8] 安海燕, 林俊豪, 孙海涛, 等. 鳖甲煎丸通过RhoA/ROCK信号通路抑制肝癌细胞血管形成拟态的生成[J]. 南方医科大学学报, 2018, 38(8): 997-1001.

[9] 宰军华, 韩景辉. 鳖甲煎丸对糖尿病合并动脉粥样硬化大鼠炎症因子作用的实验研究[J]. 中医学报, 2011, 26(5): 589-591.

[10] 韩景辉, 杨海燕. 鳖甲煎丸抗动脉粥样硬化作用研究进展[J]. 中医学报, 2011, 26(1): 126-128.

[11] 符宇, 余海滨, 李真, 等. 鳖甲煎丸对糖尿病合并动脉粥样硬化大鼠血脂、血管内皮功能以及基质金属蛋白酶9的影响[J]. 世界科学技术—中医药现代化, 2014, 16(5): 1010-1013.

[12] 董超, 黄威, 高伟敏, 等. 鳖甲煎丸对动脉粥样硬化大鼠血脂及ICAM-1表达的影响[J]. 时珍国医国药, 2011, 22(1): 129-131.

[13] 顾丰华, 陈嘉, 刘翔, 等. 鳖甲煎丸治疗乳腺增生的药效研究[J]. 世界临床药物, 2015, 36(2): 90-95.

[14] 陈嘉, 赵绪韬, 顾丰华, 等. 鳖甲煎丸对子宫肌瘤模型大鼠血清激素水平及子宫组织病理改变的影响[J]. 世界临床药物, 2015, 36(4): 243-250.

[15] 皮后炎. 鳖甲煎丸合方治疗前列腺增生症验案举隅[J]. 中国中医急症, 2009, 18(11): 1902-1904.

[16] 张文富, 黄晶晶, 黄鸿娜, 等. 鳖甲煎丸辅助治疗乙肝后肝纤维化的疗效观察[J]. 安徽医药, 2019, 23(3): 584-587.

[17] 李琦, 余章科, 毛远华, 等. 鳖甲煎丸治疗血吸虫病肝纤维化临床观察[J]. 当代医学, 2020, 26(17): 27-29.

[18] 田发勋, 党志博. 鳖甲煎丸合水飞蓟宾胶囊治疗非酒精性脂肪性肝炎66 例[J]. 中医研究, 2015, 28(9):

30–31.
[19] 张洁玉, 谢晶日, 张瑜. 鳖甲煎丸治疗非酒精性脂肪肝（血瘀证）临床研究[J]. 中医药学报, 2015, 43(4): 30–33.
[20] 彭涛. 鳖甲煎丸在肝癌治疗中的临床应用[J]. 中西医结合肝病杂志, 2020, 30(6): 481–483.
[21] 郑康, 何盟国, 王智翔, 等. 鳖甲煎丸和艾迪注射液联合肝动脉化疗栓塞治疗中晚期肝癌的疗效观察[J]. 安徽医药, 2017, 21(10): 1909–1912.
[22] 吴雄志, 彭涛. 运用伏邪理论治疗肝癌浅析[J]. 中西医结合肝病杂志, 2020, 30(4): 289–291.
[23] 李枝锦, 吴平财. 鳖甲煎丸联合足三里穴位注射治疗原发性肝癌轻中度癌痛临床疗效[J]. 世界科学技术–中医药现代化, 2019, 21(3): 506–511.
[24] 崔嘉, 车启富, 孔媛. 鳖甲煎丸联合常规西药治疗老年肝硬化患者的效果[J]. 中国民康医学, 2023, 35(12): 92–94+98.
[25] 丁宇炜, 徐瑛, 沈丕安. 中医分型治疗高脂血症45例观察[J]. 内蒙古中医药, 2003(4): 1–4.
[26] 金先红. 鳖甲煎丸治疗气滞血瘀型心绞痛38例[J]. 陕西中医, 2003, 24(6): 516–517.
[27] 张秋英, 刘影, 邹继红. 鳖甲煎丸以“络”论治冠心病心绞痛的临床观察[J]. 辽宁中医杂志, 2014, 41(6): 1203–1205.
[28] 张文富, 肖友生, 黄晶晶, 等. 鳖甲煎丸对急性缺血性脑卒中患者的疗效、颈动脉粥样硬化斑块形成及血清炎症因子水平的影响[J]. 广西医学, 2019, 41(3): 281–284.
[29] 邢继军, 庞岚, 闫纪琳. 鳖甲煎丸联合西医常规治疗脑梗死的疗效观察及对患者血脂、血管内皮生长因子、肿瘤坏死因子α、超敏C反应蛋白水平的影响[J]. 河北中医, 2018, 40(6): 876–879+893.
[30] 赵勇军, 薛秀荣. 鳖甲煎丸治疗血管性痴呆50例[J]. 中国中医急症, 2010, 19(10): 1782–1783.
[31] 孙忠强. 阳和汤加减合鳖甲煎丸治疗乳腺结节验案[J]. 中国民间法, 2021, 29(17): 94–98.
[32] 占桂香, 邓郭琳, 纪丹, 等. 鳖甲煎丸治疗乳腺增生症20例临床观察[J]. 时珍国医国药, 2019, 30(11): 2686–2687.

六、天台乌药散

【来源】宋代《圣济总录》。

【组成】乌药 15 g，木香 15 g，小茴香 12 g，青皮 15 g，高良姜 15 g，槟榔 9 g，川楝子 15 g，巴豆 12 g。

【用法】上八味，先将巴豆微打破，同川楝子用麸炒黑，去巴豆及麸皮不用，合余药共研为末，和匀，每服一钱（3 g），温酒送下（现代用法：巴豆与川楝子同炒黑，去巴豆。水煎取汁，冲入适量黄酒服）。

【功效】行气疏肝，散寒止痛。

【主治】寒凝肝经，肝郁气滞证。小肠疝气，少腹引控睾丸而痛，偏坠肿胀，或少腹疼痛，苔白，脉弦。

【方论】《说文解字》谓：“疝，腹痛也。”其基本病理为寒伤厥阴，气血津液流通不利，筋脉挛急，血络瘀阻，遂成此病。仲景《金匮要略》中所论寒疝，多指腹痛。金元时期以后，对少腹与睾丸相引而痛的前阴疾病，称为疝气。《金匮翼》明显提出本病乃睾丸之疝，强调治疝必先治气。《奇效良方》提出本病的治疗原则宜通不宜塞，宜温不宜寒。清代唐宗海《医学见能·前阴》指出：“男子前阴总属肝，肝经萦绕在其端。”盖肝主筋，疝多由受凉筋急，寒凝肝经，肝郁气滞所致，故临症多则之于肝，因而对于疝气，治疗当以疏肝行气，佐以止痛散寒。

天台乌药散中乌药味辛性温，疏肝行气，止痛散寒，为君药。青皮、木香一则疏达肝气，二则行气止痛；小茴香、高良姜暖肝，又发挥散寒止痛的功效，为臣药。槟榔行气，且药效直达下焦；辛热之巴豆与苦寒之川楝子同炒，去巴豆而用川楝子，其目的在于减少川楝子之寒凉之性，又能发挥散结行气止痛的效果，乃去性存用。诸药合用，寒邪散，气滞疏，肝络调，疝痛、腹痛、睾丸诸痛皆可缓解。本方配伍特点为行气药与温里药相伍，重在行气疏肝通络，且用去性存用之法，标本兼顾。

【现代运用】现代临床多用于治疗疝气、睾丸炎、慢性附睾炎、脘腹痛、女子痛经。

【加减变化】若寒邪较重，加肉桂、附子、干姜；气滞甚，加橘核、佛手、香附；气虚者，加黄芪、人参；中气下陷，加黄芪、人参、柴胡、升麻。

【临床运用】

（1）急性睾丸炎：郑文郁等以天台乌药散联合金黄膏外敷治疗急性睾丸炎，对照组用常规抗生素静脉滴注，治疗采用天台乌药散联合金黄膏局部外敷，结果治疗组在临床症状、体征及睾丸彩超和实验室指标方面优于对照组（$P < 0.05$）。

（2）慢性附睾炎：李冀等观察针刺联合天台乌药散加味治疗慢性附睾炎寒湿凝滞型的临床疗效及安全性。治疗组以针刺联合天台乌药散加味，对照组采用阳和丸，两组疗程为 28 天，结果治疗组在临床疗效、中医证候评分、附睾彩超学等相关指标变化方面改善优于对照组（$P < 0.05$）。孔德军观察天台乌药散联合针刺治疗寒湿凝滞型慢性附睾炎的临床效果和安全性。对照组以常规抗炎治疗，治疗组口服天台乌药散联合针刺，治疗组有效率优于对照组（$P < 0.05$）；治疗组治疗后附睾体厚、尾厚以及头厚明显缩小，治疗组彩色多普勒血流图血流分级优于对照组（$P < 0.05$）。

（3）慢性前列腺炎：张蜀武治疗一男性患者，该患者以反复下腹部、腰骶部及睾丸等区域坠胀不适，自觉阴囊微冷、小便淋沥不尽。院外诊断“慢性前列腺炎”。先后服用抗生素，但疗效无明显好转。现症见会阴部、腰骶部坠胀感，睾丸冷痛，遇寒加重，喜热饮，口淡不渴，舌淡苔薄白，以天台乌药散加减，1 周后诉睾丸冷痛缓解，腰骶部坠胀感缓解，二诊后仍用以上方，服用 2 周后症状消失。程可佳对收治的Ⅲ型前列腺炎患者随机分为两组，对照组选用特拉唑嗪（1 mg，每日 1 次）+芬必得（0.3g，每日2次）治疗，治疗组以天台乌药散原方治疗。结果治疗组疗效优于对照组（$P<0.01$），说明天台乌药散对Ⅲ型前列腺炎患者临床效果显著。

参考文献

[1] 郑文郁，孔祥运，王朝阳，等. 天台乌药散口服联合金黄膏外敷治疗急性睾丸炎36例[J]. 河南中医，2013，33（8）：1280-1281.

[2] 李冀，樊金卿，李在斯. 针药结合治疗慢性附睾炎临床观察[J]. 中医药信息，2015，32（2）：111-113.

[3] 孔德军. 天台乌药散联合针刺治疗寒湿凝滞型慢性附睾炎38例[J]. 现代中医药，2019，39（1）：68-69+91.

[4] 梅雪峰，陈岚，曾文彤. 张蜀武教授治疗慢性前列腺炎用药经验及病案举隅[J]. 世界最新医学信息文摘，2019，19（59）：296+299，

[5] 程可佳. 天台乌药散治疗Ⅲ型前列腺炎临床观察[J]. 中国医药导报.2009，6（34）：52-53.

七、血府逐瘀汤

【来源】清代王清任《医林改错》。

【组成】当归 9 g，生地 9 g，桃仁 12 g，红花 9 g，枳壳 6 g，赤芍 6 g，柴胡 3 g，甘草 6 g，桔梗 4.5 g，川芎 4.5 g，牛膝 9 g。

【用法】水煎服。

【功用】活血祛瘀，行气止痛。

【主治】胸中血瘀证。胸痛日久不愈，痛如针刺而有定处，或呃逆日久不止，或内热烦闷，心悸失眠，急躁易怒，入暮潮热，唇黯或两目黯黑，舌黯红或有瘀斑，脉涩或弦紧。

【方论】本方为治疗瘀血内阻胸部，气机郁滞所致胸痛、胸闷之方，即王清任所称“胸中血府血瘀之证”。胸中为气之宗，血之聚，肝经循行之分野。若胸中气机不畅，瘀血阻滞，则见胸痛，清阳不升，发为头痛，瘀滞日久，血脉闭阻于胸中，则痛如针刺；郁滞日久，肝失条达，肝气郁滞而化火，容易发怒；肝气太过，横逆犯胃，胃失和降，胃气上逆则呃逆；血瘀日久化热，出现入暮潮热，瘀热扰心，心神不宁，则心悸失眠；瘀血阻滞，肌肤失养，唇暗或两目黯黑；舌暗红，有瘀斑或瘀点，脉涩或弦紧，为瘀血内阻之证。当活血化瘀，通络止痛。

血府逐瘀汤由桃红四物汤合四逆散加桔梗、牛膝而成。方中当归、川芎、赤芍、桃仁、红花活血化瘀，通络止痛；川牛膝一则通利血脉，二则具下行特点，能引瘀血下行；柴胡疏肝行气，升达清阳以止头痛；桔梗宣肺，载药上行，合枳壳一升一降，发挥开胸行气的功效；生地凉血，当归养阴，使本方祛瘀不伤阴；甘草调和诸药。诸药相配，寓行气于活血之中，寓补血于行血之内。

【现代运用】本方方名血府逐瘀，治疗胸中血府血瘀之证，但本方在临床广泛运用于治疗头痛、胸胁痛、心悸、失眠、月经病、肝病（肝硬化）、蛇串疮（神经痛）、软组织闪挫伤疼痛。

【加减变化】若瘀久入络，加全蝎、地龙、蜈蚣等破血通络止痛；气滞较重，加槟榔、青皮、延胡索疏肝理气破气、行气止痛；经闭、痛经者，去桔梗，加香附、三七、蒲黄、川牛膝调经；胁下痞块，加桃仁、红花、鳖甲消瘕化滞。

【药理研究】

（1）对微循环的影响：血府逐瘀汤能改善处于微循环障碍病理状态下大鼠的微血管，加快血流速度，增加组织灌流量，防止因微循环功能紊乱，导致血压下降，有利于组织器官的血流灌注。

（2）对血液流变学的影响：血府逐瘀汤能改善血液流变学高聚、高黏、高凝的病理状态。血府逐瘀汤通过促进组织型纤溶酶原激活物（t-PA）含量的生成，抑制纤溶酶原激活物抑制物（PAI）含量生成，防止深静脉血栓的形成。

（3）抑制血小板聚集和血栓形成：血府逐瘀汤对胶原引起的血小板聚集有抑制作用，延长 ADP 引起的血小板聚集发生时间。

（4）调节血管内皮细胞内分泌功能：血府逐瘀汤使血浆中内皮肽（ET）含量减少，NO 含量增多，PGI_2 含量增加，t-PA 活性升高，PAI 活性降低，提示其具有调节血管内皮细胞内分泌功能及扩张血管作用。

（5）调节脂质代谢紊乱：耿兆辉等以高脂饲料喂养大鼠并灌服血府逐瘀汤及血脂康等，研究发现血府逐瘀汤高剂量组在调节血脂、升高 HDL 较低剂量组与血脂康组明显。

（6）抗动脉硬化作用：血府逐瘀汤通过提高体内 NO 水平，改善 NO/ET 平衡，促进缺血区血管新生，促进坏死区肉芽组织的良性生长，改善缺血区供血，促进修复坏死组织。

（7）抗氧化及解毒：血府逐瘀汤能诱导谷胱甘肽过氧化物酶、肉碱乙酰转移酶、总 SOD、谷胱甘肽硫转移酶和升高谷胱甘肽，提示其具有解毒和抗氧化功能。

（8）抗心肌缺血和保护心肌细胞作用：李树壮等证实血府逐瘀汤能抗心肌缺血，增强心肌收缩力，提高心肌细胞内 SOD 活力，抑制脂质过氧化反应。

【临床应用】

（1）功能性不射精：彭世桥治疗 1 例中年男性，结婚七年，同房从未射出精液，勃起持久，但快感不显，同房后阴囊憋胀，面色晦黯，舌质紫暗，薄白，脉沉涩。诊断为精瘀证，气滞血瘀，阻滞精窍，以血府逐瘀汤治疗，患者同房时快感增加，仍不排精，后加蜈蚣、地龙兴阳通络，再持续服用 20 剂，同房可正常射精，其妻第二年正常受孕。

（2）慢性精囊炎：陈伟治疗一中年男性，自述排血精 1 年余。平素急躁，射精后睾丸及阴茎刺痛，以血府逐瘀汤加减，服 15 剂而愈。随访 1 年未复发。

（3）慢性前列腺炎：蒋东治疗一男性患者，近 4 年来尿频、尿急，时感尿痛，尿后出现滴白，伴会阴部及下腹部坠胀不适，舌淡红，瘀斑，脉细而涩，证属瘀血内阻，湿热蕴结，以血府逐瘀汤治疗，共服 35 剂，诸症消失。随访 6 个月后未见复发。

（4）勃起功能障碍：刘建国治疗一青年男性，自述新婚之夜便出现阴茎痿软，无法完成勃起，此后虽偶有勃起，但勃起不坚，无法完成性生活，伴胸胁胀满不适，舌质暗，苔薄白，脉弦细，证属肝郁不畅，血瘀阻络，以血府逐瘀汤加减，共服 10 剂，而后治愈。蒋东治疗一中年患者，阴茎勃起困难半年余，1 年前曾有腰部外伤史，现性欲正常，但阴茎不能正常勃起，伴精神焦虑，胸闷，睾丸坠胀酸痛，舌暗紫，脉弦涩，以血府逐瘀汤治疗，共服药 21 剂，患者复诊诉可完成勃起，性生活正常，后因汤剂服用不便，改逍遥丸，随访 1 年，未再发作。

（5）无精子症：刘建国等治疗一青年患者，自诉婚后 2 年不育，经检查外生殖器无异常，妻子无妇科疾患，精液常规及离心沉淀后未发现精子，自服五子衍宗丸、龟灵集，疗效无。现面色微黯，阴囊湿冷，舌黯紫，苔薄白，脉沉涩。辨证为精道受阻，气滞血瘀。以血府逐瘀汤加减，7 剂后，阴囊湿冷好转，继续在本方基础上减服 42 余剂，后在当地生殖中心行卵泡质内单精子注射，其妻次年生下一男婴。

（6）精索静脉曲张：蒋东治疗一中年男性，4 年前因过度负重后，感左侧阴囊坠胀酸痛，劳累后疼痛加剧，确诊为“精索静脉曲张”，为保守治疗选择中医。查体示双侧睾丸大小、形态、质地正常，站立时左侧睾丸能触及曲张的静脉（如蚯蚓状），舌质黯红有瘀点，脉弦微涩。辨证为筋脉受阻，气滞血瘀。以血府逐瘀汤加减，共服 16 剂，自诉劳累负重后，阴囊坠胀及酸疼痛感减轻，继服 14 剂，症状消失，随访 1 年未见复发。

（7）射精痛：刘建国治疗一青年男性，婚后不足 1 年，每次行房，睾丸剧痛。外生殖器体检（-），其妻妇科检查均正常。患者平素体健，腰酸腿软，面色晦滞，舌淡红，舌尖少许瘀点，脉沉细。辨为阴毒蕴结肝经，兼肾阳不足。以血府逐瘀汤合失笑散加减，14 剂后，患者睾丸疼痛明显缓解，嘱其适当增加性生活频率，再服 14 剂后，症状消失。

（8）冠心病心绞痛：陈长春治疗 80 例冠心病患者，随机分为两组，对照组以西医基础治疗，治疗组加用变通血府逐瘀汤。结果治疗组疗效优于对照组（$P < 0.05$）。李学勇治疗冠心病心绞痛（心血瘀阻型）患者，对照组 88 例采用消心痛 + 复方丹参片 + 肠溶阿司匹林片，治疗组 124 例采用血府逐瘀汤，治疗组在临床症状的缓解及心电图改善方面优于对照组（$P < 0.05$）。

（9）高脂血症：田一飞以血府逐瘀汤治疗 116 例高脂血症患者，并设（烟酸肌醇酯）对照组 94 例，结果以血府逐瘀汤疗效优于烟酸肌醇酯组（$P < 0.05$）。

参考文献

[1] 樊巧玲，郑有顺，刘江，等. 血府逐瘀汤对微循环作用的实验研究［J］. 中成药，1988，（7）：29-30.

[2] 黄宏伟. 血府逐瘀汤对大鼠血液流变学的影响［J］. 甘肃中医，2005，18（4）：39-40.

[3] 程秀娟，邸琳，吴岩，等. 血府逐瘀液的活血化瘀作用［J］. 中药药理与临床，1993，9（1）：8-11.

[4] 罗海明，周菁，符德玉，等. 血府逐瘀汤对冠心病人血小板GP2b/3a复合物活性影响［J］. 中药药理与临床，2005，21（5）：57-58.

[5] 王奇，陈云波. 血瘀证兔模型血管内皮细胞内分泌功能变化及血府逐瘀汤作用的影响［J］. 中国中医基础医学杂志，1998，4（6）：32-35+66.

[6] 华根才, 李敏. 血府逐瘀汤和辛伐他汀对高脂血症调脂作用的比较[J]. 实用新医学, 2002, 4(2): 120-121.
[7] 耿兆辉, 寿保栋, 刘辉, 等. 血府逐瘀汤对动脉粥样硬化大鼠血脂及血管活性物质的影响[J]. 河北大学学报(自然科学版), 2011, 31(3): 304-308.
[8] 王阶, 荆鲁, 衷敬柏, 等. 血府逐瘀汤拆方临床研究[J]. 中国中药杂志, 2004, 29(8): 803-807.
[9] 樊星花, 石卫州, 程允相, 等. 血府逐瘀汤对大鼠肝脏抗氧化酶及药物代谢酶的影响[J]. 中国中药杂志, 2014, 39(22): 4453-4458.
[10] 李树壮, 姜艳华, 林英, 等. 血府逐瘀汤对犬冠状动脉临界狭窄血流动力学的影响[J]. 心脏杂志, 2000, 12(3): 203-204+208.
[11] 吴素焕, 李立平, 徐月清, 等. 血府逐瘀汤对家兔心肌缺血再灌注损伤的保护机制[J]. 中国临床康复, 2006, 10(3): 63-65.
[12] 彭世桥. 血府逐瘀汤治男科临证举隅[J]. 四川中医, 1990, (10): 38.
[13] 陈伟, 吴积海, 张宏超. 血府逐瘀汤治疗男科病举隅[J]. 安徽中医临床杂志, 2001, 13(4): 306-307.
[14] 蒋东. 加味血府逐瘀汤治疗男科病3例[J]. 中国社区医师, 2016, 32(9): 187+189.
[15] 刘建国, 马健. 血府逐瘀汤在男科的应用[J]. 现代中西医结合杂志, 2010, 9(18): 2281-2282.
[16] 陈长春. 变通血府逐瘀汤治疗冠心病80例[J]. 吉林中医药, 2000, (1): 18.
[17] 李学勇. 血府逐瘀汤治疗冠心病心绞痛(心血瘀阻型)124例[J]. 河南中医学院学报, 2006, 21(3): 49-50.
[18] 田一飞. 血府逐瘀汤治疗高脂血症116例临床观察体会[J]. 黑龙江中医药, 2001, (6): 25-26.

八、少腹逐瘀汤

【来源】清代王清任《医林改错》。

【组成】小茴香 1.5 g，干姜（炒）3 g，元胡（炒）3 g，没药 6 g，当归（研）9 g，川芎 6 g，官桂 3 g，赤芍 6 g，蒲黄 9 g，五灵脂（炒）6 g。

【用法】水煎服。

【功用】活血祛瘀，温经止痛。

【主治】少腹瘀血积块疼痛，或有积块不疼痛；或疼痛无积块；或少腹胀满；或不孕；胎漏；或经期腰酸，少腹胀痛；或月经不调，其色紫黑，或有瘀块；或崩漏兼白带，少腹疼痛等症。

【方论】本方取《金匮要略》温经汤之意，合失笑散化裁而成少腹逐瘀汤，为王清任治疗少腹瘀血的常用方，具有活血祛瘀、温经止痛之功效。方中小茴香、干姜、官桂温经散寒，通达下焦；延胡索、没药散瘀行气，消肿定痛；蒲黄、五灵脂祛瘀活血，止痛通络，蒲黄生用，其目的在于活血祛瘀，五灵脂炒用，止痛而不伤胃气；当归活血，川芎行气通络，赤芍活血行气，散滞调经，全方发挥温经散寒、行气止痛、活血祛瘀的作用。

【现代应用】多用于妇科疾病，如痛经、慢性盆腔炎等，也可用于男科疾病，如慢性前列腺炎、精液不液化、精索静脉曲张等。

【药理作用】

（1）抗炎：丘玉昌等采用冷水浸泡法加肾上腺素制作大鼠血瘀模型，分组给药 24 小时后，通过对植入腹股沟皮下的棉球进行称重，计算肉芽肿抑制率。结果少腹逐瘀汤可抑制肉芽肿的形成，最高抑制率达 22.9%。刘丹等研究少腹逐瘀汤对寒凝血瘀模型大鼠炎性介质的影响，结果少腹逐瘀汤组的大鼠血清中炎性介质水平（IL 和 TNF），较模型大鼠的炎性介质水平明显下降，表明少腹逐瘀汤能够抑制机体内炎性介质的合成与释放，起到抗炎作用。

（2）镇痛：丘玉昌等观察少腹逐瘀汤镇痛研究，将 NIH 种小鼠随机分为 3 组，每天 1 次分别给予蒸馏水、吲哚美辛、少腹逐瘀汤，连续给药 3 天后，腹腔注射醋酸溶液，在 15 分钟内记录下每只小鼠的扭体次数，结果显示少腹逐瘀汤能明显抑制醋酸所致的小鼠扭体次数，提示其有一定的镇痛作用。

（3）解痉：宿树兰等观察少腹逐瘀汤对缩宫素所引起子宫收缩的抑制效果，结果少腹逐瘀汤中的活性成分对小鼠离体子宫平滑肌的收缩张力显著抑制，说明少腹逐瘀汤有解痉作用。

（4）抗凝血：少腹逐瘀汤能明显降低寒凝血瘀型大鼠动物模型全血黏度及血浆黏度。周卫等对少腹逐瘀汤中药对蒲黄—五灵脂在活血化瘀中的贡献，表明少腹逐瘀汤能降低血瘀 SD 大鼠全血黏度，延长 PT，采用对照法证明加入蒲黄—五灵脂药对比不加入蒲黄—五灵脂药对在改善血浆黏度和凝血时间方面改善明显。

【临床应用】

（1）慢性前列腺炎：崔彦如用少腹逐瘀汤加减治疗血瘀型慢性前列腺炎，对照组采用氧氟沙星，结果观察组疗效优于对照组。王新平等将慢性前列腺炎随机分为两组，A 组以盐酸坦索罗辛缓释胶囊治疗，B 组在此基础上加用少腹逐瘀汤，结果 B 组的总有效率优于 A 组（$P < 0.05$）。姜伟超等采用少腹逐瘀汤治疗慢性前列腺炎，对照组采用前列康片，结果治疗组总有效率优于前列康片组（$P < 0.05$）。

（2）阳痿：温泉盛采用少腹逐瘀汤加减治疗前列腺痛所致阳痿患者 52 例，有效 36 例，无效 16 例。魏建红等以少腹逐瘀汤加味治疗糖尿病所致阳痿患者 40 例，并设对照组 40 例，结果观察组总有效率优于对照组（$P < 0.05$）。

（3）精液不液化：田玉和等对 20 例男子精液不化患者给予少腹逐瘀汤基础方用药，总有效率达 85%。

（4）精索静脉曲张：裴军等治疗一 28 岁青年男性，患者诉近两年左侧阴囊肿胀疼痛，伴坠胀感，劳累久立，疼痛加重，诊断为精索静脉曲张。曾服西药和中成药无效，因婚后两年不育来诊。查体示左侧精索肿胀，触之疼痛。舌质暗红有瘀点，脉细涩。服少腹逐瘀汤 15 剂后，精索静脉肿胀消其大半，再进 20 剂，诸症消失，精液常规检查恢复正常，3 个月后其妻成功怀孕。

（5）附睾炎：陈骁将 60 例慢性附睾炎患者随机分为治疗组和对照组，每组各 30 例，对照组以左氧氟沙星片治疗，治疗组以逍遥散合少腹逐瘀汤，结果治疗组疗效优于对照组，两组 CESI 总评分、疼痛评分、生活质量、中医症候评分及附睾肿胀程度、肿物大小较治疗前有统计学差异（$P < 0.05$），治疗组症状改善程度优于对照组（$P < 0.05$）。

参考文献

[1] 孙松，厉将斌，赵琦，等. 李海松教授运用少腹逐瘀汤治疗男科疾病经验［J］. 环球中医药，2022，15（5）：815-817.

[2] 丘玉昌，曹莹，孔焕育，等. 少腹逐瘀汤活血化瘀及镇痛、抗炎作用的实验研究［J］. 中国中医药科技，2012，19（6）：498-499.

[3] 刘丹，池玉梅，邓海山，等. 少腹逐瘀汤对寒凝血瘀模型大鼠氧化应激因子、炎性介质及血管舒缩因子的影响［J］. 南京中医药大学学报，2014，30（3）：249-253.

[4] 宿树兰，华永庆，段金傲，等. 少腹逐瘀汤对小鼠离体子宫收缩模型的生物效应及物质基础评价［J］. 中国药科大学学报，2007，38（6）：544-548.

[5] 牛雯颖，纪博硕，尤艳芳，等.少腹逐瘀汤对寒凝血瘀模型大鼠红细胞膜组分的影响［J］. 上海中医药杂志，2014，48（1）：81-84.

[6] 周卫，宿树兰，刘培，等.蒲黄—五灵脂药对在少腹逐瘀汤活血化瘀效应中的贡献［J］. 中国实验方剂学杂志，2010，16（6）：179-183.

[7] 宿树兰，薛萍，欧阳臻，等.蒲黄—五灵脂配伍前后效应成分变化及其抗血小板聚集和抗凝血酶活性评价[J]. 中国中药杂志，2015，40(16)：3187-3193.
[8] 崔彦如. 少腹逐瘀汤加减治疗血瘀型慢性前列腺炎60例[J]. 四川中医，2004，22(10)：45-46.
[9] 姜伟超，孙启涬. 少腹逐瘀汤治疗慢性前列腺炎60例[J]. 世界最新医学信息文摘，2015，15(1)：34+70.
[10] 温泉盛，陈代忠. 少腹逐瘀汤加减治疗前列腺痛所致阳痿52例[J]. 浙江中医杂志，2005，40(12)：526.
[11] 魏建红，张志忠，古剑. 少腹逐瘀汤加味治疗糖尿病阳痿40例[J]. 浙江中医杂志，2011，46(5)：346.
[12] 田玉和，田乔. 少腹逐瘀汤治疗精液不液化症的临床观察[J]. 中国当代医药，2010，17(2)：81-82.
[13] 杨东升. 王清任活血化瘀方治疗男科病举隅[J]. 云南中医杂志，1993，14(1)：22-23.
[14] 史学茂. 少腹逐瘀汤在男科病证中的应用[J]. 北京中医，1991，(2)：20-21.
[15] 裴军，王君龙. 应用加味少腹逐瘀汤治疗男科疾病验案[J]. 黑龙江中医药，1999，(3)：46.
[16] 陈骁. 逍遥散合少腹逐瘀汤治疗慢性附睾炎（气滞血瘀型）的临床疗效观察[D]. 哈尔滨：黑龙江中医药大学，2022.

九、小活络丹

【来源】宋代《太平惠民和剂局方》。

【组成】川乌（炮，去皮脐），草乌（炮，去皮脐），地龙（去土），天南星（炮），乳香（研），没药（研），各二两二钱。

【用法】上为细末，入研药和匀，酒面糊为丸，如梧桐子大。每服 20 丸（3 g），空心日午冷酒送下；荆芥汤茶下亦得（现代用法：为蜜丸，每丸重 3 g，每服 1 丸，每日 2 次，陈酒或温开水送服）。

【功用】祛风散寒，化痰除湿，活血通络。

【主治】风寒湿痹。肢体筋脉挛痛，麻木拘挛，关节屈伸不利，疼痛游走不定。亦治中风，手足不仁，日久不愈，经络中有湿痰瘀血，而见腰腿沉重，或腿臂间作痛。

【方论】小活络丹来源于宋代《太平惠民和剂局方》。方中川乌、草乌散寒逐湿，二药作用相同，唯草乌的燥烈毒性更大，二药作煎剂内服时，宜久煎，处方宜写明制川乌、制草乌。南星燥湿化痰，其辛开苦泄之力较强，善走散，能祛经络中之风痰，为臣药。久病中风，多有瘀血停留，所谓“风邪注于肢节，久则血脉凝聚不行，故用乳香、没药以消瘀血”，乳香行气之力较猛，能行气活血，兼可伸筋通络以止痛；没药长于通滞活血，消肿定痛，两药一偏于气，一偏于血，合用相得益彰，具有明显的止痛效果；地龙息风解痉，活血通络，且引诸药达于四肢。全方具逐寒化湿、活血止痛、祛风通络之功效，对瘫痪及痹证疼痛皆可用。但此药含有制川乌、制草乌等药性燥烈的药物，不适于中风后遗症者服用。

【药理研究】

将小鼠 60 只随机等分为 3 组：小剂量和大剂量治疗组分别灌服 2.675 g/kg 和 5.350 g/kg 的小活络丸水混悬液，对照组灌服等容蒸馏水，药后 1 小时，腹腔注射 0.6% 醋酸 0.2 mL，记录 10 分钟内小鼠扭体次数，结果显示给药后小鼠的扭体次数以及自主活动次数明显减少，以大剂量组作用明显。小鼠热板法实验证明小活络丸剂量在 20 ～ 100 mg/kg 有良好的镇痛作用，镇痛效应强度与剂量呈显著正相关，用药剂量＜ 20 mg/kg，镇痛效应不明显；剂量超过 100 mg/kg，镇痛效应不再增加，不良反应出现。

【临床应用】

（1）前列腺癌骨转移疼痛：钟丹观察小活络丹加味联合阿片类止痛药治疗前列腺癌骨转移疼痛寒湿痹阻证的疗效。70 例患者随机分为两组，每组各 35 例。治疗组以阿片类止痛药 + 小活络丹加味方治疗；对照组予阿片类止痛药物。结果显示小活络丹加味联合阿片类止痛药能提高前列腺癌骨转移疼痛的缓解率、降低疼痛强度评分、改善骨转移疼痛症状、减少止痛药用量，且治疗过程中安全性好。

（2）冠心病心绞痛：杨圣永等选择54例冠心病患者，随机分为2组（治疗组32例，对照组22例）。治疗组口服小活络丹，5～10 g/次，2～3次/天，饭后服用。对照组服用消心痛，4周为1个疗程。结果显示小活络丹对心痛、胸闷、心悸、气短等症状有较好缓解作用，还能改善心电图缺血程度，同时可减少硝酸甘油用量、心绞痛发作频率及持续时间，降低心肌耗氧量，增加血氧供应。

（3）脑栓塞后遗症：王文涛应用小活络丹加减治疗214例脑栓塞后遗症患者，基本痊愈79例，显著好转110例，好转18例，无变化7例。

参考文献

[1] 刘希智，赵志玲，马桂华，等. 小活络丸的药理研究[J]. 中医药学报，1995，（6）：13.
[2] 刘延福，赵福民，周毅生，等小活络丸镇痛药效成分的药物动力学研究[J]. 中成药，1994，16（3）：34–37.
[3] 钟丹. 小活络丹加味联合阿片类止痛药治疗前列腺癌骨转移疼痛寒湿痹阻证的临床观察[D]. 长沙：湖南中医药大学，2018.
[4] 杨圣永，李承功，李久菊. 小活络丹治疗冠心病心绞痛32例临床研究[J]. 时珍国医国药，1999，10（5）：364–365.
[5] 王文涛. 小活络丹加减在脑栓塞后遗症治疗中的运用[J]. 河南中医学院学报，2008，23（3）：56.

十、活络效灵丹

【来源】近代张锡纯《医学衷中参西录》。

【组成】当归15 g，丹参15 g，生乳香15 g，生没药15 g。

【用法】水煎服。若作散，1剂分作4次服，温酒送下。

【功用】理气活血，通络止痛。

【主治】气血郁滞证。心腹疼痛，腿痛臂痛，跌打瘀肿，内外疮疡以及癥瘕积聚等。

【方论】活络效灵丹由当归、丹参、生乳香、生没药四味药组成，主治气血凝滞、癥瘕积聚、心腹疼痛、腿疼臂痛及一切脏腑积聚之症。方中当归归肝、心、脾经，能补血调经，活血止痛，为血中之气药。丹参入心、心包、肝经，祛瘀生新而不伤正，以通为补，以下行为顺，善入下焦，调经水。《本草纲目》谓其“能破宿血，补新血”。《妇科明理论》记载有“一味丹参散，功同四物汤”之说。当归、丹参相配，养血活血，祛瘀通络生新。当归又能宣透气分，使气血各有所归。乳香、没药属活血化瘀药，张锡纯认为本方之乳香、没药最宜生用，借乳香辛散走窜、味苦通泄之功，既入血分，又入气分，行血中之气滞，化瘀通络止痛，内能宣通脏腑气血，外能透达经络，没药辛香走窜，味苦通泄，散瘀行气，活血消痈。乳香、没药相须为用，乳香善透窍以理气，没药善化瘀以理血，二药合用流通经络，活血通络，消肿生肌，且本方用酒以助药力，通行脉络，足见本方治痛意在“流通”。叶天士在《临证指南医案》中论痛时指出：“至于气血虚实之治，古人总以一通字立法，已属尽善，此通字，勿误认为攻下通行讲解，所谓通其气血则不痛是也。”张锡纯抓住“痛则不通”这一疼痛病理机制，以“通则不痛”的病机创立本方，认为本方“于流通气血之中，大具融化气血之力”。

【药理研究】

（1）对心肌的保护作用：活络效灵丹对犬急性心肌梗死模型肌酸激酶、乳酸脱氢酶（LDH）水平有明显降低作用，并可显著提高缺血心肌组织SOD活性，降低MDA含量，减轻脂质过氧化物损伤，使心肌细胞坏死及凋亡明显减少，达到抗心肌缺血损伤的作用。童静燕等观察活络效灵丹对心肌缺血大鼠急性损伤的保护作用，结果活络效灵丹对心肌缺血急性损伤有一定保护作用，其作用机制可能与抑制血清心肌酶肌酸激酶同工酶 MB（CK-MB）、LDH 活性表达，抗氧自由基损伤以及抑制炎症反应有关。

（2）对血脂、血液流变学变化的影响：活络效灵丹能降低血清 TC、TG 及 LDL-C，亦能降低家兔全血黏度，相较于桃红四物汤组、失笑散组和丹参饮组，其调节血脂代谢、改善血液流变学作用较强。

（3）对动脉粥样硬化的影响：活络效灵丹能不同程度缩减主动脉斑块灰（厚）度和面积，抑制动脉粥样硬化病变的形成和发展，其作用机制可能与其参与血脂代谢、降低血液中 TC、TG 等相关。

（4）抗炎、镇痛、消肿：付通攀等研究活络效灵丹的抗炎、镇痛、消肿等药理作用，用二甲苯致小鼠耳肿胀法和角叉莱胶致大鼠足肿胀法研究抗炎作用，用热板法和扭体法研究镇痛作用。结果显示活络效灵丹能较好地抑制二甲苯引起的小鼠耳郭炎性肿胀和大鼠甲醛致足跖肿胀，显著提高热板试验小鼠的痛阈值，有效抑制冰醋酸引起的小鼠扭体反应次数。

（5）对大鼠急性软组织损伤的保护作用：鄢红玉等探讨活络效灵丹加减方对大鼠急性软组织损伤的保护作用，并对其可能机制进行探索，结果与模型组比较，活络效灵丹加减方可改善急性软组织损伤大鼠患肢肿胀、瘀斑等症状，升高基本痛阈值，减轻疼痛，降低血液黏度，活血散瘀，降低 TLR2、NF-κB 及 IL-1、IL-2、IL-3、IL-6、IL-8、IL-1β、TNF-α 的表达，升高 IL-10 的表达，差异均有统计学意义（$P < 0.05$）。证明活络效灵丹加减方对大鼠急性软组织损伤具有一定保护作用。

【临床应用】

（1）慢性前列腺炎：王祖龙将 60 例Ⅲ B 型前列腺炎（前列腺痛）患者随机分为两组，治疗组采用活络效灵丹加减。对照组采用西药治疗，左氧氟沙星 0.1 g/ 次，每日 3 次口服；吲哚美辛 25 mg/ 次，每日 3 次口服；排尿困难者加用盐酸坦索罗辛（哈乐）胶囊 0.2 mg/ 次，每晚睡前口服；精神紧张者地西泮 5 mg/ 次，每晚睡前口服。30 天为 1 个疗程。结果显示两组治愈率、有效率有显著性差异（$P < 0.05$）。

（2）前列腺痛：卢燕许等临床采用活络效灵丹加味，观察治疗 126 例前列腺痛患者，总有效率 98.4%，认为该方能扩张病灶周围血管，改变血流量，促进单核吞噬细胞的吞噬功能，有镇痛、抑菌、消炎作用。

（3）精索静脉曲张：朱千三以活络效灵丹加味颗粒剂治疗精索静脉曲张疼痛，结果表明活络效灵丹加味颗粒剂能缓解精索静脉曲张血瘀证伴有疼痛患者的疼痛症状，减轻患者焦虑、抑郁等负性情绪，对精索静脉的扩张也有一定改善作用，在改善疼痛和调节负性情绪方面的疗效优于西药迈之灵。古宇能等治疗一男性患者，该患者因“左侧睾丸坠胀疼痛 1 年”就诊，其 1 年前自觉左侧睾丸逐渐有沉重坠胀感，久站或劳累后加重，平卧睡觉时则较轻，现症见左侧睾丸有坠胀感，发凉，潮湿，神疲乏力，纳食欠佳，大便溏，左侧精索处青筋暴露，蔓延至左大腿根部，触诊可见蚯蚓状团块，无压痛。舌暗红，苔薄白，脉沉涩。诊断为“精索静脉曲张”，选活络效灵丹合补中益气汤加减治疗。三诊疼痛进一步减轻，阴囊潮湿缓解，精神可。1 年后患者在外院做精液质量分析，结果良好。

（4）输精管结扎术后痛性结节：陈敏等运用活络效灵丹加味方，再取药渣热敷输精管结扎术后痛性结节，观察治疗 58 例患者，总有效率达 93.1%。

（5）慢性附睾炎：古宇能等治疗一 29 岁男性患者，因“左睾丸肿胀疼痛 6 月”就诊。患者于之前无明显诱因出现左侧睾丸区肿大，疼痛，伴发热。当地医院诊断为“急性附睾炎”，予抗炎对症治疗，患者发热消退，疼痛有所减轻，但肿胀未消除。现症见左侧睾丸区疼痛，放射至左腹股沟及大腿内侧，久坐或熬夜后疼痛加重，行走时碰触亦引起疼痛加剧。查体见左侧附睾肿胀，色紫暗，附睾头可触及 4 cm × 3 cm 结块，质硬，有压痛，透光试验（-）。诊断为“子痈”，予活络效灵丹合橘核丸加减。三诊后，诉睾丸疼痛已不明显，工作生活如常，检查见左附睾区肤色正常，结块有所减小，质地软化。

（6）癌性疼痛：杜亚青等采用活络效灵丹加减联合穴位贴敷疗法对癌性疼痛的临床镇痛效果观察。将 104 例患者随机分为对照组和观察组，每组 52 例。对照组中度疼痛患者采用布洛芬片、盐酸羟考酮缓释片；重度疼痛采用布洛芬片、硫酸吗啡缓释片。观察组在此基础上采用活络效灵丹加减联合穴位贴敷。疗程均为 10 天。结果观察组疼痛缓解率为 82.97%，对照组疼痛缓解率 65.21%，观察组高于对照组（$P < 0.05$）；观察组患者生活质量情况优于对照组（$P < 0.05$）；对照组和观察组在治疗后 VAS 评分均呈下降趋势，观察组在治疗的第 5、7、9、10 天 VAS 评分均低于对照组（$P < 0.05$）。

（7）泌尿系结石：郑明惠等以活络效灵丹加味治疗泌尿系结石患者 12 例，有效 10 例，均排出结石，均于排石后临床症状消失、尿液检查正常、造影复查结石消除，无效 2 例。

（8）跌打损伤后疼痛：陈宝贵教授认为跌打损伤所致疼痛，可在活络效灵丹的基础上进行加减。临证若兼湿，加茯苓、薏苡仁；兼寒，加炮姜、肉桂等；头痛，加川芎、藁本、白芷；手臂疼痛，加桂枝、秦艽、桑枝；下肢疼痛，加牛膝、鸡血藤；胸腹痛加木香，引经入骨加威灵仙，腰背部疼痛加杜仲、川续断。

（9）冠心病：杨德林报道运用活络效灵丹加味治疗冠心病患者 245 例，设对照组 45 例，治疗组予加味活络效灵丹，对照组予复方丹参注射液加入林格注射液静脉滴注，结果治疗组疗效优于对照组（$P < 0.05$）。

（10）高脂血症：郑春雷将 136 例高脂血症患者随机分为治疗组 80 例，对照组 56 例。治疗组以活络效灵丹加味治疗，对照组口服烟酸肌醇酯片。治疗 4 周后，治疗组总有效率 83.8%，对照组总有效率 62.5%，2 组相比有显著性差异（$P < 0.01$）。

（11）糖尿病并发症：唐基楠等运用活络效灵丹加味治疗糖尿病足 53 例，总有效率达 94.3%。周国立等认为糖尿病周围神经病变系气血凝滞、脉络不通所致，临床观察以活络效灵丹治疗糖尿病周围神经病变 47 例。

参考文献

[1] 周小青，王大安，肖雅，等. 活血化瘀类方抗急性心肌缺血的实验研究［J］. 中西医结合心脑血管病杂志，2003，1（4）：187–188.

[2] 周小青，王大安，罗尧岳，等. 活血化瘀类方干预急性心肌缺血犬心肌组织病理改变及心肌细胞凋亡的实验研究［J］. 中西医结合心脑血管病杂志，2003，1（12）：707–708.

[3] 童静燕，张建斌，秦宇芬.活络效灵丹对心肌缺血大鼠急性损伤的保护作用［J］. 浙江中医杂志，2021，56（4）：255–257.

[4] 罗尧岳，周小青，谢小兵，等. 活血化瘀类方对动脉粥样硬化家兔血脂、血液流变学变化的影响［J］. 湖南中医学院学报，2003，23（1）：9–12.

[5] 周小青，罗尧岳.五首活血化瘀方对高脂饮食所致兔动脉硬化保护作用的研究［J］. 中国中医药科技，2004，11（3）：148.

[6] 付通攀，但春梅，郑焱江，等. 活络效灵丹抗炎镇痛作用的实验研究［J］. 现代生物医学进展，2011，11（23）：4548–4551.

[7] 鄢红玉，万飞，郭剑华，等. 活络效灵丹加减方对大鼠急性软组织损伤的保护作用及机制初探［J］. 重庆医学，2019，48（16）：2737–2742.

[8] 王祖龙. 活络效灵丹加减治疗ⅢB 型前列腺炎疗效观察［J］. 河南中医学院学报，2004，19（6）：68–74.

[9] 卢燕许，王祖龙. 补中益气汤合活络效灵丹加减治疗前列腺痛126例［J］. 光明中医，2005，20（1）：60–61.
[10] 朱千三. 活络效灵丹加味颗粒剂治疗精索静脉曲张疼痛的效果观察及对负性情绪的调节作用［J］. 中国中医药科技，2022，29（6）：1090–1092.
[11] 古宇能，陈德宁，洪志明. 活络效灵丹在男科的应用［J］. 中国当代医药，2009，16（19）：67–68.
[12] 陈敏，余景仁，韩学舜. 活络效灵丹加味方治疗输精管结扎术后痛性结节58例疗效观察［J］. 安徽中医学院学报，2006，25（2）：9–10.
[13] 杜亚青，李向英，张静，等. 活络效灵丹加减联合穴位贴敷治疗癌性疼痛临床观察［J］. 河北医药，2017，39（14）：2164–2165+2169.
[14] 郑明惠，王明义. 活络效灵丹加味治疗泌尿系结石［J］. 四川中医，1993，（9）：27–28.
[15] 张照健，赵蕾，陈宝贵. 陈宝贵教授运用活络效灵丹验案举隅［J］. 光明中医，2022，37（9）：1642–1644.
[16] 杨德林. 活络效灵丹加味治疗冠心病245例［J］. 中国中医急症，2006，15（7）：715.
[17] 郑春雷. 活络效灵丹加味治疗高脂血症80例［J］. 陕西中医，2002，23（1）：56–57.
[18] 唐基楠，闫芳. 活络效灵丹加味治疗糖尿病足53例［J］. 河北中医，2005，27（5）：364.
[19] 周国立，高建军. 活络效灵丹治疗糖尿病周围神经病变47例［J］. 四川中医，2005，23（10）：67.

十一、小金丹

【来源】清代《外科证治全生集》。

【组成】白胶香、制草乌、五灵脂、地龙、木鳖子各制末，一两五钱（各 45 g），制没药、制乳香、当归身各 22.5 g，麝香 9 g，墨炭（陈墨）3.6 g。

【用法】口服或外用。

【功用】散结消肿，化瘀止痛。

【主治】治疗寒湿痰瘀、阻滞凝结引起的痰核、瘰疬、贴骨疽、乳岩等，也可用于治疗各种良恶性肿瘤，如甲状腺瘤、骨结核、乳腺小叶增生、乳房纤维腺瘤、乳腺肿瘤等。

【方论】小金丹为辛温通络，散结活血之剂。本方所治诸证皆由气滞血瘀络脉瘀阻所致。方中草乌辛散温通，散寒止痛明显；乳香、没药、五灵脂能、消肿止痛，活血祛瘀；当归和血；地龙活络通经；五灵脂消痈疽，调和气血；木鳖子消肿祛瘀；乳香、墨炭化痰消肿；麝香走窜之力迅猛，能散结开壅通络。诸药合用，共奏散结消肿、化瘀止痛之功。小金丸药物组成以温通、散结、消肿、止痛力量较强，药力峻猛，正气虚弱者慎用。

【药理研究】

该药方具有镇痛作用。小金丸可抑制前列腺炎性疼痛大鼠前列腺组织 COX–2 的表达，其作用机制是通过抑制 COX–2 的表达，抑制炎症及氧化应激作用；提高外周痛觉感受器的刺激阈值，缓解疼痛。

【临床研究】

（1）慢性前列腺炎　张岳阳等以小金片治疗慢性非细菌性前列腺炎，结果示小金片组治疗 4 周后，其疼痛症状评分明显优于塞来昔布组（$P < 0.05$），临床疗效也优于塞来昔布组（$P < 0.05$）。

（2）前列腺增生：刘峰等采用小金片观察其对老年前列腺增生患者 TNF–α 及性激素的影响，对照组以非那雄胺治疗，研究组加用小金片，两组共治疗 4 周后，比较两组患者的前列腺体积、IPSS 评分、残余尿量及最大尿流率、TNF–α 及性激素的影响，结果表明小金片能改善老年前列腺增生患者的症状，对炎症因子有调节作用，还可恢复性激素的平衡。陈红观察小金片治疗前列腺增生所致尿潴留（痰瘀阻窍）的疗效，随机分为两组，对照组予以非那雄胺药物，观察组给予小金片，比较两组治疗前后 NIH — CPSI 疼痛症状评分、最大尿流率、残余尿量及前列腺液中的 TNF–α 含量，结果小金片对痰瘀阻窍型前列腺增生所致尿潴留患者作用明显，可减轻患者疼痛。胡劲倍用小金片治疗 20

例前列腺肥大导致的排尿困难患者，结果示 14 例患者在用药 2 周后，排尿畅通，4 例患者在用药 4 周后可自主排尿，2 例无效。

（3）精索静脉曲张：周智恒治疗一中年已婚男性患者，4 年前因用力过度，导致左侧会阴部肿胀伴有隐痛，且有下坠感。诊断为精索静脉曲张，以小金丹口服。服药 2 周，会阴部肿胀好转，再服小金丹 1 个月，症状消失，随访未再复发。

（4）附睾结节：孙建明治疗一中年患者，自觉双侧睾丸坠胀疼痛半月，诊断为子痰，口服小金丹，用药 2 个月后症状消失，再巩固治疗 1 个月后检查示左侧附睾结节消失。

（5）免疫性不育：孙建明治疗一中年男性，婚后 4 年夫妻同居，性生活正常，女方未孕，女方妇科检查无异常，男方精液计数正常，血清抗精子抗体阳性，自诉胸胁胀闷，口唇轻度紫黯，舌紫有瘀斑，脉涩，予小金丹治疗，并辨证运用中药治疗，用药 1 年余，血清抗精子抗体转阴，数月后，妻子受孕。

（6）肿瘤：黄大蔚等研究发现加减小金丹对胃癌术后患者的高凝、低纤溶、低细胞免疫状态有治疗作用，且能延长胃癌术后患者的生存时间。谢民福用小金丹加减治疗 1 例胰腺癌患者，以小金丹 + 消瘰丸 + 营卫还魂汤加减治疗，诸症消失，CT 复查提示胰腺内未见占位性病变。张泉等收集 118 例肺癌患者，随机分为观察组和对照组，观察组配合小金丹，结果示观察组有效率高于对照组，提示小金丹具有化瘀止血、活血通络的作用。

参考文献

[1] 曲晓伟，张蜀武，张培海，等. 小金丸对前列腺炎性疼痛大鼠前列腺组织COX-2表达的影响［J］. 中华男科学杂志，2008，14（8）：759-762.

[2] 彭博，贺蓉，徐启华，等.小金丹抑制乳腺癌细胞转移及其机制研究［J］.中华中医药杂志，2018，33（11）：4916-4919.

[3] 张岳阳，黄长婷，贾玉森. 慢性非细菌性前列腺炎患者应用小金片治疗对其疼痛改善的效果分析［J］. 医药论坛杂志，2016，37（4）：140-141.

[4] 刘峰，孙少鹏，陈冬，等. 小金片对前列腺增生老年患者TNF-α及性激素影响［J］. 湖南师范大学（医学版），2018，15（1）：52-55.

[5] 陈红. 小金片治疗前列腺增生性尿潴留的疗效观察［J］. 医药论坛杂志，2016，37（3）：120-121.

[6] 胡劲倍. 小金片治疗前列腺肥大排尿困难20例［J］. 浙江中医杂志，1998，（8）：356.

[7] 孙建明. 周智恒运用小金丹治疗男科病举隅［J］. 湖北中医杂志，2001，23，（2）：12-13.

[8] 孙建明. 小金丹治疗男科病举偶［J］. 辽宁中医杂志，2005，32（9）：966.

[9] 黄大慰，李德华，周阿高，等. 加减小金丹对胃癌术后患者的治疗作用［J］. 上海医学，1994，17（11）：666-667.

[10] 谢民福. 治愈胰腺癌一例［J］. 四川中医，1987，5（2）：38.

[11] 张泉. 中西医结合治疗肺癌咯血62例疗效观察［J］. 吉林中医药，2000，21（1）：46-47.

十二、大活络丹

【来源】《兰台轨范》。

【组成】白花、乌梢蛇、威灵仙、两头尖（俱酒浸）、草乌、天麻（煨）、全蝎（去毒）、何首乌（黑豆水浸）、龟甲（炙）、麻黄、贯众、甘草（炙）、羌活、肉桂、藿香、乌药、黄连、熟地黄、大黄（蒸）、木香、沉香（用心）各 60 g，细辛、赤芍（去油）、没药（去油）、丁香、乳香（去油）、僵蚕、天南星（姜制）、青皮、骨碎补、白豆蔻仁、安息香（酒熬）、附子（制）、黄芩（蒸）、茯苓、香附（酒浸焙）、玄参、白术各 30 g，防风 75 g，葛根、虎胫骨*（炙）、当归各 45 g，血竭 21 g，地龙（炙）、犀角、麝香、松脂各 15 g，牛黄、冰片各 4.5 g，人参 90 g。

【用法】上为末，炼蜜为丸，如龙眼核大，金箔为衣，陈酒送下。

【功用】祛风散寒，除湿清热，补气养血，通络止痛。

【主治】中风偏瘫、痿痹痰厥、拘挛疼痛、痈疽流注、跌仆损伤、小儿惊痫、妇人停经。

【方论】《奇效良方》云："治风湿诸痹，筋骨疼痛，清心明目，宽胸益血，养血煖膝，腰骨疼痛，口眼㖞斜，行步艰辛，筋脉挛急。"《兰台轨范》云："一切中风瘫痪，痿痹痰厥，拘挛疼痛，痈疽流注，跌扑损伤，小儿惊痫，妇人停经等。"清代名医徐灵胎指出："顽痰恶风，热毒瘀血，入于经络，非此方不能透达，凡治肢体大症，必备之药也。"

大活络丹全方药味太多，但也并非杂乱无章，更不是随意叠加。大活络丹的配伍意义在于邪正兼顾，集祛风、散寒、除湿、清热、行气、活血、通络与补气、养血、补肝肾、强筋骨等药合同，祛风通络除邪不伤正气，益气血补肝肾而不恋邪气，扶正祛邪、活络止痛，有利于邪去正复而诸证向愈。方中人参、白术、茯苓、甘草、当归、赤芍、熟地补气生血以培本，扶正祛邪，为主药；虎胫骨、何首乌、龟甲、骨碎补补肝肾，强筋骨，利关节；麻黄、细辛、葛根、肉桂、草乌、附子散在表之风邪，逐在里之冷湿；威灵仙、羌活、防风、两头尖、白花蛇、乌梢蛇透骨搜风，通络止痛；乳香、没药、血竭、松脂活血散瘀，舒筋止痛；香附、木香、乌药、青皮、沉香、丁香、藿香、白豆蔻仁理气和中，畅通气血；黄芩、黄连、大黄、贯众清热燥湿，泻火解毒；犀角、玄参清热凉血，解毒定惊；麝香、冰片、安息香芳香开窍，通经达络；天麻、僵蚕、天南星、地龙、全蝎平肝潜阳，化痰息风；牛黄清心凉肝，豁痰息风。全方配伍共奏调理气血，祛风除湿，活络止痛，化痰息风之功，为攻补兼施之剂。诸药合用，相辅相成，使经络之风寒湿得除，痰瘀得去，经络通畅而诸症自解，故以"活络"名之。本方制丸为用，取"丸者，缓也"，亦"治之以峻，行之以缓"之理。盖因风湿痰瘀阻于经络，非一时所为，虽需峻利之品搜剔，但用药不可过猛，否则有形之邪一时难除，反活血通络之品会耗伤正气。以酒送服者，取其温通辛散之性，以助药力，引诸药直达病所。

【药理研究】

大活络丹能选择性地扩张麻醉狗和猫的脑血管，增加脑血流量，降低脑血管阻力。大活络丹在增加狗和猫的脑血流量的同时并不因增加心肌耗氧量而加重心脏负担。大活络丹还能诱导家兔血小板聚集。

【临床研究】

（1）阳痿：李富和治疗一 25 岁男性患者，阳痿半年余，伴四肢关节痛，屈伸不利，经本地医院诊治，多服补肾壮阳药物甚多，未见效果。现症见舌苔白厚而滑，脉沉偏紧，辨为寒湿外侵，阻滞经络，四肢关节痛，阴茎软弱而不举。此病为湿邪所致，当以化湿通络，拟大活络丹。1 周后，患者关节痛减其大半，阳痿亦见好转，阴茎已能勃起，但欠坚，继服大活络丹。三诊后关节痛已愈，阴茎勃起有力。复予大活络丹 10 丸，后病愈，随访半年，未见复发。马力行治疗一中年男性，于 1 年前阳事不举，伴腰酸膝软，经西药甲睾酮，中药及中成药金匮肾气丸、男宝胶囊、三鞭酒等治疗年余，效果不显。现阳事不举，伴肢体麻木，舌质淡红苔白滑，脉濡滑。证属气虚风痰瘀阻经络，投以大活络丹，每日 2 次，每次 1 丸。复诊患者自述阴茎勃起而坚，肢体麻木减轻，嘱再服大活络丹 2 周，阴茎勃起较坚，肢体麻木消失，随访半年未再复发。

（2）神经疾病：戚建弘加用大活络丹治疗急性感染性多发性神经炎患者 31 例，结果 31 例全部临床治愈，随访 1 年，无复发，其疗效与大活络丹具有的搜剔邪毒、扶正祛邪作用有关。阎德风等治

* 虎骨为禁用药物，现用类似品替代。

疗一青年男性，8 年前，患者每次学习后就出现右侧头痛，时作时止，偶有复发。近 2 年来，右侧头部疼痛，发作频繁，近日加剧，甚时彻夜不眠，不思饮食，经磁共振成像（MRI）等检查未发现器质性病变，在某医院诊断为“血管神经性头痛”，服用地西泮、盐酸氟桂嗪等疗效不显。现症见面白，神疲气短，舌质紫暗，舌苔白滑，脉沉缓，诊断为“血管神经性头痛”，属气血亏虚，脉络瘀阻型。以大活络丹原方，日 1 剂，水煎服，冲服麝香 0.25 g，2 剂后，痛止病除，嘱其续服归脾丸 30 丸，以巩固。

（3）糖尿病周围神经病变：刘晶以大活络丹治疗糖尿病周围神经病变患者 30 例，最终总有效率为 63.3%。

（4）哮喘：江滨等基于大活络丹原为治风寒湿痹、手足拘挛之药。然其中麻黄、天南星、细辛、地龙为燥痰平喘之品，白术、茯苓健脾运化，熟地黄、何首乌补肾，沉香温肾平喘，人参补肺气，当归、肉桂治咳逆上气。以大活络丹治疗哮喘，收到满意效果。

（5）下肢静脉血栓的康复：彭迎展探究在对下肢静脉血栓患者以补阳还五丹与大活络丹加减治疗，观察对患者康复效果的影响。选择 135 例患者，将其分为两组，对比不同方法对患者康复效果的影响情况。结果表明采用补阳还五丹与大活络丹加减治疗的下肢深静脉血栓患者，效果显著。

参考文献

[1] 谢人明, 叶万飞, 马存谱, 等. 大活络丹注射液对动物脑循环的药理作用[J]. 西北药学杂志, 1988, 3(2): 10–11.
[2] 谢人明, 张小丽, 陈春梅. 大活络丹对家兔血小板聚集性的影响[J]. 中药药理与临床, 1989, 5(6): 11.
[3] 李富和. 阳痿治验2例[J]. 中级医刊, 1987, (5): 50–51.
[4] 马力行, 张德谦. 大活络丹治阳痿[J]. 黑龙江中医药, 1994, (3): 41.
[5] 戚建弘. 中医药治疗急性感染性多发性神经炎31例[J]. 江苏中医, 1998, 19(4): 22.
[6] 阎德凤, 阎德英, 夏青, 等. 大活络丹治疗神经疾病举隅[J]. 吉林中医药, 1997(6): 34.
[7] 刘晶. 大活络丹治疗糖尿病周围神经病变30例[J]. 世界中医药, 2011, 6(3): 247.
[8] 江滨, 方连城. 大活络丹治疗哮喘[J]. 福建中医药, 1993, 24(3): 59–60.
[9] 彭迎展. 补阳还五丹合大活络丹加减治疗下肢静脉血栓的康复临床疗效研究[J]. 黑龙江中医药, 2022, (1): 69–71.

十三、补阳还五汤

【来源】清代王清任《医林改错》。

【组成】生黄芪 120 g，当归（尾）6 g，赤芍 5 g，地龙（去土）3 g，川芎 3 g，红花 3 g，桃仁 3 g。

【用法】水煎服。

【功用】补气，活血，通络。

【主治】中风之气虚血瘀证。半身不遂，口眼㖞斜，语言謇涩，口角流涎，小便频数或遗尿失禁，舌黯淡，苔白，脉缓无力。

【方论】本方证由中风之后，正气亏虚，气虚血滞，脉络瘀阻所致。正气亏虚，不能行血，脉络瘀阻，筋脉肌肉失去濡养，故半身不遂、口眼㖞斜。正如《灵枢·刺节真邪第七十五》所言：“虚邪偏客于身半，其入深，内居荣卫，荣卫稍衰则真气去，邪气独留，发为偏枯。”气虚血瘀，舌本失养，语言謇涩；气虚失于固摄，口角流涎、小便频数、遗尿或小便失禁；舌暗淡，苔白，脉缓无力，皆为气虚血瘀之象。张锡纯《医学衷中参西录》上册："至清中叶王勋臣出，对于此证专以气虚立论，谓人之元气，全体原十分，有时损去五分，所余五分，虽不能充体，犹可支持全身。而气虚者，经络必虚，有时气从经络虚处透过，并于一边，彼元气之边，即成偏枯。"本方证以气虚为本，血瘀为标，即王清任所谓"因虚致瘀"。本方重用生黄芪，补益元气，气旺而血行，瘀去络通，为君药。当归尾活血通络而不伤血，为臣药；赤芍、川芎、桃仁、红花协同当归尾，活血祛瘀；地龙通经活络，力专善走，并可周行全身，以行药力，为佐药。全方配伍特点为重用补气药与少量活血药相伍，使气旺血行以治本，祛瘀通络以治标，标本兼顾；且补气而不壅滞，活血又不伤正。

【药理作用】

（1）冠心病炎症反应：补阳还五汤能抑制 LOX-1、IL-6、TNF-α 等炎症因子的表达，调节 Th1/Th2 平衡，抑制 TLR4 /MyD88、NF-κB、JAK2 /STAT3、PI3K/AKT 等信号通路的激活，减轻心肌损伤，改善冠状动脉痉挛。

（2）抗氧化应激：补阳还五汤可通过增强内源性抗氧化能力，保护受损心肌来治疗冠心病。研究发现，补阳还五汤能提高血液中 SOD 活性，增加 NO 含量，降低 LDH、CK 活性以及 MDA 含量，促进骨髓间充质干细胞向受损心肌组织迁移，减缓受损心肌细胞氧化应激状态。补阳还五汤还能维持机体氧化－抗氧化拮抗体系稳态。

（3）改善血液流变学：补阳还五汤能显著改善血液流变学，增加冠状动脉的血流量，降低心肌耗氧量。研究发现补阳还五汤可降低全血黏度和血浆黏度，延长凝血活酶时间，降低纤维蛋白原含量，升高 Na^{+}-K^{+}-ATP 酶活性，抑制 ADP 诱导的血小板聚集，改善红细胞变形性。补阳还五汤可以下调血管性血友病因子（vWF）、纤维蛋白（FN）表达改善血小板黏附作用，调控 β－血小板球蛋白、血小板因子 4 和血小板活化因子等血小板因子分泌，抑制血小板释放亢进的状态来抗血小板活化。

（4）对血脂的影响：牛雯颖等研究发现补阳还五汤能显著降低大鼠血浆胆固醇（CHO），降低全血黏度和纤维原蛋白。牛雯颖等进一步研究发现补阳还五汤、少腹逐瘀汤和丹参饮 3 种活血化瘀方药对高脂血症大鼠都有降血脂作用。李士明等实验研究表明补阳还五汤能降低小鼠血脂中 TC、TG 及 LDL-C 水平，升高 HDL-C 水平，其降脂效果和阿托伐他汀无差异。

（5）抗脑缺血和改善循环：丁彩娟等发现补阳还五汤有效部位能迅速恢复大鼠脑缺血后的脑电图，效果优于银杏组，且能降低损伤脑组织含水量，与银杏组效果相当，此外，补阳还五汤有效部位组方还能改善脑组织缺血情况，增加正常脑细胞数量，保护神经细胞。廖亮英等对局灶性脑缺血模型大鼠相关基因 Bcl-2、Bax 的影响进行研究，发现补阳还五汤可促进缺血后脑内神经干细胞增殖、迁移、分化，调节 Bcl-2 和 Bax 基因。韦辰等发现补阳还五汤可抗脑缺血，改善脑循环，升高脑缺血后大鼠神经功能评分。

（6）对糖尿病肾病保护作用：冷伟等研究表明：补阳还五汤能降低早期糖尿病性神经病患者血清中 MPO、MDA 含量，提高 GSHPx、SOD 含量，减轻肾损伤。张慧发现，补阳还五汤能减少氧化应激，保护肾功能。邵天瑞等研究发现，补阳还五汤能减少 2 型糖尿病大鼠肾组织中 Wnt5a、Wnt4、β－连环蛋白的蛋白表达量。

【临床运用】

（1）前列腺增生：葛氏用补阳还五汤加减治疗前列腺增生 1 例，药用黄芪 30 g，党参 15 g，淡附片 10 g，当归 12 g，川芎 5 g，地龙 10 g，桃仁 10 g，红花 10 g，桂枝 10 g，乌药 10 g，荔枝核 10 g。10 剂后稍增减继服 1 月余，后予桂枝茯苓丸和金匮肾气丸善后，3 个月后 B 超检查示前列腺体积正常。彭世桥治疗一 68 岁老年男性，尿频、尿少、尿线变细 6 月余，近半月排尿困难加重，滴沥不尽，渐至不能排尿，5 天前导尿一次，现少腹憋胀，欲尿不能。在当地县医院诊为前列腺肥大，动员其手术，家属虑其体虚而求治于中医。既往已服滋肾通关丸、补中益气汤、血府逐瘀汤等皆效差。

现症见神疲气短，少气懒言，少腹胀满，欲尿不出，纳呆，舌质淡、苔薄白，脉沉涩。此气虚为本，血瘀为标。正所谓“或以败精，或以槁血，阻塞水进而不通也”。先予导尿救急，后投补阳还五汤，益气活血，通窍利水。处方黄芪 30 g，赤芍、地龙、冬葵子、路路通各 10 g，当归、桃仁、红花各 12 g，川芎 9 g，琥珀 3 g，甘草 6 g， 冲服，3 剂后，尿能成线，可自主小便，但仍觉排尿无力。原方增黄芪 45 g，续进 10 剂，小便正常，随访一年，未复发。

（2）勃起功能障碍：李运峰治疗一男性患者，患者 1 年来渐感勃起功能不佳，房事由每个月 4 ～ 6 次减少为 1 ～ 2 次。现房事举而欠坚，不能成功。曾服用右归胶囊、六味地黄丸疗效不佳。1 个月前自行购买西地那非片服用，房事虽勉强成功，但头部胀痛。现疲劳乏力，面色偏暗，语声较低，声音沉，晨勃少，房事后腰膝酸软、有会阴刺痛感，眠可，食欲欠佳，舌淡紫，苔薄白，脉细涩。诊断为阳痿病（气虚血瘀证）。以补阳还五汤加减，并配针灸治疗，患者勃起功能较前明显改善。邹桃生报道 1 例因外伤后继发阳痿的患者，以壮阳填精之品累进，终无效验，后以补阳还五汤加穿山甲、土鳖虫、川牛膝治疗，10 剂后见效。王益民以补阳还五汤加怀牛膝、鸡血藤、首乌等治疗一例阳痿患者，药进 4 剂见效。

（3）精索静脉曲张不育：彭世桥以补阳还五汤加仙灵脾、桂枝、蚂蚁、甘草治疗 1 例因精索静脉曲张致婚后 4 年不育的患者，服 20 剂后，其精子数增至 0.6 亿 /mL，继进 20 剂，诸症痊愈，各项检查正常，其妻怀孕。

（4）少弱精子症：李运峰治疗一青年男性，婚后未避孕、未育 2 年余。女方平素月经基本规律，各项妇科检查未见明显异常。现患者腰部酸软无力，同房后更甚，久坐后会阴部坠胀感明显，白天乏力，舌淡白，稍有齿痕，苔薄白，脉弦细。曾予右归胶囊、六味地黄丸、维生素 E 软胶囊等药物治疗，无明显改善。精液常规示精液量 3.5 mL，颜色灰白，密度 1 300 万 /mL，液化时间> 30 分钟，畸形率 67%，pH 值 7.1。精子活力 A 级 0.8%，B 级 22.5%，C 级 45%，D 级 31.7%。尿常规、性激素检查示未见明显异常。中医诊断为少精弱精症（气虚血瘀证）。以补阳还五汤合五子衍宗丸加减，后以五子衍宗丸、补中益气丸继服，半年后其妻子怀孕。

（5）肾结石：李留记报道以补阳还五汤加味及醋茶治疗肾结石患者 53 例。方药组成为补阳还五汤加海金沙、鸡内金，起床后再饮醋茶混合，温服。结果治愈 42 例，显效 12 例，无效 3 例。

（谢磊）

参考文献

[1] 陈淑静.补阳还五汤调控Treg 细胞外周分化稳定斑块机制及中药女贞子绿色提取方法研究[D].天津：天津中医药大学，2020.

[2] 姬梦姣. 补阳还五汤调节巨噬细胞极化抗ApoE-/-小鼠动脉粥样硬化的实验探究[D].南京：南京中医药大学，2020.

[3] 吴东南，肖政，何凤屏，等.加味补阳还五汤对血管痉挛性心绞痛患者Lp-PLA2、hs-CRP及GDF-15 表达的影响[J].新中医，2018，50（7）：57-59.

[4] LIAO FY, MENG YJ, ZHENG HZ, et al. Biospecific isolation and characterization of angiogenesis-promoting ingredients in Buyang Huanwu Decoction using affinity chromatography on rat brain microvascular endothelial cells combined with solid-phase extraction, and HPLC-MS /MS[J].Talanta, 2018, 179: 490-500.

[5] 邵乐，夏相宜，王宇红，等.补阳还五汤精简方对氧化应激损伤血管内皮细胞的保护作用研究[J].湖南中医药大学学报，2019，39（2）：163-167.

[6] ZHANG JX, FENG Y, ZHANG Y, et al.Hemorheology index changes in a rat acute blood stasis model: A systematic review and meta-analysis [J]. Afr J Tradit Complement Altern Med, 2017, 14 (4): 96-107.
[7] 程旭希, 孙瑜, 董倩楠, 等. 补阳还五汤对中性粒细胞胞外诱补网形成的血栓溶解作用研究进展 [J]. 天津药学, 2018, 30 (6): 64-68.
[8] 牛雯颖, 王莉丽, 冯月男, 等. 补阳还五汤、少腹逐瘀汤和丹参饮对高脂血症模型大鼠红细胞膜组分影响的研究 [J]. 上海中医药杂志, 2018, 52 (8): 78-82.
[9] QI YN, TAN MS, WANG YL, et al.Effect of Buyanghuanwu decoction on the expression of platelet activating factor after acute spinal cord injury in rats [J]. Zhongguo Gu Shang, 2018, 31 (2): 170-174.
[10] LI HY, SUN K, ZHAO RP, et al.Inflammatory biomarkers of coronary heart disease [J].Front Biosci (Schol Ed), 2018, 10 (1): 185-196.
[11] 高雅. 补阳还五汤黄芪不同配比组方对动脉粥样硬化大鼠Rho激酶信号通路的影响 [D]. 太原: 山西中医药大学, 2021.
[12] 姬梦姣, 朱博冉, 魏亚男, 等.基于网络药理学探讨补阳还五汤治疗高脂血症的作用机制 [J]. 世界科学技术-中医药现代化, 2020, 22 (7): 2318-2325.
[13] 张玉昆, 袁茵, 冯月男, 等. 补阳还五汤对高脂血症模型大鼠脂质代谢及肝组织的影响 [J] 中国药房, 2020, 31 (10): 1203-1207.
[14] 牛雯颖, 冯月男, 卞敬琦, 等. 补阳还五汤对寒凝血瘀模型大鼠血液相关指标的影响 [J]. 中华中医药杂志, 2015, 30 (10): 3690-3693.
[15] 牛雯颖, 王莉丽, 冯月男, 等. 补阳还五汤、少腹逐瘀汤和丹参饮对高脂血症模型大鼠红细胞膜组分影响的研究 [J]. 上海中医药杂志, 2018, 52 (8): 78-82.
[16] 李土明, 吴滢, 徐丽英, 等. 补阳还五汤对ApoE 基因缺陷小鼠血脂及动脉粥样硬化斑块炎症反应的影响 [J]. 新中医, 2018, 50 (2): 5-8.
[17] 李土明, 吴滢, 童舒雯, 等. 补阳还五汤对ApoE 基因缺陷小鼠动脉粥样斑块TLR4及MCP-1 的影响 [J]. 四川中医, 2018, 36 (4): 63-65.
[18] 丁彩娟, 江勤, 王鑫, 等. 补阳还五汤有效部位对动物全脑缺血损伤的保护作用及抗氧化与凋亡机制 [J]. 中药药理与临床, 2017, 33 (4): 2-7.
[19] 廖亮英, 蔡光先, 周赛男. 补阳还五汤超微饮片对局灶性脑缺血大鼠神经干细胞移植后Bcl-2、Bax 表达的影响 [J]. 湖南中医药大学学报, 2018, 38 (3): 257-260.
[20] 廖亮英, 蔡光先, 周赛男. 补阳还五汤对局灶性脑缺血大鼠神经干细胞移植后Bag-1 表达的影响 [J]. 中医药信息, 2018, 35 (1): 38-42.
[21] 廖亮英, 蔡光先, 周赛男. 补阳还五汤对局灶性脑缺血大鼠神经干细胞移植后凋亡相关基因表达的影响 [J]. 湖南中医杂志, 2018, 34 (4): 132-135.
[22] 韦辰, 王士雷, 孔宪刚, 等. 补阳还五汤对脑缺血再灌注损伤大鼠线粒体分裂蛋白Drp1、Fis1 及细胞色素C 表达的影响 [J]. 陕西中医, 2017, 38 (10): 1481-1483.
[23] 翁育芳, 魏荣乐, 宋文龙, 等. 补阳还五汤对糖尿病肾病早期大鼠肾组织IL-12、IFN-γ等表达的作用研究 [J]. 实用中医内科杂志, 2022, 36 (3): 132-136+159-161.
[24] 冷伟, 刘春莹, 冯露夷, 等. 补阳还五汤辅治早期糖尿病肾病的疗效及对肾纤维化、氧化应激反应的影响 [J]. 疑难病杂志, 2019, 18 (2): 155-158.
[25] 张慧. 补阳还五汤对糖尿病肾病大鼠的保护作用研究 [D]. 哈尔滨: 黑龙江中医药大学, 2018.
[26] 邵天瑞, 史翠娟, 吴深涛. 补阳还五汤对2型糖尿病大鼠肾组织Wnt蛋白表达影响研究 [J]. 现代中西医结合杂志, 2022, 31 (12): 1630.
[27] 葛红霞. 补阳还五汤在老年病中的运用 [J]. 南京中医药大学学报 (自然科学版), 2002, 18 (3): 181-182.
[28] 彭世桥. 补阳还五汤治男科疾患 [J]. 四川中医, 1990, (8): 30.
[29] 李运峰. 补阳还五汤联合针灸治疗男科病验案3则 [J]. 中国民间疗法, 2022, 30 (23): 112-115.
[30] 邹兆生. 补阳还五汤治疗阳痿 [J]. 江西中医药, 1989, (6): 16.

[31] 王益民. 补阳还五汤临床新用[J]. 陕西中医, 1990, 11(7): 316.
[32] 李留记. 补阳还五汤加味及醋茶治疗肾结石57例[J]. 浙江中医杂志, 1991, (2): 58.

第六章中英文关键词索引

11-羰基-β-乳香酸	11-keto-boswellic
2，2-二苯基-1-苦基肼	2，2-Diphenyl-1-Picrylhydrazyl
2，2′-联氮-双（3-乙基苯并噻唑啉-6-磺酸）	2，2'-azino-bis（3-ethylbenzothiazoline-6-sulfonic acid）
3-乙酰-11-羰基-β-乳香酸	3-acetyl-11-keto-boswellic acid
5-氟尿嘧啶	5-fluorouracil
1型艾滋病病毒	human immunodeficiency virus 1
Ⅰ型胶原	Collagen Ⅰ
Ⅲ型胶原	Collagen Ⅲ
α-平滑肌肌动蛋白	α-smooth muscle actin
α-乳香酸	α-Boswellic acid
癌抗原125	CA125
B淋巴细胞瘤-2基因	B-cell lymphoma-2
B淋巴细胞瘤-xL	B-cell lymphoma-xL
β-内啡肽	β-endorphin
白介素-13	interleukin-13
白三烯C4	leukotriene C4
白细胞介素	interleukin
白细胞介素-17	interleukin-17
白细胞介素-23	interleukin-23
白细胞介素-1	interlenkin-1
白细胞介素-1β	interleukin-1β
白细胞介素-2	interleukin 2
白细胞介素-4	interlenkin-4
白细胞介素-6	interleukin-6
白细胞介素-8	interleukin-8
半数抑制浓度	median inhibition concentration
苄氯素1	Beclin1
表皮生长因子	epidermal growth factor
鳖甲煎丸	Biejiajian Pill

丙氨酸转氨酶	alanine aminotransferase
丙二醛	malondialdehyde
补体应答基因32	response gene to complement 32
雷帕霉素靶蛋白	mammalian target of rapamycin
补阳还五汤	Buyang huanwu decoction
c-Jun氨基末端激酶	c-Jun N-terminal kinase
C反应蛋白	C-reactive protein
残余尿量	postvoid residual urine
超氧化物歧化酶	superoxide dismutase
成纤维细胞生长因子	fibroblast growth factor
成纤维细胞生长因子-2	fibroblast growth factor-2
持续热灌注化疗	Continuous hyperthermic perfusion chemotherapy
大肠埃希菌	Escherichia coli
大黄䗪虫丸	Dahuang Guichong Wan
大活络丹	large Meridian-Activating Pill
单胺氧化酶	monoamine oxidase
单核细胞趋化蛋白-1	monocyte chemotactic protein-1
当归四逆汤	Danggui Sini Decoction
低密度脂蛋白	low-density lipoprotein
低密度脂蛋白胆固醇	low-density lipoprotein cholesterol
低细胞趋化因子受体5	C-C chemokine receptor type 5
凋亡调节因子	Apoptosis regulator BAX
B淋巴细胞瘤-2基因	Apoptosis regulator Bcl-2
促红细胞生成素	erythropoietin
动脉粥样硬化	atherosclerosis
多囊卵巢综合征	polycystic ovary syndrome
E-钙黏蛋白	E-cadherin
二苯基苦基苯肼	1,1-diphenyl-2-picryl-hydrazyl
腺苷二磷酸	adenosine diphosphate
环氧合酶-2	cyclooxygenase-2
方剂	prescription
茯苓酸	pachymic acid

钙调神经磷酸酶	calcineurin
甘油三酯	triglyceride
γ-干扰素	interferon-γ
干细胞因子	stem cell factor
高密度脂蛋白胆固醇	high-density lipoprotein cholesterol
睾酮	testosterone
谷氨酸	glutamic acid
谷胱甘肽过氧化物酶	glutathione peroxidase
骨髓单个核细胞	bone marrow mononuclear cell
骨形成蛋白7	bonemorphogenetic protein 7
骨形态发生蛋白-2	bone morphogenetic protein-2
过氧化氢酶	catalase
核糖核酸	ribonucleic acid
核因子E2相关因子2	nuclear factor erythroid 2-related factor 2
核因子κB p65	nuclear factor κB p65
核因子κB	nuclear factor κB
核因子κB抑制蛋白	inhibitor-κbinding protein
红系集落形成单位	colony forming unit-erythroid
花生四烯酸	arachidonic acid
环磷酸腺苷	cyclic adenosine monophosphate
活化部分凝血活酶时间	activated partial thromboplastin time
活化T细胞核因子	nuclear factor-activated T cell
活络效灵丹	Huoluo-xiaoling pellets
活性氧	reactive oxygen species
IgA肾病	IgA nephropathy
肌酸激酶	creatine kinase
绒毛膜尿囊膜	chorioallantoic membrane
基质金属蛋白酶	matrix metalloproteinase
基质金属蛋白酶3	matrix metalloproteinase 3
基质金属蛋白酶2	matrix metalloproteinase 2
基质金属蛋白酶9	matrix metalloproteinase 9
激活蛋白-1	activin-1
NOD样受体热蛋白结构域相关蛋白3	NOD-like receptor thermal protein domain associated protein 3

Runt相关转录因子2	Runt-related transcription factor 2
少腹逐瘀汤	Shaofu Zhuyu Decoction
四逆散	Sini powder
天台乌药散	Tiantai Wuyao Powder
桃核承气汤	Taohe Chengqi Decoction
Toll样受体2，4，9	Toll-like receptor 2，4，9
Toll样受体4	Toll-like receptor 4
小金丹	Xiao Jin Dan
小活络丹	Xiao Huoluo Dan
血府逐瘀汤	Xuefu Zhuyu Decoction

第七章 中西医对尿路结石的认识与诊治原则

第一节　中西医对本病的定义与概念

一、尿路结石西医定义

尿路结石（urolithiasis）又称尿石症，是肾结石（renal caculi）、输尿管结石（ureteral calculi）、膀胱结石（vesical calculi）和尿道结石（urethral calculi）的总称，是泌尿外科常见的疾病之一。

二、尿路结石中医概念

尿路结石在中医常称为石淋，又可名砂淋或砂石淋。《黄帝内经》中最早记载了“淋”“淋溲”“淋满”等名称，而砂淋病名首见于《中藏经》：“砂淋者，脐腹中隐痛……小便中下如砂石之类，有大者如皂子，或赤或白，色泽不定。”《诸病源候论》将淋分为石淋、劳淋、气淋、血淋、膏淋、寒淋、热淋 7 种。《诸病源候论·石淋候》：“石淋者，淋而出石也。肾主水，水结则化为石，故肾客砂石。肾虚为热所乘，热则成淋。其病之状，小便则茎里痛，尿不能卒出，痛引少腹，膀胱里急，沙石从小便道出，甚者塞痛合闷绝。”此段描述了石淋的主要临床表现，即以腰痛、腹痛、尿血为主要特点。石淋的形成需要一定的时间和病程，症状表现主要为疼痛和尿血，符合久病入络、久痛入络的络病特点。

三、尿路结石的中医分型与西医分类

（一）中医分型

传统中医常将尿路结石辨证分型分为肾虚湿热证、湿热下注证、气滞血瘀证等几种。其中《上尿路结石中西医结合排石治疗中国专家共识》将上尿路结石中医辨证分型分为肾虚湿热证、湿热下注证、气滞血瘀证、肾阴虚证和肾阳虚证。一部分患者的尿路结石常在一次偶然的身体检查时被发现，有些在发现时，结石已经具有一定的体积，甚至为多发性或复合型结石；还有一部分患者在发现结石后，由于不具有突出的临床症状，未进行治疗或者不愿意进行手术治疗。因此可以说临床很大部分尿路结石患者虽然有急性发作症状，但仍具有“久病”“慢病”的特征，表现为长期间歇性疼痛、间歇性血尿等主要症状，符合“久病入络”“久痛入络”“久瘀入络”的络病学辨证思想。根据络病学理论并结合尿路结石湿热、瘀血的病因，现代医学尿路结石可导致尿路感染的基本理论，可将尿路结石辨证分型分为：湿热蕴结、热毒滞络，气滞血瘀、肾络损伤和肾气不足或肾阴不足、肾络不荣等证型。

（二）西医分类

尿路结石根据解剖部位可分为上尿路结石（肾结石和输尿管结石）、下尿路结石（膀胱结石和尿道结石）。根据 X 线检查表现可分为阳性结石（即不透过 X 线，腹部平片可显影的结石），阴性结石（即透过 X 线，腹部平片不显影的结石）。根据结石的晶体成分可分为含钙结石（草酸钙、磷酸钙、碳酸钙结石）和非含钙结石（胱氨酸结石、尿酸结石、黄嘌呤结石、磷酸镁铵结石及基质结石）。根据结石的病因可分为代谢性结石（草酸代谢异常、钙离子代谢异常、胱氨酸代谢异常、尿酸代谢异常、枸橼酸代谢异常）、感染性结石以及药物性结石等。

第二节　流行病学与相关问题

一、流行病学与发病率

尿路结石是泌尿外科常见的疾病之一，在泌尿外科住院患者中占据首位。欧美国家的尿路结石年新发病率为（100 ～ 400）/10 万人。我国是世界上三大结石高发区之一。有资料显示，我国目前整体成年人尿路结石患病率呈现为男性高于女性、南方高于北方、农村高于城市的特点。其整体发病率为 1% ～ 5%，在南方地区甚至超过 10%，新发病率为（150 ～ 200）/10 万人。最新调查研究结果显示 1991—2000 年、2001—2010 年和 2011—2016 年，我国尿路结石的发病率分别为 5.95%、8.86% 和 10.63%，呈现逐步上升趋势。随着目前各类先进手术方式的发展与应用，我国尿路结石临床疗效虽得到显著提高，但其复发率仍然较高，5 年复发率大于 50%，10 年复发率甚至达 80%。

二、尿路结石高危人群

尿路结石形成的因素众多，包括年龄、职业、遗传因素、饮食习惯和环境因素等。例如某些特殊职业（司机、办公室人员）人群，长时间坐位及缺乏运动的人，容易造成结石成分沉积而形成结石。

常年在高温炎热环境工作的人群，容易导致体内水分丢失，尿液里结晶析出形成结石。长期大量摄入高蛋白饮食，导致血液中钙量增加的人也可诱发肾结石。此外，部分患者因特殊原因需要补充钙质或激素类药物，也容易诱发结石。美国泌尿外科协会（AUA）指南指出，尿路结石高危人群是那些患有肥胖症、代谢综合征、具有结石病家族史以及患有甲状旁腺功能亢进、痛风、肾小管性酸中毒、2 型糖尿病等疾病的人 。代谢异常、尿路梗阻、感染、存在异物，以及使用特殊药物是尿路结石形成的高危因素，具有这些高危因素的人群往往容易患结石且复发率较高。

三、尿路结石高危人群的筛查方法

尿路结石高危人群包括泌尿系统先天性畸形、尿路梗阻、代谢性异常等。先天性畸形及尿路梗阻包括尿道瓣膜、尿道憩室、尿道狭窄、输尿管狭窄、先天性异位肾、髓质海绵肾、马蹄肾及先天性重复肾盂输尿管畸形等。这一部分人往往因为排尿异常或反复泌尿系感染而就医，主要通过仔细询问病史，并结合影像学检查，比如静脉尿路造影和 CT 增强检查就可以筛查出来。代谢异常主要指患者患高钙血症、高钙尿症、高草酸尿症、高尿酸尿症、胱氨酸尿症、低枸橼酸尿症及低镁尿症等疾病。对于反复发作尿路结石的高危人群，可行 24 小时尿液成分分析进行筛查，从而明确病因。

四、尿路结石高危人群的判定指标

（一）高钙血症

正常成人的血钙参考值为 2.15 ～ 2.60 mmol/L，若血钙浓度高于 2.60 mmol/L，则应测定甲状旁腺激素水平，以确诊或排除甲状旁腺功能亢进导致高钙血症。

（二）高钙尿症

正常成人每日限制摄入量钙为 400 mg、钠为 100 mg，则正常情况下 24 小时尿钙排泄量为 100 mg。持续此饮食 1 周，若 24 小时尿钙大于 200 mg，称高钙尿症。原发性高钙尿症包括吸收性高钙尿症、肾性高钙尿症和重吸收性高钙尿症。另外一些代谢性疾病也能引起继发性高钙尿症及尿路含钙结石的形成，如远端肾小管酸中毒、结节病、糖皮质激素过多、甲状腺功能亢进和维生素 D 中毒等。

（三）高草酸尿症

24 小时尿草酸排泄量高于 40 mg 即为高草酸尿症。高草酸尿症在结石患者中占 10% ～ 20%。根据病因高草酸尿症主要有四种类型：①原发性高草酸尿症（Ⅰ型和Ⅱ型），主要原因为内源性草酸产生过多，多见于儿童；②肠源性高草酸尿症，主要因为肠道性疾病所致外源性草酸吸收过多；③食源性高草酸尿症，包括维生素 C 的过量摄入、饮食中草酸及其前体物质的过量摄入、饮食中钙的摄入减少等；④特发性高草酸尿症，可能与转运草酸基因表达的异常有关。肠源性高草酸尿症和食源性高草酸尿症属于继发性高草酸尿症。

（四）高尿酸尿症

24 小时尿中尿酸超过 600 mg 即为高尿酸尿症。

（五）高胱氨酸尿症

每升尿含胱氨酸 250 mg 以上时即为高胱氨酸尿症。引起高胱氨酸尿症的主要原因是肾小管对胱氨酸重吸收减少，从而引起尿液中胱氨酸浓度增加。胱氨酸于酸性尿中很少溶解，当其浓度超过其溶解度时就会发生沉淀从而形成结晶或结石。

（六）低枸橼酸尿症

24 小时尿枸橼酸排泄量小于 320 mg 时即为低枸橼酸尿症。重度低枸橼酸尿症患者每天枸橼酸排泄量少于 100 mg，轻度至中度低枸橼酸尿症患者每天枸橼酸排泄量为 100 ～ 320 mg。

（七）低镁尿症

24 小时尿镁排泄量小于 50 mg 即为低镁尿症。低镁尿症中含钙结石以尿中镁浓度低而增多，伴有低枸橼酸尿以及尿量少为主要特征。该病与长期服用噻嗪类药物有关，更多见于因胃肠道炎症性疾病而导致的镁吸收障碍的患者。

五、尿路结石复发的危险因素

反复尿路结石可能是由于尿液成分异常、尿液排泄障碍和饮食习惯等原因引起的，其常见的危险因素如下。

（1）尿液成分异常：尿液中的某些物质（如草酸、草酸钙、尿酸等）浓度过高，超过了尿液的溶解度。

（2）尿液排泄障碍：包括尿液流动阻力增加、尿路感染、尿路解剖异常等，这些危险因素会导致尿液停滞，从而增加结石复发的风险。

（3）个人饮食习惯：长期高盐高蛋白饮食，缺乏水分摄入，摄入过多茶、碳酸饮料等，从而导致结石的形成。

除以上常见的危险因素之外，其他可能的原因，如先天遗传因素、代谢性疾病，以及长期使用某些特殊药物等，也可能容易导致尿路结石的复发。

第三节　中西医对病因病机的认识

一、西医对尿路结石病因病机的认识

尿路结石的病因十分复杂，常是多种因素综合作用所致。虽然部分尿路结石有明确的原因，如梗阻、感染和代谢异常等，但大多数结石的形成原因仍不明确。目前有关尿路结石形成的病因病机主要有以下七个主要学说。

（1）肾钙斑学说：最早 Randall 通过尸检发现有 19.6% 的个体中肾乳头存在有钙化斑块，其主要位于肾间质。Randall 猜测这些斑块可能就是草酸钙成石之处，并命名为 Randall 斑块。后来发现这种钙化斑块的构成是因钙化物质被吞噬细胞吞噬后细胞死亡堆积而成的。

（2）尿液过饱和结晶学说：较为传统的认识认为尿路结石是由于尿液中的成石成分过多（如钙

离子、草酸、尿酸和胱氨酸等）从而析出结晶而成，过饱和溶液是尿路结石形成的主要机制，这也是尿路结石的经典病因病机之一。

（3）成石抑制物质缺乏学说：正常尿液中含有某些能防止尿路结石晶体沉淀的物质，而结石症患者的尿液中正是缺少这样的抑制物质才长结石。目前的研究发现枸橼酸、镁离子、焦磷酸盐、某些微量元素以及肾钙素等肽类都具有这种抑制成石的作用。

（4）基质学说：结石形成首先需有基质模型，然后晶体沉附其上形成结石，即所谓基质学说。基于尿路结石是由无机矿物和有机基质有序地组合，二者缺一不可的事实，在 1891 年 Ebstein 和 Nicolaier 注意到基质是尿路结石的骨架，并提出尿路结石是尿液中的无机物质浸润到由炎症所致的上皮细胞分泌的蛋白样凝块中而形成的假说。后来 Boyce 认为基质是尿路结石成核的激活剂，在晶体中起黏结作用，并使结石老化，在结石形成中起决定性作用。然而到目前为止，对基质和尿中大分子物质在尿路结石形成中的具体作用机制还有待进一步研究。

（5）取向附生学说：取向附生学说是结石形成机制中研究较为重要的一项学说之一。取向附生学说实际上是一种特殊的异质成核，它指的是如果一种晶体的晶格结构与另外一种相似时，第二种晶体可以在第一种晶体的表面成核并生长。尿路结石绝大部分为混合性结石，虽然临床上以草酸钙结石为多，但这些草酸钙结石极少数是纯草酸钙结石，往往还含有其他成分，或以此为核心。取向附生学说可以用来解释为何尿路结石多为混合性成分。

（6）免疫机制学说：免疫机制学说是最近才发展起来的结石机制研究。结石的形成有一种单一潜在的原因，即免疫抑制，由于感染或环境因素缩短或延长其潜伏期。一旦遗传因素受到了外界的影响，淋巴细胞即产生抗体，由 α－球蛋白转运并侵犯肾上皮细胞引起尿路结石。

（7）游离颗粒和固定颗粒成石学说：该学说认为尿中结石成分饱和度提高，析出晶体后，在短时间内大量晶体卡在肾集合管内，继续长大成石，或借助黏蛋白黏附在细胞壁上，或附着于受损害的肾小管部位，形成固定颗粒，导致结石形成或变大。

二、中医学对尿路结石病因病机的认识

尿路结石属中医中的“石淋”“砂淋”“血淋”等范畴，中医文献中很早就有关于尿路结石病因、病机、症状、治疗、预后及预防的记载，许多关于尿路结石的描述以“淋”为病名，如“石淋”“砂淋”“血淋”，其他如“腰痛”“尿血”“腹痛”等病名下亦有记载。

（一）尿路结石相关藏象和经络学说

尿路结石的病位主要在肾、膀胱及三焦。

1. 肾

肾主是肾的主要功能，指肾脏具有主持和调节人体水液输布排泄的功能。《素问·逆调论》说：“肾者水脏，主津液。”肾的这一功能主要靠肾的气化作用来完成，肾的气化主要表现为开合机能。在正常情况下，水饮由口入胃至小肠，经过小肠泌别清浊，水中精微（津液）由脾吸收，转输至肺，经肺的宣发、肃降疏布周身，以滋润脏腑体窍、肌肤皮毛。部分水液从汗孔排出成为汗液，经脏腑体窍利用后的浊液，则通过三焦水道下输于肾。另外，经小肠泌别清浊剩余的浊液，除一部分随糟粕传入大肠外，其余的部分亦由脾吸收向下转输至肾。到达肾的水浊，在肾的蒸腾气化作用下，再分清浊，清者吸收，通过三焦水道上腾于肺，继续滋养、濡润机体；浊者则变为尿液下输膀胱，排出体外。在这一过程中，津液与行于脉中之血相互渗透，并在肝疏泄作用的配合下，进行正常的输布与排

泄，从而维持着人体水液的平衡协调。人体水液的输布与排泄，是由肺、脾、肾、胃、小肠、三焦、膀胱等许多脏腑的功能共同完成的，但肾的气化功能则是维持人体水液平衡的关键。如果肾的气化功能正常，则水液能升清降浊，清者上腾于肺，浊者渗入膀胱，肾关开合有度，开则机体多余的水液得以排出，合则机体所需的水液得以保留，脏腑功能动力充足，脾能运化水湿，肺能通调水道，三焦畅通无阻，故称“肾为水之下源”。若肾的气化功能失常，如肾阳虚、肾气虚时，则水液升降无力，肾关开合不利，脏腑功能动力不足，即可引起水液平衡失调，肾开合失司，可致尿频、遗尿，或尿少、癃闭等证。

2. 膀胱

膀胱的主要功能是贮存和排泄尿液。人体水液在输布排泄过程中，通过胃、小肠、脾、肺、三焦诸脏腑的作用，将津液运至全身，滋润濡养机体，其浊液则下输于肾，在肾的气化作用下，部分浊液变成尿液渗入膀胱，并在膀胱滞留一定的时间，故云“膀胱贮存尿液”，滞留于膀胱的尿液，当达到一定的容量时，便通过气化及时从尿道排出体外。《素问·灵兰秘典论》说：“膀胱者，州都之官。津液藏焉，气化则能出矣。”此处“津液”则指尿液。膀胱的气化是受肾的气化功能控制和调节的，若肾气充足，则膀胱气化正常，开合有度，小便排泄正常；若肾气不足，则膀胱气化失常，开合失司，表现为尿频、遗尿、失禁，或尿少、癃闭、小便不利；若膀胱有湿热蕴结，则出现排尿异常，如尿急、尿频、尿痛、血尿或尿有砂石等。清代医家尤在泾在《金匮要略心典》中描述得更为具体，称石淋是“膀胱为火热燔灼，水液结为滓质，犹海水煎熬而成盐碱也”。

3. 三焦

三焦，是上焦、中焦、下焦的合称，属六腑之一。三焦是水液运行的道路。《素问·灵兰秘典论》说：“三焦者，决渎之官，水道出焉。”决，疏通也；渎，沟渠也。决渎，即疏通水道之意。也就是说，三焦有疏通水道和运行水液的作用，是水液升降出入的通路。人体水液的化生、输布与排泄，要靠胃的摄入、小肠的泌别清浊、脾的运化水液、肺的通调水道、肝的疏泄气机、肾的气化和膀胱的贮尿、排尿等许多脏腑功能共同完成，但必须以三焦为通路，才能正常升降出入，故云“三焦为水液运行的通路”。若三焦水道不利，则水液运行受阻，可致小便不利和水肿等症。《类经·经络脏腑病》：“三焦病者，腹气满，小腹尤坚，不得小便，窘急，溢则水留即为胀。膀胱病者，小便偏肿而痛，以手按之，即欲小便而不得……”描述了石淋的临床症状特点以及与膀胱、三焦两腑的关系。

4. 经络

“肾足少阴之脉……贯脊属肾络膀胱（上股内后廉，结于督脉之长强。以贯脊而后属于肾，前当关元、中极，而络于膀胱，相为表里也）……其支者，从肺出络心，注胸中”“膀胱足太阳之脉……入循膂，络肾属膀胱，其支者，从腰中下挟脊，挟脊贯臀，入腘中”。可见，肾与膀胱经络相互络属，且走行部位包括腰部脊柱两侧或周围，肾与膀胱经络阻滞则引发腰痛。且肾经分支从肺络心，“诸痛痒疮，皆属于心”，故尿路结石引发的疼痛剧烈而顽固。

络病学结合现代医学对结石形成的机理来看，肾钙斑学说、肾小管损伤学说、免疫性损害学说等均提示肾的微细结构损伤是导致结石形成的重要因素，具有“肾络损伤”的特征。这些损伤形成往往都会经过一定的过程，乃“久病”之说。且结石为病理产物性病因，结石形成后，进一步阻滞肾和膀胱经络，加重肾和膀胱损伤，导致其缠绵难去，且可以进一步形成其他结石，临床发展为复合型结石和多发性结石。络病学理论肾络辨证论治指出，肾络瘀阻则突然尿少短涩；肾络损伤则尿频、尿急、尿痛、尿中带血，伴发热恶寒，这与尿路结石所见症状高度符合，因此尿路结石可从络病学理论肾与膀胱之络辨证论治。

（二）尿路结石的病因病机

根据历代医家论述，结合现代络病学的理论，尿路结石的病因病机分述如下。

1. 湿热蕴结，热毒滞络

湿热有受于外，亦可由内而生。感于外者，或因外阴不洁，秽浊毒邪上犯膀胱，或肾虚适加涉水，房事之后沐浴，或下肢感受丹毒，壅遏脉络，波及脏腑，致肾火闭结而不得伸，乃行其气于膀胱，煎干咸水而成结石。生于内者，多因过食辛甘肥腻之品，或嗜酒太过，致脾胃运化失常、积湿生热。蕴结于下焦，或由他脏传入，如小肠邪热或心经火热炽盛，传于其腑，移入膀胱。肾主水，膀胱为州都之官，津液贮藏之所，气化水液始能出，而湿热蕴结下焦，气化失司，水道不利，水液受湿热煎熬，尿液凝结，日积月累，积久成砂，聚而为石。若膀胱热盛，热伤血络，迫血妄行，血随尿出，则为血淋。砂石存于肾和膀胱，如遇活动，损伤脉络，亦可形成血淋，湿热与砂石交阻于水道，则通降失利，潴留于肾或膀胱之中。湿热毒聚集，热毒阻滞肾与膀胱之络，可同时合并感染，引发脓尿。

2. 气滞血瘀，络脉损伤

七情不调，伤及于肝，肝失疏泄，肝气郁结，肝主血功能受损，致血行不畅，脉络瘀阻，或气郁化火，气火郁于下焦，以致膀胱气化不利，水液通利失常，尿石杂质逐渐凝结成石。故临床上结石患者常伴有胸胁闷胀，少腹不适等症状。结石阻塞，下焦气化运行不利，可见小便涩滞不畅。气滞则血行受阻，肾络、膀胱络损伤，血液不循常道，溢于脉外而表现为腰部和腹部剧烈绞痛、血尿，绞痛甚则向前阴、股内侧放射。结石是病理产物性病因，结石形成后，直接阻滞肾与膀胱之络，导致该病存在久病难愈的病证特点。

3. 肾气不足，肾络不荣

先天禀赋不足，年老体弱，病后、产后肾气虚弱，房劳，多产，导尿，房事后涉水及沐浴均可损伤肾气。肾虚则气化失常，下焦之清气不能蒸腾升达，浊气不能正常下降，清浊不分，壅塞下焦，同时肾主水功能失司，水液停于下焦，水液胞内壅积，复加膀胱湿热煎熬，则水道涩滞，日久聚而成石。若石淋迁延不愈，又可使肾气受损，更无以推石下行，两者相互影响，以致尿路阻滞，引发诸证。热偏盛者，则易耗伤肾阴；湿偏盛者，则易损伤肾阳，久则肾阴肾阳两伤。如脾肾两亏，则可致虚实夹杂之证，以至病情缠绵难愈。由于肾虚固摄无力，脾虚中气下陷，则可见小便淋沥不已。肾阳虚者，气化不行，水液潴留，出现肾盂积水。肾气不足，肾络不荣，不荣则痛，亦可出现长期隐痛的证候；肾络不荣，络脉空虚，肾气不固，气不摄血，则可出现间歇性出血的证候。

4. 肾阴不足，肾络不荣

素体阴虚内热，阳热偏盛；或喜食辛辣，灼伤津液；或情志不畅，气机不畅，火热内生，久而煎熬津液。津液亏少，则结石形成。津液亏少，失于滋润濡养，肾络不荣，水道不利，水不载舟，结石难以排出。津液属阴，肾阴虚内热则腰部隐痛，眩晕耳鸣，潮热盗汗，津液不足则口干、心烦。

另外，石淋的病位虽然在肾、膀胱及三焦，但还涉及肺、肝、脾、小肠等多个脏腑，如肺之宣发肃降通调水道、肝之疏泄、脾胃之升清降浊等功能异常，亦与本病的发生有一定关系。尿路结石病初多为邪实之证，久病则由实转虚；如邪气未尽，正气已伤，则表现为虚实夹杂。

第四节 尿路结石中西医诊疗方法与相关问题

一、临床表现特点

（一）肾结石

肾结石可能长期无明显症状，尤其是较大的鹿角形结石。小结石的活动范围较大，当其排入肾盂输尿管连接部或输尿管时，会引起输尿管平滑肌的痉挛，可出现肾绞痛和血尿。肾结石发作时最明显的症状表现为突然出现的一侧腰部疼痛，有时可放射至下腹部、腹股沟、股内侧，女性可放射至阴唇。肾绞痛严重时甚至会出现血压下降，同时伴有恶心、呕吐、腹胀、便秘等胃肠道症状。有症状的肾结石患者往往会出现肉眼血尿或镜下血尿，活动后血尿可能加重。小的肾结石患者排尿时可自行排出结石，同时伴随剧烈的尿痛，肾结石如果并发梗阻或感染，比如肾积水或积脓，还会出现发热等全身症状。

（二）输尿管结石

输尿管结石的临床表现可以和肾结石相同，当输尿管结石嵌顿时主要引起输尿管的绞痛，可放射到下腹部、睾丸或阴唇。大多数情况下也会出现血尿，同时伴有恶心、呕吐等胃肠道症状。当输尿管结石排至膀胱壁内段时，可出现尿频、尿急、尿痛等膀胱刺激征的下尿路症状。

（三）膀胱和尿道结石

膀胱结石的主要临床表现为尿痛、排尿障碍或随着体位改变的尿流中断，同时可出现血尿。膀胱结石引起的尿痛主要是因为结石刺激膀胱底而引起的，常常伴随尿频、尿急以及终末血尿。当结石嵌顿于膀胱颈口时，还会出现明显的排尿困难，甚至会出现急性尿潴留。患者因排尿困难需要腹部用力协助排尿时，还会引起直肠脱垂或疝。当膀胱结石合并感染时，膀胱刺激征会加重，甚至会出现脓尿。

尿道结石的主要临床表现为明显的排尿困难、排尿费力，也会出现与膀胱结石一样的尿流突然中断及急性尿潴留。患者排尿时会感到明显的疼痛，且可放射至阴茎头部。当尿道结石并发感染时，也会出现脓尿同时伴有明显的排尿刺痛。

二、中医证候分型

（一）湿热下注证、热毒滞络证

证候：腰痛或少腹急满，小便频数短赤，涩痛难忍，淋沥不爽，尿血，甚则伴随脓尿，伴恶寒发热；舌苔黄腻，脉弦滑或滑数。

（二）气滞血瘀、肾络损伤证

证候：腰部隐痛，或腰腹部剧烈绞痛，痛引少腹、睾丸，或伴血尿、呕吐，小便涩痛不畅；舌质暗红或有瘀斑，脉弦紧或沉弦。

（三）肾气不足、肾络失荣证

证候：病程较长，腰部隐痛，排尿无力，少腹坠胀，神疲乏力，形寒肢冷，甚至面肿；舌淡，脉沉细。

（四）肾阴不足、肾络失荣证

证候：病程较长，腰部隐痛，排尿无力，伴眩晕耳鸣，口干心烦，五心烦热，或有潮热盗汗；舌红少津，少苔或无苔，脉细数。

三、诊断方法与评估指标

（一）超声与影像学检查

1. 超声检查

在尿路结石的诊断中，超声波是最常用的检查方法，尤其在肾绞痛时可作为首选。它简便、快捷、经济且无创，绝大多数尿路结石都可以用超声发现。此外，超声检查还可以了解结石以上尿路有无扩张积水，从而间接了解肾实质和集合系统的情况。但超声波也有一定的局限性，对于输尿管中下段的结石，由于受到肠道影响，可能敏感性较低。

2. 尿路平片

尿路平片也是尿路结石检查的常规手段，可以发现 90% 以上的阳性结石，可以明确结石的大小、位置、数目以及形态。一般的含钙结石（草酸钙、磷酸钙、磷酸镁铵等）都可以在尿路平片上显影，而纯尿酸结石和黄嘌呤结石能透过 X 线而不显影。

3. CT 检查

CT 检查分辨率高于普通的尿路平片，且不受肠道气体的干扰，可以直接显示出包括阴性结石在内的所有尿路结石的具体位置、大小以及形态。对于肾绞痛患者，也可首选 CT 平扫，以提高诊断的准确率。此外，还可以通过 CT 值来间接地初步判断结石的成分。目前较多文献报道了 CT 值对纯成分结石尤其是尿酸结石的诊断有效性，但对于其他成分特别是混合结石的鉴别，却没有统一的结论。原因在于其他类型结石的 CT 值多数大于 1 000 Hu，导致 CT 值预测这些成分的结石存在一定困难。Sheir 使用平均 CT 值和 CT 值密度（CT 值 / 结石体积）来区分结石类型，发现 120 kV 下纯一水草酸钙结石、纯尿酸结石、纯磷酸铵镁结石可以互相区分。随着双源双能量 CT（DECT）的问世，越来越多的学者开始将之用于尿路结石成分的研究并用来指导结石的治疗。

4. 逆行或经皮肾穿刺造影

该检查属于有创检查，临床中不作为尿路结石的常规检查手段，仅对于在静脉尿路造影不显影或者显影不良以及怀疑 X 线阴性结石，且需要做鉴别诊断时才可酌情使用。

5. 磁共振水成像

磁共振水成像（MRH）可以了解结石的上尿路梗阻积水的情况，且不需要造影剂，不受肾功能改变的影响。对于不适合做静脉尿路造影的特殊患者（如严重肾功能损害、儿童和孕妇等）可采用此项检查。

（二）实验室检查

实验室检查对于尿路结石的诊断治疗及病因预防极为重要，对于普通的单纯尿路结石（如第一次发生的肾绞痛或单侧肾输尿管结石），往往只需要简单的影像学检查，而对于双肾复杂结石、反复发作的结石高危人群等特殊患者，常常需要做更深入的实验室检查。结石患者的实验室检查应包括血液检查、尿液检查和结石分析。

1. 血液检查

尿路结石患者的血液检查主要包括查血钙、磷、钾、钠、氯、尿素氮、肌酐清除率、肌酐、尿酸、血浆蛋白、血二氧化碳结合力等。

2. 尿液检查

（1）尿常规：镜下可见红细胞，如合并感染可见脓细胞，且可见结晶或结晶团块，此外，对于肾小管性酸中毒的患者，还可见尿 pH 值偏高（pH 值＞6.8）。

（2）尿培养及细菌药物敏感试验：对于合并有感染的患者，还可培养出细菌（如常见的大肠埃希菌、克雷伯杆菌、淋病奈瑟球菌、肠球菌、葡萄球菌、链球菌、结核分枝杆菌等）。

（3）24 小时尿定量分析：对于反复发作尿路结石的高危人群需要行 24 小时尿定量分析。测定尿总量、钙、磷、尿酸、草酸、枸橼酸、胱氨酸、钠、钾、镁等。

（4）结石成分分析：结石成分分析对于结石高危人群的预防非常重要，是制订结石预防措施和溶石治疗的重要依据。结石标本可以是患者自行排出的结石，也可以是经手术碎石或取石的标本。任何首次患尿路结石的患者都应该进行结石成分分析。临床上，对于药物治疗后反复发作的结石、经有创手术治疗完全清除结石后又再次早期复发的结石以及长时间未长结石后又复发的结石，均需要重复进行结石成分分析。结石成分分析首选的方法是红外光谱分析法或 X 线衍射分析法。

（三）特殊项目检查

临床上对于特殊的尿路结石患者，还需要行特殊项目检查。如反复发作的肾结石怀疑合并有肾小管性酸中毒的患者，需要反复多次行血气分析并行氯化铵负荷试验和肾小管功能检测。对于怀疑是由于甲状旁腺功能亢进而引起的肾结石，除检查血尿中的钙和磷以外，还需行甲状旁腺激素测定以及肾小管磷再吸收试验以帮助诊断。目前，原发性高草酸尿症和胱氨酸尿症已明确是由基因突变引起的，因此，对于有结石家族史且疑似原发性高草酸尿和胱氨酸尿的患者建议行基因检测。

第五节 尿路结石西医治疗原则

一、微小尿路结石的治疗原则

微小结石往往采取保守治疗的方法就可以取得比较好的效果。比如结石直径小于 0.6 cm、结石表面光滑且结石以下尿路无梗阻时，可以给予一些排石性的药物（如 α 受体阻滞剂和通淋排石的中医中药），同时让患者大量饮水、多排尿，然后进行适当的运动，从而加速结石的排出。排石过程中一旦结石在某个部位出现梗阻，则考虑有创的方法来进行干预治疗，比如进行体外冲击波碎石或微创手术治疗。

二、上尿路感染性结石的治疗原则

所有结石患者均须行尿液细菌学检查或尿培养。尿液细菌学试验阳性或者尿培养提示有细菌时，在处理上尿路结石之前都要使用抗生素控制感染，尤其对于老年人以及有基础疾病且体质弱的患者。上尿路结石梗阻合并有感染，尤其是当患者处于急性炎症期时，不宜碎石，以防发生感染加重甚至出现脓毒症而危及生命。需要根据尿培养结果选择敏感抗生素控制感染，当单用抗生素治疗且效果不佳时，还需要尽快通过经皮肾微穿刺造瘘或逆行输尿管支架置入解除梗阻，从而充分引流减轻炎症，避免感染及梗阻造成肾功能进一步损害，待炎症减轻和感染控制之后，再处理结石。

三、鹿角形结石的外科治疗原则

目前，鹿角形结石的绝大多数外科治疗都可以用腔内微创手术的方式来完成，取代了传统的开放手术，而经皮肾镜碎石取石是目前大部分鹿角形结石的首选外科治疗手段。鹿角形结石属于复杂型结石，在外科治疗中若发现合并有感染，仍须采用适当的措施（如经皮肾微创穿刺造瘘或输尿管支架植入）控制感染后再择期处理结石。治疗后的结石应该进行结石成分分析，并积极寻找病因，以降低结石的复发。

四、输尿管结石的外科治疗原则

输尿管结石的外科治疗主要包括体外冲击波碎石、输尿管镜碎石、经皮肾镜碎石取石、腹腔镜手术和开放手术取石。大多数直径＜ 10 mm 的输尿管结石首选体外冲击波碎石，当结石≥ 10 mm 时可选择输尿管镜碎石或体外冲击波碎石，而对于≥ 15 mm 且结石停留时间超过 2 个月的情况，由于这种输尿管结石嵌顿时间长，容易发生肾积水或合并输尿管狭窄，体外冲击波效果较差，应采用输尿管镜碎石或经皮肾镜取石。从外科治疗原则来说，经皮肾镜碎石取石治疗输尿管结石，适合合并肾结石需同时进行肾内取石治疗的患者。当合并有感染时，仍须采用经皮肾微创穿刺造瘘或输尿管支架植入以控制感染，再择期处理结石。

当体外冲击波、输尿管镜碎石、经皮肾镜碎石取石治疗失败时可考虑选择腹腔镜手术和开放手术取石。此外，对于直径较大且嵌顿时间较长的结石，以及多发性输尿管结石合并输尿管狭窄时，可以选择腹腔镜或开放手术取石。

第六节　尿路结石围手术期中西医结合治疗原则

尿路结石手术主要是以微创的方式进行，并发症相对少见，但患者在接受手术治疗的过程中，机体因处于应激状态而可能出现一些不适症状。中西医结合所建立起来的整体调节与辨证论治的方法，可以应用于尿路结石患者围手术期的术前准备以及术后康复。尿路结石围手术期中西医结合治疗原则是结合西医西药以及中医的辨证论治，帮助患者平稳度过围手术期，预防或减少术后出现的手术并发症，缓解术后各种不适症状（腰痛、血尿、腹胀、咳嗽等），从而促进患者早日康复。其具体治疗措施与方法可参考《尿路结石围手术期中西医结合诊疗专家共识》。

第七节　中医辨证论治与方药

近代中医学家认为尿路结石是肾气不足、膀胱湿热所致。肾司二便，与膀胱相表里，肾气虚则膀胱气化不利，湿热蕴结下焦，日久则尿中杂质结为砂石。为建立统一、科学、标准、规范的中医诊疗体系，1994 年 6 月 28 日，国家中医药管理局颁布了《中华人民共和国中医药行业标准〈中医病证诊断疗效标准〉》，明确将尿路结石命名为石淋，指出："石淋是由湿热久蕴，煎熬尿液成石，阻于肾系，指尿路结石。"同时制定和完善了石淋诊断疗效标准，明确将石淋分为下焦湿热、下焦瘀滞、肾气亏虚、肾阴亏虚四型。1997 年 3 月 4 日，国家技术监督局又颁布了《中华人民共和国国家标准〈中医临床诊疗术语〉》，对石淋的概念赋予了新的内容，指出"石淋是以腰痛、尿血或尿出砂石，或经检查发现结石为特征的结石类疾病"，病位在肾和膀胱。中医学认为结石不仅是肾气亏虚、下焦湿热、气血瘀滞的病理产物，而且还是致病因素，可引起一系列临床症状。砂石阻于肾系，气机闭阻，不通则痛；结石易损伤血络，引起尿血；砂石阻塞尿道，则排尿中断，尿道刺痛难忍。2022 年，中国中西医结合学会泌尿外科专业委员会撰写的《上尿路结石中西医结合排石治疗中国专家共识》将上尿路结石按肾虚湿热证、湿热下注证、气滞血瘀证、肾阴虚证和肾阳虚证 5 个证型辨证论治。

辨证论治是中医学的精髓，也是中医学的特点。现代中医在原有基础上又有新的发展，开拓了新的思路。辨证和辨病相结合，把一个疾病根据不同情况分成若干证型来治疗，更具个性化，更切合临床实际，提高了临床治疗效果。结合现代络病学思想，根据尿路结石"久病入络""久痛入络""络脉瘀滞"等特征，尿路结石的络病学辨证分析与治则治法如下。

一、辨证分型与治则治法

（一）辨证要点与治则治法

尿路结石临床表现轻重不一，病程有长短，发病缓急不一，有时嵌顿在肾盂内或肾盏内，有时嵌顿在输尿管三个狭窄部任何一段。治疗时，既要宏观地把握整个病变中的主证演变及伴随症状，又要注意结石大小变化及排泄情况。其病机不同，治则有别。辨证应先辨虚实，实证者，多为湿热、瘀血、结石阻滞局部脏腑和经络，结石阻滞还可引发脏器和络脉损伤，治当清热解毒、利尿通淋、梳理气机、活血祛瘀、化石排石、疏通经络和通利水道；虚证者多为结石伴肾气、阴、阳不足，治当补肾益气，滋阴壮阳，促使肾气强盛，流气通络，畅通道路，则元阴元阳鼓邪外出；阴伤者，还当养阴清热，荣养络脉，增水行舟。同时治疗过程中应注重流气通络，活血通络，荣养络脉，使络脉得通得养，方可促进结石全部排出和防止结石再度形成。治疗时根据临床症状及舌脉变化，注意病机演变程度，处方用药循证加减，补泻药物巧妙配合。

（二）辨证分型和治法方药

1. 湿热下注、热毒滞络证

证候：腰痛或少腹急满，小便频数短赤，涩痛难忍，淋沥不爽，或有血尿、脓尿，伴恶寒发热；舌苔黄腻，脉弦滑或滑数。

治法：清热利湿，解毒通络。

方药：八正散（《太平惠民和剂局方》）加减。

药物组成：车前子、瞿麦、萹蓄、滑石、山栀子、炙甘草、木通、大黄；若伴有尿血，可加小蓟、三七粉等；湿热蕴毒，弥漫三焦，可加蒲公英、黄柏、大黄等清热解毒。

备选方剂：三金排石汤（经验方），石韦散（《外台秘要》）。

2. 气滞血瘀、肾络损伤证

证候：腰部隐痛或腰腹部绞痛，痛引少腹，或伴血尿、呕吐，小便涩痛不畅；舌质暗红或有瘀斑，脉弦紧。

治法：行气活血，散瘀通络。

方药：化瘀尿石汤（中国中医科学院广安门医院经验方）加减。

方药组成：三棱、莪术、皂角刺、乳香、没药、赤芍、牛膝、白芷、青皮、薏苡仁、枳壳、厚朴、车前草、金钱草。其中乳香辛香理气，流气通络，莪术和皂角刺散结通络，与其他活血化瘀和通淋排石药物共同使用，共奏活血化瘀、通络排石之功。瘀血阻滞较重，疼痛剧烈或结石难以排出者，还可以加虫类走窜搜剔通络药，如地龙、土鳖虫等。

备选方剂：沉香散（经验方）。

3. 肾气不足、肾络不荣证

证候：尿频涩痛或小便不利，夜尿多，伴腰腿酸痛、精神不振、四肢欠温或下半身常有冷感；舌质淡苔白，脉沉细弱。

治法：补益脾肾，养络排石。

方药：济生肾气丸（《严氏济生方》）加减。

方药组成：熟地黄、山药、山萸肉、牡丹皮、白茯苓、泽泻、桂枝、附子、车前子，加味金钱草、海金沙、鸡内金等。阳气不足，推动无力，可加人参、鹿茸益气温阳，荣养络脉。

4. 肾阴不足、肾络不荣证

证候：腰部隐痛，小便淋沥或涩痛，伴头昏耳鸣、腰酸腿痛等；舌质红或少苔，脉细数。

治法：滋阴补肾，通淋排石。

方药：六味地黄丸加减。

方药组成：熟地黄、山药、山萸肉、牡丹皮、白茯苓、泽泻，加味金钱草、海金沙、石韦等。阴虚内热明显，津液亏少，水液推动无力，结石难以排出者，加生地黄、当归、鳖甲等养阴软坚化石，取鳖甲散结通络、当归荣养络脉之功。

二、方药选择与药效作用

尿路结石的病因和发病机理是多方面的，应从整体观念来认识，与风邪、湿热、情志、饮食、生活、工作、环境等都有极为密切关系。所以我们应根据患者不同的病因病机，结合络病学理论、专家共识和用药经验，为不同的个体确定不同的治疗方案。

（一）从辨证上施治

1. 清利湿热、化石通淋为治疗大法

由于泌尿系统结石的病理因素为湿热蕴积下焦，煎熬尿液凝结而成砂石，它的主要矛盾是“湿热”，因此治疗应以清利湿热、化石通淋为主要大法，始终贯穿“通利”这一基本原则。中药对结石的疗效，表现有两种情况，另一种是结石自尿路排出体外，但其效果与结石的大小、个数、部位密切相关；另一种是并未见到结石完整排出，但经摄片证实结石已经获得溶解并消失。目前临床多将排石与化石两种不同作用的药物配伍使用，以求达到相互协同、提高疗效的目的，且尤应对化石类药物加以重视，因它既能使 1 cm 左右难以排出的结石趋于溶解，同时能使得尿液成分发生化学改变，可以防止结石再度形成和复发。

代表方有八正散、石韦散、二神散。常用药物有金钱草、海金沙、滑石、鸡内金、琥珀、硼砂、鱼脑石、风化硝、萹蓄、瞿麦、石韦、冬葵子、木通、车前子、防己、萆薢、威灵仙等，如热偏重者可配大黄、知母、黄柏、山栀子清热解毒、解毒通络，祛除络脉湿热毒邪，既可排出结石，也可祛除络脉毒滞，畅达络气，防止结石复发；湿偏重者可配猪苓、茯苓、泽泻、通草以利水渗湿。

现代药效研究证实八正散加减治疗尿路结石在有效率和治愈率上具有明显优势。对输尿管软镜碎石术患者采取石韦散辅助排石治疗，能有效提高结石排出率和治疗效果，减轻患者疼痛感，降低并发症发生率，其效果显著。石韦散加减汤联合钬激光碎石术治疗湿热蕴结证输尿管上段嵌顿性结石疗效确切，可缩短患者临床症状消失时间，促进碎石排出，降低尿红细胞和白细胞水平，减轻炎症反应，且安全性良好。石韦散具有清热解毒消炎的作用，适用于湿热下注，热毒阻滞伴有感染的尿路结石。

2. 理气化瘀是重要的选择措施

湿热蕴积下焦，凝成砂石，势必壅阻气血，导致气滞血瘀，膀胱气化失司，或在病理实质上表现有炎症性粘连，因此在清利湿热、化石通淋的基础上，必须重视配合理气活血的方法。因湿热可导致气滞血瘀，而气血瘀滞之后，湿热更易蕴结，互为因果，故疏通气血，也可加强清利湿热的效果，尤其在发生肾绞痛和排尿困难、尿闭的情况下，气滞血瘀成为主要矛盾时，更应重视理气化瘀通络，以求达到通则不痛的目的，且通络而有利于结石排出。代表方化瘀尿石汤是治疗气滞血瘀型结石的中药方剂，方中乳香辛香理气、流气通络，莪术和皂角刺散结通络，均为代表性的络病用药。化瘀尿石汤为中国中医科学院（原中国中医研究院）广安门医院泌尿外科创用，临床排石率达 67%，下降率 18%，适应证为 0.8 ～ 1.0 cm 的上尿路结石，达到国内领先水平。其能有效降低行体外冲击波碎石术后上尿路结石的复发率，提高患者尿 pH 值，降低尿草酸和尿钙浓度。其他方药如沉香散、琥珀散也可辨证使用。至于具体处理，则当针对患者的症状，注意同中求异，区别重点，或以理气为主，或以化瘀为主，辨证加减行气、活血、通络、止痛和止血的药物。

气滞者每见小溲滴沥、涩滞不爽、排尿困难，甚至尿闭，小腹胀急，其病理主要为肾和膀胱的气化失常，但亦与肝气郁结、疏泄无权有关，治当疏调气机而通利水道，以期气行水行，常加沉香、木香、乌药、青皮、小茴香、川楝子、柴胡、白芍；有时可根据开肺气以通调膀胱水道的原理，使用桔梗、升麻、紫菀降中有升，以奏收上开下之效。实践证明，对结石固定不移者，配合理气药确能起到推动作用。若肾绞痛发作，疼痛剧烈者，可暂予苏合香丸 1 粒化服，辛香理气，宣郁止痛。血瘀者腰部钝痛、刺痛，拒按，小腹满痛，或尿中有血，小便痛，舌质黯紫，或有瘀斑，其病理为湿热久蕴、络脉瘀阻，甚则热迫血溢，同时与结石对局部组织机械性刺激损伤也有密切关系。治疗当以化瘀为主，尿血明显者兼以止血，一般常配王不留行、失笑散、益母草、郁金、延胡索、牛膝、虎杖、木贼草、桃仁、茜草根、藕节，以及虫类走窜通络之药，如地龙、土鳖虫等。如有血热现象，舌质红，苔薄黄，口干，可加凉血之牡丹皮、赤芍、生地黄，尿血明显者用大黄炭、三七粉、血余炭、小蓟、炒蒲黄、白茅根等。根据临床观察，化瘀药的应用，不但对血尿和疼痛可以起到较好的效果，同时对结石排出后，腰痛持续、不易消除，络脉瘀滞现象未复者，亦有较好的疗效。

3. 通中寓补是辨证变治之法

一般而言，本病为湿热壅结，气滞血瘀，以邪为主，故应“忌补”；假如误用补法则“气得补而愈胀，血得补而愈涩，热得补而愈盛”，必须注意体质与疾病的关系、局部与整体的关系、病程的长短，全面地看问题，凡体质虚弱不需单纯通利者，则应该“通中寓补”或“消中寓补”，以求祛邪而不伤正，补正而邪易去，至于具体处理方法则需根据脏腑病位特点来调整。

补肾是对尿路结石体虚者的主要治法，因肾虚与湿热是本病邪正虚实的两个对立面，如有明显偏于阴虚或阳虚倾向者，当分别对待。阳虚的表现多为畏寒腰酸，尿频或小溲余沥不尽，脉沉细，舌质胖大淡紫，通过补肾以助气化，可以加强排石利水作用。选方济生肾气丸，其中附子和肉桂均为辛热助阳之品，可助气化，特别是肉桂尤能直达下焦助阳化气；车前子利尿通淋，共奏助阳利水排石之功。临床研究表明，济生肾气丸治疗肾气不足型肾结石患者，可明显减少残余结石数量，保护肾功能，同时对肾气不足中医证候总分、腰腹疼痛、尿中带血、小便不利、腰膝酸软无力、倦怠乏力、畏寒肢冷、颜面或肢体水肿、痰饮咳喘等症状有明显改善，且不良反应发生率较低。实验研究证实其具有抗氧化损伤、抗炎性反应、保护肾功能的作用，且有防石作用。此外，此类患者往往久病，结石长期阻滞在肾和输尿管，久病入络，结石阻滞，肾络不荣，肾气推动无力，结石更加难以排出，可加入巴戟天、肉苁蓉、鹿角（鹿茸）、补骨脂之类激发肾气。其中鹿茸为温阳煦络、益精填髓之荣养络脉要药，归肾经。湿热久蕴而致阴伤，表现为口干、烦热、腰疼、尿少有热感，舌质红少苔、脉细数者，选用六味地黄丸加味，除加味通淋排石的药物外还可酌配生地、玄参、炙鳖甲等养阴软坚化石。《肘后方》有以鳖甲为单方，杵末酒送服治石淋的记载，而鳖甲也是散结通络之药，同时具有养阴、益精血的功效。

《景岳全书》记载“治肾者必须治肺”“肺主治节”，认为本病的发生始终离不开“气”“水”二字，在临床实践中，产生了排石尚宜辅以宣肺治节的认识。中医脏象学说认为，肺主宣发，其气肃降，肺气宣肃正常，则水邪得以外从汗而发，下则从二便而泄。肺与大肠互为表里关系，肺为水之上源，主通调水道，故肺对大肠与膀胱均有调控作用，气化则水湿分解，清肃之令下行则二便通畅。充分利用肺的“相搏”职能，强化肺的主气功能，验之于临床可加快利尿排石药的治疗作用。总之，宣肺有利于三焦气化，促使上焦水液不断下输于膀胱，从而保持小便通利，加速对结石的冲洗和排出，故曰“排石勿忘宣肺”。同时根据“肺为水之上源”的理论，可取补肺滋肾法，用麦冬、玉竹、沙参等品荣养肺络，麦冬为养阴濡络、润肺清心之品，荣养肺络作用突出；玉竹系治石淋之单方；沙参含皂苷，对尿液呈酸性反应之结石，颇为理想，三药合用，补肺，养肺络，助肺肃降，通调水道而利于结石排出。

（二）从病情缓急上施治

标本缓急，因势利导。本症患者大多属本虚标实，其标实为重者，一般表现为病势较急、小便涩痛、窘迫难忍、溲而不畅、时或滴沥、时或中断、尿黄浊或夹血，多有腰及小腹剧烈绞痛，向下放射至会阴，甚则冷汗淋沥、恶心、呕吐，舌苔黄腻，脉多弦数。本虚为重者，病势多缓，小便滞涩及疼痛均不明显，小溲滴沥失约，病情时轻时重，稍劳即发，腰酸神疲，舌淡，脉细。标实突出表现为湿热蕴结，而致膀胱气化不得宣通；本虚则因久病，或因湿热久蕴不化，而导致肾虚，膀胱失于气化。肾与膀胱失于气化，进而加重湿热瘀阻。故石淋患者，在绞痛发作之时，湿热蕴结之象表现最为突出。此时，因湿热瘀结，结石阻塞，影响血脉运行，肾与膀胱失于气化，则小便欲排不能；气机因之郁滞，不得升降，故发生绞痛症状。这种绞痛的发作，是邪正相争的反映，也是体内结石移动的征象。因此，及时因势利导，采用清热利湿、解毒通络、行气活血、化瘀通络、通淋化石的药物治疗，可恢复肾与膀胱的气化，常能加速排石。但亦有少数患者由于结石过大，梗阻尿路，反会因为通利而加重梗阻。故不可盲目通利，否则将徒劳无益。

（三）从溶石与排石方面治疗

以中医药为主的非手术治疗尿路结石主要有两条途径，即排石与溶石，但此二者必须紧密结合，排石与溶石并用，又应有其偏重。

尿路结石属中医学中的砂淋、石淋范畴，中医治疗强调“涤除砂石”。治法则以单纯的通淋排石、清热利尿为主，如应用八正散、金钱草、鸡内金、海金沙、冬葵子、石韦等，之后逐步转为行气活血、化瘀通络、散结通络。对体虚者还辅以补肾、温阳、益气等法则。对结石梗塞不下、引起腰酸痛者，可用解痉药，如白芍、甘草、五灵脂等以缓解输尿管痉挛，并用白芍、山楂、丹参等药，意在扩张输尿管以助结石下行。临床获知，排石的方法对移动性结石（有酸痛发作时）效果较佳，患者如能很好配合，往往可以使结石很快排出，但对静止性结石（无酸痛等症状）多难奏效。结石大于0.8 cm者，则难以排出，需用具有溶化结石作用的中药使其溶解变小，或使其表面粗糙者变为光滑，以利于结石的排出。在临床实践的基础上，参阅古典医籍和民间验方中的有关“化石”的方药，运用活血化瘀通络，结合温阳益气、清热利湿的法则，组成“溶石汤”（由金钱草、海金沙、鸡内金、制鳖甲、夏枯草、车前草、滑石、薏苡仁组成），将之作为基础方。有梗阻、肾功能不良者，加断续、黄精、白茅根、王不留行等；体壮者酌加三棱、莪术、皂角刺、乳香、没药等即组成化瘀尿石汤。中药溶石治疗必须在肾功能未受严重损害时进行，这样才能使药物从肾脏排出，对结石的溶解发生作用，而且还要经过一定的时间和疗程。关于中药溶石的机理，从临床病例分析，其主要可能是作用于结石基质的胶体，而对结石的晶体部分似无明显选择性。

总之，中医治疗尿路结石多以“清利郁热、行滞疏利、软坚散结”为主，结合“宣肺利水、活血化瘀、温肾健脾”等法为治疗原则，具体概括为清热、分利、下行、化气、补肾和溶石等。其中解毒通络、化瘀通络和荣养络脉的方剂和药物目前在临床已逐渐使用并取得了良好的疗效，体现了络病学理论用于尿路结石的治疗及防止复发当中。

（四）合并症的治疗

梗阻积水、感染是尿路结石的主要并发症。以清利行气、化瘀软坚为原则，结合温肾益气进行治疗，可促进利尿、消肿、结石移动，对缓解梗阻、积水有益。五味消毒饮、白头翁、生地榆等，对控制大肠埃希菌、铜绿假单胞菌感染，进一步增强解毒通络的作用有较好效果。为降低复发率，应多饮水，调整饮食，避免摄入高钙质食物，及时除去尿路感染因素，解除尿路梗阻。骨折或长期卧床者，要注意动静结合，多翻身，加强活动，防止感染及有关全身特别是泌尿系统疾病。此外，患者痊愈后继续连服益气、活血、清利之剂2周左右，并定期随访。

（五）中成药选择

1. 五淋化石丸

组成：广金钱草、鸡内金、泽泻、沙牛、琥珀、黄芪、石韦、车前子、延胡索（醋制）、甘草。

功效：通淋利湿，化石止痛，该药具有促进结石排出的作用。临床研究表明，其应用于输尿管镜碎石术后，可促进结石排出，减少并发症的发生。

2. 宁泌泰胶囊

组成：四季红、白茅根、大风藤、三棵针、仙鹤草、芙蓉叶、连翘。

功效：清热解毒，利湿通淋。具有良好清热解毒和止血的临床作用，故可用于伴有感染或尿血突出的尿路结石。宁泌泰胶囊结合体外震波碎石治疗尿路结石患者，可改善患者生活质量，提高其治疗效果。

3. 肾石通颗粒

组成：金钱草、王不留行（炒）、萹蓄、延胡索（醋制）、鸡内金（烫）、丹参、木香、瞿麦、牛膝、海金沙。

功效：清热利湿，活血止痛，化石，排石。该药广泛用于泌尿系统结石，联合体外冲击波碎石治疗输尿管结石湿热证疗效显著，可以改善患者中医证候和肾功能，提高结石排净率，缩短结石排净时间。

4. 广金钱草总黄酮胶囊

组成：中药单体提取药。

功效：治疗输尿管结石疗效肯定，且具有较高的安全性。

三、其他中医疗法

针灸辅助排石有利于结石的排出，且简便易行，无不良反应，临床疗效确切。近年来，国内越来越多的文献报道，体针、穴位注射、平衡针、电针、梅花针循经叩刺、腕踝针等疗法均对肾绞痛及结石排出有一定的临床疗效。针刺联合中药或体外碎石术比单纯运用中药或体外碎石术在促进排石及止痛时间方面的疗效更显著。

1. 体针治疗：选肾俞、膀胱俞、阿是、关元、三阴交、照海等穴以促结石排出，以针刺同侧肾俞穴为主，配穴同侧委中治疗肾绞痛。

2. 穴位注射：针刺肾俞、膀胱俞、双侧足三里，配合穴位注射黄体酮能迅速解除患者的肾绞痛。

3. 平衡针：应用平衡针法，穴取腰痛穴，可改善肾绞痛症状。

4. 电针：采用电针刺肾经、膀胱经郄穴（水泉、金门）及相关募穴（京门、中极）可改善肾绞痛。

5. 耳穴压豆：取肾、交感、神门穴进行耳穴压豆，可缓解肾绞痛。

选择合适的针灸疗法，可缓解肾绞痛，促进结石排出。

第八节　从络病学角度探讨对本病的认识和治疗思路

尿路结石的一部分患者常在一次偶然的身体检查时发现结石，有些结石被发现时，已经具有一定的体积，甚至为多发性或复合型结石；还有一部分患者发现结石后，由于不具有突出的临床症状，未进行治疗或者不愿意进行手术治疗。因此可以说临床很大部分患者虽然有急性发作症状，但仍具有“久病”“慢病”的特征，表现为长期间歇性疼痛、间歇性血尿等症状，符合“久病入络”“久痛入络”“久瘀入络”的络病学辨证思想。

络病学结合现代医学对结石形成的机理来看，肾钙斑学说、肾小管损伤学说、免疫性损害学说等均提示肾的微细结构损伤是导致结石形成的重要因素，具有“肾络损伤”的特征。这些损伤的形成往往都会经过一定的过程，乃“久病”之说。且结石为病理产物性病因，结石形成后，进一步阻滞肾和膀胱经络，加重肾和膀胱损伤，导致其缠绵难去，且可以进一步形成其他结石，发展为复合型结石和多发性结石。络病学理论肾络辨证论治指出，肾络瘀阻则突然尿少短涩；肾络损伤则尿频、尿急、尿痛、尿中带血，伴发热恶寒，这与尿路结石所见症状高度符合，因此尿路结石可从络病学理论肾与膀胱之络辨证论治。

从治疗方药看，久病入络、久痛入络，需行气活血通络，治疗气滞血瘀型尿路结石的代表性方剂化瘀尿石汤良好地体现了络病思想。方中乳香即为辛香理气、流气通络之药；莪术和皂角刺为散结通络之药，因此用于排出较大结石具有良好疗效。此外，肾阴虚、肾络不荣型结石常加鳖甲养阴，荣养肾络，同时鳖甲也是散结通络之药，符合络病的思想和理论。如前所述，“排石勿忘宣肺”。同时根据“肺为水之上源”的理论，可取补肺滋肾法，用麦冬、玉竹、沙参。而麦冬具有荣养肺络之效，是络病学理论中具有荣养络脉之药。可助肺肃降，通调水道，有利于结石排出。此外，结石难以排出，可用降气通络之法，如沉香和降香流气通络、降气通络，橘核散结通络等；体外冲击波碎石术后，为保障结石容易排出，碎石渣不发生阻塞，常加桃仁、大黄化瘀通络。这些均体现了络病学思想在尿路结石中的应用。

今后，络病学学术思想应用于尿路结石的研究还应集中于从络与肾微细结构的关系，探索结石形成的抑制与预防，结石排出后复发的防治，以及通络药物和养络药物的药理作用等方面。

（陈志强　夏丁　曾令启）

参考文献

[1] ASSIMOS DKRAMBECK A, MILLER N, et al. Surgical Management of Stones: American Urological Association/Endourological Society Guideline, PARTⅡ[J]. The Journal of urology, 2016, 196(4): 1161-1169.

[2] METRY AA, FAHMY G, NAKHLA G M, et al. Lornoxicam with Low-Dose Ketamine versus Pethidine to Control Pain of Acute Renal Colic[J]. Pain Res Treat, 2019, 2019: 3976027.

[3] BHALA N, EMBERSON J, MERHI A, et al. Vascular and upper gastrointestinal effects of non-steroidal anti-inflammatory drugs: meta-analyses of individual participant data from randomised trials[J]. Lancet, 2013, 382(9894): 769.

[4] 曹履诚，张绍舜. 尿路结石基础与临床研究[M]. 济南：山东科学技术出版社，1990.

[5] 程淑娟. 石淋的中医辨治体会[J]. 中国中医急症，2002，11(6)：503-504.

[6] 崔新生. 通淋排石片预防尿路结石复发的临床观察[J]. 中国中医药信息杂志，2001，8(7)：65.

[7] 崔颖，郑云芳. 化瘀排石汤减少体外碎石后肾结石复发的临床研究[J]. 中医药学刊，2004，22(11)：2146.

[8] 戴豪良. 舌诊研究与临床应用[M]. 上海：上海科学技术出版社，2006.

[9] BELTAIEF K, GRISSA M H, MSOLLI M A, et al. Acupuncture versus titrated morphine in acute renal colic: a randomized controlled trial[J]. J Pain Res, 2018, 11: 335-341.

[10] 丁章森. 尿路结石的中医药辨治方法述要[J]. 现代中西医结合杂志，2007，16(18)：2503-2504.

[11] HOLLINGSWORTH JM, ROGERS M AM, KAVFMAN SR, et al. Medical therapy to facilitate urinarystone passage: a meta-analysis[J]. Lancet, 2006, 368(9542): 1171-1179.

[12] 高铁祥，顾欣. 滋肾化石汤防治肾结石的实验研究[J]. 山西中医学院学报，2002，3(3)：17-19.

[13] 高筱松. 化瘀尿石汤预防上尿路结石复发的研究[D]. 北京：中国中医科学院，2012.

[14] 耿小茵，赖真，石之嶙，等. 猪苓汤及泽泻对肾结石大鼠草酸钙结晶形成的影响[J]. 中国中医药信息杂志，2004，11(6)：497-498.

[15] 韩见知，庄乾元. 实用腔内泌尿外科学[M]. 广州：广东科技出版社，2001.

[16] 黄东平，李伟东，黄树声，等. 泌尿系尿酸结石的现代观[J]. 医学临床研究，2006，23(3)：393-396.

[17] 黄志华，樊文献.2458汤治疗肾及输尿管结石60例[J]. 国医论坛，1996，11(1)：34.

[18] 姜德友，曲婉莹. 淋证源流考[J]. 安徽中医药大学学报，2014，33(6)：8-10.

[19] 姜倩倩，王俊，郭志新. 石韦散辅助输尿管软镜碎石术的排石效果观察[J]. 黑龙江医学，2021，45(7)：720-721+724.

[20] 金强，胡美新，沈华平. 碎石排石溶石三联疗法治疗尿路结石临床观察［J］. 山东中医杂志，2007，(5)：310-311.
[21] 腊双梅. 石淋散治疗尿路结石186例［J］. 国医论坛，2006，21(06)：38.
[22] 吉勤. 中药配合体外震波碎石治疗肾结石43例疗效观察［J］. 云南中医中药杂志，2004，25(6)：11-12.
[23] 李卫华，罗朝生. 石韦汤治疗肾结石体外震波碎石后200例［J］. 湖南中医杂志，2005，21(4)：41-42.
[24] 刘猷枋，张亚强. 泌尿外科中西医结合进展和展望［J］. 浙江中西医结合杂志，2000，10(4)：191-193.
[25] 孟农钦，杨文涛. 八正散加减治疗尿路结石临床荟萃分析［J］. 辽宁中医杂志，2019，46(4)：772-776.
[26] BELTAIEF K, GRISSA M H, MSOLLI M A, et al. Acupuncture versus titrated morphine in acute renal colic: a randomized controlled trial［J］. J Pain Res, 2018, 11: 335-341.
[27] KRUM H, SWERGOLD G, GAMMAITONI A, et al. Blood pressure and cardiovascular outcomes in patients taking nonsteroidal antiinflammatory drugs［J］. Cardiovasc Ther, 2012, 30(6): 342-350.
[28] 赖海标. 尿路结石的中西医最新治疗［M］. 北京：中国中医药出版社，2010.
[29] 李福凤，王忆勤，李果刚，等. 慢性肾衰舌脉象与肾功能的相关性分析［J］. 中医药学刊，2003，21(12)：2042-2043.
[30] KAYNAR K, KOYUNCU F, BULDU B, et al. Comparison of the efficacy of diclofenac, acupuncture, and acetaminophen in the treatment of renal colic［J］. Am J Emerg Med, 2015, 33(6): 749-753.
[31] SOTOODEHNIA M, FARMAHINI-FARAHANI M, SAFAIE A, et al. Low-dose intravenous ketamine versus intravenous ketorolac in pain control in patients with acute renal colic in an emergency setting: a double-blind randomized clinical trial［J］. Korean J Pain, 2019, 32(2): 97-104.
[32] PREMINGER GM, ASSIMOS DG, LINGEMAN JE, et al. Chapter1: AUA guideline on management of staghorn calculi: diagnosis and treatment recommendations［J］. J Urol.2005, 173(6): 1991-2000.
[33] 饶和平. 化湿排石汤治疗肾结石189例疗效观察［J］. 云南中医中药杂志，2006，27(1)：25.
[34] PATHAN S A, MITRA B, STRANEY L D, et al. Delivering safe and effective analgesia for management of renal colic in the emergency department: a double-blind, multigroup, randomised controlled trial［J］. Lancet, 2016, 387(10032): 1999-2007.
[35] 率秀冰，率艳珍. 辨证分型治疗尿路结石［J］. 河北中医，2006，28(7)：520-521.
[36] 石宇强，钟新泰，邹峰. 五淋化石丸在输尿管结石经输尿管镜碎石术后的疗效观察［J］. 实用中西医结合临床，2020，20(7)：78-79+90.
[37] 宋殿超，王春溢. 尿路结石辨证施治探要［J］. 实用中医内科杂志，2008，22(5)：39.
[38] 孙西钊，叶章群. 体外冲击波碎石机及其发展与现况［J］. 临床泌尿外科杂志，1998，13(11)：473.
[39] 孙西钊，吕建林，叶章群. 泌尿系感染性结石的病因和诊治［J］. 中华泌尿外科杂志，2010，31(2)：141-143.
[40] 王树声，叶章群，卢建新，等. 上尿路结石中西医结合排石治疗中国专家共识［J］. 中国中西医结合外科杂志，2022，28(2)：158-161.
[41] 吴以岭. 络病学［M］. 北京：中国中医药出版社，2017.
[42] 熊杰. 济生肾气丸治疗肾气不足型肾结石的临床疗效与机制研究［D］. 广州：广州中医药大学，2017.
[43] 许丞，史柏强，陈宇峰. 石韦散加减汤联合钬激光碎石术治疗湿热蕴结证输尿管上段嵌顿性结石［J］. 长春中医药大学学报，2023，39(10)：1120-1123.
[44] 杨胜雄，文凤英，杨再江. 对中药“排石汤”功效的肤浅认识［J］. 内蒙古中医药，2008，(4)：52.
[45] 叶章群，邓耀良，董诚，等. 尿路结石［M］. 2版，北京：人民卫生出版社，2010.
[46] 张大宁. 实用中医肾脏病学［M］. 北京：中国医药科技出版社，1990.
[47] 张薇，邹移海，段宏莉，等. 加味乌茄汤治疗尿石症的实验研究［J］. 中国比较医学杂志，2006，16(4)：204-207+190.
[48] 朱忠汉，吴胜利. 肾结石100例辨证施治［J］. 新疆中医药，2006，24(2)：12-13.

第七章中英文关键词索引

电针	electroacupuncture
耳穴压豆	auricular points plaster therapy
化石通淋	relieving stranguria and discharge of calculus
解毒通络	removing toxin and dredging collaterals
理气化瘀	regulating qi and remove blood stagnation
络脉损伤	injury of collaterals
尿道结石	urethral calculus
尿路结石	urolithiasis
膀胱结石	vesical calculus
平衡针	balance acupuncture
热毒滞络	heat-toxin stagnation of collaterals
荣养络脉	nourishing collaterals
散瘀通络	removing blood stagnation and dredging collaterals
肾结石	nephrolithiasis
肾络不荣	deficiency of kidney collaterals caused by lacking of nutrition
石淋	stony stranguria
输尿管结石	ureteral calculus
双源双能量CT	Duel energy computed tomography（DECT）
体外冲击波碎石	Extracorporeal shock wave lithotripsy（ESWL）
体针治疗	Body acupuncture treatment
通中寓补	Dredging collaterals with nourishing them
血淋	Stranguria with blood
穴位注射	acupoint injection

第八章
中西医对尿路结石合并脓毒症的认识与诊治原则

第一节　概述

尿路结石是泌尿外科常见病之一，当结石停留于输尿管及肾盂输尿管连接处时，容易引起梗阻，而梗阻易导致肾脏积水和感染。随着病情进展，感染会进一步加重，进而继发全身炎症反应综合征，甚至出现尿源性脓毒症。尿源性脓毒症起病急、发展迅速、病势重，如果不能得到及时有效的治疗，就可能发展为脓毒性休克，甚至出现多器官功能障碍，危及患者生命。尿源性脓毒症的相关危险因素包括年龄、性别、细菌种类、医源性因素等，加强对其了解对临床预判及诊治该病具有重要的指导作用。络病学是近年来新发展的一门学科，是研究与探索络病发生、发展，病因病机及络病诊疗规律的重要方法，其基本病机与尿源性脓毒症临床病理改变有一定相似性，因此从络病论治本病，能对治疗提供新的思路和方法。

第二节　中西医对本病的定义、概念与认识

一、西医的定义

脓毒症是指由感染引起的全身炎症反应综合征（SIRS），是各种严重感染、休克、创伤、烧伤、缺氧、再灌注损伤及外科手术后常见的并发症，可导致一个或多个脏器功能不全，甚至死亡。脓毒症作为急危重症，在临床当中极为常见。根据不完全统计，全世界每年发生严重脓毒症的患者人数超

过180万，由于该病进展迅速、死亡率较高，如果未得到及时有效的治疗，其病死率可高达80%。尿源性脓毒症是尿路结石最严重的并发症之一，该症是由尿路结石引起梗阻，尿液引流不畅，尿路感染不容易得到控制，随着病情进一步发展，引起脓毒症。尿路结石引起的脓毒症具有发病急、进展迅速、病情复杂等特点，单纯的抗生素治疗不容易控制病情，一期手术治疗风险较大。如处理不当，未能及时地解除尿路梗阻，进一步发展为感染性休克则易危及患者生命。尿源性脓毒症的致死率有20%～40%之高。尿路结石合并脓毒症，可以包括上尿路结石（肾结石、输尿管结石）和下尿路结石（膀胱结石、尿道结石）合并尿脓毒症。

二、中医的概念

祖国医学中并无“脓毒症”这一具体病名的记载。根据其主要证候特征，将传统医学主要依据《伤寒论》和温病学说的有关理论作为基础进行探索，认为脓毒症基本病机为本虚标实，络虚不荣，瘀毒积滞。其发病与感受邪毒、毒瘀阻络兼有正气不足等有关。虽然传统中医理论体系中无“脓毒症”病名记载，但根据其临床表现和演变过程，可从《伤寒论》《温热论》中发现相似症状的记载，故将其归于“热病”“温毒”“内陷”“走黄”“厥证”“脱证”等范畴。络脉是气血运行的通道，也是病邪传变的通路，当病邪侵袭脉络及气络，形成复杂的病理状态，病邪伤及络脉易形成易滞易瘀、易入难出、易积成形的病机特点，从而出现热毒郁滞、络脉损伤、络虚不荣等基本病机变化。另外各种致病因素损伤络脉导致络病，更使络脉产生自身病变，形成继发性致病因素，导致脏腑组织各种继发性病理改变。结石阻滞输尿管，致病之病毒及各种细菌随着输尿管络脉进入人体，然后产生内毒素，作用于体温调节中枢，从而引起发热，毒邪久滞在脏腑受损的络脉，使脏腑组织代谢的废物不能通过络脉排出体外而形成内毒，内毒积蓄于体内又进一步损伤络脉，导致病情迁延难愈，从而加重全身的炎症反应。由此可见，“脓毒症”发病机制与络病基本病机密切相关。

第三节　流行病学与相关问题

根据最新的流行病学研究报告表明，全世界尿路结石的发病率为3.5%～18.5%。随着民族、年龄、性别、地理位置、生活习惯及饮食习惯等的不同，尿路结石的发病率也有差别。在我国，尿路结石的发病率为4.9%～9.8%，南方地区高于北方地区。研究表明，在尿路结石当中上尿路结石占70%以上。在临床工作当中，由于尿路结石梗阻导致的尿路感染较为常见，如果得不到及时的诊疗，随着病情的进一步发展将会导致感染性休克，严重危及患者的生命。脓毒症每年威胁数百万人的生命健康，研究表明脓毒症致死率高达25%。因尿路梗阻合并感染引起的尿源性脓毒症可使感染源从局部进入全身循环系统，进而引起全身炎症反应综合征，Serniak等研究结果表明尿路结石梗阻引起的尿源性脓毒症比例约43%，其致死率高达40%。

第四节　病因与发病机理

一、西医对本病病因病机的认识

感染性结石通常是指由产尿素酶的革兰氏阴性菌感染所形成的尿路结石，如鸟粪石和（或）碳酸磷灰石和（或）尿酸铵结石。在尿路结石中感染性结石占 15%。感染性结石不仅可直接引起尿路感染，还可引发尿路上皮黏膜损伤或尿路梗阻，进一步加重尿路感染，从而诱发尿源性脓毒症。

尿路结石伴肾积水的患者，其结石上方的部位更容易发生感染，尿液当中的细菌或内毒素入血，可进一步引发尿源性脓毒症。上尿路梗阻较常见的原因主要有结石和外界压迫（如妊娠、盆腔肿瘤），约 1/10 的尿源性感染性休克与尿路梗阻有关，因梗阻引起的尿源性感染性休克的死亡率为 27.3%。此类患者术前留取的中段尿液用于预测上尿路感染敏感性较低，并且临床应用的抗菌药物难以充分到达感染部位发挥抗菌作用，最终还是会诱发脓毒症。国外学者认为尿路梗阻占尿源性脓毒症性感染性休克病因的 78%。

腔内碎石术后尿源性脓毒症发病率目前暂无多中心大样本报道。有文献表明输尿管镜术后感染发生率为 3.9% ～ 10%，其常见细菌为大肠埃希菌、肠球菌及链球菌。如果感染不能得到较好控制，病情进一步发展成为脓毒症，甚至出现感染性休克。对于高龄及糖尿病等特殊人群，其发生尿脓毒症死亡率可为 25% ～ 60%。

腔内微创碎石术后发生尿路感染的原因包括：①细菌学因素是经输尿管镜碎石术及经皮肾镜（PCNL）术后发生尿路感染的最重要的因素。术前尿路感染未控制或结石本身包裹或附着细菌均可能导致围手术期 SIRS 的发生。②输尿管镜操作造成肾盂压力升高，肾盂或输尿管正常黏膜结构的破坏，尿液或冲洗液通过输尿管管壁向后腹膜间隙的外渗、吸收，均可能引起细菌、毒素入血导致反流性感染。③与感染性结石直接相关。Koras 等对 303 例 PCNL 术后感染性并发症的危险因素研究分析，在单因素分析中感染性结石与脓毒症有明显的相关性（$P < 0.05$），在多因素分析中感染性结石术后发生尿脓毒症的风险是非感染性结石的 18.63 倍，因此感染性结石是术后尿脓毒症的独立危险因素。其他多个文献研究也表明术前中段尿培养阳性是术后发生尿脓毒症的危险因素。

二、中医对病因病机的认识

脓毒症病机较复杂且往往涉及诸脏，在中医学中没有具体病名记载，近代中医学者们针对其临床主要证候特征，对脓毒症病理基础阐述的角度偏重有所不同，普遍认为脓毒症属于本虚标实、络虚不荣，瘀毒积滞之证，其发病与感受邪毒、毒瘀内阻兼有正气不足等密切相关。络脉具有运行气血，渗灌濡养等功能。络中气血充沛，输布渗灌正常则五脏六腑、四肢百骸皆得其养。故络虚不荣，指络中气血不足，虚而不荣的病机变化。热毒滞络有内外之分，外则为感受温邪火毒疫疠之邪，内则为络瘀化热，毒由内生所致。内生热毒多由络瘀日久化热生毒。刘清泉认为，瘀滞络脉、正虚毒损是脓毒症的根本病机。有学者认为脓毒症发展过程可分为高热期、高凝期和休克期三个阶段，每个阶段病机不同。其中高热期可表现为瘀毒损络，高凝期可表现为瘀毒互结阻络，休克期可表现为络虚不荣、气阳双脱。可见，中医认为脓毒症与络关系密切。热毒滞络，还可使病情加重或突然加剧，如尿源性脓毒症，出现的弥散性血管内凝血而致多脏器损害。

第五节　中西医临床诊断方法与要点

一、临床表现与体征

（一）临床表现

1. 肾结石和输尿管结石

（1）外邪侵袭、情志内伤、过劳运动等多种因素导致络脉绌急以及结石阻络，脉络受阻，不通则痛，一般为患侧的隐痛和钝痛，络脉绌急，急性嵌顿梗阻络脉时可突发绞痛，从腰部沿输尿管向会阴部放射，可持续数分钟至数小时不等。输尿管下段结石损伤络脉，可出现尿频、尿急等膀胱刺激征。

（2）输尿管络病，结石划伤血络，血不循经，血溢脉外，可见尿血，出现于肾绞痛发作时或发作后，可为镜下血尿，也可见肉眼血尿。

2. 膀胱结石

结石停滞膀胱，络脉受阻，则表现为尿线中断；脉络阻滞，不通则痛，疼痛可放射至阴茎头部和远端尿道；结石较大者，排尿中断，症状可随体位改变而改善，多数患者平时有尿频、尿急、尿痛等膀胱刺激征和终末血尿。

3. 尿道结石

络气郁滞日久，可致络气郁闭于内不能宣泄，肺失宣降，难以通调水道，膀胱开合失司，小便点滴不畅，排尿费力，余沥不尽，甚则小便不通导致癃闭；络脉阻滞，络气不通，则排尿时尿道疼痛明显，可放射至阴茎头部。后尿道结石可出现会阴和阴囊部疼痛。

（二）体征

1. 肾结石和输尿管结石

（1）肾区叩击痛及压痛：绞痛发作时病侧肋脊角可有压痛或叩击痛，有时伴有局部肌肉紧张。无梗阻的患者，体检可无阳性体征或肾区有轻度叩击痛。

（2）腰部肿块：瘀阻络道，津血互换功能障碍，过多的血液渗出于脉外则为水肿，如结石合并重度肾积水，可在腰腹部触及囊性肿物；伴有感染者，局部有明显压痛。

（3）腹部压痛：结石梗阻，络脉不通，不通则痛，根据输尿管在体表相应部位投影的原理，输尿管中、下段结石可有体表相应部位压痛。

（4）扪及结石：女性患者偶可在阴道穹隆部触及输尿管下段的较大结石。

2. 膀胱结石和尿道结石

体征多不明显，尿道结石有时在阴茎或直肠指检时可能触及。

3. 患者不同程度地出现发热、寒战、呼吸急促、心率加快、血氧饱和度降低、血压进行性下降、表情淡漠甚至呆滞、血白细胞明显增高或下降、血清降钙素原明显增高，若诊断不出有其他病症，则提示存在尿源性脓毒症的可能。

二、诊断方法与评估指标

尿路结石合并脓毒症分为三个阶段：

第一阶段，全身炎症反应综合征（SIRS）。SIRS 是各种不同损伤的临床反应，可能是由感染引起，也可由非感染因素（如烧伤、胰腺炎）引起，满足以下 2 个或 2 个以上条件即可诊断为 SIRS：①体温＞ 38℃或＜ 36℃；②心率＞ 90 次 / 分；③呼吸频率＞ 24 次 / 分或 $PaCO_2$ ＜ 32 mmHg（1 mmHg ≈ 133 pa）；④白细胞计数＞ 12×10^9/L 或＜ 4×10^9/L 或未成熟细胞＞ 10%。

第二阶段，脓毒症。脓毒症由 SIRS 发展而来，由于感染导致炎症反应进一步扩大或加重而出现威胁生命的器官功能障碍，如呼吸频率≥ 22 次 / 分、意识改变、收缩压≤ 100 mmHg。

第三阶段，感染性休克。感染性休克是指在脓毒症的基础上合并严重的全身微循环障碍、细胞缺血、代谢紊乱，其死亡率远高于脓毒症。其临床特征为动脉血压需在血管加压药物维持下才能达到 65 mmHg，血清乳酸水平＞ 2 mmol/L，有效血容量减少、组织器官灌注异常。

（一）超声与影像学检查

尿路结石是引起尿源性脓毒症的重要原因。尿路结石可发生泌尿系统的肾脏、输尿管、膀胱、尿道等部位，当结石位置发生改变时，常常导致患者出现腰侧疼痛、尿血、恶心、呕吐等症状，且在发作时疼痛较为剧烈，严重损害患者身体健康。临床可通过泌尿系彩超、腹部平片（KUB）、静脉尿路造影（intravenous urography，IVU）以及 CT 等检查确认是否存在尿路结石。

1. 泌尿系彩超：可作为泌尿系结石的常规检查方法，更是儿童和孕妇在怀疑泌尿系结石的首选方法。但妊娠期如果出现生理性的肾积水，因子宫增大压迫输尿管引起输尿管扩张，可增加超声诊断的难度。其优点是简便、经济、无创伤，可以发现 2 mm 以上结石。由于受肠道内容物的影响，超声波检查诊断输尿管中下段结石的敏感性较低。

2.CT：CT 检查分辨率较 KUB 高，可发现 1 mm 的结石，同时 CT 值的检测可以预估结石的密度。对疑似泌尿系结石的患者，CT 平扫的准确率高于超声波检查及 IVU，可作为首选。CT 图像可三维重建，从多角度观察、判断结石的位置。CT 检查可同时扫描其他器官、组织，与其他急腹症进行鉴别。

3. 腹部平片：尿路 X 线片可发现 90% 左右 X 线阳性结石，能够大致确定结石的位置、形态、大小和数量，因此，可作为结石检查的常规方法。但处于妊娠期、哺乳期的患者及部分患儿均不宜进行 X 线检查。

4. 静脉尿路造影：应在尿路 X 线片的基础上进行，其意义在于了解尿路的解剖，确定结石在尿路的位置，发现尿路 X 线片上不能显示的 X 线阴性结石，鉴别 X 线片上可疑的钙化灶。IVU 可以了解分侧肾脏的功能，确定肾积水程度。碘过敏、严重肝肾功能不全及心血管疾病者禁做该项检查。

（二）实验室检查

1. 血常规及尿常规检查

（1）内毒素：革兰氏阴性菌死亡后，细胞壁成分会降解，释放内毒素进入血液，引发反复高热、微循环障碍、代谢紊乱以及多器官功能衰竭和脓毒症等严重并发症。在临床上，联合检测内毒素和降钙素原（PCT）对于诊断脓毒症具有更高的价值。利用 ROC 曲线确定了 PCT 和内毒素的最佳截断点，研究表明 PCT 的最佳截断点为 2.085 ng/mL，而内毒素的最佳截断点为 21.754 ng/mL。

（2）可溶性髓样细胞触发受体 1（sTREM-1）：TREM-1 作为免疫球蛋白超家族的一员，主要通过中性粒细胞和单核—巨噬细胞等细胞表面发挥显著的促炎效应。其可溶性形式 sTREM-1，在机体受到感染时，会释放到体液中，并发挥促进急性炎症反应的作用，为脓毒症的诊断提供重要的临床参考。

临床数据显示，在诊断效能上，C 反应蛋白（CRP）的诊断敏感性达到 79.7%，特异性为 78.4%；而 PCT 的诊断敏感性稍高，为 82.5%，特异性为 76.2%。值得注意的是，血 sTREM-1 的诊断敏感性达到 86.4%，且其特异性更是高达 87.5%，显示出良好的诊断效能。同时，尿 sTREM-1 的诊断敏感性为 76.1%，特异性为 82.4%，也具有一定的参考价值。这些数据为脓毒症的临床诊断提供了新的依据。

（3）外周血白细胞计数：在临床实践中，白细胞计数（WBC）通常被视为评估机体炎症状态的关键指标。然而，鉴于 WBC 计数的诊断效能存在局限性，其单一检测往往无法全面且客观地反映体内的炎症动态。因此，在诊断或监测重症感染、脓毒症等病情时，临床上更倾向于结合其他炎症指标进行综合分析，以确保诊断的准确性和监测的有效性。

（4）降钙素原：PCT 作为降钙素（CT）的前体，是一种大分子糖蛋白，其血清正常值通常低于 0.1 ng/mL。在临床医学中，PCT 因其对细菌感染的高特异性和敏感性而备受青睐。当细菌感染发生时，PCT 的浓度会显著升高，而在病毒感染、真菌感染、肿瘤、结核、外科手术后以及自身免疫性疾病等情况下，在血液中的浓度则相对较低。这一特性使得 PCT 成为区分感染类型、减少误诊的有力工具。感染状态下，由于炎症因子和内毒素等刺激，机体会产生大量 PCT 并释放至血液中，其半衰期为 25 ～ 30 小时。因此，PCT 在临床上被广泛应用于感染性疾病、脓毒症的诊断、病情监测以及预后评估。

（5）C 反应蛋白：CRP 作为 SIRS 的一个非特异性生物标志物，在 Ca^{2+} 的参与下，能够活化补体系统，进而发挥关键的免疫调节功能。然而，值得注意的是，CRP 并非一个独立的感染预测因子，其特异性相对较低。因此，在临床实践中，我们通常会采取动态监测 CRP 水平的方法，以更全面地评估患者的疾病状态和病情进展。

（6）纤维蛋白原：在普通感染患者体内，纤维蛋白原（FIB）的变化幅度通常较小。然而，在脓毒症患者中，由于炎症反应与凝血反应之间的相互促进，FIB 会经历显著的转变，主要转化为纤维蛋白，且多数情况下表现为水平降低。值得注意的是，脓毒症患者常伴有凝血功能异常，这种异常的严重程度与病情的严重程度呈正相关。凝血功能的紊乱往往导致患者器官发生缺血性改变，最终可能引发多器官功能障碍综合征（MODS）。

（7）高敏肌钙蛋白 T：高敏肌钙蛋白 T（hs-cTnT）在心肌损伤的诊断中具有显著优势，其心脏特异性高，灵敏度可达 3 ng/L，能够早期检测心肌轻微损伤，为临床提供重要的诊断和预后信息。心肌损伤的机制主要涵盖两方面：一是炎性介质和活性氧自由基的释放直接损害心肌细胞；二是微循环障碍导致心肌细胞缺血和再灌注损伤。

（8）尿液中性粒细胞明胶酶相关脂质运载蛋白和血清 N 端 B 型脑钠肽前体：尿液中性粒细胞明胶酶相关脂质运载蛋白（NGAL）与血清 N 端 G 型脑钠肽前体（NT-proBNP）在肾脏损伤的检测中扮演重要角色。NGAL 作为脂质运载蛋白超家族成员，主要表达于肾近曲小管上皮细胞，细胞受损后，尿液中 NGAL 水平显著上升，进而诱导肾小管间质中的中性粒细胞凋亡，保护肾脏组织。研究指出，肾脏损伤后，尿液 NGAL 和血清 NT-proBNP 均显著升高。NT-proBNP 在心室肌细胞受到牵拉时合成分泌，经肾小球代谢，肾脏受损时，由于心室肌细胞被动牵拉导致 NT-proBNP 合成增加和 NT-proBNP 排泄减少，血清 NT-proBNP 水平显著上升。

（9）CD14^{+} 细胞人类白细胞抗原 -DR：CD14^{+} 细胞上的人类白细胞抗原 -DR（HLA-DR）是免疫过程的关键分子，参与抗原向 T 淋巴细胞的呈递。HLA-DR 的表达率能够反映免疫抑制状态。已有文献报道，联合 HLA-DR 表达率与 PCT 的 ROC 曲线下面积相较于单独使用 PCT 具有更高的诊断价值。特别应注意的是，PCT ≥ 2 ng/mL 且 HLA-DR 表达率≤ 30%，可作为脓毒症的判断界值，PCT 与 HLA-DR 联合检测显著提高了敏感度和诊断准确性。

2. 血细菌培养与药敏试验

临床由于过度使用抗生素治疗可疑的尿路感染，引起了尿路感染的多重耐药菌增多，这使治疗变得更加复杂。因此根据药敏试验选择适合的抗生素显得尤为重要。Tando 等的研究指出引起尿源性脓毒症的最常见病原体是大肠埃希菌（43%），其次是肠球菌（11%）、克雷伯菌（10%）和铜绿假单胞菌（10%）。氨苄青霉素 / β - 内酰胺酶抑制剂、庆大霉素、哌拉西林 / 他唑巴坦的耐药率都很高。亚胺培南的总耐药率最低（8%），而其余所有抗生素的耐药率为 36% ～ 62%。

三、临床诊断要点与评估指标

当尿路结石出现临床感染症状并且伴有 SIRS 的征象（发热或体温降低、白细胞计数升高或降低、心动过速、呼吸急促）即可诊断为脓毒症。由于脓毒症进展极快，早期的诊断处理能够明显降低其死亡率，因此，对于泌尿生殖系统感染相关的临床症状及体征应该引起重视，包括腰背部的疼痛、触痛、叩击痛，尿频、尿急、尿痛等膀胱刺激症状，尿潴留，前列腺及阴囊疼痛等。但是，在临床工作中，尿源性脓毒症来势凶猛，往往相关的症状和体征还未显现，患者病情就已经危重，愈后差。许多脓毒症患者早期会出现精神症状，如烦躁、嗜睡；血压的一过性升高，随之出现的就是休克血压；持续性心率增快等。这些迹象应引起临床医生的高度警觉，以便及时作出准确的诊断和有效的治疗决策。

第六节　中西医药物治疗原则与外科治疗方法

一、西医药物治疗原则

在治疗尿源性脓毒症时，应采取综合治疗策略，旨在维持生命体征的稳定、控制感染并去除病因。

（一）稳定呼吸与循环系统

在发病后的 6 小时是治疗的关键时期，需努力改善因脓毒症导致的低灌注状态，确保中心静脉压维持在 8 ～ 12 mmHg、平均动脉压在 65 ～ 90 mmHg，中心静脉氧饱和度超过 70%，红细胞压积高于 30%，并保持尿液量在 0.5 mL/（kg · h）以上。

（二）及时进行抗感染治疗

在缺乏病原学依据的情况下，经验性选择广谱抗生素进行初步治疗，并确保剂量充足，最好在疑似尿脓毒症后 1 小时内开始使用，以提高生存率。后续根据病原学检测结果调整抗生素的使用。

（三）紧急去除感染源

这是治疗的关键步骤，需尽快解除尿路梗阻，引流尿液，以缓解病情。尽管在生命体征不稳定时操作风险较大，但及时解除梗阻能迅速控制感染。操作前，需确保患者家属充分理解和配合。

（四）合理使用激素

激素在治疗中起到重要作用，包括稳定溶酶体膜、降低血管敏感性、增强心肌功能、增加肾血流量及提高机体对细菌的耐受能力等。在感染得到控制的前提下，可适量使用激素以改善尿脓毒症症状，但需在循环稳定、平均动脉压≥ 65 mmHg 时使用，通常选择氢化可的松。

（五）综合辅助治疗

（1）液体复苏时，首先考虑使用晶体维持血压，若效果不佳，可与白蛋白联合使用。

（2）血管活性药物优先选择去甲肾上腺素，心功能不全时选用多巴酚丁胺；血红蛋白水平低于 70 ～ 90 g/L 时，应考虑输血治疗。

（3）机械通气时，确保潮气量在 6 mL/kg，压力不超过 30 mmH_2O，并考虑高呼气末正压通气。

（4）使用最低剂量的镇静药物，避免使用神经肌肉阻滞药。

（5）控制血糖水平，目标值≤ 10 mmol/L。

（6）皮下注射低分子肝素以预防深静脉血栓。

（7）应用质子泵抑制剂预防应激性溃疡。

（8）及早开始肠道营养支持，建议在确诊严重脓毒症 48 小时内完成体液复苏后立即开始。

二、中医药物治疗原则

毒损肾络为此病的病机关键，病邪入络，络脉瘀滞，闭塞不通，毒无出路，故治络之法当以通为要，络脉通畅则病邪有出路。通络可使经脉畅通，气血调和，使毒有出路，其意在“标”；毒邪既有出路，“邪去则正安”，新血得以生，机体整体功能得以恢复，其意在“本”。

同时根据本病的临床症状特征和分期，休克期还应兼顾护心络和脑络。高凝血期则应兼顾全身络脉。

根据本病的特点，治疗上应围绕以“毒”为中心，根据疾病在发展过程中不同阶段的疾病特点，配以“解毒、祛毒、化毒”的基本原则，并根据毒邪的性质特点，停留部位，兼挟及病势的发展情况和正气驱邪情况，因证立法，随法选方，据方施治，并最终达到标本兼治的效果。根据毒邪的性质确定不同的解毒之法，如湿毒则选用苦温之品以祛湿解毒，浊毒则用芳香化毒、通腑排毒，热毒则清热解毒，瘀毒则化瘀通络解毒，痰毒则化痰解毒，水毒则利水解毒，虚毒则扶正解毒等。

法《黄帝内经》“祛菀陈莝”之旨，祛除身体积滞之物，主要是人体瘀血和有毒代谢产物。活血化瘀既可祛除已经形成的瘀血，还可预防新的瘀血形成，使气血调和，既加快了毒邪的排出，也为抵御新毒邪的入侵做好了坚实的保障。故以化瘀通络法贯穿始终。而解毒法就是化解、转化毒素，使毒邪分解和排出，给毒邪以出路，促使机体恢复生理平衡，邪去则正安。因此化瘀解毒为本病治疗之大法。

（一）辨证分型与治则治法

在整体观念和辨证论治的基础上，以四诊收集的客观资料为依据，经过全面分析，综合判断，根据脓毒症不同阶段病因病机矛盾点侧重的不同，临床上可以将其治法分为清热解毒、活血化瘀、泻下通腑、祛瘀解毒等，并在各种方法中融入解毒通络、化瘀通络、流气通络、化痰通络和固护络脉。

（二）中药方剂与药效作用

1. 湿热蕴结、热毒蕴络

证候：患侧的腰部隐痛和钝痛，甚至突发绞痛，从腰部沿输尿管向会阴部放射；尿频、尿急、尿痛，甚则血尿、排尿中断、排尿困难、排尿费力，可呈点滴状；口燥咽干，寒战，高热烦躁，甚则神昏，吐血，衄血，呼吸、心率加快，舌质红绛，少苔、无苔或干燥有裂纹，脉细促。

治则：清热解毒，凉血通络。

方药：黄连解毒汤（《肘后备急方》）合栀子金花汤（《张氏医通》）加减。前方：黄连、黄芩、黄柏、栀子，后方在前方的基础上加上大黄，具有清热解毒通络、泻下通腑的作用。

其中黄连、黄芩和栀子清热燥湿、泻火解毒，均为解毒通络之药；大黄不仅为解毒通络之要药，还可活血祛瘀和凉血，全方共奏解毒通络、活血通络之功。高热烦躁或神昏可加水牛角和冰片清热泻火退热、开窍通络，冰片具有改善循环、保护脑组织和抗炎镇痛的疗效。

2. 气滞血瘀、肾络阻塞

证候：疼痛固定，多为刺痛，局部皮肤瘀点瘀斑、肿胀，有膀胱刺激征，尿血，甚则夹有血块，色暗红，并伴有寒战、高热、气促以及凝血机制异常及微循环障碍等 SIRS，舌质青紫或有瘀斑瘀点，舌下脉络迂曲，苔焦黑干燥，脉细涩。

治则：逐瘀解毒，泻热通络。

方药：桃红四物汤（《医垒元戎》）加减。桃仁、红花、白芍、川芎、熟地黄、当归。或者桃红四物汤保留灌肠。

其中桃仁活血化瘀通络，当归养血活血通络，川芎辛温通络，诸药配合，共奏逐瘀通络之功。热毒重，高热患者可加水牛角和黄连等解毒泻热；神昏加冰片护心通络，开窍醒神。脓毒症发病过程中多伴有凝血机制异常及微循环障碍，中医界以瘀血内阻证解释其主要病机，在治疗的时候，活血与养血并举，既可改善微循环障碍，亦可补充血容量不足。临床实践表明采用活血化瘀法以桃红四物汤加减治疗脓毒症，可有效改善患者的转归和预后，降低脓毒症患者的 CRP 和 APACHE Ⅱ评分。临床试验研究发现加味桃红四物汤保留灌肠治疗具有中医对证候表现偏重与邪实为主的脓毒症的临床治法。

3. 阳明热盛、热毒滞络

证候：疼痛剧烈，局部皮肤灼热明显，或出现红肿，严重者可出现绞痛，尿频、尿急、尿痛、血尿、少尿，甚则无尿、尿道口灼热、流脓性分泌物，寒战、高热明显，伴神昏、谵语，或全身皮肤黏膜瘀点瘀斑，咽喉肿痛，目赤肿痛，口舌生疮，脘腹胀满，大便干结，小便黄赤，舌质红，苔黄燥，脉洪数。

治法：泻下通腑，解毒通络。

方药：大承气汤（《伤寒论》）加减。大黄、芒硝、枳实、厚朴。可加水牛角、黄连清热泻火解毒；冰片泻热，护心护脑；蒲公英、败酱草和皂角刺等清热排脓。大承气汤能减少机械通气严重脓毒症患者炎症介质的产生，抑制炎症反应并具有免疫调节功能。

4. 脏腑虚衰、肾络不荣

证候：多见于年老体弱或久病体弱，脓毒症的休克期。证见腰部和腹部积块坚硬，隐痛或剧痛，饮食大减，肌肉瘦削，神倦乏力，面色萎黄或黧黑，大便不通，舌质淡紫，或光剥无苔，脉细数或弦细。

治则：扶正化瘀，泄浊通络。

方药：通腑活血汤加减（《李同生方》）。大黄、芒硝、枳实、桃仁、丹皮、赤芍、牛膝、

三七、丹参、陈皮、半夏、茯苓、竹茹、胆南星、石菖蒲、瓜蒌。

其中大黄解毒化瘀通络；桃仁、赤芍、丹参活血通络和三七化瘀通络；半夏、石菖蒲和瓜蒌祛痰通络，防止痰热闭肺，引发闭证神昏。正虚较甚者加黄芪、生地黄、西洋参、枸杞子等荣养络脉，扶正固脱，治疗或防止脱证神昏。

三、外科治疗原则与方法选择

（一）适应证与禁忌证

对于尿路结石合并脓毒症的患者，首要任务是积极控制感染。一旦感染得到控制，可采用药物排石或手术方式来处理输尿管结石。特别是当输尿管结石伴随感染时，患者输尿管壁的水肿状态以及较低的麻醉耐受力会增加手术难度和风险。因此，建议先进行置管引流，以迅速解除梗阻、控制感染。待患者全身状况稳定后，再行二期手术以处理结石。在置管引流的选择上，膀胱镜下逆行置管是首选方法。若逆行置管失败或引流效果不佳，可考虑在局部麻醉和超声引导下进行经皮肾造瘘术，通常使用 F14 导尿管。尽管这一操作可能增加出血风险，但其耐受性良好，且肾造瘘通道在二期碎石手术中可作为工作通道。

（二）外科治疗方法与选择

1. 上尿路结石合并尿脓毒症的微创治疗

当上尿路结石梗阻导致感染，进而引发脓毒症时，病情发展迅速，处理难度较大。关键在于尽早以微创方式去除结石、解除梗阻，并预防肾周脓肿的形成。传统上，上尿路结石合并脓肾多采用肾切除术进行治疗，但随着引流方法的优化、广谱抗生素的普及和手术器械的进步，保肾手术已成为一种趋势。

2. 手术治疗

在感染得到有效控制后，可选择的手术方式包括体外冲击波碎石（ESWL）、经输尿管软镜碎石术、微创经皮肾镜碎石术（PCNL）、输尿管镜碎石术以及传统开放性手术等。对于上尿路结石梗阻性脓肾的患者，临床上常通过先进行患肾穿刺造瘘或者逆行置入双 J 管引流，解除梗阻，待感染控制后再行二期手术处理结石。

第七节　围手术期护理要点

一、评估危险因素并识别高危人群

评估高危因素，及时进行预防、治疗和护理是减少术后尿源性脓毒症发生的关键。①全身因素：女性尿路结石同时合并感染的概率是男性的 2 倍；糖尿病；免疫力低下，接受化疗或糖皮质激素；使用免疫抑制剂（移植患者、自身免疫性疾病患者）。②局部因素：结石＞ 2.5 cm；尿培养阳性；肾积水；神经源性膀胱；集合系统解剖异常；侵入性检查或操作；长期肾造瘘。

二、术前预防

研究表明，血糖和血压水平的异常可直接影响术后尿源性脓毒症的发生率。因此，术前应强化风险评估，确保血压控制在 140/80 mmHg 左右，血糖稳定在 8 mmol/L 左右。对于高危人群，需特别关注，积极管理原发性疾病。患者入院后，应立即监测并记录生命体征。术前进行必要的血液和尿液检查，确保血白细胞、尿白细胞、尿细菌计数在正常范围内方可手术。若指标异常，应暂缓手术，先进行抗感染治疗。患者应完善各项检查，如泌尿系 CT、B 超及实验室检查，以明确结石状态、肾功能、凝血功能，并维持水电解质平衡。

三、术后预防及护理

（1）病情观察：术后要密切观察患者的意识和生命体征。遵医嘱给予患者持续低流量吸氧，持续心电监测，每小时记录 1 次。术后 1 ～ 4 小时观察患者体温，如果体温＞ 38℃或＜ 36℃、心率＞ 90 次 / 分、呼吸频率＞ 22 次 / 分或过度通气、收缩压≤ 100 mmHg 或收缩压从基线降低＞40 mmHg、血氧饱和度＜ 94%，立即报告医生。术后注意监测患者的 WBC、PCT、CRP、乳酸等与感染相关的实验室指标。

（2）饮食护理：术后 6 小时，患者如病情允许且无腹胀，可进食清淡、营养、易消化的食物，避免油腻、辛辣、刺激性食物。鼓励患者每日饮水量超过 2 500 mL。

（3）活动指导：患者麻醉清醒后，鼓励其在床上进行四肢活动，预防下肢静脉血栓。对于活动受限的患者，可指导家属对其进行被动锻炼。

（4）管道护理：术后要观察患者引流液的颜色、性质和量，查看引流管是否打折、扭曲、受压、脱落。患者术后会留置一根输尿管支架管，主要是起引流、支撑和防止输尿管狭窄的作用。输尿管支架管一般 1 个月左右拔除，具体时间视术中情况而定。留置输尿管支架管期间，部分患者可能会出现以下不适：支架管的尾端靠近膀胱颈和尿道，可能会引起不同程度的尿频、尿急、尿痛；支架管与输尿管或者膀胱摩擦，可能引起血尿，尿色呈类似洗肉水样的淡红色，可适当增加饮水量，保证每日尿量＞ 2 000 mL，多休息，避免剧烈运动，尤其弯腰、负重、长时间走路等；排尿时膀胱内尿液沿输尿管支架管逆流入肾脏，可能引起不同程度的腰痛，建议增加排尿次数，排尿时尽量减少腹部用力，以缓解排尿时的腰痛；部分患者在留置输尿管支架管期间，可能引起发热、感染等，如体温＞38℃，需及时就医。

（5）高热患者的护理：对于术后高热患者，应给予保暖措施，并采用物理或药物降温方法。同时，进行血培养和药敏试验以指导抗生素使用。患者退热后，应协助其更换衣物并做好口腔护理。

（6）心理支持：术后患者及家属可能因尿源性脓毒症而感到紧张或恐惧。医护人员应提供心理支持和健康宣教，帮助患者和家属理解病情和治疗方案，并积极配合治疗。此外，健康教育闭环管理可提高患者健康知识认知水平，促进术后恢复。

四、术后并发尿源性脓毒症的处理措施

（1）复苏原则：重视疑似患者，尽快识别患者组织灌注，并尽快转入 ICU，抓好复苏黄金时间——“第一个 6 小时”。选对复苏体液，一般为晶体液，用足初始复苏液量（≥ 1 000 mL），至少在第一个 4 ～ 6 小时补充 30 mL/kg。复苏中可进行容量负荷试验，尿量＞ 0.5 mL/（kg · h），平均动脉压＞ 65 mmHg；重视监测指标，红细胞压积（HCT）＞ 30%、中心静脉压（CVP）：8 ～ 12 mmHg、中心静脉血氧饱和度（$ScvO_2$）≥ 70%。

（2）复苏液体的选择：选用晶体液，不用胶体液，晶体液选用乳酸林格氏液、0.9% 氯化钠、平衡盐溶液；若选择用胶体，则应选血浆、白蛋白、右旋糖酐、明胶或者羟乙基淀粉。白蛋白在感染性休克中的益处或危害尚未明确。白蛋白加晶体液与仅用晶体液在 28 天死亡率上无明显差异。低浓度羟乙基淀粉溶液与乳酸林格液相比增加了 90 天死亡率及肾脏替代治疗的使用率，有危害。血浆在感染性休克中的作用尚未见大规模临床试验报道。

（3）扩容的护理：在扩容护理中，应根据患者的生命体征和病情动态调整输液速度和量。在必要时，迅速建立双静脉通道以确保输液的及时性。输液量应遵循先多后少的原则，力求在短时间内改善微循环，保证重要器官的组织灌注。同时，应警惕急性肺水肿的发生，通过监测 CVP 等手段指导输液速度和量，确保重要器官的灌注和血氧正常。

（4）血管活性药物的合理应用：在血管活性药物的选择上，去甲肾上腺素是首选药物。对于感染性休克合并心功能障碍的患者，可联合使用去甲肾上腺素和多巴酚丁胺。在高剂量使用去甲肾上腺素时，可考虑加用抗利尿激素以减少其剂量并增加安全性。多巴胺因可能增加心律失常和病死率的风险，不推荐常规应用小剂量多巴胺进行肾脏保护。

（5）血管活性药物的护理：血管活性药物可通过调节血管功能和改善微循环血流灌注来达到抗休克的目的。在护理过程中，应使用微量泵注射去甲肾上腺素和多巴酚丁胺等血管活性药物，并根据血压变化调整输注速度和剂量。由于两种药物可引起局部血管强烈收缩导致局部组织缺血性坏死，因此，应选择正确的输液途径，并加强巡视，防止药液外渗。输注速度和剂量根据血压而调节，每 15 ～ 30 分钟测量 1 次血压并记录，如果达到目标血压、脉搏、心率，可维持原剂量或逐渐减少剂量，逐渐停药，不可骤停。

（6）辅助治疗：氢化可的松虽不能显著改善 28 天病死率，但可减少休克的概率（液体复苏有效，血流动力学稳定，则不用）。相关共识指南推荐，低剂量糖皮质激素治疗仅用于对升压药敏感的感染性休克患者，以及停用升压药之时。此外，还可运用输血治疗，血红蛋白＜ 70 g/L 输血与＜ 90 g/L 输血在 90 天死亡率上无差异，但可减少 50% 的输血。有 DIC 趋势（血小板开始下降）使用丹参注射液。出现 DIC 后使用低分子肝素，但是严重 DIC 时，比如 PLT ＜ 30×10^9/L，PT、APTT 延长超过 10 秒，则不能用，改用纤维蛋白原。

（7）血液透析滤过：血液透析滤过（HDF）可以弥补血液透析无法清除中大分子的不足。血滤采用高通透性的透析滤过膜，提高超滤率，滤出大量含毒素体液的同时注入等量的置换液。血滤可以降低 38 ～ 53 岁成人感染性休克患者的死亡率，但对 9 ～ 18 岁儿童感染性休克患者的死亡率改善不明显。

第八节　从络病学角度探讨对本病的认识和治疗思路

根据《伤寒论》和《温热论》中发现的对本病的相关症状的记载，本病可归属于“热病”的范畴。根据其他中医典籍关于本病的记载，根据疾病在不同阶段临床特点侧重的不同可将本病归属于“温毒”“内陷”“走黄”“厥证”“脱证”等范畴。中医认为“毒”是人体产生的或者从外感受的具有一定副作用或致病作用的物质，一般具有秽浊、致病性较强的特点。热毒容易滞络，临床滞络之热毒多分为“外毒”和“内毒”，从外感受的包括药物、虫蛇、金刃、六淫等外犯机体，内毒包括脏腑功能失调，络瘀日久而化生的热毒。就本病而言，外毒和内毒导致脏腑功能紊乱，气血失调，机体内的代谢物质、病理产物不能及时地排出体外而导致毒邪滞于肾络。而尿源性脓毒症之外毒主要是自然界的细菌和病毒，属于六淫之邪，患者或因久病体衰，或因外伤猝病，致使正气不足，气血阴阳失衡，机体卫外不固，方令毒邪有内侵之机；内生毒邪是机体感受外来毒邪刺激后所诱发产生的多种炎性介质和信号转导因子，这些本是人体正常细胞因子调控网络的一部分，但其分泌产生的数量和时相超过机体的需要，蓄积在体内演变成内生之毒，从而成为毒邪的主要部分。内生毒邪的产生是因为正气亏虚，推动气血津液运行无力，而外来毒邪入侵，更加耗损正气，令机体气血津液流滞而变生成毒邪，气机不行则成气滞，郁而生热，聚成毒热；血行不畅则停而为瘀；津液停滞则化生痰浊。又因正虚难以抗邪外出，而致毒热、瘀血和痰浊积于体内络脉，形成毒、瘀、痰共同滞络，毒邪进一步危害机体，可由损伤肾络发展为损伤心络、脑络和全身浅表络脉。脓毒症发病的基本病机是“正虚毒损，脉络瘀阻”，正虚包括正气亏虚，年老体虚或络虚不荣，正虚无力抵御外邪，毒邪乘机内侵，内达脏腑组织，外透皮肤腠理，上扰清窍神明，中扰心神，下扰六腑，从而导致气血运行的失调和脏腑功能的紊乱，甚至发展成阴阳之气骤然不相顺接，最终发展成为以微循环缺血、全身凝血功能障碍、脏腑组织灌流不足为特点的气机严重逆乱的危急重症。

总体看，尿路结石的结石是病理产物性病因，容易阻滞气机，导致络气不畅，再由于外感热毒或者病久内生热毒阻滞肾络，肾络阻滞，气滞血瘀，再由痰凝，共同阻滞肾络，导致该病逐渐发展。该病发展过程中，可导致全身络脉阻滞或者失养，引发络气闭阻或络虚不荣，引起神昏的闭证或者脱证，出现危急证候。

本病在急性感染期易形成热毒炽盛的病理状态。针对热毒之邪，拟用清热解毒为主要治疗思路，气为血之帅，血为气之母，气虚则推动能力减弱而导致络脉易滞易瘀，温热邪毒，由气入血，由经入络，毒热之邪亢盛，燔灼内外，煎熬血液，血脉凝结而成瘀血，毒瘀二邪相互搏结，共为病因。“络以通为用”“络脉瘀阻”是本病的基本病因。故祛瘀通络解毒法常作为治疗脓毒症的基本原则。对证候表现偏重邪实为主的脓毒症的临床治法，常采用下法，通腑泄热，釜底抽薪，祛除热毒，同时予以祛瘀通络，治疗和防止热瘀互结的闭证神昏。对于邪盛正虚，络脉不荣，神昏脱证，除清热、活血和祛除湿浊痰凝外，还应同时给予荣养络脉，兼顾络的气血阴阳。

综上所述，脓毒症总的病机是“正虚毒损，脉络瘀阻”，根据其发展过程中不同阶段的临床特点，其基本治法大致可归纳为“活血化瘀、清热解毒、通腑泻热、补虚和荣”等几个方面，治疗过程中强调“扶正与祛邪”并举和“除邪勿尽”的原则。脓毒症后期并发症多，病死率高，预后差，且现有的医疗水平没有特异性的治疗方法，中医药在治疗本病方面有其独特的优势和特点，在改善患者的预后、减少后期并发症方面具有良好的临床参考价值。但是由于中医药在动物模型中实验研究的局限性，无法很好地复刻每一个中医证型，故而很难实现中医“辨证论治”的核心思想。因此还需要一代又一代的中医学子继续传承，进一步探究脓毒症的中医治疗方法，为使中医药在治疗脓毒症的研究水平更上一个新的水平而努力奋斗，同时也为中医药在治疗危急重症疾病领域尽心竭力。络病学则从一个新的角度出发，进一步剖析其发病机理，力求基于络病学理论深入研究以治疗脓毒症。

（张闯　曾文彤）

参考文献

[1] 李荣均，苏劲强，欧红运，等. 上尿路结石合并肾积液感染并发尿脓毒血症的危险因素分析[J]. 上海医药，2021，42(5)：41-44.

[2] GALLEY HF.Oxidative stress and mitochondrial dysfunction in sepsis[J]. Br J Anaesth，2011，107(1)：57-64.

[3] 李海波，齐士勇，刘俊秀. 上尿路结石合并泌尿道感染患者并发尿脓毒血症的危险因素分析[J]. 山东医药，2019，59(29)：70-72.

[4] BRUN-BUISSON C.The epidemiology of the systemic inflammatory response [J]. Intensive Care Med, 2000, 26 (1): s064-s074.
[5] 池泽湃, 刘国元. 泌尿系结石并发尿源性脓毒血症的诊治研究 [J]. 中国现代药物应用, 2020, 14 (13): 73-75.
[6] 何问理, 温海东, 罗云. 结石梗阻致尿源性脓毒血症的影响因素及早期诊治策略分析 [J]. 新医学, 2019, 50 (12): 928-932.
[7] WAGENLEHNER FM, TANDOGDU Z, BJERKLUND JOHANSEN TE.An update on classification and managementof urosepsis [J].Curr Opin Urol, 2017, 27 (2): 133-137.
[8] SERNIAK PS, DENISOV VK, GUBA GB, et al.The diagnosis of urosepsis [J].Urol Nefrol, 1990, 4: 9-13.
[9] BRUN-BUISSON C.The epidemiology of the systemic inflammatory response [J].Intensive Care Med, 2015, 26: 564-574.
[10] LOPEZ-BANDA DA, CARRILLO-CASAS EM, LEYVA-LEYVA M, et al. Identification of virulence factors genes in Escherichia coli is Isolates from women with urinary tract infection in Mexico [J]. Biomed Res Int, 2014, 2014: 959206.
[11] 杜跃林, 张宗平, 李云祥, 等. 上尿路结石微创术后尿源性脓毒血症的危险因素研究进展 [J]. 西部医学, 2018, 30 (2): 299-302.
[12] REYNER K, HEFFNER AC, KARVETSKI CH.Urinary obstruction is an important complicating factor in patients with septic shock due to urinary infection [J]. Am J Emerg Med, 2016, 34 (4): 694-696.
[13] NAKADA S Y, PEARLE M S. Advanced endourology: Thecomplete clinical guide [J].Totawa: Hamana Press, 2006, 283-322.
[14] GLUCK T, OPAL SM. Advances in sepsis therapy [J]. Drugs, 2004, 64: 837-859.
[15] ROSER CJ, BARE RL, MEREDITH JW.Urinary tract infections in thecritically ill patient with a urinary catheter [J]. Am J Surg, 1999, 177: 287-290.
[16] 张志伟, 郭宏骞, 李笑弓, 等, 输尿管镜碎石术中肾盂压力监测的方法和意义 [J]. 哈尔滨医科大学学报, 2005, 39 (3): 292-293.
[17] 马鸿钧, 李天维, 周成刚, 等.输尿管镜诊疗术后的感染防范 [J]. 中国内镜杂志, 2004, 10 (1): 31-32.
[18] 杜跃林, 张宗平, 李云祥, 等. 上尿路结石微创术后尿源性脓毒血症的危险因素研究进展 [J]. 西部医学, 2018, 30 (2): 299-302.
[19] 唐伟.2017年欧洲泌尿外科学会尿脓毒血症诊疗指南解读 [J]. 重庆医科大学学报, 2018, 43 (4): 480-481.
[20] 张丽. 尿路结石的临床特点和综合护理效果观察 [J]. 中外女性健康研究, 2015,(4): 84.
[21] INNES G, GRAFSTEIN E, MCRAE A, et al. Diagnostic and prognostic value of hydronephrosis in emergency department patients with acute renal colic [J]. Canadian J EmergMed, 2016, 18 (S1): S51-S58.
[22] 高少轩, 程明, 王良东. 多层螺旋CT平扫联合尿路重建诊断急性肾绞痛的临床价值 [J]. 临床研究, 2018, 26 (4): 130-131.
[23] 王成东, 张文华, 李娜. 多层螺旋CT平扫与尿路重建联合诊断急性肾绞痛的效果 [J]. 临床医学研究与实践, 2018, 3 (30): 164-165.
[24] 牛雁军, 徐霞, 武志峰. 不同剂量平扫CT联合迭代重建技术诊断急性肾绞痛112例 [J]. 武警医学, 2019, 30 (11): 76-78.
[25] 孙毅海, 王晓平, 李志斌, 等. 急性上尿路结石梗阻的影像学分析 [J]. 临床泌尿外科杂志, 2000 (11): 491-492.
[26] 徐银, 吴凡宇, 衡宝利. 尿源性脓毒血症研究现状 [J]. 国际医药卫生导报, 2020, 26 (1): 9-12.
[27] TANDOĞDU Z, BARTOLETTI R, CAI T, et al.Antimicrobial resistance in urosepsis: outcomes from the multinational, multicenter global prevalence of infections in urology (GPIU) study 2003-2013 [J]. World J Urol, 2016, 34 (8): 1193-1200.
[28] 杨涛, 吴浩然, 史红雷. 尿源性脓毒血症诊疗的临床进展 [J]. 国际泌尿系统杂志, 2022, 42 (2): 371-373.
[29] 申吉泓, 张白羽. 泌尿外科医生必须高度重视的尿源性脓毒血症 [J]. 现代泌尿外科杂志, 2014, 19 (4): 219-221.

[30] GAIESKI DF, MIKKELSEN ME, BAND RA, et al. Impact of time to an tibiotics on survival in patients with severe sepsis or septic shock in whom early goal-directed therapy was initiated in the emergency de partment [J]. Critical Care Medicine, 2010, 38 (4): 1045-1053.
[31] DELLINGER RP, LEVY MM, RHODES A, et al. Surviving Sepsis Cam paign-Guidelines Committee including the pediatric subgroup. Surviv ing sepsis campaign: international guidelines for management of severe sepsis and septic shock: 2012 [J]. Crit Care Med, 2013, 41 (2): 580-637.
[32] 黄鑫，郭力恒. 黄连解毒汤对脓毒症大鼠的心脏保护作用 [J]. 中西医结合心脑血管病杂志，2012，10 (6): 710-712.
[33] 王鸣，舒志军. 栀子金花汤对腹腔感染脓毒症大鼠炎症介质的影响 [J]. 中国中西医结合急救杂志，2007，14 (3): 169-172.
[34] 付耀武，焦常新. 桃红四物汤加减治疗脓毒症及对C反应蛋白的影响 [J]. 中国中医急症，2012，21 (9): 1486.
[35] 赵研，常毓颖. 加味桃红四物汤对重症脓毒症疗效的临床研究 [J]. 中医药学报，2010，38 (6): 36-39.
[36] 余丹凤，翁银燕. 大承气汤对行机械通气严重脓毒症患者炎症反应和免疫调节功能的影响 [J]. 中国中医药科技，2011，18 (3): 181-182.
[37] 杜立建，尹中. 通腑活血汤治疗脓毒症胃肠功能障碍临床研究 [J]. 河北中医，2012，34 (7): 984-986.
[38] 钱卫红，张德珍. 经皮肾镜碎石术后并发尿脓毒血症的护理体会 [J]. 解放军护理杂志，2013，30 (24): 43-44+47.
[39] CHEN H, QIU XX, DU CC, et al. The comparison study of flexible ureteroscopic suctioning lithotripsy with intelligent pressure control versus minimally invasive percutaneous suctioning nephrolithotomy in treating renal calculi of 2 to 3 cm in size [J]. SurgInnov, 2019, 26 (5): 528-535.
[40] 陈云清，梁华良，黄广龙，等. 四种治疗方法处理上尿路结石的疗效比较 [J]. 河北医学，2010，16 (7): 818-820.
[41] DEMIRTAS A, YILDIRIM Y E, SOFIKERIM M, et al.Comparison of infection and urosepsis rates of ciprofloxacin and ceftriaxone prophylaxis before per cutaneous nephrolithotomy: a prospective and ran domised study [J]. Sci World J, 2012, 2012: 916381.
[42] 徐琼峰. 输尿管结石患者术后健康教育闭环管理的效果观察 [J]. 中西医结合护理，2021，7 (9): 134-136.
[43] XU Q F. Effect of closed-loop management in health education for patients undergoing surgery for ureteral calculus [J]. Chin J Integr Nurs, 2021, 7 (9): 134-136. (in Chinese)
[44] 陈桂娴.3例泌尿系结石术后并发尿源性脓毒血症患者的术后护理体会 [J]. 中西医结合护理，2022，8 (7): 51-54.
[45] 胡斌，刘冰，赵浩延，等. 中医药治疗脓毒症的研究进展 [J]. 中国医药指南，2020，18 (22): 32-33.
[46] 李杰. 脓毒症急性肾损伤的发病机制和中医治疗 [J]. 内蒙古中医药，2022，41 (4): 150-153.

第八章中英文关键词索引

腹部平片	plain abdominal radiography
感染性休克	infectious shock
静脉尿路造影	intravenous urography，IVU
经皮肾镜碎石术	percutaneous nephrolithotomy
尿路结石合并脓毒血症	urolithiasis with sepsis
脓毒症	sepsis
全身炎症反应综合征	systematic inflammatory response syndrome，SIRS
泻下通腑	clear heat and promote bowel movements

第九章
中西医对急性肾盂肾炎的认识与诊治原则

第一节　概述

尿路感染是泌尿系统最常见的疾病，这些感染几乎都有发生急性肾盂肾炎的可能性。全球每年大约有700万人因尿路感染就医，大约有224 000例需要住院接受治疗。急性肾盂肾炎（acute pyelonephritis）是指致病菌从下尿路经输尿管逆行定植在肾盂并引起肾实质急性化脓性炎症。尽管细菌性膀胱炎通常局限在膀胱，但1984年Busch和Huland的研究发现，大约50%的膀胱感染病原菌可上行蔓延到上尿路集合系统。临床和实验研究的证据也充分证明，急性肾盂肾炎的病原体约80%来自膀胱逆行感染的大肠埃希菌。

一方面，病因学研究发现，任何干扰输尿管蠕动功能的因素，如先天性肾盂输尿管连接部狭窄、输尿管梗阻、巨输尿管症、原发性与继发性膀胱输尿管反流以及急性细菌性膀胱炎的革兰氏阴性菌及其产生的内毒素均可引起膀胱输尿管连接部的抗反流功能改变，并导致不同程度的膀胱输尿管反流。这也是婴幼儿和老年男性急性肾盂肾炎较为常见的病因学因素。

另一方面，急性肾盂肾炎的发生及发展是尿路病原体与宿主免疫系统相互作用的结果，并在一定程度上取决于致病菌的毒力、宿主的免疫防御功能以及尿路解剖结构与功能是否存在异常。已知，急性肾盂肾炎最常见的致病菌是革兰氏阴性杆菌，其中大肠埃希菌占80%，其次为克雷伯菌、变形杆菌、柠檬酸杆菌等。目前认为，尿路致病性大肠埃希菌（UPEC）是导致急性肾盂肾炎毒力最强的致病菌，其致病性主要包括。

（1）UPEC表达的毒力因子和细菌黏附素，可使逆行向上的大肠埃希菌能够定植在肾盂黏膜上皮细胞，从而导致上尿路感染性炎症反应。

（2）UPEC的表面结构与致病性有关：① UPEC表面有两种菌毛，Ⅰ型菌毛在尿路感染中是一个毒力因子，能够表达黏附于上皮细胞的细菌黏附素，并增加大肠埃希菌在肾盂黏膜的黏附与定植；

② UPEC 的 P 型菌毛对肾的感染有趋向性，“P”代表肾盂肾炎（pyelonephritis），这表明，UPEC 菌株是急性肾盂肾炎的特异性致病菌，并与急性肾盂肾炎临床症状的严重程度相关。

（3）临床上依据急性肾盂肾炎的病因学因素与并发症的严重程度，作为急性肾盂肾炎的临床分类与相关定义的依据：①单纯性急性肾盂肾炎是指没有泌尿系统解剖结构与功能异常、并发症和共存疾病的患者；②复杂性急性肾盂肾炎是指患者存在泌尿系解剖结构与功能异常和共存疾病的患者，如先天性与继发性尿路梗阻、原发性与继发性膀胱输尿管反流，糖尿病、免疫功能低下、妊娠、复发性尿路感染、肾功能损伤以及尿路恶性肿瘤化疗或放疗后等共存疾病，其中任何一种病因学因素存在引起的急性肾盂肾炎，则被定义为“复杂性急性肾盂肾炎”；③如果复杂性急性肾盂肾炎患者发生脓毒症一系列症状，血流动力学不稳定，且患者的收缩压≤ 90 mmHg，则被定义为“脓毒性休克”；④如果急性肾盂肾炎患者血培养阳性，则定义为“菌血症”；⑤如果患者双侧腰部疼痛和（或）肋脊角压痛，并符合急性肾盂肾炎的临床诊断指标，可定义为“双侧急性肾盂肾炎”。

基于女性尿道和会阴区解剖结构特点和环境因素，单纯性急性肾盂肾炎是女性最常见的尿路感染，发病率为 90.69%，90% 的患者尿液培养阳性，97.67% 的致病菌为革兰氏阴性杆菌，其中 83.72% 是大肠埃希菌。下尿路最经典的感染途径是指致病菌经膀胱、输尿管上行至肾盂、肾盏，再经肾乳头、集合管进入肾实质，引起肾盂或肾实质化脓性炎症。

单纯性急性肾盂肾炎患者在尿细菌培养和药敏试验结果报告前，通常可在门诊接受经验性抗生素治疗和支持疗法，并强调所有的患者应做尿细菌培养和药敏试验，以便对经验性抗生素治疗效果不佳或感染复发者提供抗生素选择的依据。超声检查可作为单纯性急性肾盂肾炎患者的首选检查方法，但不推荐做排泄性影像学检查。复杂性急性肾盂肾炎由于病因复杂和伴有严重的共存疾病，对于这些患者都需要接受住院治疗与进一步评估。仔细询问病史和查体是诊断与鉴别诊断的有力工具。腰疼和肋脊角压痛是急性肾盂肾炎的临床特点与体征。对有并发症复杂性肾盂肾炎患者，排泄性尿路造影对判定肾脏的形态大小、有无尿路系统结构与功能异常、有无结石等所致的尿路梗阻判定是一种可选择的检查项目，但对糖尿病特别是服用二甲双胍的患者，碘化造影剂可显著增加肾功能损伤的风险性。由于复杂性急性肾盂肾炎患者发生菌血症、肾脓肿、脓毒症、感染性休克以及肾功能损伤或衰竭的风险性较高，故对这些患者不仅需要立即住院治疗，还应组织中西医结合多学科会诊，为复杂性急性肾盂肾炎患者制订合理的多模式治疗与护理方案。

第二节　流行病学与患病率

在全球范围内，急性肾盂肾炎的年发病人数为 10 500 000 ～ 25 900 000 例。在美国急性肾盂肾炎的人群年发病率女性为（12 ～ 17）/10 000、男性为（3 ～ 4）/10 000，美国每年约有 250 000 人因急性肾盂肾炎就诊，200 000 人因急性肾盂肾炎住院。韩国每年有 10 000 例急性肾盂肾炎，总的年发病率为 35.7/10 000 人，其中男性发病率为 12.6/10 000 人，女性发病率为 59.0/10 000 人。大约每 7 名急性肾盂肾炎患者中就有 1 名住院治疗。在加拿大每 10 000 名女性中每年约有 11 人因急性肾盂肾炎住院。女性急性肾盂肾炎的患病率约为男性的 5 倍，尤以育龄期女性、女性婴幼儿患病率较高，孕妇急性肾炎的发病率 1% ～ 4%，并增加了早产和低体重新生儿的出生率。在接受住院治疗的急性肾盂肾炎的患者中，女性死亡率为 7.3%，男性死亡率高达 16.5%。对非妊娠妇女急性肾盂肾炎患者的微生物学检测分析发现，其致病微生物 80% 是

UPEC，其他致病菌有克雷伯菌、铜绿假单胞菌、链球菌和肠球菌等。

在复杂性急性肾盂肾炎的病因与发病率分析显示，糖尿病（16.28%）、肾结石（9.3%）、泌尿系统解剖结构和功能异常（9.3%）、复发性尿路感染（25.58%）、免疫抑制治疗（23.3%）慢性肾功能衰竭患者占46.51%。复杂性急性肾盂肾炎患者出现典型的寒战、高热、腰疼或肋脊角压痛以及肾功能损伤的症状发生率为58.14%。有学者报告，对复杂性肾盂肾炎的患者，如果在围手术期早期给予抗生素干预治疗，可有效降低术后发生急性肾盂肾炎或肾功能损伤的风险。这提示，加强中西医对急性肾盂肾炎病因病机的认识，实施中西医结合对单纯性与复杂性急性肾盂肾炎的多模式早期干预治疗的临床应用研究与评价，尚需进一步深入研究与临床实践。

第三节　中西医对病因病机的认识

一、西医对病因病机的认识

有关急性肾盂肾炎的病因机制的认识较为复杂，患者的个体健康状态、生活史、性生活史和尿路感染史不同，其诱发因素也不尽然。目前认为，复杂性急性肾盂肾炎的发病原因主要包括。

（1）尿路系统解剖结构与功能异常，如先天性与继发性肾盂输尿管连接部狭窄、输尿管结石等疾病造成的梗阻，原发性与继发性膀胱输尿管反流，阶段性输尿管炎，膀胱出口梗阻，神经源性膀胱，糖尿病，免疫功能低下，妊娠中晚期，以及长期留置内支架管或存在导尿，皆为复杂性肾盂肾炎发生的风险因素。

（2）非妊娠妇女发生急性肾盂肾炎的危险因素包括：① 30 天内每周性交 3 次或 3 次以上；② 12 个月内有尿路感染或诊断糖尿病；③ 30 天内有压力性尿失禁；④一年内有新的性伴侣或最近使用杀精剂；⑤母亲有复发性尿路感染史；⑥老年妇女、已绝经妇女或孕妇以及有复发性膀胱感染。

（3）在上述任何一种条件存在的情况下，特别是有细菌性膀胱炎或无症状菌尿存在，其致病大肠埃希菌均可通过输尿管逆行进入肾盂、肾盏和肾实质，并导致急性肾盂肾炎或肾实质化脓性炎症，严重者可发生多灶性肾脓肿或脓毒症。

（4）细菌毒力在急性肾盂肾炎的发病机制中起着至关重要作用，已知急性肾盂肾炎最常见的致病菌是大肠埃希菌，其中 UPEC 具有对固有免疫应答的抵抗作用。

（5）大肠埃希菌的 1 型菌毛和 P 型菌毛与尿路上皮细胞有较强的黏附能力，能够使埃希菌黏附定植在尿路上皮细胞，即使在肾盂、输尿管有充足的尿液冲击时，也很难将其冲刷脱落。

（6）病理组织学研究发现，UPEC 还具有毒力荚膜抗原、铁摄取系统和毒素分泌能力，其细胞内形成的生物膜，可保护自身免受宿主免疫系统的攻击，也是对多种抗生素产生耐药的分子结构。

需要提出的是，如果上尿路解剖结构和功能正常，没有继发性尿路梗阻和膀胱输尿管反流，没有糖尿病或免疫功能低下或肾功能损伤，即使膀胱有细菌感染或菌尿存在，也极少发生急性肾盂肾炎。这主要是基于：①泌尿系统的解剖结构与膀胱输尿管壁段的功能正常，可起到有效的抗尿液反流作用。②宿主免疫系统与先天性免疫防御功能正常可清除与杀伤致病微生物。③尿路上皮细胞是固有的免疫效应细胞，具有识别、捕捉、吞噬与清除致病微生物的 Toll 样受体，是免疫预防抗感染的第一道天然防线。④上皮细胞具有分泌抗微生物肽（AMPs），β－防御素、活性氧、趋化因子、细胞因子和炎症介质，具有募集与调节中性粒细胞、NK 细胞、树突细胞、巨噬细胞、T 细胞趋化到感染部位，并被细菌抗原激活，产生多种细胞因子和炎症介质，参与杀伤、抑制与清除病原菌的免疫防御作用。⑤免疫学研究证实，急性肾盂肾炎是一种先天性免疫反应，中性粒细胞是宿主对定植在上皮细胞的 UPEC 做出快速反应的效应细胞，通常在 2 ～ 6 小时到达炎症反应组织，主要负责吞噬、清除致病微生物，并随着凋亡与脱落的上皮细胞进入尿液，这也是为什么急性肾盂肾炎患者的尿液中可见大量的脓性白细胞和脱落的上皮细胞。当急性肾盂肾炎患者经抗生素和中药结合治疗后，尿液常规检查显示，尿液中的白细胞消失，也标志着急性肾盂肾炎得到控制或被治愈。

二、中医学对病因病机的认识

在古医籍中，未见明确对急性肾盂肾炎的记载，根据其临床症候特点，大多数学者认为急性肾盂肾炎属中医的“热淋”“腰痛”及“肾痺”范畴。结合古医籍记载及现代医家观点，认为本病的病因病机多以肾虚为本，膀胱湿热为标。多由感受湿热疫毒之气或饮食不节，或嗜酒太过，酿成湿热下注膀胱，肾与膀胱气化失常、水道不利故小便短涩、淋沥不尽，湿热郁蒸故发热、小腹不适，湿热阻滞于肾脏，故腰痛。《金匮要略·五脏风寒积聚病脉证并治》记载：“热在下焦者，则溺尿血，亦令淋秘不通。”指出了淋证的病机为“热在下焦”。《景岳全书》中曾记载：“淋之初病，则无不由于热剧，无容辨矣。”强调了湿热蕴结于下焦是发病之初的关键诱导因素，并贯穿始终。中医对其病机的认识并非仅仅限于唯虚唯热，如《诸病源候论》中有“寒淋”的论述：“寒淋者，其病状，先寒战，然后尿是也。由肾气虚弱，下焦受于冷气，入胞与正气交争，寒气盛则战寒而成淋，正气盛则战寒解，故得小便也。”也有现代医家认为湿热、邪毒蕴结膀胱，膀胱气化失司是其主要的病机，或认为脾胃为后天之本，脾胃功能的衰退会引发淋证。还有医家将泌尿系统感染本属膀胱湿热证，“假借”小肠的名义并通过经络与心联系在一起。

络病学理论认为，湿热毒邪由阳络传至经脉，再传至脏腑，最终深入脏腑之阴络。《四圣心源》：“淋沥者，乙木之陷于壬水也。膀胱为太阳寒水之府，少阳相火随太阳而下行，络膀胱而约下焦，实则闭癃，虚则遗溺。”其“初病在经”，太阳膀胱及少阳三焦受邪，发病实则小便难出，虚则小便不禁。又认为相火在下，足少阴肾固摄，故小便通利而不至漏尿，足厥阴肝疏泄，故小便得藏而不至于癃闭。淋者，藏不能藏，既患遗溺，泄不能泄，又苦闭癃。《冯氏锦囊秘录》认为“《经》曰：腰者，肾之府也。又曰：太阳所至为腰痛。盖足太阳膀胱为十二经之首，其脉侠脊而入循膂络肾。”肾虚而病邪深入络脉，浊毒内蕴，具体如下。

（1）膀胱湿热，热毒滞络：外感湿热蕴结膀胱，或房事不洁，湿毒侵袭，或饮食不节，致脾失健运，湿热内生，下注膀胱，阻滞下焦络脉，而致湿热蕴结。

（2）湿热瘀滞，肾络损伤：湿热之邪内传，络气郁滞，下焦分清泌浊功能障碍，秽浊溺浊不得外泄，蕴积于血，秽浊积久，酿为浊毒；或聚浊生痰，痰湿内蕴，阻遏气机，气血凝滞，肾络瘀阻，经脉不利，而致瘀毒互结。

（3）肝胆郁热，络脉瘀阻：情志不遂，气郁生痰，蕴久化热，或郁怒伤肝，或其他病邪侵犯，以致肝脏失职，下焦络脉失于疏泄，而致瘀热互结。

（4）肾阴亏虚，肾络失荣：久病及肾，或温病后期伤阴，或过服温燥劫阴之品，或房事不节，耗伤阴液，肾阴不足，相火妄动，浊不得泄，化而为毒，浊毒内蕴，阻于下焦络脉。

第四节 临床诊断与鉴别方法

一、临床表现与体征

急性肾盂肾炎是肾脏常见的感染性疾病，最常见于已婚的成年女性。病史和查体是最有用诊断与鉴别工具。仔细询问患者有无尿路感染史，性生活史是区分上尿路和下尿路感染的有效鉴别方法。单纯性急性肾盂肾炎患者的主要临床表现如下。

（1）泌尿系统症状：包括尿频、尿急、尿痛、排尿困难等膀胱刺激征，但多达 20% 的急性肾盂肾炎患者可能没有尿频、尿急、排尿困难等下尿路症状。

（2）全身感染症状：如患者突发寒战、发热、乏力、头痛、恶心、呕吐、腹泻、食欲减退、心动过速、低血压等临床表现，应高度警惕有菌血症或脓毒症发生的可能性。

（3）腰疼症状：几乎所有急性肾盂肾炎患者都有腰部疼痛，如单侧或是双侧肾区叩击痛、肋脊角压痛和（或）下腹部痛，当上述症状发生时，应考虑急性肾盂肾炎的诊断。

（4）虽然肾和输尿管结石患者也会引起胁腹疼痛，但通常不会出现肋脊角压痛。

（5）尽管单纯性急性肾盂肾炎在疾病早期可能没有发热，但腰部疼痛几乎是急性肾盂肾炎患者普遍存在的体征，如果它的缺失，医生在诊断时要仔细进行鉴别，结合询问病史和查体、血常规及尿常规检查、血液及尿液细菌培养和药敏试验，常可作出较为明确的诊断与处理。

二、实验室检查与诊断评估

1. 血液常规检查

（1）血常规检查是最常用、简便判定急性感染的有效方法。在无并发症的急性肾盂肾炎患者中可出现以中性粒细胞为主的白细胞增高，血沉较快、CPR 等感染指标升高，在复杂性急性肾盂肾炎患者，如免疫功能低下、高龄或发生脓毒症或败血症时，其中性粒细胞可能会减少或显著降低。

（2）肾功能检查有助于评估复杂性急性肾盂肾炎患者有无肾功能损伤，特别是糖尿病患者或肾移植术后合并 APN 的患者，其急性肾功能损伤风险性可高达 62%，故肾脏功能检查是复杂性急性肾盂肾炎应作为临床常规的检查项目。

2. 血培养

（1）急性肾盂肾炎患者菌血症的发生率为 15% ～ 30%，老年患者和患有复杂急性肾盂肾炎的患者，其菌血症或败血症的发生概率会更高。

（2）血培养通常用于病情严重或需要住院的急性肾盂肾炎患者，在疑似急性肾盂肾炎的病例中，血液培养可能是鉴定致病微生物的唯一方法。

（3）急性肾盂肾炎患者通过经验性抗生素治疗 48 ～ 72 小时，症状未能缓解或高热不退者，应考虑做血细菌培养加药敏试验，以便提供有效抗生素的选择与应用。

（4）对无并发症急性肾盂肾炎患者来说，没有证据表明血培养是必须要做的检查项目。因为在所有急性肾盂肾炎的病例中，尿培养几乎都能发现致病微生物，所以阳性的血培养结果在诊断与治疗上，并不能改变抗生素的选择与应用。

3. 尿液分析与细菌培养

（1）尿液分析：①几乎所有急性肾盂肾炎患者都有脓尿，尿沉渣检验可见大量白细胞管型，这表明肾源性脓尿的存在，并支持急性肾盂肾炎的临床诊断；②尿液革兰氏染色阳性，可有助于在尿细菌培养结果出来之前，选择经验性抗菌治疗。

（2）尿细菌培养：①在患者情况允许的条件下，患者应在接受抗生素治疗前，原则上都应进行尿液细菌培养和药敏试验；②患者在获取中段尿标本前，应清洗外阴，尽量避免污染和造成假阳性结果；③急性肾盂肾炎患者大约 80% 的中段尿培养菌落大于 10^5 CFU/mL，为中段尿菌培养阳性（≥ 100 000 CFU/mL），但仍需结合病史、临床表现和查体，方可对急性肾盂肾炎作出较为正确的诊断；④对急性肾盂肾炎治疗后无临床症状的患者可不必再进行尿液细菌培养，如果急性肾盂肾炎患者的症状在初始经验性抗生素治疗 2 ～ 3 天没有明显改善甚至加重，或在治疗后两周内复发，建议进行重复尿细菌培养和药敏试验。

三、超声与影像学检查

1. 超声检查

（1）超声检查是一种无创、简便、快速、安全的有效检查方法，尤其适用于疑似急性肾盂肾炎的孕妇、儿童、高龄患者。

（2）超声检查可有助于发现与排除上尿路有无解剖结构和功能异常、有无肾输尿管结石等梗阻性疾病。

（3）急性肾盂肾炎的超声表现主要有肾体积增大，肾皮质与髓质界限不清，有的可见肾实质低回声区域，少数患者可显示肾盏和肾盂黏膜增厚，回声增高，以及肾窦内血流信号增多等超声表现。

2. 影像学检查

（1）大多数单纯性急性肾盂肾炎的女性患者，在初诊时不需要影像学检查；尽管 CT 检查的目的是识别潜在的肾盂输尿管梗阻的病因或明确尿路解剖结构和功能有无异常，但静脉注射碘化造影剂增强 CT 成像，对服用二甲双胍的糖尿病患者或肾功能不全的患者来说，可显著增加碘化造影剂对肾功能损伤的风险，故对糖尿病或有肾功能损伤的患者不推荐选择静脉排泄性造影。

（2）急性肾盂肾炎影像学检查有以下表现：CT 平扫可发现患侧肾外形肿大，增强扫描可见楔形强化降低区，自集合系统向肾包膜放射，亦可见单发或多发病灶，20% ～ 25% 患者表现为炎性病灶、脓肿或积液，MRI 在 T_1 加权上表现为低信号、T_2 加权表现为高信号，实际上这些影像学表现，通过多普勒超声检查也有可能发现。

第五节　临床治疗原则与抗生素选择

一、临床治疗原则

依据急性肾盂肾炎症状的严重程度和病因学分类，其治疗原则与抗生素选择主要包括：

（1）大多数无并发症的急性肾盂肾炎患者，可以在门诊选择针对革兰氏阴性杆菌的经验性抗生素对症治疗。

（2）在选择抗生素时，应了解在当地或社区使用抗生素的有效性、副作用和耐药率。

（3）急性肾盂肾炎患者在门诊接受抗生素治疗前，原则上应做尿细菌培养和药敏试验，以便在经验性抗生素治疗失败后，能及时调整有效抗生素的治疗方案。

（4）对于影像学诊断为复杂性急性肾盂肾炎的患者，如为泌尿系统解剖结构和功能异常引起的尿路梗阻、肾积水合并化脓性感染的患者，建议视病情进行紧急减压处理，如放置输尿管内支架或膀胱导管引流，通常可加快改善临床症状的或梗阻造成的肾功能损伤，进一步的微创外科治疗一般须在抗生素治疗后 10 ～ 14 天，感染得到有效控制的情况下方可考虑；对已经放置两周的留置导管应该被移除或更换新的导尿管。

（5）妊娠妇女发生肾盂肾炎大约占 2%，其中 80% ～ 90% 的病例发生在妊娠中期和晚期，由于观察到妊娠期与急性肾盂肾炎的发病率和死亡率显著相关，其中败血症和呼吸衰竭的发生率分别为 17% 和 7%。故对妊娠合并急性肾盂肾炎的患者应住院接受多学科治疗和监护。

二、抗菌治疗方案与建议

（1）对无并发症的急性肾盂肾炎患者，在没有抗生素药物过敏史的情况下，如果社区中喹诺酮类的耐药率为 10% 或更低，建议氟喹诺酮类药物应作为门诊初始治疗的首选经验性抗菌药物，如口服环丙沙星 500 mg，每日两次，连续 7 天或缓释环丙沙星 1 000 mg，每日一次，连续 7 天，或左氧氟沙星 750 mg，每日一次，持续 5 天。

（2）如果耐药率超过 10% 或更高，应首先选择静脉注射头孢类抗生素，随后可口服左氧氟沙星或缓释环丙沙星，或选用口服阿莫西林或头孢类抗生素维持治疗，因这类药物对肾脏功能的影响较小，已成为门诊治疗无并发症急性肾盂肾炎的常用抗生素。

（3）部分急性肾盂肾炎的病症来势比较凶猛，患者可表现突发寒战高热，应考虑为严重的或复杂性急性肾盂肾炎，建议住院治疗和进一步诊疗评估，建议应用头孢哌酮联合舒巴坦治疗，有报道其临床治疗有效率为 92%，治愈率达 58%。

（4）对复杂性急性肾盂肾炎患者，如果在门诊抗菌药物治疗 48 ～ 72 小时高热仍然不退，中性粒细胞持续升高，特别是患者出现代谢紊乱、酸中毒、肾功能损伤、血流动力学不稳定时，应高度警惕有脓毒症存在的可能性，这种患者不仅需要立即住院，还需要组织专家紧急会诊，以便制订合理有效的治疗方案。

（5）妊娠合并急性肾盂肾炎患者应归类于复杂性急性肾盂肾炎。由于缺乏关于抗生素在子宫内的安全性证据，妊娠期急性肾盂肾炎患者可选择的抗生素有限。临床研究发现，头孢唑啉或头孢曲松是有效抗生素选择，但 6% ～ 8% 的妊娠患者会出现肾盂肾炎复发。一些专家主张使用呋喃妥因或头孢氨苄（Keflex）抗生素进行抑菌治疗，以降低妊娠急性肾盂肾炎治疗后复发的风险。然而，这一结论尚缺乏足够的数据支持与临床验证。

第六节　中医辨证论治与方药选择

一、中医辨证分型与治则治法

本病根据病因病机及辨证论治方法，应以清热利湿、解毒通络、流气通络、化瘀通络、滋阴通络为总体治则。

（一）膀胱湿热，热毒滞络

症候：小便频数、淋沥不尽，色黄赤或浊，小腹拘急疼痛，腰痛拒按，发热烦渴或畏寒，身痛，鼻塞；舌淡红或偏红，苔黄腻，脉数。

治则：清热利湿，通络利水。

治法：八正散加减。

（二）湿热瘀滞，肾络损伤

症候：尿中带血，尿色红赤，频数急迫，赤涩热痛，脐腹拘急，痛引腰背，心忪烦倦，口渴喜饮；舌红，苔薄黄，脉弦数。

治则：清热利湿，祛瘀通络。

治法：小蓟饮子加减。

（三）肝胆郁热，络脉瘀阻

症候：寒热往来，午后热甚，心烦欲呕，口干口苦，肋胀胸脘痞闷；舌质红，苔黄腻，脉弦数。

治则：清气泻热，通络止痛。

治法：龙胆泻肝汤加减。

（四）肾阴亏虚，肾络失荣

症候：尿频且急，尿色黄赤，腰膝酸痛，耳鸣多梦，发热已退或仅有低热，乏力倦息，食欲缺乏，口干咽燥；舌红少苔或苔黄少津，脉细数无力。

治则：益气养阴，滋养络脉。

治法：参芪地黄汤加减。

二、中药方剂组成与药效作用

（一）膀胱湿热，热毒滞络

方剂：八正散加减。

方药组成：车前子、瞿麦、萹蓄、滑石、栀子、甘草、木通、大黄；伴尿频加白芍；伴腰痛加丹参、红花。

功效：清热利湿，通络利水。其中大黄和栀子均为解毒通络之药，《日华子诸家本草》中大黄“通宣一切气，调血脉”，其可治一切热毒痈疡，还可宣通络气，调和血脉，达到解毒同时调理气络和脉络的作用，为本证解毒通络之要药。栀子泻三焦火邪，治湿热淋证，去疮疡肿毒，也为解毒通络之要药。

（二）湿热瘀滞，肾络损伤

方剂：小蓟饮子加减。

方药组成：小蓟、藕节、蒲黄、滑石、生地黄、当归、栀子、淡竹叶、大蓟、仙鹤草；血尿明显加白茅根凉血止血；神昏加水牛角、冰片、牡丹皮等辛香开窍，通脑络。

功效：清热利湿，祛瘀通络。其中当归养血活血通络，蒲黄凉血祛瘀宁络，《本草经疏》对生地黄（干地黄）描述为“干地黄，乃补肾家之要药，益阴血之上品”，清热凉血，滋阴养血，养阴通肾络，加以栀子解毒通络，这些药为本证型祛除毒瘀互结、通络、护络之关键。

（三）肝胆郁热，络脉瘀阻

方剂：龙胆泻肝汤加减。

方药组成：龙胆、栀子、黄芩、木通、柴胡、甘草、生地黄、当归、车前子、泽泻；纳差加陈皮、砂仁；恶心加竹茹。

功效：清气泻热，通络止痛。其中栀子和黄芩解毒通络，泻肝胆之热毒，柴胡流畅肝胆络气，泽泻利湿浊通络，逐膀胱、三焦停水，当归养血活血通络，生地黄养阴通络护络，上述药共除肝胆湿热，流畅络气，祛湿通络，祛瘀护络。

（四）肾阴亏虚，肾络失荣

方剂：参芪地黄汤加减。

方药组成：人参、黄芪、生地黄、山药、山萸肉、泽泻、墨旱莲、茯苓、牡丹皮；低热加牡丹皮、赤芍；乏力明显加太子参、生白术。

功效：益气养阴，滋养络脉。其中人参、黄芪均为荣养气络的要药，生地黄为养阴通络护络，且专补肾络，山萸肉补益肝肾之络，泽泻祛肾络湿浊，上述药共同达到滋阴补肾、调补肾络、祛除湿浊的作用。

三、中医经验方药

（一）验方一

蒲公英、石韦各 30 g，水煎服分 2 次，每日 1 剂。此方适用于本病膀胱湿热证或肝胆郁热证且病情较轻者。

（二）验方二

生地黄、墨旱莲各 12 g，蒲公英 15 g，水煎分 2 次服，每日 1 剂。适用于本病后期证属肾阴亏虚伴湿热者。

（三）验方三

黄芪、白茅根各 30 g，蒲公英、车前草各 15 g，水煎分 2 次服，每日 1 剂。适用于本病后期证属肾阴亏虚伴湿热者。

第七节　预防与护理策略

一、提高患者对疾病的认知与健康教育

女性下尿路感染是急性肾盂肾炎常见的病因，其致病菌可逆性通过膀胱经输尿管定植在肾盂黏膜

并进入肾实质引起肾脏化脓性炎症。这提示，加强患者有关急性肾盂肾炎相关病因认知并告知患者下尿路感染是引起急性肾盂肾炎的主要危险因素极为重要。其健康教育与宣讲知识包括：

（1）告知患者基于女性尿道和会阴部的解剖结构特点，该部位是导致尿道和膀胱经常受到细菌侵袭与感染的主要途径。这也是为什么 1/3 已婚女性一生中都经历过尿路感染的原因。

（2）告知患者，女性急性肾盂肾炎的致病微生物 85% 是大肠埃希菌，其感染的大肠埃希菌主要来自肛门、会阴和细菌性膀胱炎。这提示，重视女性会阴部的清洁卫生与护理，避免每周过多的性生活或经期性生活，可有效减少膀胱感染或急性肾盂肾炎发生率。

（3）医护人员必须让患者认知，细菌性膀胱炎只有连续用 4 周的抗生素治疗方可清除与治愈急性细菌性膀胱炎。一定要避免患者口服抗生素治疗 3 天后，感觉尿路刺激症状好转而自行停止抗生素治疗，这也是女性复发性尿路感染的常见原因。

二、复杂性急性肾盂肾炎的护理要点

专科护士必须熟知复杂性急性肾盂肾炎的病因与并发症，了解泌尿系统解剖结构与功能异常，如肾盂输尿管连接部狭窄、膀胱输尿管反流、继发性尿路梗阻、神经源性膀胱、细菌性膀胱炎、糖尿病、妊娠、免疫功能低下或肾功能不全等是诱发复杂性急性肾盂肾炎的高危因素，以提高对于每一种共存疾病所致急性肾盂肾炎的临床表现与护理要点的了解。

（1）对所有无并发症的急性肾盂肾炎患者都应接受门诊的治疗与支持护理，包括静脉补液或口服抗生素、解热止痛剂和中药等结合治疗，对高热不退的患者可给予物理降温护理。

（2）行为护理包括鼓励患者多饮水、碱化尿液、注意外阴部清洁护理，嘱患者病愈后，每周性生活不要太频繁，性生活过多会增加尿路感染的风险性，同时在性生活后，要立即排尿、清洁外阴，排便后由前往后擦拭清洁肛门，以防止细菌逆行感染。

（3）糖尿病患者除了急性肾盂肾炎的常规临床护理工作外，应注意定时监测患者血糖及合理的饮食调控，对需要做排泄性尿路造影的糖尿病患者，已告知停服二甲双胍一周，因碘化造影剂对口服二甲双胍的糖尿病患者可加重肾功能损伤的危险性。

（4）对急性肾盂肾炎伴长期留置引流管或导尿管患者的临床护理要点：①对急性肾盂肾炎长期留置导管的患者，要注意每天使用消毒溶液清洁导管周围、尿道口和会阴部，以减少致病菌逆行感染；② 按无菌技术操作定期更换新的导管，每周要多次更换引流尿袋，并在更换的尿液引流袋中放置消毒溶液，以降低长期留置导管逆行感染发生率；③仔细观察尿液引流导管是否通畅，观察记录患者 24 小时引流尿量，如发现引流尿液有浑浊或絮状物，应在无菌操作下，获取尿液进行尿细菌培养和药敏试验；④护士必须熟知复杂性肾盂肾炎发生脓毒症的临床表现特征，这是基于护理人员在识别脓毒症早期临床表现，在疾病诊治过程中能及时观察到患者生命体征的变化等方面所处的独特岗位；⑤在临床诊疗与护理过程中，护士必须了解脓毒症是复杂性急性肾盂肾炎最严重的并发症，是宿主免疫系统对感染反应的能力失调。在临床护理工作中，一旦发现患者突发寒战、高热，中性粒细胞下降，心率加快，呼吸急促或出现血压不稳定，收缩压≤ 90 mmHg 时，应高度警惕脓毒症或脓毒性休克的可能性。在医生的指导下，精准完成有效抗生素的输注和各项支持疗法与护理计划。

第八节　从络病学角度探讨对本病的认识和治疗思路

一、急性肾盂肾炎络病学病因病机

《医学源流论·卷上·病·病同因别论》说：“凡人之所苦，谓之病；所以致此病者，谓之因。”病因学说是中医学术理论的重要组成部分，为临床辨证求因、随因施治提供客观依据，正如宋代陈无择《三因极一病证方论》所说：“凡治病，先须识因，不知其因，病源无目。”

络病学病因可分为外邪侵络、内伤七情、痰瘀阻络、久病入络及饮食起居、跌仆、金刃伤络等五种，其中急性肾盂肾炎与外邪侵络中的外感温邪及痰瘀阻络中的血瘀阻络颇为贴切。津血同源，络脉是津血互换的场所，血液运行涩滞化为瘀血，所以瘀血是病理产物，同时瘀血阻滞络脉，导致血瘀阻络等病理变化。

急性肾盂肾炎是由致病微生物引起的肾盂和肾实质炎症，根据病因病理特点及临床表现，中医可归为“淋证”“腰痛”“肾痺”等。《难经·四十二难》说：“肾有两枚，重一斤一两，主藏志。”唐代孙思邈《千金要方》首先提出“胞囊”这一器官术语，指出：“胞囊者，肾膀胱候也，贮津液并尿。”气化、津液以膀胱论之，排尿以胞囊论之，将膀胱以肾脏功能化，胞囊以膀胱功能化。中医泌尿系统的解剖生理学基础由左右豇豆形肾脏本体、膀胱（肾盂、输尿管）和胞囊（膀胱）三部分组成，与现代医学的泌尿系统解剖学形态大体一致。叶霖在《难经正义》中指出“夫两肾属水，中间肾系属火，即命门也……命门乃三焦之根，为相火之宅，相火布于三焦，即由命门始也。陈无择谓有脂状如手大，正与膀胱相对，有白脉自中出，夹脊而上贯于脑者，亦指三焦肾系而言也。”指出肾与三焦、命门的关系。《四圣心源》：“淋沥者，乙木之陷于壬水也。膀胱为太阳寒水之府，少阳相火随太阳而下行，络膀胱而约下焦，实则闭癃，虚则遗溺。”膀胱是太阳寒水之府，少阳三焦相火随太阳而下行，络于膀胱而约下焦，发病实则小便难出，虚则小便不禁。又认为相火在下，足少阴肾固摄，故小便通利而不至漏尿，足厥阴肝疏泄，故小便得藏而不至于癃闭。淋者，藏不能藏，既患遗溺，泄不能泄，又苦闭癃。《冯氏锦囊秘录》认为“《经》曰：腰者，肾之府也。又曰：太阳所至为腰痛。盖足太阳膀胱为十二经之首，其脉侠脊而入循膂络肾。”因此急性肾盂肾炎为病，其本在肾与膀胱，而与三焦、肝密切相关。

二、急性肾盂肾炎与络病学病理机制

急性肾盂肾炎是感染性疾病，感染外来热毒，外来的温热火毒易导致热毒滞络。病邪侵入络脉网络系统后发生病理状态即为络病，温邪内传，化热生火，火热成毒，热毒包括西医学致病之病毒及各种细菌进入人体后产生的内毒素，从而出现络气郁滞，即络气输布运行障碍，升降出入之气机失常，络气郁滞是络脉病变由功能性病变向器质性病变发展的早期阶段。若络气郁滞得不到逆转，将会进展到络脉瘀阻，是功能性病变发展为器质性损伤的重要病程阶段，这是络脉病变程度较为严重的病理状态。在急性肾盂肾炎中络脉瘀阻可导致脏腑组织血气供应障碍，又可阻滞经气运行，引起溲赤尿混等肾络瘀阻表现。同时，络脉是气血运行的通道，外邪入侵导致气滞、血凝，可形成络脉的绌急状态，使络脉血气运行不畅，绌急挛缩而痛。若急性肾盂肾炎再进一步发展，可能引起络脉完全性阻绝或闭塞，导致络中气血阻绝不通，脏腑肢体失于气血的温煦濡养，出现尿少水肿、肢体瘫软无力等表现，也可出现热毒滞于脉络损伤络体，迫血妄行而有吐衄发斑诸症，热毒煎熬津血涩少，运行不利则出现弥漫性血凝脉络，甚至危象迭出，往往与感染性疾病的血管壁中毒性损害及凝血功能障碍有关。

三、急性肾盂肾炎的络病学治疗思路

在治疗研究中需注重急性肾盂肾炎络病病理发生发展的连续性及不同类型的交叉性，保持中医整体观念及气血相关的理论特色非常重要。

清代名医叶天士疾呼：医不知络脉治法，所谓愈究愈穷矣。叶天士对张仲景通络治疗疑难杂病给予了高度评价，明确指出张仲景对具有血瘀的“劳伤血痹”应用虫药通络法治疗，达到“血无凝着，气可宣通”的良好疗效，提醒了我们应充分重视络病学在中医治疗方面的作用。

急性肾盂肾炎容易导致络病，其病机特点为易滞易瘀、易入难出、易积成形，病理实质为“不通”。络脉是气血运行的通路，络病治疗的根本目的在于保持络脉通畅，故络病的治疗原则——络以通为用。

由于络病的发病因素、病理类型及临床表现各异，虽“络以通为用”的治疗原则普遍适用于络病治疗，但通络之治法却各有不同，正如高士宗《医学真经》所云：“通络之法各有不同，调气以和血，调血以和气，通也；下逆者使之上行，中结者使之旁达，亦通也；虚者助之使通，无非通之之法也。”祛除络病之因以利络脉通畅，采取入络药物疏通络脉，针对络脉病变引起的继发性病理改变采取有效的治疗方药，皆可调整络病病理状态，有利于络脉运行气血的功能恢复，达到“通”之目的。根据急性肾盂肾炎的病因，采用祛风、散寒、解毒通络等络病审因论治的方法，及时祛除络病病因即可达到通畅络脉的目的。在祛除病因的同时采用直接通络治法药物，如解毒通络、辛味通络、流气通络、祛瘀通络、祛湿浊通络之药，同时益气养阴、荣养络脉常会使该病络病治疗的临床疗效更为明显。络病作为继发性致病因素也会引起脏腑以及骨、筋、肉、皮等组织的继发性病理改变，因此应在祛因通络、直接通络的同时积极配合修复继发性病理改变。

基于络病学理论体系下论治急性肾盂肾炎，根据病机特点有以下几方面：

（1）外感湿热蕴结膀胱，或房事不洁，湿毒侵袭，或饮食不节，致脾失健运，湿热内生，下注膀胱，阻滞下焦络脉。湿热蕴结膀胱，气化不利，下迫尿道，则尿频尿急，尿道灼热，湿热熏灼津液，则小便短黄或混浊；膀胱湿热，气机不利，累及肾脏，可见腰、腹痛；湿热外蒸，可见发热。治以清热利湿，通络利水。方用八正散加减，方中以滑石善能滑利窍道，清热利水通淋；木通上清心火，下利湿热；萹蓄、瞿麦、车前子三者清热利水通淋；栀子清泄三焦，通利水道；大黄荡涤邪热，使湿热从大便而去。全方共奏清热利湿、通络利水之功。

（2）湿热之邪内传，络气郁滞，下焦分清泌浊功能障碍，秽浊溺浊不得外泄，蕴积于血，秽浊积久，酿为浊毒；或聚浊生痰，痰湿内蕴，阻遏气机，气血凝滞，肾络瘀阻，经脉不利，而致瘀毒互结。《冯氏锦囊秘录》认为“《经》曰：腰者，肾之府也。又曰：太阳所至为腰痛。盖足太阳膀胱为十二经之首，其脉侠脊而入循膂络肾。”治以清热利湿，祛瘀通络。方用：小蓟饮子加减，方中当归为补血和血通络之药。联合其他清热利湿，凉血通淋之药，共奏祛瘀通络利水之功。

（3）情志不遂，气郁生痰，蕴久化热，或郁怒伤肝，或被其他病邪侵犯，以致肝脏失职，下焦络脉失于疏泄。湿热壅遏肝之经络，气机不利，故有腰痛；肝经疏泄失度膀胱气化失司则见小便频数短涩滴沥刺痛，小腹拘急等。治以清气泻热，通络止痛。方用：龙胆泻肝汤加减，方中当归为补血和血通络之药。加其他药物清利肝经湿热，共奏清气泻热、通络止痛之功。

（4）久病及肾，或温病后期伤阴，或过服温燥劫阴之品，或房事不节，耗伤阴液，肾阴不足，相火妄动，浊不得泄，化而为毒，浊毒内蕴，阻于下焦络脉。《灵枢》曰："足少阴之别，名曰大钟，当踝后绕跟，别走太阳。其别者，并经上走于心，下贯腰脊……实则闭癃，虚则腰痛，取之所别。"治以益气养阴，滋养络脉。方用：参芪地黄汤加减，方中以人参补气荣络，生津固脱之药。联合其他补气养阴药物，共奏滋养络脉之功。

非复杂性急性肾盂肾炎根据其病因病机来辨证论治能有效改善临床症状，并降低病情复发率。而对于先天性与继发性尿路梗阻、原发性与继发性膀胱输尿管反流、糖尿病、妊娠、复发性尿路感染、尿路恶性肿瘤化疗或放疗后等复杂性急性肾盂肾炎，应根据西医临床治疗原则，控制感染、解除梗阻、控制血糖等，同时行中医辨证治疗。

（高宏君）

参考文献

[1] CZAJA CA, SCHOLES D, HOOTON TM, et al. Population-based epidemiologic analysis of acute pyelonephritis [J]. Clin Infect Dis, 2007, 45 (3): 273-280.

[2] SCHOLES D, HOOTON TM, ROBERTS PL, et al. Risk factors associated with acute pyelonephritis in healthy women [J]. Ann Intern Med, 2005, 142 (1): 20-27.

[3] TALAN DA, TAKHAR SS, KRISHNADASAN A, et al. Fluoroquinolone-Resistant and Extended-Spectrum beta-Lactamase-Producing Escherichia coli Infections in Patients with Pyelonephritis, United States (1) [J]. Emerg Infect Dis, 2016, 22 (9): 1594-1603.

[4] RAMAKRISHNAN K, SCHEID DC. Diagnosis and management of acute pyelonephritis in adults [J]. Am Fam Physician, 2005, 71 (5): 933-942.

[5] GUPTA K, HOOTON TM, NABER KG, et al. International clinical practice guidelines for the treatment of acute uncomplicated cystitis and pyelonephritis in women: A 2010 update by the Infectious Diseases Society of America and the European Society for Microbiology and Infectious Diseases [J]. Clin Infect Dis, 2011, 52 (5): e103-120.

[6] COX CE, HINMAN F. Experiments with induced bacteriuria, vesical emptying and bacterial growth on the mechanism of bladder defense to infection [J]. J Urol, 1961, 86: 739-748.

[7] SILLEN U, BRANDSTROM P, JODAL U, et al, Hansson S. The Swedish reflux trial in children: v. Bladder dysfunction [J]. J Urol, 2010, 184 (1): 298-304.

[8] RAMAMURTHY HR, KANITKAR M. Recurrent urinary tract infection and functional voiding disorders [J]. Indian Pediatr, 2008, 45 (8): 689-691.

[9] SHAIKH N, CRAIG JC, ROVERS MM, et al. Identification of children and adolescents at risk for renal scarring after a first urinary tract infection: a meta-analysis with individual patient data [J]. JAMA Pediatr, 2014, 168 (10): 893-900.

[10] WILES TJ, KULESUS RR, MULVEY MA. Origins and virulence mechanisms of uropathogenic Escherichia coli [J]. Exp Mol Pathol, 2008, 85 (1): 11-19.

[11] DHAKAL BK, KULESUS RR, MULVEY MA. Mechanisms and consequences of bladder cell invasion by uropathogenic Escherichia coli [J]. Eur J Clin Invest, 2008, 38 (Suppl 2): 2-11.

[12] HUSSAIN A, EWERS C, NANDANWAR N, et al. Multiresistant uropathogenic Escherichia coli from a region in India where urinary tract infections are endemic: genotypic and phenotypic characteristics of sequence type 131 isolates of the CTX-M-15 extended-spectrum-beta-lactamase-producing lineage [J]. Antimicrob Agents Chemother, 2012, 56 (12): 6358-6365.

[13] Bower JM, Eto DS, Mulvey MA. Covert operations of uropathogenic Escherichia coli within the urinary tract [J]. Traffic, 2005, 6 (1): 18-31.

[14] 朱健南. 中医辨证治疗肾盂肾炎80例[J]. 中国中医药现代远程教育, 2010, 8(16): 124.
[15] 李宝琪, 蒙毅. 应用名老中医张琪治疗淋证经验的体会[J]. 黑龙江中医药, 1990, (5): 1-3.
[16] 孙志东, 毕旭伟, 孙志新, 等. 从肺论治淋证之浅析[J]. 中医药信息, 2010, 27(3): 93-94.
[17] 蒋健. 从尿路感染个案治疗反思中医临床若干问题[J]. 中西医结合学报, 2008, 6(12): 1217-1220.
[18] JOHNSON JR, RUSSO TA. Acute Pyelonephritis in Adults[J]. N Engl J Med, 2018, 378(12): 1162.
[19] Expert Panel on Urologic I, Nikolaidis P, Dogra VS, et al. ACR Appropriateness CriteriaRAcute Pyelonephritis[J]. J Am Coll Radiol, 2018, 15(11S): S232-S239.
[20] VAN NIEUWKOOP C, HOPPE BP, BONTEN TN, et al. Predicting the need for radiologic imaging in adults with febrile urinary tract infection[J]. Clin Infect Dis, 2010, 51(11): 1266-1272.
[21] COLGAN R, WILLIAMS M, JOHNSON JR. Diagnosis and treatment of acute pyelonephritis in women[J]. Am Fam Physician, 2011, 84(5): 519-526.
[22] KARAKONSTANTIS S, KALEMAKI D. Blood culture useful only in selected patients with urinary tract infections - a literature review[J]. Infect Dis (Lond), 2018, 50(8): 584-592.
[23] KIM Y, SEO MR, KIM SJ, et al. Usefulness of Blood Cultures and Radiologic Imaging Studies in the Management of Patients with Community-Acquired Acute Pyelonephritis[J]. Infect Chemother, 2017, 49(1): 22-30.
[24] 温静, 蒋锴. 八正散治疗小儿膀胱湿热型尿路感染的临床观察. 中国中医药现代远程教育, 2021, 19(19): 98-100.
[25] 李民, 孙学娟, 杨进, 等. 论热毒炽盛、阴伤络损是热毒血瘀证的病理基础[J]. 中华中医药杂志, 2010, 25(12): 1946-1948.
[26] 徐红艳, 胡国华, 龙丽帆. 急性肾盂肾炎中医治疗研究进展[J]. 实用中医药杂志2019, 35(6): 759-760.
[27] 林为民, 时振声. 肾盂肾炎辨证治疗体会[J]. 中医杂志, 1993, (8): 465-466.
[28] 王鸣瑞, 俞丽华, 汪婷婷, 等. 参芪地黄汤对气阴两虚型早期糖尿病肾脏病患者血清炎症因子、肾功能及微循环的影响[J]. 中国中药杂志, 2018, 43(6): 1276-1281.
[29] 姚晓彬. 基于中医传承辅助平台分析中医药治疗尿源性脓毒症的证治规律[J]. 中药新药与临床药理, 2021, 32(6): 862-868.
[30] 吴以岭. 络病学[M]. 北京: 中国科学技术出版社, 2004.
[31] 吴以岭. 脉络论[M]. 北京: 中国科学技术出版社, 2010.
[32] 吴以岭. 气络论[M]. 北京: 中国科学技术出版社, 2018.

第九章中英文关键词索引

大肠埃希菌	Escherichia coli
急性肾盂肾炎	acute pyelonephritis
尿路致病性大肠埃希菌	Uropathogenic Escherichia coli
下尿路感染	lower urinary tract infections

第十章
中西医对细菌性膀胱炎的认识与诊治原则

第一节　概述

细菌性膀胱炎（bacterial cystitis）是下尿路最常见的感染性疾病，全球每年大约有 1.5 亿人受到尿路感染的困扰。据统计，大约 50% 的女性在其一生中都经历过一次或多次感染性膀胱炎。在首次发生急性细菌性膀胱炎（acute bacterial cystitis，ABC）后，大约 25% 的女性在 6 个月内会出现复发性膀胱炎，有些患者在首次出现细菌性膀胱炎后，一年内会出现 6 次或更多次感染。

尽管如今使用的抗生素较之前使用的抗生素已大幅更新，但治疗效果并不理想。抗菌药物的泛用也使得尿路感染的病原体分布发生改变。对抗生素多药耐药的尿路病原体正在增加与流行。在临床实践中，急性尿路感染应用抗生素治疗并不能有效地预防膀胱炎的复发。这些复发性膀胱炎可能成为影响患者健康和男女生活质量的严重问题。同时也是支付医疗费用最昂贵的尿路感染性疾病。在美国每年用于支付尿路感染的医疗费用高达 16 亿美元，这提示，尿路感染性疾病不仅对医疗保险机构产生压力，而且也是社会公共卫生值得关注的问题。

有关尿路感染的分类、命名和定义主要包括。

（1）下尿路感染是指膀胱上皮细胞对致病病原体侵袭产生的急慢性炎症反应，通常以尿频、尿急、排尿疼痛或排尿困难为临床表现。尿常规分析可见血尿、脓尿，尿液细菌培养阳性为典型特征。在正确收集的尿液培养物上，单一病原体的菌落形成单位（colony forming unit，CFU）$> 10^5$ CFU/mL 时，可确定为细菌性膀胱炎。按解剖部位分类，肾、输尿管为上尿路，膀胱和尿道为下尿路，细菌性膀胱炎属于下尿路感染。无症状菌尿是指从个体的尿液标本中分离出适当数量的细菌，但没有出现尿路感染的症状或体征，而症状性菌尿除细菌培养阳性外，并伴有典型的膀胱刺激症状，如尿频、尿急、血尿、排尿困难或耻骨上疼痛不适，但细菌性膀胱炎通常没有发热反应。

（2）依据细菌性膀胱炎的发病时间、发作频率、有无复杂因素，细菌性膀胱炎又分为：①单纯性膀胱炎又称非复杂性膀胱炎，是指患者泌尿系统解剖结构和功能正常，且不伴有妊娠、糖尿病、免疫功能低下、耐药病原体及其他复杂因素；②复发性膀胱炎，是指患者在初次患膀胱炎后，在最近6个月内感染发作≥2次或在12个月内感染发作≥3次；③复杂性尿路感染，是指病原体侵袭解剖结构和功能异常的尿道，或存在病因复杂的共存疾病的任何一种因素，包括神经源性膀胱、膀胱输尿管反流、膀胱出口梗阻、残余尿＞100 mL、长期留置导尿管或间歇性导尿、膀胱结石、糖尿病、肾功能不全或宿主免疫功能缺陷等高危风险因素。

（3）按照可去除与不可去除的病因学因素，复杂性尿路感染可分为两类：①可完全去除的感染因素，如清除尿路结石，适时更换或拔除放置的导尿管；②不能完全去除的感染因素，如神经源性膀胱、膀胱出口梗阻、永久性留置导管、糖尿病、多囊肾以及免疫功能缺陷性疾病等，这些因素的存在是复杂性尿路感染患者同时伴有获得性感染的高危因素。

尽管我们对细菌膀胱性炎的临床表现甚为熟知，但对膀胱黏膜上皮的结构与免疫防御功能、急性细菌性膀胱炎和复发性膀胱炎两者对病原菌的免疫反应表型与机制、为什么适应性免疫反应在预防复发性膀胱炎中通常无效等相关问题不甚清楚。鉴于此，本章就细菌性膀胱炎的流行病学与发病率、中西医对病因与发病机制的认识、单纯性膀胱与复发性膀胱感染的诊断方法与评估、复发性尿路感染的防治原则与药物选择，以及依据络病学理论探讨本病的治疗思路等相关问题作重点论述。

第二节　流行病学与发病率

细菌性膀胱炎是下尿路最常见的感染性疾病，全球每年大约有700万人因尿路感染就医，其中细菌性膀胱炎占尿路感染发病总数的70%。在门诊初诊中，急性尿路感染的发病率占泌尿外科门诊量的4%，女性占1.2%，男性占0.6%，总的发病率为2%。男女患病比例为10∶1。基于女性尿道和会阴区解剖结构和生理上的特点，成年妇女一年内发生有症状的尿路感染发病率为6%。女性在一生中的某个时间段曾有过膀胱炎的发病率为10%～20%。生育期女性菌尿的发生率是男性的30倍，青春期前女性尿路感染相对少见，但女性青春期末尿路感染的发病率显著增加。20～40岁女性有一过性尿路感染症状并需要抗生素治疗的发生率为30%。细菌性膀胱炎以已婚生育年龄的妇女最多见，几乎所有的急性、非复杂性膀胱炎均发生在18～40岁的女性，结婚后女性尿路感染的女性发病率可达5%。尽管新生儿以及婴幼儿的尿路感染的发生率小于2%，但其需要行进一步的影像学检查，以便明确是否存在泌尿系统潜在的解剖学结构与功能异常。

最近有研究表明，男性年龄小于50岁的患者，尿路感染发生率小于1%，70岁或70岁以上的老年男性患者，因前列腺增生常伴有膀胱出口部分梗阻，膀胱残余尿量增多，其膀胱感染的发生率可达10%。复杂性尿路感染的患者中10%～15%的患者因需要导尿而继发尿路感染，而与导尿相关的尿路感染占院内感染的40%。女性患者一旦发生过细菌性膀胱炎，以后再次发生尿路感染的风险将显著增高。据统计，全球大约50%的女性经历过一次或多次膀胱感染，其中女性首次发生感染性膀胱炎后，1年内复发率为44%，在半年内≥2次或1年内≥3次发生复发性膀胱炎的风险率为24%，发病率为3%～12.6%。无症状菌尿常见于绝经后老年妇女，但这些患者发病时间通常是短暂的或一过性的，一般无须任何治疗即可消退。对于生育期女性和绝经后老年女性，性生活可显著增加症状性膀胱炎的发病率。

尿路感染的致病菌 85% 为致病性大肠埃希菌，单纯性膀胱炎和复发性膀胱炎是生育期女性最常见的尿路感染性疾病。性生活频繁或使用杀精剂的育龄女性尿路感染的发生率明显增加。菌尿或无症状菌尿通常不建议给予抗生素治疗。由于对复发性膀胱炎免疫机制不清，缺乏规范性随访与可行的防止措施。经验性抗生素广泛用于预防与治疗尿路感染，但显著增加了抗生素的不当使用和多药耐药的风险。女性尿路感染或复发性膀胱炎的高发病率，已成为一个严重的社会公共卫生问题，同时该病也是全球医疗费用负担最多的尿路感染性疾病。

第三节　病因学与发病机制

一、感染途径与病原菌

基于女性尿道相对短、宽，毗邻肛门和阴道，黏附在阴道前庭和尿道口周围的病原菌经尿道上行进入膀胱，黏附并定植在膀胱表层上皮细胞，是诱发细菌性膀胱炎或尿路感染的主要感染途径。据统计，在导致尿路感染（UTI）的非特异性病原菌尿路致病性大肠埃希菌（UPEC）占 86%，其次为腐生葡萄球菌（4%）、克雷伯菌（3%）、变形杆菌（3%）、肠杆菌（1.4%）、柠檬酸杆菌（0.8%）、肠球菌（0.5%）。在感染膀胱的病原体中，较为少见的病原菌有阴道加德纳菌、解脲支原体、厌氧菌、类杆菌、梭形杆菌、厌氧球菌和产气荚膜梭菌；特异性感染的结核分枝杆菌主要来自泌尿系统，抗酸染色是检测与鉴别尿液结核分枝杆菌的主要染色方法。

尿路致病性大肠埃希菌是尿路感染最常见的致病菌，其主要致病作用包括。

（1）黏附性：尿路致病性大肠埃希菌表达多种黏附素，其中 UPEC 1 型菌毛产生的独立因子、黏附素可使侵入膀胱的致病大肠埃希菌与黏膜上皮细胞紧密黏附，以保证大肠埃希菌能够定植在尿路上皮，即使有充足的尿液冲击，也很难将其冲刷脱落。

（2）直接细胞毒作用：UPEC 菌毛与黏膜上皮直接黏附后可分泌多种毒素导致尿路上皮细胞损伤、凋亡和脱落，这也是为什么细菌性膀胱炎患者早期尿液中可见大量上皮细胞的病因学原因。

（3）诱发先天性免疫反应：UPEC 细胞壁脂多糖成分是诱发尿路上皮细胞分泌细胞因子 / 趋化因子和中性粒细胞募集到膀胱的关键抗原，中性粒细胞在识别、吞噬、清除大肠埃希菌的过程中产生的先天性免疫反应是导致黏膜充血、水肿、渗出和脓尿的病因机制。这提示，大肠埃希菌对黏膜上皮与 GAG 层的完整性损伤，是膀胱感染大肠埃希菌诱发膀胱炎症反应和尿急、尿频、排尿疼痛的主要致病机制。

需要说明的是，膀胱炎尿路致病性大肠埃希菌的致病性，还与宿主是否存在下列危险因素有关：①生育期女性性活动频繁，使用杀精药物、隔膜避孕工具都会增加尿路感染发生的风险；②发生急性或复发性膀胱炎的高危因素，如泌尿系统存在解剖结构或功能异常；有神经源性膀胱、膀胱出口梗阻、排尿后残余尿量增多、间断导尿或长期留置导尿管、糖尿病、肾功能不全以及免疫系统功能缺陷等；③细菌性膀胱炎黏膜充血水肿可导致膀胱输尿管连接部抗反流功能降低，一旦致病菌由膀胱进入输尿管，其在不借助任何辅助条件下，就可上行定植在肾盂或经肾乳头集合管，从而进入肾实质引发上尿路感染。临床和实验室研究证实，多数情况下，肾盂肾炎的感染菌均来自膀胱感染的细菌，而且，下尿路与上尿路感染的病原菌谱的一致性，进一步阐明了病原菌与尿路感染的途径。

二、细菌性膀胱炎与先天免疫反应

膀胱黏膜持续受到致病微生物的侵袭时，先天免疫以快速和非特异性的方式对细菌抗原和脂多糖（LPS）等危险信号进行识别，作为初始非特异性防御病原微生物的危险信号的第一道防线，在保护尿路上皮细胞免受入侵病原体的伤害，参与防御膀胱感染的先天免疫细胞发挥着关键作用。

1. 黏膜上皮细胞

（1）膀胱黏膜上皮细胞由基底细胞层、中间细胞层和表层伞状细胞组成。

（2）表层伞状上皮细胞是先天免疫系统固有的免疫效应细胞，除了具有吞噬内化感染细菌的作用外，当膀胱上皮细胞被细菌感染时，作为宿主第一线免疫防御反应细胞，通过大量脱落黏附在上皮细胞的细菌，以减少细菌负荷和炎症损伤。

（3）在表层伞状细胞膜表面 70%～90%被蛋白斑块和黏液层覆盖，这阻止了大多数微生物的入侵与黏附。

（4）表层伞状细胞具有分泌抗菌肽（AMPs）β－防御素、活性氧、分泌型免疫球蛋白、趋化因子和细胞因子，对侵入膀胱的病原体是最先启动的免疫防御反应第一道防线。

（5）膀胱黏膜上皮的结构与 GAG 层的完整性是形成黏膜上皮免疫防御反应的天然屏障，它的完整性被超负荷致病微生物损伤，这是细菌性膀胱炎产生尿频、尿急、排尿后耻骨上疼痛的病理生理改变的关键机制。

2. 模式识别受体（Pattern recognition receptor，PRRP）

近年研究证实，革兰氏阴性菌细胞壁成分脂多糖（lipopolysaccharide，LPS）是膀胱黏膜上皮细胞 PRRP-Toll 样受体（Toll-like receptor，TLR）的配体，TLR4 是膀胱黏膜对 UPEC 早期识别的重要的模式识别受体，对大肠埃希菌产生的内毒素具有抗性，是阻止 UPEC 侵袭和感染膀胱黏膜的必要条件。

（1）TLR 识别致病性大肠埃希菌的 LPS 信号是启动宿主的先天免疫反应的关键分子和识别靶点。

（2）黏膜驻留的 T 细胞、B 细胞、巨噬细胞、树突细胞也参与到先天免疫的反应过程，并针对特定的致病菌产生免疫记忆，但这种免疫记忆并不足以防止膀胱炎的复发。

（3）表层上皮细胞的模式识别受体 -TLRs 将识别捕捉的致病菌内化到上皮细胞内，形成细胞内菌落或称细胞内静止细菌储库，并触发上皮细胞 TLR 的构象变化，激活特定的适配分子，释放细胞因子 IL-6、IL-8、趋化因子、CXCR1、CXCR2 以及表达抗菌肽（AMPs），介导不同的级联反应，进一步募集大量的中性粒细胞趋向细菌感染的黏膜组织（图 10-1，图 10-2）。

3. 中性粒细胞（neutrophil）

中性粒细胞是宿主抗感染、快速吞噬与清除细菌的快速免疫反应细胞，当细菌侵入并定植在膀胱黏膜表层上皮细胞后，细菌 LPS 诱发中性粒细胞从周围血管快速变形离开周围血管、趋化、迁移至感染部位，大约 2 小时到达感染部位，6 小时达反应高峰，其病理组织镜检可见大量中性粒细胞侵入，黏膜充血水肿，炎性渗出，同时中性粒细胞在吞噬与清除细菌过程中，其自身发生凋亡或死亡，大量凋亡或死亡的中性粒细胞进入尿液，形成脓尿（图 10-3，图 10-4）。

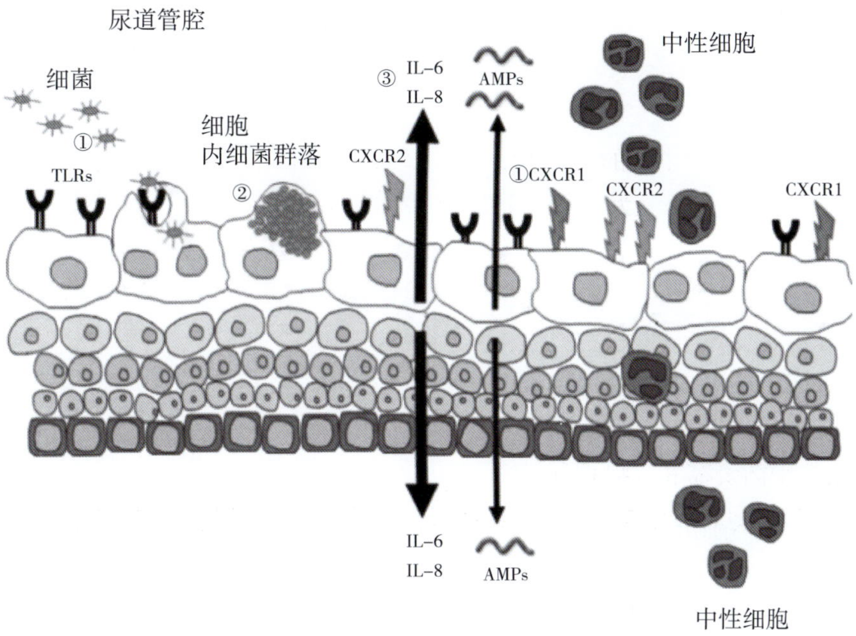

注：①细菌与TLRs结合；②形成细胞内细菌群落；③、④UTI诱导参与AMP（抗菌肽）、IL-6、IL-8、趋化因子（CXCR1和CXCR2）的表达，启动PMNs迁移、趋入尿路上皮细胞病原体。

图 10-1　尿路上皮先天免疫反应示意图

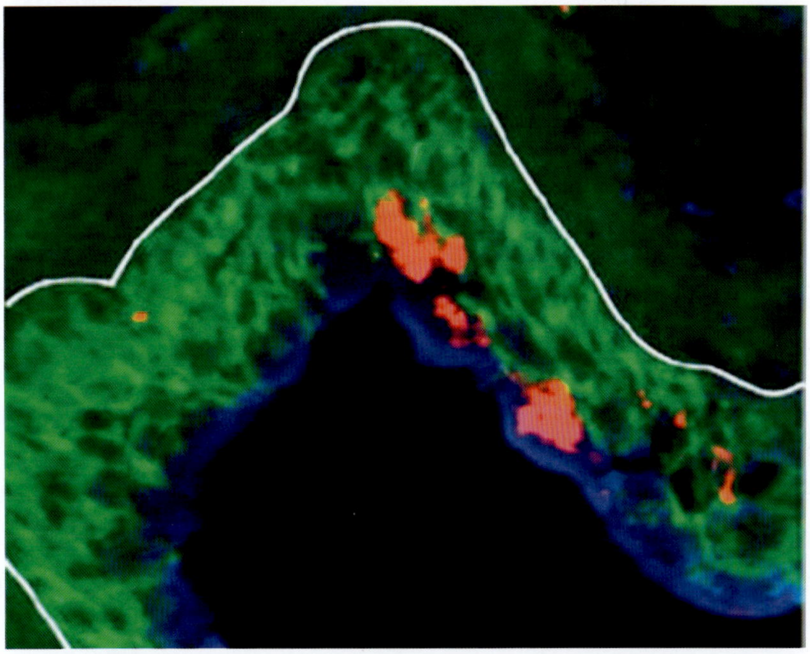

图 10-2　TLRs 内化致病菌形成上皮细胞内细菌储库

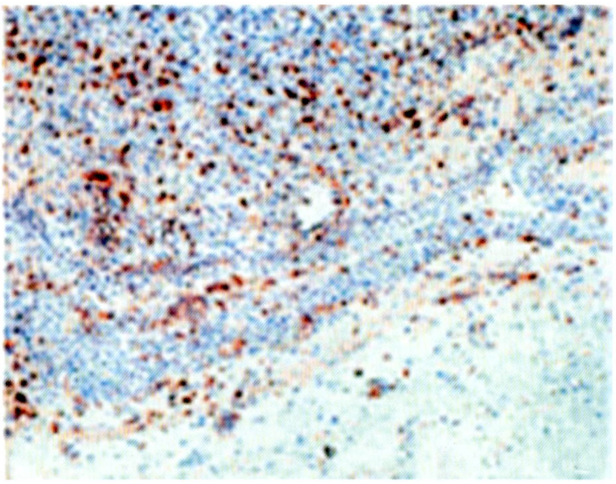

图 10-3　ABC 黏膜内可见大量中性粒细胞

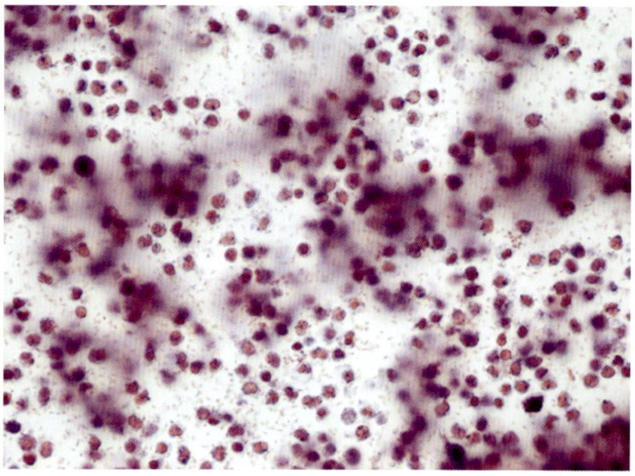

图 10-4　ABC 中性粒细胞凋亡形成脓尿

4. 中性粒细胞免疫防御功能

（1）中性粒细胞在识别细菌抗原过程中，激活的中性粒细胞通过脱粒释放活性氧物质、氧自由基、溶菌素、蛋白酶，杀伤黏附在上皮细胞上的细菌。

（2）中性粒细胞胞外陷阱（网）主要由 DNA、组蛋白、颗粒蛋白和细胞质蛋白组成细胞外纤维网络，起到固定、捕获、吞噬和杀死入侵的病原体，并通过细胞因子、趋化因子进一步调节黏膜驻留的免疫细胞，释放 IL-1、IL-6、IL-8 细胞因子、趋化因子和 TNF-α，以放大免疫防御作用（图 10-5，图 10-6）。

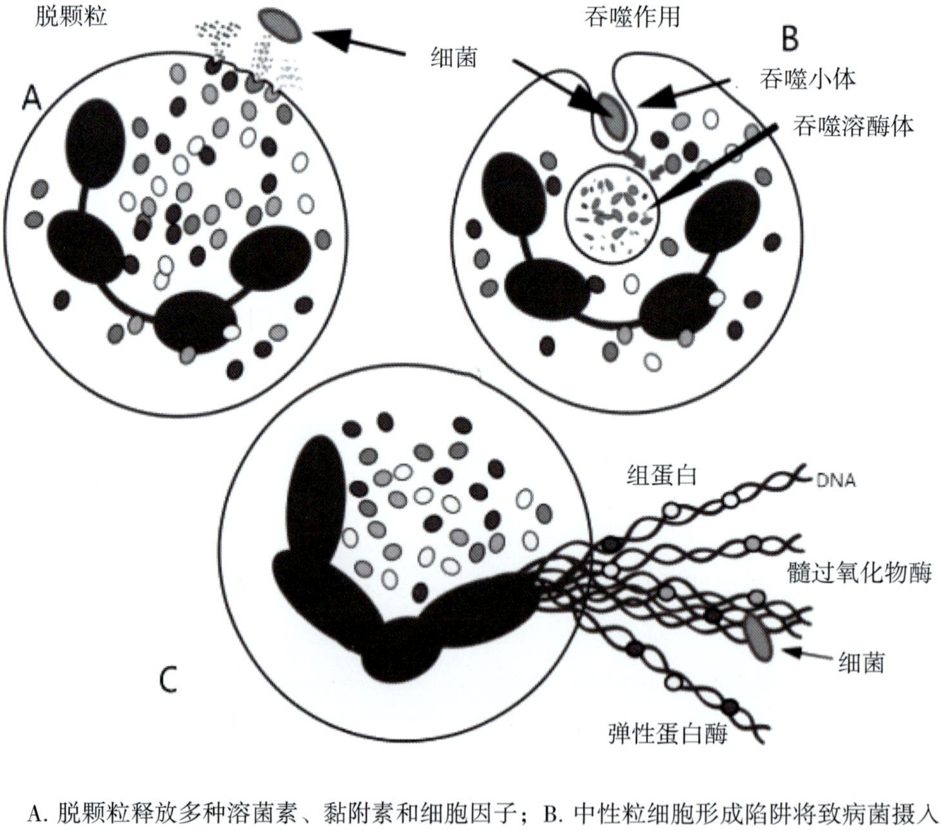

A. 脱颗粒释放多种溶菌素、黏附素和细胞因子；B. 中性粒细胞形成陷阱将致病菌摄入囊泡吞噬体；C. 中性粒细胞形成细胞外NET网捕捉致病菌。

图 10-5　ABC 中性粒细胞对病原体的免疫反应

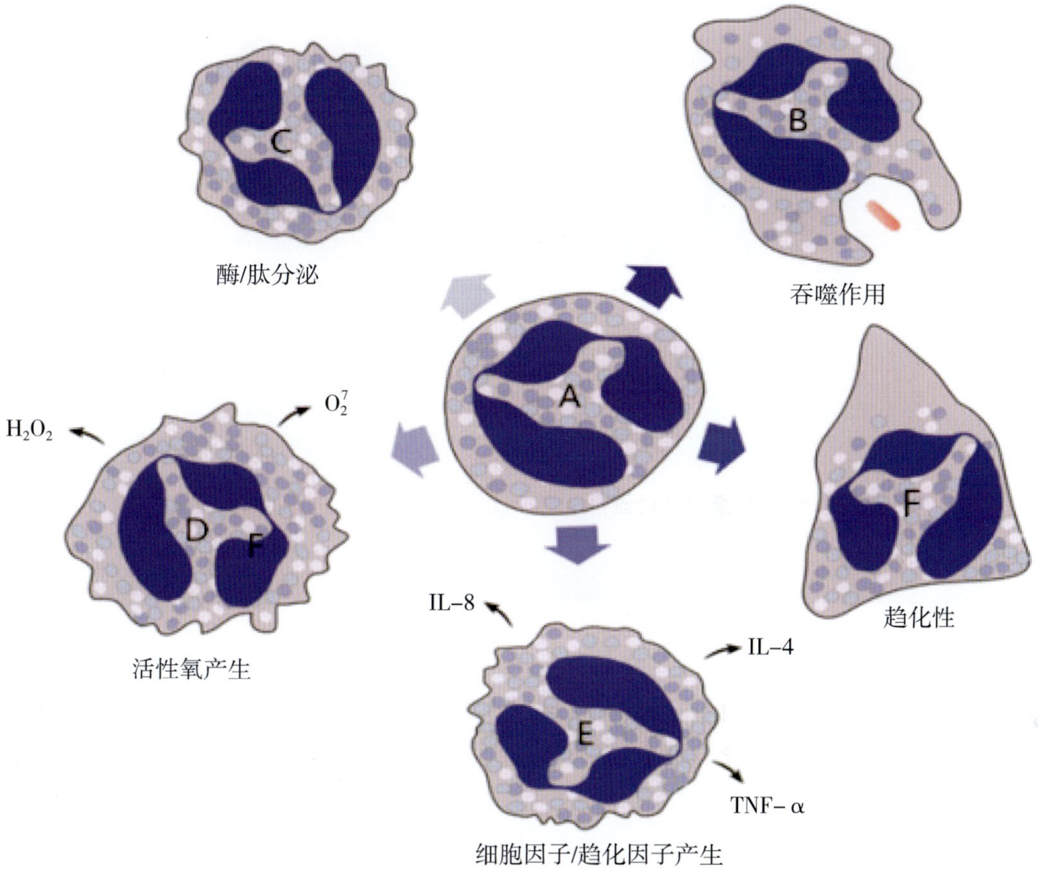

A.被细菌LPS活化的中性粒细胞的调节效应； B. 增强中性粒细胞吞噬病原体的作用； C. 促进多种溶菌酶和抗菌肽表达； D. 促进中性粒细胞产生活性氧； E. 促进PMNs产生细胞因子、趋化因子； F. 促进中性粒细胞的趋化作用。

图 10–6　中性粒细胞免疫活化功能

5. 急性膀胱炎的黏膜神经肽反应

在应用大肠埃希菌 CY17 菌株建立急性膀胱炎的模型研究中发现。

（1）细菌性膀胱炎除了黏膜炎症损伤外，膀胱神经系统也受到感染，通过炎症级联效应或细菌直接攻击神经细胞，产生膀胱炎症和疼痛分子神经激肽 –1 受体（Neurokinin–1 receptor，NK1R）和配体 P 物质（P substance，SP）的表达。

（2）P 物质由黏膜上皮细胞、神经细胞、肥大细胞、巨噬细胞分泌，并影响背角和背根神经节中的伤害性信号传导，介导神经元和免疫细胞之间的相互作用，是膀胱炎或间质性膀胱炎产生膀胱或盆腔疼痛的重要因素。

（3）大肠埃希菌对膀胱黏膜上皮细胞神经激肽 –1 受体、配体 P 物质、IL–1β 的上调，且神经细胞相关受体的活化及疼痛刺激信号传入中枢神经，导致膀胱炎患者对疼痛刺激信号的敏化效应。

（4）尿路致病性大肠埃希菌通过 TLR4 依赖的信号通路激活促进黏膜上皮细胞 IL–1β 与受体的表达水平升高，被认为是膀胱黏膜上皮细胞、神经细胞 NK1R 和配体 P 物质表达的重要调控因子。

（5）实验研究证实，感染 CY–17 大肠埃希菌的 C57BL/6WT 小鼠，膀胱黏膜上皮细胞，NK1R 和 SP 呈强阳性表达，未感染 CY–17 大肠埃希菌的对照组，其 NK1R 和 SP 为弱阳性表达（图 10–7，图 10–8）。

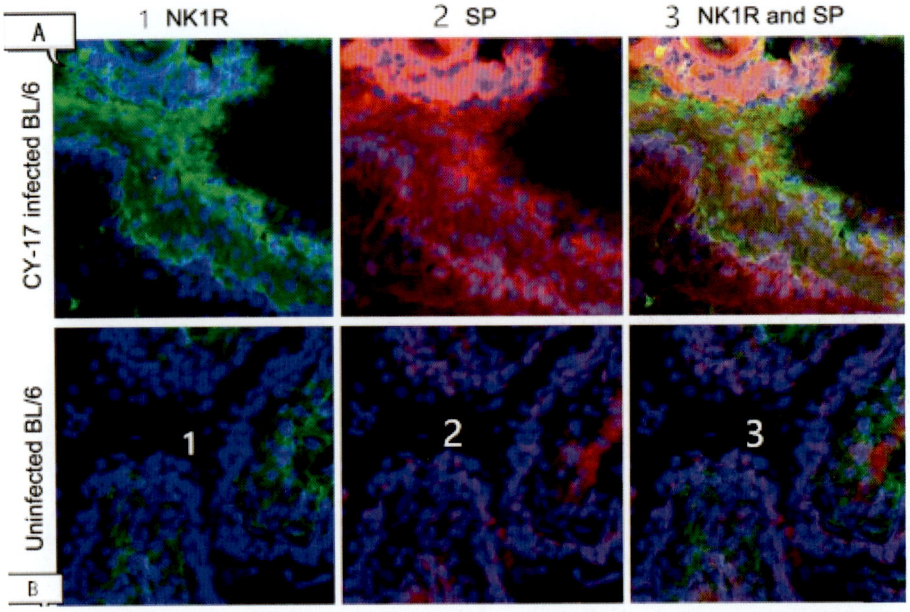

1.A1. 神经激肽1受体（NK1R），A2.P物质为NK1R的配体，A3.NK1R和P物质均呈强阳性表达；2.与未感染CY-17大肠埃希菌对照组比较，膀胱黏膜上皮NK1R、SP以及NK1R/SP呈弱阳性表达，这提示，膀胱黏膜上皮细胞感染大肠埃希菌后NK1R和SP的表达升高，是细菌性膀胱炎和间质性膀胱炎膀胱痛的重要分子，也是针对NK1R-SP阻断或抑制药物研发的分子靶点。

图 10-7　CY-17 感染鼠膀胱黏膜 NK1R 与 SP 的表达

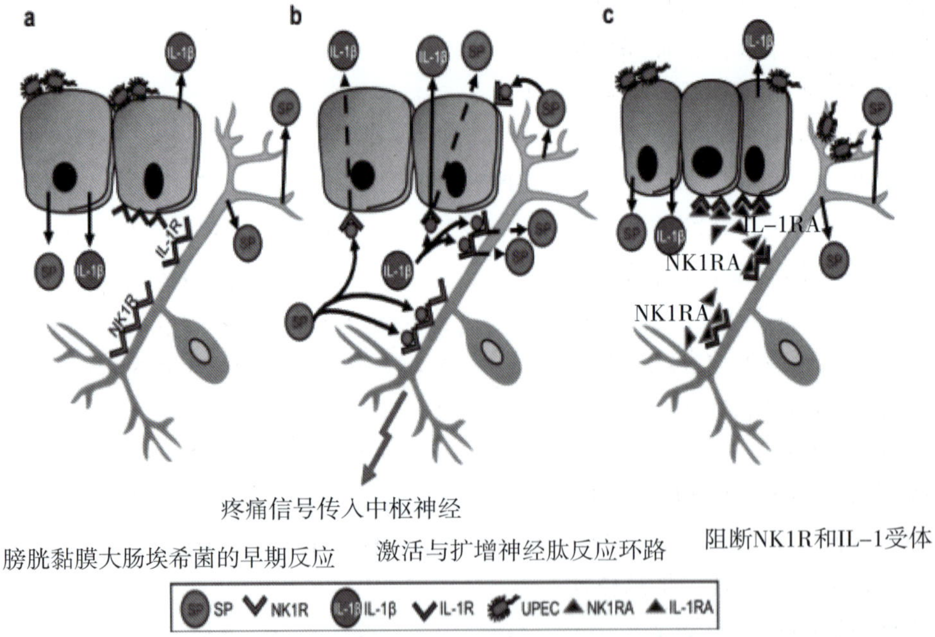

a.早期反应：细菌膀胱上皮细胞释放SP/NK1R，SP与神经细胞NK1R和IL-1R结合，增强神经细胞和上皮细胞表达SP和IL-1β，产生炎症和膀胱疼痛；b.激活与扩增环神经肽反应环路：SP激活神经细胞NK1R促进膀胱上皮细胞分泌IL-1β，IL-1β与神经细胞和上皮细胞上的IL-1R刺激SP/NK1R的表达，并将疼痛刺激信号传入中枢神经，增加了患者对感染性膀胱疼痛的敏感性；c.受体阻断：通过用IL-1RA或NK1R拮抗剂（NK1RA）神经激肽反应环路，疼痛信号和炎症信号都被显著抑制。

图 10-8　膀胱黏膜上皮与神经细胞 NK1R、SP 和 IL-1β 的调控环路

三、复发性膀胱炎与适应性免疫反应

1. 复发性膀胱炎的病因与风险因素

如前所述，复发性尿路感染（recurrent urinary tract infection）是指患者每年发生尿路感染≥ 3 次或 3 次以上，或每 6 个月发生尿路感染≥ 2 次者定义为复发性尿路。据统计，绝经前和绝经后女性有 25% ～ 50% 的患者受到复发性尿路感染的困扰。依据复发性尿路感染的患者有无泌尿系复杂的病因学因素，可分为无并发症复发性尿路感染和复杂性尿路感染。

（1）无并发症复发性尿路感染（uncomplicated recurrent urinary tract infection，rUTI）的病因与风险因素包括：①由于尿道外口邻近阴道和肛门解剖结构和局部环境因素的影响，增加了再次感染或感染复发的风险性；②绝经前妇女性生活活跃，性行为频率增加或使用杀精剂避孕，其发生复发性尿路感染的风险明显增加；③绝经后的妇女由于雌激素水平降低，阴道黏膜萎缩，性交前后未预防性服用抗生素，也是非复杂性 rUTIs 发生常见因素；④基于膀胱上皮细胞内静止细菌储库的存在，当性生活频繁和机体免疫功能降低时，细胞内静止的细菌团就会快速繁殖增长，形成同一菌株无并发症 rUTI 的内源性感染，因此，对复发性尿路感染口服 3 ～ 7 天的抗生素治疗不能完全根除膀胱上皮细胞内的致病菌（见图 10–2），故指南建议对复发性尿路感染应给予四周的抗生素治疗更为合理。

（2）复杂性尿路感染（complex urinary tract infection）是指尿路感染或复发性尿路感染患者，泌尿系统存在解剖结构与功能异常或有共存疾病，如神经源性膀胱、膀胱出口梗阻、排尿后残余尿量增加、膀胱结石、长期留置导尿管或间歇导尿、尿失禁、盆腔器官脱垂、糖尿病、肾功能不全以及免疫系统功能缺陷等，是发生复发性尿路感染的高危因素；绝经妇女在绝经前的尿路感染病史是判定复发性尿路感染的重要依据；糖尿病患者的尿糖浓度增高有利于尿路致病菌的生长，增加了患者尿路感染的易感性，同时因糖尿病患者宿主免疫防御功能降低，膀胱上皮细胞分泌抗菌肽、细胞因子、募集中性粒细胞与趋化能力改变，导致先天免疫反应细胞识别与清除致病微生物的防御能力下降，是糖尿病患者复发性尿路感染至关重要的宿主因素。

2. 复发性尿路感染的免疫反应特点

（1）已知急性细菌性膀胱炎的免疫反应是以中性粒细胞介导先天性免疫反应，其膀胱炎症反应的部位在黏膜层，病理组织学表现为黏膜充血、水肿、渗出和脓尿。

（2）复发性膀胱炎是以淋巴细胞介导的适应性免疫反应（adaptive immunity），由于膀胱黏膜反复受到致病微生物的侵袭，宿主免疫系统对反复感染的致病菌产生了免疫记忆，当再次感染致病菌时，膀胱黏膜固有的树突状细胞（dendritic cell，DC）和巨噬细胞（macrophage）将抗原呈递给初始 T 细胞，并在 IL–4 的作用下，初始 T 细胞分化为 TH2 细胞，产生的细胞因子激活 B 细胞产生免疫抗体介导的免疫反应，但具有杀伤、清除致病菌的 TH1 细胞相对减少，这也是为什么适应免疫不能有效地清除致病菌和预防尿路感染的复发。

（3）TH2 激活 B 细胞产生 IgA、IgE 抗体以及细菌抗原，可激活肥大细胞脱颗粒，释放炎症因子、细胞因子、趋化因子、P 物质、组胺、TNF–α 等多种炎症介质，导致复发性膀胱炎间质产生严重的炎症反应，进一步证实复发性尿路感染介导的适应性免疫，其炎症损伤膀胱间质，故有学者认为，复发性膀胱炎的可能是间质性膀胱炎的病因和早期表现，但尚缺乏足够的科学依据。

四、中医对细菌性膀胱炎病因病机的认识

细菌性膀胱炎在中医学中多属于“热淋病”或“淋证”的范畴，本病的病因可总结为外感湿热、饮食不节、情志失调、体虚劳倦等。上述病因导致湿热蕴结下焦，肾与膀胱气化失司，造成本病的发生，其病位在肾与膀胱。肾为“水脏”，主水液，司二便，对于体内水液平衡和代谢具有重要的作用。膀胱为“州都之官”，主气化，司开阖，尿液的储存和排泄主要依靠膀胱的功能。外感湿热、饮食失调、情志失和等原因导致湿热蕴结膀胱，气化失调，则出现尿频、尿急；湿热邪气阻滞尿道，则出现尿道灼热疼痛；情志失调，导致肝郁化火；热迫血行，则出现尿血。膀胱位置在小腹下部，膀胱气机不利，则出现胀痛；膀胱与肾相表里，肾位于腰部，则出现腰部疼痛。

细菌性膀胱炎有急性和慢性之分。急性细菌性膀胱炎以实证为主，湿热毒邪蕴结膀胱为其主要病机。慢性细菌性膀胱炎多为虚实夹杂之证，以肾虚为本，湿热为标。

第四节　临床诊断方法与评估

一、单纯性膀胱炎诊断方法与评估

1. 症状与体征

（1）尿频：排尿次数增加，每次尿量较少。

（2）尿急：尿频常伴有尿急，严重时有类似尿失禁表现。

（3）排尿痛：患者在每次排尿时常感尿道烧灼样疼痛，排尿终末时可有下腹部坠痛或耻骨上膀胱轻度压痛。

（4）尿液混浊，腐败臭味，肉眼可见血尿，以终末期血尿多见。

（5）50% ～ 90% 患者有上述一种症状或全部症状。

（6）急性膀胱炎起病急，病程较短，通常多无全身症状，不发热，如有寒战、发热、腰疼或肋脊角压痛，应考虑肾盂肾炎的可能性。

2. 实验室检查与评估

（1）尿常规分析：尿液镜检有白细胞。脓尿、菌尿、血尿是诊断急性细菌性膀胱炎最具诊断价值的三大指标，其中脓尿诊断的敏感性达 95%，特异性诊断为 75%。

（2）尿液试纸检测：亚硝酸盐提示细菌感染，白细胞酯酶提示脓尿，两项均阳性时可提供细菌性膀胱炎的准确诊断信息，其敏感性和特异性分别为 75% 和 82%。

（3）尿病原菌计数≥ 10^5 CFU/mL 为阳性。

（4）对初始尿路感染的患者，如果有典型 LUTS 症状，尿常规分析提示脓尿、菌尿、血尿为阳性，通常不需要再做尿液细菌培养，但如果对抗生素治疗症状没有改善或疑似有肾盂肾炎表现，则需要进行尿液细菌培养并进行抗生素敏感性与耐药性分析。

3. 超声与影像学检查

（1）对绝经前性生活频繁的复发性尿路感染女性患者或怀疑有潜在泌尿系统疾病的患者，建议行常规超声检查，以排除膀胱炎的复杂因素。

（2）在复发性尿路感染患者没有复杂因素的情况下，不建议做膀胱镜检查和影像学检查，如果患者每年尿路感染复发≥3次或每年有≥2次并疑似肾盂肾炎表现，可推荐肾脏CT平扫加增强检查，以排除泌尿系统有无解剖结构和功能异常。

4. 急性膀胱炎症状评分（ACSS）问卷　基于ACSS，可以估计症状的严重程度，ACSS症状评分1～6项，主要用于预测诊断、敏感性与特异性评估，总分为6分，可确定急性膀胱炎诊断，其敏感性为94.7%，特异性为82.4%；7～10项主要用于下尿路与上尿路症状鉴别诊断；11～13项为下尿路与上尿路感染对生活质量的影响问卷（表10–1）。

表10–1　急性膀胱炎症状评分（ACSS）问卷

在过去的24个月内，你是否具有以下症状，及严重程度（请勾选，每个症状勾选1项）						
			0	1	2	3
典型症状	1	尿频、量少（经常上厕所）	□无 每天≤4次	□是，轻度 5～6次/天	□是，中度 7～8次/天	□是，重度 ≥9～10次/天
	2	尿急（强烈且不可控制地想排尿）	□无	□是，轻度	□是，中度	□是，重度
	3	排尿时疼痛或烧灼感	□无	□是，轻度	□是，中度	□是，重度
	4	排尿后膀胱排空不全	□无	□是，轻度	□是，中度	□是，重度
	5	下腹部（耻骨上区）疼痛或压力不适	□无	□是，轻度	□是，中度	□是，重度
	6	肉眼血尿	□无	□是，轻度	□是，中度	□是，重度
“典型症状”总分						
鉴别症状	7	腰（低腰）痛（通常非对称/单侧）	□无	□是，轻度	□是，中度	□是，重度
	8	阴道分泌物（尤其是在早晨）	□无	□是，轻度	□是，中度	□是，重度
	9	尿道分泌物（未排尿时）	□无	□是，轻度	□是，中度	□是，重度
	10	高体温（寒战/发热） （如测量请注明）	□无 ≤37.5℃	□是，轻度 37.6～37.9℃	□是，中度 38.0～38.9℃	□是，重度 ≥39.0℃
“鉴别症状”总分						
生活质量	11	请给出上述症状在过去24小时内困扰你的程度的总体评分（单选）				
		□0无任何不适（无任何症状，感觉和平常一样好） □1感觉有点不舒服（感觉比平时差一些） □2感觉中度不适（感觉很不好） □3感觉极度不适（感觉很糟糕）				
	12	请选择最能描述，上述症状在过去24小时内，对你的正常工作/每日活动影响程度的数字（单选）				
		□0完全不受影响（进行日常活动时） □1轻度受影响（能进行日常活动但有一些不适） □2中度受影响（付出很大努力才能进行日常活动） □3极度受影响（几乎不能进行日常活动）				

续表

生活质量	13	请指出，在过去24小时内，上述症状对你的社交活动的影响程度（单选）		
		□0完全不受影响（能享受正常社交活动） □1轻度受影响（不能进行一些社交活动） □2中度受影响（仅能进行一些社交活动） □3极度受影响（不能进行任何社交活动–这些症状把我困在家里）		
“生活质量”总分				
附加项	14	请注明你今天是否存在以下情况		
		月经期（女性的月经周期）？	□无	□是
		经前期症状？	□无	□是
		更年期症状？	□无	□是
		你怀孕了吗？	□无	□是
		你有糖尿病吗？	□无	□是

二、复发性膀胱炎的诊断方法与评估

1. 既往病史

（1）性生活史：仔细询问生育期年轻女性的性生活史，如果患者每周性交 3 次以上或性交时使用含杀精剂的避孕隔膜，均可显著增加单纯性尿路感染的风险。

（2）疾病史：患有阴道炎或宫颈炎的妇女更容易发生尿路感染，有糖尿病史的患者与普通人群相比，患急性肾盂肾炎的概率明显增高。

（3）复发史：如果有尿路感染的患者，在治疗后 6 个月内出现 2 次相似的症状或 12 个月内出现 3 次相同的症状发作，可考虑复发性尿路感染的诊断。

（4）有并发症的尿路感染者应了解有无尿路解剖结构或功能异常以及疾病诊疗史。

2. 临床表现与诊断评估

（1）如果患者在短时间内感染的致病菌不是同一菌株，其再感染的致病菌可能与性交或存在高危因素有关。

（2）持续性感染是指复发性尿路感染的致病菌与以前感染的致病菌为同一菌株，其残留的感染菌未被完全清除而持续存在，如上皮细胞内静止的细菌储库，在机体免疫力降低的情况下可能成为持续性感染的病原菌来源。

（3）无症状复发性膀胱感染通常是指没有泌尿系统解剖结构与功能异常，常见于绝经后老年妇女或性生活活跃的年轻女性，发病时间短暂，一般不需要治疗即可消退。

（4）有并发症复发性膀胱感染，可能存在继发感染的高危因素，如除了表现尿频、尿急、排尿疼痛外，患者没有发热、腰痛或肋脊角压痛，且很少有肉眼血尿，尿细菌培养多为阴性或细菌计数≤ 10^5 CFU/mL。

（5）有症状复发性尿路感染可能会出现发热、腹部坠痛、腰部酸痛，反复出现 LUTS 症状。

3. 实验室与影像学检查

（1）尿液分析：①对无症状复发性膀胱炎患者，不建议做尿细菌培养，因为在绝经后老年女性中大约 1/3 尿培养阴性；②对有症状或复杂性尿路感染患者，建议做尿细菌培养，清洁中段尿的培养菌落计数＞ 10^5 CFU/mL、男性＞ 10^4 CFU/mL，或所有患者导尿留取的尿标本细菌菌落计数＞ 10^4 CFU/mL，具有诊断价值；③尿液中亚硝酸盐含量和白细胞酯酶水平升高是急性无并发症膀胱炎最准确的诊断指标，亚硝酸盐反应尿液中细菌数、白细胞酯酶代表脓尿白细胞量，但对无并发症复发性尿路感染其诊断意义不大；④对复杂性复发性尿路感染，尿液培养只建议用于疑似急性肾盂肾炎的患者或单纯性尿路感染在治疗 2 ～ 4 周症状未缓解或复发的患者。

（2）影像学检查：适用于复杂性复发性尿路感染，以排除有无泌尿系统解剖结构与功能异常，以及复杂性尿路感染抗生素治疗无效的患者，超声检查操作简便、快捷无创、安全有效，适用于复杂性尿路感染或存在高危因素的患者。

第五节　防治原则与药物选择

一、防治原则与指南建议

尿路感染是开抗生素处方的常见原因，大约 50% 的女性一生中至少会经历一次 UTI，30% ～ 40% 的女性发生过复发性尿路感染。女性 rUTIs 的高发病率不仅影响女性患者的生活质量，而且对个人、医疗保健的经济负担也产生很大的影响。尽管各国有关尿路感染指南均强调，对初诊无症状尿路感染的患者不支持使用抗生素治疗，但仍存在抗生素的广泛使用，这引发了全球正在出现抗生素多重耐药的危机感和医疗保险事业负担沉重。在澳大利亚每年用于支付尿路感染的医疗保险费用达 9 亿澳元，在美国每年用于尿路感染的医疗费用与成本估计已超过 20 亿美元，而在中国尚缺乏对尿路感染基于人口的流行病学研究与发病率确切的统计数字，其每年用于支付尿路感染的医疗费用尚不完全清楚。但随着抗生素的泛用以及多重耐药的发生率不断增高，各国用于支付尿路感染的医疗费用可能会更高。

2022 年 Michael Kwok 比较国际上主要泌尿外科和非泌尿外科组织有关复发性尿路感染指南的问题与建议，共纳入欧洲泌尿外科协会（EAU）、美国泌尿外科协会（AUA）、加拿大妇产科医师协会（SOGC）和英国国家健康和护理卓越研究所（NICE）、美国家庭医师学会、墨西哥妇产科专家学院（COMEGO）、瑞士妇产科学会（SGGG）、西班牙传染病和临床微生物学会（SEIMC）、德国科学医学协会（AWM）、美国泌尿外科协会（AAFP）、女性盆腔医学和泌尿生殖重建学会（SUFU）等多家权威机构联合制定指南，对 rUTIs 的定义、评估以及抗生素预防策略在指南中基本达成一致，并强调了在无并发症和风险因素的女性尿路感染患者中不推荐膀胱镜检查和上尿路成像的重要性。近年来，各国专业学会或协会为了解决临床医生在治疗 rUTIs 工作中的困惑，就 rUTIs 的定义、诊疗评估、抗生素治疗与预防使用相关指南与管理初步达成一致：①尿液显微镜检查和细菌培养一直被认为是诊断尿路感染的金标准，但对无症状尿路感染患者指南不建议做细菌培养、膀胱镜检查和上尿路成像检查；②尽管对急性和复发性尿路感染的症状管理、抗生素应用、延期抗生素治疗的建议、女性尿路感染的预防措施、支持强度等级的管理与建议尚不完全一致，但各国指南提出的问题与建议，在尿路感染诊断、初始治疗原则、预防策略等相关问题仍具有重要的临床指导意义（表 10-2）。

表 10–2 关于复发性 UTI 的诊断、初始治疗的指南与关键建议的比较

问题和建议	EAU 2022	AUA/CUA/SUFU 2019	NICE 2018	SOGC 2010	AAFP 2016	COMEGO 2010	SSGO 2020	SEIMC 2017	AWMF 2017
尿试纸/菌培养法诊断rUTI	如果出现典型症状，通常不需要；但如果对抗生素有反应，则需要	在开始治疗前，对每次出现症状性急性膀胱炎进行尿液分析和培养（中度推荐，证据水平C）	—	根据症状进行早期经验治疗通常是准确和有效的	如果有典型症状，通常不需要，但如果对抗生素无效，则需检测	治疗前进行尿液培养，检查是否对抗生素敏感（B级推荐）	尿培养适用	尿培养适用于早期症状性复发	尿培养适用
对rUTI的评估：在没有危险因素的情况下，不应常规进行膀胱镜检查和影像学检查	弱推荐，LE3（避免对<40岁无危险因素女性进行广泛评估）	专家意见	—	专家意见（除非血尿或培养出非大肠埃希菌）	B级证据	B级推荐	≥3 UTIs/年时膀胱镜检查	强烈建议（绝经前性活跃的妇女，没有可疑潜在的泌尿系统疾病）	建议进行常规超声检查（除非血尿或持续的非大肠埃希菌培养，进行进一步的膀胱镜检查和成像）
rUTI镇痛的预期管理	建议使用抗生素，但可以考虑在咨询患者时进行对症治疗	可能未充分利用抗生素，可以尝试同时等待培养结果	非孕妇女性：48小时使用抗生素治疗，或立即使用抗生素	—	建议立即使用抗生素可获得更好的临床结果，不建议在等待培养结果时延迟使用抗生素	—	建议延迟使用抗生素48小时（无妊娠，无并发症的UTI，年龄<65岁），但要密切观察肾盂肾炎的发生	—	可考虑治疗有轻度–中度症状的无并发症膀胱炎患者（经过风险评估和根据患者偏好）
建议进行短期抗生素治疗（不超过7天）	并发单纯急性膀胱炎建议短期治疗	中等强度推荐，证据级别为B	—	推荐使用抗生素	推荐短期使用抗生素	至少3天（B级）	短期疗程，除非是肾盂肾炎	—	推荐绝经前妇女无并发膀胱炎，短期疗程
建议对依从性好的患者进行自我诊断和自我缓解的急性治疗	强烈推荐	中等强度推荐	—	中等强度推荐	为那些减少预防性使用抗生素的人提供医疗服务	没有足够的证据来支持这种做法	如果没有诱发因素，可以作为一种选择	推荐，如果<3UTIs/年	—

续表

问题和建议	EAU 2022	AUA/CUA/SUFU 2019	NICE 2018	SOGC 2010	AAFP 2016	COMEGO 2010	SSGO 2020	SEIMC 2017	AWMF 2017
抗生素预防（持续和性交后）	强烈推荐	中等强度推荐	推荐	强推荐	强推荐	B级推荐	推荐	强推荐	弱推荐
局部使用阴道雌激素替代术	强烈推荐（绝经后妇女）	中等强度推荐	可考虑	提供	弱推荐	D级推荐	强烈推荐	强烈推荐（尤其是绝经后，阴道萎缩）	—
蔓越莓	相互矛盾的证据	弱推荐强推荐	弱推荐	强烈推荐	考虑；然而，数据相互冲突使用	C级证据	没有足够的证据支持	中等强度推荐	—
多汁乳菇糖	弱推荐	—	考虑作为自我护理治疗	—	—	—	推荐	强烈推荐	考虑推荐
乌洛托品	相互矛盾的证据，没有任何建议	不充分的证据	—	—	—	—	考虑（短期治疗）	不建议使用	—
行为调整	弱推荐	弱推荐	弱推荐	无证据	推荐	推荐	推荐	弱	强推荐（在长期预防药物之前）
增加流体摄入量	弱推荐（绝经前妇女）	推荐	推荐	无证据	—	推荐	推荐	—	强烈推荐
免疫接种	强烈建议（OM-89）	不充分的证据	—	不建议接种疫苗	证据稀少且相互矛盾	B级推荐（Uro-Vaxom的OM-89）	推荐（OM-89）	适度推荐（OM-89）	在进行其他长期预防治疗之前，弱推荐
膀胱内GAG治疗（透明质酸和硫酸软骨素）	弱推荐（在保守治疗失败时）	—	—	—	—	—	强烈推荐	—	—
植物治疗学	—	—	—	—	—	—	推荐安果辛：活性成分是旱金莲花和山葵根的芥末油	—	考虑，例如熊莓叶与蒲公英根，山葵与旱金莲花

二、抗菌药物治疗原则与选择

1. 治疗原则与评估

（1）尿路细菌感染是女性最常见的感染性疾病，急性无并发症膀胱炎的定义，是指泌尿系统解剖结构与功能正常，无诱发感染的复杂因素。

（2）没有单一药物被认为是治疗急性无并发症尿路感染的最佳选择，抗生素选择应该是个体化的，药物有效性、副作用风险、耐药率都应作为抗生素选择的重要参考因素。

（3）对泌尿系统解剖结构与功能正常，单纯性尿路感染健康的女性，原则上初始治疗不推荐使用抗生素治疗，可通过大量饮用弱碱水或口服碱化尿液的柠檬酸钾、柠檬酸钠和碳酸氢钠，直接升高尿液的 pH 值，从而减轻酸性尿液对膀胱和尿道黏膜的刺激症状，并降低了抗生素引发多药耐药的风险性。一项对未经抗生素治疗的急性膀胱炎自然史荟萃分析显示，大约 1/3 的女性在上述治疗 7 ～ 10 天，其感染症状自然消退，但只有 5% 的女性在 6 周内出现肾盂肾炎。

2. 抗生素应用与选择

（1）所有指南均推荐 7 天的抗生素治疗，但对复方性有症状的尿路感染患者，建议给予 4 周抗生素治疗更为合理，只进行 3 ～ 7 天的抗生素治疗不能有效根除残留的细胞内致病菌。

（2）在大肠埃希菌耐药率不超过 20% 的地区，对急性无并发症细菌性膀胱炎经验性抗生素治疗可选择磷霉素、呋喃妥因和甲氧苄啶 / 磺胺甲噁唑作为一线治疗。

（3）对初始尿路感染和复发性尿路感染的治疗，不推荐 β – 内酰胺类抗生素、阿莫西林 / 克拉维酸盐、头孢克洛、头孢地尼和头孢泊肟抗生素治疗，以降低多药耐药发生的风险性。

（4）氟喹诺酮类抗生素多建议用于尿路感染并伴有无并发症的急性肾盂肾炎的治疗，如近期未用过氟喹诺酮类的患者，可选择连续 5 ～ 7 天的左氧氟沙星治疗，该药具有尿液原药浓度高，抗菌谱可广泛覆盖尿路感染的常见致病菌，并对大肠埃希菌、铜绿假单胞菌和粪肠球菌有很强的杀菌效果，也可使用对大肠埃希菌和铜绿假单胞菌具有很好杀菌效果的环丙沙星治疗（200 mg 静脉滴注，每日 2 次）。

（5）头孢类抗生素如 2 代头孢菌素（如头孢呋辛、头孢替安、头孢孟多）对革兰氏阴性菌的杀菌活性显著，并对葡萄球菌属有较高的杀菌活性，3 代头孢类抗生素对革兰氏阴性菌有很高的杀菌活性，但对葡萄球菌的杀菌活性较弱，药代动力学特征与二代头孢菌素相似。

（6）磷霉素氨丁三醇　口服单日剂量 3 g，隔日 1 次，对复杂性尿路感染的大肠埃希菌、粪肠球菌、肺炎克雷伯菌等均有很好的抗菌活性，亦可用于非发热性尿路感染的经验性治疗。

3. 对复杂性尿路感染的治疗

（1）复杂性 rUTI 的有效治疗取决于治疗与消除复杂感染的病因，在开始使用抗生素治疗前，应留取合格的尿标本进行尿细菌培养加药敏试验，同时对泌尿系统的解剖结构与功能是否异常和有无共存疾病进行评估。

（2）推荐经肾脏排泄的氟喹诺酮类抗生素，也可选择 β – 内酰胺酶抑制剂以及 2 代、3 代头孢类抗生素或氨基糖苷类抗生素。

（3）在治疗过程中，要根据尿细菌培养和药敏结果，及时修正与选择有效的抗生素治疗。

（4）当复杂性尿路感染合并急性肾盂肾炎或怀疑存在菌血症、脓毒症时，应留取血标本做病原菌检测，尽早获取病原菌谱和药敏试验结果，及时调整有效的抗菌药物和综合治疗方案。

（5）可选择的抗菌治疗药物包括：①脲基青霉素。可选用哌拉西林 / 他唑巴坦（3.375 ～ 4.5 g，静脉滴注，每 6 小时 1 次），此药具有广谱抗菌活性，包括大多数铜绿假单胞菌、肠杆菌科、肠球菌，因为同时具有 β－内酰胺酶抑制剂作用，对大肠埃希菌有很好的抗菌效果。② 3 代头孢菌素如头孢他啶（2 g，静脉滴注，每 8 小时 1 次）和头孢吡肟（2 g，静脉滴注，每 8 小时 1 次），可增加对假单胞菌的抗菌活性。③碳青霉烯类，如亚胺培南、美罗培南、帕尼培南及比阿培南，可用于敏感菌所致的各类感染。亚胺培南的剂量为 0.5 g，静脉滴注，每 6 小时 1 次或每 8 小时 1 次；美罗培南的剂量为 0.5 ～ 1.0 g，静脉滴注，每 8 小时 1 次。④如果患者病情严重且尿培养提示革兰氏阳性球菌，经验性治疗选择万古霉素（1 g，静脉滴注，每 12 小时 1 次），但应检测血药浓度，对肾功能不全者慎用。⑤如果经验性初始治疗急性细菌性膀胱炎、复发性膀胱感染治疗失败、对经验性抗生素治疗效果不良或症状加重的患者，在尿液细菌培养和药敏筛查尚未报告前，指南建议延迟 48 小时选择抗生素治疗，以便根据尿细菌培养和药敏筛查报告，选择有效的抗生素治疗，但延迟抗生素治疗对有症状的尿路感染可能会增加肾盂肾炎发生的风险。⑥一项比较 3 天和 14 天抗生素研究发现，2 周抗生素治疗在临床症状改善和清除病原微生物成功率显著高于 3 天的抗生素治疗效果，且发生多药耐药的风险性两者没有统计学差异。⑦在此基础上，延长抗生素治疗可能适用严重尿路感染的初始治疗，一旦尿细菌培养结果及药敏结果回报，应尽可能改为窄谱敏感的抗菌药物。如针对假单胞菌的氟喹诺酮（如果于初始治疗未被使用）、酰胺基青霉素（哌拉西林）加 β－内酰胺酶抑制剂或 3 代头孢菌素、4 代头孢菌素（如头孢噻利）或碳青霉烯类抗菌药物治疗。

4. 复发性尿路感染的预防措施

在成功治疗细菌性尿路感染急性发作后，预防措施对于降低 rUTI 的频率和复发率非常重要。

（1）EAU 指南对绝经后妇女或阴道萎缩的老年妇女，强烈推荐阴道雌激素替代物用于预防 rUTI。

（2）AUA、CUA 指南建议增加液体摄入量可降低尿路感染复发的风险，一项对 875 例患者的荟萃分析表明，增加液体摄入可显著降低 64% 的 rUTI 的总体风险，因此，增加液体摄入量是一种潜在有效、低风险的非抗生素预防策略。

（3）EUA、NICE 指南建议对性生活频繁的年轻女性应在性交后应给予预防性抗生素治疗，也要改变避孕方式，避免使用含杀精剂的避孕隔膜，同时注意性交后不要延迟排尿，排尿后要从前到后用湿巾擦拭，但不要冲洗，这些措施可有效预防年轻女性性交后急性细菌性膀胱炎或复发性尿路感染的发生率与风险性。

（4）绝经后妇女是尿路感染和感染复发的常见人群，雌激素阴道栓其对阴道菌群和 pH 值的影响以及刺激局部产生适用性免疫反应和抗体，可有效预防与治疗绝经后妇女萎缩性阴道炎并预防绝经后妇女 UTI 的复发率，而且雌激素阴道栓局部治疗似乎尚未证实会增加乳腺癌或子宫内膜癌的风险。

（5）所有指南都同意没有足够的证据推荐益生菌和乳酸菌制品能预防绝经后老年妇女的尿路感染和复发。

（6）D- 甘露糖与呋喃妥因对预防绝经后老年妇女的尿路感染具有和使用阴道雌激素治疗相似的疗效。

（7）SOGC 2010 年指南强烈推荐蔓越莓可有效用于预防女性 rUTI，其治疗作用是因蔓越莓含有的原花色素，具有防止细菌黏附于尿路上皮细胞，临床实践亦证明，蔓越莓可减少复发性尿路感染患者在 12 个月内的复发次数，但由于蔓越莓汁含糖量较高，故对复发性尿路感染合并糖尿病的患者应谨慎使用。

（8）复发性细菌性膀胱炎患者的黏膜上皮质糖胺聚糖（GAG）的完整性被损伤和丢失，导致黏膜的天然屏障作用受损，通透性增加，尿液中毒性分子、免疫细胞因子、组胺、P 物质和高浓度的钾离子进入膀胱间质，诱发适应性炎症反应和损伤，导致膀胱感觉神经纤维和平滑肌去极化，是复发性尿路感染产生尿频、尿急、排尿疼痛或膀胱疼痛的病理生理学基础。为此指南推荐，对复发性尿路感染患者可采用应补充 GAG 替代物如透明质酸硫酸软骨素、小分子肝素等 GAG 修补替代药物，可有效降低膀胱黏膜透性，改善尿频、尿急、膀胱疼痛症状，降低首次 UTI 后的复发间隔时间，并得到 EAU 指南专家的支持。

5. 门诊患者用药方案

（1）对无并发症的急性或复发性尿路感染，通常不需要做尿细菌培养，经验性抗生素治疗已包括。

（2）氟喹诺酮类抗生素如口服环丙沙星 500 mg，每天 2 次，连续 7 天，或缓释环丙沙星，1 000 mg 口服，每天 1 次，连续 7 天。

（3）左旋氧氟沙星（左旋喹）口服 750 mg，每天 1 次，连续 5 天。

（4）叶酸抑制剂甲氧苄啶 / 磺胺甲噁唑 160 mg/800 mg 口服，每天 2 次，连续 14 天。

6. 住院患者与抗生素选择

（1）适应证：复发性尿路感染合并急性肾盂肾炎的患者有以下情况需要住院治疗：①寒战、高热；②有感染性休克表现、血压不稳定；③严重肾区痛或腹部疼痛；④严重复杂性尿路感染，如糖尿病合并代谢性酸中毒；⑤严重复杂性尿路感染有肾功能障碍、晚期肝病或心脏疾病；⑥老年男性复杂性尿路感染伴膀胱出口梗阻、尿潴留或神经源性膀胱。

（2）抗生素用药方案　①患者可以口服环丙沙星 500 mg，每天 2 次，连续 7 天（口服缓释环丙沙星 1 000 mg，1 次 / 天，持续 7 天）或左氧氟沙星（左旋喹 750 mg，持续 5 天）；②初始静脉注射抗生素如氟喹诺酮类、氨基糖苷类（含或不含氨苄青霉素）、广谱头孢菌素或青霉素（含或不含氨基糖苷类）或碳青霉烯类；③复发性尿路感染合并急性肾盂肾炎的孕妇，首先使用第二代或第三代头孢菌素进行治疗，然后进行评估；④初始住院患者可选择的抗生素如环丙沙星 400 mg 静脉注射；每天 2 次左氧氟沙星 250 ～ 500 mg 静脉注射；每天 1 次头孢曲松 1 000 mg 静脉注射；每天 1 次亚胺培南 / 西司他丁 500 mg 静脉注射；每 6 小时一次口服环丙沙星 500 mg，每天 1 次缓释环丙沙星 1 000 mg 口服，连续 7 天。

（3）如果在经验性抗生素治疗 48 ～ 72 小时，患者局部症状和全身体征没有逐渐减轻或缓解，应高度重视急性肾盂肾炎的并发症，应排除泌尿系统解剖结构与功能是否异常，并进行相关疾病检查和评估。

三、中医辨证论治与方药选择

本病的治疗原则为实则清利、虚则补益。以湿热蕴结膀胱，出现尿频、尿急、尿痛等为主要表现者，治宜清热利湿；以热迫血行、出现血尿为主要表现者，治宜凉血止血；以脾虚为主要表现者，宜健脾益气；以肾虚为主，宜补益肾气。依据中医症候分型其治则治法包括。

1. 膀胱湿热证

小便出现尿频、尿急和尿痛，尿道口发红、痒，甚至有脓性分泌物，小便颜色深黄，小腹拘急疼痛，口干、口苦，舌红苔黄腻，脉滑数；治则与治法以清热化湿、利尿通淋，代表方为八正散（《太平惠民和剂局方》）加减：木通、瞿麦、车前草、萹蓄、滑石、栀子、大黄（后下）、灯心草、生甘草。

2. 热迫血行证

临床症状为小便涩通，颜色深红；或夹有血块，小腹疼痛加剧，心烦、口渴，舌尖红，苔黄，脉滑数；治法以清热通淋、凉血止血；代表方为小蓟饮子加减：生地黄、小蓟、藕节、蒲黄、木通、淡竹叶、滑石、当归、生栀子、甘草。

3. 肝郁气滞证

临床表现为郁怒之后，小便涩滞，淋沥不畅，小腹胀满疼痛，舌质淡苔薄白，脉弦；治法以理气疏导、通淋利尿；代表方为沉香散（经验方）加减：沉香、石韦、滑石、当归、陈皮、白芍、冬葵子、甘草、王不留行。

4. 肝肾阴虚证

临床表现为小便量少，颜色深黄，尿道时有灼热不适，盗汗，手足心热，头晕耳鸣，腰膝酸软，舌红少苔，脉细数；治法以滋阴降火、渗湿利水；代表方为知柏地黄丸（《医宗金鉴》）加减：知母、黄柏、牡丹皮、山茱萸、熟地黄、山药、泽泻、茯苓。

5. 脾肾两虚证

临床症状为小便轻微疼痛，但仍有尿频、尿急，时轻时重，劳累后加重，腰膝酸软，神疲乏力，舌质淡，脉细弱；治法以补脾益肾；代表方为无比山药丸（《备急千金要方》）加减：山药、肉苁蓉、菟丝子、五味子、杜仲、牛膝、泽泻、熟地黄、山茱萸、茯苓、巴戟天、赤石脂。

6. 其他疗法

①针灸疗法：主穴为中极，膀胱俞，阴陵泉。湿热壅盛加曲池、行间、委中；迫血妄行加血海、膈俞；肝气郁滞加太冲、蠡沟；脾肾亏虚加脾俞、肾俞。②熏洗疗法：苦参、蛇床子、地肤子、大黄、大青叶、金银花、水煎外洗。③食物疗法：西瓜皮、鲜茅根，煎汤代茶饮；亦可用鲜地榆、车前草，煎取药汁频饮服；以上食疗方均可起到清热利湿的辅助治疗效果。

第六节　从络病学角度探讨对本病的认识和治疗思路

一、络病与细菌性膀胱炎的相关性

细菌性膀胱炎病位在膀胱与肾，肾与膀胱气化失司是本病产生的根本原因。肾与膀胱是十二正经所络属的脏与腑，分布全身的络脉与肾和膀胱交织构成复杂的网络，即肾络与膀胱络，《灵枢·经脉》记载："膀胱足太阳之脉，起于目内眦，上额交巅；其支者，从巅至耳上角；其直者，从巅入络脑，还出别下项，循肩髆内，挟脊抵腰中，入循膂，络肾属膀胱……肾足少阴之脉，起于小趾之下，邪走足心，出于然谷之下，循内踝之后，别入跟中，以上踹内，出腘内廉，上股内后廉，贯脊，属肾，络膀胱。"肾络与膀胱络都具有输布、弥散的作用，具有藏精气而不外泄，利水而不封藏的特性，两者开阖有度，通过络脉将气血津液等精微物质输布到五脏六腑、经络、组织器官，同时也将机体组织器官代谢的废物，通过输布、弥散的作用排出体外。当外感、饮食不节、情志失调等原因导致湿热邪毒留滞膀胱，足膀胱经络受阻，卫外功能失调，则出现发热、恶寒、身痛等太阳经证，邪毒直接侵犯膀胱，造成热与水结，膀胱气化失司，则出现尿频、尿急等足太阳膀胱经蓄水证的表现，除此之外，慢性细菌性膀胱炎反复发作的特性也符合络病学说"久病入络"的特点。因此，细菌性膀胱炎在传统辨证施治基础上，还可以"络病"论治。

二、基于络病学理论探析细菌性膀胱炎的病因病机

1. 络气虚损为细菌性膀胱炎发病根本

《黄帝内经》记载："邪之所凑，其气必虚。"络气不足或络脉损伤是病邪内侵的重要因素之

一，络脉中正气充足强盛，气血调和，方可抵御外邪，而络脉气虚则邪气易凑，同时病邪久留不去，又会加重络脉虚损，如此循环造成疾病的反复发作、缠绵难愈。细菌性膀胱炎病位在肾与膀胱，足太阳膀胱经上连风府，和督脉相通。下络腰肾，和肾相连。借督脉和肾气主管一身表阳，为六经藩篱。肾阳与督脉正气不足时，络脉空虚，沟通表里和卫外抗邪能力下降，故易受细菌侵犯。因此，肾气不足与督脉气虚导致膀胱经络之气虚损是细菌性膀胱炎发病根本。

2. 久病入络是慢性细菌性膀胱炎致病关键

细菌性膀胱炎病机为本虚标实，以肾虚为本，湿热、水湿、瘀血为标。邪气祛除不尽，有形之邪阻滞肾与膀胱，导致气血运行失和、血脉流通不畅，形成络脉瘀滞之证。如《素问·痹论》谓："病久入深，荣卫之行涩，经络时疏，故不通。"《素问·调经纶》谓："先客于皮肤，传入于孙脉，孙脉满则传入于络脉，络脉满则输于大经脉，血气与邪并客于分腠之间，其脉坚大，故曰实。"由于肾络与膀胱络通道细小致密，水湿热瘀毒等邪气容易阻塞脉络，日久将损伤络脉。除此之外，肾络与膀胱络受邪日久可传于其他脏腑之络。如《灵枢·百病始生》谓："是故虚邪之中人也，始于皮肤，皮肤缓则腠理开，开则邪从毛发入，入则抵深……留而不去，则传舍于络脉，在络之时，痛于肌肉，其痛之时息……留而不去，传舍于肠胃之外，募原之间，留著于脉，稽留而不去，息而成积，或著孙脉，或著络脉，或著经脉，或著输脉，或著于伏冲之脉，或著于膂筋，或著于肠胃之募原，上连于缓筋，邪气淫泆，不可胜论。"由此可见，外邪侵袭机体，留而不去，多传于脏腑经络，造成复杂性疾病。细菌性膀胱炎病起于膀胱，湿热之邪阻滞于络脉，日久而气血运行失调。膀胱与肾本属络相通，络脉阻滞，血运不畅则累及于肾，肾脏亏损则造成疾病日久不愈。正如《血证论》中记载"病血者未尝不病水，病水者未尝不病血""初病气结在经，久则入血伤入络"，湿热、络瘀与脾肾亏虚互为因果，导致疾病反复发作。

三、从络病学角度探析本病的治疗原则

细菌性膀胱炎为本虚标实之证，因此通补兼施是本病的治疗原则。急性期以祛邪为主，兼以扶正。初期湿热瘀阻膀胱，膀胱络气不通，因此，治疗时在使用清热利湿药物的基础上，应该加用通络之品，以疏通络中气血，鼓邪外出，使络脉通畅，无留滞之患。出现足太阳膀胱经气不利的症状时，应根据其寒热属性不同，加用辛温发散或者辛凉解表之药，如荆芥、防风、薄荷、葛根等。出现络气不通的表现时，宜加用行气通络之药，如陈皮、川楝子、青皮、沉香之属；当热迫血行出现尿血症状者，除了予以凉血止血、化湿通淋的药物，还需予以活血通络之品，如桃仁、赤芍、丹皮，以畅通络脉，同时做到止血而不留瘀。慢性细菌性膀胱炎以本虚为主，因此在治疗时当以补虚为本，兼用祛邪之药。补虚当以益肾填精，益气健脾，补血柔肝，调理肝脾肾脏腑功能，同时营养肾络。通络当以通达络中气血，畅通经络，减少痰浊、瘀血的瘀阻，使膀胱气血流利通畅，则其湿、瘀可消。因此，临床上在补虚的基础上，结合患者的病证，加用活血化瘀、清热利湿、理气疏肝之品，可起到事半功倍的效果。

第七节　结语

细菌性膀胱炎（bacterial cystitis，BC）是下尿路最常见的感染性疾病，占尿路感染总发病率的70%。根据膀胱感染起病急缓、发作频率、有无解剖结构或功能异常以及相关的复杂因素，就细菌性

膀胱炎的分类、名命、定义和诊疗原则等相关问题总结如下。

1. 急性细菌性膀胱炎

（1）急性细菌性膀胱炎 85% 是由致病性大肠埃希菌侵袭膀胱上皮细胞，产生以中性粒细胞介导的先天性免疫反应。

（2）病理组织学特点为黏膜充血、水肿、炎性渗出和脓尿。

（3）尿频、尿急、排尿疼痛或排尿困难为典型临床表现。

（4）典型的下尿路症状表现、菌尿、血尿或脓尿被认为是诊断细菌性膀胱炎的金标准。

（5）对症状性细菌性膀胱炎初诊患者可选择经验性抗生素治疗，不建议做细菌培养。

（6）对无症状菌尿或有轻度尿路刺激症状的患者不支持抗生素治疗，建议大量饮水，碱化尿液，中药如双石通淋胶囊、血尿安胶或囊银花泌炎灵，或针灸治疗，不建议使用抗生素治疗，以降低多药耐药发生的风险性。

2. 复发性细菌性膀胱炎

（1）在初次膀胱感染后，在最近 6 个月内感染发作≥ 2 次或在 12 个月内感染发作≥ 3 次，定为复发性细菌性膀胱炎。

（2）复发性膀胱炎的免疫反应类型为适应性免疫反应；特点是以 TH2、B 细胞介导的免疫炎症反应，病理炎症损伤部位在黏膜下或膀胱间质，这也是有学者认为复发性膀胱感染可能是间质性膀胱炎病因学因素。

（3）无并发症复发性尿路感染又称非复杂性 rUTIs，是指患者泌尿系统解剖结构与功能正常，感染病原菌可能来自会阴、肛门、尿道外口的致病菌再次逆行感染膀胱或来源于初始细菌性膀胱炎上皮细胞内未能根治性清除静止的菌储库。

（4）对无并发症复发性尿路感染 3 ～ 7 天的抗生素治疗不能有效根除持续存在的内源性致病菌，指南建议给予 4 周的抗生素治疗更为合理。

（5）绝经前或绝经后女性，性交前或性交后应可自主启动经验性抗生素预防治疗。

3. 复杂性尿路感染

（1）复杂性尿路感染是指尿路感染或复发性尿路感染的患者，泌尿系统存在解剖结构与功能异常或有共存疾病。

（2）在开始抗生素治疗前，应留取合格的尿液样本进行尿细菌培养加药敏试验，同时对泌尿系统的解剖结构与功能是否异常和有无共存疾病进行评估。

（3）当复杂性尿路感染合并急性肾盂肾炎或怀疑存在菌血症、脓毒症时，应留取血标本做病原菌检测，尽早获取病原菌谱和药敏试验结果，以便及时调整有效的抗菌药物和制定综合治疗方案。

（4）复杂性尿路感染的治疗原则是去除导致膀胱感染的复杂的病因学因素。

（韩丛辉　韩瑞发）

参考文献

[1] Aydin A, Ahmed K, Zaman I, et al.Recurrent urinary tract infections in women[J]. Int Urogyne col J, 2015, 26(6): 795-804.

[2] Betsy Foxman. The epidemiology of urinary tract infection[J].Nat. Rev Urol, 2010, 7(12): 653-660.

[3] Byron W Hayes and Soman N Abraham. Innate Immune Responses to Bladder Infection[J]. Microbiol Spectr, 2016, 4(6): 10.1128.

[4] Benjamin K. Billips, Sarah G. Forrestal, Matthew T. Rycyk, et al. Modulation of Host Innate Immune Response in the Bladder by Uropathogenic Escherichia coli [J].Infect Immun, 2007, 75 (11): 5353-5360.

[5] Christopher H. Fry and Bahareh Vahabi.The Role of the Mucosa in Normal and Abnormal Bladder Function [J]. Basic Clin Pharmacol Toxicol, 2016, 119 (Suppl 3): 57-62.

[6] David Hernández-Hernández, Bárbara Padilla-Fernández, María Yanira Ortega-González, et al. Recurrent Urinary Tract Infections and Asymptomatic Bacteriuria in Adults [J].Curr Bladder Dysfunct Rep, 2021, 1-12.

[7] Daniel S. C. Butler, Ines Ambite, Karoly Nagy, etal. Neuroepithelial control of mucosal inflammation in acute cystitis [J]. Sci Rep, 2018, 8: 11015.

[8] European Association of Urology 2014.Guidelineson on Urological Infections [EB/OL].http: //www.uroweb org/gls/pdf/19%20Urological%20infections_LR.pdf.

[9] Foxman B. Urinary tract infection syndromes: occurrence, recurrence, bacteriology, risk factors, and disease burden [J]. Infect Dis Clin North Am, 2014, 28 (1): 1-13.

[10] Flores-Mireles AL, Walker JN, Caparon M, et al. Urinary tract infections: epidemiology, mechanisms of infection and treatment options [J]. Nat Rev Microbiol, 2015, 13 (5): 269-284.

[11] Foxman B. Urinary tract infection syndromes: occurrence, recurrence, bacteriology, risk factors, and disease burden [J]. Infect Dis Clin North Am, 2014, 28 (1): 1-13.

[12] Flores-Mireles AL, Walker JN, Caparon M, et al. Urinary tract infections: epidemiology, mechanisms of infection and treatment options [J]. Nat Rev Microbiol, 2015, 13 (5): 269-284.

[13] Guideline of guidelines: management of recurrent urinary tract infections in women [J].BJU Int, 2022, 130 (Suppl 3): 11-22.

[14] Md Jahirul Islam, Kamal Bagale, Preeti P. John, Glycosuria Alters Uropathogenic Escherichia coli Global Gene Expression and Virulencem [J]. mSphere, 2022, 7 (3): e00004-22.

[15] Lisa K. McLellan, David A. Hunstad. Urinary Tract Infection: Pathogenesis and Outlook [J]. Trends Mol Med, 2016, 22 (11): 946-957.

[16] Lee JH, Kim SW, Yoon BI, et al. Factors that affect noso-comial catheter-associated urinary tract infection in intensive care units: 2-year experience at a single center [J].KoreanJ Urol, 2013, 54 (1): 59-65.

[17] Wang A, Nizran P, Malone M A, et al. Urinary tract infec-tions [J].Primary Care, 2013, 40 (3): 687-706.

[18] Livia Lacerda, Mariano Molly A.The immune response to infection in the bladder [J]. Nat Rev Urol, 2020, 17 (8): 439-458.

[19] Truffa AAM, Granger CB, White KR, et al. Serious infection following acute myocardial infarction: incidence, clinical features, and outcomes [J]. Jacc Cardiovasc Interv, 2012, 5 (7): 10.

[20] 陈瑜. 尿路系统感染特征及治疗的研究进展 [J]. 临床合理用药杂志, 2019, (6): 174-177.

[21] 郭应禄, 周立群, 主译. 坎贝尔-沃尔什泌尿外科学 [M]. 北京: 北京大学医学出版社, 2009.

[22] 郭振华, 那彦群. 实用泌尿外科学 [M]. 北京: 人民卫生出版社, 2013.

[23] 林洪丽, 谢华, 简桂花, 等. 中国女性尿路感染诊疗专家共识 [J]. 中华医学杂志, 2017, (36): 2827-2832.

[24] 尿路感染诊断与治疗中国专家共识编写组. 尿路感染诊断与治疗中国专家共识 (2015版) ——尿路感染抗菌药物选择策略及特殊类型尿路感染的治疗建议 [J]. 中华泌尿外科杂志, 2015, 4: 245-248.

[25] 那彦群, 孙光, 叶章群, 等. 中国泌尿外科疾病诊断治疗指南 (2014 版) [M]. 北京: 人民卫生出版社, 2014: 424-434.

[26] 孙颖浩. 吴阶平泌尿外科学 [M]. 北京: 人民卫生出版社, 2019: 309-312.

第十章中英文关键词索引

白细胞介素	interleukin
CFU 克隆形成单位	clonal forming unit
单纯性膀胱炎	simple cystitis
非复杂性膀胱炎	uncomplicated cystitis
再发性尿路感染	recurrent urinary tract infection
复杂性尿路感染	complicated urinary tract infection
急性细菌性膀胱炎	acute bacterial cystitis
巨噬细胞	macrophage
模式识别受体	pattern recognition receptor，PRR
尿路感染	urinary tract infection
尿致病性大肠埃希菌	urinary pathogenic Escherichia coli，UPEC
P物质	substance P
趋化因子	chemokine
神经激肽-1受体	neurokinin-1 receptor
适应性免疫	adaptive immunity
中性粒细胞	neutrophil
树突细胞	dendritic cell
Toll样受体	toll-like receptor
吞噬作用	phagocytosis
细菌性膀胱炎	bacterial cystitis
下尿路感染	lower urinary tract infection
先天性免疫	innate immunity

第十一章
中西医对间质性膀胱炎的认识与诊治原则

第一节　本病的认识史与命名演变

有关间质性膀胱炎（interstitial cystitis，IC）的最早描述，应追溯到 1808 年，美国费城的外科医生 Philip Syng Physick（图 11-1）将一种没有膀胱结石而产生慢性尿急、尿频和盆腔疼痛症状的疾病命名为“膀胱三叉神经痛”。需要指出的是，“膀胱三叉神经痛”这一术语是一个模糊的概念，借鉴于同时期面部三叉神经失调产生的疼痛症状概念。在那个时代，三叉神经痛代表了神经系统的刺激症状，故被认为它也适用于膀胱感觉分支的刺激症状。随后，费城外科医生 Cooper 将“膀胱三叉神经痛”定义为“类面部神经疼痛性疾病”，但他并没有对膀胱三叉神经痛进行精确的临床定义。为了把三叉神经痛应用到膀胱神经性疼痛，Parrish 把患有盆腔疼痛和下尿道刺激症状的病因归为特发性膀胱神经性疼痛，并提出这种膀胱神经痛常以尿急、尿频、紧张的情绪和严重的痛苦为疾病的特征。1809 年 Wilmer Elmer 指出，“膀胱溃疡”与膀胱结石的症状十分相似，最好的方法就是经尿道插入一个被称为回声探测器的金属探子以判定有无膀胱结石。1836 年，Louis Mercier 讨论了膀胱炎症引起的膀胱溃疡，提出溃疡可先后破坏膀胱壁的每一层组织。1876 年 Samuel D Gross（图 11-2）提出，当黏膜和黏膜下结缔组织单独参与病变动态活动时，它被称为黏液性膀胱炎，这是该病一种常见的病理表现形式。1887 年，Alexander JC Skene（图 11-3）在《女性膀胱和尿道疾病》一书中首次描述了一种以部分或全部破坏膀胱黏膜层，并逐渐扩展到膀胱壁肌层和生殖道的炎性疾病，如果浆液性炎症累积膀胱被膜，又称周围性膀胱炎。“如果病程延长，其排尿刺激症状和疼痛程度加重，黏膜发生溃疡，逼尿肌间质组织受累，则发展为间质性膀胱炎。如果炎症进一步扩展，并涉及膀胱浆膜，无论是通过炎症扩展或溃疡，有或没有穿孔，都称之为周围性膀胱炎或表性膀胱炎。”尽管命名不同，但这些命名只是用来表示炎症过程以及所累及组织的性质和程度。1880 年，Van Buren 和 Keyes 根据膀胱壁的解剖部位，将膀胱炎症分为黏膜性膀胱炎、膀胱卡他炎、间质性膀胱炎、膀胱周围炎和表性膀胱炎。1896 年，伦敦著名外科医生哈什・芬威克描述了膀胱溃疡的形态，称溃疡为“一先令大小”，就像“靶上的子弹疤”。1915 年，美国巴尔的摩约翰霍普金斯医院的妇产科医生 Guy Leroy Hunner（图 11-4），在美国泌尿协会（AUA）新英格兰分区会议上首次发表了著名的学术论文《女性膀胱溃疡：一种罕见类型疾病——8 例报告》，描述了一组以尿频、尿急、夜尿增多和耻骨上疼痛为主要表现的女性患者的临床特征。这组患者已经被随访了 17 年，在膀胱镜检查时发现这组患者的膀胱壁上有可见的黏膜红色斑和小血管辐射到中央苍白的瘢痕，这些检查结果与患者尿频、尿急和骨盆疼痛密切相关。后来他所描述的红色出血区域被称为“亨纳氏溃疡”（Hunner′s ulcer），以描述 IC 的病理表现。随后富兰克林・辛曼指出：“我认为亨纳氏溃疡的概念可能不准确。”

1929 年彼得森和黑格在对膀胱溃疡病变这一术语的评论中指出：“许多描述性术语还不能用来表示膀胱溃疡的病变性质。尽管仍有许多作者在文章中仍继续使用亨纳氏溃疡这一术语，但他们也都认为这不是真正意义上的溃疡病变。”

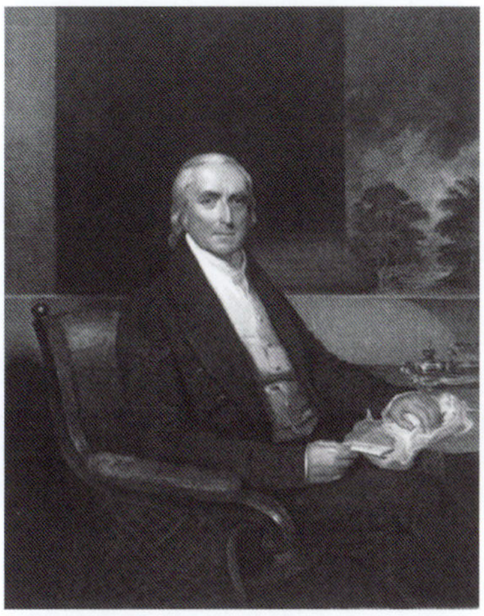

图 11-1　Philip Syng Physick（1768—1837）

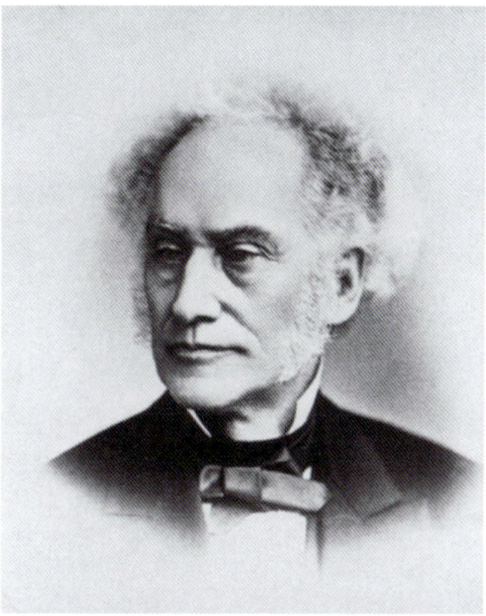

图 11-2　Samuel D Gross（1805—1884）

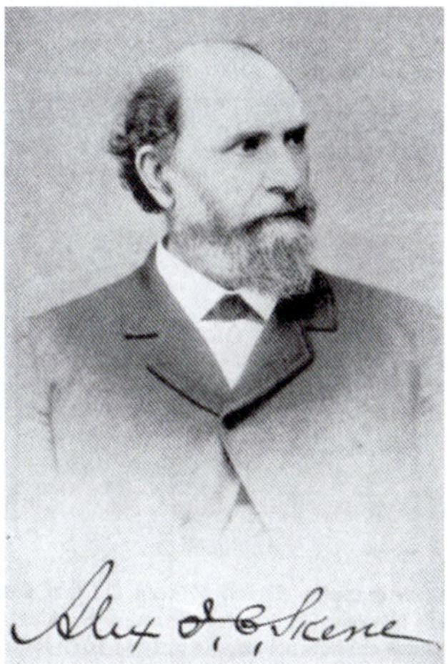

图 11-3　Alexander JC Skene（1837—1900）

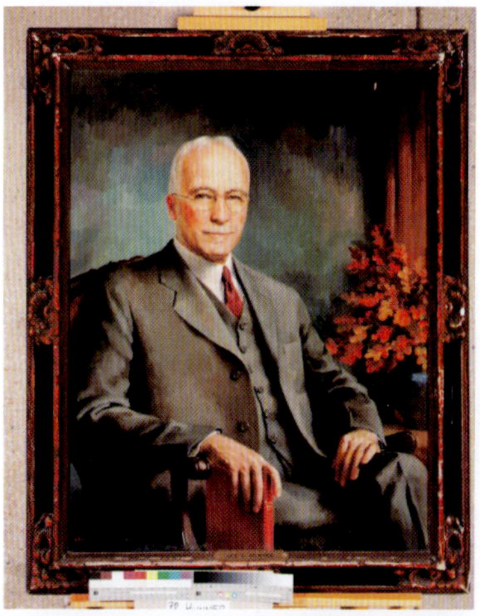

图 11-4　Guy Leroy Hunner（1868—1957）

1934 年，阿尔伯特・米德斯提出以“间质性膀胱炎”来定义这种疾病更好。米德斯对 IC 的定义是：耻骨上疼痛，昼夜尿急、尿频，排尿疼痛，每次排尿量很少但没有感染迹象。他在奥克兰医院将 IC 患者分为三组：①早期或溃疡前期组；②中期或溃疡组；③晚期或瘢痕组织形成导致的膀胱挛缩组。米德斯依据膀胱溃疡的发展过程与临床表现的分组研究结果，对现代 IC 基础与临床研究仍具有重要的指导意义。1937 年，芝加哥医生 R. H. Herbst 等人对亨纳氏溃疡这一命名进一步质疑：首先，它不是真正的溃疡；其次，其病理表现与直肠裂隙显著相似。鉴于此，R. H. Herbst 医生建议使用“膀胱裂隙”（bladder fissure）作为术语。

1949 年，Hand 写了第一篇 IC 回顾性文章，他对 223 例 IC 患者在膀胱镜水扩张前看似正常的膀胱黏膜以及在水扩张后黏膜出现点状出血的密度、范围与膀胱容量的相关性进行了比较研究。Hand 将间质性膀胱炎分为 3 级：1 级对膀胱容量影响很小，甚至没有影响，发生率占 69%；2 级介于 1 级与 3 级之间；3 级符合 Hunner 关于膀胱小容量 – 膀胱挛缩的描述。但只有 13% 的患者达到 3 级病变。在此基础上，美国波特兰诊所使用了一套更详细的病变分级标准：1 级（早期），黏膜点仅有少量点状出血、呈散在分布，对膀胱容量的影响不大，甚至没有影响；2 级（中期），黏膜点状出血范围大；膀胱容量明显减少；3 级（晚期），点状出血弥漫，线状病变为瘢痕，可见锯齿状裂痕，表明病变沿膀胱壁分裂下面的血管网和肌肉束成线条状，膀胱容量显著减少，最大膀胱容量约 150 mL 或更少。

1950 年詹姆斯・希曼认为“间质性膀胱炎”一词似乎比其他名称更能概括病理学特征，而不只是指膀胱壁受各种可能疾病影响的一部分。Folsom 指出，尽管人们意识到亨纳氏溃疡不是一种慢性溃疡，而是一种独特的炎症性病变，表现为膀胱扩张引起的黏膜和黏膜下层的特征性深度裂隙。因此，亨纳氏溃疡这一命名应改为亨纳氏病变。亨纳氏病变应具有下列典型膀胱镜表现：①有一个环状的、发红的黏膜区，并有小血管向中心瘢痕放射；②有纤维蛋白沉积或凝块附着于亨纳氏病变区域；③膀胱镜水扩张时病灶破裂，疼痛加剧，病灶和黏膜边缘出现以瀑布状渗出的瘀血点；④典型的轻微大疱性水肿常发生在膀胱水膨胀释放后，并伴有不同程度的向外周延伸。由于“亨纳氏溃疡”这一命名多年来一直存在，并使许多临床医生在做膀胱镜检查时，对疑似 IC 的患者，他们都在努力寻找亨纳氏溃疡作为判定 IC 诊断的金标准。直至 20 世纪末，人们才知道亨纳氏溃疡在 IC 患者中是非常少见的。如果以亨纳氏溃疡作为 IC 诊断的金标准，那么会有 60% 以上的 IC 患者被遗漏或得不到合理的治疗。1975 年 Oravisto 提出，慢性膀胱疼痛伴尿急、尿频、尿细菌培养阴性，膀胱黏膜活检病理表现为无菌性炎症，应作为 IC 的诊断标准。1978 年 Walsh A. 将在麻醉下水扩张后膀胱黏膜小球样出血（glomerulations hemorrhage）作为 IC 诊断的特征性指标。这引起了 Messing 和 Stamey（1978）对 IC 早期诊断的讨论，并将人们的注意力从 60 多年来一直以寻找亨纳氏溃疡作为 IC 特征性诊断转移到疾病的概念上来：① 严重的尿频、尿急、排尿不畅及盆腔疼痛症状为 IC 临床表现特征；②强调在麻醉下膀胱镜水扩张时，膀胱黏膜肾小球状出血是 IC 诊断的标志；③在确定 IC 诊断前，必须排除有严重的尿频、尿急、排尿不畅和血尿的其他相关疾病。

1987—1988 年，美国国家糖尿病、消化和肾脏疾病研究所（National Institute of Diabetes，Digestive and Kidney Diseases，NIDDK）制定了 IC 的诊断标准。这些标准是为了科学研究设计的，它们在科学研究领域中发挥了重要作用。但专家们认为，NIDDK 的诊断标准过于严格，只有约 30% 的 IC 患者能满足 NIDDK 诊断标准，超过 60% 的 IC 患者被遗漏了。2002 年国际尿控协会（International Continence Society，ICS）提出，在未经证实的尿路感染或没有其他明确病理诊断的情况下，对膀胱充盈耻骨上疼痛并伴有白天和夜间排尿次数增加的患者，应定义为“膀胱疼痛综合征”（bladder pain syndrome，BPS）。但后来证实，只有 66% 的 IC 患者符合这个定义。2003 年 3 月，在日本东京召开的国际 IC 研讨会上，专家们进一步强调 BPS 并不能给疾病以明确的定义，不能反映该病的病理生理特点，而且这种命名方式也给医生的治疗思路带来误导。2004 年欧洲间质性膀胱炎研究学会（European Society for the Study of Interstitial Cystitis，ESSIC）在哥本哈根举行了 IC 专题会议，就病史标准化、症状评估、体检、实验室检查、尿动力学、膀胱镜和组织学检查结果进行了讨论，并提出了 IC 的临床分级标准：1 级，在膀胱镜检查中黏膜出现离散的小球样点状出血并伴有水肿；2 级，黏膜下可见大片出血瘀斑；

3级，膀胱黏膜为弥漫性小球状出血。2004年6月，在世界卫生组织、国际泌尿外科协会、国际尿控协会和妇产科协会的支持下，大会采纳了国际尿控协会提出的“IC/BPS”来的定义这个疾病。同年10月29日，NIDDK组织了IC专家委员会就IC尿急、尿频、膀胱充盈性疼痛所给出的症状性诊断指标达成共识。但由于不能确定IC是不是BPS的一个亚型，故提出将“IC”和“BPS”两个词合并使用以概括这种综合征。2008年在格拉斯哥国际疼痛研讨会上“IC/BPS”的命名被质疑，部分专家在会上指出，任何一次新的命名都应该以充足的证据为基础。既然“IC/BPS”界定的是一种疾病，那么在IC的基础上再冠上BPS的名称就是多余的。

从逻辑上讲，目前最合适的命名是IC，因为它是唯一有充分证据的命名。

（1）IC具有典型膀胱镜下水扩张小球样点状出血和病理组织学特征。

（2）膀胱黏膜表层上皮细胞糖胺聚糖（GAG）损伤与丢失，导致黏膜通透性增加，钾离子漏入间质并使其浓度显著升高，与膀胱多种病理生理功能的改变直接相关。

（3）IC黏膜上皮分泌特异性抗上皮增殖因子（anti-epithelial proliferation factor，APF）是抑制膀胱上皮细胞增殖，导致黏膜上皮质变薄，更新与修复的特异性分子标记物。

（4）IC膀胱黏膜和逼尿肌肥大细胞密度增加，肥大细胞脱颗粒比值显著增高，并释放多种炎症和疼痛介质，是IC膀胱疼痛的神经生物学因素。

（5）IC产生的多种临床症状涵盖了疾病的早期和晚期病理生理进程。①早期表现：IC患者发生特征性膀胱刺激症状，膀胱镜水扩张时出现小球状点状出血，但对膀胱最大容量影响较小（图11-5）。②中期表现：膀胱刺激症状加重，膀胱镜水扩张时小球状点状出血连成片状或有亨纳氏溃疡，其膀胱容量显著减少。③晚期表现：膀胱壁发生挛缩，储尿功能障碍，膀胱最大容量低于150 mL（正常为350 mL以上）和严重尿急、尿频、膀胱充盈性疼痛及相关的临床表现。这些证据都趋向IC界定的是疾病的本质。

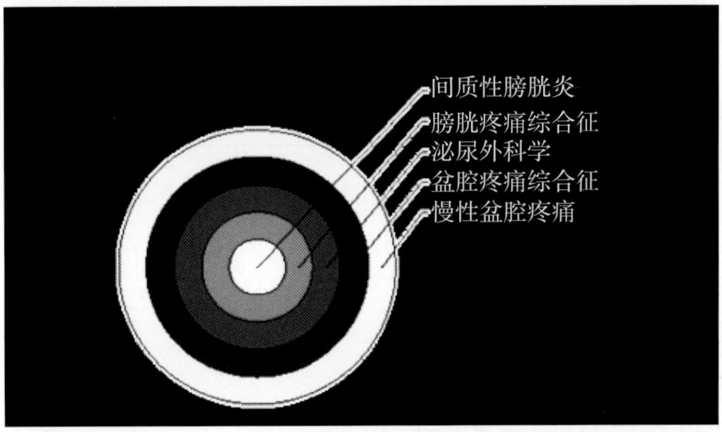

图11-5　各种综合征与IC疾病本质的关系

第二节　流行病学与相关问题

IC 95%发生在40～46岁的中年女性中，中位数年龄为42岁，18岁以下和80岁以上女性极为少见。IC的女性与男性的发病比例为9∶1，总的发病率为10.6/10万。1975年，Oravisto报告了世界第一个基于人口的规范性IC流行病学研究。该研究调查了芬兰赫尔辛基市每10万人中所有确诊的IC患者。研究结果显示，女性IC的时点患病率18.1/10万人，女性年发病率为1.2/10万。全人群IC时点患病率为10.6/10万，其中女性患者占90%，男性患者占10%，严重的IC病例占患病总数的10%。1987年，美国一项基于人口的IC流行病学研究得出以下结论：①研究结果否定了IC是一种罕见疾病；②如果对所有符合膀胱疼痛特征但尿液常规检测与细菌培养阴性的患者，若诊断为IC的话，那么美国IC的患病人数可能达到50万例；③IC通常在初始诊断后3～5年发展到最后阶段，其膀胱最大容量在200 mL以下，但随着时间的延长，其症状继续加重者并不常见；④IC药物治疗缓解率为50%，缓解时间通常为8个月左右；⑤以往有泌尿系感染史的患者，IC的发病率是对照组的2倍；⑥IC患者的生活质量比血液透析患者更差。

1997年Jones和Nyberg公布了在美国进行的另一项基于基层医院和家庭的问卷调查的结果，其IC的发病率占美国人口的0.5%，估计在美国有超过100万的IC患者。但该报告是通过既往诊断IC患者的自我报告获得的。Parsons和Tatsis报告了一项基于人口的IC发病率问卷调查的研究结果，指出美国女性IC的患病率竟高达2 000/10万。2004年日本报告的IC发病率女性为4.5/10万，男性为1.2/10万。这提示，亚洲女性和男性IC的患病率远低于欧美国家，可能与欧美女性服用外源性雌激素或避孕药有关。

在另一方面，IC的患病率还与种族、年龄和普查地区有关。据流行病学统计分析，美国白人IC的患病率为2.97%，其他种族患病率为2.58%。IC患病率随年龄增长而增加：18～29岁为2.21%，50～59岁为3.41%，但70岁以上患病率仅为1.7%。

在我国还没有基于人口的IC患病率的流行病学标准化调查研究。李贵忠等人首次采用O′ Leary-Sant症状调查和问题指数对门诊有下尿路症状的患者进行随机问卷调查。结果发现，有下尿路症状的女性患者诊断IC的符合率为55%，男性为30%，这一调查结果尚需基于人口的流行病学调查和公认的临床诊疗标准明确我国IC的人群患病率。也有学者对生育年龄的、不明原因的慢性盆底疼痛患者进行了诊断性评估。研究结果显示，80%～85%的受访者符合IC的诊断。在男性Ⅲ型前列腺炎中，85%患者钾离子疼痛试验呈阳性，60%患者被认为可能是IC或被定义为间质性前列腺炎，但尚缺乏流行病学大数据研究结果的支持。这提示：①加强我国医生和患者对IC的关注和调查研究甚为重要；②加强对IC定义、临床表现特征、诊断标准的规范化研究，通过电视、广播、互联网等信息平台建设，为患者提供有关IC的知识和诊疗信息，以提高IC患者的认识与诊断率；③建立与完善我国IC研究协会、咨询委员会和IC区域合作联盟，通过组织多学科IC的专题学术研讨会，对确立IC的定义、加强基于人口的IC流行病学研究，明确我国IC的患病率，开展IC中西医结合多模式临床诊疗研究，是一项非常重要的相关工作。

第三节　间质性膀胱炎的临床症状

一、排尿异常

IC排尿异常（abnormal urination）的临床表现包括以下几种。

（1）尿急、尿频、夜尿次数增加，膀胱充盈性疼痛，排尿后疼痛症状减轻，尿常规检查和尿细菌培养结果阴性，是IC患者最常见的临床表现。

（2）IC患者排尿异常症状的患病率分别为：尿急91.9%，尿频71%，夜尿次数增多51%。47%的患者有启动排尿困难，52%的患者描述不能排空膀胱，65%患者描述有用排尿来减轻膀胱疼痛的症状。

（3）IC 患者尿急、尿频、夜尿次数增加还与睡眠障碍、焦虑、抑郁症等精神心理因素有关。

（4）IC 患者血尿的患病率为 22%，多为镜下血尿。必须指出，血尿不是 IC 患者的特征性表现，如果 IC 患者描述发生血尿时，要先排除膀胱感染、结石和肿瘤等相关疾病。

二、膀胱疼痛

疼痛是 IC 主要的临床表现，其特点包括以下几点。

（1）92%的患者表现为膀胱区或耻骨上疼痛。

（2）83%的患者在排尿开始时感到疼痛。

（3）97%的患者描述膀胱充盈最大容量时膀胱疼痛症状加重。

（4）73%的患者描述排尿后膀胱疼痛症状可减轻。

（5）50% 的患者每天都出现膀胱区疼痛，其中约 60% 为严重疼痛。

（6）IC 患者描述膀胱充盈是产生疼痛的主要诱因。

（7）92% 的患者描述食用高钾食物、浓茶、酸性食物、柑橘类水果时可诱发膀胱疼痛或加剧膀胱疼痛。

三、女性性功能障碍

IC 对患者身心健康相关的生活质量产生很大的影响，性功能障碍是严重影响 IC 患者生活质量的一个重要指标。患有 IC 的妇女几乎均存在着较为严重的性功能障碍问题，这不仅导致患者生活质量的下降，也给夫妻性生活和情感带来困扰。第四届国际性医学咨询（international consultation for sexual medicine，ICSM）专题学术研讨会指出，女性 IC 性功能障碍（female sexual dysfunction，FSD）包括低性欲功能障碍（low sexual desire dysfunction）、持续性唤起功能障碍（persistent sexual arousal dysfunction）、性高潮功能障碍（orgasm dysfunction）、低享乐性高潮（low hedonic orgasm）、性交困难（dyspareunia）以及性交后生殖道和膀胱区疼痛。尽管 IC 患者性功能障碍的临床表现特点与症状患病率各异，在一组符合 IC 纳入标准的 985 例女性患者中，90% 的患者报告有性功能障碍，88% 有性伴侣的 IC 患者在过去 4 周内至少有一种性功能障碍症状，具体表现如下。

（1）性交时膀胱疼痛占 65.5%，性交后膀胱疼痛占 65.1%，生殖区域疼痛占 51.7%，性交时有想小便的冲动占 58.0%。

（2）恐惧性交：54% ～ 66.2% IC 患者因经历性交加剧膀胱疼痛而经常躲避与伴侣进行性生活。

（3）性交困难：87.2% IC 患者产生性交困难，主要表现为性欲低下，生殖道缺乏感觉，阴道干燥或润滑不良，阻力增加，可产生阴道前庭黏膜损伤。

（4）青春期 IC 患者膀胱疼痛和性交疼痛、性欲和性高潮频率减低的患病率为 13.9% ～ 39.8%。

（5）成年 IC 女性患者性交疼痛、性欲和性高潮频率减低的患病率为 50.2% ～ 67.2%，据 Laura M. Bogart 统计，女性 IC 患者性功能障碍总的症状患病率为：①外阴疼痛（vulvar pain）为 40%～ 74.5%；②对性生活缺乏兴趣为 64.2%，难以引起性欲的占 61.3%；③不能放松享受性生活的为 60.1%；④难以达到性高潮的有 69.2%；⑤阴道干燥和润滑不良占 56.2%；⑥性交痛和性交困难的为 72%。

四、精神心理障碍与生活质量

IC 是一种使患者虚弱的慢性膀胱炎性疾病。IC 对患者生活质量、精神心理和性功能的影响程度不亚于癌症，其生活质量的评分还低于血液透析的慢性肾衰患者。有关 IC 对患者生活质量和性功能障碍的影响因素与分级有关，即症状越严重、病史越长，其发生精神心理健康障碍、睡眠障碍、性功能障碍以及工作能力与工作效率降低越显著。沉重的经济负担增加了 IC 患者精神心理健康障碍的患病率并导致生活质量的降低。据统计，影响 IC 患者精神心理健康和性生活质量的关键因素包括以下几点。

（1）87% 的 IC 患者受严重的尿急、尿频、夜尿次数增加和膀胱区疼痛的困扰而影响性生活质量。

（2）IC 患者抑郁症的发生率为 11% ～ 28%，重度抑郁症为 5% ～ 13%，恐慌综合征为 2% ～ 9%，其中 90% 女性 IC 患者存在性功能障碍，包括性欲减退或缺失、性厌恶及性享乐缺乏、生殖器反应丧失、性高潮功能障碍、非器质性阴道痉挛、非器质性性交困难、性交痛以及对性交的恐惧心理。这些因素证实了精神心理健康障碍、IC 疼痛症状及下尿路症状（LUTS）是影响患者性功能障碍和生活质量主要因素。

（3）几乎所有 IC 患者都有不同程度的情绪低落、焦虑、睡眠障碍等，这些因素也是导致 IC 患者性功能障碍的重要因素。

（4）IC 患者能够工作的时间只有普通人的 1/6，超过 80% 的患者的就业、休闲与社交活动受到严重的影响，其中 64% 的患者感到疲倦无力，50% 的患者精神不集中，57% 的患者有精神忧郁，53.7% 的患者患有抑郁症，31% 的患者感觉人生无价值感，28% 的患者对疾病产生恐慌，17% 的患者发生精神崩溃需要进行精神心理护理和治疗。

上述内容提示，IC 患者严重的膀胱疼痛、LUTS、夜尿次数增加、睡眠障碍、精神心理障碍、焦虑与抑郁症是影响患者生活质量与性功能障碍的病因学基础。

第四节　病因与发病机制

IC 的病因机制复杂，有关 IC 的病因与发病机制的现代认识主要包括：①膀胱黏膜上皮损伤、GAG 丢失，导致黏膜防尿液渗漏的屏障作用改变；② IC 患者特异性 APF、IL-33 的过度表达是膀胱黏膜变薄、膀胱间质纤维化和（或）膀胱挛缩的关键因子；③肥大细胞密度与脱颗粒比值增大，肥大细胞激活与炎症介质的释放以及神经元源性炎症是导致 IC 膀胱疼痛、外阴疼痛、性交痛、LUTS 以及 IC 患者精神心理与性功能障碍的主要病因学因素与发病机制。

一、黏膜上皮损伤与渗透性改变

膀胱黏膜上皮的生理功能是形成尿液与黏膜血液分隔的屏障，降低尿液溶质渗透到黏膜下组织，保持尿液 – 血浆的溶质浓度、渗透压梯度以及防止黏膜上皮下的间质组织被尿液溶质和有毒物质的异常渗透性损伤。在正常情况下，上皮细胞对离子渗透性最低，除了主动运输之外，上皮细胞对离子的惰性以及腔面上皮细胞膜和细胞间的紧密连接使尿液中的溶质很难通过尿路上皮渗透到黏膜下组织。当膀胱上皮受到细菌感染、化学刺激或尿液有害分子损伤后，其储尿与排尿的频率随之发生改变。这提示，膀胱上皮的结构完整性是维持膀胱黏膜上皮屏障作用，防止尿液有害毒性分子、炎症介质和钾离子漏入间质，而引起膀胱过度活动、膀胱间质炎症及组织的损伤，甚至导致膀胱挛缩的病因学因素。研究表明，膀胱黏膜上皮细胞层被一层疏水性高的 GAG 层覆盖，使尿液水分子与膀胱上皮细胞保持非直接接触。实验研究发现，兔的膀胱用硫酸鱼精蛋白处理后可以增加黏膜对水、钾离子、钙离子、尿素、肌酐等物质的渗透性，而用戊聚糖硫酸酯处理后，则产生相反的效果。1998 年 Nickel 与其同事比较研究了硫酸鱼精蛋白、肝素、透明质酸修复膀胱上皮 GAG 损伤对尿素、钾离子渗透性的影响，证实了膀胱上皮 GAG 损伤与缺失可导致尿液溶质渗透性改变，加剧了尿液溶质如各种离子、炎症因子、尿素、肌酐、蛋白质、抗体、微生物抗原等物质渗透到黏膜下组织。例如膀胱感染、IC、膀胱灌注化疗、BCG 灌注免疫治疗等都将导致膀胱黏膜上皮 GAG 层与黏膜屏障功能损伤，尿液有害分子，高浓度的钾离子漏入膀胱间质增加，诱发 IC 膀胱逼尿肌和神经电生理改变，产生膀胱过度活动和 LUTS 表现并引发一系列膀胱间质炎的免疫反应和病理生理学变化；进一步发展则导致膀胱平滑肌、间质细胞的纤维化或膀胱挛缩，从而导致 IC 膀胱储尿与排尿功能的异常改变（图 11–6）。

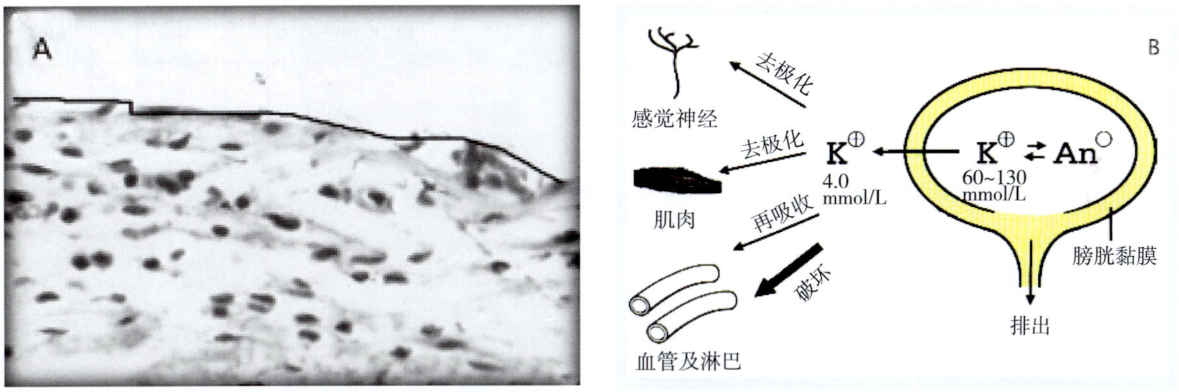

A. IC黏膜上皮变薄与间质纤维化病理表现　　B. 黏膜通透性改变钾离子漏入间质病理生理作用

图 11–6　IC 膀胱黏膜上皮损伤与通透性改变

二、肥大细胞激活与排尿异常

肥大细胞的祖细胞来源于骨髓造血干细胞。近 20 年的研究证实，肥大细胞 $CD34^+/CD117^+/CD13^+$ 祖细胞来源于骨髓，但肥大细胞祖细胞在骨髓中却很少见。这提示，骨髓肥大细胞祖细胞发育成熟后会迅速释放到血液中，并通过血液循环分布于人体所有的血管及周围神经组织。肥大细胞祖细胞的这种迁移方式取决于炎症组织微环境中的伤害分子、干细胞因子、细胞因子和趋化因子的调控，并在炎症组织中转化为富含胞质颗粒的成熟肥大细胞。

密度与脱颗粒比值增加的肥大细胞是 IC 发生发展的关键免疫效应机制，有证据表明：①细菌抗原、LgE 和雌激素受体是诱发肥大细胞聚集、激活与脱颗粒的激活剂；②肥大细胞激活后可释细胞因子、趋化因子、P 物质、组胺、类胰蛋白酶、白三烯介质、IL–33 等多种炎症介质，导致黏膜上皮的完整性被破坏，GAG 层损伤或丢失，黏膜天然防渗透屏障功能改变，尿液中的炎症介质、尿毒性分子和高浓度钾离子漏入膀胱间质，引发膀胱逼尿肌及神经电生理功能与调控异常，成为 IC 患者尿急、尿频、夜尿次数增多及膀胱疼痛的病因学基础。目前证实，尿液 IL–33 的过表达是导致膀胱间质纤维化、膀胱挛缩、膀胱储尿容量显著减少的病理分子机制之一（图 11–7）。

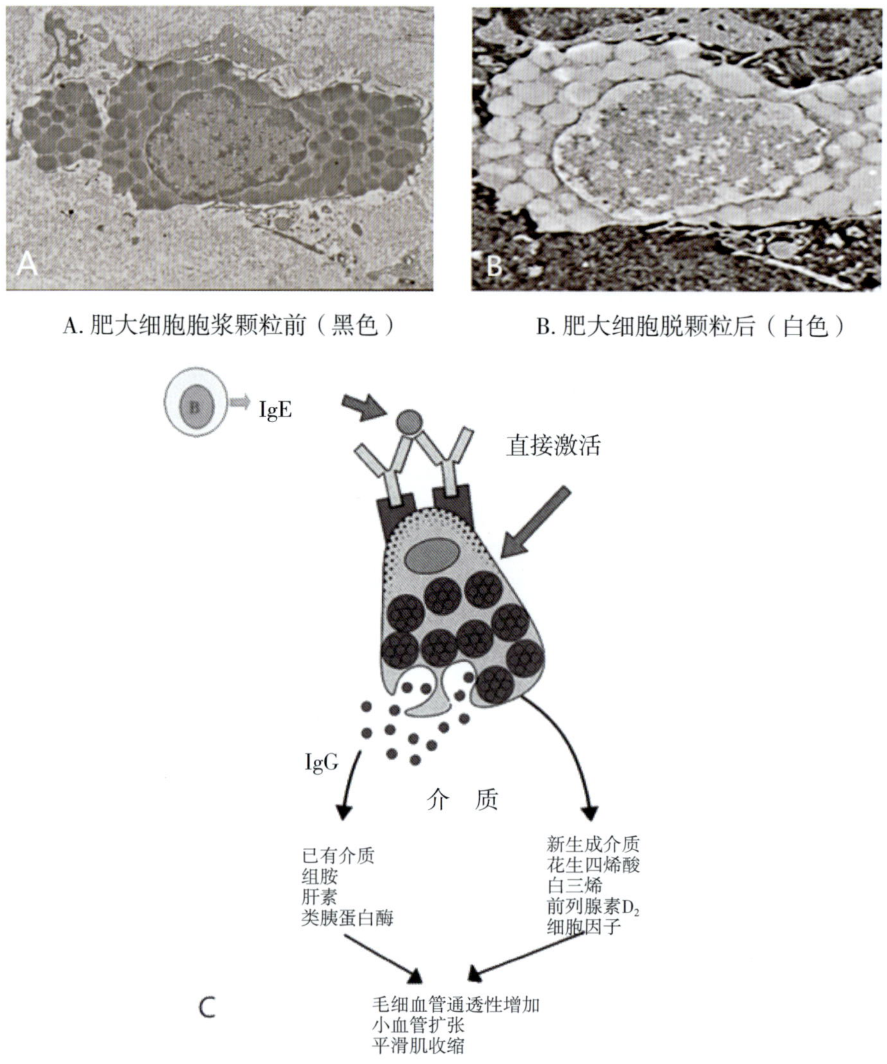

A. 肥大细胞胞浆颗粒前（黑色） B. 肥大细胞脱颗粒后（白色）

C. 肥大细胞脱颗粒与多种炎症介质的释放

图 11–7 肥大细胞脱颗粒与炎症介质释放示意图

三、肥大细胞与间质性膀胱炎小球样出血

IC 患者肥大细胞激活释放多种血管活性介质：① VEGF 的过表达具有促进新生血管形成和血管舒张作用；②肥大细胞释放的类胰蛋白酶、组胺、白三烯 B_4、白三烯 D_4 及肿瘤坏死因子 α 均可导致膀胱黏膜下微血管的损伤和渗出；③目前认为，IC 是种缺血性疾病，主要病因是膀胱过度活动，逼尿过度收缩导致膀胱供血相对不足，在乏氧状态下，膀胱黏膜促血管因子、炎症介质的释放是 IC 小球样微血管形成和点状出血的病因学因素。

四、肥大细胞激活与间质性膀胱炎疼痛

膀胱尿路上皮不再被视为单一的黏膜屏障，而是一种具有免疫、感知、信号传递特性与细胞生物学功能的黏膜屏障。目前认为，在 IC 的发生发展与病理生理改变过程中，肥大细胞激活、脱颗粒与炎症介质的释放被认为是 IC 疼痛与 LUTS 表现的病因机制。

（1）肥大细胞多聚集在膀胱壁血管和神经周围，肥大细胞激活的炎症介质的释放、E- 钙黏蛋白、组胺、P 物质、趋化因子、肿瘤坏死因子，以及类胰蛋白酶的过表达与 IC 患者异常的触觉疼痛和痛觉敏化有关。

（2）膀胱间质含丰富的神经纤维，其神经纤维上皮细胞的神经激肽 1 受体（NK1R）与 P 物质结合，导致神经感觉纤维对疼痛刺激敏化增强，并将疼痛刺激信号上传中枢神经，从而提高 IC 患者对疼痛刺激的敏感性。

（3）肥大细胞脱颗粒释放的组胺提高了 IC 患者对疼痛的敏感性，这可能解释了为什么应用 H_1 或 H_2 受体阻断剂能够改善 IC 患者的膀胱疼痛和 LUTS 症状。

（4）目前认为，IC 膀胱疼痛是一种内脏神经病理性疼痛综合征，肥大细胞释放的类胰蛋白酶、组胺、P 物质、伤害性促炎分子和神经递质是导致 IC 周围神经与中枢神经对疼痛刺激敏化的主要介质。

（5）已知肥大细胞分泌的炎症介质对神经系统是双向相互作用，肥大细胞活化释放的介质可导致神经递质的释放和神经元敏化，而神经生长因子（nerve growth factor，NGF）、P 物质和神经肽类物质又可进一步刺激肥大细胞脱颗粒，释放炎症介质，进一步加重膀胱间质炎症反应和膀胱疼痛症状。这提示，IC 患者产生的膀胱疼痛综合征由肥大细胞分泌的炎症介质诱发感觉神经和神经纤维敏化，其传导通路涉及膀胱感觉神经、脊髓神经元至中枢神经系统的疼痛敏化级联效应。

（韩瑞发　牛远杰）

第五节　中医学对病因病机的认识

一、概述

在中医古籍中无“间质性膀胱炎”这个病名，根据其临床表现及症状特点，应归属于中医“淋证”“血证”“尿血”等范畴，其中尤以“淋证”最为贴切。《金匮要略·消渴小便不利淋病脉证并治》曰：“淋之为病，小便如粟状，小腹弦急，痛引脐中。”说明淋证的主要临床表现为尿频、尿痛及小腹疼痛不适，其症状与 IC 基本相符。《素问·六元正气大论》中云：“阴阳司天之政，初之气……小便黄赤，甚则淋。”其确定了淋证的病名及症状，后经过历代医家的反复临床实践，中医对淋证的病因病机及相关治则治法的认识不断深化。

二、瘀热是本病病机的关键

《素问·调经论》曰：“五脏之道，皆出于经隧，以行气血。血气不和，百病乃变化而生。”《伤寒论·辨太阳病脉证并治》记载“太阳病不解，热结膀胱，其人如狂，血自下，下者愈。其外不解者，尚未可攻，当先解其外。外解已，但少腹急结者，乃可攻之，宜桃核承气汤”“太阳病，六七日表证仍在，脉微而沉，反不结胸，其人发狂者，以热在下焦，少腹当硬满，小便自利者，下血乃愈。所以然者，以太阳随经，瘀热在里故也，抵当汤主之”“太阳病，身黄、脉沉结、少腹硬、小便不利者，为无血也。小便自利，其人如狂者，血证谛也，抵当汤主之”“伤寒有热，少腹满，应小便不利，今反利者，为有血也，当下之，不可余药，宜抵当丸”。IC 的症状、病机与伤寒蓄血证有诸多相似之处，其病机多因太阳经表邪不解，循经入里化热，热与血互结于下焦，即“太阳随经，瘀热在里故也”。《类证治裁·淋浊》中言：“有过服金石，入房太甚，败精瘀遂而成淋者。”

结合上述论述可知，瘀热实为本病病机关键，贯穿疾病发展始终。肝气不舒，致气滞血行不畅；久病入络，脉络不畅，气血瘀滞；久病气虚，气虚则气血运行不畅致瘀；嗜食肥甘，蕴湿生热，阻于下焦，血运受阻。瘀久化热，瘀热互结于下焦，遂致淋证。

三、湿热是本病的主要病机

《素问·至真要大论》指出“诸转反戾，水液浑浊，皆属于热。”《诸病源候论·淋病诸候》曰：“诸淋者，由肾虚而膀胱热故也。”朱丹溪在《丹溪心法·淋》指出：“淋有五，皆属于热。淋者，小便淋沥，欲去不去，不去又来，皆属于热也。”王肯堂在《证治准绳·淋浊遗精门》中云：“考之内经，则淋病之因……大纲有二曰热，曰湿。”程钟龄在《医学心悟·热淋》中说：“淋者，小便频数……大抵有膀胱经湿热所致。”《医宗必读·赤白浊》云：“故患浊者，茎中如刀割火灼，而溺自清……淋沥不断，与便溺绝不相混，大抵精败而腐者，十之六七，由湿热流注与虚者，十之二三。”《医宗必读·淋证》更是一语道破淋之病机，言：“淋，湿与热两端。”

纵观历代医家之论可知，湿热确为本病主要病机之一。湿热之邪，既可外感，亦可内生。外阴不洁，秽浊之邪蕴结精室，或秽浊直犯，或饮酒过度，嗜食辛辣厚味，或水湿停聚，化热蕴结皆可酿成湿热，流于下焦，遂成淋证。湿性黏滞，缠绵不愈，易发复发作。临床症见尿道灼热、尿频、尿急、尿痛，舌红、苔黄腻，脉滑数或濡数。

四、肾虚是本病发生的基础

《诸病源候论·淋病诸候》曰：“诸淋者，由肾虚而膀胱热故也。”《诸病源候论·虚劳病诸候》言：“肾气虚弱，不能藏水，胞内虚冷，故小便后水液不止而有余沥。”《素问·宣明五气论》云：“水泉不止者，是膀胱不藏也。”

博览诸家之言可知，肾虚是发病的基础。平素体质虚弱，或久病及肾；或房事不节，损伤及肾，肾虚则膀胱气化不利导致该病的发生。临床症见尿频、尿急，时发时止，遇劳加甚，或伴腰膝酸软，气短，乏力，舌淡白或舌红、少苔，脉细弱或细数。

总之，该病病机主要是虚、实两端。虚指肾虚，实指血瘀、湿热。瘀热是本病的病机关键，湿热是本病主要病机，肾虚是本病发生的基础，病位在下焦（肾、膀胱），病机总属本虚标实。

（高宏君）

第六节　络病学对病因病机的认识

一、概述

IC 是一种累及女性膀胱全层的非细菌性慢性炎症性疾病，以耻骨上膀胱区疼痛，伴尿频、尿急为其特征，疼痛感在憋尿时加重，尿后疼痛减轻。美国泌尿外科协会在指南中将其定义为：反复出现膀胱区疼痛，伴膀胱充盈加重，排空尿液后症状好转，无尿路感染，部分患者伴排尿困难、血尿，病理学可见膀胱壁深层纤维化，膀胱容量减少，黏膜变薄，出血，膀胱出现小的溃疡或裂隙。历史上，其作为单独的疾病出现可追溯到 1887 年，但目前为止，本病病因、发病机制仍未明确，其病程长，发病率呈上升趋势。现代医学对该病多采用膀胱灌注、麻醉下膀胱水扩张、行为治疗、心理干预、物理治疗等，但尚无特效方法，严重影响患者生活质量，是困扰泌尿科医生的难题之一。实践表明，中医药作为 IC 综合治疗的一种方法，能缓解膀胱区疼痛，减轻尿路刺激症状，改善焦虑，提高生活质量。既往医家多从肝气郁滞、肾气不足、湿热下注、血脉瘀滞论治，已取得一定效果，而从络病论治，目前研究甚少。

络病学是近年来新发展的一门学科。络病是指从经脉分出并逐层细分、遍布全身的络脉所发生的各种病变的总称。络病学是研究与探索络病发生、发展、病因病机及络病诊疗规律的重要方法。络脉是气血运行的通道，也是病邪传变的通路，当病邪侵袭络脉及络气，形成复杂的病理状态，病邪伤及络脉，形成易滞易瘀、易入难出、易积成形的病机特点，出现络气郁滞、络脉瘀滞、络脉绌急、络脉瘀塞、络息成积、热毒郁滞、络脉损伤、络虚不荣等基本病机变化，与 IC 临床病理改变有一定相似性。因此，从络病论治本病，能为临床治疗提供新的思路与方法。

二、中医络病学与间质性膀胱炎的关系

中医学虽无“间质性膀胱炎”病名，但据其表现，当属“淋证”范畴。淋证以小便淋沥不畅、小腹拘急引痛为主症。《素问・六元正气大论》曰：“阴阳司天之政，初之气……小便黄赤，甚则淋。”张仲景在《金匮要略・消渴小便不利淋病脉证并治》中提出：“淋之为病，小便如粟状，小腹弦急，痛引脐中。”巢元方《诸病源候论》指出：“诸淋者，由肾虚而膀胱热也。”张景岳在《景岳全书・淋浊》提出由于治疗、病情转归不同，可分为寒、热、虚、瘀。由此可见，与淋证有许多相似之处，故临证多参考“淋证”辨治。

三、中医络病学与膀胱解剖的关系

由现代医学解剖可知，膀胱位于下腹部，居盆腔之内、双肾之下、大肠之前、耻骨之后，为中空的囊状器官，而在中医古代文献中没有对膀胱解剖的相关记载。膀胱在中医学中被称为“净府”“水府”，是生成尿液的场所。《诸病源候论・膀胱病候》中有云：“津液之余者，入胞脬则为小便。”根据中医络病学理论的经络循行分析，膀胱的生理病理与人体络脉有着密不可分的关系。《灵枢・经脉》对膀胱经的循行进行了详细的描述：“膀胱足太阳之脉……挟脊抵腰中，入循膂，络肾属膀胱；其支者，从腰中下挟脊贯臀……其支者……挟脊内，过髀枢”“肾足少阴之脉……上股内后廉，贯脊属肾，络膀胱。”其指出膀胱经及其支脉循行之处遍及人体全身，并与肾之经络密切相关。在《灵枢》中记载有脾、肝之脉络循行之处经过膀胱：“脾足太阴之脉……上循膝股内前廉，入腹”“肝足厥阴之脉……循股阴，入毛中，环阴器，抵小腹”。除此之外，任督二脉亦“行于阴毛部”，也说明了此二脉的畅通与否影响着膀胱的功能。

四、中医络病学与膀胱生理的关系

中医经络学说认为经络是运行全身气血、联络脏腑肢节、沟通上下内外的通路。《医学入门》有

云："经者，径也；经之支脉旁出者为络。"其指出络脉具有从经脉支横别出、遍及全身、纵横交错的结构特点。人体的络脉分为气络和血络，主"行血气而营阴阳"，即输送全身的气血以供组织器官所需。络病学理论中血络的功能及概念与现代医学中的毛细血管、人体内微循环相对应。膀胱为六腑之一，与肾通过经络相互络属。《诸病源候论・膀胱病候》对膀胱功能进行了很好的阐释，如云："膀胱，肾之府也，五谷五味之津液，悉归于膀胱，气化分入血脉，以成骨髓也，而津液之余者，入胞则为小便"，又如清代的姚止庵言"饮水入胃后……再经膀胱气化，下出为溺"。该句即言膀胱的生理功能有二：一是贮藏津液之余小便的功能；二是藏津液，气化而出。膀胱的气化功能就是指其中的精、气、血、津液在血脉中输布流注并相互转换的过程。循行于膀胱周围的脉络输送血液到达膀胱局部的微循环，并充分发挥血液交换、营养代谢的作用。气和血密不可分，所谓"气中有血，血中有气"，二者相互促进，共同完成气血、津液等在膀胱内的运行，濡养膀胱乃至全身。

五、中医络病学与间质性膀胱炎病理的关素

IC 的临床表现为膀胱区疼痛、尿频、尿急等下尿路症状，严重者可见排尿困难、血尿。与其症状相近的中医病名有两种，一为淋证，病属膀胱与肾；二为阴痛，病多属肝，与情志密切相关。《黄帝内经》曰："支而横出者为络。"络脉纵横交错，网络全身，无处不至，其具有运行全身气血、联络脏腑肢节、沟通内外上下之功。因此，发生于经络系统，深入脏腑四肢百骸的终末段疾病，统属于"络病"范畴。病邪由经入络，偏聚于某一脏腑之络，络气郁滞即该脏腑之气的郁滞，脏腑功能的失调，久则气滞血凝痰结，脉络瘀阻甚则瘀塞不通。由于络脉支横别出、逐级细分、络体细窄、网状分布的结构特点，决定了其中的气血流速缓慢、面性弥漫的运行特点，这就导致了络病具有易郁易滞、易入难出、易积成形的病机特点。

从 IC 的病机来说，在发病时，感染、免疫、神经支配、内分泌等各种因素互结于膀胱，使膀胱局部脉络气血运动障碍，络脉失于通畅，不通则痛，故首先表现为耻骨上膀胱区的疼痛；瘀血内阻，导致膀胱壁深层纤维化，膀胱容量减少，净府失于气化，津液代谢失常，致使下尿路功能减退，表现为尿频、尿急，甚至排尿困难等下尿路症状；瘀血阻于脉络严重时，血行不循常道而血溢于外，临床表现为血尿，或膀胱镜下见病变局部出现小的溃疡或裂隙。

根据中医络病学研究的"三维立体网络系统"，络脉在体内的网状层次与空间分布呈现外（体表阳络）—中（肌肉经脉）—内（脏腑阴络）分布规律。初病入络指外邪侵袭体表阳络，并由络入经，病邪在经阶段正邪相争。若正虚邪盛，邪气乘虚内侵，则出现由经入络的病情加重的病理演变，正如《灵枢・百病始生》所说："留而不去，传舍于肠胃之外，募原之间，留著于脉，稽留而不去，息而成积，或著孙脉，或著络脉……""初为气结在经，久则血伤入络"。邪势嚣张，病久正气耗损，肾络膀胱络脉空虚，病邪乘虚内袭，"邪之所凑，其气必虚"。而肾与膀胱阴络络体细窄，气血流缓，有易入难出、易滞易瘀、易积成形的特点。邪气病久入深，盘踞不去，病情深痼难愈。初病在气，肾气机失调，膀胱气化失司，功能失调，久则气病及血，气滞血瘀阻络。

六、从中医络病辨证分析间质性膀胱炎的病因

中医认为本病的病因在于过食肥甘，中焦酿湿生热，下渗膀胱，或病后湿热余邪未清，蕴结下焦，清浊不分，而成尿浊；若湿热灼及络脉，络损血溢，则尿血；饮食不节，或劳倦思虑太过，损伤脾气，脾虚中气下陷，而成尿频；病延日久，或劳欲过度，或年老体弱，肾气亏虚，固摄无权则出现

尿频、尿急；若情志不畅，肝之疏泄受阻，致膀胱气化不利而成淋证；也有伤寒太阳病所致者，表邪不解，循经入里，从阳邪侵入阴络伤及膀胱而成证。因此，从络病学的角度分析 IC 病机，可从络气郁滞、络脉瘀阻、热毒滞络、肾络不荣四个方面进行。

（一）络气郁滞

IC 作为一种慢性疾病，络气郁滞是其发病因素之一。肝主人体气机的疏泄，肝气郁结，日久导致络气郁滞。研究证实，精神过度紧张，会干扰大脑皮质发动和制止排尿的协调能力，导致自主神经功能紊乱，其支配的膀胱、尿道功能障碍，出现尿频、尿急、尿痛等症状。并且，门诊尿频患者常伴抑郁状态。加之女子“以肝为先天”，而肝主疏泄，性喜畅达而恶抑郁。IC 症状反复发作，患者多有会阴区不适、排尿不畅等症状，久治不愈，情绪低落，抑郁发生率较高。另人体津液输布、排泄与肝之疏泄密切，情志不畅，抑郁不舒，不能通利三焦，疏通水道，膀胱气化不利而为淋证。《素问·痹论》曰：“肝痹者，夜卧则惊，多饮，数小便，上为引如怀。”东汉华佗《中藏经·卷中·论诸淋及小便不利第四十四》载：“诸淋与小便不利者……或忧思不宁……致起斯疾。”IC 还表现为腹痛及会阴疼痛，亦与络气郁滞有关。少腹乃肝经循行之部位，肝失条达，肝脾不和，气机不畅，多见腹痛，另肝在体合筋，足厥阴肝经及其络脉、经别、经筋过阴器，脏腑经络之气机郁滞的病变进而导致络气郁滞，络气郁滞则其温煦濡养功能失调，络气郁滞引起阴痛。从肝论治，其理有二：一则疏泄正常，畅达全身气机，气能运行津液，三焦通利，推动水液运行，小便排泄正常；二则疏达肝气，改善络气郁滞，患者腹痛、会阴疼痛及焦虑、抑郁状态自能减轻。

（二）络脉瘀阻

IC 表现为耻骨上膀胱区、小腹部、尿道、外阴、腰骶等部位疼痛或不适，其病理表现为间质炎性浸润，有瘢痕组织包围，影响膀胱血液循环。曾有学者对 IC 患者膀胱黏膜微血管密度和膀胱上皮的增生情况进行了深入研究，发现其上皮下血管数量明显减少，与组织水肿、血管瘀滞相关；还有研究应用内镜激光多普勒流速检测仪，发现膀胱充盈时，血流在 IC 组明显减弱，而在正常对照组则血流增加，络脉瘀滞表现与中医“瘀证”相似。人体经隧乃流通气血、摄入精微、排泄废浊通道。《素问·调经论》云：“五脏之道，皆出于经隧，以行气血，血气不和，百病乃变化而生。”故有气滞运血无力，血行不利为瘀之说，因而络脉瘀滞为其病机关键，贯穿疾病发展始终。早期以肝气郁结为主，中期络脉瘀滞，瘀久化热，瘀热互结下焦，膀胱充盈时下腹部及尿道刺痛。

（三）热毒滞络

IC 表现为尿频、尿急、尿痛、尿道灼热，与热毒滞于下焦之络，引发尿路刺激症状有关。“毒”在中医理论体系里是指某些致病力强，容易引起危重表现的致病因素。患者阴阳气血失调，脏腑功能紊乱，络毒蕴结下焦，则尿频、尿急、尿痛。《素问·至真要大论》指出：“诸转反戾，水液浑浊，皆属于热。”《金匮要略·五脏风寒积聚病脉证并治》认为：“热在下焦者，则溺尿血。”朱丹溪提出：“淋有五，皆属乎热。解热利小便，山栀子之类。”《景岳全书·淋浊》所言：“淋之初病，则无不由乎热剧，无容辨矣。”李梴《医学入门·外感·火类》提出淋证病机为湿热蕴结。《证治准绳》云：“膀胱为水脏，热甚则生湿，湿生则水液浑，凝结而为淋。”膀胱为湿热病邪所犯，气化功能失司，发生淋证。络毒之源，或因外感湿邪直犯膀胱，或因饮食不节、嗜食辛辣而内生湿热。湿、热、毒常相互转化，阳盛之体，以热重于湿为主，症见尿热、尿痛、尿频、尿急；湿重于热，以尿液浑浊为表现。可见，淋证以膀胱湿热为主线，以湿、热、毒的相互转化而生变。

（四）肾络不荣

中医认为肾主水，司开合，为先天之本，与膀胱互为表里，而络脉具有运行气血、渗灌濡养等功能，络中气血充沛、输布渗灌正常则五脏六腑、四肢百骸皆得其养，反之，若肾络不荣，络中气血不足，虚而不荣，伤及阳气，则脏腑虚损。部分医家但见湿热蕴结膀胱，一味使用清热通淋之品，忽视肾虚乃发病之本，妄用苦寒之品，虽湿热能除，更伐肾气，膀胱气化无力，病情反复不愈。《素问·宣明五气论》云："水泉不止者，是膀胱不藏也。"可见，本病反复发作者，多因膀胱失约，乃肾气与中土之虚寒，温煦失责，气化失司，不能制水也，故肾络不荣是本病的发病关键，贯穿淋证发生发展始终。若人体肾气不亏，即使感受湿热毒邪，其病必微；反之，肾气不足，肾络不荣，正气不足无力抗邪，湿热久蕴，淋证难愈；湿热之邪蕴结下焦，淋证反复不愈，耗伤肾之气阴，使病性更偏本虚，缠绵难愈。综上，本病病位在下焦（肾、膀胱），病机总属本虚标实，实指络气郁滞、络脉瘀滞、热毒滞络，虚指肾虚（气虚、阳虚）。

七、基于中医络病学探讨间质性膀胱炎治法与方药

基于"方从法出、法随证立"原则，以及对IC病因病机的认识，临证组方多从络气郁滞、络脉瘀阻、热毒滞络、肾络不荣论治，其辨证、治法与方药选择如下。

（一）络气郁滞

临证：小便涩痛，淋沥不畅，情志不舒，少腹胀闷疼痛，舌质淡红，苔薄白，脉弦。辨证：肝郁气滞，络脉郁滞。治法：疏肝理气，疏畅通络。方药：柴胡疏肝散（《医学统旨》）、越鞠丸（《丹溪心法》）、沉香散（经验方）加减；气滞甚而致脉络阻滞不通者，可用加味乌药汤（《济阴纲目》）、四逆散（《伤寒论》）加减。常用柴胡、枳壳、沉香、乌药、醋香附疏肝理气；滑石、车前子、木通、薏苡仁、川牛膝利尿通淋；少腹胀满疼痛，佐以延胡索、荔枝核、郁金、乌药畅达肝气，行气止痛。

（二）络脉瘀滞

临证：小便涩痛或夹有血块，少腹疼痛，其疼痛可向会阴部放射，舌质红，苔黄，脉滑数。辨证：血瘀阻滞，络脉瘀阻。治法：活血化瘀，搜剔通络。方药：血瘀轻者用桃核承气汤（《伤寒论》）或血府逐瘀汤（《医林改错》）加减，重者用抵当汤（《金匮要略》）或少腹逐瘀汤（《伤寒论》）加减。常用桃仁、红花、赤芍、当归活血祛瘀；川牛膝、益母草、泽兰活血通经，利尿通淋，川牛膝兼能引瘀下行；柴胡、枳壳理气行滞，解气分郁结，行血分瘀滞。瘀滞明显佐琥珀冲服，一则取其活血散瘀之效，二则取其利尿通淋之效。抵挡汤为仲景通络之名方。

（三）热毒滞络

临证：尿频，尿急，尿色黄，尿道灼热，伴少腹及尿道口疼痛，口苦，舌红，苔黄腻，脉滑数。辨证：湿热下注，热毒滞络。治法：清热化湿，利尿通络。方药：八正散（《太平惠民和剂局方》）、龙胆泻肝汤（《医方集解》）或四妙散（《圣济总录》）加减。常用瞿麦、萹蓄、车前子、金钱草、芦根利尿通淋、清热祛湿；滑石善能滑利窍道，清热渗湿，利水通淋，通草上清心火，下利湿热，使湿热之邪从小便而去；黄柏、薏苡仁、蒲公英、山栀子清热解毒，使热毒从小便而去。

（四）肾络不荣

临证：反复尿频、尿急、尿痛，下腹冷痛，得温稍减，舌质淡暗，苔白，脉沉涩。辨证：肾气亏虚，肾络不荣。治法：温肾散寒，养血荣络。方药：济生肾气丸（《济生方》）合缩泉丸（《杨氏家藏方》）加减。常用桂枝、乌药、干姜、小茴香、益智仁温经散寒，通达下焦；熟地黄滋补肾阴，少加肉桂、附子助命门之火以温阳化气，乃“阴中求阳”之意；川芎、蒲黄、当归活血化瘀；泽泻、茯苓、车前子利水渗湿；疼痛甚者加延胡索、没药化瘀止痛。

临证应用时，可根据患者症状侧重不同，灵活化裁。例如尿急、夜尿次数明显增多者，加入覆盆子、桑螵蛸、金樱子，以达固尿止遗之目的；若少腹满痛，情绪低落者，合入沉香散，以达疏肝行气之目的；若尿色紫红，甚则夹有血块，苔黄脉数者，取意小蓟饮子，获凉血止血之效；若下腹部疼痛，排尿时尿道刺痛，瘀血征象明显者，加川芎、牛膝、桃仁、红花以活血化瘀，行气止痛；若小腹下坠，尿频症状明显者，可合补中益气汤，取之补中益气，升阳举陷之意。

八、基于络病学探讨间质性膀胱炎的诊疗思路

目前现代医学对 IC 发病的病因及机制尚不清楚，临床上对 IC 的治疗效果不尽如人意，该病仍是困扰泌尿外科医师的难题之一。以往的临床经验及实践表明，运用中医络病学的思路，能够缓解膀胱区疼痛，减轻尿路刺激症状，改善焦虑，提高患者的生活质量，因此，在今后对 IC 的治疗上可以参照以下治疗思路。

（一）审察病机，标本兼治

IC 为一种慢性虚损性疾病，病程迁延且反复发作。本病多由于过食肥甘，损伤脾胃，脾胃失于运化，中焦酿湿生热，下渗膀胱，或病后湿热余邪未清，蕴结下焦，清浊不分，而成尿浊；若湿热灼及络脉，络损血溢，则尿血；饮食不节，或劳倦思虑太过，损伤脾气，脾虚中气下陷，而成尿频；病延日久，或劳欲过度，或年老体弱，肾气亏虚，固摄无权则出现尿频、尿急；若情志不畅，肝之疏泄受阻，致膀胱气化不利而成淋证；也有伤寒太阳病所致者，表邪不解，循经入里，从阳邪侵入阴络伤及膀胱而成淋证。故而认为 IC 的病位在肾和膀胱，以脾肾两虚为本病发生的基础，膀胱湿热为标，两者互为因果，互相影响。在临床上治疗 IC 时，应当审察证候虚实，实则治其标，虚则治其本，治标不忘培本，固本兼顾去标。

（二）注重疏肝，兼顾通络

《素问·阴阳应象大论》有云：“人有五脏化五气，以生喜怒悲忧恐。”中医对于情志的调节，多从肝入手。肝主疏泄，调畅全身气机，气能运化津液，推动水液运行，三焦通利，患者长期情绪低落，致使肝气郁滞，疏泄失常，推动无力，水液输布排泄障碍，可见小便异常。因此，疏肝调气法在治疗 IC 过程占有重要地位，恢复肝之疏泄功能，一方面可以促进水液代谢，从而改善 IC 患者的下尿路症状，另一方面可改善患者焦虑、悲观、抑郁等心理症状，提高患者对预后的信心。膀胱区疼痛是 IC 的主要症状之一，中医络病学认为疼痛常由络中气血不通、络气郁滞所致，“痛则不通”。因气滞血凝或气虚血运无力虚而成血瘀，血瘀日久入络导致络脉瘀阻。肾络瘀阻则气化失司，小便不利，甚则发为水肿；“膀胱者，州都之官，津液藏焉，气化则出矣”，膀胱络脉瘀阻则出现尿频、尿急、排尿困难等症状，这也提示本病的发生发展与瘀血关系密切。因此，情志也是 IC 发病的关键因素之一，而瘀血为脏腑失和的病理产物。故在施治 IC 时，需注重疏肝调气，同时亦要兼顾活血化瘀，视

具体病情随证化裁，重视经络在该病治疗中的作用，深度挖掘“诸痛皆属肝木”“诸痛痒疮，皆属于心”等中医理论的内涵，筛选有效经穴，开展芒针、电针、针灸、磁疗、拔罐相结合的综合治法，不断提高临床疗效，展现中医络病学治疗 IC 的特色和优势，方可事半功倍，取得良效。

（三）整体辨证，局部辨病

现代科技的发展促进了医学诊疗技术水平的提高，为祖国医学的研究发展扩展了视野和提供了新的思路。膀胱镜的引入，拓宽了中医诊疗 IC 的视野，丰富了疾病的诊断资料。膀胱镜下直接观察黏膜，更是突破了中医诊疗技术“司外揣内”的局限性，为中医局部辨病提供了可能，更有利于直观把握疾病特点，便于治疗。膀胱镜是中医望诊的延伸。当 IC 的临床症状不典型、舌脉亦无异常时，可以通过辨析局部病变部位的变化特点，作为协助判断整体疾病的病因、病机及病情进展的参考，体现了“司内揣外”的诊疗手段。

整体辨证是基础，局部辨病是补充，主要是辨析病变部位的特点、病理产物等。可根据膀胱镜下提示，中药内服治疗的同时尝试局部用药（膀胱中药灌注）。膀胱中药灌注可直达病灶，有利于创面的愈合，改善局部血液循环，同时也避免了药物口服的首过效应，从而提高药效。膀胱镜下提示有血块，瘀血征象严重者，予三七、蒲黄、茜草等中药灌注以活血化瘀；糜烂、溃疡明显者，予白及粉、珍珠粉等中药灌注以敛疮生肌；镜下提示充血红肿者，予黄连、黄柏、大黄等中药灌注以清热解毒。在中医整体观的基础上，引入膀胱镜下直接观察黏膜，结合病理的改变，将整体与局部结合，宏观与微观相结合，给中医治疗 IC 提供了新的模式。

在临床上诊疗 IC 时，应有先辨病后辨证、整体与局部相结合的治疗理念，多维度把握本病的发展变化，以补肾健脾，清热利湿为基本治法，同时注重疏肝解郁，活血化瘀，审其主次缓急，兼顾治疗，多法并举，又侧重不同。此外，整体与局部相结合的治疗方法，充分体现了中医络病学的特色。

（巩瑛杰　宋竖旗　张亚强）

第七节　诊断与鉴别诊断方法

一、间质性膀胱炎临床表现特点

IC 患者典型临床表现与特点包括以下几点。

（1）严重的尿频、尿急、夜尿次数增多是 IC 患者常见临床表现。

（2）膀胱或盆腔疼痛是 IC 的主要症状，疼痛通常发生在耻骨上膀胱区，包括骨盆、会阴、阴道或尿道，特点是随膀胱容量增加，膀胱疼痛症状加重、排尿后疼痛减轻或缓解，疼痛程度可采用表情评分法（图 11–9）。

（3）性交，受凉，穿紧身内裤，食用柑橘类水果、番茄、山楂、维生素 C 以及人工甜味剂、咖啡、浓茶、巧克力、碳酸类饮料、含酒精类饮料、酸性食物、高钾食物、辛辣食物后都会诱发膀胱疼痛或加剧膀胱疼痛症状，而甘油磷酸钙和碳酸氢钠往往会改善膀胱疼痛症状。

（4）几乎所有女性 IC 患者都伴有不同程度的性功能障碍，包括性交痛、性欲低下、阴道干燥、润滑不良、性交困难、缺乏性快感与性高潮，这些也是导致性冷淡的重要因素。

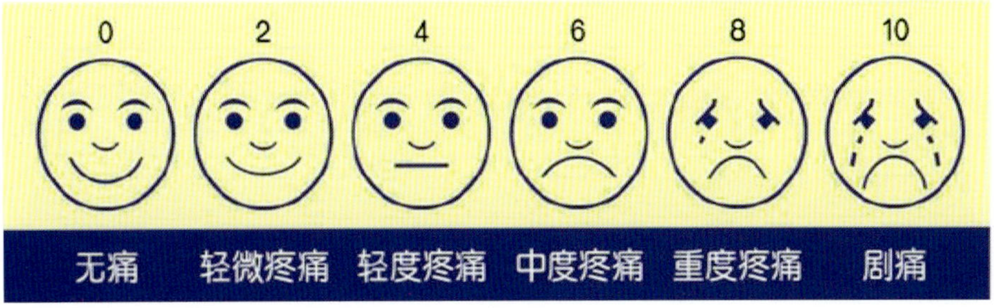

图 11-9　IC 疼痛表情评分示意图

二、间质性膀胱炎症状评分与相关问题

多年来，由于 IC 发病机制不清，命名混乱，IC 临床症状的诊断与评估方法一直都没有适用于临床的统一标准。1987 年由美国国家糖尿病、消化疾病和肾脏疾病协会（NIDDK）建立了第一个用于 IC 研究的诊断标准，但由于这一标准过于严格，大约 60% 的 IC 患者临床得不到合理的诊断，故认为它主要用于科学研究，不适用 IC 患者的临床诊断（表 11-1）。1997 年，NIDDK 根据临床收集的 424 例 IC 患者的资料，并建立了多中心间质性膀胱炎数据库（Interstitial Cystitis Database，ICDB），依据数据库指标，修订了更加贴近临床的诊断标准，得到 90% 临床专家的认可，并在临床实践中证实了 IC 的存在（表 11-2）。

1998 年，Parsons 等人专门针对 IC 临床症状而设计了一项评分指标——盆腔疼痛和尿频 / 尿急症状评分（pelvic pain and urgency/frenguency score，PUF），以鉴别盆腔疼痛、尿急和尿频是否来自膀胱，并在泌尿科及妇科患者的大数据人群研究中证明了对 IC 筛查诊断的有效性。该评分表有 2/3 问题关于尿频、尿急评分，1/3 问题关于盆腔疼痛（表 11-3）。患者在 24 小时内的排尿频率至少为 12 次，PUF 评分 15 分以上可考虑 IC 的诊断。依据 PUF 评分指标，美国大约 23% 有盆腔疼痛和尿频或尿急症状的女性患者被诊断为 IC。如此高的发病率使许多学者质疑 PUF 评分是否过于宽松，而且它的 3 个症状指标与膀胱过度活动症、尿路感染、外阴痛等下尿路病症有较高的重合性。然而，由于 PUF 评分包含了 IC 症状的主要问题，故目前认为，PUF 评分表是目前 IC 临床筛查或疑似病例初诊的理想评估方法。

表 11-1　间质性膀胱炎诊断 NIDDK 标准

提要：确诊间质性膀胱炎，必须在患者膀胱镜检查时见到肾小球样点状出血或亨纳氏溃疡，必须具有膀胱疼痛或尿急表现。寻找肾小球样点状出血的条件是：在麻醉下膀胱扩张压力为80～100 cmH_2O，持续1～2分钟。进行评估前膀胱应该扩张2次。肾小球样点状出血应该散布于膀胱壁的3/4范围以上，而且每1/4范围必须有10个以上的出血点，出血点不应是膀胱镜损伤所造成的。有以下情况之一则排除间质性膀胱炎诊断
1. 以气体或液体为介质进行膀胱扩张时，膀胱容量>350 mL； 2. 当扩张达100 mL气体或150 mL 液体后仍未出现急迫性排尿感； 3. 灌注时出现周期性不自主膀胱收缩； 4. 症状持续时间<9个月； 5. 无夜尿增多表现；

续表

6. 抗生素、胆碱能抑制剂或解痉剂、肌松剂治疗后症状缓解；
7. 清醒时每天排尿次数＜8次；
8. 3个月内诊断过细菌性膀胱炎或前列腺炎；
9. 膀胱或尿道结石；
10. 活动性生殖器疱疹；
11. 子宫、宫颈、阴道、尿道肿瘤；
12. 尿道憩室；
13. 环磷酰胺及其他类型的化学性膀胱炎；
14. 结核性膀胱炎；
15. 放射性膀胱炎；
16. 良、恶性膀胱肿瘤；
17. 阴道炎；
18. 年龄＜18岁

表 11-2 间质性膀胱炎患者数据库入选标准

1. 给受试者提供足够的相关信息；
2. 在研究过程中愿意接受全麻或局麻下膀胱镜检查；
3. 年龄为18岁及以上；
4. 尿急、尿频或疼痛症状持续6个月以上；
5. 每日排尿次数大于7次，或者有尿急、尿痛表现；
6. 没有泌尿生殖系结核病史；
7. 没有尿道肿瘤史；
8. 没有膀胱良、恶性肿瘤；
9. 男性不存在前列腺癌病史；
10. 女性近3年内没有卵巢、阴道、宫颈肿瘤病史；
11. 女性近期不存在阴道炎、线索细胞、滴虫病或霉菌感染；
12. 近3个月内未患细菌性膀胱炎；
13. 近3个月未患过活动性疱疹；
14. 近3个月未因泌尿系感染而应用过抗生素；
15. 没有接受过环磷酰胺治疗；
16. 不存在放射性膀胱炎；
17. 不存在神经源性无功能膀胱；
18. 没有经尿流动力学证实的膀胱出口梗阻；
19. 男性近6个月内未患过细菌性前列腺炎；
20. 近3个月内未患过膀胱、输尿管、尿道结石；
21. 近3个月内未患过尿道炎；
22. 近3个月未实施过尿道扩张、麻醉下膀胱镜检查、膀胱内测压、膀胱活检；
23. 未进行过膀胱扩大成形术、膀胱切除术、膀胱神经截断术；
24. 没有小于12号尿管直径的尿道狭窄

表 11-3　IC 症状指数评分（PUF 评分表）

		0	1	2	3	4	症状评分	困扰评分
1	日间排尿次数?	3～6	7～10	11～14	15～19	20+		
2	a. 夜间排尿次数	0	1	2	3	4+		
	b.夜间排尿是否困扰你?	否	偶尔	经常	总是			
3	目前是否有性生活? 是___　否___							
4	a. 如果有，是否现在或以前在性生活过程中或结束后有疼痛?	从不	偶尔	经常	总是			
	b. 如果有疼痛，疼痛是否会让你避免性生活?	从不	偶尔	经常	总是			
5	是否感到膀胱或盆腔内（阴道、阴唇、下腹部、会阴、阴茎、睾丸、阴囊）疼痛?	从不	偶尔	经常	总是			
6	a. 疼痛的程度?	无	轻度	中度	重度			
	b. 疼痛困扰你吗?	从不	偶尔	经常	总是			
7	排尿后是否仍然尿急?	从不	偶尔	经常	总是			
8	a. 是否经常尿急?	无	轻度	中度	重度			
	b. 尿急困扰你吗?	从不	偶尔	经常	总是			
症状评分（1+2a+4a+5+6a+7+8a）：								
困扰评分（2b+4b+6b+8b）：								
总分：症状评分+困扰评分（总分值范围1～35）：								

资料来源：《中西医结合诊疗间质性膀胱炎专家共识》。

三、尿液分析与细菌培养

尿急、尿频、尿痛、夜尿次数增多是 IC 患者最常见的临床表现。IC 患者尿液白细胞与细菌计数正常，尿细菌培养阴性，可作为 IC 筛查或初诊时的参考指标。由于 IC 患者的 LUTS 表现与慢性膀胱炎、化学性膀胱炎、免疫性膀胱炎、泌尿系统结核、膀胱结石和膀胱癌的早期症状相似，故需要进一步做相关的检查。同时强调，应仔细询问患者的病史、性生活史、疼痛的特点、有无精神心理障碍，这些问题对 IC 诊断与鉴别诊断具有重要的诊断价值。

四、膀胱钾离子敏感试验

钾离子敏感试验（potassium ion sensitivity test，PST）的原理是基于膀胱黏膜上皮渗漏理论，IC 患者膀胱黏膜 GAG 损伤丢失，黏膜渗漏性增加，生理屏障作用发生改变，尿液中高浓度的钾离子顺浓度梯度扩散到膀胱间质引起肌肉和神经的去极化，从而导致膀胱过度活动和一系列病理生理改变。

1994 年，Parsons 等应用 0.4 mol/L 氯化钾溶液（400 mmol/L）进行膀胱内灌注，通过评估感觉神经对钾离子刺激的疼痛反应程度，建立了用于判断盆腔疼痛是否来源于膀胱的钾离子敏感试验。具体方法与疼痛评分包括：①该方法要求患者在清醒和没有麻醉的情况下进行试验；②用两种不同溶液灌注膀胱，溶液 A 为生理盐水 40 mL、溶液 B 为 0.4 mol/L 的氯化钾溶液 40 mL；③受试者均不知 A、B 为何溶液；④先灌注生理盐水再灌注氯化钾溶液，分别保持 5 分钟，对前后两种溶液灌注时膀胱感觉疼痛程度作对比；⑤对两种膀胱灌注不同溶液患者产生尿急、疼痛的严重程度进行评分（0 ～ 5），0 分代表无症状，5 分代表极度疼痛，总分大于或等于 2 分为阳性；⑥ PST 试验诊断 IC 的敏感性为 70% ～ 80%；⑦缺点是 30% 的 IC 患者得不到明确诊断，4.5% 的非 IC 受试者出现阳性反应；⑧膀胱逼尿肌过度活动的患者中有 25% PST 试验为阳性，Ⅲ型前列腺炎患者有 50% ～ 84% 为阳性，尿路感染及放射性膀胱炎患者 PST 试验均为阳性。这提示，PST 试验对检测膀胱黏膜通透性异常具有特异性。

五、膀胱镜检查与水扩张试验

根据 NIDDK 的标准，水扩张试验必须在麻醉下进行，灌注压在 80 ～ 100 cmH_2O，持续 1 ～ 2 分钟，连续扩张 2 次后进行膀胱镜检查。水扩张试验发现典型的亨纳氏溃疡和肾小球样出血具有诊断意义。肾小球样出血点的分布范围需超过 3/4 膀胱黏膜面积，并且每 1/4 面积至少有 10 个肾小球样出血点。典型的亨纳氏溃疡在膀胱镜下黏膜表现为一个红色或苍白色的圆形区域，小血管向中央的瘢痕辐射，并有纤维蛋白沉积或凝固附着。NIDDK 将麻醉下水扩张后，膀胱镜检查发现肾小球出血点或有亨纳氏溃疡作为 IC 具有定性诊断的金标准。欧洲泌尿协会（EAU）推荐将麻醉下水扩张后，膀胱检查作为 IC 诊断重要手段。日本 IC 协会在 IC 诊疗指南中提出，IC 诊断除了要有典型的临床症状外并排除其他相关疾病外，还必须在水扩张后膀胱镜检查中发现亨纳氏溃疡或黏膜下肾小球样点状出血。2004 年，Nordling 等人详细描述了膀胱水扩张的技术，建议使用硬性膀胱镜，采用甘氨酸溶液作为灌洗液，以利于活检后止血。他们建议灌注液高度应在耻骨联合上方 80 cm 处，操作过程中应尽量避免液体从尿道流失，将膀胱扩张直到灌液自行停止，以最大容量维持膀胱膨胀 3 分钟，然后排空膀胱。在灌注和排空期间，进行膀胱镜检查可发现膀胱壁亨纳氏溃疡或黏膜下小球样点状出血的特征性病理变化。然后进行第二次膀胱扩张。在第二次扩张期间，不必达到最大容量以使病变的表现更为典型，并且有利于活检。膀胱水扩张试验黏膜不同程度的小球样点状出血膀胱镜下表现如下图 11-8。

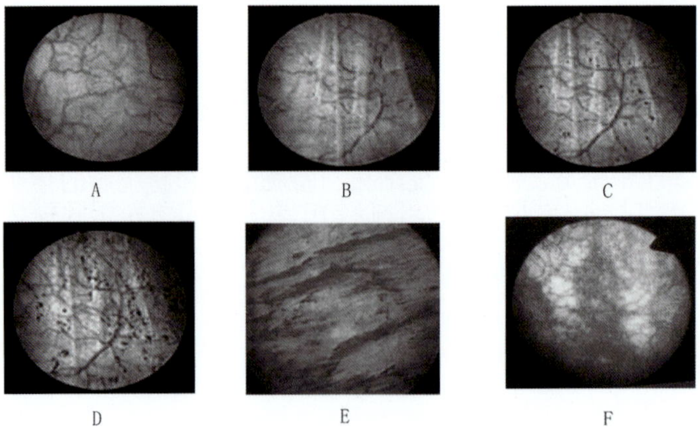

A. 正常人膀胱镜下表现；B. 轻度小球样点状出血；C. 中度小球样点状出；D. 重度小球样点状出血；E. 黏膜下片状出血；F. 黏膜亨纳氏溃疡

图 11-8　IC 水扩张试验膀胱镜下黏膜表现

张卫、韩瑞发等人采用水囊实施膀胱扩张获得了较好的临床效果。其主要操作方法为：将生理盐水置于患者耻骨联合上方 100 cm 处，水囊内缓慢灌注生理盐水形成梯度增压，当膀胱内压力达稳定后，维持扩张 10 分钟，连续 3 次，每次中间休息 5 分钟，其间进行膀胱镜检查。研究发现，膀胱水囊扩张术可使膀胱扩张更加完全，扩张后膀胱容量增加更为显著，术后患者症状改善优于膀胱水扩张术。根据文献报告，膀胱水扩张的并发症（如膀胱破裂、急性肾盂肾炎和膀胱坏死）较为罕见。研究结论是，只要选择合适患者，膀胱水囊扩张压力维持在 100 cmH_2O，其并发症的发生率极低。

六、黏膜活检与肥大细胞计数

间质性膀胱炎黏膜组织活检的病理组织学改变包括：①黏膜上皮组织层次变薄或上皮细胞层剥脱；②黏膜溃疡、肉芽组织形成，出血并伴有淋巴细胞、浆细胞、中性粒细胞和嗜酸性粒细胞浸润，间质平滑肌纤维化；③肥大细胞密度及脱颗粒比值增加，多分布在神经纤维与血管周围；④依据 IC 膀胱黏膜有无溃疡，IC 又被分为溃疡性和非溃疡两类；⑤在国内，韩瑞发等人对典型 IC 进行病理组织学研究发现，IC 膀胱黏膜上皮剥脱，黏膜层次变薄，溃疡病变，固有膜肉芽组织形成，黏膜下小球样点状出血，炎症细胞浸润，平滑肌纤维化；⑥ IC 患者黏膜下肥大细胞数目≥ 20 个 /mm^2、脱颗粒状态细胞＞ 50%、PUF ≥ 15 分可作为联合诊断 IC 的可信性指标，但尚需大数据临床研究与实践验证。

（韩瑞发　张卫）

第八节　中西医治疗药物与选择

一、口服治疗药物与选择

阿米替林、抗组胺药、戊聚糖多硫酸纳（Pentosan Polysulfate Sodium，PPS）及免疫抑制剂是治疗 IC 的四种二线口服治疗药物。

1. 阿米替林

阿米替林是一种三环类抗抑郁剂和抗焦虑剂，能阻断乙酰胆碱受体，抑制释放的 5- 羟色胺和去甲肾上腺素的再摄取，阻断组胺（H_1）受体。阿米替林和其他抗抑郁药常用于慢性疼痛综合征患者的治疗。三环类抗抑郁药具有抗胆碱能作用，可减轻 IC 患者的尿急和尿频症状，阻断上述神经递质的再摄取，可能具有镇痛作用。阿米替林最佳给药量为每天 50 mg。IC 伴有抑郁症的患者接受阿米替林治疗后症状明显好转，IC 症状指数有明显的改善。

2. 抗组胺药

膀胱壁肥大细胞密度与脱颗粒比值的增加与激活可产生的多种炎症介质是 IC 产生 LUTS 与疼痛的主要病因机制。羟嗪和西咪替丁是组胺受体（H_1 和 H_2）拮抗剂。所以，抗组胺药可以通过组胺受体阻断肥大细胞激活和炎症介质的释放，达到减轻 LUTS 和疼痛症状的效果。

3. 戊聚糖多硫酸钠

IC 患者膀胱黏膜上皮的 GAG 层被破坏，黏膜通透性显著增加，尿液中毒性分子和高浓度钾离子漏入膀胱间质，产生一系列神经、逼尿肌病理生理改变，即疼痛和膀胱过度活动。戊聚糖多硫酸钠（PPS）是一种合成硫酸多糖，是一种修复黏膜上皮 GAG 缺损的黏膜保护剂，美国食品药品监督管理局批准了 PPS 口服治疗 IC，同时，PPS 也可用于膀胱内灌注治疗。口服常用剂量为 100 mg，3 次 / 日。服药后，26% 的 IC 患者在疼痛、尿频和尿急的主观症状方面得到明显改善，副作用轻微。治疗时间超过 8 周，IC 患者的疼痛、尿急、尿频的改善率分别为 37%、28% 和 54%。但夜尿改善不明显。

4. 免疫抑制剂

由于 IC 患者膀胱黏膜中嗜酸性白细胞、肥大细胞和 $CD4^+T$ 淋巴细胞浸润，特别是肥大细胞和 $CD4^+T$ 淋巴细胞的激活，多种炎症因子包括类胰蛋白酶、组胺、P 物质、IL–1、IL–6、IL–8、IL–17 和 IL–33 的过表达，与 IC 的发生、发展密切相关，其中 IL–33 的过表达是 IC 纤维化、膀胱挛缩、膀胱容量减少的关键分子标志物。这提示，抗体或细胞介导的免疫反应可能与 IC “爆发” 性发作有关。这催生了免疫抑制剂在 IC 患者中的应用。环孢素 A（CyA）是神经钙调蛋白抑制剂，可抑制 T 细胞活性和细胞因子释放。作为免疫抑制剂，已经有较强的证据支持 CyA 在 IC 患者中的治疗作用。在一项观察性研究中，CyA 的安全性和有效性已被证明：口服 CyA 3 mg/kg，2 次 / 日，治疗 3 个月后，患者每日排尿量、最大膀胱容量、膀胱疼痛均有改善。治疗一年后仍可看到明显的疗效，但停药后疗效减弱。在研究期间，同时观察到肾小球滤过率下降，但停止治疗之后恢复正常。

二、膀胱灌注药物与选择

尽管 IC 膀胱药物灌注治疗属于三线治疗方案，但膀胱药物灌注治疗仍然是临床上一个重要的治疗方法。与口服药物相比，膀胱药物灌注具有膀胱内有效药物浓度高和对全身影响小的优点。膀胱内可以灌注一种或多种药物，常用的灌注药物有二甲基亚砜（dimethyl sulfoxide，DMSO）、肝素、透明质酸、利多卡因、PRS、奥昔布宁、硫酸软骨素、类固醇、A 型肉毒毒素等。最近的研究显示，透明质酸、肝素和 BTX–A 等药物具有较好的治疗效果，并推荐与其他治疗方法（如麻醉下水扩张）相结合。将相关药物灌入膀胱，在局部应用高浓度的药物治疗是一种改善 IC 症状并延缓症状复发的有效方法。

1. 二甲基亚砜（DMSO）

DMSO 的主要药理作用为抑制肥大细胞脱颗粒释放多种炎症介质，故可以减少炎症反应，消除疼痛，松弛肌肉，达到抗炎、止痛、改善 LUTS 症状的作用，是最常作为 IC 膀胱灌注的药物。美国食品药品监督管理局最早批准其用于 IC 灌注治疗药物。常规灌注剂量为 50% 的 DMSO 50 mL，经导尿管灌注，保留 10 ～ 20 分钟，治疗频率为 1 次 / 周或 1 次 / 月，可维持灌注。53% 的 IC 患者使用 DMSO 治疗后，疼痛和 LUTS 临床症状得到明显改善，有效时间可达 72 个月。

2. 糖胺聚糖类药物

糖胺聚糖是一种线性的多糖化合物。由尿路上皮细胞合成和分泌的氨基葡萄糖聚糖（GAG）覆盖于尿路上皮表面，形成天然防渗透的屏障。正常膀胱上皮的 GAG 层可使尿液与黏膜上皮保持 200 埃（Å）的非接触状态。当 IC 上皮 GAG 层损伤丢失后，黏膜上皮通透性增加，尿液致病微生物、细菌抗原、IgA 、IgE 抗体及尿液毒性分子直接与上皮接触，并渗漏到膀胱间质，产生 LUTS、疼痛及相关炎症反应。因此，应用 GAG 的替代物修复缺损的 GAG 层，已成为 IC 药物灌注治疗的常用方法。目前用的两种替代 GAG 药物：①西施泰（主要成分为透明质酸钠）是临床 IC 常用的膀胱内灌注药物，适用于 IC、卡介苗诱导性膀胱炎（BCG 诱导性膀胱炎）、灌注化疗性膀胱炎、放射性膀胱炎等多种原因造成的膀胱上皮 GAG 保护层缺损导致的 LUTS 和疼痛；②肝素灌注液与膀胱上皮的 GAG 层结构与作用有相似之处，故起到修复 IC 的 GAG 缺损作用，降低黏膜通透性所致尿液毒性分子渗漏到膀胱间质产生的 LUTS 和疼痛症状。临床通常应用 40 000 U 肝素加 1% ～ 2% 利多卡因 2 mL，每周灌注 3 次，每次保持 30 分钟，共 2 周。有报告证实，应用肝素、利多卡因、碳酸氢钠联合灌注治疗，约对 80% 的患者排尿症状和疼痛有效，还可有效治疗性交痛。另一项研究表明，膀胱灌注肝素不影响全身凝血参数。

（韩瑞发　汤洋）

三、间质性膀胱炎络病辨证分型与方药选择

（一）络病辨证分型

依据 IC 患者尿急、尿频、夜尿次数增多、膀胱疼痛及性功能障碍等临床表现特点，中医学将其分为三型。

1. 气滞血瘀证

症见耻骨上膀胱区、会阴部疼痛不适，以膀胱充盈时明显，多伴心烦易怒，焦虑失眠，小便频涩、胁肋胀痛，舌淡黯、苔白或腻，脉弦、紧或涩，舌下络脉曲张。

2. 下焦湿热证

症见尿频、尿急、尿痛，尿道灼热，耻骨上膀胱区、会阴部等部位疼痛或不适，口渴不欲饮，舌红、苔黄腻，脉滑数或濡数。

3. 肾气亏虚证

症见小便频急、耻骨上膀胱区、会阴部等部位疼痛或不适，小腹坠胀、面色㿠白、神疲乏力、腰膝酸软，舌淡红、苔薄白，脉细无力或细数。

（二）方药选择

1. 气滞血瘀证

行于经中之气为经气，经气入络称为络气，络气循行于体内脏腑的“脏腑隶下之络”中，已成为该区域脏腑功能的重要组成部分。因此，络中之气机通畅，络道流通无阻，既是维持络脉正常功能的前提，也是保持人体脏腑功能稳定的重要条件。若人体外感六淫疫疠之邪，内伤七情和饮食劳倦，或受跌扑、金刃、虫兽、环境等影响，痰、湿阻络，均可使络脉之气输布运行障碍，升降出入之气机失常。“气为血之帅”，气不行则血不畅，气滞进而导致血液运行滞缓，津液互换障碍，生成新的病理产物，其又可作为继发性致病因素再一次损伤络脉形体结构，引起络脉管道狭窄而发为络脉瘀阻，加之络脉是支横别出、逐层细分、络体细小的网络结构，因此，络脉之气血更容易发生郁滞，形成气滞血瘀之象。

《灵枢·本神》说“愁忧者，气闭塞而不行”，指出络气郁滞多见于七情郁结，愁忧思虑，使肝失疏泄，气机不畅，肝之络气郁滞，故可见心烦易怒、焦虑失眠。若膀胱络脉发生气滞血瘀，则会出现膀胱区、下腹部、阴部等部位疼痛。气血不行，络脉瘀阻，血不循经而为出血。宋代陈无择《三因极一病证方论·失血叙论》说“血之周流于人身荣经腑俞，外不为四气所伤，内不为七情所郁，自然顺适。万一微爽节宣，必至壅闭。故血不得循经流注，荣养百脉，或泣或散，或下而亡反，或逆而上

溢，乃有吐、衄。”因此，尿血也是本病气滞血瘀证的表现之一，症状表现轻者可用桃核承气汤加减，重者用抵当汤或少腹逐瘀汤加减。

方药组成及方义如下。

（1）桃核承气汤由桃仁、大黄、桂枝、芒硝、炙甘草组成。方中桃仁苦甘平，活血破瘀；大黄苦寒，下瘀泻热，二者合用，瘀热并治，共为君药；芒硝咸苦寒，泻热软坚，助大黄下瘀泻热；桂枝辛甘温，通行血脉，既助桃仁活血祛瘀，又可防硝、黄寒凉凝血之弊，共为臣药；桂枝与硝、黄同用，相辅相成；桂枝得硝、黄则温通而不助热，硝、黄得桂枝则寒下又不凉遏；炙甘草护胃安中，并缓诸药之峻烈，为佐使药。

（2）抵当汤由水蛭、虻虫、桃仁、大黄组成。方中桃仁、大黄之甘苦，甘缓结、苦泄热，以下结热，苦走血，咸渗血，虻虫、水蛭之苦咸，以除蓄血。

（3）少腹逐瘀汤由小茴香、干姜、延胡索、没药、当归、川芎、官桂、赤芍、蒲黄、五灵脂组成；方用小茴香、肉桂、干姜味辛而性温热，入肝肾而归脾，理气活血，温通血脉；当归、赤芍入肝，行瘀活血；蒲黄、五灵脂、川芎、元胡、没药入肝，活血理气，使气行则血活，气血调畅故能止痛，共成温逐少腹瘀血之剂。

2. 下焦湿热证

湿热内侵，留于膀胱，使其气化功能失司，而发为淋。《景岳全书·杂症谟·淋浊》言：“淋之初病，则无不由乎热剧，无容辨矣。”朱丹溪推崇“淋有五，皆属乎热”的观点；李梴在《医学入门·外感·火类》中提出淋证的病机为湿热蕴结；《证治准绳》云：“膀胱为水脏，热甚则生湿，湿生则水液浑，凝结而为淋。”湿热之邪的产生多因感受六淫湿热火毒疫疠之邪；或因饮食不节、嗜食辛辣而损伤脾胃，脾胃的运化功能失常，痰湿蕴久，内生湿热。湿热滞络，造成络脉末端物质代谢与能量转化障碍，津血互换及营养代谢功能严重受损，脏腑组织代谢产生的废物不能通过络脉排出体外而形成内毒，内毒积蓄于体内又进一步损伤络脉导致病情迁延难治。

IC 的主要临床表现为尿频、尿急、尿痛、尿道灼热等。“淋者……大抵有膀胱经湿热所致”（《医学心悟·热淋》），“淋，湿与热两端”（《医宗必读·淋证》）等均阐释了淋证的发病与湿热内蕴密切相关。湿热滞络下焦，局部脉络受阻，阴阳气血失调，脏腑功能紊乱，可引发尿路刺激症状，如以热重于湿为主，故见尿频、尿痛、尿急、尿道灼热；若湿重于热，则以尿液浑浊为表现。

下焦湿热证多用八正散加减，若湿重于热者以四妙散加减，热重于湿者则用龙胆泻肝汤加减。

方药组成及方义如下。

（1）八正散由车前子、通草、瞿麦、萹蓄、滑石、栀子、甘草、大黄组成。方中以滑石、通草为君药，滑石善能滑利窍道，清热渗湿、利水通淋；通草上清心火，下利湿热，使湿热之邪从小便而去；萹蓄、瞿麦、车前子为臣，三者均为清热利水通淋之常用药，佐以山栀子仁清泄三焦，通利水道，以增强君、臣药清热利水通淋之功；大黄荡涤邪热，并能使湿热从大便而去；甘草调和诸药，兼能清热、缓急止痛，是为佐使之用；煎加灯心以增利水通淋之力。

（2）四妙散由苍术、黄柏、川牛膝、薏苡仁组成。方中以二妙散（苍、柏）为底方，苍术专以健脾，燥湿；黄柏入药，可清热解毒，二药同用共祛湿热之邪；湿热郁久多成内毒而阻滞脉络，因此加川牛膝，起到活血化瘀通络的功效；薏苡仁进入人体经脉后，可利水渗湿、健脾解毒，增强祛湿之力，并促进湿热毒邪从小便排出。

（3）龙胆泻肝汤由龙胆草、栀子、黄芩、木通、泽泻、车前子、柴胡、甘草、当归、生地黄组成。方中龙胆草大苦大寒，既能清利肝胆实火，又能清利肝经湿热，故为君药，起到清热祛湿的功效；黄芩、栀子苦寒泻火，燥湿清热，二者共为臣药，增强君药清热泻火之力；木通、泽泻、车前子可渗湿泄热、清热利尿以导热下行；热重于湿，火热内盛，损伤阴血，当归、生地黄可起到滋阴补血、邪去而不伤正的功效，共为佐药；柴胡舒畅肝经之气，引诸药归肝经；甘草可缓苦寒之品，防其伤胃，调和诸药，使诸药共同发挥作用。

3. 肾气亏虚证

中医认为肾主水，司开合，为先天之本，与膀胱互为表里，而络脉具有运行气血、渗灌濡养等功能，如络中气血充沛，输布渗灌正常，则五脏六腑、四肢百骸皆得其养，反之，若肾络不荣，络中气血不足，虚而不荣，伤及阳气，则脏腑虚损。部分医家但见湿热蕴结膀胱，一味使用清热通淋之品，忽视肾虚乃发病之本，妄用苦寒之品，虽湿热能除，更伐肾气，膀胱气化无力，病情反复不愈。《素问·脉要精微论》云："水泉不止者，是膀胱不藏也。"可见，本病反复发作者，多因膀胱失约，乃肾气与中土之虚寒，温煦失责，气化失司，不能制水也，故肾络不荣是本病的发病关键，贯穿淋证发生发展始终。若人体肾气不亏，即使感受湿热毒邪，其病必微；反之，肾气不足，肾络不荣，正气不足无力抗邪，湿热久蕴，淋证难愈；湿热之邪蕴结下焦，淋证反复不愈，耗伤肾之气阴，使病性更偏本虚，缠绵难愈。

疾病日久迁延，气血两亏，肾络失养，肾络功能失常导致肾络亏虚之变，所谓"至虚之处，便是容邪之处"（《临证指南医案·产后》），不荣则虚，不通则痛，故膀胱区出现隐隐疼痛的临床表现。肾络不荣致气不摄水，膀胱气化无力，故见尿频、尿急、尿无力等症状，正如《金匮悬解》所说："所以然者，以上虚不能制下，气不摄水故也。"

肾气亏虚证若见肾阳虚者，则治以温肾化气、通利小便，方用济生肾气丸；若肾阴虚、水热互结者，则治以养阴清热、利水通淋，方用猪苓汤。

方药组成及方义如下。

（1）济生肾气丸由熟地黄、山茱萸、山药、茯苓、泽泻、牛膝、车前子、肉桂、附子组成。方中地黄滋补肾阴，少加肉桂、附子助命门之火以温阳化气，乃"阴中求阳"之意；山茱萸、山药补肝益脾，化生精血；牛膝滋阴益肾；泽泻、茯苓利水渗湿，并可防地黄之滋腻，丹皮清肝泄热，车前子清热利湿，四药补中寓泻。诸药共奏温肾化气、利水消肿之功。

（2）猪苓汤由猪苓、茯苓、泽泻、滑石、阿胶组成。方中猪苓、茯苓及泽泻性味甘淡，起到利水泄热之功效；滑石既能清热，又可通窍利小便，一物而兼二任；阿胶为血肉有情之品，性味咸寒而润下，具有育阴清热之作用。五药配伍，利水而不伤阴，滋阴而不恋邪，共奏利水、复阴、清热之效。

（三）中成药方剂组成与功效

1. 宁泌泰胶囊

（1）方药组成：由四季红、白茅根、大风藤、连翘、三颗针、仙鹤草、木芙蓉叶组成。

（2）功效：具有清热解毒、利湿通淋、活血化瘀、消肿开结、凉血止血的功效。

2. 双石通淋胶囊

（1）方药组成：由黄柏、粉萆薢、败酱草、青黛、滑石、车前子、石菖蒲、茯苓、苍术、丹参组成。

（2）功效：具有活血化瘀、清热利湿、化浊通淋之功效。

3. 癃清片

（1）方药组成：由泽泻、车前子、败酱草、金银花、牡丹皮、白花蛇舌草、赤芍、仙鹤草、黄连、黄柏组成。

（2）功效：具有清热解毒、凉血通淋的功效。

4. 血尿安胶囊

（1）方药组成：由肾茶、小蓟、白茅根、黄柏组成。

（2）功效：具有清热利湿、利尿通淋、凉血止血的功效。

（3）用于湿热蕴结所致的尿急、尿频、尿痛、血尿等下尿路感染症状。

5. 黄柏八味片

（1）方药组成：由黄柏、香墨、栀子、甘草、红花、荜茇、牛胆粉、黑云香组成。

（2）功效：方中黄柏主清下焦湿热，使膀胱气化司职，利水而不伤肾阴为君药；香墨专入肝肾，主清肾热，加之栀子清肝胆之热，助君药清泻之功；牛胆粉清肝明目、解毒消肿、利胆通便，为苦补苦泻剂；红花调经锁脉，活血祛瘀止痛；黑云香既可芳香透窍、化瘀通络，促进“瘀浊”排出，又具有助黄柏抗菌消炎之功；荜茇祛可温中散寒、下气止痛、固肾，制方药寒凉之性，以防伤胃，二者一助一制，使君臣各司其职，是为佐药；甘草和中缓急，止尿道涩痛，为使药。全方清利结合，瘀热并治，血水通调，共奏清热解毒、利尿通淋、凉血止痛之功效。

（宋竖旗　巩瑛杰　张亚强）

第九节　外科治疗方法与基本原则

一、概述

IC 的成功治疗策略依赖于对疼痛、LUTS 症状、膀胱容量和组织学的精确评估，以及对患者生活质量影响程度的把控。外科干预治疗方法基本只有在保守疗法用尽后才会考虑。在这方面，解剖学上的小膀胱容量对外科手术治疗方法的选择起着重要作用。如果患者的膀胱容量≤ 400 mL，则首先采用药物治疗；如果膀胱容量低于 350 mL，可采用创伤较小的外科介入治疗。当 IC 患者膀胱病变已发展到终末期膀胱挛缩，患者生活质量受到严重影响时，可以采取膀胱三角上切除 - 回肠原位膀胱扩大术或全膀胱切除加尿液转流手术。由于回肠原位膀胱扩大术或全膀胱切除加尿液转流手术外科治疗的不可逆性，在选择全膀胱切除加尿液转流手术外科治疗方法时，必须与患者和家属进行充分、良好的沟通，使其了解每一种外科治疗方法利弊、治疗效果和术后可能出现的并发症。

二、膀胱逼尿肌肉毒杆菌毒素注射

65% 的 IC 患者存在膀胱过度活动症。膀胱逼尿肌内注射肉毒杆菌毒素（BTX）已成为治疗难治性膀胱过度活动症的一种广泛应用的治疗方法。BTX 可抑制乙酰胆碱、去甲肾上腺素、三磷酸腺苷（ATP）的释放以及来自尿路上皮和神经纤维的 P 物质的生物合成。在最新版的美国泌尿外科学会（AUA）指南中，注射 BTX 是四线治疗方案，主要用于尿频、尿急和疼痛的对症治疗。

（一）治疗方法与注意事项

在连续硬膜外麻醉或全身麻醉下通过膀胱镜行逼尿肌内注射 BTX-A。根据症状的严重程度和膀胱镜下表现，将 100 U 或 200 U 的 BTX-A 溶于 20 mL 的 0.9% 生理盐水，按照膀胱的解剖分区，包括两侧壁、前顶壁、后壁，总共四区，每区均匀注射 4 针，术后可短时留置导尿管。

（二）临床效果与评价

综合文献报道，对治疗前 1 个月、治疗后 1 个月、治疗后每隔 3 个月进行随访，评价指标包括 PUF 症状与问题评分、排尿日记、膀胱最大容量、疼痛模拟视觉评分（VSA），随访时间超过 2 年，结果显示，患者 IC 症状明显改善，疼痛评分、问题指数得分降低，尿频、夜尿次数均有减少，膀胱容量增加。联合药物治疗后临床疗效可长时间维持，并且可重复注射，副作用较少。

三、麻醉下水扩张治疗

麻醉下水扩张治疗属于三线治疗方案。IC 水扩张治疗的原理可能是打断挛缩的间质纤维化组织和内部感觉神经网络，扩大膀胱容量，扩张治疗后可联合应用膀胱灌注治疗药物，可减轻 LUTS 和疼痛症状。IC 水扩张后治疗后大约有 60% 的患者憋尿时膀胱疼痛症状得到缓解，但缓解时间短，通常在治疗后 3 ～ 8 个月，IC 患者 LUTS 和疼痛症状又会恢复到水扩张前的状态。由于水扩张术对膀胱间质有较严重的损害，故专家不建议将其作为定期治疗或长期治疗的手段。

四、经尿道切除术

经尿道切除术（TUR）通过切除溃疡病变组织和膀胱壁内炎性神经末梢来改善症状。一项 103 例典型 IC 患者共行 259 次 TUR 切除术，92 例好转，3 年以上症状缓解率为 40%。专家推荐，TUR 手术可作为有亨纳氏溃疡 IC 患者的一线治疗方法（TUR–Hunuer 溃疡切除）。TUR–Hunuer 溃疡切除的并发症是膀胱穿孔和持续性血尿，但发生率较低，一般只需延长导尿引流时间以给予时间促使其形成瘢痕性愈合，一般多可自愈。

五、原位回肠膀胱扩大术

IC 是一种良性疾病，很少需要根治性膀胱切除手术。膀胱三角上切除 – 回肠膀胱扩大术只适合长期药物治疗失败的 IC 患者，膀胱挛缩的小膀胱容量患者，且严重影响患者的生活质量，以及年龄较轻的 IC 患者；而对心、脑、肾功能疾病共存的老年患者，膀胱尿道括约肌功能异常者，回肠或结肠有病变者，或有活动性结核者，以及有肛门括约肌功能减退的患者，或大便失禁患者，则属于膀胱三角上切除 – 回肠原位膀胱扩大手术的禁忌证。

虽然文献报告膀胱三角上切除 – 回肠原位膀胱扩大术治疗后，IC 患者疼痛症状明显减轻，尿频、尿急和夜尿明显减少，膀胱最大容量增加，IC 问题指数由 14.6 降低到 6.5，与治疗前相比症状缓解显著。但术后并发症发生率较高，主要有膀胱输尿管返流、急性肾盂肾炎以及需要长期自家清洁导尿。由于目前文献报告例数较少，尚缺少大数据长期随访与评价，故应谨慎选择。

（胡海龙　田大伟　韩瑞发）

第十节 预防调护与健康教育

一、概述

IC 是一种病因与发病机制尚未完全阐明，临床以严重的尿急、尿频、盆腔疼痛、精神心理和性功能障碍为表现特点的慢性膀胱炎性疾病。IC 对患者的生活质量产生的负面影响程度不亚于癌症，其生活质量评分比肾功能衰竭需要透析治疗的患者还低。目前，有关 IC 的治疗方法主要包括中西医口服药物治疗、膀胱药物灌注、外科手术和精神心理治疗等多学科、多模式结合治疗方法。IC 的预防调护与健康教育已成为 IC 临床多模式治疗的重要组成部分。鉴于此，本节就 IC 患者的健康教育、精神心理支持与护理、饮食调控与指导、行为治疗与疼痛护理、性功能障碍与调护以及 IC 外科治疗术后的相关护理等内容进行了归纳总结与描述，期望对医务工作者在 IC 的临床治疗与护理工作中有所裨益。

二、患者的健康教育

护理人员必须了解 IC 的病理生理学和膀胱功能障碍相关知识，以指导和帮助患者参与 IC 这一慢性疾病的护理管理过程。应加强 IC 患者的健康教育与科普知识宣传，让患者对正常膀胱功能和排尿规律有所了解，认识到膀胱致病微生物显性或隐性感染可能是 IC 发病的高危因素，提高患者对预防尿路感染的意识。一方面，通过健康教育与心理沟通，帮助患者认识到长期尿急、尿频、夜尿次数增多，憋尿时膀胱区疼痛加重，排尿后疼痛减轻，反复尿常规检查与尿细菌培养阴性时，应考虑 IC 的可能性，建议到专科医院进一步检查，明确诊断并接受规范治疗，以避免因延误诊断和治疗造成膀胱挛缩的不良后果。在另一方面，医护人员通过与 IC 患者的沟通与交流，要让患者知道哪些饮食因素会加重 IC 膀胱疼痛和 LUTS 症状，了解患者的日常生活和性生活中存在哪些困惑，是否存在对疾病的恐惧心理，以及焦虑和抑郁等情绪。在此基础上，提高 IC 患者对疾病的认知，增强自我健康管理意识，消除 IC 患者的精神心理障碍，增强患者战胜疾病的信心，是 IC 预防与调护的重要内容。

三、精神心理支持与护理

（1）对 IC 患者心理健康状况进行评估，了解日常生活习惯、职业性质、工作情况、家庭状况、夫妻性生活、参加社交活动等情况，同时向患者简要介绍该疾病特点（尿急、尿频、夜尿次数增多、憋尿时膀胱疼痛加重、排尿后疼痛减轻，反复尿常规检查和细菌培养阴性是 IC 的典型临床表现），提高患者对疾病的认知和自我护理能力。

（2）了解患者精神心理状态，如有无心情压抑、情绪低落、自卑无用感、焦虑或抑郁等精神心理障碍，以便制订个性化情志护理计划，针对患者个体情志问题进行精神心理疏导与情感交流，在沟通交流过程中要表现出对患者的理解和对其隐私的尊重。

（3）通过精神心理疏导与情志关怀，改善患者的精神心理状态，增强其战胜疾病的信心，是 IC 预防与调护的重要措施，也是 IC 多模式治疗的重要组成部分。

四、饮食调控与指导

良好的饮食习惯对避免诱发、加重和控制 IC 症状具有重要作用。2014 年修订的 AUA 指南把饮食控制纳入 IC 的一线治疗方案。推荐饮食调整是患者自我护理治疗的首选方法。据统计，超过 50% 的患者食用酸性食物后，会加重疼痛。专家建议 IC 患者的饮食管理方案包括以下几点。

（1）忌食豆腐、豆类、洋葱、苹果、番茄、杏仁、金瓜、香蕉、柑橘、葡萄、蔓越莓、桃子、梅子、李子、石榴、菠萝、草莓等水果及原汁，可食用哈密瓜、西瓜、香瓜、西洋梨。

（2）忌食过期的奶酪、奶油、发酸乳制品、发酵乳、巧克力，可以吃白巧克力、未过期的奶酪及奶油、冰冻的发酵乳。

（3）忌食罐头食品、烟熏、腌制、特殊调制做法的鱼子酱、鸡肝、腌牛肉等，可以吃新鲜鱼、肉及家禽。

（4）忌喝啤酒、酒精饮料、碳水化合物饮料、蔓越莓汁、葡萄酒，可以喝矿泉水、无酸性的茶、一些草药茶。

（5）忌食黑麦面包、酵母面包、加香料食物、色拉酱、人工防腐剂、口味重食物、咖喱、味精、人工香料、香烟、油炸垃圾食物、冷的食物，可以吃稻米、马铃薯及蒜头等调味品。

五、行为治疗与疼痛护理

对 IC 患者的行为治疗与护理内容主要包括以下几点。

（1）膀胱训练（bladder training，BT）：鼓励患者尽量延迟排尿间隔时间，最好能做到定时排尿，需要注意循序渐进地增加两次排尿的间隔时间。通过控制与延迟排尿间隔时间，提高膀胱储尿功能，增加膀胱容量，减少排尿次数，改善 LUTS 症状。在训练的过程中，告知患者可进行膈式呼吸，选择宽松舒适的衣物，避免穿着系腰带的裤子，以防止增加腹部的压力。在膀胱训练时亦可选择听轻松的音乐，分散注意力，控制尿意，以减少排尿次数并改善 LUTS 症状。

（2）认知行为护理：旨在帮助患者更好地认识到 IC 是一种慢性膀胱炎性疾病，改变诱发疼痛的饮食与生活习惯，降低对慢性疼痛的敏感性。通过参加瑜伽锻炼与适当的社交活动等，增强患者克服精神与心理对疾病产生灾难性恐惧的信心，帮助患者排解精神心理压力和对疾病的焦虑，以增强患者战胜疾病的信心。

（3）心理支持：IC 患者常因精神紧张、恐惧、情绪激动、噪声和强光等加重疼痛，因此，护理人员应细心了解患者个体情况，制订个体化护理计划，从细节入手，注重情志关怀，避免诱发和加重疼痛的各种因素。根据患者意愿提供和谐安静的环境，根据医嘱，必要时可应用止疼药物或抗焦虑的药物，有助于提高睡眠质量，缓解疼痛症状，同时还要争取家属配合，鼓励、安慰和关心患者，以增强患者战胜疾病的信心。

（4）针刺疗法：针刺疗法可通过针刺相关穴位经络调节脏腑功能，刺激机体内啡肽的产生，可明显改善患者的 LUTS 与疼痛症状，也是中西医结合治疗与护理中不可或缺的调护方法。

（5）疼痛管理：对患者疼痛的耐受程度进行评估，根据疼痛等级实施针对性预防调护措施，如消除紧张情绪、避免恐惧和噪声刺激，以及给予针灸、穴位按压、推拿、拔罐、物理治疗、音乐疗法等不同调护方法，并与家属沟通，配合医护多鼓励、关心、安慰患者，以缓解患者的疼痛和不适症状。

（6）饮食管理：有些饮食、饮料和调味品是诱发 IC 疼痛的常见原因，养成良好合理的饮食习惯是 IC 的一线预防调护措施。告知患者避免食用豆制品、腌制品、奶酪、咖啡、辣椒、洋葱、酱油、刺激性强的食物，禁止饮用啤酒、酸奶，这对预防诱发或加重疼痛甚为重要。

（7）运动管理：告知 IC 患者运动必须适量，避免剧烈运动，以免刺激膀胱，增加疼痛和 LUTS。指导患者进行放松盆腔肌肉的运动。合适的瑜伽锻炼、理疗或热水浴，也是缓解疼痛的调护方法。

六、性功能障碍的预防调护

性生活在一个人的生活中占有十分重要的地位，尤其在婚姻家庭生活中扮演着十分重要的角色。性功能障碍是指个体不能参与他或她所期望的性活动中的一种状态。据统计，女性 IC 患者均存在不同程度的性功能障碍，包括性欲减退或缺失、性厌恶、性快乐感缺乏、生殖器反应丧失、性高潮功能障碍、非器质性阴道痉挛、非器质性性交疼痛和性冷淡。严重的 LUTS、膀胱和会阴区疼痛、睡眠障碍、精神心理压力会严重影响其生活与工作，此外，较高的医疗费用也给家庭经济带来沉重负担，这些也是导致女性 IC 患者产生不同程度性功能障碍的主要原因。尽管 IC 患者性功能障碍严重影响了她们的生活质量和夫妻关系，但由于多数女性 IC 患者对性功能问题羞于启齿，就诊时很少主动向医生诉说相关困扰并寻求帮助。事实上，她们更需要具有专业护理技能、能提供全面护理服务且具有同理心的护理人员给予针对性的护理与指导。

（1）基于 IC 患者的年龄和个体对性功障碍的认知不同，需仔细采集病史，询问既往病史、生活史以及对性功能障碍各种表现的认知：①性欲障碍是指性厌恶、性欲低下、性冷淡；②性唤起障碍表现为主观性兴奋、性器官及身体其他部位性反应的缺失，阴道润滑不良，以及阴蒂及阴唇的感觉作用减退；③性交疼痛多指性交时阴道疼痛、阴道痉挛和非接触式外阴痛。

（2）针对 IC 患者性功能障碍的表现不同，其预防护理的要点主要包括：①告知 IC 患者严重的 LUTS、膀胱疼痛、外阴与性交痛和精神心理障碍是导致性功能障碍的主要原因；②加强情志护理，坦诚与患者交流沟通，倾听他们诉说痛苦，同情并尊重患者的隐私，告知患者需积极配合医护治疗 IC，减少患者对疾病和正常性生活的恐惧与焦虑的情绪，积极治疗抑郁症，增强患者战胜疾病的信心和对美好生活的憧憬；③加强与患者伴侣的交流与沟通，使其能够理解患者出现的性冷淡、性交困难或因疼痛回避性生活等表现是疾病导致的，并避免因为性生活不愉快造成夫妻情感的误解与伤害；④通过与患者情感交流和相关知识的普及与健康教育，增强患者战胜疾病的信心，积极接受中西医结合药物治疗与预防调护措施，可显著改善 IC 患者的 LUTS、膀胱疼痛症状和性功能障碍等。关注 IC 患者的精神心理健康是预防与调护的重要内容，帮助患者改善情感状态及夫妻关系，是预防与调护的关键目标。

七、外科治疗与术后护理

（一）膀胱药物灌注的护理

膀胱药物灌注是临床治疗 IC 的经典方法，常用的灌注药物有二甲基亚砜、肝素、透明质酸和戊聚糖多硫酸钠等。膀胱药物灌注前应与患者进行交流，告知患者灌注的注意事项和药物治疗的作用。

（1）叮嘱患者灌注前 1 ～ 2 小时禁止饮水，减少尿液的产生和排尿。

（2）灌注前要排空膀胱，灌注药物后，告知患者要右侧卧位、左侧卧位、平卧位交替，每 15 分钟变换一次体位，使药物能与膀胱壁充分接触。

（3）灌注结束，要耐心倾听患者治疗后的感受，鼓励患者继续治疗，增强其战胜疾病的信心和疗效。

（4）IC 患者出院时，护士要做好心理健康疏导工作，告诉患者 IC 是一种需要长期治疗的慢性疾病。需要遵照医生的随访计划，按时随诊，继续接受医生进一步的治疗与调护。

（二）逼尿肌内肉毒杆菌毒素注射的护理

肉毒素冻干粉剂需要在 –20℃冰箱保存，并由专人负责保管。使用时用无菌生理盐水稀释，稀释后的肉毒素溶液需要保存在 4℃环境，并在 4 小时内使用完毕。肉毒素注射后要观察记录患者有无尿频、尿急、尿痛以及排尿困难表现，记录每日排尿次数、尿液性状和排尿量。出院后嘱患者定时排尿，并教会患者自我扩张膀胱容量的相关知识与方法。根据尿频、尿急情况设定排尿时间间隔，指导患者逐步延长排尿间隔时间，以增加膀胱最大容量，减少排尿次数，改善 LUTS。

（三）TUR–Hunner溃疡切除术的护理

TUR–Hunner 溃疡切除术的护理与经尿道膀胱电切术相同，术后应妥善固定尿管和膀胱冲洗管，保持通畅，避免脱出或扭曲。留置尿管期间，每日用碘伏消毒尿道口 2 次，预防感染的发生。术后评估患者的疼痛程度，并给予对症护理。要密切观察冲洗液的颜色，如膀胱冲洗液变红，不应加压、加快冲洗速度，以避免膀胱冲洗内压过高，发生膀胱意外穿孔不良事件。因此，TUR–Hunner 溃疡切除术膀胱冲洗的护理要遵循低压缓慢冲洗和确保引流通畅的原则。如果导尿管引流液颜色鲜红或有血块堵塞尿管，同时要注意询问患者有无腹痛，观察腹部有无隆起，腹部有无触痛，如有上述情况，应立即通知主诊医生检查及处理。

（四）原位回肠膀胱扩大术的护理

回肠原位膀胱扩大术的术后护理与回肠新膀胱术后护理原则基本相同，主要包括以下护理要点。

（1）密切监测生命体征：患者术后返回病房后，先将患者头偏向一侧以防止患者呕吐误吸；护理团队应严密监测生命体征，并正确记录体温、呼吸、脉搏、血压、血氧饱度等生命体征变化。

（2）引流管的护理：将各种引流管妥善固定并注明标记，防止脱落、扭曲、牵拉，定时挤压引流管，保持管道通畅，向患者及家属做好引流管相关知识宣教。观察各引流管引流液的性质和量并准确及时记录。

（3）管道护理：回肠原位膀胱扩大术后肠黏膜分泌的黏液易造成堵管，术后应每日使用生理盐水低压冲洗，每次冲洗时速度不可过快，冲洗量以 30 ～ 50 mL 为宜，并瞬时排出，以避免膀胱内压力增高引起尿外渗而导致回肠 – 膀胱吻合口漏尿的严重并发症。

（4）肾管护理：术后患者留置胃管，应保持胃管引流通畅，观察胃液的量及性质，询问患者有无腹胀、腹痛等现象，待患者排气后方可拔除胃管。

（5）饮食护理：患者留置胃管期间，待患者肠蠕动恢复后方可指导患者进少量流质，当能耐受流质后逐步改为半流质，直到恢复正常饮食。在患者恢复饮食后，应指导患者每天多饮水，每日饮水量在 2 000 mL 以上，可以促进膀胱肠黏液的排出，以达到自然冲洗膀胱的目的，恢复患者的排尿功能。

（6）膀胱功能训练：术后两周即指导患者进行排尿功能训练，先夹闭导尿管，然后定时开放，保持膀胱的自我扩张与排空功能，夹闭时间可从 30 分钟逐渐增加到 2 小时，随后指导患者进行提肛肌功能锻炼，以尽快恢复尿道括约肌功能。拔除尿管后，指导患者定时排尿或延迟排尿，以增加膀胱最大储尿容量。

（陈铃　韩瑞发）

第十一节　络病学对本病症状的认识与治疗思路

一、概述

IC 是一种主要见于女性、累及膀胱黏膜的非细菌性慢性炎症性疾病，以盆腔疼痛或者耻骨上膀胱区疼痛为主，常伴尿急、尿频或者夜尿增多等尿路症状，疼痛在憋尿时加重，排尿后减轻，尿培养无细菌生长。目前本病的发病原因、发病机制仍未明确，且病程较长，发病率呈上升趋势，严重影响患者的生活质量和身心健康。西医多采用口服药物治疗、膀胱内药物灌注治疗、麻醉下膀胱水扩张治疗、经尿道电凝或激光切除术、行为治疗、心理干预治疗以及物理治疗等，保守治疗疗效一般，症状易反复，手术治疗有创伤、远期疗效不确切，因此，迫切需要一种疗效更优的治疗方案。

本病在中医学中属于“淋证”范畴。长期的临床实践表明，中医药综合治疗 IC 可以有效缓解盆腔或者膀胱区疼痛，减轻尿路刺激症状，改善焦虑，提高生活质量。《金匮要略·消渴小便不利淋病脉证并治》言：“淋之为病，小便如粟状，小腹弦急，痛引脐中。”《诸病源候论·淋病诸候》言：“诸淋者，由肾虚膀胱热故也。”中医学认为本病病位在肾与膀胱，且常与肝脾相关。肾与膀胱相表里，肾气的盛衰，直接影响膀胱的气化与开合，从而影响排尿功能。年老体弱，或者劳伤过度，或者久病迁延，肾气亏虚、络脉空虚致病邪乘虚内袭、瘀邪留滞，肾络瘀阻则膀胱气化失司，而出现小便不利，或者膀胱络脉瘀阻则膀胱开合失司，而出现尿频、尿急或者夜尿增多。肝失疏泄，或者肝郁气滞，络气郁滞，郁于下焦，或者脾失运化，酿生湿热，热毒滞络，下注膀胱，导致膀胱气化不利而成淋证。长期情志不遂，疏泄受阻，气机不畅，血行滞缓，络脉瘀阻，而出现膀胱区、下腹部、会阴部疼痛。过食肥甘，脾失运化，酿湿生热，蕴结下焦，络脉受损，津停痰凝、清浊不分，则尿浊；或者灼伤络脉、络损血溢，则尿血；或者损伤脾气，中气下陷，则尿频。故脾肾两虚为本病发生的基础，膀胱络脉受损出现的疼痛、尿频、血尿是其临床表现。

二、络病学对膀胱排尿异常的认识

IC 的膀胱排尿异常主要表现为尿急、尿频或者夜尿增多。中医学认为本病病位在肾与膀胱，肾与膀胱相表里，肾气的盛衰，直接影响膀胱的气化与开合，从而影响膀胱排尿功能。年老体弱，或者劳伤过度，或者久病迁延，均可导致气血两虚、肾气亏虚。肾络失于濡养则肾络空虚，外感之六淫疫疠之邪，内伤之痰瘀热毒之邪，均可滞留于此，致使肾络的功能发生变化。正所谓：“邪之所凑，其气必虚”（《素问·评热病论》），“至虚之处，便是容邪之处”（《临证指南医案·产后》）。肾气亏虚、络脉空虚致病邪乘虚内袭、瘀邪留滞，肾络瘀阻则膀胱气化失司而出现小便不利，或者膀胱络脉瘀阻则膀胱开合失司而出现尿频、尿急或者夜尿增多。

三、络病学对膀胱疼痛的认识

IC 的疼痛症状主要表现为盆腔疼痛或者耻骨上膀胱区疼痛。清代叶天士在《临证指南医案》中指出“百日久恙，血络必伤”“经几年宿病，病必在络”，明确指出久治不愈之病多有络病存在，即“久病入络”，久治不愈之人，多年老体衰，气血两亏，肾络失养，导致肾络之功能失常，出现膀胱络脉亦失于濡养而绌急疼痛，不荣则痛。例如《临证指南医案·诸痛》言："络中气血，虚实寒热，稍有留邪，皆能致痛。"肝气郁结也是IC疼痛症状的重要原因之一。七情过极导致脏腑功能失常，怒则伤肝，怒则气上，导致肝脏气机紊乱，升降出入失常，久则气滞血瘀，渐入血分，络道受阻，络脉不通，发生络气郁滞，不通则痛。另外，若外感之六淫疫疠入侵络脉，络中气滞，血瘀痰凝，有形之邪阻滞络脉，久瘀入络，络脉不通而导致疼痛。例如《素问·举痛论》所言："寒气客于脉外则脉寒，脉寒则缩踡，缩踡则脉绌急，绌急则外引小络，故卒然而痛。"

四、络病学对黏膜点状出血的认识

IC的黏膜点状出血主要表现为膀胱镜检发现典型的亨纳氏溃疡。饮食不节，起居失常，酿生湿热，蕴结下焦，热灼脉络，迫血妄行，使络脉内之血从损伤之处溢出；或者素体体虚，脾肾不固，复加久病入络、久瘀入络，遇情志内伤、劳欲过度、饮食不节，导致脾不统血，肾气不固，血渗络外，使络脉内之血从损伤之处溢出。如《灵枢·百病始生》所言："卒然多食饮，则肠满，起居不节，用力过度，则络脉伤，阳络伤则血外溢，血外溢则衄血，阴络伤则血内溢，血内溢则后血。"

五、络病学对间质性膀胱炎的治疗思路

IC的中西医结合治疗应以整体与局部相结合、宏观与微观相结合、辨络和辨证相结合，坚持"四诊合参、辨证论治、从络论治、络证结合"的原则，通过多种手段以缓解疼痛症状、改善排尿症状、促进功能恢复和提高生活质量为主要目标，以症状改善为主要疗效评价指标。基于络病"络道不通、气血瘀滞"的基本病机，辨证论治与从络论治相结合，临证组方多从络气郁滞、络脉瘀阻、热毒滞络、肾络不荣论治，其辨证、治法、方药如下。

（1）络气郁滞：小便涩痛，淋沥不畅，情志不舒，少腹胀闷疼痛，舌质淡红，苔薄白，脉弦。辨证：肝郁气滞，络气郁滞。治法：疏肝理气，疏畅通络。方药：四逆散合沉香散加减。方中柴胡、枳壳、沉香、乌药、醋香附疏肝理气；滑石、车前子、木通、薏苡仁、川牛膝利尿通淋；少腹胀满疼痛，佐延胡索、荔枝核、郁金、乌药畅达肝气，行气止痛。

（2）络脉瘀滞：小便涩痛或夹有血块，少腹疼痛，舌质红，苔黄，脉滑数。辨证：血瘀阻滞，络脉瘀阻。治法：活血化瘀，搜剔通络。方药：血府逐瘀汤加减。方中桃仁、红花、赤芍、当归活血祛瘀；川牛膝、益母草活血通经，利尿通淋，川牛膝兼能引瘀下行，地龙清热利尿通络；柴胡、枳壳理气行滞，解气分郁结，行血分瘀滞。瘀滞明显佐琥珀冲服，一则取其活血散瘀之效；二则取其利尿通淋之效。

（3）热毒滞络：尿频，尿急，尿黄，伴少腹及尿道口疼痛，口苦，舌苔黄腻，脉滑数。辨证：湿热下注，热毒滞络。治法：清热化湿，利尿通络。方药：八正散合四妙散加减。方中瞿麦、萹蓄、车前子、金钱草、芦根利尿通淋；黄柏、薏苡仁、蒲公英清热解毒；地龙清热利尿通络。

（4）肾络不荣：反复尿频、尿急、尿痛，下腹冷痛，得温稍减，舌质淡暗，脉沉涩。辨证：肾气亏虚，肾络不荣。治法：温肾散寒，养血荣络。方药：济生肾气丸合缩泉丸加减。方中桂枝、乌药、干姜、小茴香、益智仁温经散寒，通达下焦；熟地黄滋补肾阴，少加肉桂、附子助命门之火以温阳化气，乃"阴中求阳"之意；泽泻、茯苓、车前子利水渗湿；川芎、蒲黄、当归活血化瘀；延胡索、没药化瘀止痛。

综上所述，基于中医络病学辨证与辨络相结合、分型论治，中西药协同治疗，从而达到更好的临

床疗效，提高 IC 患者的生活质量，为 IC 辨证与辨络诊疗与方药研究，提供新的思路与方法。

（尹静　张蜀武）

参考文献

[1] Amit Agrawal, Susanta Tripathy, Deepak Kumar.Sexual dysfunction in women with interstitial cystitis/bladder pain syndrome: A case-control study [J].Indian J Urol,2020, 36 (3) : 212–215.

[2] Anupam Aich, Lawrence B. Afrin and Kalpna Gupta.Mast Cell-Mediated Mechanisms of Nociception [J].Int J Mol Sci, 2015, 16 (12) : 29069–29092.

[3] Anita H Clayton, Elia Margarita Valladares Juarez. Female Sexual Dysfunction [J].Med Clin North Am, 2019 ,103 (4) : 681–698.

[4] Corinne Cayrol, Jean-Philippe Girard.Interleukin-33 (IL-33) : A nuclear cytokine from the IL-1 family [J]. Immunol Rev, 2018, 281 (1) : 154–168.

[5] C A Jones, L Nyberg. Epidemiology of interstitial cystitis [J].Urology, 1997, 49(6): 2–9.

[6] Clemens J Q, Meenan R T, Rosetti M C, et al. Prevalence and incidence of interstitial cystitis in a managed care population [J]. The Journal of Urology, 2005, 173 (1) : 98–102.

[7] 陈朝晖, 王娟, 王志平. 女性间质性膀胱炎与性功能关系的研究进展 [J]. 临床泌尿外科杂志, 2016, 31 (2) : 168–172.

[8] Davis NF, Gnanappiragasam S, Thornhill JA. Interstitial cystitis/painful bladder syndrome: the influence of modern diagnostic criteria on epidemiology and on Internet search activity by the public [J].Transl Androl Urol, 2015, 4 (5) : 506–511.

[9] Elaine Zayas Marcelino da Silva, Maria Célia Jamur.Mast cell function:anew vision of an old cell [J].J Histochem Cytochem, 2014, 62 (10) : 698–738.

[10] G R Sant , T C Theoharides.The role of the mast cell in interstitial cystitis [J].Urol Clin North Am,1994, 21 (1) : 41–53.

[11] Homma Y, Ueda T, Tomoe H, et al. Clinical guidelines for interstitial cystitis and hypersensitive bladder syndrome [J]. Int. J. Urol, 2009, 16(7): 597–615.

[12] Holly N Thomas, Genevieve S Neal-Perry, Rachel Hess.Female Sexual Function at Midlife and Beyond [J].Obstet Gynecol Clin North Am, 2018, 45 (4) : 709–722.

[13] 黄新凯. 龙胆泻肝汤治疗湿热型间质性膀胱炎临床研究 [D]. 广州: 广州中医药大学, 2008.

[14] Hanno PM, Erickson D, Moldwin R, et al. Diagnosis and treatment of interstitial cystitis/bladder pain syndrome: AUA guideline amendment [J]. J Urol, 2015, 193 (5) : 1545–1553.

[15] Jane M Meijlink. Interstitial cystitis and the painful bladder: a brief history ofnomenclature, definitions and criteria [J].International Journal of Urology, 2014, 21 (1) : 4–12.

[16] John W Warren .Interstitial cystitis/painful bladder syndrome [J].Urol Nurs, 2007 ,27 (3) : 185–189.

[17] John W Warren, Patricia Langenberg, Patty Greenberg, et al. Sites of pain from interstitial cystitis/painful bladder syndrome [J]. J Urol, 2008,180 (4) : 1373–1377.

[18] Joop P. van de Merwe , Jørgen Nordling,Pierre Bouchelouche,et al.Diagnostic riteria, classification, and nomenclature for painful Bladder syndrome/Interstitial cystitis: an ESSIC Proposal [J]. European urology, 2008,53(1): 60–67.

[19] Keren Grinberg, Yael Sela, Rachel Nissanholtz-Gannot. New Insights about Chronic Pelvic Pain Syndrome(cpps) [J]. Int J Environ Res Public Health, 2020,17 (9) : 3005.

[20] Keren Grinberg, Yael Sela, Rachel Nissanholtz-Gannot. New Insights about Chronic Pelvic Pain Syndrome [J].Int J Environ Res Public Health, 2020,17 (9) : 3005.

[21] Laura M. Bogart, Marika J. Suttorp, Marc N. Elliott, etal.Prevalence and correlates of sexual dysfunction among women with bladder pain syndrome/interstitial cystitis [J].Urology, 2011, 77 (3) : 576–580.

[22] 缪乔, 吴童. 女性性功能障碍疾病的中医诊治 [J]. 福建中医药,2007, 38 (4) : 59–60.

[23] 刘猷枋，张亚强，刘任，等. 中西医结合泌尿外科学［M］. 北京：人民军医出版社，2007.
[24] M Burrell, R Hurm. Care of the patient with interstitial cystitis: current theories and management［J］. J Perianesth Nurs, 1999，14（1）：17–22.
[25] Nancy J MacMullen, Laura A Dulski, Patricia B Martin.Nursing Care of Women With Interstitial Cystitis/Painful Bladder Syndrome［J］.Nurs Womens Health, 2016，20（2）：168–180.
[26] Parsons KJ, Parsons CL. The historical origins of interstitial cystitis［J］. J. Urol, 2004, 171: 20–22.
[27] 宋竖旗，李灿，刘昭文，等. 中医治疗间质性膀胱炎的认识与思考［J］. 中国中西医结合外科杂志，2020，26（5）：1023–1026.
[28] 牛远杰，韩瑞发. 现代泌尿外科学［M］. 北京：人民卫生出版社，2023：854–870.
[29] Van de Merwe JP, Nordling J, Bouchelouche P, et al. Diagnostic criteria, classification, and nomenclature for painful bladder syndrome/interstitial cystitis: an ESSIC proposal［J］. Eur. Urol, 2008, 53: 60–67.
[30] Vicki Ratner.The Interstitial Cystitis Association of America: lessons learned over the past 30 years［J］. Transl Androl Urol, 2015, 4（5）：491–498.
[31] Vinaya Vasudevan, Robert Moldwin. Addressing quality of life in the patient with interstitial cystitis/bladder pain syndrome［J］.Asian J Urol, 2017, 4（1）：50–54.
[32] Van de Merwe JP, Nordling J, Bouchelouche P, et al. Diagnostic criteria, classification, and nomenclature for painful bladder syndrome/interstitial cystitis: an ESSIC proposal［J］. Eur. Urol, 2008, 53（1）：60–67.
[33] Vicki Ratner.The Interstitial Cystitis Association of America: lessons learned over the past 30 years［J］. Transl Androl Urol, 2015, 4（5）：491–498.
[34] Vinaya Vasudevan, Robert Moldwin. Addressing quality of life in the patient with interstitial cystitis/bladder pain syndrome［J］.Asian J Urol, 2017, 4（1）：50–54.
[35] 余扬. 对间质性膀胱炎的中医病机认识［J］. 中西医结合研究，2015，7（5）：270–272.
[36] 于思明，张德欣，刘艺涵，等. 活血化瘀、温肾散寒治疗间质性膀胱炎验案2则［J］. 江苏中医药，2018，50（10）：44–45.
[37] 俞旭君，高庆和. 宁泌泰胶囊在下尿路症状中临床应用中国专家共识［J］. 中华男科学杂志，2017，23（09）：852–855
[38] 张崇科，华和园，邵明峰，等. 中西医结合治疗间质性膀胱炎9例分析［J］. 安徽中医药大学学报，2014，33（3）：43–45.

第十一章中英文关键词索引

肥大细胞	mast cells，MC
亨纳氏溃疡	Hunner's ulcer
间质性膀胱炎	interstitial cystitis，IC
健康教育	health education
抗上皮增殖因子	anti–epithelial proliferation factor
慢性盆腔疼痛综合征	chronic pelvic pain syndrome，CPPS
膀胱疼痛综合征	bladder pain syndrome，BPS
糖胺聚糖	glycosaminoglycan，GAG
外科护理	surgical nursing
小球样出血	glomerulations hemorrhage
心理护理	mental nursing
性功能障碍	sexual dysfunction
饮食调护	dietary care
预防调护	preventive care

第十二章
中西医对BCG灌注毒副反应的认识与防治原则

第一节　概述

有关卡介苗的研究应追溯到1882年，德国微生物学家罗伯特·科赫（Robert Koch，1843—1910年）发现了牛型分枝杆菌等可引起哺乳动物结核病的病原菌，其中人类结核病主要由结核分枝杆菌（Mycobacterium tuberculosis）引起。1908年，Calmette和Guerin首次报告“经胆汁培养的结核杆菌”改变了牛型分枝结核杆菌的致病性。1921年Calmette和Guerin经过13年、231代减毒培育，成功研制出具有免疫原性、无致病性且遗传表型稳定的减毒抗结核菌苗，为预防人类结核病作出了重大贡献。巴斯德研究所决定以Calmette和Guerin的名字将其命名为“Bacillus Calmette Guerin”（BCG），即人们熟知的卡介苗（图12-1，图12-2）。

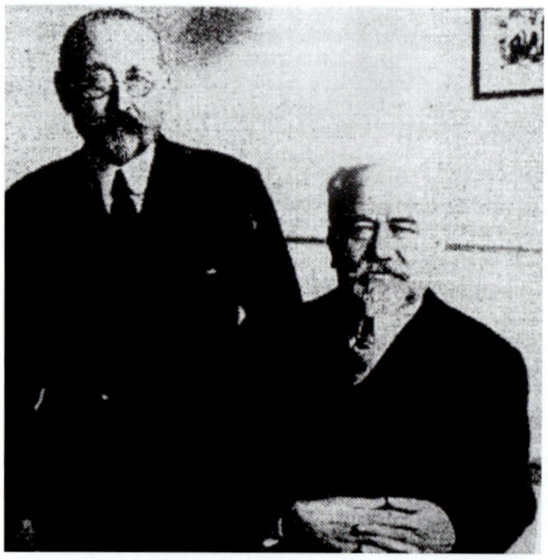

图12-1　1921年Calmette与Guerin合影

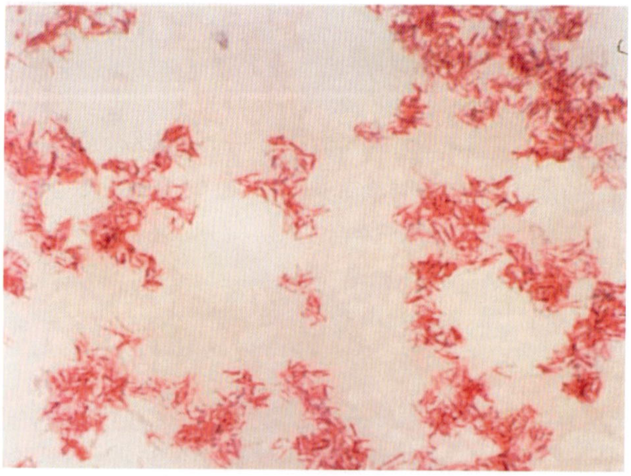

图12-2　减毒卡介苗（抗酸染色）

有关 BCG 治疗人类恶性肿瘤的研究，最早可追溯至 1929 年，Pearl 在巴尔的摩约翰·霍普金斯医院发表的一份尸检研究报告。该研究报告显示，有活动性结核或陈旧性结核病史的肿瘤病例组，其生存率显著高于无结核病感染史的肿瘤病例组。进一步研究证实，有结核病感染史的人群，其癌症的患病率显著低于无结核感染史的对照组。Pearl 认为，结核感染与癌症之间存在着相互对抗的关系。这一结论，引起生物免疫学家、肿瘤治疗专家对 BCG 作为抗癌药物研究的极大兴趣。在 1940—1960 年，BCG 已开始用于淋巴瘤、肺癌、恶性黑色素瘤、结肠癌等肿瘤的临床研究与实践，且均有成功的病例报告。这使得生物免疫学家和肿瘤学家坚信，BCG 是癌症免疫治疗的有效生物调节剂。这些认识不仅推动了肿瘤免疫机制研究的兴起，更促进了癌症免疫治疗理念的更新和这个新兴领域的发展。

20 世纪 70 年代，Burton Zbar 进一步证实，在接种 BCG 活疫苗的部位，其移植肿瘤的生长受到抑制，并能阻止淋巴结转移肿瘤的生长，证实了 BCG 能根除微小转移癌灶的迟发型免疫反应。随后，Zbar 等人总结了 BCG 能预防与治疗浅表膀胱肿瘤的主要生物免疫机制：① BCG 菌苗必须与黏膜上皮和肿瘤细胞紧密接触。② 宿主对 BCG 抗原要有能力产生免疫反应。③ 一定限度的肿瘤负荷和足够的 BCG 活菌数量是 BCG 发挥抗肿瘤作用的基本条件。

1976 年，Morales 在此基础上，选择了 10 例浅表膀胱癌经电灼后或塞替派灌注治疗多次复发的患者，首次应用了 BCG 膀胱灌注治疗膀胱化疗失败的病例。Morales 制定的膀胱灌注 BCG 预防与治疗浅表膀胱癌复发的具体方案如下。

（1）将巴斯德冻干 BCG 菌苗 120 mg 溶于 50 mL 生理盐水，按无菌尿导尿术进行膀胱灌注，每周灌注 1 次，6 周为一疗程。

（2）BCG 灌注前禁食水，灌注后要保留 2 小时，并每 25 分钟更换 1 次体位（仰卧、左右侧位和俯卧位）以保证 BCG 有足够的时间与膀胱黏膜接触并不被尿液稀释。随访研究结果显示，10 例患者中有 7 例患者得到随访，3 例中 1 例死于与肿瘤不相关疾病，2 例失访。BCG 灌注 6 周治疗后，7 例患者随访 47 个月均无肿瘤复发。研究结果证明，膀胱内灌注 BCG 能有效地降低肿瘤的复发率，取得令人满意的治疗效果。研究发现，BCG 灌注抗肿瘤的主要作用机制是其免疫调节功能，以及直接细胞毒作用。

（3）BCG 灌注 6 周后，应用单克隆抗体免疫组化技术，分析 BCG 膀胱灌注前后黏膜组织中免疫细胞亚型与密度的变化。

（4）初次 BCG 灌注 24 ～ 48 小时，膀胱黏膜组织主要以中性粒细胞介导的先天性免疫反应为特点，尿液常规检查可见大量凋亡的中性粒细胞和上皮细胞，这是基于 BCG 富含的细菌脂多糖能够快速诱导宿主中性粒细胞对 BCG 抗原早期免疫反应和 BCG 对黏膜上皮细胞的直接损伤作用。

（5）BCG 灌注后第 2 ～ 6 周，由于膀胱黏膜反复受到 BCG 菌苗的感染，BCG 介导的抗肿瘤免疫反应也由先天性免疫转化为适应性免疫。在这一阶段，BCG 介导的肿瘤免疫效应细胞主要有抗原递呈的树突细胞、巨噬细胞、T 细胞亚群和 NK 细胞。抗原递呈细胞将 BCG 抗原递呈给免疫细胞并激活产生趋化因子、炎症介质、TNF α 、干扰素等细胞因子，放大了 BCG 介导的局部抗肿瘤免疫反应。

基于 BCG 的直接细胞毒性作用和免疫细胞介导的抗肿瘤作用机制，在过去的 45 年里，BCG 膀胱内灌注已成为预防 T_1G_3 浅表膀胱癌术后肿瘤复发和治疗原位癌的首选生物免疫治疗药物。大量临床实践和前瞻性研究证实，BCG 与化疗药物灌注相比，显著降低了 T_1G_3 高危浅表膀胱肿瘤的术后复发率，提高了长期无瘤生存率并有效延长 T_1G_3 膀胱癌患者的全膀胱切除时间，提高了患者的长期生存率与生活质量。

需要指出的是，BCG 是一种活的减毒牛型结核分枝杆菌，其生物活性仍具有很强的抗原性、致敏性和残留毒性。随着膀胱腔内 BCG 灌注免疫防治 T_1G_3 浅表膀胱肿瘤的大量临床实践，有关 BCG 灌注诱发急慢性膀胱炎以及产生下尿路症状（LUTS）和发热反应，被认为是 BCG 灌注常见的免疫膀胱炎的症状，这些临床症状通常是自限性的，一般不需要特别处理。尽管 BCG 膀胱灌注引起 BCG 超敏反应或 BCG 菌血症只是个案报告，若一旦发生这种并发症，可严重威胁患者生命安全，对其发生因素必须引起足够重视并采取合理的防治措施。鉴于此，本章将重点对 BCG 灌注与免疫性膀胱炎、BCG 灌注与发热反应、BCG 灌注与全身性感染、BCG 灌注毒副作用分级与处理原则，以及中医络病学对 BCG 灌注毒副作用的认识和防治原则等相关问题进行简要论述，以提高中西医对 BCG 灌注免疫毒副作用的认识并拓宽治疗思路。这也是本章撰写的目的与重点内容。

第二节　BCG灌注与免疫性膀胱炎

一、病因机制

目前对 BCG 诱发免疫性膀胱炎机制的认识主要包括以下几点。

（1）BCG 是一种减毒的活菌苗，仍具有很强的抗原性、致敏性、残留毒性，对黏膜上皮细胞或肿瘤细胞具有一定的直接细胞毒作用，可导致黏膜上皮细胞凋亡脱落。

（2）BCG 的直接细胞毒作用可导致黏膜表层上皮细胞损伤、脱落和 GAG 丢失，破坏正常黏膜的屏障作用，使渗透性增加，尿液中的钾离子漏入间质，导致逼尿肌去极化，平滑收缩频率增加，是产生 LUTS 的病理生理学基础。

（3）BCG 菌体含有的丰富脂质是初次 BCG 灌注诱导中性粒细胞产生先天性免疫反应的关键抗原，就像急性细菌性膀胱炎一样，首先招募的免疫细胞是中性粒细胞，故在初次 BCG 灌注后 2 ～ 6 小时，患者尿液中可见大量的中性粒细胞和上皮细胞，其主要免疫防御功能是清除感染的 BCG 菌苗，这种反应又称宿主抗 BCG 感染的限速细胞反应。

（4）当 BCG 菌苗与膀胱黏膜上皮细胞黏附后，可诱发黏膜上皮细胞和中性粒细胞产生 IL-1、IL6、IL-8 及多种炎症介质，进一步募集中性粒细胞趋入黏膜上皮质，其凋亡的中性粒细胞随黏附上皮细胞脱落进入膀胱腔，这也是为什么在初次 BCG 灌注后，尿液中可见大量的中性粒细胞和上皮细胞。

（5） BCG 抗原诱导上皮细胞、中性粒细胞和抗原递呈细胞（树突细胞、巨噬细胞）活化，产生 IL-1、IL-6、IL-8、P 物质、NGF、神经激肽酶 -1 和多种炎症介质，可直接刺激膀胱黏膜组织中的感觉神经纤维，这是 BCG 灌注后患者产生排尿疼痛的神经生物学机制。

（6）在膀胱灌注 BCG 后，膀胱上皮细胞对 BCG 的内化作用，赋予了黏膜上皮细胞吞噬细胞的特征。共聚焦显微镜研究证实，膀胱灌注 BCG 后，BCG 被黏膜上皮吞噬并内化达黏膜上皮深层，这也是 BCG 介导抗肿瘤免疫效应的重要机制。同时，这也验证了 BCG 灌注后并非仅仅与膀胱黏膜表面黏附（图 12-3）。

在以前的研究工作中，单克隆抗体免疫组化方法被应用于对 BCG 灌注后黏膜组织中的免疫细胞表型进行分类与评价。结果证实，BCG 初次灌注后，其早期膀胱黏膜固有层可见大量多形核细胞浸润，随着 BCG 灌注次数的增加，4 周后，由于 BCG 反复感染膀胱黏膜上皮细胞，其免疫反应也由中性粒细胞介导的先天性免疫反应转为以淋巴细胞介导的适应性免疫反应（图 12-4）。研究发现，在浸润的淋巴细胞中，T 细胞亚群 CD4、CD8 T 细胞、巨噬细胞、NK 细胞的密度与灌注前相比显著增加并与肿瘤细胞紧密接触（图 12-5）。有研究者观察了 BCG 灌注 6 周疗程结束后，在 3 ～ 6 个月再行膀胱黏膜组织活检和免疫组化研究，发现上述免疫细胞的密度仍显著高于 BCG 灌注前。这提示，BCG 灌注后膀胱局部抗肿瘤免疫反应有持续性和易感性。这些结果的发现，为临床制定 BCG 维持灌注的间隔时间与方案提供了科学依据。

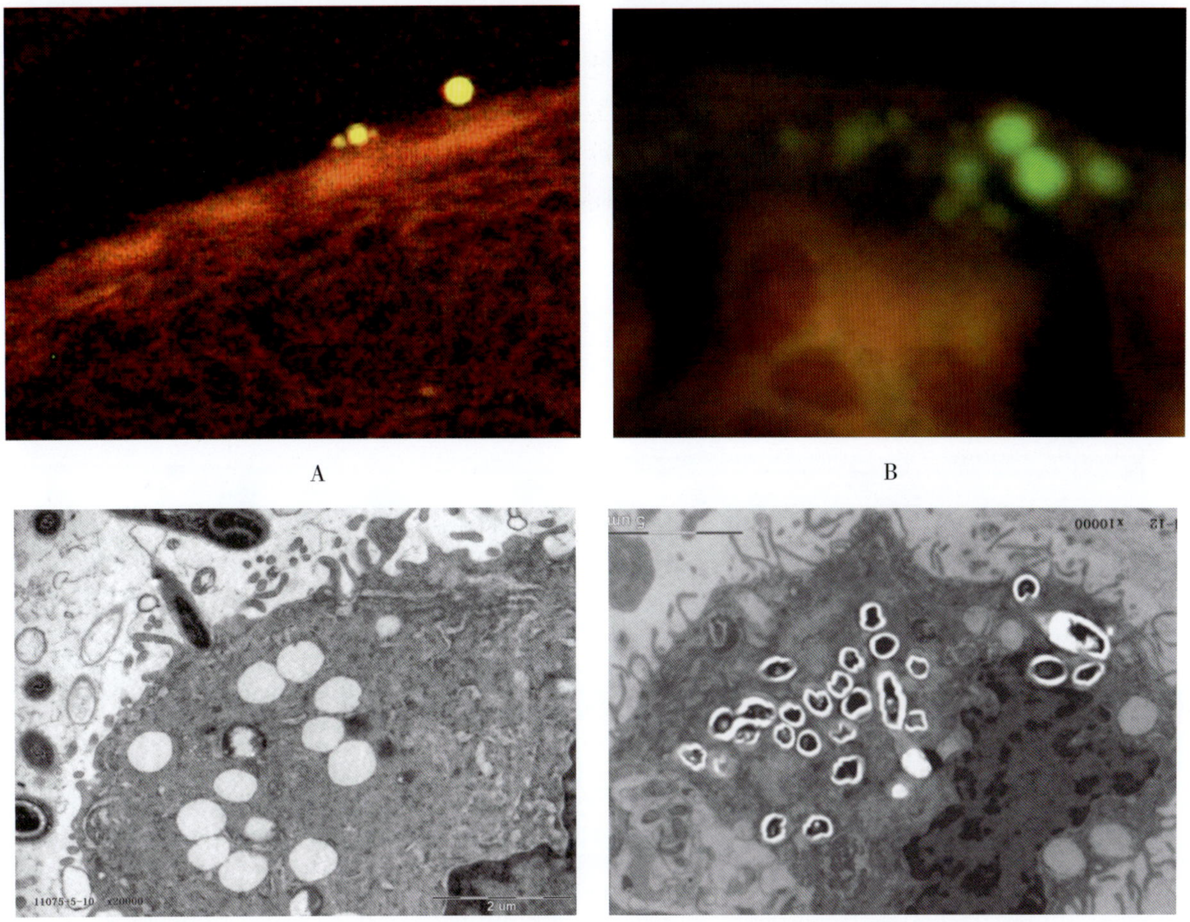

A、B 示BCG与黏膜上皮细胞紧密接触并内化至细胞深层；C、D示肿瘤细胞吞噬内化BCG并形成微粒，利于免疫细胞识别。

图 12-3　BCG 与尿路上皮细胞黏附并被内化为上皮细胞与肿瘤细胞

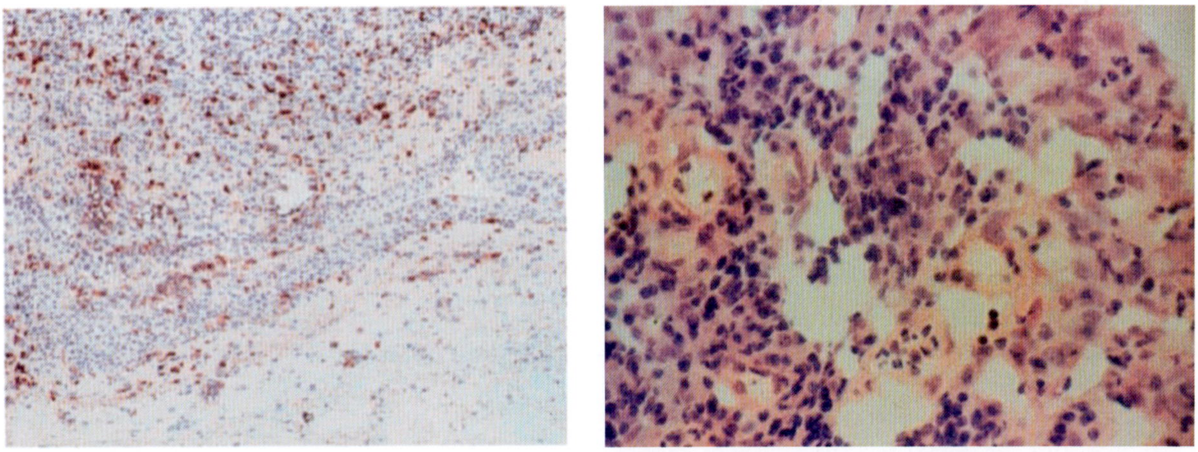

A　　　　B

A. 初次BCG灌注后黏膜层可见大量中性粒细胞和淋巴细胞，HE × 400；B. BCG灌注6周后黏膜层可见大量淋巴细胞浸润，HE × 400。

图 12-4　膀胱灌注 BCG 介导的细胞免疫反应

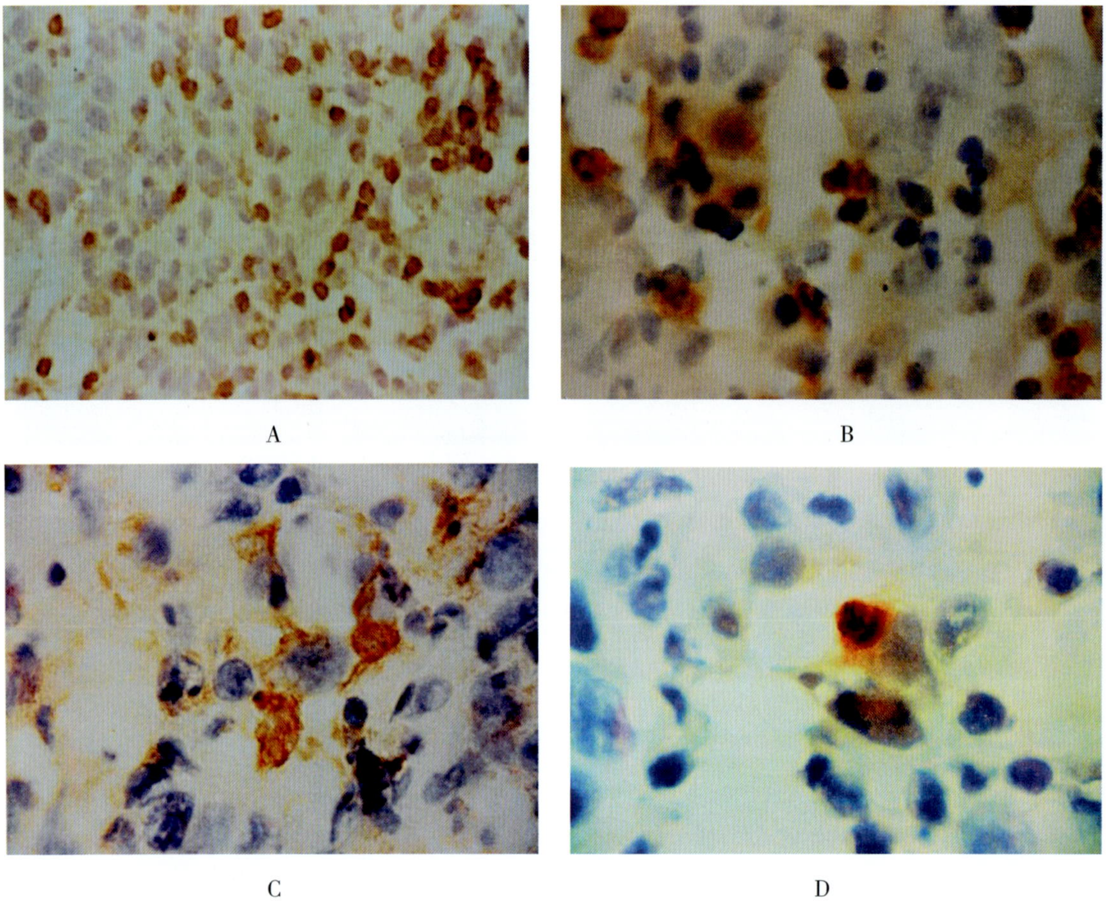

A. 肿瘤组织中单克隆抗体Leu-1标记的T细胞，×400；B. 肿瘤组织中单克隆抗体Leu-2a标记的CD8⁺ T细胞，×400；C. 肿瘤组织中单克隆抗体HLA-DR标记的巨噬细胞，×800；D. 肿瘤组织中单克隆抗体Leu-7标记的NK细胞，×800。

图 12-5　BCG 灌注 6 周后黏膜和肿瘤组织中的淋巴细胞亚群

尽管膀胱灌注 BCG 抗癌作用机制尚不完全清楚，但多数学者认为，BCG 引起局部细胞免疫反应的主要条件包括：① BCG 与膀胱黏膜上皮和肿瘤细胞的纤维连接蛋白受体（fibronectin receptors，FNR）紧密结合是上皮细胞或肿瘤细胞内化吞噬 BCG 诱发局部免疫应答的初始效应。②上皮细胞、肿瘤细胞、抗原呈递细胞吞噬内化 BCG 后将 BCG 抗原呈递给 T 细胞，其中，由巨噬细胞、树突细胞将 BCG 抗原呈递给辅助 T 细胞的过程是免疫细胞激活效应阶段。③抗原呈递与免疫细胞激活需要一系列细胞表面物质的相互作用，如肿瘤细胞处理过的 BCG 抗原、T 细胞受体、主要组织相容性复合体Ⅱ（MHC-Ⅱ）类分子、淋巴细胞功能性抗原、细胞黏附分子 -1，以及 CD28 和 CD80 的抗原表达、免疫细胞的激活释放的多种细胞因子是 BCG 灌注引发局部免疫应答及抗肿瘤免疫细胞效应的主要条件（图 12-6）。

在另一方面，膀胱灌注 BCG 预防与治疗浅表膀胱癌的有效免疫应答反应还取决于宿主免疫系统的功能是否健全，也就是说，只有健全的免疫功能状态才能发挥 BCG 介导的局部免疫应答反应。因此，在实施 BCG 膀胱灌注治疗前，如果患者接受过全身化疗、放疗、激素等免疫抑制治疗，特别是 T 细胞功能抑制或缺陷的患者，通常对 BCG 灌注治疗产生较低的局部免疫反应甚至无反应，这也是 BCG 灌注后肿瘤复发或治疗失败的因素之一。

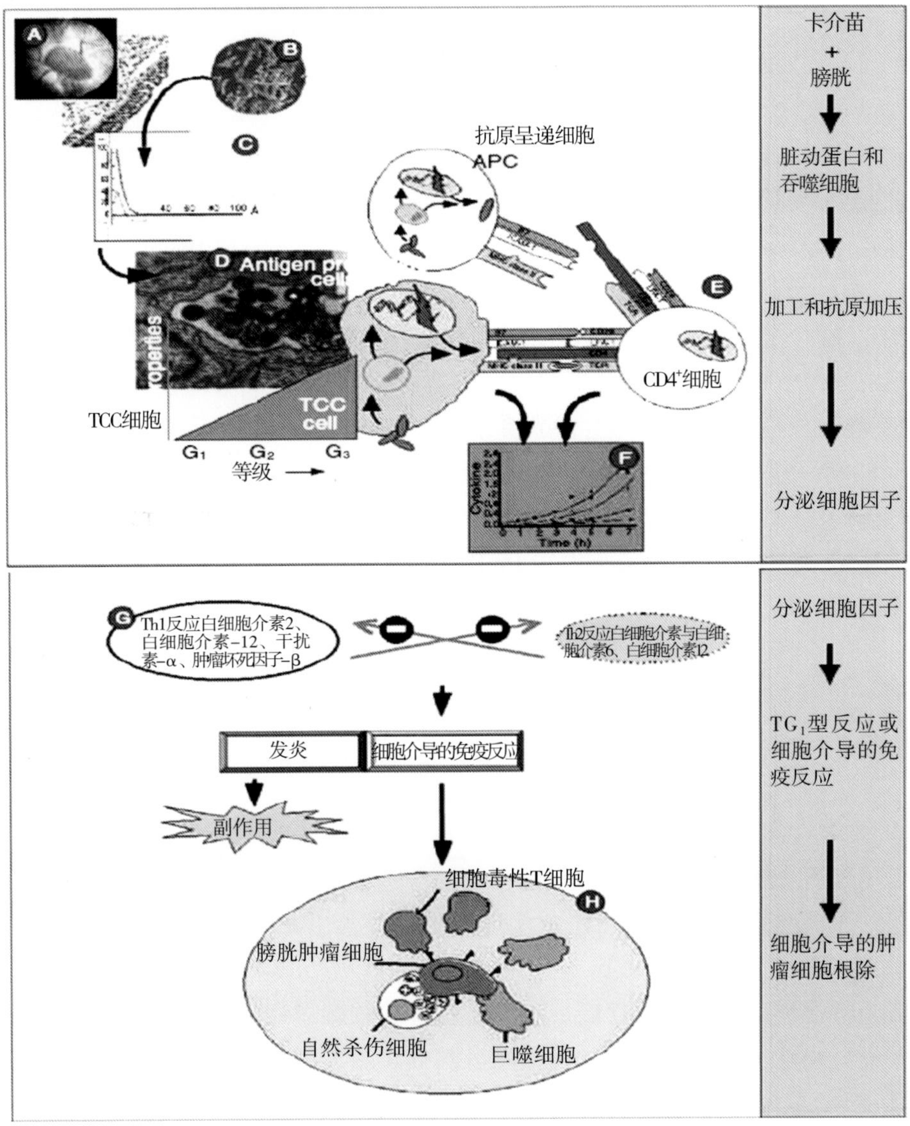

A表示膀胱灌注BCG后；B表示BCG与膀胱壁黏附，随后进入膀胱壁的氨基葡聚糖层；C表示BCG被抗原呈递细胞和高分级肿瘤细胞内化和加工；D表示BCG抗原被呈递到$CD4^+$ T细胞；F和G表示BCG激活T细胞局部产生多种细胞因子；H表示免疫细胞因子进一步促进免疫细胞成熟并释放多种细胞因子与炎症介质的抗肿瘤效应（F M Bevers等，2004）。

图 12-6　BCG 免疫细胞介导的抗肿瘤作用机制

随着 BCG 灌注疗程的增加，BCG 介导的免疫性膀胱炎症反应程度增强，临床 LUTS 症状更加严重，其主要免疫细胞介导的抗肿瘤反应共分为三个阶段：①第一阶段为 BCG 对宿主免疫反应的限速阶段，初次 BCG 灌注后，大量中性粒细胞趋入，吞噬清除 BCG 菌苗，黏附上皮细胞的 BCG 随上皮细胞脱落以减少 BCG 负荷，降低宿主对 BCG 菌苗的应激反应。②第二阶段为 BCG 介导的局部免疫细胞效应期，其效应机制为 BCG 被 T 记忆细胞将 BCG 抗原呈递给 Th1 免疫效应细胞，被 BCG 抗原活化的 Th1 细胞产生多种细胞因子、趋化因子、肿瘤坏死因子等促进并放大膀胱黏膜的局部抗肿瘤效应。③第三阶段为炎症反应阶段，BCG 活化的肥大细胞、巨噬细胞、体细胞亚群细胞释放多种细胞因子和炎症介质，如 IL-1、IL-2、IL-6、IL-12、IL-33、肿瘤坏死因子、P 物质、组胺、类胰蛋白酶等炎症介质，进一步导致黏膜通透性增加，导致黏膜和间质炎症反应、血管通透性增强、炎性渗出、组织水肿、黏膜溃疡、炎性肉芽肿以及间质纤维化等病理生理反应。

二、临床表现

BCG 是一种活的减毒牛型结核杆菌，具有强烈的免疫原性、致敏性和直接细胞毒性。LUTS 通常发生在第二次膀胱灌注 BCG 后，是一种迟发适应性免疫反应。随着灌注次数增加，BCG 维持灌注疗程的延长，引起膀胱黏膜局部免疫性炎症反应逐渐加重，这也是大约 25% 的患者因严重的膀胱刺激症状而不能完成灌注疗程的原因。

目前认为，BCG 灌注诱发膀胱免疫炎症反应的程度与预防肿瘤复发和治疗原位癌的治疗效果密切相关，这也是判定 BCG 灌注免疫反应是否有效的指标。据统计，BCG 灌注诱发膀胱免疫炎症反应率和 LUTS 发生率几乎为 100%，其主要表现为尿急、尿频、排尿疼痛等膀胱刺激症状；镜下血尿的发生率约 40 %，其炎症反应的严重程度主要取决于患者的年龄与免疫状态，也就是说，免疫功能状态良好的患者，BCG 灌注剂量越大，疗程越长，其膀胱刺激症状越严重，而预防与治疗原位癌的临床效果显著高于低 LUTS 反应的患者。这提示，BCG 灌注后 LUTS 与患者局部免疫细胞效应呈正相关关系。

大量临床实践证明，BCG 灌注后产生的 LUTS 通常在灌注后第 3 天逐渐减轻，当停止 BCG 灌注或延长灌注间隔时间，其膀胱刺激症状多能逐渐减轻或消失。因此，BCG 诱发的膀胱免疫炎症反应和 LUTS，通常是一种自限性免疫炎症反应，不需要特殊处理。

三、膀胱镜检查与镜下表现

膀胱镜检查是 BCG 灌注治疗、复查和随访研究的主要手段和金标准。BCG 灌注介导的免疫性膀胱炎，其镜下可见膀胱黏膜充血水肿、纹理增粗，部分患者可见散在的红斑、出血点，偶见糜烂、溃疡和肉芽肿形成。依据膀胱黏膜组织活检及病理组织学分析，有关 BCG 诱发的膀胱炎症反应可分为急性免疫性膀胱炎与慢性肉芽肿性膀胱炎。急性免疫性膀胱炎典型临床表现为尿频、尿急、排尿困难、镜下血尿或肉眼血尿、耻骨上区疼痛。急性膀胱炎膀胱刺激症状多发生在第 2 次膀胱内灌注 BCG 后 2 ～ 4 小时发生，灌注后 48 ～ 72 小时多数患者的症状逐渐减轻或自行缓解。慢性肉芽肿性膀胱炎常发生在 BCG 膀胱灌注 6 周后，随着 BCG 灌注疗程的增加或维持灌注治疗后，其肉芽肿性膀胱炎的发生率更高。

四、免疫性膀胱炎的治疗

BCG 灌注引起的膀胱免疫炎症是一种自限性炎症反应，其免疫炎症反应的程度与膀胱局部细胞介导的抗肿瘤免疫效应与防治效果显著相关。 多数患者于 BCG 灌注后第 3 天 LUTS 逐渐减轻或自行缓解，其主要处理措施包括以下几点。

（1） BCG 灌注引起的尿急、尿频、排尿疼痛为自限性免疫反应，通常在 BCG 灌注后 48 ～ 72 小时逐渐缓解，多数患者不需特殊治疗。

（2）BCG 灌注前应嘱咐患者尽量不饮水，以保证 BCG 能在膀胱内保留 2 小时，可有效增加 BCG 与黏膜上皮的接触与结合时间。

（3）BCG 灌注后嘱患者不能立即站立行走，同时嘱患者在观察床上要变换 4 种体位，即仰卧位、左侧卧位、右侧卧位、俯卧位，每种体位保持 15 分钟，以保持膀胱腔每个部位都能接触到 BCG，提高 BCG 免疫预防肿瘤复发效应，减少 BCG 对膀胱三角区的作用时间，有助于减轻膀胱刺激症状。

（4）对膀胱刺激症状严重或有发热反应者可给予抗炎症介质的药物，如沙巴棕、塞来昔布或布洛芬、口服氨糖以修补损伤丢失的 GAG，依据症状可选用中成药双石通淋胶囊、血尿安胶囊、癃清片其中之一结合治疗，一般都能缓解 BCG 灌注介导的 LUTS、血尿、发热和排尿疼痛。除非患者存在混合尿路感染，否则不建议使用抗生素治疗，以免影响 BCG 的抗肿瘤免疫效应。

第三节 BCG灌注与发热反应

一、病因学因素

非肌层浸润性膀胱癌经尿道膀胱肿瘤电切术（TUR-Bt）术后，BCG 灌注产生的发热反应与下列因素有关。

（1）尽管 BCG 是一种减毒的活菌苗，但仍有较强的抗原性、致敏性和残留毒性，BCG 介导的适应性免疫反应产生的多种细胞因子、趋化因子、TNF α 等炎症介质的释放，以及黏膜上表层上皮细胞损伤、脱落、GAG 丢失，导致黏膜屏障作用改变，通透性显著增高，BCG 及尿液中多种致热原物质，如尿液中的钾离子、细胞因子、炎症介质和毒性分子漏入膀胱间质，诱发间质充血、渗出、水肿。这些毒性分子通过膀胱黏膜毛细血管和淋巴途径进入血循环，引起严重的 LUTS 和发热反应。

（2）经尿道膀胱肿瘤切除后，其黏膜下及肌层血管床裸露开放，在切除的肿瘤床尚未修复之前，如果 BCG 灌注过早（≤ 2 周）易引发 BCG 及尿液毒性分子进入血液循环，诱发超敏反应或高热反应。

（3）在上述病因存在的条件下，膀胱内灌注 BCG 产生超敏或高热反应多发生在 BCG 灌注后 4 ～ 12 小时，高热反应可持续 48 小时。患者还可出现全身不适、恶心、呕吐、关节疼痛等临床表现。Tuncer 等人应用 PCR 技术对高热反应患者和低热反应患者外周血中的 BCG 进行了对比研究，结果发现，超敏反应或高热反应的患者外周血 BCG 的阳性检出率明显高于低热反应的患者。这提示，BCG 血行感染、尿液中的毒性分子与 BCG 抗原诱发免疫细胞产生过量细胞因子，是 BCG 免疫出现超敏反应或高热反应的病因学因素。

二、临床表现与并发症

目前认为，膀胱内 BCG 灌注后产生尿急、尿频、排尿疼痛和轻度发热反应是膀胱内灌注 BCG 预防与治疗浅表膀胱肿瘤复发的常见免疫反应症状，多发生在第 2 次 BCG 灌注后，其中 LUTS 的发生率几乎为 100%；发热反应发生率占 28% ～ 45%，且多数患者为低热（37.5 ～ 38℃），少数患者发热可达 39℃及以上，发生率占 3.9%；肉芽肿性前列腺炎发病率占 33% ～ 75%；其他极为少见的并发症如末端输尿管多见的输尿管梗阻的发生率约为 0.3%；膀胱挛缩是 BCG 灌注所致的严重并发症之一，发生率为 0.2% ～ 0.4%；肾脓肿较为少见，临床仅见 2 例报告，发生率仅为 0.1%；间质性肾小球肾炎在文献中仅见 15 例报告；附睾睾丸炎迄今在英文文献中仅有 10 例报道；反应性关节炎有文献报告 61 例，发病率在 0.5% ～ 1%；肉芽肿性肝炎发生率是 0.4% ～ 0.7%；肺部感染包括粟粒样肺结核、肉芽肿性肺炎和急性嗜酸细胞性肺炎，目前文献报道有 20 例，是膀胱内灌注 BCG 最严重的并发症，发生率为 0.4%，死亡率高达 50%。膀胱内灌注 BCG 发生全身性 BCG 感染与脓毒症的原因如下：① 在膀胱肿瘤 TUR 手术后，由于操作造成尿道的损伤，BCG 通过内渗作用进入血液，导致 BCG 血症或败血症。② BCG 灌注前已存在膀胱、尿道或全身性感染。③ TUR-Bt 手术时所致创面过大过深并过早实施膀胱内 BCG 灌注治疗，可导致 BCG 或致病微生物直接进入血液循环，引发全身感染。④ 在 TUR-Bt 后，上述因素可造成 BCG 大量内渗吸收入血，引起全身性 BCG 感染或 BCG 败血症。

三、预防与治疗原则

有关 BCG 膀胱灌注 BCG 的毒副作用及并发症的处理原则包括以下几点。

（1）肿瘤体积与切除创面较大，以及 TUR-Bt 术后 BCG 灌注时间小于 2 周等因素与发热反应密切相关。

（2）原则上单发、肿瘤体积小于 3 cm 、创面较小的 T_1G_3 肿瘤患者，可于 TUR-Bt 术后 2 周开始 BCG 灌注。

（3）如果肿瘤体积较大、肿瘤床切除较深或多发浅表，但创面损伤面积较大的 T_1G_3 肿瘤患者，建议先即刻给予 1 次灌注化疗，术后 4 周再开始持续 6 周的 BCG 灌注方案，这是因为延迟 BCG 灌注有利于创面的修复，以减低 BCG 和热原质进入血液，引起超敏反应和高热反应。

（4）BCG 灌注产生的发热反应较为常见。对于低热反应体温不超过 38℃者临时给予口服泰诺或布洛芬等解热镇痛剂药物治疗，可改善发热和全身酸痛症状。高热患者常需给予退热降温处理，鼓励患者多饮水或适当补液以防脱水。特别对无膀胱刺激症状的严重高热患者，应特别警惕全身性 BCG 感染或 BCG 超敏反应的可能性，建议应暂停 BCG 灌注或顺延灌注间隔时间或通过减少 BCG 灌注剂量以降低局部和全身反应的程度。

（5）当膀胱刺激症状严重或持续时间较长时，需要给予普鲁本辛、盐酸羟丁宁、异烟肼等药物治疗，以抑制进入血液循环的 BCG 活性。

（6）非类固醇制剂或全身性应用糖皮质激素主要用于 BCG 超敏反应的患者，对尿液分析或细菌培养证实有混合感染者，可给予经验性抗生素治疗。

（7）如果经上述治疗效果不佳，LUTS 严重者，有研究者在麻醉下应用抗炎溶液膀胱灌注，包括呋喃坦啶 200 mg、盐酸丁卡因 1 g、甲泼尼龙 165 mg 溶于 40 mL 生理盐水低压灌注治疗，并根据患者耐受情况，最好保留 2 小时，大约 94% 的患者 LUTS 明显好转。

（8）如果患者每次 BCG 灌注后，均有严重的膀胱刺激症状、血尿和高热反应，可在下次 BCG 灌注前口服异烟肼 300 mg，连续服用 3 天。亦可预防性口服抗结核药物，通常可减轻 BCG 介导的严重膀胱刺激症状。但基于 BCG 对抗结核药物十分敏感，故不能作为常规用于预防膀胱局部副反应的治疗方法，以免影响 BCG 介导的抗肿瘤免疫介导的治疗效果。

第四节　BCG灌注与全身性感染

一、病因学因素

BCG 灌注发生全身性感染与脓毒血症是膀胱内灌注 BCG 最严重的并发症，死亡率高达 50%。一组 2 400 多例膀胱内灌注 BCG 治疗非肌层侵袭性膀胱癌的并发症统计发现，其脓毒症发生率为 0.4%，且有 10 例死亡。有关膀胱内灌注 BCG 发生全身性 BCG 感染与脓毒血症的原因包括：①在膀胱肿瘤 TUR–Bt 术后，由于操作造成尿道损伤，BCG 通过内渗作用进入血液导致 BCG 血症。② BCG 灌注前已存在膀胱或尿道的感染。③因肿瘤体积较大或多发、TUR–Bt 时切除创面过大、过深，如果在此种情况下过早（≤ 2 周）进行膀胱内 BCG 灌注，可造成 BCG 内渗吸收入血，增加发生 BCG 血症或发生全身性 BCG 感染的风险。

二、临床表现

BCG 膀胱灌注引起全身超敏反应或 BCG 血症的临床表现特征包括：①在 BCG 灌注后 6 ～ 12 小时，因大量 BCG 苗进入血液，引起全身超敏免疫反应或 BCG 菌血症。②患者在 BCG 灌注后突发寒战、高热（高于 39℃）、神志恍惚、谵语。③严重者可出现肝、肾、呼吸功能不全以及血压降低等循环衰竭危象，这是膀胱灌注 BCG 预防膀胱肿瘤复发或治疗原位癌最严重的并发症，但全身超敏反应或 BCG 血症的发生率极低，文献仅见 3 例典型报告。

三、防治措施

为避免膀胱 BCG 灌注诱发全身超敏反应或 BCG 毒血症，主要预防措施包括：① 禁止将 BCG 溶液直接经尿道外口向膀胱腔内灌注。②严格按无菌操作将导尿管置入膀胱，并选择较软的导尿管，操作时要轻柔，特别是有尿道狭窄或 TUR 插入操作镜时有尿道损伤出血的患者，更应注意延长 BCG 的灌注时间或选择膀胱灌注化疗。③膀胱或尿道存在感染者应暂缓膀胱内 BCG 灌注治疗；④原则上对单发浅表的 T_1G_3 膀胱肿瘤或原位癌患者，由于肿瘤切除范围及黏膜损伤创面较小，可在 TUR–Bt 术后 2 周开始 BCG 灌注治疗，对肿瘤体积较大或多发膀胱肿瘤的患者，由于肿瘤床切除较深，膀胱黏膜切除创面较大，应注意避免过早的膀胱内灌注 BCG。原则上应在术后第 4 周开始 BCG 灌注治疗，以避免 BCG 快速吸收入血液，引发全身超敏反应或 BCG 血症。⑤对 BCG 灌注后有严重膀胱炎症反应和高热反应的患者可早期对症处理或延长 BCG 灌注的间隔时间或暂停灌注治疗或每天给予 40 mg 泼尼松，可有效地预防 BCG 所致的超敏反应或过敏性休克的发生，这也是防治 BCG 全身超敏反应或败血症发生的重要措施。⑥一旦考虑有 BCG 全身感染或 BCG 血症发生时，应立即停止 BCG 灌注治疗，应给予异烟肼、利福平、乙胺丁醇加环丝氨酸预防治疗，并请多学科专家会诊，协助制定中西医结合综合治疗方案。

第五节　BCG灌注毒性反应分级与处理原则

基于野生型 BCG 具有较强的抗原性、致敏性和残留毒性，膀胱内灌注 BCG 已经在临床实践中被发现可诱发各种毒性反应。依据 BCG 灌注剂量、灌注时间、疗程、患者个体健康状况与免疫功能状态的差异，其临床毒性反应的程度也不尽相同。美国克利夫兰研究所将 BCG 灌注的临床毒性反应分为三级，并提出相应的评估与处理原则。

一、Ⅰ级毒性反应的评估与处理

BCG 灌注Ⅰ级毒性反应及其评估与处理原则包括以下内容。

（1）BCG 灌注后 48 小时内出现中度膀胱刺激症（尿急、尿频、尿痛），镜下血尿，发热＜ 38.5℃者为Ⅰ级毒性反应。

（2）检查与评估：尿常规和尿细菌培养，以排除细菌性尿路感染。

（3）对症处理：①给予抗胆碱能类药物。②给予抗炎与镇痛药物如沙巴棕、塞来昔布。③给予局部解痉药物如非那吡啶。④中药以清热利湿、活血化瘀、消炎止痛为主要治法，双石通淋胶囊、宁泌泰为临床结合治疗的经典方药。

二、Ⅱ级毒性反应的评估与处理

BCG 灌注Ⅱ级毒性反应的评估预处理包括：①严重的膀胱刺激症状和发热反应超过 48 小时，已采用一级毒性反应中的所有处理措施症状无明显改善者为二级毒性反应。②评估内容：尿细菌培养，胸部 X 线，肝功能。③处理措施：应组织对处理结核分支杆菌及合并感染经验丰富的医生会诊，重新考虑 BCG 灌注时，原则上 BCG 灌注剂量应减少到 1/2 或 1/3，依据培养结果可选择抗生素治疗或分别给予口服异烟肼、利福平 300 mg/d 和 600 mg/d，直至症状消失，亦可择双石通淋胶囊或癃清片结合治疗，不推荐单一治疗方法。

三、Ⅲ级毒性反应的评估与处理

BCG 灌注Ⅲ级毒性反应的评估与处理包括：①发生严重的并发症，如超敏反应、持续高热、严重的膀胱刺激征及血流动力学改变时为三级毒性反应。②处理要点：应包括Ⅰ级和Ⅱ级毒性反应中的所有处理措施，并根据毒副作用的反应程度，酌情给予口服异烟肼 300 mg/d，利福平 600 mg/d，疗程 3 ～ 6 个月，若累及实质脏器，发生附睾炎、前列腺炎或肝脏、肺脏、肾脏功能异常，可给予口服异烟肼 300 mg/d，利福平 600 mg/d，乙胺丁醇 15 mg/（kg · d）。使用环丝氨酸时，应注意易引起严重的精神症状；BCG 对吡嗪酰胺耐药，且治疗效果不佳。对患者经过治疗后，若症状改善不明显或出现感染性休克时，在有效的抗生素治疗后，亦可考虑使用泼尼松 40 mg/d 进行治疗。

四、预防与调护措施

综上所述，有关非肌层侵袭性膀胱癌 BCG 灌注诱发的毒性反应及预防与调护的基本原则包括：①对单发乳头状低危膀胱肿瘤患者，TUR–Bt 术后治疗可选择 1 次性灌注化疗或给予 6 周单疗程灌注化疗。②对中危、高危非肌层侵袭的 T_1G_3 或膀胱原位癌患者，推荐单疗程 6 周的 BCG 膀胱灌注诱导治疗加 BCG 维持灌注治疗 1 年以上，可有效预防肿瘤的复发与进展，并延长全膀胱切除的时间。③ BCG 灌注时间原则上应在 TUR–Bt 术后 2 周后开始灌注，对肿瘤体积≥ 3 cm 的肿瘤或多发膀胱肿瘤患者，因 TUR–Bt 切除创面过大过深者，可先给予 1 次即刻化疗灌注，并于 4 周后开始单疗程加维持 BCG 灌注治疗，以避免 BCG 局部与全身毒性反应。④建议对初始 BCG 灌注发生Ⅱ级毒性反应的患者以及膀胱刺激症状严重的患者可采用延迟 BCG 灌注间隔时间和中西医结合对症治疗或改为化疗灌注。⑤对发生Ⅲ级毒性反应的患者应立即停止 BCG 灌注治疗，并给予抗结核药物、清热凉血中药、抗炎抑菌药等治疗，同时请相关专家会诊，制订多模式防治方案。

（胡海龙　韩瑞发）

第六节　中医络病学对BCG毒副作用的认识与防治原则

一、概述

BCG 膀胱灌注是预防 T_1G_3 浅表膀胱癌术后复发或治疗膀胱原位癌的首选生物免疫制剂治疗和金标准。BCG 是一种减毒活结核分枝杆菌，具有强烈的抗原性、致敏性及残留毒性。膀胱灌注 BCG 后，BCG 与膀胱黏膜直接黏附是导致膀胱表层上皮细胞损伤，诱导宿主巨噬细胞、树突细胞、T 细胞亚群免疫细胞趋入膀胱黏膜层，并被 BCG 抗原激活产生的多种细胞因子和炎症介质，引发 BCG 介导的膀胱黏膜免疫性炎症反应及抗肿瘤免疫效应。BCG 灌注免疫细胞介导膀胱炎症反应产生的局部副作用，其临床主要表现为严重的尿急、尿频、尿痛、镜下血尿、发热等。随着 BCG 灌注疗程的增加，还可诱发较为常见的膀胱黏膜、前列腺肉芽肿及附睾炎、输尿管梗阻或膀胱收缩等并发症。BCG 膀胱灌注导致的系统性严重毒副作用包括 BCG 超敏反应、肺部感染、BCG 血症、肾盂肾炎和高热反应。尽管这些并发症极为少见，一旦发生，往往可威胁患者的生命。

有关 BCG 灌注的毒副作用，中医学中虽然没有这一专用术语，但是依据 BCG 灌注的毒副作用的临床表现，如 BCG 灌注后所产生的尿急、尿频、排尿疼痛、发热等临床症状，应归属于中医的“淋证”范畴。淋之名称始于《黄帝内经》，《素问·六元正纪大论》称本病为“淋闭”。张仲景在《金匮要略·消渴小便不利淋病脉证并治》中言：“淋之为病，小便如粟状，小腹弦急，痛引脐中。”淋证以小便淋沥不尽、尿道刺痛为主症。巢元方在《诸病源候论·诸淋病候》提出：“诸淋者，由肾虚而膀胱热故也。”这是对淋证病机的高度概括。“肾虚为本，膀胱热为标”的淋证病机分析，已成为多数临床医家诊治淋证的主要依据。淋证病因有内、外之分，但其基本病理变化为湿热蕴结下焦，肾与膀胱气化不利。肾者主水，主司调节机体水液代谢的各个环节。膀胱者，“州都之官”，有贮尿和排尿的功能。肾为水脏，膀胱为水腑，二者表里相合，经络相互络属，共主水道。病理上，二者常相互影响。湿热等邪蕴结下焦，膀胱气化不利可影响肾气的蒸化与固摄。若肾气虚弱，蒸化无力或固摄无权，也可影响膀胱贮尿、排尿功能。淋证的病理性质有虚实之分，且多见虚实夹杂。本虚标实，正虚邪恋，虚中夹实为该病的主要特征。初起急性期多因湿热为患，正气尚未虚损或虚损不甚；淋久湿热伤正，由肾及脾，致脾肾两虚，则由实转虚；疾病恢复期如邪气未尽，正气渐伤或虚体受邪则成虚实夹杂之证。金代刘河间在《素问·玄机原式》中指出，淋证为“热甚客于肾部，干于足厥阴之经庭孔，郁结极甚而气血不能宣通”的结果，这一论点为淋证上行感染的认识奠定了基础。历代医家均以症状辨证论治。

笔者认为 BCG 为外毒直接入侵。王冰注《素问·五常政大论》曰：“夫毒者，皆五行标盛暴烈之气所为也。”其指出了毒由外感邪气过盛所化。古人所论之毒根据毒邪的来源有外毒与内毒之分，外毒可直接为温热毒邪所侵袭，或由风、寒、暑、湿、燥、火六淫之邪所转化。现代所言外毒含义更加广泛，包括各种病原微生物及毒素、农药残留、抗生素残留、重金属污染、核污染、电离辐射等，超出人体气血代谢而无法排出体外，损伤人体。BCG 是一种减毒的活结核分枝杆菌，具有强烈的抗原性、致敏性及残留毒性。BCG 膀胱灌注后的超敏反应或 BCG 血症的病机特点表现为毒火炽盛、直中脏腑。由于膀胱灌注后毒邪蕴于体内，临床上可出现高热症状，局部热势峻猛，出现寒战、高热、神志恍惚、谵语等。毒邪侵入膀胱络脉，膀胱络脉瘀阻、瘀塞或破损，导致尿频、尿急、尿痛和血尿。毒邪客于肾络，则出现急性肾盂肾炎，严重可致菌血症、脓毒症等。毒邪壅滞导致气络、脉络闭阻、气机升降出入失司，津血互换及营养代谢功能严重受损，气血濡养受阻而致脾肾功能失调，久之消耗人体正气，而致气血阴液亏虚。若肾气虚弱，蒸化无力或固摄无权，也可影响膀胱贮尿、排尿功能。此乃本虚标实，虚中夹实；诸淋日久不愈，则“正气渐衰”“久病必瘀”“肾络瘀阻”，淋证迁延，反复不愈，则为“劳淋”。

二、BCG灌注毒副作用的中医证候分型

1. 湿热壅盛，毒邪伤络

若BCG灌注后产生严重的尿急、尿频、尿痛、血尿或高热，主要为外邪内侵，毒邪损伤膀胱，酿成湿热；或因过食肥甘酒热之品，脾胃运化失常，积湿生热；湿热毒邪壅盛，小便灼热刺痛为热淋；热损脉络，迫血妄行而尿血；热客于肾，阻滞经络，气血不畅，邪正相争，则腰痛、发热、恶寒。

2. 膀胱湿热，络脉瘀阻

BCG灌注诱发的尿急、尿频、尿痛、轻度发热等临床表现，主要为外毒入侵，秽浊之邪直达膀胱，酿成湿热；加之平素过食肥甘酒辛，积湿生热；湿热下注膀胱，使膀胱气化失司，水道不利，脉络受外邪损伤，遂发为淋所致。

3. 脾肾气虚，络脉不荣

该证的病机为素体脾虚，或思虑劳伤心脾，或湿热之邪困脾，或过用苦寒、辛香，耗气损脾，导致脾气虚弱。先天畸形，禀赋不足，肾气虚弱，或房劳，或年迈，或久病，肾气亏虚，致使脾肾气虚，脾不运化，肾失开阖，水道不利，毒邪留恋不去，则淋沥不已，时作时止。脾失健运，则神疲乏力，纳呆腹胀。

4. 气阴两虚，络虚失养

淋证之初，正盛邪实，治以祛邪为主，但若治不得法，或病重药轻，显证虽除，余毒未尽，停蓄下焦，暗耗气阴；若清利太过，湿热虽去，但正气受伤，若失治、病久不愈，湿热困脾耗气，热毒羁留伤阴，致气阴两伤，即《素问·评热病论》所谓：“邪之所凑，其气必虚。”气阴两虚，湿热留恋，本虚标实。

三、中医辨证论治与方药选择

（一）病因病机与辨证论治

1. 湿热壅盛，毒邪伤络

（1）病因病机：①外邪入侵，毒邪损伤膀胱，酿成湿热；蕴于气分，湿热交蒸，蕴而化毒，邪正相争，以致发热、口渴、肢酸倦息；湿邪困阻，气机失畅，故胸闷腹胀；湿热毒邪壅盛，下注膀胱，致小便灼热、刺痛。②热损脉络，迫血妄行而尿血。③热客于肾，阻滞经络，气血不畅，则腰痛、发热、恶寒。病涉三焦，症状繁杂，但皆由湿热蕴毒而致，见舌苔白腻、黄腻或干黄，脉濡数或滑数。

（2）临证：症状突然加重，尿频、尿急、灼痛，尿色黄或赤，腰痛拒按，发热烦躁，口干口苦，舌红苔白腻或黄腻，脉濡数。临床表现为尿急、尿频、尿痛，尿常规检查有大量白细胞。

（3）治法：清热解毒，利湿通络。

（4）方药：黄连解毒汤合猪苓汤加减。若患者出现高热，可急用安宫牛黄丸；若患者出现神昏谵语、抽风痉厥，急用紫雪丹；若患者出现身热烦躁，痰盛气粗，可急用至宝丹。

2. 膀胱湿热，络脉瘀阻

（1）病因病机：络滞血瘀，外邪入侵，秽浊之邪直达膀胱，酿成湿热。湿热下注蕴于膀胱，水道不利，膀胱气化失司，故尿频、尿急，溺时涩痛，淋沥不畅；湿热郁遏，脉络不畅者，则少腹急满；损伤膀胱血络，血随尿出，故尿中带血。舌淡红，苔薄，脉数。

（2）临证：小便频数不畅，灼热刺痛，少腹拘急，或尿色黄赤，舌红、苔黄腻，脉滑数，尿常规检查尿中有大量中性粒细胞，这也是患者初次 BCG 灌注的临床表现。

（3）治法：清热利湿，化瘀通络。

（4）方剂：八正散合小蓟饮子加减。

3. 脾肾气虚，络脉不荣

（1）病因病机：年迈、久病脾肾气虚，运化失司，气不化水，水气内停，阻滞中焦，气机不畅，则胸脘痞闷；水为阴邪，其性下趋，趋于聚集下焦，毒邪滞于膀胱，则尿频、色清，微有滞涩，余沥不尽；脾肾气虚，络脉运行不畅，则手足不温，脘腹胀满，劳倦加重，神疲乏力，少气懒言，小腹坠胀，腰酸膝软。

（2）临证：尿频色清，微有滞涩，余沥不尽，劳倦加重，神疲乏力，少气懒言，小腹坠胀，腰酸膝软，舌淡，苔薄白，脉细无力。

（3）治法：健脾益肾，益气养络。

（4）方剂：参苓白术散合实脾散加减。

4. 气阴两虚，络虚失养

（1）病因病机：久病不治、延治、误治，或病后失调，或失血过多，伤及元气，暗耗气阴，即《素问·评热病论》所谓的“邪客久留，必致其虚”；气阴两虚，湿热留恋，本虚标实。脾气虚，运化失司，水谷精华不能吸收，故面黄肢倦，气短懒言，饮食减少，水湿内停，积聚下焦，积湿成热，湿热下注，则尿频、尿急、尿痛。

（2）临证：尿频、尿急、尿痛较轻，劳则加重，低热不退，倦怠乏力，心悸头晕，腰膝酸软无力，舌苔腻或黄腻，脉细数无力。

（3）治法：益气养阴，清利通络。

（4）方剂：八珍汤合二妙散加减。

（二）方药组成与方义

1. 湿热壅盛，毒邪伤络

（1）治法：清热解毒，利湿通络。

（2）方剂：黄连解毒汤合猪苓汤。

（3）方药组成与方义：黄连 10 g，黄芩 6 g，黄柏 12 g，栀子 12 g，猪苓 15 g，茯苓 12 g，泽泻 12 g，生地 12 g，滑石 10 g。方中黄柏泻下焦之火，为君药；黄芩泻上焦之火，为臣药；黄连清泻心火，兼泻中焦之火；栀子泻三焦之火，导热下行，引邪热从小便而出，黄连、栀子为佐药。根据《素问·至真要大论》中“本方用于热毒壅盛，亦可泄心火，解热毒”，方中猪苓取其归肾、膀胱经，专以淡渗利水，辅以泽泻、茯苓之甘淡，益猪苓利水渗湿之力，且泽泻性寒兼可泄热，茯苓尚可健脾以助运湿。佐入滑石之甘寒，利水、清热两彰其功；生地黄滋阴清热，既益已伤之阴，又防诸药渗利重伤阴血。诸药合方，清血热、膀胱热之毒，清利导湿于外。如血热重则要加用抗生素。

2. 膀胱湿热，络脉瘀阻

（1）治法：清热利湿，化瘀通络。

（2）方剂：八正散合小蓟饮子加减。

（3）方剂组成与方义：车前子 15 g（包），萹蓄 15 g，瞿麦 15 g，滑石 15 g（包），甘草 6 g，大黄 6 g，栀子 12 g，通草 10 g，生地黄 12 g，小蓟 15 g，蒲黄 12 g，藕节 15 g，淡竹叶 12 g，当归 10 g；方中以滑石、通草为君药。滑石善能滑利窍道，清热渗湿，利水通淋，《药品化义》谓之："体滑主利窍，味淡主渗热"；通草上清心火，下利湿热，使湿热之邪从小便而去。萹蓄、瞿麦、车前子为臣，三者均为清热利水通淋之常用品。小蓟甘凉入血分，功擅清热凉血止血，又可利尿通淋；生地黄甘苦性寒，凉血止血，养阴清热；蒲黄、藕节助君药凉血止血，并能消瘀，当归养血和血，引血归经，使血止而不留瘀；佐以山栀子清泄三焦，通利水道，以增强君、臣药清热利水通淋之功；大黄荡涤邪热，并能使湿热从大便而去；甘草调和诸药，兼能清热、缓急止痛，是为佐使之用。本方集寒凉降泄之品，泻火与利湿合法，利尿与通腑并行，诸药合用，既可直入膀胱清利而除邪，又兼通利大肠导浊以分消，务使湿热之邪尽从二便而去。止血之中寓以化瘀，使血止而不留瘀；清利之中寓以养阴，使利水而不伤正。

3. 脾肾气虚，络脉不荣

（1）治法：健脾益肾，益气养络。

（2）方剂：参苓白术散合实脾散加减。

（3）方剂组成与方义：人参 15 g，白术 12 g，白扁豆 15 g，茯苓 15 g，桔梗 12 g，莲子 12 g，砂仁 10 g，山药 12 g，薏苡仁 12 g，厚朴 12 g，木瓜 10 g，木香 9 g，草果仁 10 g，大腹子 12 g，附子 3 g，干姜 10 g，甘草 10 g。方中人参大补脾胃之气，白术、茯苓健脾渗湿，为君药。山药、莲子肉既能健脾，又有涩肠止泻之功，二药可助参、术健脾益气，兼以厚肠止泻；白扁豆健脾化湿，薏苡仁健脾渗湿，二药助术、苓健脾助运，渗湿止泻，四药共为臣药。佐以砂仁、木瓜除湿醒脾，行气和胃，既助除湿之力，又畅达气机；桔梗宣开肺气，通利水道，并能载药上行，以益肺气而成培土生金之功；炒甘草健脾和中，调和药性，为使药；附子善于温肾阳而助气化以行水，干姜偏于温脾阳而助运化以制水，二药相合，温肾暖脾，扶阳抑阴；厚朴、木香、大腹子（槟榔）、草果行气导滞，令气化则湿化，气顺则胀消，诸药相合，益气健脾，渗湿止泻。

4. 气阴两虚，络虚失养

（1）治法：益气养阴，清利通络。

（2）方剂：八珍汤合二妙散加减。

（3）方剂组成与方义：人参 15 g，白术 12 g，白茯苓 12 g，当归 12 g，川芎 10 g，白芍药 12 g，熟地黄 12 g，甘草 9 g。黄柏 15 g，苍术 15 g。方中人参与熟地黄相配，益气养血，共为君药；白术、茯苓健脾渗湿，助人参益气补脾；当归、白芍养血和营，助熟地黄滋养心肝，均为臣药；川芎为佐，活血行气，使地、归、芍补而不滞；人参、白术、茯苓、甘草，甘温之品也，所以补气；当归、川芎、芍药、地黄，质润之品也，所以补血；黄柏清热燥湿，其性沉降，长于清下焦湿热；苍术，辛散苦燥，长于健脾燥湿；炙甘草为使，益气和中，调和诸药。诸药合用，气阴双补，清热祛湿。

四、从络病学角度探讨对本病的认识和治疗思路

中医经络学认为，经络是人体内外联系的桥梁，它们不仅连接着脏腑器官、组织和神经系统，还与外界的自然环境和社会环境相互联系。因此，经络系统的病理变化不仅受内部因素的影响，也受外部因素的影响。例如，气候变化、环境污染、情绪波动、饮食不当、外毒入侵等都可能导致经络系统的病理变化。BCG 是一种减毒牛型结核分枝杆菌，其生物活性仍具有很强的抗原性、致敏性和残留

毒性，BCG 灌注膀胱，乃外毒直接入侵。外毒者，毒由外侵，如毒性猛烈必直中脏腑，内传化热生火，火热又可成毒，热毒乖戾，常直接导致对脏腑、经络的损伤，膀胱、肾腑首当其冲，出现尿频、尿急、尿痛、血尿和急性肾盂肾炎；若热毒滞于脑之络脉，可因毒热熏蒸而有神昏谵语、痉厥抽搐之变；外毒内侵也可出现较重的临床症状，如高热、寒战、神昏、抽搐、出血、四肢厥逆、脉微欲绝等表现；若外毒较轻，正虚邪恋，毒邪损伤膀胱络脉，出现膀胱络脉郁滞，致膀胱络脉受损，故而出现尿频、尿急、尿痛、血尿等症状；膀胱络脉受损，津血互换及营养代谢功能严重受损，脏腑组织代谢废物不能排出体外而形成内毒，内毒蕴结日久，积蓄于体内，又进一步损伤络脉导致病情迁延难治，甚则危象迭出。

络脉在体内的网络层次决定了疾病深浅不同的病位层次。病之初期阶段，病在人体浅表之阳络，病位浅，病程短，病情较轻；若病久羁不愈可循经内入脏腑阴络，病位深，病程长，病情较重。BCG 膀胱灌注则逆传经秩序，使外邪外毒直接入侵膀胱，引起膀胱络脉瘀阻、瘀塞，以致膀胱络脉损伤。特别是在第二次 BCG 膀胱灌注后，LUTS 的发生率几乎为 100%，临床上出现尿频、尿急、排尿疼痛和轻度发热反应，根据其表现当属“淋证”范畴，淋证以小便淋沥不畅、小腹拘急引痛为主症。《诸病源候论・淋病诸候》指出：“诸淋者，由肾虚膀胱热故也。”中医学认为本病病位在肾与膀胱，常与肝脾相关。肾与膀胱相表里，肾气的盛衰直接影响膀胱的气化与开合，从而影响排尿功能，外毒入侵致膀胱络脉瘀阻、瘀塞则膀胱开合失司而出现尿频、尿急或排尿困难；久病致脾失运化，酿湿生热，加之热毒滞络，蕴结下焦，津停痰凝，清浊不分，则尿浊；热毒灼伤膀胱络脉，络损血溢，则尿血；故脾肾两虚为本病表现为淋证的发生基础。

络病学理论是中医理论的重要组成部分，当前以络病学理论认识与治疗疑难病已成为中医学界的一种新思路。BCG 乃外邪直接入侵，侵犯膀胱脉络，引起经脉受损、络脉不畅，甚至破损，或久病正气虚损，或失治、误治，或膀胱癥瘕，予以金刃，伤及元气，再加外邪细菌入侵，甚至热客于肾，则出现急性膀胱炎或肾盂肾炎，严重可致菌血症。BCG 灌注后的毒副反应可看成疾病由浅到深，由功能失调到器质性病变这一病理变化，其具体变化过程存在热毒损络、络气瘀滞、络脉损伤、络虚不荣等病机，临床可从络论治，其具体诊疗思路应从整体与局部相结合，宏观与微观相结合、辨理化检查与辨证相结合、辨络和辨证相结合出发，坚持“辨证论治与从络论治相结合”的原则，通过多种手段缓解疼痛症状，改善排尿症状，促进膀胱功能恢复，提高患者生活质量，基于络病“络以通为用”的治疗原则，临证多从虚实出发，因于实者，多因湿热壅盛，毒邪伤络，或湿热下注，络脉瘀阻；因于虚者，多因脾肾气虚、络虚不荣或气阴两虚。不同证型有不同诊疗思路：①湿热壅盛，毒邪伤络证型，可用具有清热解毒、利湿通络之功效的黄连解毒汤合猪苓汤加减，加入辛香通络的降香，搜剔化瘀通络的土鳖虫、蜈蚣，即可达到清热解毒、利湿通络之功效。②膀胱湿热，络脉瘀阻证型，可用具有清热利湿、化瘀通络之功效的八正散合小蓟饮子加减，方中蒲黄活血行瘀通络，当归补血和血通络、清利湿热以达到化瘀通络之功效。③脾肾气虚，络脉不荣证型，可用具有健脾益肾、益气养络之功效的参苓白术散合实脾饮加减，方中人参补气荣络，络脉为气血通路，荣养络脉之人参以不壅塞气机为原则，人参与辛温通络之附子并用达到益气养络之功效。④气阴两虚，络虚失养证型，可用具有益气养阴、清利通络之功效的八珍汤合二妙散，方中人参补气，当归和血通络，川芎活血行气，黄柏、苍术清热燥湿，诸药合用气阴双补，清热利湿通络。

至于 BCG 膀胱灌注引起的全身超敏反应或 BCG 血症，虽发生率仅为 0.4%，但属于急危重症，出现寒战、高热、神志恍惚、谵语，甚至出现肝、肾、呼吸功能，循环衰竭危象的情况，应从温病“毒”之病因病机进行分析，在“辨证论治”的基础上，融入“从络辨证”的思想，即“辨证论治与从络论治相结合”，并佐以解毒透络、开郁散毒、化瘀解毒、扶正祛毒等治法，采用消除病理产物、减轻毒势、分化“毒邪”的方法，方能取得较为理想的治疗效果。

中医络病学认为，肾藏精化生元气，是生命发生和成长到衰老的内在动力和调节调控的总枢纽。《难经·八难》曰：“诸十二经脉者，皆系于生命之原。所谓生气之原者，谓十二经之根本也，谓肾间动气也，此五脏六腑之本，十二经脉之根，呼吸之门，三焦之原，一名守邪之神。故气者，人之根本也，根绝则茎叶枯矣。”肾之元气运行于十二经脉中为经气，经气入络为络气，肾气循络脉运行三焦而成为五脏六腑功能活动的根本动力。肾之元气是人之根本，肾之元气的盛衰影响五脏六腑功能的盛衰。《素问·逆调论》曰：“肾者水脏，主津液。”人的水液代谢和调节与肺、脾、肾、膀胱、大肠、小肠等有关。肾与膀胱互为表里，肾与膀胱络脉相通，二者常相互影响。因此，中医治疗 BCG 膀胱灌注引起的膀胱炎症和毒副作用，不仅要考虑到对肾脏和膀胱的直接影响，还要兼顾肺、脾、肾及三焦对人体水液代谢的调节作用，既要考虑疾病的本身，更要注重人体通过经络联系的各脏腑间的相互作用，结合外因，综合分析，才能全面认识 BCG 灌注所引起的急慢性膀胱炎和各种毒副作用，为应用中医络病学理论探索 BCG 灌注毒副作用的防治策略，提供更加安全、有效的中西医结合方案。

（邹建安）

参考文献

[1] Aust TR, Massey JA. Tubercular prostatic abscess as a complication of intravesical bacillus Calmette–Guérin immunotherapy [J]. International Journal of Urology, 2005, 12: 920–921.

[2] Coscas R, Arlet JB, Belhomme D, et al. Multiple mycotic aneurysms due to Mycobacterium bovis after intravesical bacillus Calmette–Guérin therapy [J].J Vasc Surg, 2009, 50 (5): 1185–1190.

[3] Fry A, Saleemi A, Griffi ths M, Farrington K. Acute renal failure following intravesical bacilli Calmette–Guerin chemotherapy for superficial carcinoma of bladder [J]. Nephrol Dial Transplant, 2005, 20 (4): 849–850.

[4] R F M Bevers, K–H Kurth, D H J Schamhart. British Journal of Cancer [J].2004, 91 (4): 607–612.

[5] Heiner J G, Terris MK. Effect of advanced age onthe development of complications from intravesical bacillus Calmette–Guérintherapy [J]. Urologic Oncology, 2008, 26 (2): 137–140.

[6] kaneko T, Fujita K, Homma Y. Transient anuria requiring nephrostomy after intravesical bacillus [J]. Int J Urol, 2006, 13 (3): 294–295.

[7] Kennedy SE, Shrikanth S, Charlesworth JA. Acute granulomatous tubulointerstitial nephritis caused by intravesical BCG [J]. Nephrol Dial Transplant, 2006, 21 (5): 1427–1429.

[8] Kureshi F, Kalaaji AN, Halvorson L, et al. Cutaneous complications of intravesical treatments for bladder cancer: granulomatous inflammation of the penis following BCG therapy and penile gangrene following mitomycin therapy [J]. J Am Acad Dermatol, 2006, 55 (2): 328–331.

[9] Lafontaine PD, Middleman BR, Graham SD, et al.Incidence of granulomatous prostatitis and Acid–Fast bacilli after intravesical BCG therapy [J]. Urology, 1997, 49 (3): 363–366.

[10] Lamm DL, van der Meijden PM, Morales A, et al. Incidence and treatment of complications of bacillus Calmette–Guérin intravesical therapy in superficial bladder cancer [J].J Urol, 1992, 147 (3): 596–600.

[11] Manzanera Escribano M J, Morales Ruiz E, Odriozola GrijalbaM, et al. Acute renal failure due to interstitial nephritis after intravesical instillation of BCG [J]. Clin Exp Nephrol, 2007, 11 (3): 238–240.

[12] Matlaga BR, Veys JA, Thacker CC, et al.Prostate abscess following intravesical Bacillus Calmette–Guerin treatment [J]. J Urol, 2002, 167 (1): 251.

[13] Morita T, Tokue A. Vesicoureteral reflux after intravesical instillation of Bacillus Calmette–Guérin against carcinoma in situ of the bladder [J]. Urol Int, 2004, 73 (3): 287–288.

[14] Ng YH, Bramwell SP, Palmer YJ, et al. Cutaneous mycobacterial infection post intravesical BCG installation [J]. Surgeon, 2006, 4 (1): 57–58.
[15] Nieder AM, Sved PD, Stein JP, et al. Cystoprostatectomy and orthotopic ileal neobladder reconstruction for management of bacille Calmette Guerin–induced bladder contractures [J]. Urology, 2005, 65 (5); 909–912.
[16] Palou J, Rodr'ıguez–Villamil L, Andreu–Crespo A, et al. Intravesical treatment of severe bacillus Calmette–Guerin cystitis [J]. International Urology and Nephrology, 2001, 33 (3): 485–489.
[17] Rischmann P, Desgrandchamps F, Malavaud B, et al. BCG intravesical instillations: recommendations for side–effects management [J]. Eur Urol, 2000, 37: 33–36.
[18] Singh NP. Nephrotic syndrome as a complication of intravesical BCG treatment of transitional cell carcinoma ofurinary bladder [J]. Renal Failure, 2007, 29 (2): 227–229.
[19] Sylvester RJ, van der Meijden AP, Witjes JA, et al.Bacillus calmette–guerin versus chemotherapy for the intravesical treatment of patients with carcinoma in situ of the bladder: a meta–analysis of the published results of randomized clinical trials [J]. J Urol, 2005, 174 (1): 86–91.
[20] Terris MK, Macy M, Freiha FS. Transrectal ultrasound appearance of prostatic granulomas secondary to bacillus Calmette–Guerininstillation [J]. JUrol, 1997, 158 (1): 126–127.
[21] Tinazzi E, Ficarra V, Simeoni S, et al. Reactive arthritis following BCG immunotherapy for urinary bladder carcinoma: a systematic review [J]. Rheumatol Int, 2006, 26 (6): 481–488.
[22] Trevenzoli M, Cattelan AM, Marino F, et al. Sepsis and granulomatous hepatitis after bacillus Calmette–Guerin intravesical installation [J]. J Infect, 2004, 48 (4): 363–364.
[23] Wittes R, Klotz L, Kosecka U.Severe bacillus Calmette–Guerin Cystitis responds to systemic steroids when anti–tuberculous drugs and local steroids fail [J].J Urol, 1999, 161 (5): 1568–1569.
[24] Yates J, Stein B. Bladder and penile lesions with inguinal adenopathy after intravesical Bacillus Calmette–Guerin (BCG) treatment [J]. Urology, 2007, 70 (6): 1223: 15–17.
[25] 坎贝尔·沃尔什. 坎贝尔–沃尔什泌尿外科学 [M] 郭应禄, 周立群译. 北京: 北京大学医学出版社, 2009.
[26] 白牧鑫, 韩林露, 杨蕾. 中医辨证治疗复发性尿路感染气虚湿浊证 [J]. 长春中医药大学学报, 2017, 33 (5): 765–767.
[27] 陈晶, 程海波.中医基础理论 [M]. 北京: 中国中医药出版社, 2021.
[28] 郭强强, 戴鹏举, 郭浩然, 等. 阳虚质女性慢性尿路感染的中医诊疗进展 [J]. 光明中医, 2019, 12 (34): 1805–1807.
[29] 胡佩胜, 刘晋峰, 姚永军, 等. 四君子汤对吡柔比星膀胱灌注毒副作用改善的观察 [J]. 基层医学论坛, 2010, 14 (16): 493–494.
[30] 韩瑞发, 姚智.膀胱癌卡介苗免疫治疗原理与实践 [M]. 人民卫生出版社, 2016: 26–31.
[31] 孔敏, 程皖, 金华, 等. 益肾清热通淋法治疗中老年女性尿路感染的疗效分析 [J]. 安徽中医药大学学报, 2016, 35 (6): 33–36.
[32] 罗宏. 中医治疗尿路感染的研究进展 [J]. 辽宁中医药大学学报, 2010, 12 (3): 94–95.
[33] 李传刚, 李墨林, 苏晓红, 等. 四君子汤对小鼠膀胱癌化疗的减毒增效作用 [J]. 中国中西医结合杂志, 2005, 25 (4): 359–362.
[34] 梁栋, 杨洪涛, 黄文政. 黄文政治疗反复发作尿路感染经验 [J]. 中国中医基础医学杂志, 2020, 26 (10): 1557, 1563.
[35] 李冀, 左铮云. 方剂学 [M]. 北京: 中国中医药出版社, 2021.
[36] 梁繁荣, 王华. 针灸学 [M]. 北京: 中国中医药出版社, 2021.
[37] 宋家璈, 应毅蝶, 张振声, 等. 中、高危非肌层浸润性膀胱癌卡介苗膀胱灌注的疗效与不良反应分析 [J]. 第二军医大学学报, 2021, 42 (12): 1369–1373.
[38] 谭雪秋. 杨小红从肾虚膀胱热论治老年女性泌尿系感染经验介绍 [J]. 新中医, 2021, 53 (2): 215–217.
[39] 沈雪勇, 刘存志. 经络腧穴学 [M]. 北京: 中国中医药出版社, 2021.

[40] 尤雅萍，张喜奎. 张喜奎教授辨治劳淋的经验[J]. 中医临床研究，2019，11(25)：75-77.
[41] 俞越晶，邹晓艳，郭兆安. 从中医角度浅析尿路感染[J]. 亚太传统医学，2017，13(16)：25-36.
[42] 张滢坦，刘建华. 尿路感染中医治疗综述[J]. 江西中医药，2008，39(7)：73-74.

第十二章中英文关键词索引

白细胞介素	interleukin，IL
发热反应	febrile reaction
毒性反应	toxic reaction
结核分枝杆菌	mycobacterium tuberculosis
卡介苗	bacillus calmette-Guérin，BCG
免疫性膀胱炎	immune cystitis
膀胱灌注治疗	irrigation of bladder therapy
全身性感染	systemic infection
细胞免疫	cellular immunity
下尿路刺激症	lower urinary tract symptoms，LUTS
纤维连接蛋白	fibronectin，FN
预防与治疗	prevention and treatment
肿瘤免疫	tumor immunity

第十三章 中西医对女性压力性尿失禁的认识与诊治原则

第一节 概述

压力性尿失禁（stress urinary incontinence，SUI）是一种女性泌尿生殖系统常见的疾病，指腹腔内压力超过尿道压力，而表现出打喷嚏、咳嗽、大笑或运动等腹压增高时尿液不自主从尿道外口漏出的症状。尿道过度移动或尿道固有括约肌功能缺陷（intrinsic sphincter deficiency，ISD）引起的女性尿道括约肌功能缺陷是发病的主要原因。尿道过度移动的发生机制基于“吊床假说”，由慢性咳嗽、慢性便秘、肥胖或阴道分娩等导致盆底肌肉组织和阴道结缔组织对尿道和膀胱颈的支持不足引起，当腹压增加时，尿道不能闭合。ISD 是指使尿道关闭的尿道固有黏膜和肌张力功能丧失，因多次盆腔或小便失禁手术损伤妇女的神经肌肉引起，即使轻微腹压增加也会导致严重漏尿。虽然 SUI 不会威胁患者生命，但因病情缠绵难愈、频繁漏尿，患者常羞于启齿，严重影响其心理健康及生活质量。

现代医学从 SUI 的筛选评估，诊断性检查，非手术、手术管理等方面形成较系统的诊疗方案。筛查评估包括病史、体格检查、问卷等评估；诊断性检查则包括尿液分析、尿动力学检查、尿垫试验和影像学检查，除此之外，全面、严谨的体格检查非常必要。治疗方案包括非手术管理措施如膀胱训练、盆底肌训练（pelvic floor muscle training，PFMT）、生物反馈等疗法及药物干预管理，如应用阴道雌激素、度洛西汀等。若非手术方法无明显效果，则采用手术治疗，对于单纯性 SUI 患者多采用尿道中段悬吊术，但对于复杂性 SUI 患者的手术方案则需考虑患者的综合情况制订。

中医理论中虽无压力性尿失禁病名，但根据病因病机及临床表现将其归为“膀胱咳”“遗溺”“小便不禁”等范畴。“膀胱咳”“遗溺”首见于《素问·咳论》：“肾咳不已，则膀胱受之，膀胱咳状，咳而遗溺。”《灵枢·经别》论述：“手太阴之别，名曰列缺……虚则欠㰦，小便遗数。”《灵枢·本输》指出：“三焦者，足少阳太阴之所将，太阳之别也……并太阳之正，入络膀胱，约下焦，实则闭癃，虚则遗溺。”另《证治准绳·疡医》有云：“或肾气虚热，干于厥阴之络，阴挺、痿痹而溺频数。”肺为水之上源，下连膀胱，从上焦通调水道；三焦经的分布虽自手至头，但有一与之相通且位于下肢的下腧，叫委阳穴，也是足太阳膀胱经络脉别出之处。三焦与足少阴肾经、足太阳膀胱经关系密切，其脉气并行于足太阳膀胱经的正脉，入内络于膀胱以约束下焦；肝之经络循阴器，系廷孔。本病病位在膀胱，与肺、脾、肾及三焦有关，主要与三焦、肝、肺络脉病变相关。临床实践验证探索显示，中医药方法对 SUI 具有疗效显著、副作用少、简单易实施的特点。络病学认为，络脉包括布散于体表的阳络，循行于体内的阴络，又连接脏腑经脉，该理论对 SUI 的发病发展转化具有较完善的认知体系，并可以提供切实有效的辨证施治方案。

第二节　流行病学与发病率

我国女性 SUI 发病率约为 18.9%，并随年龄增加发病率不断升高，我国研究资料显示，50 ～ 59 岁是 SUI 患病的高峰年龄，可达到 28.2%。除年龄外，每年因生育、肥胖、盆腔器官脱垂等诱发 SUI 的患者也不在少数。

研究发现，初次生育年龄在 20 ～ 34 岁的女性，其 SUI 与生育相关度明显高于其他年龄段；阴道分娩对女性盆底造成的创伤也会引发 SUI。一项 Meta 分析研究结果显示，阴道分娩相较于剖宫产 SUI 发病率增加了近 8%，长期发病率增加近 2 倍；生育的年龄过大、使用加速产程的助产技术、出生婴儿的体重较大也是 SUI 发生的危险因素。盆腔器官脱垂与 SUI 关系密切，研究发现，高达 80% 的盆底障碍女性存在盆腔器官脱垂合并 SUI。此外，肥胖女性发生 SUI 概率明显增高，体重减少可改善。另有研究发现，白人女性发生压力性尿失禁的患病风险约是亚裔美国女性的 2 倍、黑人女性的 3 倍。体力活动水平与 SUI 严重程度呈正相关。一项 Meta 分析纳入 6 项研究，样本共计 3 678 例，结果显示，患有代谢综合征的女性的 SUI 风险是无代谢综合征的女性的 3 倍。

一项大型前瞻性队列研究发现，70% 患有 SUI 的女性在发病 4 年后仍会出现类似的尿失禁症状，60% 的女性在发病 8 年后仍有类似的症状，显示了本病的难治性。

第三节　中西医对病因病机的认识

一、西医学对压力性尿失禁病因和病理生理的认识

从解剖角度来看，排尿过程中膀胱、尿道和尿道括约肌协同工作，以低压储存尿液并在社交方便或适当的时间主动排尿。逼尿肌和尿道内括约肌主要是平滑肌，尿道外括约肌和骨盆底肌肉主要是横纹肌。膀胱腔内有上皮细胞（称为尿路上皮）和基底膜（黏膜层），可保护下层的逼尿肌不受尿液中毒素的侵害，并能与协调储尿和排尿阶段的神经细胞进行交流，从而协调尿液的储存和排出。

SUI 的发病有两种常见的机制：一是膀胱颈和尿道失去支撑（在腹部压力达到峰值时会移动）导致尿道过度活动；二是尿道括约肌机制受损，出现尿失禁，又被称为内在括约肌缺陷。

从解剖角度来看病因为尿道过度移动。“吊床假说”被广泛认为是 SUI 与尿道过度活动有关的

病理生理学解释。该假说认为，尿道位于由骨盆内筋膜和阴道前壁组成的支撑层上。尿道下层的稳定性取决于阴道壁和骨盆内筋膜与肛提肌腱弓和肛提肌的完整连接。腹压增加时尿道闭合压力的增加可能是由于尿道被压迫在类似吊床的支撑层上，而不是真正处于关闭状态。高强度活动、慢性咳嗽、慢性便秘、肥胖等慢性压力或分娩导致盆腔肌肉组织和阴道结缔组织支持作用减退，膀胱颈及近端尿道下移、尿道松弛、功能性尿道变短。腹压增高时尿道不会受到挤压或压力较少传递至尿道，导致尿道内的压力低于膀胱内的压力，尿道和膀胱颈部失去完全关闭阴道前壁功能，出现尿失禁（图 13–1）。

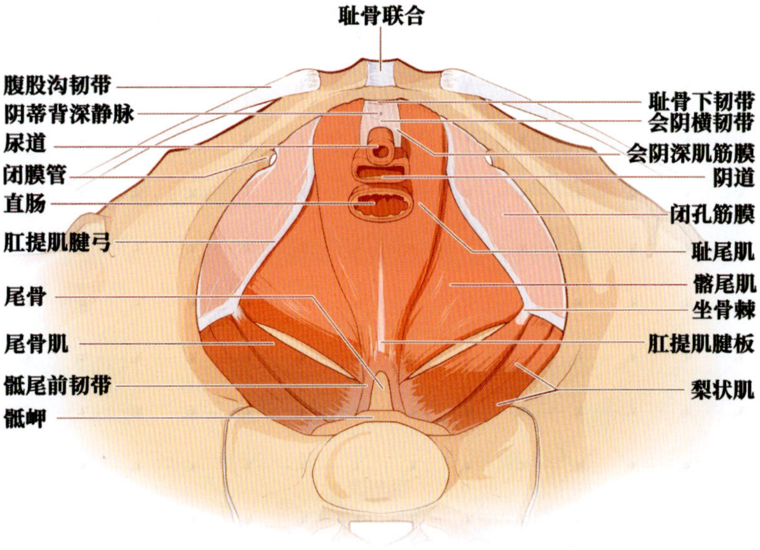

图 13–1　女性盆底肌

从功能角度看，尿道固有括约肌功能缺陷是核心原因。年龄增长、外伤、反复泌尿妇科手术、盆腔放射治疗等可导致尿道精确封闭功能损害以及局部神经损伤。尿道固有黏膜萎缩变薄或纤维化，弹性下降；尿道固有括约肌功能退变及受损，肌张力功能丧失；神经系统功能障碍，尿道不能关闭，即使腹压轻度增加也会导致严重的漏尿。

二、中医学对压力性尿失禁病因病机的认识

（1）肾阳不足，肾络不荣：素体阳虚，久病伤肾，年高肾亏，或房事不节，妇女早孕多孕，耗伤肾气，肾阳不足，膀胱失约束，足太阳膀胱之别络气不足，下元不固，不能约束水道。

（2）脾肺气虚，络气下陷：久病喘咳，耗伤肺气，子病及母；或饮食劳倦，脾胃受损，土不生金，累及肺络；或劳力过度，肺为生气之主，脾为生气之源，耗伤肺脾之气，肺络失养；或安逸少动、肥胖，人体气机失畅，脾胃等脏腑功能障碍，肺络失养，上不固下，不能制约水道。

（3）肝肾阴虚，络脉失养：久病失调，或情志内伤，或房事不节，或温热邪气日久耗伤肝肾阴血，扰于厥阴之络，而致使廷孔痿痹，小便失禁。

第四节　西医临床诊断方法与评估指标

一、确定诊断

（一）病史采集

病史采集包括一般情况、与腹压增加有关的尿失禁症状、泌尿系统其他症状及其他病史。与腹压增加有关的尿失禁症状包括打喷嚏、咳嗽、大笑或运动时尿液是否漏出，停止腹部加压动作后漏尿是否随即停止，时间和严重程度。泌尿系统其他症状如血尿、排尿困难、尿路刺激征、夜尿，以及下腹或腰部不适等。其他病史如产科和妇科病史、盆底伴随症状、既往盆腔手术史、消化系统伴随症状，以及当前药物服用详细信息等。

（二）体格检查

体格检查包括一般状态、全身体检、专科检查、神经系统检查。专科检查包括有无盆腔脏器膨出及程度；外阴部有无长期感染所引起的异味、皮疹；棉签试验了解尿道过度移动的程度；双合诊了解子宫水平、大小和盆底肌收缩力等；直肠指检检查括约肌肌力，并观察有无直肠膨出；压力诱发试验了解增加腹压时尿道口有无溢尿；神经系统检查包括下肢肌力、会阴部感觉、肛门括约肌肌力及病理反射。

（三）排尿日记

排尿日记记录连续 72 小时排尿情况，包括每次饮水时间、饮水量，排尿时间、尿量、尿失禁时间和伴随症状等（表 13–1）。

表 13–1　排尿日记

姓名：　　　　　　　　　　日期：

排尿时间/尿量	尿急？漏尿？备注？	饮水时间、类型和量
早6：00		
中午12：00		
下午6：00		
午夜00：00		

（四）量表评分

量表评分采用国际尿失禁咨询委员会尿失禁问卷调查表简表（ICI–Q–SF），分 4 个部分，记录尿失禁及其严重程度，对日常生活、性生活和情绪的影响（表 13–2）

表 13-2　国际尿失禁咨询委员会尿失禁问卷调查表简表（ICI-Q-SF）

许多患者时常漏尿，该表将用于调查尿失禁的发生率和尿失禁对患者的影响程度。仔细回想您近 4 周来的症状，尽可能回答以下问题。

1. 您的出生日期：□□□□年□□月□□日

2. 性别（在空格处打√）男□女□

---

3. 您漏尿的情况如何？

（在空格内打√）

从来不漏尿□ 0

1 周约漏尿 1 次或经常不到 1 次□ 1

1 周漏尿 2 次或 3 次□ 2

每天约漏尿 1 次□ 3

1 天漏尿数次□ 4

一直漏尿□ 5

---

4. 您认为自己漏尿的量是多少？

在通常情况下，您的漏尿量是多少（不管您是否使用了防护用品）？

（在空格内打√）

不漏尿□ 0

少量漏尿□ 1

中等量漏尿□ 2

大量漏尿□ 5

---

5. 总体上看，漏尿对您日常生活的影响程度如何？

请在 0（表示没有影响）～ 10（表示有很大影响）之间的某个数字上画圈

0　1　2　3　4　5　6　7　8　9　10

没有影响　　很大影响

ICI-Q-SF 评分（把第 3、4、5 个问题的分数相加）：□

---

6. 什么时候发生漏尿？

（请在与您情况相符合的那些空格打√）

从不漏尿□

未能到达厕所就会有尿液漏出□

在咳嗽或打喷嚏时漏尿□

在睡着时漏尿□

在活动或体育运动时漏尿□

在小便完和穿好衣服时漏尿□

在没有明显理由的情况下漏尿□

在所有时间内漏尿□

非常感谢您回答以上的问题！

（五）实验室检查

实验室检查血、尿常规，尿培养，肝肾功检查等，若尿常规检查阳性，或存在下尿路症状者行中段尿培养为阳性应进行抗生素治疗。

（六）超声与影像学检查

（1）泌尿系 B 超、残余尿测定了解有无上尿路积水，膀胱功能及尿路是否梗阻，以排除充溢性尿失禁。

（2）膀胱镜检查：排除膀胱颈梗阻、膀胱肿瘤、膀胱阴道瘘等疾病，还可用于检查既往抗尿失禁手术或盆底重建史、反复尿路感染、怀疑有网片或缝合线穿孔暴露患者。

（3）膀胱尿道造影：适用于有既往吊带手术史、怀疑有膀胱输尿管反流，或需要进行 SUI 分型的患者。

（七）尿流动力学检查

尿流动力学检查合并尿频、尿急、排尿不畅或残余尿增多等排尿或储尿功能异常的复杂性 SUI，或用于 SUI 的程度及分型诊断，或用于术前确诊及鉴别诊断（图 13–2）。

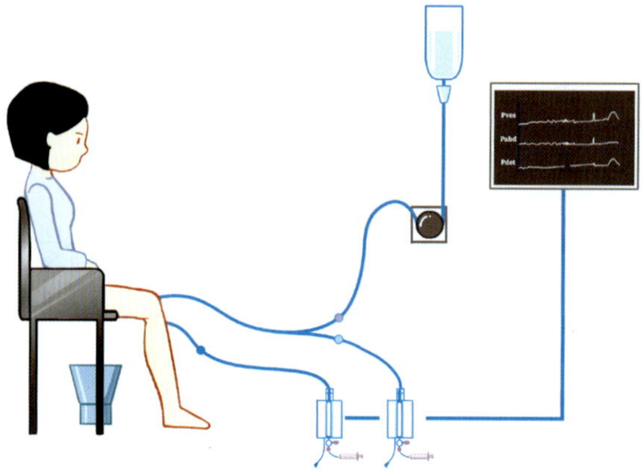

图 13–2　多通道尿动力检测示意图

二、程度诊断

（1）临床症状：可采用 Ingelman–Sundberg 分度法。轻度指一般活动及夜间无尿失禁，腹压增加时偶发尿失禁，不需佩戴尿垫；中度指腹压增加及体力活动时，有频繁尿失禁，需要佩戴尿垫生活；重度指起立活动或卧位体位变化时即有尿失禁，严重地影响患者的日常生活及社交活动。

（2）国际尿失禁咨询委员会尿失禁问卷调查表简表（ICI–Q–SF）：问卷共 4 项内容，包括漏尿量、漏尿次数、漏尿对日常生活的影响、发生漏尿的时间，问卷得分值越大说明患者的尿失禁越严重。根据国际尿控协会的建议按问卷的评分，可将尿失禁的严重程度分为 3 个等级：≤ 7 分为轻度，8 ～ 13 分为中度，14 ～ 21 分为重度。

（3）尿垫试验：1 小时尿垫试验。根据国际尿控协会的建议按漏尿量分为：①轻度，1 小时漏尿量≤ 1 g。②中度，1 g ＜ 1 小时漏尿量＜ 10 g。③重度，10 g ＜ 1 小时漏尿量＜ 50 g。④极重度：1 小时漏尿量≥ 50 g。

三、分型诊断

分型诊断并非所有患者都需要，但对于临床表现与查体不甚相符，以及经初步治疗效果不佳的患者，建议进行 SUI 的分型诊断。主要分为解剖型和尿道固有括约肌缺陷型（IDS 型）。

（1）可通过膀胱尿道造影或影像尿动力学检查结果进行分型。

（2）腹压漏尿点压（abdominal leak point pressure，ALPP）结合尿流动力学检查进行分型：Ⅰ型 SUI，ALPP ≥ 90 cmH_2O，提示尿道活动过度；Ⅱ型 SUI，ALPP 60 ～ 90 cmH_2O，提示尿道括约肌关闭功能受损和尿道过度活动同时存在；Ⅲ型 SUI，ALPP ≤ 60 cmH_2O，提示尿道括约肌关闭功能受损；若膀胱压> 150 cmH_2O 仍未见尿液漏出，提示尿失禁有其他因素存在。Ⅰ型和Ⅱ型为解剖型 SUI，Ⅲ型为 ISD 型 SUI。

（3）最大尿道闭合压（maximum urethral closure pressure，MUCP）：MUCP ≥ 30 cmH_2O，提示解剖型 SUI；MUCP < 30 H_2O，提示 ISD 型 SUI。

第五节　诊断要点与鉴别诊断

一、诊断要点

SUI 的主要临床表现为喷嚏、咳嗽、大笑或运动等腹压增高时尿液不自主从尿道外口漏出。ICI-Q-SF 评分≥ 7 分，1 小时尿垫试验> 1 g。尿流动力学检查表现为充盈性膀胱测压时，在腹压增高而无逼尿肌收缩的情况下出现不自主漏尿。复杂性 SUI 还存在尿急、尿不尽、与尿潴留相关的尿失禁、膀胱功能不全或持续性漏尿等症状，或反复尿路感染，或既往有抗尿失禁手术史、复杂尿道手术史、盆腔手术史，或存在排尿踌躇、尿线细、尿中断、排尿不尽感、体位依赖性排尿等排尿期症状，查体可存在神经源性疾病、控制不佳的糖尿病、盆腔器官脱垂、泌尿生殖道瘘等，可见残余尿≥ 100 mL、尿路感染等。需行影像尿流动力学检查、残余尿测定、会阴检查等方法以明确是否合并有膀胱过度活动症、盆腔器官脱垂、逼尿肌收缩力减弱、膀胱出口梗阻等并发症。

二、鉴别诊断

（1）急迫性尿失禁（urgency urinary incontinence，UUI）：指与尿频相伴随，或尿急后，立即出现的不自主尿道外口漏尿。部分患者尿液常规检查可见白细胞，细菌培养可检出细菌生长。尿流动力学检查可发现膀胱逼尿肌过度活动，膀胱感觉过敏，同时尿道压力通常正常。膀胱镜检查，可有黏膜充血、出血、肿瘤等病变；膀胱尿道造影显示膀胱尿道后角、倾斜角均正常。

（2）混合性尿失禁（mixed urinary incontinence，MUI）：指同时具有 SUI 和 UUI 的症状，症状之间有相互影响、相互加重的趋势。

（3）充溢性尿失禁（overflow incontinence，OFI）：指膀胱在极度或过度充盈（未确定病因）时出现尿失禁的症状，又称为慢性尿潴留或假性尿失禁。体检见下腹部膀胱区膨隆，膀胱胀满尿液，叩诊为浊音，有压痛。膀胱残余尿超声有助于诊断。

（4）真性尿失禁（continuous urinary incontinence）：指由于尿道括约肌功能失调，膀胱完全失去控制排尿能力，尿液持续不断地从尿道口滴出，患者无排尿感觉，膀胱始终为空虚状态。尿流动力学检查常表现为尿道闭合压力降低。B超、CT、MRI等检查可发现神经系统肿瘤或脊柱损伤。有神经系统损害的体征。

（5）膀胱膨出（cystocele）：指膀胱从在骨盆中的正常位置脱落并顶入阴道前壁。膀胱脱垂的女性患者症状可从尿潴留到严重SUI。行体格检查时，需恢复膀胱正常解剖状态后诱发尿失禁。

（6）输尿管口异位（ectopia ureteral orifice）：指输尿管开口于正常位置以外的部位，患者除正常排尿外，还在尿道口、阴道、前庭等部位见到持续性点滴漏尿或尿液喷出，与腹压增加无关。仔细检查可在女性的前庭、阴道、尿道等处找到细小的开口，尿液呈水珠样持续滴出。静脉尿路造影可了解异位输尿管开口的类型、位置，异位输尿管开口相应的重复肾的发育和积水情况，还可以了解并发重肾双输尿管情况。CT尿路造影（CTU）、MRI能很好地进行鉴别诊断。

（7）尿瘘（urinary fistula）：指泌尿系统与其他系统和器官间存在异常通道，主要包括膀胱阴道瘘、输尿管阴道瘘、尿道阴道瘘等。阴道检查时，亚甲蓝试验可进一步明确诊断。膀胱造影可见造影剂进入阴道。膀胱镜检查可以看到瘘孔。

第六节　中西医结合治疗原则

一、西医治疗原则

（一）保守治疗

（1）生活方式干预：SUI与肥胖、吸烟、体育活动水平、饮食密切相关。

（2）膀胱训练：主要包括提醒排尿和膀胱再训练两种方式。

（3）盆底肌训练：通过盆底肌肉群的收缩和舒张可以改善盆底功能，提高尿道稳定性。可选择配合生物反馈指导患者进行正确自主的盆底肌肉训练，并形成条件反射。近期有研究发现，使用基于运动的数字治疗设备指导盆底肌训练的SUI患者症状改善明显优于进行自我指导的盆底肌训练，可在12个月的时间内使尿失禁症状得到更大改善。

（4）局部刺激肌肉或神经：通过局部电刺激或磁刺激增强控尿能力。

（二）药物治疗

（1）可选择度洛西汀进行维持治疗，至少持续3个月，以提高尿道括约肌的静息张力和收缩强度。

（2）可选择口服或阴道局部使用雌激素改善绝经后女性SUI症状。

（3）选择性α_1肾上腺受体激动剂，使平滑肌收缩，增加尿道阻力，常用药物为盐酸米多君。以上药物因副作用明显，治疗效果有限，临床未广泛应用。

（三）手术治疗

对非手术治疗效果不佳或不能坚持者、中重度SUI严重影响生活质量者、伴有盆腔器官脱垂或盆底功能病变需进行盆底重建者可采用手术治疗。

1994年Delancey提出尿道中段吊床理论后，Ulmsten等应用中段尿道吊带术治疗SUI。尿道中段吊带手术按吊带最终放置的位置可将手术分为耻骨后尿道中段吊带术（如TVT）、经闭孔尿道中段吊带术（如 TVT-O）和单切口尿道中段吊带术（如 MiniArc，也称为迷你吊带术）（图 13-3）。经闭孔和耻骨后尿道中段吊带术疗效稳定、损伤小、并发症少，是临床常用术式。但若在计划进行尿道中段吊带术时不慎损伤尿道，则不应放置网状吊带。除尿道中段吊带术外，临床还可见膀胱颈吊带术、尿道填充剂注射术等治疗方法。

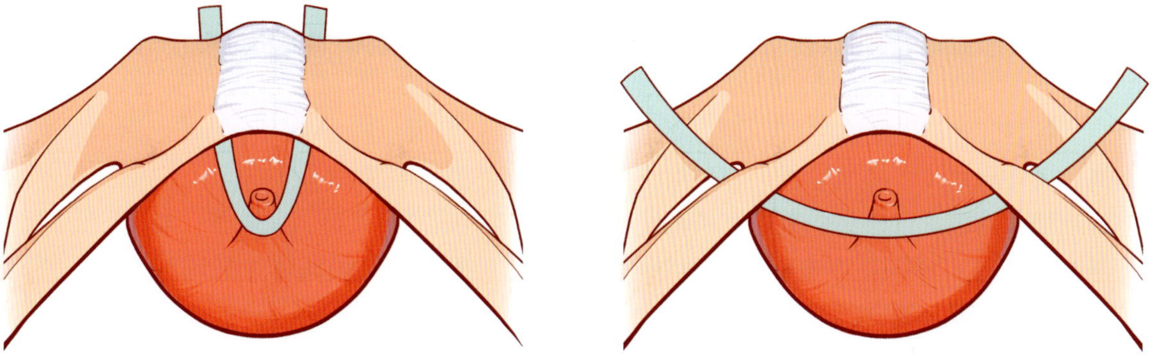

图 13-3 尿失禁的手术治疗示意图

注：左图示耻骨后尿道中段吊带术；右图示经闭孔尿道中段吊带术。

二、中医辨证论治与方药选择

（一）辨证要点

本病病位在膀胱，与肺、脾、肾、肝及三焦有关，属于三焦、肝、肺之络脉病变。肺、脾、肾不足为本，气虚血少，三焦、肝、肺之络脉失养；或肝肾阴血不足，虚热内扰，灼伤肝络为辨证要点。

（二）辨证分型与治法方药

本病根据病因病机及辨证论治方法，应以补中益气，固肾，滋阴养血，荣养络脉为总体治则。

1. 肾阳不足，肾络不荣

证候：以咳嗽、喷嚏、大哭大笑、提取重物等动作后尿液不自主流出为主症，形寒肢冷，腰膝酸软，遗尿，小便频数而清，余溺不尽，大便不禁，月经淋沥，耳鸣，舌淡苔白，脉弱。

治法：补肾固本，温通络脉。

方剂：金匮肾气丸（《金匮要略》）。

方剂组成：地黄、山药、山茱萸、牡丹皮、茯苓、泽泻、桂枝、附子。方中桂枝、附子补肾温阳，荣养肾络；地黄、山茱萸滋补肝肾，滋养肾络。湿热加黄柏、川牛膝、薏苡仁、黄芩、枳壳清热利湿，利尿通淋；血瘀加当归、丹参、川芎、红花活血通络。

备选方剂：缩泉丸（《伤寒论》）。

2. 脾肺气虚，络气下陷

证候：以咳嗽、喷嚏、大哭大笑、提取重物等动作后尿液不自主流出为主症，脘腹重坠作胀，食后益甚，便意频数，便溏，神疲乏力，小便频数而清，肛门重坠，久泄不止，小便浑浊如米泔，崩漏，胎漏，食少腹胀，眩晕，舌淡，脉弱。

治法：补中益气养络。

方剂：补中益气丸（《脾胃论》）。

方剂组成：黄芪、人参、白术、陈皮、柴胡、升麻、当归、大枣、甘草。方中人参、黄芪补中益气，佐以柴胡、升麻升提脉络。尿急症状较重者加桑螵蛸、覆盆子补肾固精，滋养肾络；气虚症状较重者加大人参、山药用量以补气荣络；备选方剂：醒脾升陷汤（《医学衷中参西录》）。

3. 肝肾阴虚，络脉失养

证候：咳嗽、喷嚏、大哭大笑、提取重物等动作后尿液不自主流出为主症，小便不禁，胁胀作痛，情绪抑郁，腰膝酸软，耳鸣，五心烦热，失眠，健忘，发槁齿摇，舌红或淡红，苔薄白，脉弦、沉、细。

治法：补益肝肾，滋阴润络。

方剂：大补阴丸（《丹溪心法》）合六味地黄丸（《小儿药证直诀》）。

方药组成：熟地黄、知母、龟板、黄柏、女贞子、墨旱莲、山茱萸、五味子、鳖甲、山药、山茱萸、牡丹皮、茯苓、泽泻。方中以龟板、鳖甲、女贞子、墨旱莲滋阴润络。肝郁加柴胡、枳实、白芍；排尿不畅加萹蓄、瞿麦。

三、经典中药方剂解读

1. 金匮肾气丸

（1）方剂组成：干地黄、山药、山茱萸、牡丹皮、茯苓、泽泻、桂枝、附子。

（2）功效：补肾助阳，化生肾气。主治肾阳不足证，症见腰酸脚软，少腹拘急，小便不利或小便清长，烦热不得卧而反倚息，舌质淡而胖，脉虚弱。临床主要用于治疗慢性肾炎、支气管哮喘、前列腺增生、男性不育症等病症。现代药理学研究表明，金匮肾气丸具有促进微循环、增强免疫力、延缓衰老和类性激素的作用。临床研究表明，金匮肾气丸联合盆底生物反馈治疗产后 SUI 有效率为 88.6%，可增强肾阳虚型产后 SUI 患者的盆底Ⅰ型肌和Ⅱ型肌的肌力，促进盆底功能康复，减少漏尿量，改善患者的近期和远期的生活质量，治疗效果显著且持久，优于单纯盆底生物反馈治疗；其作用机制可能与提高盆底肌的肌力有关。

2. 缩泉丸

（1）方剂组成：益智仁、乌药、山药。

（2）功效：补肾缩尿。主治肾虚所致的小便频数、夜间遗尿。临床应用于小儿遗尿症、膀胱过度活动症、流涎症、变应性鼻炎等疾病。药理研究发现，益智仁可以减少尿量、调节排尿，具有抗菌、抗肿瘤、抗氧化应激等作用；乌药提取物可改善膀胱排尿功能，能够抗肿瘤、抗炎、镇痛；山药有保护肾脏、抗炎及免疫调节等功效。缩泉丸可以通过改善尿道括约肌的闭合功能，放松排尿过程中的膀胱来缓解衰老动物的下尿路症状，提高膀胱的尿液储存功能从而避免尿失禁。研究发现，缩泉丸联合生物反馈治疗可有效减少 SUI 患者漏尿次数及漏尿量，改善尿流动力学、ICI-Q-SF 与 I-QOL 评分，促进盆底肌肉收缩。

3. 补中益气汤

（1）方剂组成：黄芪、党参、白术、陈皮、柴胡、升麻、当归、甘草。

（2）功效：补中益气，升阳举陷。主治脾虚气陷证，症见饮食减少，体倦肢软，少气懒言，面色萎黄，大便稀溏，舌淡，脉虚；脱肛、子宫脱垂、久泻久痢、崩漏等气虚下陷证。临床常用于治疗内脏下垂、慢性菌痢、脱肛、重症肌无力、乳糜尿、子宫脱垂等。有研究表明，加味补中益气汤可调节Ⅰ胶原蛋白及Ⅲ胶原蛋白的 mRNA 表达，增加尿道支撑组织的胶原含量以改善 SUI 症状。另外，补中益气汤可上调 TGF-β_3、COL1A1、COL3A1 的表达，治疗盆底功能障碍性疾病（包括盆腔器官脱垂和 SUI）。方剂中主要成分槲皮素、山萘酚可调节多种细胞信号传导途径，具有抑制细胞凋亡、抗炎、抗氧化、增强机体免疫等多种药理作用。临床联合凯格尔运动治疗 SUI，有助于改善患者的理化指标及临床症状。

4. 醒脾升陷汤

（1）方剂组成：黄芪、白术、桑寄生、续断、山茱萸、龙骨、牡蛎、粉萆薢、炙甘草。

（2）功效：可用于脾气虚极下陷，小便不禁。临床常用于治疗病态窦房结综合征、慢性疲劳综合征、胃下垂、长期腹泻、糖尿病、低血压、胃扭转、子宫脱垂、便秘、脱肛、尿频等。临床研究显示醒脾升陷汤联合盆底肌训练可改善 SUI 症状和患者生活质量，其治疗女性轻、中度 SUI 有效率为 81.8%，显著高于单纯盆底肌训练。

5. 大补阴丸

（1）方剂组成：熟地黄、知母、龟板、黄柏、猪脊髓。

（2）功效：滋阴降火。主治阴虚火旺所致的潮热盗汗、咳嗽咯血、耳鸣遗精。药理研究发现，地黄具有调节血糖和血脂、抗衰老、抑菌等作用。龟甲能够调节机体代谢，阴虚型患者常表现为基础代谢率过高，龟甲通过调节水盐代谢和糖代谢，保证机体内分泌的稳定，进而起到滋阴作用。研究证明，龟甲可降低阴虚模型小鼠整体耗氧量，减轻体重，还能够抑制甲状腺、胸腺、脾脏等萎缩。黄柏有抗菌、免疫抑制、抗氧化、利尿等功效。《中医老年病学》认为，大补阴丸根据临床症状加味具有治疗尿失禁的功效。

6. 六味地黄丸

（1）方剂组成：熟地黄、山药、山茱萸、牡丹皮、茯苓、泽泻。

（2）功效：填精滋阴补肾。主治肾阴精不足所致的头晕耳鸣、腰膝酸软、骨蒸潮热、盗汗遗精、消渴。临床常用于治疗肾盂肾炎、慢性肾衰、更年期综合征、糖尿病等。现代药理研究发现，六味地黄丸具有增强免疫功能、抗肿瘤、抗衰老等作用。临床六味地黄丸联合桑螵蛸散或缩泉丸可改善尿失禁患者临床症状。

四、其他中医疗法

1. 针灸

（1）毫针针刺三阴交、关元、气海、中极、足三里、百会、太溪、中髎等穴；肾虚配太溪、肾俞；气虚配关元、气海、足三里；肝郁配肝俞、大敦、太冲、行间；焦虑配百会、印堂、神庭。每日 1 次，每周治疗 3 次，共治疗 6 ～ 8 周。

（2）电针针刺会阳、中髎、肾俞、次髎、中极等穴。采用疏密波或断续波，从 0 开始逐渐增大电流，以患者的针感和躯体耐受程度为度。适用于 SUI 下焦不足证、肺脾气虚证。隔日治疗 1 次，每周治疗 3 次，连续 6 ～ 8 周。

2. 穴位贴敷

（1）固泉脐贴（益智仁、金樱子、覆盆子、乌药、五倍子、黄柏、肉桂、丁香）敷贴神阙穴。

（2）固泉贴（生黄芪、补骨脂、桑螵蛸、金樱子、菟丝子、肉桂等）敷贴神阙、关元、命门、足三里、三阴交穴。

（3）益气升提散（黄芪、白术、防风、升麻）敷贴气海、关元、肾俞、脾俞、足三里。每日贴敷 1 次（4 小时左右），连续 8 周左右。

3. 传统功法

全身放松站立，双脚略弯曲（亦可采用端坐或平卧体位），调呼吸，聚口津，收腹提肛，缓缓吸气，吸气时收小腹、提肛，如忍大便状，屏气，同时以意念引提，升至脐腹；屏气至极，张口呼气，呼气时下落肛门，咽下口中津唾。一提一松伴随一吸一呼为 1 次，每次持续时间约 25 秒，连续 30 次。早晚各 1 次，连续 12 周左右。

第七节 预防调护与健康教育

一、健康教育及心理疏导

提高患者及其家人对疾病的认知、建立良好的家庭关系、指导 SUI 患者的性生活等，对本病做到早预防、早发现、早治疗。

具体包括：普及盆底肌肉知识，加强对盆底肌的训练；耐心倾听与心理疏导，帮助患者建立自信心，减少对该病的恐惧；设立学习交流小组，讲解发病的原理及每种分度的 SUI 如何治疗，相互督促行凯格尔运动；调整生活方式，制订健康食谱与运动计划，养成定时排尿的习惯。

二、避免危险因素

在中医“治未病”理论指导下提倡健康生活方式，消除不利于心理和身体健康的行为和习惯：①减轻体重，尤其是体重指数（BMI）$> 30\ kg/m^2$ 者；②戒烟；③减少饮用含咖啡因的饮料；④饮食清淡，低盐低脂，食勿过饱，保持大便通畅，治疗便秘等慢性腹压增高的疾病；⑤通过盆底肌训练、生物反馈、盆底电刺激等增强盆底肌肉的力量，提高尿道闭合压来改善控尿能力。

三、术后护理

早期干预可以改善患者没有意识到的潜在问题。临床医生或其指定人员应在术后早期与患者沟通，评估患者是否有明显的排尿问题、疼痛或其他意外情况。如果患者出现上述任何情况，都应接受检查和诊治。

术后常见并发症如下。

（1）排尿功能障碍：包括储尿期和排尿期症状。伴有尿急的 SUI 患者有可能出现新的储尿期症状，如尿急、尿频和（或）尿不尽，或加重基线膀胱过度活动症症状，需积极治疗；导致尿潴留的梗阻，需要间歇性导尿、留置福莱导尿管引流，如果不能自行缓解，还可能需要进行吊带切开术、吊带松动术或尿道切开术。

（2）疼痛：放置吊带后可能会出现腹部、骨盆、阴道、腹股沟和大腿疼痛，患者还应了解与性活动相关的疼痛风险，盆底重建手术后可能会出现性生活障碍。

（3）网片暴露在阴道内和（或）穿孔进入下尿路：考虑使用合成网状吊带的患者应当注意风险，两种情况都可能需要额外的手术来切除涉及的网片，必要时还需要修复下尿路。

（4）尿道炎：术后初期（3 个月内）的发病率最高。

（5）其他：接受自体筋膜吊带术的患者还有可能出现伤口感染、形成血清肿和腹侧切口疝或腿疝的风险，具体取决于筋膜的采集部位（如直肌筋膜与腹股沟筋膜）以及采集部位的疼痛。

患者应在术后6个月内接受临床医生或指定人员的会诊和检查。疗效不佳的患者可能需要额外的随访。随访内容包括：评估并记录患者对手术效果的主观感受；询问患者有关残余尿失禁、排尿难易程度或尿流强度、近期尿路感染、疼痛、性功能障碍以及新出现或恶化的膀胱过度活动症状的情况；体格检查，包括检查所有手术切口部位，以评估愈合情况、触痛、网眼挤压（若为合成吊带）以及任何其他潜在异常情况；获取排尿后残余物。

第八节　从络病学角度探讨对本病的认识和治疗思路

SUI临床表现为打喷嚏、咳嗽、大哭大笑等腹压增加时尿液不自主从尿道外口漏出，多因年龄增长、生育、肥胖等引起尿道过度移动或尿道黏膜肌肉功能减退而导致。SUI作为现代医学术语，在中医古籍中多以“膀胱咳”“遗溺”“小便不禁”等病名表示，且多属内伤杂病。《黄帝内经》首次明确提出“经络”概念，由“经脉”和“络脉”构成。至东汉时期张仲景《金匮要略·脏腑经络先后病脉证》认为，脏腑经络病邪传变是审因论治的依据，对内伤杂病则重视络脉病变。络脉是气血运行的通道，也是病邪传变的通道。“初为气结在经，久则血伤入络”，病邪可致布散于体表的阳络、循行于体内的阴络及相连脏腑经脉功能紊乱，久病血伤入络，又可导致难治性器质性病变。络病是广泛存在于内伤疑难杂病和外感重症的病机状态，也是继发的致病因素。

基于络病学理论体系论治SUI，根据病机特点，其论治要点可概括为以下几方面。

（1）素体阳虚，久病伤肾，年高肾亏，或房事不节，妇女早孕多孕，耗伤肾气，肾阳不足，膀胱失约束，足太阳膀胱之别络气不足，下元不固，不能约束水道。《灵枢·本输》指出：“三焦者，足少阳太阴之所将，太阳之别也……并太阳之正，入络膀胱，约下焦，实则闭癃，虚则遗溺。”治以补肾固本，温通络脉。方用金匮肾气丸加减，方中干地黄为君滋补肾阴，益精填髓，臣以山茱萸补肝肾、涩精气，山药健脾气、固肾精，臣以附子温肾助阳、鼓舞肾气，桂枝辛温助阳通络，联合其他药物，共奏温通络脉之功。有血瘀证者，还可加养血和血通络药当归。

（2）久病喘咳，耗伤肺气，子病及母；或饮食劳倦，脾胃受损，土不生金，累及肺络；或劳力过度，肺为生气之主，脾为生气之源，耗伤肺脾之气，肺络失养；或安逸少动、肥胖，人体气机失畅，脾胃等脏腑功能障碍，肺络失养，上不固下，不能制约水道。《灵枢·经别》论述：“手太阴之别，名曰列缺……虚则欠故，小便遗数。”治以补中益气养络。方用补中益气丸加减，方中以人参补气荣络，生津固脱之药，当归为补血和血通络之药，加其他补中益气、升阳举陷药物，共奏充养络脉之功。

（3）久病失调，或情志内伤，或房事不节，或温热邪气日久耗伤肝肾阴血，扰于厥阴之络，而致使廷孔痿痹，小便失禁。《证治准绳·疡医》有云：“或肾气虚热，干于厥阴之络，阴挺、痿痹而溺频数。”治以滋阴清热，滋阴润络。方用大补阴丸加减，其中鳖甲为散结通络、养阴清热、滋阴潜阳之药，联合其他滋阴降火药物，共奏荣养络脉之功。

（高　瞻）

参考文献

[1] 马钰雁，王菊，李腾峰. 缩泉丸联合生物反馈治疗女性压力性尿失禁的疗效观察[J]. 中国处方药，2022，20(3)：74-76.

[2] 梅雪峰，夏雨果，田英，等. 补中益气汤加减联合凯格尔运动治疗女性压力性尿失禁临床研究[J]. 新中医，2017，49(8)：64-66.

[3] 付臣. 桑螵蛸散合六味地黄丸改汤加味配合盆底肌肉锻炼治疗老年性尿失禁90例分析[J]. 中医临床研究，2014，6(21)：111-112.

[4] 李志毅，朱兰，女性压力性尿失禁流行病学现状. 实用妇产科杂志，2018，34(3)：161-162.

[5] 李七一. 中医老年病学[M]. 北京：中国中医药出版社，2009.

[6] 缪雪钦，王红日，高美云，等. 金匮肾气丸联合盆底生物反馈治疗肾阳虚型产后压力性尿失禁临床研究[J]. 康复学报，2021，31(3)：222-227.

[7] 林红，王旭东. 传统提肛运动对女性压力性尿失禁的康复作用观察[J]. 中华中医药杂志，2013，28(12)：3542-3544.

[8] 葛宏发，李慎勤. 泌尿外科疾病诊断和鉴别诊断[M]. 北京：人民卫生出版社，2001.

[9] 黄健，张旭. 中国泌尿外科和男科疾病诊断治疗指南[M]. 北京：科学出版社，2022：565-576.

[10] 陆永辉，刘志顺，刘保延. 压力性尿失禁中医病名规范化探讨[J]. 上海针灸杂志，2016，35(11)：1385-1386.

[11] 秦卫民，吴文荣. 缩泉丸合六味地黄汤治疗老年性尿失禁[J]. 内蒙古中药，1997(3)：6.

[12] 郑娱，翟新宇，王琛. 基于网络药理学探析补中益气汤治疗压力性尿失禁的机制[J]. 世界中医药，2021，16(7)：1054-1059.

[13] 曾镜祥. 中药穴位敷贴治疗产后气虚型压力性尿失禁的临床研究[D]. 广州：广州中医药大学，2014.

[14] 崔建锋，阮巧姿. 醒脾升陷汤联合盆底肌训练治疗女性压力性尿失禁22例[J]. 河南中医，2012，32(04)：447-448.

[15] 吴昆仑，吴眉. 六味地黄丸(汤)药理研究及临床应用新进展[J]. 中成药，2005，27(11)：1379-1382.

[16] 王晓凤，吴淑华，安静. 盆底肌训练配合针灸治疗女性压力性尿失禁的临床研究[J]. 护理研究，2011，25(18)：1656-1657.

[17] BAI SW，JEON MJ，KIM JY，et al.Relationship between stress urinary incontinence and pelvic organ prolapse[J]. International Urogynecology Journal and Pelvic Floor Dysfunction，2002，13(4)：256-260.

[18] DeLancey J O，Structural support of the urethra as it relates to stress urinary incontinence：the hammock hypothesis[J]. Am J Obstet Gynecol，1994，170(6)：1713-1720； discussion 1720-1723.

[19] Lukacz Emily S，Santiago-Lastra Yahir，Albo Michael E，et al. Urinary Incontinence in Women：A Review[J]. JAMA，2017，318(16)：1592-1604.

[20] Liu Zhishun，Liu Yan，Xu Huanfang，et al.Effect of Electroacupuncture on Urinary Leakage Among Women With Stress Urinary Incontinence：A Randomized Clinical Trial[J]. JAMA，2017，317(24)：2493-2501.

[21] Minassian V.A.，HaganK A.，Erekson E.，et al. The natural history of urinary incontinence subtypes in the Nurses'Health Studies[J].American journal of obstetrics and gynecology，2020，222(2)：163.e1-163.e8.

[22] Nambiar Arjun K，Arlandis Salvador，Bø Kari，et al.European Association of Urology Guidelines on the Diagnosis and Management of Female Non-neurogenic Lower Urinary Tract Symptoms. Part 1：Diagnostics，Overactive Bladder，Stress Urinary Incontinence，and Mixed Urinary Incontinence[J]. Eur Urol，2022，82(1)：49-59.

[23] OLDBERG RP，KWON C，GANDHI S，et al.Urinary incontinence among mothers of multiples：Theprotective effect of cesarean delivery[J].American Journalof Obstetrics and Gynecology，2003，188(6)：1447-1453.

[24] Slomski Anita，More Durable Pelvic Floor Muscle Training With Digital Device[J]. JAMA，2023，329(4)：278.

[25] Kobashi Kathleen C，Vasavada Sandip，Bloschichak Aaron，et al. Updates to Surgical Treatment of Female Stress Urinary Incontinence(SUI)：AUA/SUFU Guideline(2023)[J]. J Urol，2023，209(6)：1091-1098.

第十三章中英文关键词索引

辨证论治	treatment based on syndrome differentiation
充溢性尿失禁	overflow urinary incontinence
吊床假说	the hammock hypothesis
腹压漏尿点压	abdominal leak point pressure，ALPP
肛提肌	levator ani muscle
肛提肌腱弓	arcus tendineus levator ani，ATLA
混合性尿失禁	mixed urinary incontinence，MUI
急迫性尿失禁	urgency incon-tinence，UI
健康教育	health education
尿道固有括约肌功能缺陷	intrinsic sphincter deficiency，ISD
尿道括约肌	urethral sphincter
最大尿道闭合压	maximum urethral closure pressure，MUCP
尿流动力学检查	urodynamic study，UDS
尿瘘	urinary fistula
膀胱出口梗阻	bladder outlet obstruction，BOO
膀胱过度活动症	overactive bladder，OAB
膀胱颈吊带术	bladder neck sling operation
膀胱镜检查	cystoscopy
膀胱尿道造影	cysto-urethrography
膀胱膨出	cystocele
盆底肌训练	pelvic floor muscle training，PFMT
盆腔器官脱垂	pelvic organ prolapse，POP
输尿管口异位	ectopia ureteral orifice
压力性尿失禁	stress urinary incontinence，SUI
阴道前壁	anterior wall of vagina
预防调护	preventive care
真性尿失禁	continuous urinary incontinence

第十四章
中西医对前列腺炎的认识与诊治原则

第一节　中西医对本病的定义与概念

一、前列腺炎的定义

前列腺炎是指在病原微生物和（或）非感染因素作用下，患者出现以骨盆区域疼痛不适、排尿异常以及与前列腺相关联的局部或全身症状的一组疾病，可以理解为是一种与前列腺相关联、涉及多器官结构与功能的临床综合征。前列腺炎可以分为急、慢性两大类，其概念与分类密不可分，并随着对其研究的不断深入而发生变化。

值得关注的是，前列腺炎特别是慢性前列腺炎（chronic prostatitis，CP）临床表现复杂、病情易缠绵难愈，患者常饱受疼痛和下尿路症状困扰，部分患者焦虑、恐惧并伴有性功能障碍，影响家庭的和睦，并给社会带来经济负担。

二、前列腺疼痛综合征定义

按照慢性盆腔疼痛研究的多学科方法（MAPP）研究网络的定义，前列腺疼痛综合征（prostate pain syndrome，PPS）区别于间质性膀胱炎 / 膀胱疼痛综合征（IC/BPS），又称慢性前列腺炎 / 慢性盆腔疼痛综合征（chronic prostatitis/chronic prostate pain syndromes，CP/CPPS），是指盆腔区和腰骶部周围反复发作的疼痛或不适，可以伴有不同程度的下尿路症状，如尿频、尿急、尿痛、排尿困难等，部分患者还可以出现头晕、失忆、性功能障碍，甚至焦虑、抑郁等。

三、中医学对前列腺炎的认识

历代医家将本病归于“精浊”“淋证”“白浊”“白淫”等范畴。《素问·痿论》曰：“思虑过度，所愿不得，意淫于外，入房太过，宗筋弛纵，发为筋痿，及为白淫。”东汉张仲景《金匮要略·消渴不利淋病脉证并治》曰：“淋之为病，小便如粟状，小腹弦急，痛引脐中。”他详细描述了淋证的症状。明代张景岳《景岳全书·淋浊》云：“有浊在精者，必由相火妄动，淫欲逆精……则溺孔涩痛，精浊并至。”明代戴元礼《证治要诀·白浊》中说：“如白浊甚……此精浊室塞窍道而结。”可见，中医对该病的认识历史悠久。近年来，中医将此病统一命名为“精浊”。

中医学无前列腺一词，而是将包括前列腺在内的男性内生殖系统统称为“精室、精窍、精道”，明代《类经附翼》认为精室“居于直肠之前，膀胱之后，当关元气海之间”，这是对精室部位的准确描述。精室有其“似脏非脏，似腑非腑，能藏能泄”之特点。精室为奇恒之腑，易虚、易瘀，以通为用，极易瘀塞，湿热痰毒一旦瘀结，聚为难散。张景岳在《景岳全书》曰：“由精而为浊者，其动在心肾，由溺而为浊者，其病在膀胱、肝、脾。”唐宗海在《医经精义》中明确指出：“男子之胞，名丹田，名气海，名精室……藏精之所也。”精室与心、肾、膀胱、肝、脾脏腑关系密切。本病多由于饮食不节，嗜食醇酒肥甘，酿生湿热，或因外感湿热之邪，或因房事不洁，湿热从精道内侵，壅聚于下焦而成；或由于相火妄动，或忍精不泄，肾火郁而不散，离位之精化为白浊；也有因情志不畅、久坐等影响肝气正常疏泄，致气滞血瘀，瘀浊不散而成。

第二节　流行病学与发病率

前列腺炎可发生于各个年龄阶段，多见于 20 ～ 59 岁。全球慢性前列腺炎患病率为 2.2% ～ 9.7%，中国男性患病率为 8.4%。30% ～ 50% 的男性在一生的特定时期会受到前列腺炎的困扰。

在全部前列腺炎病例中，Ⅰ型急性细菌性前列腺炎发病比例不到 1%，Ⅱ型慢性细菌性前列腺炎为 10%，Ⅲ型慢性前列腺炎 / 慢性骨盆疼痛综合征约占 90%，Ⅲ型前列腺炎的总体人群发病率为 2% ～ 10%，其导致性功能障碍的总患病率为 62%。由于国内的各项调查研究所应用的流行病学方法及所选择调查人群结构的不同，统计的一般人群发病率差异较大，目前国内报道的Ⅲ型前列腺炎发病率为 6.0% ～ 32.9%，高于国外的文献报道。

值得关注的是，前列腺炎组织学炎症检出率更高，近年来研究发现，前列腺穿刺或手术标本中组织学炎症的检出率为 49.5% ～ 100%，但前列腺炎症状与组织学前列腺炎严重程度之间缺乏临床意义的相关性。

第三节　西医分类与中医分型

一、 前列腺炎的西医分类

1. 美国国立卫生研究院分类

1995 年美国国立卫生研究院（National Institutes of Health，NIH）提出了前列腺炎分类方法，即将前列腺炎分为4型：Ⅰ型，急性细菌性前列腺炎（acute bacterial prostatitis，ABP）；Ⅱ型，慢性细菌性前列腺炎（chronic bacterial prostatitis，CBP）；Ⅲ型，慢性前列腺炎/慢性骨盆疼痛综合征（chronic prostatitis/chronic pelvic pain syndromes，CP/CPPS），此型又分为ⅢA型（炎症性CPPS）和ⅢB型（非炎症性CPPS）；Ⅳ型，无症状性前列腺炎（asymptomatory inflammatory prostatitis，AIP）。

2. UPOINT分类

该分类特点是将Ⅲ型前列腺炎患者根据临床表现分为6大类：①泌尿系统症状（urinary，U）；②社会心理症状（psychosocial，P）；③器官特异症状（organ-specific，O）；④感染症状（infection，I）；⑤神经系统或全身症状（neurological/systemic，N）；⑥骨骼肌触痛症状（tenderness of skeletal muscles，T）。

二、中医分型

1. 热毒壅盛，毒邪滞络

症见恶寒高热，持续难退，小便短赤、淋沥涩痛，会阴部、肛门热痛，向少腹或腰部放射，大便秘结；舌质红，苔黄，脉洪数。此证型相当于急性细菌性前列腺炎或合并脓毒症。

2. 湿热蕴结，湿毒滞络

症见尿频、尿急、小便涩热疼痛，甚至尿道口有分泌物，会阴和（或）肛门坠胀疼痛，口苦、口干，舌质红，苔黄腻，脉濡数或滑数。此证型相当于部分急性细菌性前列腺炎或慢性前列腺炎。

3. 湿热下注，络脉瘀阻

症见尿频、尿急，排尿时尿道灼热涩痛，小便黄浊，尿后滴白，阴囊潮湿，心烦气急，口苦口干；舌质红，苔黄腻，脉滑实或弦数。此证型多见于慢性前列腺炎ⅢA型。

4. 气滞血瘀，络脉瘀塞

症见小腹、少腹、腰骶部、会阴部、阴茎、睾丸、肛周疼痛或坠胀，排尿时尿道刺痛，淋沥不畅，尿后滴沥不尽，可伴有血精或血尿；舌质暗或有瘀点、瘀斑，苔白或黄，脉弦或涩。此证型多见于慢性前列腺炎ⅢB型。

5. 肝气郁结，络脉郁滞

症见小腹、少腹、腰骶部、会阴部、阴茎、睾丸、肛周疼痛或坠胀；排尿时尿道刺痛，淋沥不畅，尿后滴沥不尽，性情急躁焦虑或精神抑郁；舌淡红，脉弦。此证型多见于慢性前列腺炎合并精神心理障碍。

6. 肾阴失营，肾络亏虚

症见小便频数不爽、淋沥不尽，伴有头晕目眩、腰膝酸软、失眠多梦、咽干；舌质红、苔黄，脉细数。此证型多见于慢性前列腺炎。

7. 肾阳不足，肾络虚损

症见小便频数，尿后余沥不尽，劳后白浊，神疲乏力，形寒肢冷，腰膝酸软，性欲降低；舌淡胖，苔白，脉沉迟或弱。此证型阳痿、早泄或性欲低下占62%，多见于Ⅲ型前列腺炎合并性功能障碍。

第四节　病因与发病机制

一、前列腺炎的西医学病因与发病机制

（1）Ⅰ型前列腺炎（的发病）通常为血行感染所致，经尿道逆行感染为主要感染途径，致病菌以大肠埃希菌为主。

（2）Ⅱ型前列腺炎常为单一细菌感染所致，以大肠埃希菌为主，逆行感染为主要感染途径。但近年来葡萄球菌逐渐成为慢性细菌性前列腺炎的常见致病菌，而且从单一菌感染转变为多重菌感染。此外，大约 85% 细菌对多种抗生素耐药，且具有形成黏附于前列腺小管上皮细胞生物膜的能力，这已成为病原微生物在腺体内持续存在和感染复发的重要原因。

（3）Ⅲ型前列腺炎是炎症和（或）非炎症因素引起的以疼痛、排尿异常为特征的一组综合征，与慢性骨盆疼痛综合征是同一种疾病。病因与发病机制目前尚不完全清楚，主要认识包括如下几方面：①潜在的感染因素。多数专家认为前列腺存在常规方法不可培养的致病微生物，如纳米菌和致病菌残留抗原。②前列腺导管尿液逆流。逆流尿液中的炎症因子、P 物质导致导管上皮通透性升高，炎症因子、钾离子漏入前列腺间质产生炎症和疼痛。③肥大细胞变化。肥大细胞密度增加，激活脱颗粒并释放疼痛因子可能是导致慢性骨盆疼痛的重要原因。④前列腺组织微环境改变。免疫细胞的活化与释放多种炎症因子、组胺、P 物质以及神经生长因子过表达、炎症介质长期刺激前列腺脱髓鞘神经纤维是导致 CPPS 周围神经和中枢神经对疼痛刺激敏化增强的主要机制。⑤其他因素。例如精神心理因素、氧化应激反应，以及与盆腔相关疾病因素。

二、前列腺炎的中医学病因与病机

（一）病因

1. 外邪入侵

风、寒、暑、湿、燥、火六种外感病邪，在人体正气虚弱、卫气失调时，外袭人之肌肤，由阳络传至经脉，再传至脏腑，传入精室之阴络，六淫邪气中以寒、湿、火邪最易侵犯精室引发精浊病。

（1）寒邪：寒为阴邪，易伤阳气，寒性凝滞，主收引。若直中精室，使精室络脉绌急，可见相应部位剧烈疼痛。《素问·举痛论》：“寒气客于厥阴之脉，厥阴之脉者，络阴气，系于肝，寒气客于脉中血泣脉急，故胁肋与少腹相引痛矣。”精浊病出现的少腹和睾丸疼痛可由寒邪所引起。

（2）湿邪：湿邪侵入人体，留滞于脏腑经络，湿困脾土遇阳盛之体则化热，湿与热结，下注膀胱；湿为阴邪，重浊趋下，黏调难化，最易阻塞气络气机，气络不畅，郁而化热，湿阻热结，气络不利，影响肾、膀胱气化功能，水不化津而痰饮积聚，气血不畅而成瘀血。湿热致精室络脉不能正常运行，出现精室络脉郁滞、络脉瘀阻、络脉瘀塞等变化。

（3）火邪：火邪属阳邪，易伤阴津，最易伤血络。火邪侵袭肾、膀胱、精室之络损伤络脉可出现尿血、血精，火邪侵犯心络，心火下移小肠，可引发尿频、尿急、尿痛等症状。

2. 内伤致病

（1）七情过极：七情常常影响人体气络气机升降出入而发病，《素问·举痛论》云：“百病生

于气也，怒则气上，喜则气缓，悲则气消……思则气结。”叶天士说：“初病气结在经，久病血伤入络。”七情过极导致脏腑之间协调功能失常，进一步造成络气郁滞，络脉瘀滞而出现精浊之病。

（2）饮食不节：过食肥甘厚味，嗜酒无度，损伤脾胃使其受纳、传导、分清降浊功能失常而生湿、生痰、化热，湿热入络致使络脉瘀滞。

（3）起居无常：生活作息无规律致使脏腑功能失调，机体自稳调节机制紊乱。

（4）劳逸失度：“劳则气耗”“久卧伤气”指出过劳过逸均可耗伤正气外损形体，内伤脏腑。

（5）代谢产物蓄积：包括痰浊、瘀血及毒损气络。①痰浊：痰浊由津液凝聚而成，瘀血因血液涩滞而生，络脉是津血互换场所，津液代谢失常则为痰饮水湿，血液运行涩滞化为瘀血。痰饮、瘀血产生后又作为继发性致病因素阻滞络脉，导致痰湿阻络、血瘀阻络等病理变化。②瘀血：气为血帅，气行则血行，气虚、气滞、气结等均可导致气络气化失常，进而导致瘀血阻滞而发病。③毒损气络：《金匮要略心典》说：“毒也，邪气蕴蓄不解之谓。”气血运行紊乱导致机体生理或病理代谢产物不能及时排出，导致代谢产物的蓄积，损伤络脉出现一系列络病病理变化。

（二）病机

前列腺炎病位在精室，其发生发展涉及多脏腑、多经脉、多系统动态演变过程。本病病机当属肾虚为本，湿热、气滞、血瘀为标，精室络病变化贯穿于疾病始终。

肾虚是本病发生的基础。《素问·六节藏象论》曰：“肾者主蛰，封藏之本，精之处也。”《诸病源候论·虚劳病诸候》曰：“肾气虚弱，不能藏水，胞内虚冷，故小便后水液不止而有余沥。”“诸淋者，由肾虚而膀胱热故也。”《类证治裁·淋浊》曰：“浊在精者，由相火妄动……溺孔涩痛，皆白浊之固于热也。”历览诸家之言可知肾虚是发病之本。平素体质虚弱或久病及肾，阴损及阳，阳损及阴，阴阳两虚，肾气虚弱，精气不固，精离其位，阴精变为腐浊，败精流注，遂成精浊；或手淫过度，恣情纵欲，房事不节；或情志抑郁久而伤肝，肝虚影响气血运行；或过服温燥，阴虚火旺，肾精亏虚；肾气衰，使湿热瘀毒之邪进入精室，发为该病。

湿热蕴结是本病的主要病机。《素问·至真要大论篇》指出：“诸转反戾，水液浑浊，皆属于热。”朱丹溪在《丹溪心法·淋》曰：“淋有五，皆属于热。淋者小便淋沥，欲去不去，不去又来，皆属于热也。”明代王肯堂在《证治准绳·淋浊遗门》中说：“考之《内经》，则淋病之因……大纲有二：曰热，曰湿。”清代程钟龄在《医学心悟·热淋》中云：“淋者，小便频数，大抵由膀胱经湿热所致。”《医宗必读·淋证》更直接表明：“淋，湿与热两端。”纵观历代医家论述，湿热确为该病主要病机。湿热之邪，既可外感，亦可内生。外阴不洁，秽浊之邪蕴结精室或直犯精室；或饮酒过度，嗜食辛辣厚味；或水湿停聚，化热蕴结皆可酿成湿热，湿热流于下焦，注入精室遂成前列腺炎，临床常见尿道灼热，尿频，尿急，尿痛，滴白，伴舌红，苔黄腻，脉滑数或濡数。

气滞瘀阻是本病的重要病机。《证治要诀·白浊》中说：“如白浊甚……此精浊室塞窍道而结。”《临证指南医案·淋浊》亦认为“若房劳强忍精血之伤，乃有形败浊阻于隧道。”《证治汇补·下窍门·便浊·附精浊》：“精浊者，因败精流于尿窍，滞而难出。”综上，邪阻经络，致气滞血行不畅，久病入络，络脉郁滞，络脉瘀阻，久瘀入络进一步造成络脉瘀阻、络脉瘀塞，临床上出现腹股沟、少腹、会阴、阴茎等部位的疼痛，以及前列腺硬结等改变。

精室为奇恒之腑，一源三歧，任冲督脉同源于精室，统乎于气血阴阳，其病变与精室有密切关系。《素问·肾空论》载：“任脉为病，男子内结七疝，女子带下瘕聚。”《脉经》记载：“冲脉也，动苦，少腹痛。”《外经微言·任督死生篇》记载：“肾之气必假于任督……然则任督二经之脉络，即人死生之道路也。”脏腑病变可通过三脉和络脉与精室相联系，精室病变也能通过三脉和络脉与脏腑相联。前列腺位于下焦，由 30 ～ 50 个复管泡状腺组成，湿热、血瘀、肝郁、痰饮等一旦瘀结必然导致精室络脉病变，根据络病学说“三维立体网络系统”理论，络脉是从经脉支横别出、逐层细分而形成的网络结构，络脉是气血运行的通道，也是病邪传变的通路，当病邪侵袭络脉及络气，形成复杂的病理状态，病邪伤及精室络脉，形成易滞易瘀、易入难出、易积成形的病机特点，从而出现络气郁滞、络脉瘀滞、络脉细急、络脉瘀塞、络息成积、热毒滞络、络脉损伤、络虚不荣等基本病机变化。另外，络脉产生的自身病变形成继发性致病因素，又加重脏腑各种继发性病变。精室的络病变化贯穿整个精浊病的过程。

综上，该病病机不外乎虚、实两端，虚指肾虚，实指湿热、气滞、血瘀，湿热蕴结是该病的主要病机，气滞血瘀是该病的发病关键，肾虚是该病病机之本，病位在精室、肾及膀胱，精室络脉病变贯穿该病的全过程。病机总属本虚标实，虚实夹杂。该病初起以实证居多，初起因相火偏旺，湿热偏盛，扰乱精室，清浊混淆，精离其位，而成精浊，此时多为急性前列腺炎，久而久之，湿热伤及脾肾，耗伤正气，该病由实转虚。

第五节　临床表现特点与诊断要点

一、临床表现特点

（1）Ⅰ型急性细菌性前列腺炎：一般急性发病，常有发热或高热寒战、全身乏力等表现；会阴区、下腹、阴囊坠胀疼痛明显，同时伴有尿频、尿急、尿痛等；部分患者可出现血尿、排尿困难、急性尿潴留或精囊炎、附睾睾丸炎等。

（2）Ⅱ型慢性细菌性前列腺炎：一般表现为尿频、尿急、尿痛、夜尿增多，下腹部、阴囊、会阴区坠胀及疼痛等症状反复发作，病史超过 3 个月，部分患者可伴有失眠、焦虑或精神抑郁等症状。

（3）Ⅲ型慢性前列腺炎（CPPS）：具有反复发作、病程迁延等特点，最常见的是疼痛和下尿路症状（LUTS），包括尿频、排尿困难、夜尿增多、尿滴沥、会阴区坠痛或尿流乏力，此外，CPPS 常伴有性功能障碍、射精疼痛、精液质量下降等表现。多数患者常伴有焦虑、抑郁、紧张等心理问题，这些改变可引起非自主神经功能障碍，导致后尿道神经肌肉功能障碍，表现为盆腔疼痛和排尿功能障碍，甚至加重前列腺炎。

（4）Ⅳ型前列腺炎：无临床相关症状。

二、慢性前列腺炎症状指数评分

美国国立卫生研究院制定的慢性前列腺炎症状指数（NIH-CPSI）评分表，主要用于慢性前列腺炎症状评估与疗效评估，包括 3 部分内容，有 9 个问题（0 ～ 43 分）。第一部分内容是评估疼痛部位、频率及严重程度，由问题 1 ～ 4 组成（0 ～ 21 分）；第二部分内容是评估排尿症状，由问题 5 ～ 6 组成（0 ～ 10 分）；第三部分内容是评估对生活质量的影响程度，由问题 7 ～ 9 组成（0 ～ 12 分）。本表按症状严重程度分为轻度（1 ～ 14 分）、中度（15 ～ 29 分）、重度（30 ～ 43 分），详见表 14-1。

表 14-1 慢性前列腺炎症状指数（NIH-CPSI）评分表

（美国国立卫生研究院制定）

一、疼痛或不适

1. 在过去 1 周，下诉部位有过疼痛或不适吗？（“是”为 1 分，“否”为 0 分）

a. 直肠（肛门）和睾丸（阴囊）之间（即会阴部）　是（ ）　否（ ）

b. 睾丸　是（ ）　否（ ）

c. 阴茎的头部（与排尿无相关性）　是（ ）　否（ ）

d. 腰部以下，膀胱或耻骨区　是（ ）　否（ ）

2. 在过去 1 周，你是否经历过以下事件？（“是”为 1 分，“否”为 0 分）

a. 排尿时有尿道烧灼感或疼痛　是（ ）　否（ ）

b. 在性高潮后（射精）或性交期间有疼痛或不适　是（ ）　否（ ）

3. 在过去 1 周是否总是感觉到这些部位疼痛或不适？（a ～ f 代表 0 ～ 5 分）

（ ） a. 从不

（ ） b. 少数几次

（ ） c. 有时

（ ） d. 多数时候

（ ） e. 几乎总是

（ ） f. 总是

4. 下列哪一个数字可以描述你过去一周发生疼痛或不适时的“平均程度”？（“0”表示无疼痛，“2 ～ 9”依次增加，“10”表示可以想象到的最严重疼痛）

（ ）	（ ）	（ ）	（ ）	（ ）	（ ）	（ ）	（ ）	（ ）	（ ）
1	2	3	4	5	6	7	8	9	10

二、排尿

1. 在过去 1 周，排尿结束后，是否经常有排尿不尽感？（a ～ f 代表 0 ～ 5 分）

（ ） a. 根本没有

（ ） b. 5 次中少于一次

（ ） c. 少于一半时间

（ ） d. 大约一半时间

（ ） e. 超过一半时间

（ ） f. 几乎总是

2. 在过去 1 周，是否在排尿后 2 小时内经常感到又要排尿？（a ～ f 代表 0 ～ 5 分）

（ ） a. 根本没有

（ ） b. 5 次中少于一次

（ ） c. 少于一半时间

（ ） d. 大约一半时间

（ ） e. 超过一半时间

（ ） f. 几乎总是

三、症状的影响

1. 在过去的 1 周里，你的症状是否总是影响你的日常工作？（a ～ d 代表 0 ～ 3 分）

（　）a. 没有

（　）b. 几乎不

（　）c. 有时

（　）d. 许多时候

2. 在过去的 1 周里，你是否总是想到你的症状？（a ～ d 代表 0 ～ 3 分）

（　）a. 没有

（　）b. 几乎不

（　）c. 有时

（　）d. 许多时候

四、对生活质量的影响

1. 如果在你以后的日常生活中，过去 1 周出现的症状总是伴随着你，你的感觉怎么样？（a ～ g 代表 0 ～ 6 分）

（　）a. 快乐

（　）b. 高兴

（　）c. 大多数时候满意

（　）d. 满意和不满意各占一半

（　）e. 大多数时候不满意

（　）f. 不高兴

（　）g. 难受

积分评定：

疼痛：1a ＋ 1b ＋ 1c ＋ 1d ＋ 2a ＋ 2b ＋ 3 ＋ 4 =

尿路症状：5 ＋ 6 =

对生活质量的影响：7 ＋ 8 ＋ 9 =

合计：

三、诊断方法与评估指标

（1）肛门指检：急性细菌性前列腺炎可触及前列腺饱满或体积增大、触痛剧烈，若触之有波动感，应考虑前列腺脓肿。CPPS 患者肛门指诊触痛明显，并可诱发下腹或盆腔疼痛。若肛门指诊触及前列腺硬结应高度怀疑前列腺癌可能，建议复查前列腺特异性抗原（PSA）。

（2）尿常规检查：尿常规检查是诊断前列腺炎的基本检查，主要用于初步评估与排除尿路感染。急性细菌性前列腺炎应进行中段尿细菌培养与药敏试验。采用“两杯法”获取前列腺按摩前、后的尿液，进行显微镜检查和细菌培养，适用于慢性前列腺炎诊断与鉴别诊断。

（3）多普勒超声检查：急性细菌性前列腺炎超声检查可发现腺体肿胀、体积增大，亦可发现典型的脓肿样超声表现。慢性前列腺炎主要表现为腺体质地回声不均、局部钙化灶或前列腺结石等。慢性前列腺炎伴前列腺增生表现为前列腺各径线增大，增生腺体可引起膀胱颈部抬高变形，中叶增生者腺体向膀胱腔内凸出；如超声显示位于外腺区低回声结节或结节边界不清、彩色多普勒显示血流信号丰富，应怀疑前列腺癌可能，需要进一步检查。

（4）血清前列腺特异性抗原检测：急性细菌性前列腺炎患者前列腺特异性抗原（PSA）水平明显升高，可作为急性细菌性前列腺炎诊断的辅助指标。50 岁以上Ⅲ型前列腺炎患者应常规检测 PSA 水平，用于排除前列腺癌的诊断。

第六节　西医治疗方案

一、Ⅰ型前列腺炎治疗方案

（1）一旦得到临床诊断或血、尿培养阳性结果，应立即使用抗生素。推荐经静脉途径使用青霉素、三代头孢菌素、氨基糖苷类或氟喹诺酮类等抗生素。

（2）待症状改善后可继续口服氟喹诺酮类抗生素 2 ～ 4 周。

（3）发生尿潴留的患者可采用细管导尿，但留置尿管时间不宜过长，急性细菌性前列腺炎原则上应避免经尿道导尿。若尿潴留患者合并尿道狭窄不能置管者，可实施耻骨上膀胱穿刺造瘘术引流尿液。

（4）Ⅰ型前列腺炎发生前列腺脓肿，高热不退者可采取经直肠超声引导下细针穿刺引流，必要时经尿道切开引流或经会阴部穿刺引流。

二、Ⅱ型前列腺炎治疗方案

（1）抗生素治疗以口服抗生素为主，根据细菌培养结果和药物穿透前列腺的能力，选择强效抗生素，如环丙沙星、左氧氟沙星、洛美沙星等氟喹诺酮类抗生素或四环素类抗生素，疗程为 4 ～ 6 周。

（2）可选择 α 受体阻滞剂以改善排尿刺激症状和减轻疼痛。

（3）依据患者症状也可选择非甾体抗炎镇痛药（non-steroidal anti-inflammatory drugs，NSAIDs）辅助抗生素治疗。

（4）不推荐前列腺内注射抗生素和前列腺按摩的治疗方法。

三、Ⅲ型前列腺炎治疗方案

（1）对初始Ⅲ A 型（炎症性 CPPS）患者，推荐先给予氟喹诺酮类等抗生素治疗 2 ～ 4 周，然后根据患者疗效决定是否继续应用抗生素治疗。对部分患者应注意检测沙眼衣原体、解脲支原体或人型支原体等，根据检测结果，可选择口服四环素类或大环内酯类抗生素治疗；Ⅲ B 型（非炎症性 CPPS）患者不推荐使用抗生素治疗。

（2）对疼痛的治疗：可以选择 NSAIDs，但不推荐长期使用；对有消化道溃疡患者应禁用 NSAIDs。

（3）α 受体阻断剂治疗：单用疗程至少应在 12 周以上，与抗生素合用疗程也应在 6 周以上。推荐应用 α 受体阻滞剂 12 ～ 24 周的疗程，其治疗效果优于短疗程治疗。

（4）会阴部体外冲击波治疗：体外冲击波治疗对Ⅲ型前列腺炎患者的 NIH–CPSI 的疼痛或不适的积分、排尿积分、生活质量积分以及总积分都有明显的改善。

（5）针灸 / 电针治疗对 CPPS 有效。

（6）5α – 还原酶抑制剂、肌肉松弛药治疗在 CPPS 治疗中的作用尚无足够证据支持。

（7）普瑞巴林、电磁疗法、微波热疗对 CPPS 的治疗有一定的缓解作用。

（8）手术疗法，如膀胱颈内切开术、经尿道前列腺切开术、前列腺切除术等，临床应用缺乏足够数据。

（9）对药物和物理方法难以治疗的慢性前列腺炎，特别是 CP/CPPS 患者，可进行心理干预治疗，可以有效提高临床疗效，改善患者的心理状态，同时有效的心理干预能够改善患者头昏、疲倦乏力、情绪抑郁、烦躁等精神症状，以及尿频、尿急、会阴疼痛等躯体症状，甚至部分患者的勃起功能也得到了改善。但具体效果仍需进一步研究。

第七节 中医辨证论治与方药选择

一、中医辨证分型与治法方剂

1. 热毒壅盛，毒邪滞络

临证：恶寒高热，持续难退，小便短赤、淋沥涩痛，会阴部、肛门热痛，并向少腹或腰部放射；舌质红，苔黄，脉洪数。

治法：清热解毒，活血通络。

方剂：推荐选用仙方活命饮加减。

2. 湿热蕴结，湿毒滞络

临证：尿频、尿急、小便涩热疼痛，甚至尿道口有分泌物，会阴及（或）肛门坠胀疼痛，口苦口干，舌质红，苔黄腻，脉濡数或滑数。

治法：清热泻火，利湿透络

方剂：推荐选用龙胆泻肝汤加减。

3. 湿热下注，络脉瘀阻

临证：阴囊潮湿，尿频、尿急、尿痛，小腹、会阴部位酸胀、疼痛，舌质红，苔黄腻，脉濡数或滑数。

治法：清热利湿，祛瘀通络。

方剂：推荐选用八正散加减。

4. 气滞血瘀，络脉瘀塞

临证：小腹、腰骶部、会阴部、阴茎、睾丸、肛周疼痛或坠胀；排尿时尿道刺痛，淋沥不畅，尿后滴沥不尽；可伴有血精或血尿；舌质暗红或舌边有瘀点、瘀斑，苔白或黄，脉弦或涩。

治法：活血通络，行气导滞

方剂：推荐选用少腹逐瘀汤加减。

5. 肾阴亏虚，肾络失荣

临证：尿频、尿急、尿黄、尿热，腰膝酸软，入睡困难，失眠多梦，夜尿增多，疲乏无力，五心烦热，面色潮红，头晕耳鸣，潮热盗汗，舌质淡红，少苔，脉细。

治法：滋阴补肾，荣养肾络。

方剂：推荐选用左归丸加减。

6. 肝气郁结，络脉郁滞

临证：尿频尿急，少腹胀闷，精神抑郁，胸闷，胁肋胀痛，食欲不振，舌质淡，脉弦细。

治法：疏肝解郁，行气活络。

方剂：推荐选用柴胡疏肝散加减。

7. 肾阳不足，肾络虚损

临证：尿频，小便清长，夜尿增多，小便淋沥不尽，畏寒，腰酸，腰部怕冷，四肢发冷，性欲降低，舌体淡胖，苔白，脉沉细无力。

治法：温补肾阳，温阳煦络。

方剂：推荐选用右归丸加减。

二、中药方剂组成与功效

1. 仙方活命饮

方剂组成：白芷、贝母、防风、赤芍、当归尾、甘草、皂刺、天花粉、乳香、没药、金银花、陈皮。

功效：清热解毒，活血通络。方中金银花性味甘寒，清热解毒。当归尾、赤芍、乳香、没药、陈皮行气活血，通络止痛；热毒壅盛，以白芷、防风相配，通络散结，外透热毒；贝母、花粉清热化痰散结；皂刺通行经络；甘草清热解毒，调和诸药。煎药加酒者，借其通瘀而行周身，助药力直达病所；若小便短赤、淋沥涩痛，佐以琥珀、路路通、川牛膝活血通络，利尿通淋。

2. 龙胆泻肝汤

方剂组成：龙胆草、栀子、黄芩、木通、泽泻、车前子、柴胡、生甘草、当归、生地黄。

功效：清热泻火，利湿透络。方中龙胆草大苦大寒，清利肝胆实火，又能清利肝经湿热；黄芩、栀子苦寒泻火，燥湿清热，栀子还可解毒通络；泽泻、木通、车前子渗湿泄热，导热下行；当归、生地黄养血滋阴，活血通络；柴胡舒畅肝经之气，引诸药归肝经；甘草调和诸药。若会阴及（或）肛门坠胀疼痛，佐延胡索、川楝子活血通络；尿道口有分泌物，佐车前子、萆薢利湿通络。

3. 八正散

方剂组成：车前子、瞿麦、萹蓄、滑石、山栀子、甘草、木通、大黄。

功效：清热利湿，祛瘀通络。方中滑石善滑利窍道，利湿通络，《药品化义》谓之：“体滑主利窍，味淡主渗热”；木通上清心火，下利湿热，使湿邪从小便而去；萹蓄、瞿麦、车前子清热通淋，利水通络；佐以山栀子仁清泄三焦，通利水道，清热通络；大黄荡涤邪热，活血通络，使湿热从大便而去；甘草调和诸药。煎加灯心草以增利水通淋之力；若尿频、尿急、尿痛，佐以黄柏、车前子、瞿麦、琥珀利尿通淋，活血通络。

4. 少腹逐瘀汤

方剂组成：小茴香、干姜、延胡索、没药、当归、川芎、官桂、赤芍、蒲黄、五灵脂。

功效：活血通络，行气导滞。方用小茴香、肉桂、干姜味辛而性温热，入肝肾而归脾，理气活血，温通血脉；当归、赤芍入肝，行瘀活血通络；蒲黄、五灵脂、川芎、元胡、没药入肝，活血理气，通络止痛，使气行则血活，气血活畅故能通络止痛，共成温逐少腹瘀血之剂。若睾丸、肛周疼痛或坠胀，佐以露蜂房、土鳖虫、延胡索活血行气，通络化瘀；排尿时尿道刺痛、淋沥不畅，佐以琥珀、王不留行、川牛膝活血通络，利尿通淋。

5. 左归丸

方剂组成：熟地黄、山药、枸杞、山茱萸、川牛膝、菟丝子、鹿胶、龟胶。

功效：滋阴补肾，荣养肾络。本方以熟地黄滋肾以填真阴，养阴通络护络，专补肾络；枸杞益精明目，山茱萸涩精敛汗；龟甲胶偏于滋阴，鹿角胶偏于补阳，二者合力，沟通任督二脉，益精填髓，补肾荣络；菟丝子配牛膝，强腰健筋；山药滋补脾肾。诸药合用，共收滋阴补肾，荣养肾络之效。

6. 柴胡疏肝散

方剂组成：陈皮、柴胡、川芎、香附、枳壳、芍药、甘草。

功效：疏肝解郁，行气活络。方中柴胡疏肝解郁，香附理气疏肝、止痛，川芎活血行气通络，二药相合，助柴胡以解肝经之郁滞，增行气活血通络之效；陈皮、枳壳理气行滞，芍药、甘草养血柔络；甘草调和诸药，为使药。诸药相合，杀奏疏肝解郁，行气活络之功。若少腹胀闷，佐荔枝核、乌药疏肝解郁通络。

7. 右归丸

方剂组成：熟地黄、山药、山茱萸、枸杞、鹿角胶、菟丝子、杜仲、当归、肉桂、附子。

功效：温补肾阳，温阳煦络。方中附子、肉桂、鹿角胶为君药，温补肾阳，填精补髓。以熟地黄、枸杞子、山茱萸、山药滋阴益肾，养肝补脾。佐以菟丝子补阳益阴，固精缩尿；杜仲补益肝肾，强筋壮骨；当归养血和血络，助鹿角胶以补养精血，荣养肾络。若性欲降低，佐以蜈蚣、淫羊藿兴阳起络。

三、其他中医疗法

（一）推荐中成药

1. 选择原则

根据患者临床表现结合分型可以选择双石通淋胶囊、夏荔芪胶囊、癃清片、宁泌泰胶囊、前列舒通胶囊等中成药，这类药物大多具有抗炎、通瘀的作用。若兼有血尿者，可选择血尿安胶囊；兼有肾阴亏虚者，可选择（加）用左归丸；肾阳虚者，可选择（加）用右归丸。

2. 药物适应证

（1）双石通淋胶囊：用于湿热壅盛所致尿频、尿急、尿痛、尿后滴白、会阴、少腹、腰骶部疼痛不适等症状。

（2）夏荔芪胶囊：用于脾肾气虚兼痰瘀证所致排尿无力、滴沥不尽、小腹坠胀、腰膝酸软等症状。

（3）癃清片：用于下焦湿热所致小便频急，尿后余沥不尽，尿道灼热等症状。

（4）宁泌泰胶囊：用于湿热蕴结所致小便不利、淋沥涩痛等症状。

（5）血尿安胶囊：用于湿热蕴结所致血尿、尿频、尿急、尿痛等症状。

（6）前列舒通胶囊：适用于小便频急、淋沥不尽，会阴、下腹或腰骶部坠胀或疼痛，阴囊潮湿等症状。

（7）左归丸：用于肾阴亏虚所致腰膝酸软、五心烦热等。

（8）右归丸：用于肾阳虚所致神疲乏力、少腹阴器发凉、性欲低下等。

（二）其他治疗方式

（1）烫疗、推拿、中药熏蒸、中药温水坐浴以及打太极、八段锦等方法对部分CP/CP患者有辅助治疗作用。

（2）对难治性CPPS推荐多学科模式治疗，包括泌尿专家、疼痛专家、专业物理治疗师、精神心理专家与性医学专家等进行多学科会诊，制定个体化治疗方案。

第八节　从络病学角度探讨对本病的认识和治疗思路

一、前列腺解剖结构与络脉功能特点

前列腺炎的病因及病理生理机制复杂，致病微生物与病原体感染、尿液逆流、盆底肌功能与排尿功能障碍、免疫功能异常、神经内分泌异常、下尿路上皮通透功能异常、遗传易感性和氧化应激反应是其主要的病因机制。中医学中，前列腺炎归属于“精浊”“淋证”“白淫”“劳淋”等范畴，前列腺所属精室，为奇恒之腑，负责分泌排泄前列腺液，并协助释放精液。从功能结构而言，前列腺似脏非脏，似腑非腑，与络脉系统“以通为用”的原则相似。

络脉系统是经脉分出的细小分支，是联系脏腑、沟通内外、运行气血津液的通道，为气血汇聚之地，渗灌全身气血。从解剖结构来看，前列腺是由诸多复杂管状腺泡组成的分泌器官，各个腺泡由细长的小管连接相通形成排泄通道，中央腺管较粗，周围分支腺管较为细小；同时前列腺静脉回流血管也纤细迂曲。基于此解剖特点，炎性因子与前列腺产生的代谢废物容易淤堵细小的腺管、血管，影响组织正常代谢，甚至损伤腺体组织，出现前列腺腺泡、腺管及间质充血水肿，腺管阻塞，炎性细胞浸润，纤维化而致管腔狭窄、腺液滞留等表现，与络脉多血流之末而见瘀阻、绌急、损伤等证候相似。

二、前列腺炎病机与络病病机

前列腺分泌排泄管道与静脉回流血管较为迂曲细小，容易被淤堵，导致前列腺液淤积在腺管之内，代谢废物淤积于血络之中，无法及时排出，酿痰生湿，腐而生浊，久之瘀阻脉络，影响气血运行。叶天士有言：“久发频发之恙，必伤及络，络乃聚血之所，久病必瘀闭。”前列腺炎缠绵不愈，易于复发，是络脉瘀阻的表现，络脉瘀阻同时也会干扰腺体正常的气血运行及水液代谢，加重瘀象，由此循环反复。此瘀象常因肝郁、湿热、痰饮等病邪而起。

一方面，肝郁、湿热、痰饮等因素阻滞脉络形成络脉瘀阻之证，阻碍气血通行，影响正常物质代谢，加重气血亏虚、脉络失养，导致前列腺炎迁延不愈。另一方面，络脉为瘀所阻，影响前列腺代谢，代谢废物、精液久郁精室，产生败精，腐而生浊，精浊与湿热、痰饮、血瘀相互结合，而成浊毒伏邪，可久藏于瘀阻的脉络之中，躲过卫气的征伐，伏于络脉伺机待发，故前列腺炎易于复发，此病变验证了络脉之病易入难出、缠绵不愈的病机特点。瘀既是前列腺炎的病理产物，又是其发病的重要病因。

脾肾二脏为先后天之本，脾化生气血，肾贮藏肾精，共司精血调控之责。前列腺分泌前列腺液，既有五脏藏精之功能，又有六腑排泄之用，而腺体络脉本身也需要肾精濡养、气血供应、津液输布顺

畅。若年老久病加上反复发作的炎症反应容易损伤腺体细胞，腺体络脉气血瘀阻，组织损伤难以修复，气血不荣，旧瘀难除，久伤不复，长此以往腺体络脉无气血所养，废而不用，伤而不复，久患不愈，则成虚象，久病必虚、久瘀必虚。

脾为生精之所，肾为藏精之处，精血同源，脾肾亏虚则不能荣营卫、充气血，气血无源，精血不足，不能濡养五脏六腑与形体官窍、经脉血络。脾土主湿，肾者主水，脾肾亏虚亦会影响水液代谢，使水精聚而生痰饮之邪，留恋下焦，遏阻阳气，影响膀胱气化功能，水道失司，从而出现排尿异常诸症。

三、基于络病学理论的前列腺炎中西医结合治疗方案

由于前列腺炎的分型不同，其个体证候表现多样，如排尿刺激症状、疼痛、性功能障碍、精神心理症状等。在前列腺炎诊治体系中，强调中医辨证论治与整体治疗观，依据中西医分型，重在制定个体化结合治疗方案，清湿热、通瘀阻、补亏虚。

Ⅰ型前列腺炎应以细菌敏感的抗生素治疗为主要手段，辅以中药清热解毒、凉血活血方剂，如仙方活命饮方剂加减等综合治疗。

Ⅱ型前列腺炎应选择针对细菌敏感的抗生素治疗，以及清热利湿、导浊通淋的八正散等方剂加减综合治疗。

Ⅲ型前列腺炎治疗方案包括：①对初始Ⅲ A 型患者可选择 4 ～ 6 周的抗生素治疗，不推荐长期使用抗生素治疗。②抗炎镇痛药物、α 受体阻滞剂可提高 CPSI 总评分。③对初始治疗疼痛无缓解的患者，应考虑早期使用针对神经性疼痛的治疗药物。④依据患者证候表现与中医分型可选择合适的中药经典方剂或中成药。⑤针灸、微能量物理治疗、温水坐浴、中药保留灌肠等可以帮助患者改善症状和调整全身状态。⑥对难治性 CP/CPPS 推荐多学科模式治疗，包括泌尿专家、疼痛专家、专业物理治疗师、精神心理与性健康专家等进行多学科会诊。

在前列腺炎的发生发展过程中，腺体络脉中的虚邪与瘀邪常非单独存在，而是互为因果，相互促进、相互转化。早期的肝郁不舒、湿热下注等原因形成瘀血致脾失运化、膀胱失运形成痰瘀，各种原因形成的瘀血、痰瘀、瘀浊等病理产物相互结合转化，阻滞络脉，妨碍气血运行，从而使腺体脉络失养，形成虚象。长期脾肾亏虚，水液运化无力，气血生化无源，精亏血损，气血失调，则生痰饮、血瘀等病理产物，长期气血亏虚则致络脉失养，废而无用，闭阻不通加重瘀象。瘀象与虚象相互结合转化，留恋脉络之内，损精耗血，耗伤人体本源，使疾病根深蒂固，更加难以治愈。鉴于此，叶天士言：“久病必治络……必疏其络而病气可去。”对于慢性前列腺炎长期不愈的患者，在治疗上不仅要解其湿热，还应以行气活血、祛瘀通络除其瘀象，更需辅以补益脾肾，填精生血之法补其虚象，培先后天之本，多法共用，使体虚得补，络瘀得通。

在临床诊治过程中应根据患者证候综合施策。特别是Ⅲ型前列腺炎，在清热解毒抗炎的同时还需应用化瘀、补虚之法。仙方活命饮、八正散或龙胆泻肝汤等是清热解毒、凉血活血的良方；活血化瘀、行气导滞的少腹逐瘀汤是通络化瘀的经典方剂；左归丸滋阴补肾、右归丸温补肾阳、柴胡疏肝散疏肝解瘀是公认的选择。病久必瘀，络病学理论的治疗核心是通络化瘀，可以选择的中成药包括夏荔芪胶囊、双石通淋胶囊、宁泌泰胶囊、前列舒通胶囊等。瘀久必虚，久病者，化瘀与以左归丸、右归丸为代表的补益药联合应用，可以取得较好的临床疗效。

（高文喜　韩瑞发）

参考文献

[1] 孙颖浩. 吴阶平泌尿外科学[M]. 北京：人民卫生出版社，2019：2082.

[2] Guu SJ, Geng JH, Chao IT, et al. Efficacy of low-intensity extracorporeal shock wave therapy on men with chronic pelvic pain syndrome refractory to 3-as therapy[J]. Am J Mens Health, 2018, 12(2): 441-452.

[3] Clemens JQ, Mullins C, Ackerman AL, et al. Urologic chronic pelvic pain syndrome: insights from the MAPP Research Network[J]. Nat Rev Urol, 2019, 16(3): 187-200.

[4] 李兰群，李海松，郭军，等. 慢性前列腺炎中医证型临床调查[J]. 中华中医药杂志，2011，26(3)：451-454.

[5] Nickel JC, Downey J, Young I, et al. Asymptomatic inflammayion and/or infection in benign prostatic hyperplasia[J]. BJU Int, 1999, 84(9): 976-981.

[6] Nickel JC. The overlapping lower urinary tract symptoms of benign prostatic hyperplasia and prostatitis[J]. Current Opinion in Urology, 2006, 16(1): 5-10.

[7] Nickel JC, Alexander RB, Schaeffer AJ, et al. Leukocytes and bacteria in men with chronic prostatitis/chronic pelvic pain syndrome compared to asymptomatic controls[J]. J Urol, 2003, 170(3): 818-822.

[8] Hou DS, Long WM, Shen J, et al. Characterisation of the bacterial community in expressed prostatic secretions from patients with chronic prostatitis/chronic pelvic pain syndrome and infertile men: a preliminary investigation[J]. Asian J Androl, 2012, 14(4): 566-573.

[9] Xiao JQ, Ren LG, Lv HX, et al. Atypical microorganisms in expressed prostatic secretion from patients with chronic prostatitis/chronic pelvic pain syndrome: microbiological results from a case-control study[J]. Urol Int, 2013, 91(4): 410-416.

[10] Arisan ED, Arisan S, Kiremit MC, et al. Manganese superoxide dismutase polymorphism in chronic pelvic pain syndrome patients[J]. Prostate Cancer Prostatic Dis, 2006, 9(4): 426-431.

[11] Anderson RU, Orenberg EK, Chan CA, et al. Psychometric profiles and hypothalamic-pituitary-adrenal axis function in men with chronic prostatitis/chronic pelvic pain syndrome[J]. J Urol, 2008, 179(3): 956-960.

[12] Shoskes DA, Berger R, Elmi A, et al. Muscle tenderness in men with chronic prostatitis/chronic pelvic pain syndrome: the chronic prostatitis cohort study[J]. J Urol, 2008, 179(2): 556-560.

[13] 刘猷枋，张亚强. 中西医结合泌尿外科学[M]. 北京：人民军医出版社，2007.

[14] 张敏建，宾彬，商学军，等. 慢性前列腺炎中西医结合诊疗专家共识[J]. 中国中西医结合杂志，2015，35(8)：933-941.

[15] Ihsan AU, Khan FU, Khongorzul P, et al. Role of oxidative stress in pathology of chronic prostatitis/chronic pelvic pain syndrome and male infertility and antioxidants function in ameliorating oxidative stress[J]. Biomedecine Pharmacother, 2018, 106: 714-723.

[16] 黄健. 中国泌尿外科和男科疾病诊断治疗指南[M]. 北京：科学出版社，2020：454.

[17] 那彦群，郭震华.实用泌尿外科学[M].北京：人民卫生出版社，2009：413.

[18] Lee SWH, Liong ML, Yuen KH, et al. Chronic prostatitis/chronic pelvic pain syndrome: role of alpha blocker therapy[J]. Urol Int, 2007, 78(2): 97-105.

[19] 孙先军，撒应龙，叶绪晓，等. 体外冲击波治疗Ⅲ型前列腺炎（CP/CPPS）疗效研究[J]. 中国男科学杂志，2010，24(9)：29-32.

[20] Pajovic B, Radojevic N, Dimitrovski A, et al. Comparison of the efficiency of combined extracorporeal shock-wave therapy and triple therapy versus triple therapy itself in Category Ⅲ B chronic pelvic pain syndrome (CPPS)[J]. Aging Male, 2016, 19(3): 202-207.

[21] Yang JM, Xia W, Lü TT, et al. Sacral nerve magnetic stimulation combined with extracorporeal shockwave for the treatment of type-ⅢB chronic prostatitis[J]. Natl J Androl, 2019, 25(7): 626-631.

[22] Magnus Fall, Magnus Fall, Sohier Elneil, et al. EAU guidelineson chronic pelvic pain[J]. European Urology, 2009,

57(1): 35-48.

[23] Krakhotkin DV, Chernylovskyi VA, Bakurov EE, et al. Evaluation of influence of the UPOINT-guided multimodal therapy in men with chronic prostatitis/chronic pelvic pain syndrome on dynamic values NIH-CPSI: a prospective, controlled, comparative study[J]. Ther Adv Urol, 2019, 11: 1756287219857271.

[24] Zhao ZG, Zhang JW, He J, et al. Clinical utility of the UPOINT phenotype system in Chinese males with chronic prostatitis/chronic pelvic pain syndrome (CP/CPPS): a prospective study[J]. PLoS One, 2013, 8(1): e52044.

[25] Xu YJ, Zhang L, Shen YF, et al. Effectiveness of psychological interventions for treating chronic prostatitis/chronic pelvic pain syndrome: a protocol for systematic review and meta-analysis[J]. Medicine (Baltimore), 2020, 99 (39): e22151.

[26] 许晓艳, 刘利维, 韩瑞发. 前列舒通联合α受体阻滞剂治疗慢性前列腺炎的疗效观察[J]. 中国中西医结合外科杂志, 2014, 20(1): 55-57.

[27] 张国喜, 王晓峰, 白文俊. 症状为导向的模式治疗难治性Ⅲ型前列腺炎[J]. 中国男科学杂志, 2012, 26(1): 53-54, 58.

[28] Samplaski MK, Li JB, Shoskes DA. Clustering of UPOINT domains and subdomains in men with chronic prostatitis/chronic pelvic pain syndrome and contribution to symptom severity[J]. J Urol, 2012, 188(5): 1788-1793.

第十四章中英文关键词索引

非甾体抗炎药	non-steroidal anti-inflammatory drug, NSAID
急性细菌性前列腺炎	acute bacterial prostatitis, ABP
慢性前列腺炎	chronic prostatitis, CP
慢性前列腺炎/慢性盆腔疼痛综合征	chronic prostatitis/chronic pelvic pain syndromes, CP/CPPS
慢性前列腺炎症状指数	chronic prostatitis symptom index, CPSI
慢性细菌性前列腺炎	chronic bacterial prostatitis, CBP
美国国立卫生研究院	pational Institutes of Health, NIH
前列腺疼痛综合征	prostate pain syndrome, PPS
无症状炎症性前列腺炎	asymptomatic inflammatory prostatitis, AIP
下尿路症状	lower urinary tract symptoms, LUTS

第十五章 中西医对前列腺增生症的认识与诊治原则

第一节 概 述

前列腺增生症（benign prostatic hyperplasia，BPH）主要是老年人性激素代谢障碍导致的不同程度的腺体和（或）纤维、肌组织增生，而造成前列腺体积增大、正常结构破坏并引起一系列功能障碍的疾病。主要临床表现为尿频、排尿困难，甚则尿液无法排出。大量临床数据研究表明，本病常于 50 岁左右始发，60 岁以上发病率逐渐上升。

中医学将 BPH 归属“癃闭” 范畴，而“癃闭”又可细分为癃、闭二者。其癃者，病势较缓，主要表现为排尿困难，即小便不利，点滴短少，淋沥不尽。其闭者，病势较急，主要表现为急性尿潴留，即小便闭塞，点滴不出。BPH 在病理性质上亦可归属于“积聚” 和“癥瘕” 。“癃闭”首见于《灵枢·本输》：“三焦者……实则癃闭，虚则遗溺。”后世医家对其虽有辨治探讨，然因解剖学限制，对前列腺增生的论述并不全面，只有张景岳的《景岳全书》中指出“膀胱无水枯涸之证，水泉既无涸，故不可再加分利……当察于名门详察治之，皆非有水不通而为癃闭之类也。”他将癃闭与水肿加以区分，虽病因相同，但病机却泾渭分明。《素问·上古天真论》言：“丈夫八岁肾气实，发长齿……五八肾气衰，发堕齿槁……八八则齿发去。”结合前列腺增生症患者的年龄段及发病特点，肾气衰弱是其发病的根本病机。老年患者的前列腺通常体积增大，质地偏韧、稍硬，中央沟变浅或消失，其病机为瘀血集聚在前列腺局部，而究其根本，造成老年人前列腺瘀血的原因则仍然是肾气虚衰，瘀血是前列腺增生的病理变化之一。其中医病因病机复杂多端，病程较长，久病致瘀致虚，与络病中的“肾虚血瘀”相符合，是 BPH 最主要的病机。

第二节　流行病学与发病率

一、流行病学特征

在组织学上，BPH 的发生率随年龄的增长而增加，一般发生在 40 岁以后。欧美的一项尸检研究发现，在 31 ～ 40 岁、51 ～ 60 岁和 80 岁以上时，组织学患病率分别为 8%、50% 和 90%。来自欧洲、美国和亚洲的观察性研究也证明，年龄大是 BPH 临床发病和进展的危险因素。我国学者在 1989—1992 年一项 95 例 41 岁以上男性的无选择尸检研究中发现，组织学前列腺增生 29 例（30.5%）。根据 Krimpen 和 Baltimore 老年纵向研究的数据，前列腺体积随着年龄的增长而增加，老年男性前列腺的增长率为每年 2.0% 和 2.5%。与组织学表现相类似，随着年龄的增长，下尿路症状（LUTS）的发生率也随之增加，约有 50% 组织学诊断 BPH 的男性有中到重度 LUTS。有研究表明，在亚洲及欧美地区人群中，发生中到重度 BPH 相关症状的比例基本相似。

二、发病率

1997 年中国调查了 6 个城市的 BPH 发病情况，调查的结果是 60 岁以上男性的 BPH 总发病率为 43.68%，按年龄组（60 ～ 65 岁、65 ～ 70 岁、70 ～ 75 岁、75 ～ 80 岁、80 ～ 85 岁、85 岁以上者）的发病率分别为 34.48%、40.27%、46.77%、51.44%、57.32% 和 60.19%。关于临床 BPH 发病率的研究结果差异很大，可能是受到诊断标准、人群选择及调查手段差异等因素的影响。50 岁以上男性临床 BPH 发病率为 50% ～ 75%，这一数值随着年龄的增长而增加，70 岁以上男性临床 BPH 患病率超过 80%。

三、前列腺增生症进展的相关因素

BPH 为一种缓慢进展的前列腺良性疾病，其症状随着患者年龄的增加而进行性加重，并出现相应的并发症。目前较为公认的 BPH 发生临床进展的内容包括：LUTS 加重而导致患者生活质量下降、最大尿流率进行性下降、急性尿潴留、反复血尿、复发性尿路感染以及肾功能损害等。接受外科治疗通常是 BPH 患者疾病进展至药物治疗无效或出现严重并发症时的选择。

（一）国际前列腺症状评分（the International Prostate Symptom Score，IPSS）

IPSS 评分包括 7 个症状问题和 1 个生活质量（QoL）问题，分为“无症状”（0 分）、“轻度症状”（1 ～ 7 分）、“中度症状”（8 ～ 19 分）和“严重症状”（20 ～ 35 分）。LUTS 加重主要通过 IPSS 评分的方法来评价。

（二）尿流率

尿流率是评判 BPH 临床进展性的客观指标之一，但其对膀胱颈部出口梗阻的诊断缺乏特异性。尿流率评估是一种广泛应用的无创尿动力测试，关键参数是最大尿流量（Qmax）和尿流率曲线。尿流率测量参数最好是在排泄容量＞ 150 mL 时评估。由于 Qmax 容易发生变化，因此需要重复进行尿流率测量，特别是当排泄容量＜ 150 mL，Qmax 或尿流形态异常时。

（三）相关并发症

急性尿潴留、反复血尿、复发性尿路感染、结石产生以及肾功能损害等为 BPH 进展的表现，其中，急性尿潴留和肾功能损害为主要指标。

（四）手术治疗率

手术治疗风险的加大、手术率的升高是 BPH 的临床进展的标志。相关研究结果显示，随访 4 年的安慰剂组中 7% 的患者发生急性尿潴留，10% 的患者需要接受外科手术治疗。急性尿潴留是进行手术治疗的首要原因。

第三节　病因与发病机制

BPH 的病因和发病机制是一个错综复杂的过程，具体机制尚不明确，可能受激素水平、细胞增殖、炎症反应、生长因子和遗传因素等多个方面的相互作用影响。

一、双氢睾酮与5α-还原酶

5α-还原酶抑制剂通过抑制睾酮向双氢睾酮（DHT）转变，降低血清和前列腺内 DHT 含量。BPH 患者应用 5α-还原酶抑制剂治疗后，可抑制前列腺的增生，使前列腺体积缩小，从而缓解膀胱出口梗阻（bladder outlet obstruction，BOO）的静力性因素，减轻 LUTS。

二、雄激素与雄激素受体

雄激素是男性体内的主要激素之一，包括睾酮和二氢睾酮，由睾丸产生。雄激素通过与雄激素受体结合，形成复合物，进入细胞核，调控特定基因的转录。这些基因编码了多种蛋白质，参与调节细胞增殖、分化、代谢等生物学过程。在男性生殖系统中，雄激素受体的活化调控了睾丸的发育和功能，维持了精子的生产和性腺的正常功能。在前列腺组织中，雄激素与雄激素受体的相互作用对前列腺生长和功能起着重要作用。

在 BPH 的发病过程中，雄激素与雄激素受体的关系至关重要。雄激素受体在前列腺组织中广泛表达，当雄激素受体与雄激素结合后，会促进前列腺细胞的增殖和生长，导致前列腺增大。长期过高的雄激素水平和持续的雄激素受体激活可能是影响 BPH 发展的重要因素之一。

三、雌激素

两种雌激素受体（ER）亚型的研究揭示了它们在人类前列腺中的差异功能：ERα 和 ERβ 分别对前列腺细胞具有增殖和抗增殖作用。雌激素对前列腺的作用与多种机制相关，包括凋亡、芳香化酶表达和通过前列腺素 E_2 的旁分泌调节。有研究证明，雌激素和 G 蛋白偶联雌激素受体可通过诱导前列腺纤维化加速 BPH 的进展。选择性雌激素受体调节剂或其他能影响前列腺内雌激素水平的药物可能成为治疗 BPH 的潜在治疗靶点。

动物实验证据提示，在 BPH 的发病机制中，雌激素也参与调控，但是其具体机制尚未阐明。雌激素对雄激素受体的调控作用可部分解释这种关系。此外，有研究发现，较年长男性中血清雌激素与雄激素比值增加，说明雌激素可能参与了 BPH 的进展，但不一定导致 BPH。

四、程序性细胞凋亡

在正常情况下，程序性细胞凋亡是一种维持组织稳态的重要机制，有助于清除老化、受损或异常的细胞，以维持组织的正常结构和功能。然而，在 BPH 的发展过程中，前列腺组织中的细胞凋亡受到了抑制，这导致了细胞过度增生和前列腺增大。

间质细胞的平均寿命超过 30 年，而上皮细胞的平均寿命只有 2 年多。与这些观察结果对应的是，有丝分裂或凋亡小体在增生前列腺组织中少见，说明细胞凋亡减少可能是前列腺增生和肥大的一个主要促成因素。IL-2 及其受体的免疫反应性增加和 Bcl-2 表达增加，与 BPH 中细胞凋亡率较低相符。这些观察结果也证实了在没有细胞凋亡增加的情形下难以逆转已经形成的 BPH。

五、间质-上皮相互作用

在 BPH 中，上皮细胞和间质细胞之间的失衡可能导致病变的发生。上皮细胞的异常增殖可能受到周围间质细胞的影响，而间质细胞的异常反应也可能影响上皮细胞的功能。这种相互作用可能通过细胞因子、生长因子和细胞外基质的调节来实现，影响细胞的增殖、分化和凋亡等生物学过程。

由于 BPH 主要是一种间质疾病，间质可能具有使其自身增生同时诱导上皮增生的固有性质。在雄激素作用下，源于尿生殖窦的间充质组织能够诱导前列腺上皮的分化，而缺乏功能性雄激素受体的间质不能诱导正常上皮的分化。在上皮细胞中，雄激素受体通过调节上皮 – 间质转化（EMT）影响 BPH 发展。

六、免疫炎症

高达 70% 的 BPH 患者前列腺存在炎性浸润。慢性炎症反应与 BPH 的发展相关，免疫细胞的浸润和炎症介质的释放可能促进前列腺组织的增生和病变。

在 BPH 患者的前列腺组织中常见到多种炎症细胞，如淋巴细胞、巨噬细胞和炎症相关的细胞因子。这些炎症细胞和分子参与了炎症反应的调节，导致前列腺组织的炎症状态。炎症反应的持续存在可能诱导细胞增殖、纤维化和间质增生，从而促进 BPH 的发展。

除了直接影响前列腺组织的生长外，免疫炎症还可能影响激素代谢和细胞凋亡等生物学过程，进一步加剧 BPH 的病理过程。因此，免疫炎症在 BPH 的发病机制中扮演着重要角色，理解和干预炎症反应可能有助于开发新的治疗策略。

七、代谢综合征

肥胖、空腹血糖升高和糖尿病均可使 LUTS 风险增加。代谢综合征中的高血糖、高胆固醇和肥胖等因素可能影响前列腺组织的生长和代谢，从而促进 BPH 的发展。高血糖和胰岛素抵抗可能通过促进前列腺细胞增殖和激素代谢来影响 BPH 的进展。此外，肥胖状态可能导致体内激素水平的改变，进而影响前列腺组织的生长和发育，腰臀比（即向心性肥胖的估计值）的增加也与前列腺炎症的严重程度有关。

八、性活动、绝育手术

性活动可能与前列腺健康有关。规律的性活动可能有助于前列腺液的排泄，有助于维持前列腺的健康状态。绝育手术可能减少前列腺疾病的风险，包括 BPH 和前列腺癌。这可能与绝育手术后体内雄激素水平的降低有关，因为雄激素是促进前列腺生长的关键因素。但一项关于马萨诸塞州男性衰老研究发现，性活动并不改变 BPH 的患病风险，输精管结扎术与 BPH 的患病无关。因此，性活动和绝育手术对 BPH 的确切影响仍存在争议，并且可能受到个体差异、其他健康因素和研究设计的影响。

（何云锋　尤耀东）

第四节　中医学对病因病机的认识

中医学认为，前列腺增生症多归属于“癃闭”范畴，临床表现为小便量少、点滴而出，甚至小便闭塞不通，多见于老年男性。癃和闭又不完全一样，癃的特点是小便量少、点滴而出，是一种少尿状态；闭的特点是小便闭塞不通，是一种无尿状态。“癃闭”一词首见于《黄帝内经·素问》，书中提到癃闭的病因与病邪伤肾、饮食不节有关。《素问·五常政大论》曰：“其病闭，邪伤肾也。”《素问·宣明五气》云：“膀胱不利为癃，不约为遗溺。”《素问·标本病传论》谓：“膀胱病，小便闭。”《灵枢·本输》云：“三焦……实则闭，虚则遗溺。遗溺则补之，闭癃则泻之。”张仲景在《伤寒论》《金匮要略》中有关淋证和小便不利的论述中含有癃闭的内容，认为其病机与膀胱气化不利、水湿互结、瘀血夹热及脾肾两虚有关。巢元方《诸病源候论》谓：“小便不通，由膀胱与肾俱有热故也。”孙思邈《备急千金要方》中载有治小便不通的方剂 13 首，首次记载了用导尿术治疗小便不通。张景岳在《景岳全书·杂证谟·癃闭》中说：“凡癃闭之证，其因有四，最当辨其虚实。”其为后世辨治癃闭证之纲领。李中梓在《证治汇补》中将癃闭分为寒、热、风、虚四类。沈金鳌《杂病源流犀烛》以脏腑辨证分为肺热、脾湿、肾燥、小肠燥竭、心火、肝郁、下焦湿热等。中医学认为，本病多因外感六淫、饮食不节、内伤七情、劳累过度诱发，以中老年男性为主，病机为肾气虚衰，气化不利，水湿内蕴，痰湿凝聚，阻于尿道；或肝气郁结，血行不畅，瘀阻尿道；或憋尿过久，败精瘀浊停聚不散，导致膀胱气化失司；或外感湿热，肺气失宣；或饮食不节，酿生湿热，蕴结不散，瘀阻下焦，病位在肾、膀胱、精室，涉及肝、脾、肺三脏。肾气虚衰，是本病发生的根本，瘀血、湿热、痰浊等是该病发展过程中产生的病理产物，它们之间彼此影响，互为因果，为本虚标实之证，主要病机是肾虚瘀结，膀胱气化失司。实以湿热、瘀血、痰浊多见，虚以肾虚、气虚为主，病机变化与病程、年龄等呈相关性：早期正虚邪微，以肾气虚为主；中期以正虚邪实为主，以肾虚兼湿热或血瘀为主；后期以正虚邪盛为主，湿热或瘀阻更为明显。

（一）病因

1. 外邪入侵

外感湿热之邪，或素体湿邪太过，同气相求，湿邪容易侵入人体，留滞于脏腑经络。湿为阴邪，易阻遏人体气机、损伤阳气，湿邪困脾，阻滞气机，导致气机升降功能失常。加之湿邪重浊趋下，湿与热结，下注膀胱，黏稠难化，影响肾、膀胱之气化功能，膀胱气络受损，致尿频、尿急，阴囊潮湿，湿阻热结，气络不利，水不化津而痰饮积聚，气血不畅而成瘀血。湿热侵入膀胱，传入精室之络，影响膀胱的气化功能，精室络脉不能正常运行，络脉郁滞，出现络脉瘀塞等变化，导致癃闭。

2. 肝气郁结

肝主疏泄，调畅人体气机，如生气、抑郁时，气机瘀滞，七情内伤，肝气郁结，疏泄不及，影响三焦水液的运行及气化功能，水道通调受阻，形成癃闭。《灵枢·经脉》曰："肝所生病者……遗溺闭癃。"孙一奎明确提出"肝主小便"的观点，且从经脉分布来看，肝经绕阴器，抵少腹，因而肝脏疏泄功能失常，可随经络影响及膀胱。《灵枢·本输》论述道："足少阴之别……实则闭癃。"《灵枢·经脉》云："肝足厥阴之脉……是主肝所生病者，胸满，呕逆，飧泄，狐疝，遗溺，闭癃。"张介宾在《类经》中解释说："本经……下行者过阴器，抵少腹，故为此诸病。"气郁不行，气滞血瘀，水道通调受阻，膀胱气化不利，发为癃闭。

3. 饮食不节

过食辛辣香燥、肥甘厚味之品，或嗜酒过度，脾胃运化功能失常，聚湿生热，湿热下注膀胱，膀胱气化不利，发为癃闭；或因饥饱失常，脾胃受损，中焦气虚甚或下陷，聚湿生痰，痰瘀阻滞，壅滞中焦，下注膀胱，膀胱气化不利，小便不畅，气化无力而生癃闭。《灵枢·五味》说："酸走筋，多食之，令人癃。"张璐在《张氏医通》中亦提出："夫脾胃气滞，不能转输，加以痰饮食积，阻碍清道，大小便秘涩不快。"

4. 瘀血阻络

络脉瘀阻是前列腺增生发展的必然结果。本病多发生于老年男性，普遍病程较长，肝气郁结或气虚，导致血脉瘀滞，血行不畅，瘀阻尿道；或憋尿过久，败精瘀浊停聚不散，膀胱气化失司，瘀血败精、痰瘀积块或内生砂石，阻塞尿路，致排尿困难，或点滴而出，或点滴全无，形成癃闭。正如叶天士所云："久病必入络，气血不行……久发频发之恙，必伤及络，络入聚血之所，久病瘀闭。"张景岳《景岳全书》曰："或以败精，或以槁血，阻塞水道而不通也，若此者，本非无水之证，不过壅闭而然。"

5. 肾气不足

肾主水，与膀胱气化功能密切相关，具有主持和调节人体水液代谢的生理功能，称为肾的气化作用。若年老体弱，或素体阳气不足，或久病耗伤阳气，则肾主水的功能会出现异常，会出现尿少、排尿困难、无尿症状。加之年老体弱或久病体虚，致肾阳不足，命门火衰，无阳则阴无以生，膀胱气化无权，泌浊不能，终致溺不得出；或因下焦积热，日久不愈，津液耗损，耗伤肾阴，无阴则阳无以化，而致癃闭。巢元方认为小便不利的病机为肾气亏虚，《诸病源候论·虚劳病诸候篇》中明确提出："肾主水，劳伤之人，肾气虚弱，不能藏水，胞内虚冷，故小便后水液不止而有余沥，尺脉缓细者，小便余沥也。"

（二）病机

1. 湿热蕴结，络脉瘀阻

外感湿热之邪，阻于膀胱；或嗜酒，过食辛辣厚味炙煿之品，酿生湿热，下注精室、膀胱；或素体湿热素盛，流注下焦，蕴结膀胱，膀胱气化不利，小便点滴而下，发为精癃。巢元方在《诸病源候论·小便不通候》提出："小便不通由膀胱与肾俱有热故也。"若中焦湿热不解，下注膀胱；或肾热移于膀胱，热水互结，阻滞膀胱气化，导致膀胱湿热阻滞，脉络壅滞，膀胱气化不利，小便不通，形成癃闭。谢映庐《谢映庐医案·癃闭门》指出："有湿热郁闭而气不化者……清热导湿而化之。"

2. 肺热壅盛，热毒滞络

肺主肃降，通调水道，肺为水之上源，与膀胱相表里，肺气肃降，使上焦的水液下输膀胱，小便通利。若热邪犯肺，热塞于肺，燥邪易耗伤津血，津血不足，不能下输膀胱，气络闭塞，肃降失司，小便不利，津液输布失常，通调水道异常，无力下输膀胱，导致癃闭发生。另燥邪外袭，直接犯肺，也可影响肺气肃降，导致小便不利，李中梓《医宗必读》说："若使肺燥不能生水，则气化不及州都，法当清金润燥。"

3. 肝气郁结，络气郁滞

从经脉分布来看，肝经绕阴器，抵少腹，肝脏功能失常，可随经络影响及膀胱。肝主情志，主疏泄，若情志不畅，或七情内伤，肝气郁结，疏泄不及，影响三焦水液的运行及气化功能，影响三焦水液的运送及气化功能，导致水道通调受阻，形成癃闭。

4. 精室闭滞，瘀血阻络

前列腺属中医学"精室"范畴，为男子胞。精室通过经络与络脉与肾、膀胱有密切联系，而肾与膀胱互为表里，任何影响膀胱气化功能的病理产物都可能导致小便失常，出现癃闭，而瘀血在其中是最常见的病因。癃闭是一种年龄相关性疾病，随年龄增长，人体脏腑功能日渐衰败，肾气不足或肾阳亏虚，无力推动气血运行，血行无力，血行趋下，瘀滞下焦，则包括膀胱及前列腺在内的整个精室功能受损。瘀血败精或痰浊凝聚于精室，溺窍闭塞，水道受阻，开阖不利，小便难以排出，导致癃闭产生。

5. 中气不足，络气下陷

脾胃功能失常，津液生化无源，或脾胃运化功能失常，影响水液输布，水液不能下输膀胱，形成癃闭。脾胃功能失常包括脾胃气虚和脾胃阳虚两方面。若素体阳虚或过用苦寒之剂，脾胃阳气不足，脾阳不足，清阳不升，浊阴难降，小便不利，发为癃闭。脾气不足则因体劳伤脾，脾胃虚弱，或饮食不节等原因，中气下陷，小便不利。《灵枢·口问》曰："中气不足，溲便为之变。"《症因脉治·小便不利论》曰："或元气素虚，或汗下太过，或久病气溺，或劳形气伤，或起居如惊，三焦气乱，皆小便不利之症也。"

6. 肾阳不足，肾络失荣

年老体弱或久病体虚，肾阳不足，命门火衰，无阳则阴无以生，膀胱气化无权，泌浊不能，终致溺不得出。巢元方认为，小便不利的病机为肾气亏虚。《诸病源候论·虚劳病诸候篇》中提出："肾主水，劳伤之人，肾气虚弱，不能藏水，胞内虚冷，故小便后水液不止而有余沥，尺脉缓细者，小便余沥也。"《症因脉治·阳虚小便不利论》也提出："肾之真阳，则关门不利，此聚水生病，而小便不利之因也"。

7. 肾阴不足，肾络失养

热邪伤阴，或久病肾阴暗耗，或房劳过度，耗损阴精，虚火内生，无阴则阳无以化，水液不能下注膀胱致小便短涩不畅。《症因脉治·阴虚小便不利论》曰："肾主关门，肾阴不足，则水竭于下而小便不利。"

（尤耀东）

第五节　临床诊断方法与要点

一、临床表现特点

50岁以上男性出现典型的LUTS，均需考虑有BPH的可能。症状轻重与前列腺体积大小不完全成比例，而取决于梗阻的程度、病变发展速度以及是否合并感染等，症状可时轻时重。LUTS的临床症状包括储尿期症状、排尿期症状以及排尿后症状三大类。

（1）储尿期症状：包括尿频、尿急、尿失禁以及夜尿增多等。尿频是前列腺增生最常见早期症状，夜间更为明显。随着梗阻的加重，诱发逼尿肌功能改变，膀胱顺应性降低或逼尿肌不稳定，尿频可加重，可出现急迫性尿失禁。

（2）排尿期症状：包括尿等待、排尿费力、尿线变细或分叉、尿射程短、尿流中断、排尿时间延长等。排尿困难是BPH最重要的症状，病情发展缓慢，当梗阻加重达到一定程度时，逐渐发生尿潴留、尿失禁。在BPH的任何阶段，可由天气变化、劳累、饮酒、便秘、久坐等因素引发前列腺充血、水肿而发生急性尿潴留。

（3）排尿后症状：包括排尿不尽、尿后余沥不尽等。

（4）其他症状：有小腹部或会阴部胀痛、会阴部下坠感、腰痛、尿液混浊及失眠等。前列腺增生腺体表面黏膜较大的血管破裂时，可导致不同程度的无痛性肉眼血尿，此时应与泌尿系肿瘤引起的血尿相鉴别。梗阻引起严重肾积水、肾功能损害时，可出现食欲减退、恶心呕吐、贫血、乏力等慢性肾功能不全的相关症状。长期排尿困难导致腹压增高，可引起腹股沟疝、脱肛、痔疮、大便滑脱不禁等并发症。部分患者还可发生尿路感染、膀胱结石等并发症。

此外，患者的既往手术史、外伤史，尤其是盆腔手术或外伤史，以及性传播疾病、糖尿病、神经系统疾病等病史，目前或近期是否服用了影响膀胱出口功能的药物等，均是需要了解的病史信息。

二、初始诊断方法与评估

（一）病史采集

病史询问对于BPH患者的诊断评估非常重要，其目的是寻找病因和相关并存疾病，评估症状的严重程度，以指导治疗。病史询问内容主要包括以下几个方面。

（1）LUTS：症状特点、持续时间及其伴随症状。

（2）既往史：包括既往相关并发症发生情况（如急性尿潴留、反复尿路感染、膀胱结石及肾功能损害等）、性传播疾病、糖尿病、神经系统疾病、精神疾病史、可能与夜尿症相关的心脏病史。

（3）手术史和外伤史：尤其是盆腔手术或外伤史。

（4）药物史：需要了解目前或近期是否服用了导致LUTS的药物。

（5）一般情况：例如生活习惯、精神情绪等。

（6）症状评分：① IPSS是目前量化LUTS的最佳方法，可反映患者主观症状的严重程度，它与前列腺体积、最大尿流率和残余尿量无明显相关性。IPSS量表将LUTS的严重程度量化为“无症状”（0分）、“轻度症状”（1～7分）、“中度症状”（8～19分）和“严重症状”（20～35分）（见表15-1、表15-2）。IPSS也有局限性，包括缺乏对尿失禁、排尿后症状以及单独症状对患者生活影响的评估。② 排尿日记应记录患者每日的液体摄入量、白天和夜间的排尿频率及每次排尿量。对夜尿次数增多和储尿期症状严重的患者的评估有重要作用。③ 国际勃起功能指数（the international index for erectile function，IIEF）可用于评估有 LUTS 患者的性功能（见表 15-3）。

表 15-1　国际前列腺症状评分（IPSS）

在最近1个月内，您是否有以下症状？	无	在5次中					症状评分
		少于1次	少于半数	大约半数	多于半数	几乎每次	
1.是否经常有尿不尽感？	0	1	2	3	4	5	
2.两次排尿间隔是否经常小于2小时？	0	1	2	3	4	5	
3.是否曾经有间断性排尿？	0	1	2	3	4	5	
4.是否有排尿不能等待现象？	0	1	2	3	4	5	
5.是否有尿线变细现象？	0	1	2	3	4	5	
6.是否需要用力才能开始排尿？	0	1	2	3	4	5	
7.从入睡到早起一般需要起床排尿几次？	没有	1次	2次	3次	4次	5次	
	0	1	2	3	4	5	
症状总评分=							

表 15-2　生活质量指数（QoL）评分

问题	评价等级						
	高兴	满意	大致满意	还可以	不太满意	苦恼	很糟
如果您在今后的生活中始终伴有现在的排尿症状，您认为如何？QoL=	0	1	2	3	4	5	6

表 15-3　国际勃起功能指数（IIEF）调查问卷表

项目	评分						得分
	0分	1分	2分	3分	4分	5分	
1.您对获得勃起和维持勃起的自信程度如何？	/	很低	低	中等	高	很高	
2.您受到性刺激而有阴茎勃起时，有多少次能够插入？	无性活动	几乎没有或完全没有	少数几次（远少于一半时候）	有时（约一半时候）	大多数时候（远多于一半时候）	几乎总是或总是	
3.您性交时，阴茎插入后，有多少次能够维持勃起状态？	没有尝试性交	几乎没有或完全没有	少数几次（远少于一半时候）	有时（约一半时候）	大多数时候（远多于一半时候）	几乎总是或总是	

续表

项目	评分						得分
	0分	1分	2分	3分	4分	5分	
4.您性交时，维持阴茎勃起至性交完成，有多大困难?	没有尝试性交	困难极大	困难很大	困难	有点困难	不困难	
5.您性交时，有多少次感到满足?	没有尝试性交	几乎没有或完全没有	少数几次（远少于一半时候）	有时（约一半时候）	大多数时候（远多于一半时候）	几乎总是或总是	
填写说明	请根据您过去6个月内性生活的情况，选出上面5个问题中适合您的选项，将每项得分相加，就是您的总分。若您的总分小于21分，建议您找医生做进一步检查，以确认是否患勃起功能障碍。						总分：

（二）体格检查

（1）直肠指检：直肠指检（digital rectal examination，DRE）可以评估前列腺的体积、形态、质地、有无结节或压痛、中央沟是否变浅或消失以及肛门括约肌的张力。DRE 还是前列腺癌筛查的重要手段，在进行 DRE 时发现坚硬的前列腺结节提示可能存在恶性肿瘤。

（2）局部神经系统检查：肛门低张力和骶部感觉缺失提示可能存在神经源性排尿功能障碍。

（3）外生殖器检查：进行外生殖器检查以排除尿道异常分泌物、尿道狭窄、包茎和阴茎癌等可能影响排尿的疾病。

（三）尿常规分析

推荐对所有具有下尿路症状患者行尿常规分析以评估是否有尿路感染、血尿、尿糖等情况。

（四）血清前列腺特异性抗原测定

前列腺特异性抗原（PSA）对前列腺体积有很好的预测价值。分别对于 50 岁、60 岁和 70 岁的 BPH 患者，当年龄标准化 PSA 值为＞ 1.6 ng/mL、＞ 2.0 ng/mL 和＞ 2.3 ng/mL 时，提示其前列腺体积超过 40 mL，该预测结果有 70% 的特异度和 65% ～ 70% 的灵敏度。PSA 阈值为 1.5 ng/mL 可用于预测前列腺体积＞ 30 mL，其阳性预测值为 78%。除了预测前列腺体积，PSA 还可预测 BOO、急性尿潴留和 BPH 的临床进展。

（五）肾功能评估

对于具有明显 BOO 症状或体征、影像学发现上尿路积水、需要行手术治疗或者合并有影响肾功能疾病的 LUTS 患者，应对其评估肾功能。肾功能可以通过血肌酐或肾小球滤过率（estimated glomerular filtration rate，eGFR）来评估。

三、术前诊断性评估方法与指标

（一）超声检查与评估

超声检查可以了解前列腺形态、体积、有无异常回声、凸入膀胱的程度及残余尿量。经腹部超声或经直肠超声检查（TRUS）测定能为前列腺体积的评估提供量化的数值。

（二）尿流率与残尿量

尿流率检查是一种无创尿动力学检查，主要用于评估下尿路梗阻的严重程度和监测治疗效果。其关键参数是 Qmax 和尿流率曲线，最好在排尿量＞ 150 mL 时进行尿流率检查。当 Qmax 阈值为 10 mL/s 时，尿流率对 BOO 诊断的特异性为 70%，阳性预测值为 70%，敏感性为 47%；当 Qmax 阈值为 15 mL/s 时，尿流率对 BOO 诊断的特异性为 38%，阳性预测值为 67%，敏感性为 82%。

残余尿量（post-void residual，PVR）的测量对于 LUTS 患者评估和治疗方式选择非常重要，一般通过经腹（耻骨上）超声来测定。目前还没有确定的 PVR 阈值来指导治疗决策，对 PVR 增加的患者在采取非手术治疗时要密切监测，并通过尿流动力学检查来探究 PVR 增加的病因。

（三）影像尿流动力学检查

在男性 LUTS 中应用最广泛的有创尿流动力学技术是充盈性膀胱测压和压力 – 流量检测（pressure-flow studies，PFS）。PFS 检查可以区分 BOO、逼尿肌失代偿和神经源性膀胱引起的尿流率降低，其重复性比 Qmax 好。对外科治疗失败、残余尿量＞ 300 mL 或 Qmax ＞ 10 mL/s 的患者，应进行 PFS 检查。PFS 检测是诊断 BOO 的基础，可将 BOO 与逼尿肌无力（detrusor underactivity，DUA）区分开来。充盈性膀胱测压主要用于评估膀胱充盈期功能，可以用于膀胱功能障碍性疾病的诊断、鉴别诊断以及疗效评估。

（四）尿路影像学检查

（1）上尿路影像学检查：对于残余尿量多、伴有血尿以及有尿路结石病史的 LUTS 患者可通过上尿路超声评估上尿路情况。

（2）前列腺影像学检查：前列腺影像学检查可通过经腹超声、TRUS、CT、MRI 进行。对于 LUTS 患者推荐行经腹（耻骨上）超声或 TRUS。检查内容包括：①测量前列腺体积。②测量膀胱内前列腺突出程度（intravesical prostatic protrusion，IPP）。③检测前列腺或膀胱结石。④检测前列腺内的结节和异常回声。

（3）静脉尿路造影：不推荐用于 LUTS 患者的常规诊断检查。如果有 LUTS 患者同时伴有反复泌尿系感染、镜下或肉眼血尿、怀疑肾积水或者输尿管扩张反流、泌尿系结石可选择行静脉尿路造影检查。

（4）X 线排泄性膀胱尿道造影和逆行尿道造影：不推荐用于 LUTS 患者的常规诊断检查。怀疑膀胱 – 输尿管反流、膀胱憩室或尿道病变时可选择行 X 线排泄性膀胱尿道造影检查。怀疑尿道狭窄时可选择行逆行尿道造影。

（五）尿道膀胱镜检查

有显微镜下或肉眼血尿史、尿道狭窄或膀胱癌病史的 LUTS 患者，应在诊断评估期间接受尿道膀胱镜检查。目前无高级别证据显示膀胱镜下膀胱小梁形成程度与尿流动力学结果相关。

第六节 非手术治疗的相关策略

一、等待观察的评估指标

许多 LUTS 患者症状较轻，不需要药物治疗或手术干预。因此，所有接受 LUTS 治疗的男性患者在进行任何治疗之前均应进行正式评估，以确定症状的严重程度，并区分是否合并 LUTS。许多 LUTS 较轻的男性，等待观察是一种可行的选择，因为只有少数会进展为急性尿潴留或发生并发症（例如肾功能不全或结石），而其他的则可以保持稳定。在一项研究中，大约 85%的轻度 LUTS 男性患者在等待观察的一年中保持病情稳定。

二、药物治疗与手术时机

（1）在患者症状没有加剧、没有发展到具有外科绝对手术指征的状况下，随访计划可以是服药后 6 个月进行第一次随访，之后每年一次。随访内容如下：①国际前列腺症状评分（推荐）。②尿流率检查和残余尿测定（推荐）。③直肠指诊（每年一次，可选择）。④血清 PSA 测定（每年一次，可选择）⑤ α 受体阻滞剂：开始服药后 1 个月内应该关注药物不良反应。如有症状改善同时能够耐受药物不良反应，就可以继续该药物治疗。⑥ 5α－还原酶抑制剂：应该特别关注血清 PSA 的变化并了解药物对性功能的影响。

（2）当 BPH 患者发生以下并发症时，建议采用外科治疗：① 反复尿潴留（至少在一次拔管后不能排尿或两次尿潴留）。② 反复血尿。③ 反复泌尿系感染。④ 膀胱结石。⑤ 继发性上尿路积水（伴或不伴肾功能损害）。⑥ BPH 患者合并膀胱大憩室、腹股沟疝、严重的痔疮或脱肛，临床判断不解除下尿路梗阻难以达到治疗效果者，应当考虑外科治疗。

三、前列腺增生症临床终点与药物治疗依据

BPH 是一种临床进展性疾病，它的临床进展性是指随着病程的延长，BPH 患者的主观症状和客观指标具有进行性加重的趋势。目前，公认的 BPH 临床进展的指标包括：LUTS 加重导致患者生活质量下降、Qmax 进行性下降、膀胱结石、反复血尿、反复尿路感染、急性尿潴留及肾功能损害等。BPH 疾病进展的最终结局是患者接受外科治疗。BPH 的临床终点就是患者最终需要外科治疗的方式解除 BPH 的并发症，解决 LUTS 对生活质量的影响。

BPH 患者药物治疗的依据和临床目的是在减少药物治疗不良反应的同时，保持患者较好的生活质量。BPH 药物治疗的短期目标是缓解患者的 LUTS，长期目标是延缓疾病的临床进展，预防并发症的发生。

四、前列腺增生症治疗药物与作用要点

（一）α 受体阻滞剂

α 受体阻滞剂通过阻滞分布在前列腺和膀胱颈部平滑肌表面的肾上腺素能受体，松弛平滑肌，达

到缓解膀胱出口动力学梗阻的作用，同时可以缓解储尿期的膀胱刺激症状。根据尿路选择性可将 α 受体阻滞剂分为：非选择性 α 受体阻滞剂（如酚苄明）、选择性 α_1 受体阻滞剂（如多沙唑嗪、阿夫唑嗪、特拉唑嗪）、高选择性 α_1-A 受体阻滞剂（如赛洛多辛、坦索罗辛）。

目前最常用的 α 受体阻滞剂有赛洛多辛、坦索罗辛、特拉唑嗪及多沙唑嗪，其中高选择性 α_1-A 受体阻滞剂赛洛多辛效果最佳。α_1 受体阻滞剂能显著改善患者的症状，使 IPSS 评分下降 30% ～ 40%、Qmax 提高 16% ～ 25%。

α_1 受体阻滞剂治疗后数小时至数天即可改善症状，在用药后 4 ～ 6 周可以采用 IPSS 评分评估症状改善程度。α_1 受体阻滞剂不影响前列腺体积和血清 PSA 水平，不能减少急性尿潴留的发生。在剂量相当的情况下，各种 α_1 受体阻滞剂的临床疗效相近，不良反应有一定差异。与非高选择性 α_1 受体阻滞剂相比，赛洛多辛选择性更高，引起心血管系统不良反应的发生率较低，安全性更好。

（二）5α-还原酶抑制剂

5α-还原酶抑制剂通过抑制睾酮向双氢睾酮（DHT）转变，阻止睾酮转化为 DHT。BPH 患者应用 5α-还原酶抑制剂治疗，可降低血清及前列腺内的 DHT 含量，抑制前列腺的增生，使前列腺体积缩小，从而缓解 BOO 的静力性因素，减轻下尿路症状。

（1）爱普列特：是非竞争性、高选择性的 5α-还原酶抑制剂，主要选择性作用于Ⅱ型甾体 5α-还原酶，阻断睾酮向 DHT 转变，使前列腺及血清 DHT 水平降低，可以有效缩小前列腺体积，从而治疗 BPH。

爱普列特是一种国产新药，它可选择性和专一性地抑制Ⅱ型酶，对Ⅰ型酶作用微弱。根据国内外相关研究显示，爱普列特与非那雄胺具有相似的安全性，且具有更快缩小前列腺体积、改善 LUTS 的优势。

（2）非那雄胺：治疗 BPH 主要是通过缩小前列腺的体积而发挥疗效，所以对前列腺体积大者疗效好，对小体积前列腺的治疗效果较差。非那雄胺可以缩小前列腺体积 20% ～ 30%，降低 IPSS 评分 15%，提高 Qmax 1.3 ～ 1.6 mL/s，并能将 BPH 患者发生急性尿潴留和需要手术治疗的风险降低 50% 左右。

非那雄胺可用于治疗 BPH 伴出血而发生血尿的患者。

非那雄胺的长程治疗可减少急性尿潴留的发生率及手术率，是能影响 BPH 疾病发展进程的药物。

（3）度他雄胺：可以缩小前列腺体积 20% ～ 30%，降低 IPSS 评分 20% ～ 30%，提高 Qmax 2.2 ～ 2.7 mL/s，并能将 BPH 患者发生急性尿潴留和需要手术治疗的风险分别降低 57% 和 48% 左右。

（三）M受体拮抗剂

目前，已经发现了 5 种毒蕈碱受体亚型（M_1 ～ M_5），其中 M_2 和 M_3 在逼尿肌中占主导地位。M_2 亚型数量众多，但 M_3 亚型在膀胱收缩功能上更重要。M 受体拮抗剂通过缓解逼尿肌过度收缩，降低膀胱敏感性，来改善 BPH 患者的储尿期症状。目前常用托特罗定和索利那新。

国外学者认为 BPH 患者以储尿期症状为主，梗阻症状不明显时，M 受体拮抗剂可以单独应用。治疗过程中，应严密随访监测膀胱 PVR 的变化，预防尿潴留的发生。以储尿期症状为主的中重度 LUTS 患者，可考虑 α 受体阻滞剂与 M 受体拮抗剂联合使用，但是治疗前后需密切监测 PVR 变化。

（四）β_3受体激动剂

β_3肾上腺素受体是在逼尿肌平滑肌细胞中表达的主要β受体。据研究，其激动可诱导逼尿肌松弛。β_3激动剂的作用方式尚未完全阐明。米拉贝隆是首个临床上获批用于成人膀胱过度活动症（OAB）的β_3激动剂。米拉贝隆已在欧洲、澳大利亚、北美和日本进行的RCT中接受了广泛的评估。米拉贝隆在治疗OAB症状方面表现出显著的疗效，可改善排尿频率、尿急及急迫性尿失禁。一项选取10 248例患者（男性占27%）中的8例随机对照试验（RCT）进行的荟萃分析发现，与安慰剂和托特罗定相比，米拉贝隆治疗可降低尿频、尿急和急迫性尿失禁发生率，并减少排尿次数，显著改善夜间排尿次数。

（五）5型磷酸二酯酶抑制剂

5型磷酸二酯酶抑制剂（PDE5i）增加细胞内环磷酸鸟苷，从而降低逼尿肌、前列腺和尿道的平滑肌张力。此外，用PDE5i进行慢性治疗似乎会增加下尿路中的血液灌注和氧合。PDE5i也可以减轻前列腺和膀胱的慢性炎症。几项RCT已证明，PDE5i可以减少IPSS评分、减少LUTS的储尿期和排尿期症状并改善QoL。但是，在大多数试验中，Qmax与安慰剂组没有显著差异。

他达拉非5 mg可使IPSS降低22%～37%，并且在治疗开始后的1周内可以看到改善。观察接受他达拉非治疗的男性患者，在1周内有60% IPSS总分改善了3分以上，在4周内80%有IPSS改善。迄今为止，只有每日1次5 mg他达拉非被正式许可用于治疗患有或不患有勃起功能障碍的男性LUTS患者。低体重指数和重度LUTS的年轻男性从PDE5i治疗中获益最大。

（何云锋　尤耀东）

第七节　外科治疗原则与术式评价

一、手术适应证与禁忌证

BPH是一种临床进展性疾病，当等待观察和药物治疗无效的情况下，部分患者最终需要外科治疗来解除并发症，改善疾病对生活质量的影响。

（一）手术适应证

1. 绝对适应证

（1）具有中度至重度LUTS并已严重影响生活质量的BPH患者，以及药物治疗效果不佳者。

（2）当BPH患者发生以下并发症时，建议采用手术治疗：①因BPH反复尿潴留（至少在一次拔管后不能排尿）。②BPH前列腺增大导致反复肉眼血尿，药物治疗无效。③反复泌尿系感染。④BPH导致继发性膀胱结石。⑤继发性上尿路积水（伴或者不伴肾功能损害）。⑥BPH继发膀胱憩室，合并膀胱憩室结石。

2. 相对适应证

（1）BPH患者排尿困难合并腹股沟疝、严重的痔疮或脱肛，临床判断不解除下尿路梗阻难以达到治疗效果者。

（2）BPH 伴膀胱残余尿量明显增多（100 mL 以上），并且伴有充溢性尿失禁，或伴有渐进的膀胱功能障碍的患者。

（3）中度至重度 LUTS 已明显影响生活质量的 BPH 患者，拒绝接受药物治疗的患者，或者强烈要求手术者。

（二）手术禁忌证

1. 绝对禁忌证

（1）其他重要脏器或者器官有重大疾患者，不能耐受麻醉或者手术者等。

（2）近期有急性脑卒中、急性心肌梗死等疾病者。

（3）凝血系统异常者，或者近期口服阿司匹林等影响凝血功能药物者。

2. 相对禁忌证

（1）合并精神神经系统疾病者。

（2）合并尿道狭窄，不宜行前列腺微创手术治疗者。

（3）身体畸形，不能摆放手术体位者。

（4）严重尿路感染或出血者。

二、不同手术方法的选择与术式评价

BPH 的手术包括经典的外科手术治疗、激光治疗以及其他治疗方式。治疗效果主要反映在患者的主观症状（如 IPSS 评分）和客观的指标（如最大尿流率）的改变。而治疗方法的评价则应考虑治疗效果、并发症以及社会经济条件的综合因素。

（一）经典开放手术

开放性前列腺摘除术延续至今已 100 多年，主要适用于前列腺体积大于 80 mL 的患者，特别是合并膀胱结石或合并膀胱憩室需同时治疗者。常用术式有耻骨上前列腺摘除术（经膀胱前列腺摘除术）、耻骨后前列腺摘除术和经会阴前列腺摘除术。开放手术的出血量、输血的概率、住院时间均高于经尿道前列腺电切术（transurethral resection of prostate，TURP）。对于术后各种并发症的发生率，尿失禁约 1%，逆行射精约 80%，膀胱颈挛缩约 1.8%，尿道狭窄约 2.6%。

（二）TURP

1925 年美国亚美公司发明了第一套经尿道前列腺电切镜，经过多年的发展，TURP 取代了传统的开放手术，广泛应用于临床，成为外科手术治疗 BPH 的金标准。它具有适应证广、创伤小、手术时间短和治疗效果明显等优势，在治疗 BPH 中起着重要作用。Hohgrew 等人报道，该手术解决患者尿道梗阻症状成功率可高达 90%。TURP 的并发症主要有：经尿道前列腺电切综合征（transurethral resection syndrome，TURS），发生率约为 0.66%；术后排尿困难的发生率为 12%；膀胱颈挛缩、尿道狭窄和性功能障碍等其他常见并发症也应引起泌尿外科医生重视。

随着手术器材的发展，在传统 TURP 的基础上又发展出经尿道前列腺汽化术（transurethral vaporization of prostate，TUVP）、经尿道前列腺等离子双极电切术（transurethral bipolar plasma kinetic prostatectomy，TUPKP）及经尿道前列腺切开术（transurethral incision of the prostate，TUIP）等术式。TUVP 是在 TURP 的基础上利用汽化切割而改进的一种新的前列腺切割方法。Donovan 等报道，TUVP

切割效果与经尿道前列腺电切术相近，与 TURP 比较，更易掌握，较少发生 TURS，术中出血少；但 TUVP 手术时间相对较长，组织层面难以辨别，且切割后，组织创面留下 2 ～ 3 mm 凝固层，过厚凝固层坏死容易引起尿路感染，延长了术后恢复时间，增加尿道狭窄发病率。TUPKP 是不同于传统 TURP 和 TUVP 工作原理的一种新的手术方式，在 TURP 的基础上将手术中冲洗液改为生理盐水。TUPKP 主要将“离子束”和“射频能量”概念结合应用于临床。它的切割电极为双极，一个为回路电极，另一个为工作电极。TUPKP 工作时，控制器产生的射频电流通过工作电极产生电磁波和焦耳热，回路电极控制射频能量传输的方向，两个电极间形成直流回路，电极将生理盐水这个导体介质电离成等离子体，等离子体在直流回路中聚集成离子束，离子束聚集在工作电极产生射频能量，将前列腺组织有机分子键打断，从而切割前列腺组织。另外，切割组织时，使组织表面产生 1 ～ 2 mm 的均匀凝固层，达到止血作用。根据相关临床报道，在疗效方面与 TURP 比较，术后 12 个月、60 个月及 100 个月，TUPKP 组患者 IPSS 评分均明显小于 TURP 组，而两组的 Qmax 在术后 60 个月、100 个月时差异不明显。在并发症方面，Cetinkay 等报道，将冲洗液改为生理盐水减少了 TURS 的发生；Karaman 等报道，TUPKP 和 TURP 在尿道狭窄方面发生率接近，同时，TUPKP 切割前列腺后凝固层较 TURP 薄，术后不易形成较大焦痂脱落出血。相对于 TURP 而言，TUPKP 可以延长有效手术安全时间，对于初学者更便于学习，易于掌握。因此，TUPKP 被认为是传统经尿道前列腺电切术未来发展方向。TUIP 是在 TURP 的技术上改进发展起来的一种新的前列腺切割技术，在治疗小前列腺增生上（前列腺体积＜ 30 mL）取得良好效果，其并发症少，但再次手术概率高，远期疗效不佳。

（三）良性前列腺增生激光剜除术

经尿道前列腺剜除术（transurethral enucleation of prostate，TUERP）是用激光等沿前列腺外科包膜汽化剥离增生的前列腺组织，对增生腺体的血管进行预先封闭止血，达到完整切除前列腺增生腺体的目的，并使用腔内粉碎器粉碎并取出前列腺组织，缩短了大体积前列腺剜除的手术时间。研究结果显示，TUERP 围手术期效果良好，尤其在控制术中出血上的特点突出，能够达到“少血”甚至“无血”的手术效果，患者术后的排尿功能改善明显。TUERP 可以作为 BPH 一种可选的手术方式，其有效率高，安全性好。

（1）钬激光：钬激光是波长 2 140 nm 的固体脉冲激光，可以通过软纤维传送，很适合微创泌尿外科手术。钬激光治疗 BPH 方法包括经尿道钬激光前列腺切除术（transurethral holmium laser resection of prostate，HoLRP）和经尿道钬激光前列腺剜除术（transurethral holmium laser enucleation of prostate，HoLEP）。Gilling 等报道，HoLEP 可以将整个前列腺组织剜除，与开放手术效果相似。Tooher 等报道，HoLEP 与 TURP 相比，同为治疗 BPH 的有效方法，但能更好地减少并发症，安全性更高。目前 HoLEP 已经在临床上广泛应用于中度至重度 BPH 患者，可替代经尿道前列腺切除术或开放式前列腺切除术。钬激光前列腺切除术是将前列腺分层、分块切成小块组织，需要的手术时间长。Moody 等报道，经尿道钬激光前列腺切割术对前列腺组织作用深度为 0.5 mm，同时产生 3 ～ 4 mm 厚的凝固层，使手术中出血少，视野清晰，增加了手术的安全性。使用钬激光治疗 BPH 术中冲洗液使用生理盐水，降低了 TURS 的发生率，对手术时间及前列腺体积的大小无明显限制，扩大了钬激光治疗前列腺的应用范围。新型腔镜组织粉碎器的应用对手术时间的缩短不仅使患者受益，也有效降低了手术者的工作强度。

（2）绿激光：经尿道选择性绿激光前列腺汽化术（photoselective laser vaporization of prostate，PVP）采用的绿激光是波长为 532 nm 绿色的可见光，该激光的特点是组织穿透浅，只有 0.8 mm。

Hamann 等报道，PVP 治疗 BPH 具有良好的长期疗效及安全性。Hai 等报道，与 TURP 相比，PVP 手术安全性高、痛苦小、住院时间短，术中、术后并发症少，且很适合高危 BPH 患者的治疗。但绿激光对前列腺组织汽化效率低，且只能汽化，术后不能取得前列腺组织标本，不能行病理学检查，同时现实中绿激光光纤价格昂贵等问题在临床实践中尚待解决。

（3）2μm 激光（铥激光）：第 3 代 2μm 激光在临床已广泛应用，其在前列腺组织中的穿透深度为 2μm，避免了对前列腺切割时损伤周围组织。Fried 等报道，2μm 激光在前列腺切除术中多选择连续模式，其波长接近于水的能量吸收峰值，具有高效、切割精准的特点，在软组织切割精准度方面优于钬激光。Wendt-Nordahl 等报道，2μm 激光切割前列腺组织时，没有撕裂过程，使其平滑切割和汽化，切除组织后创面平滑，止血效果好。2μm 激光切割组织较小，容易取出。Bach 等报道，术中使用生理盐水作为冲洗液，降低了 TURS 的发生率，且 2μm 激光手术更适合高龄、高危患者。

（4）半导体激光：1 470 nm 半导体激光可选择性被水和血红蛋白吸收，使其具有汽化、切割组织、凝固的功能的同时拥有优良的组织消融和止血能力。1 470 nm 半导体激光是治疗 BPH 的一种安全有效的术式，具有止血效果佳、尿道损伤小以及术后恢复时间短等优点，可行前列腺组织的汽化、切割或者剜除术式。

（四）小体积BPH经尿道柱状水囊扩开术

经尿道柱状水囊前列腺扩开术能够长久维持患者排尿通畅，其主要机制是：当前列腺包膜被扩开（裂）后，耻骨后脂肪组织随即填充空隙，使扩开的前列腺包膜保持长期开裂状态，两侧叶腺体不能复位；由于消除了 BPH 包膜的束缚，在排尿过程中，尿流动力释放的外向压力将 BPH 两侧叶向外推开，降低了膀胱出口阻力，从而使排尿通畅。

1. 操作步骤与技巧

（1）在硬膜外麻醉或全麻成功后，取截石位，常规消毒铺巾。

（2）根据前列腺体积大小选择合适的柱状水囊导管。

（3）检查柱状水囊导管与压力表是否漏气。

（4）如插入导管较困难，可用金属尿道探子 F24 ～ F26 扩张尿道。

（5）置入电切镜，重点观察膀胱、前列腺、尿道梗阻情况、前列腺左右径和上下径，以便确认柱状导管的型号。

（6）将涂好消毒液状石蜡的扩裂导管缓慢插入膀胱，在前列腺尖部触及定位突水囊尾端后，将扩裂导管向外牵拉 1.0 ～ 1.5 cm，然后固定扩裂导管。

（7）将压力表与内囊三通连接，向内囊注入 7 ～ 22 mL 生理盐水，灌注压力达 0.12 MPa 后，向外牵拉扩裂导管，并确定内囊定位于前列腺尖部。

（8）助手继续向内囊注入生理盐水，至压力持续维持在 0.3 MPa 后，暂时关闭内囊充水三通接头。

（9）助手把压力表转接入外囊充水管口，向外囊注水至 0.3 MPa，并向外牵住扩裂导管，防止扩裂导管滑入膀胱内，同时确认在前列腺尖部一直能扪及隆起的囊尾。

（10）当外囊灌注压力稳定在 0.3 MPa 后，维持扩开压力 3 ～ 5 分钟。

（11）放空内外囊液体，拔出扩裂导管，做排尿试验，确认排尿是否通畅、梗阻是否解除。

（12）再次置入电切镜，仔细检查创面，适当电凝止血，若创面内有影响排尿阻力的组织，应予以清除。

（13）常规留置 F20 或 F22 三腔气囊导尿管，并给予持续膀胱冲洗。

2. 技术要点与注意事项

（1）扩开术操作前应了解尿道、前列腺及膀胱有无病变情况，重点关注有无尿道狭窄，以确定合适的手术方式。

（2）置放扩裂导管前，建议先行尿道扩张，可使置管更为顺畅。

（3）置管时一定要缓慢轻柔，切忌暴力插入，以免发生尿道损伤。

（4）重点关注定位突的位置，确保内囊位于前列腺尖部，避免过于靠内或靠外。

（5）拔出扩裂导管前，一定要做排尿试验，以判断排尿是否通畅、梗阻是否解除。

（6）前列腺包膜裂开后，周围脂肪组织快速填充至裂开的包膜内，不仅是扩开术的成功标志，也是术后患者保持长期排尿通畅的保证。

（7）术后如冲洗液血色较深，可向外牵拉导尿管水囊，压迫止血。

（8）嘱患者按时随访，建议可定期在门诊行尿道扩张 3 ～ 4 次，并给予中西药结合治疗。

既往有研究结果显示，BPH 经尿道柱状水囊扩开术术后并发症总发生率为 20%（53/265），其中一过性尿失禁占 10.56%（28/265），逆行射精占 4.45%（2/265），尿路感染占 4.15%（11/265），急性尿潴留占 3.01%（8/265），术后出血占 1.13%（3/265），尿道狭窄占 0.37%（1/265）。其中 93.7%（45/48）的一过性尿失禁或排尿困难患者，经导尿和中西医结合治疗后均恢复了正常的排尿功能。对接受经尿道柱状水囊前列腺扩开术的患者，建议术后进行至少 1 年的随访。术后定期随访有助于了解患者术后总体恢复情况，评价手术效果，早期发现不适症状并及时给予干预。

（五）术式评价与并发症防治

BPH 患者在选择手术和微创治疗时，应当综合考虑医生个人经验、技术熟练程度，医院的设备条件，患者的意见，前列腺的大小，以及患者的伴发疾病和全身状况。具体如下。

1. 前列腺体积大小

（1）小于 30 mL：可以选择 TURP、激光汽化、切割，以及扩开术等。

（2）大于 30 mL，小于 80 mL：可以选择激光剜除、切割、汽化，TURP，等离子切除等。

（3）大于 80 mL：可以选择激光剜除、等离子剜除、激光切割等。

2. 患者的合并症

评估患者是否合并膀胱结石、膀胱颈梗阻。

3. 患者的一般情况

评估有无口服阿司匹林等药物史，心功能情况如何等。

4. 医疗设备的配备是否齐全

经典的外科手术治疗方法有经尿道前列腺电切术、经尿道前列腺切开术和开放性前列腺摘除术。目前，TURP 仍是 BPH 治疗的金标准，但受到了激光手术等其他微创治疗方式的冲击。经尿道前列腺钬激光剜除术（HoLEP），经尿道前列腺汽化术（TUVP）、经尿道前列腺等离子双极电切术（TUPKP）和经尿道前列腺等离子剜除术（TUPKEP）作为 TURP 或 TUIP 的替代治疗手段，目前广泛应用于外科治疗。

1）TURP 和 TUIP

（1）TURP：主要适用于治疗前列腺体积在 80 mL 以下的 BPH 患者，对于技术熟练的术者可适当放宽对前列腺体积的限制。近年来，随着各种微创技术的发展，TURP 的比例有所下降。2019 年欧洲泌尿外科协会指南指出，前列腺体积在 30 ～ 80 mL 的，适宜选择 TURP。

（2）TUIP 适用于小于 30 mL 且没有中叶突出的前列腺增生。与 TURP 相比，TUIP 治疗后患者下尿路症状的改善程度与 TURP 相似，并发症更少，出血的风险降低，逆行射精发生率低，手术时间及住院时间缩短，但远期复发率较 TURP 高。

2）TUPKP 和 TUPKEP

（1）TUPKP：是使用等离子双极电切系统，并以与单极 TURP 相似的方式进行经尿道前列腺切除的手术；与 TURP 比较，TUPKP 的主要优点包括术中、术后出血少，降低输血率、缩短术后导尿和住院手术时间，远期并发症与 TURP 相似。一般选择前列腺体积在 80 mL 以下的 BPH 患者，对于技术熟练、经验丰富者可以适当放宽对前列腺体积的限制。

（2）TUPKEP：TUPKEP 通过改变 TUPKP 的切割方式，将前列腺于包膜内切除，更加符合前列腺的解剖结构，具有切除前列腺组织更完整、术后复发率低、术中出血少等特点；也可应用于前列腺体积＞80 mL 的 BPH 患者。

3）开放性前列腺摘除术

开放性前列腺摘除术（OP）主要适用于前列腺体积＞ 80 mL 的 BPO 患者，特别是合并膀胱结石或合并膀胱憩室需一并手术治疗者。

4）TUVP

TUVP 适用于凝血功能较差和前列腺体积较小的 BPH 患者，是 TUIP 或 TURP 的另外一种选择。其止血效果更好，长期疗效在改善症状、提高尿流率和生活质量评分等方面与 TURP 相当。但术后尿路刺激症状、排尿困难和尿潴留的发生率略高于 TURP。远期并发症与 TURP 相似。

5）激光手术

前列腺激光手术是通过激光对组织的汽化、切割及切除，如经尿道钬激光前列腺剜除术（HoLEP）、经尿道前列腺绿激光汽化术（PVP）或组织的凝固、坏死及迟发性组织脱落（如经尿道激光凝固术），达到解除梗阻的目的。目前用于治疗的激光主要包括：钬激光（Ho:YAG 激光）、绿激光（KTP 激光）、半导体激光及铥激光（2 μm 激光）等。激光手术的优点是无经尿道电切综合征（TURS）的发生及术中出血相对较少，尤其适合有高危因素的患者（如高龄、贫血、重要脏器功能减退等）。

简言之，TURP 目前仍是治疗 BPH 的金标准，TUPKP 是在 TURP 的基础上发展起来的，随着技术的完善，很有可能取代 TURP 成为新的治疗 BPH 的金标准。同时，激光技术在 BPH 的应用中显示出其确切的疗效，HoLEP 及钬激光前列腺选择性汽化术有其优越的临床应用价值。第 3 代 2 μm 激光技术是治疗 BPH 的新技术之一，治疗 BPH 的效果与 TURP 相似，但并发症更少，亦是治疗 BPH 的很有前景的新技术。开放性手术作为外科手术学的基础，受到微创新技术的挑战，但仍然是所有外科手术的根本。TURP 技术作为金标准，发展日趋成熟，等渗、高渗非电解质灌洗下单极电切临床上也已被等渗电解质灌洗液下双极电切取代；各种解剖性剜除或切除技术更加符合手术学定义，在临床上得到可行性验证和肯定的疗效，仍然值得推荐和进一步探索研究；多种电化学类治疗方式目前研究热度较高，但尚缺乏全面推广应用的足够循证医学证据。经尿道前列腺扩裂技术有可能颠覆既往的思维模式，值得进一步探索研究。

（王凯臣　孔祥波）

第八节　中医辨证论治与方药选择

一、中医辨证要点与治疗原则

（一）辨证要点

（1）辨虚实：根据前文对 BPH 病因病机的认识，BPH 的证型当分虚实，由肝郁气滞，湿热蕴结，瘀阻精室，肺热气壅所致者，多属实证；因脾气不升，命门火衰，肾阳不足，气化不及所致者多属虚证。实证多见湿热蕴结、精室瘀阻。虚证多见肾阳不足、中气不足。临床辨证，多虚实夹杂，其中以肾虚夹血瘀、肾虚夹湿热、脾（中气）肾两虚、湿热瘀阻夹杂等证型组合为多见。

（2）辨轻重：初起病“癃”，后来转成“闭”的，病势由轻转重；起病“闭”，后转成“癃”的，病势由重转轻。

（二）治疗原则

本病主要的临床表现为排尿困难、小便不通，所以治疗上应着眼于“通”。但通利之法的运用应根据证候虚实的不同而变化。若为虚证，则以补虚为通，反之实证则以祛邪为通。治疗上应本着“缓则治其本，急则治其标”的原则，以求改善患者的生活质量同时保护肾功能：“癃证”以调和阴阳，软坚散结为主，防止前列腺增生进一步发展；“闭证”以缓解挛急为主，促使尿液的排出，防止损害肾功能及出现“关格”。

二、治法方药与方义

（一）实证

1. 湿热蕴结，脉络壅滞

主证：小便频数，排尿不畅，甚则点滴不通，尿黄混浊，短赤灼热，大便干结或不畅，小腹胀满，会阴部疼痛，口苦口黏，或口渴不欲饮。舌质红，舌苔黄腻，脉滑数。

治法：清热通淋，利湿透络。

方药：八正散（《太平惠民和剂局方》）加减——木通、瞿麦、车前子、萹蓄、滑石、栀子、泽泻、大黄、白花蛇舌草、蒲公英、肉桂。

方义：方中木通、瞿麦、车前子、萹蓄清热利尿；栀子清化三焦之湿热，且清热通络；滑石、泽泻清利下焦之湿热；大黄通便泻火；白花蛇舌草、蒲公英清热解毒。全方共奏清热利湿、全方通利小便之功。小腹胀满，大便秘结者加槟榔、枳实；少腹挛急、尿急、尿痛者加木香、琥珀、乌药；舌苔黄厚腻者加苍术、黄柏；少腹、会阴部疼痛者加乌药、延胡索、川楝子行气活血，通络止痛；尿血者，加白茅根、茜草、大蓟、小蓟；前列腺质地坚硬者，加炮山甲、三棱、莪术通瘀散结。

备选方剂：龙胆泻肝汤（《医方集解》）。

2. 肺热壅盛，气络闭塞

主证：小便点滴不爽，甚则尿闭不通，呼吸喘促，咳嗽胸闷，咽干口干，烦渴欲饮，溲黄便结。舌质红，舌苔薄黄，脉浮数。

治法：清肺泻热，降气利水。

方药：清肺饮（《证治汇补·卷八》引东垣方）加减——黄芩、桑白皮、麦冬、车前子、栀子、木通、茯苓、葶苈子、杏仁、桔梗。

方义：方中杏仁、桔梗、葶苈子宣降肺气，提壶揭盖；黄芩、桑白皮、麦冬清肺泄热，滋阴清肺；车前子、木通、茯苓清热通利；栀子清三焦之热。全方共奏开上涤下、清肺泻热、降气利水之功。舌红少津，口干甚者加北沙参、天冬；痰多黄稠加浙贝、海浮石；肺热甚，咳喘明显者加麻黄、生石膏；大便干结者加芒硝、生大黄。若排尿困难，尿闭不通、佐以路路通、王不留行降气散结，通络破瘀。

备选方剂：麻杏甘石汤（《伤寒论》）。

3. 肝气郁结，络气郁滞

主证：尿频、尿急，余沥不尽甚则小便不通，胁胀腹满，心烦易怒，或情志抑郁，少腹胀痛，夜尿频数。舌质红，舌苔薄白，脉弦。

治法：疏肝理气，通利小便。

方药：沉香散（《三因极一病证方论》）加减——沉香、石韦、当归、陈皮、柴胡、白芍、滑石、冬葵子、王不留行、川楝子、牛膝、乌药、延胡索。

方义：沉香、川楝子、陈皮、乌药、柴胡疏达肝气，行气止痛，且沉香具有降气散结，舒经畅络之作用；延胡索、牛膝、当归、王不留行活血化瘀；石韦、冬葵子、滑石通利水道；白芍柔肝缓急。肝郁化火，见口苦、咽痛、心烦易怒、舌苔黄者，加栀子、夏枯草、龙胆草；胁腹胀痛甚者，加郁金、香附疏达肝气，理气通络止痛。

备选方剂：柴胡疏肝散（《医学统旨》）。

4. 精室闭滞，瘀血阻络

主证：小便点滴不畅，或尿细如线，甚则闭塞不通，小腹及会阴胀痛。舌质紫暗或有瘀点，苔厚腻或薄腻，脉象沉涩。

治法：化瘀散结，活血利水。

方药：代抵当丸（《证治准绳》）加减——大黄、当归尾、生地黄、穿山甲、桃仁、芒硝、肉桂、红花、牛膝。

方义：方中穿山甲、芒硝通窍化瘀，软坚散结通络；大黄、当归尾、桃仁、红花化瘀散结，活血通络；生地黄滋补肾阴；川牛膝引热下行，活血利水；肉桂鼓舞肾气，温阳散寒，活血通络，助膀胱津液气化而出。

备选方剂：大黄䗪虫丸（《金匮要略》）。

（二）虚证

1. 中气不足，络气下陷

主证：会阴、肛门或小腹坠胀，时欲小便而不得出，量少而不畅，余沥不尽，纳少腹胀，神疲乏力，气短懒言，语声低微，遇劳加剧，可伴有疝气、脱肛等。舌质淡，苔薄白，脉细弱。

治法：补益中气，益气通络。

方药：补中益气汤（《内外伤辨惑论》）加减——党参、白术、茯苓、黄芪、升麻、柴胡、猪苓、泽泻、桂枝、当归、王不留行。

方义：方中党参、黄芪补中益气；猪苓、茯苓、泽泻健脾利水；升麻、柴胡升举清阳使下陷之气得以升提；白术苦温健脾燥湿，扶助运化；桂枝辛甘温脾化饮；当归补血活血通络，由此气血双补则脉络自通，王不留行活血化瘀。兼见腹胀、嗳气，舌苔白腻者，可加法半夏、木香、砂仁；大便稀溏者加苍术、车前子；尿涩痛者加琥珀、车前子化瘀通络。

备选方剂：老人癃闭汤（徐福松《实用中医男科学》）。

2. 肾阳不足，肾络失摄

主证：排尿无力，滴沥不尽，夜尿频多，畏寒肢冷，腰膝酸软，神怯气弱，阳事不举。舌质淡暗，舌苔白，脉沉细。

治法：补肾温阳，荣养肾络。

方药：济生肾气丸（《严氏济生方》）加减——熟地黄、炒山药、山茱萸、泽泻、茯苓、赤芍、皂角刺、川牛膝、车前子、益智仁、王不留行、淫羊藿、肉桂。

方义：方中肉桂、淫羊藿温补肾阳，以鼓动肾气，温阳通络；熟地黄、山茱萸滋补肾阴，荣养肾络；泽泻、茯苓利水；赤芍、皂角刺、川牛膝、王不留行活血祛瘀，利尿通淋，引血下行；车前子利水通淋；益智仁温肾祛寒，缩尿止遗。肾阳虚畏寒肢冷，腰膝酸软冷痛甚，可加制附子、仙茅；腰膝酸软者加川续断、杜仲；小便频多者加金樱子、覆盆子、桑螵蛸；会阴疼痛者加桃仁、红花、制乳没。

备选方剂：右归丸（《景岳全书》）。

3. 肾阴不足，肾络失养

主证：夜尿频数，或小便点滴而下，尿少黄赤，排尿无力，潮热盗汗，腰膝酸软，头晕耳鸣，口干心烦，或骨蒸潮热。舌质红，少苔，脉细数。

治法：补阴填精，滋养肾络。

方药：知柏地黄丸（《医宗金鉴》）加减——熟地黄、山药、山茱萸、茯苓、丹皮、泽泻、黄精、知母、黄柏、地龙、王不留行、乌药。

方义：知母、黄柏清泻相火；熟地黄、山药、山茱萸滋肾补脾、固精敛气，荣养肾络；泽泻泄热利湿；茯苓健脾利水；丹皮清泻虚火；久病夹瘀，配地龙、王不留行活血通络。若见骨蒸潮热，头晕耳鸣，加龟甲、鳖甲以清虚热；兼见小便热痛者，加白茅根、淡竹叶以清热利水；口干渴者加天花粉清热生津；大便秘结者加大黄通利泻下。

备选方剂：左归丸（《景岳全书》），大补阴丸（《丹溪心法》）。

三、其他中医疗法

1. 单方验方

用消毒棉签刺激鼻中取嚏，或以皂角粉 0.3 ～ 0.5 g，研细末，吹鼻取嚏，或喉中探吐，使上窍开而下窍自通。本法适用于小便不通肺热壅盛证。

2. 针灸

体针疗法对急性尿潴溜有较好疗效，可针刺气海、关元、归来、膀胱俞、阴陵泉、中极等穴。手法由轻到重，每隔 1 分钟行针 1 次。若属本虚者，加肾俞、足三里、委阳等穴。若属湿热加中极、膀胱俞、太溪、阴陵泉等穴。

3. 中医外治法

临床常用的中医外治法有直肠给药、穴位敷贴、熨烫贴脐等。

（1）直肠给药：对于以尿闭为主，伴少腹胀痛者，可将黄柏、知母、车前子各 15 g，肉桂 4 g，煎取 300 mL，每次 150 mL 灌肠，每日 2 次。

（2）穴位贴敷：研究表明，应用中药（王不留行、土茯苓、大黄、牛膝、肉桂、吴茱萸、乳香、冰片）贴敷关元、神阙穴治疗老年 BPH 患者，可明显改善患者各种症状，减轻焦虑，改善睡眠，提高基础疾病的治疗效果。

（3）穴位埋线：穴位埋线是在传统中医理论的指导下，通过特殊的针具将可吸收性外科缝线埋入穴位内，借助持久刺激以防治疾病的一种方法。

（4）熨烫贴脐：将食盐 250 g，炒热，布包，熨小腹，主要用于尿闭者，以通为度。

第九节　从络病学角度探讨对本病的认识和治疗思路

一、精室与络脉的关系

前列腺属于中医“精室”“男子胞”的范畴。近代医家提出“男子精室（男子胞）为奇恒之腑”的观点，认为男子胞涵盖睾丸、附睾、 精室、前列腺等有形器官，同时又包括了无形的男性生殖功能，将男子胞视为一个独立的系统。《医经精义》中明确了男子胞的概念：“男子之胞，名丹田、名气海、名精室……藏精之所也。”书中认为“胞”为藏精、血之处。明代《类经附翼》认为精室“居于直肠之前，膀胱之后，当关元气海之间”。精室是生殖之精流通之要所，其正常的生理功能要依赖脏腑经络，气血津液，以及“肾－天癸－精”生殖轴的共同协调作用。男子精室与女性女子胞对应，属于奇恒之腑，即外形中空，内可藏泻精液；而男子胞中络脉丰富，环绕男子胞的丰富络脉是男子生殖之精输布男子胞的通路。环绕男子胞的丰富络脉又叫男胞络，其名首见于《素问・奇病论》：“人有重身，九月而瘖……胞之络脉绝也。”“胞络者系于肾。”男子胞之络脉络属于肾脏，因此肾精可借此输至男子胞。前列腺位于男子下焦，其各类生理功能均受男胞络的影响。男子胞的正常生理功能发挥需依靠先后天精血之滋养温煦，男子胞归于奇恒之腑，无脏腑与之直接表里配属，仅可借助络脉与诸脏腑及经络进行联系。男胞络是诸脏腑化生之气血输布至男子胞的必由途径，从而能使男子胞发挥其生精、生育等特殊生理功能。络脉形态细小，分布广泛，内络脏腑，外联肢节，沟通表里上下，贯通营卫气血津液，渗灌脏腑组织。对于男子胞相关疾病，络脉有着牵线搭桥的作用，其虽为男子胞运行气血之通路，亦为邪毒传舍之重要途径。因此，男子胞络“以通处为用”的生理特性决定了男子胞发挥其特殊男性生殖相关功能的实现。络脉为病常有以下三个特点：易虚、易滞、易瘀。邪犯络脉可影响络中气血的运行和津液的输布，日久迁延终致气滞、血瘀、津停、痰积，从而变生诸病。对于 BPH 来说，“久病入络”是其主要的疾病特点，即病变部位由浅入深、病情发展由轻到重。《临证指南医案》认为“初为气结在经，久则血伤入络”，气病主要在经，日久失治，由经脉气阻而致络脉血滞，津血同源，故“血积既久，亦能化为痰水”，最终形成胞络病理产物积聚的状态。

二、络病学理论对前列腺增生症病因病机的认识

前列腺增生的发生、发展、变化多因男子年老正气虚衰，加之六淫外侵、七情过极、生活起居无常、饮食失宜、代谢产物蓄积等因素，使精室络脉气机升降出入变化失常而致络气郁滞，气络气机运化失常后引起体内代谢紊乱，气血津液不能正常转化成人体需要的物质，进而形成痰浊、瘀血、湿毒等病理产物蓄积于络脉，最终导致精室脉络瘀阻成癥。

（一）正虚是本病发病的根本

本病以络虚为本，气血痰湿瘀结为标。根据叶天士在《临证指南医案》中“久病入络”以及“初为气结在经，久则血伤入络”，可总结出络病初期以气络虚损为主，久则成瘀阻滞血络。而 BPH 一般在男性 50 岁左右发病，《素问·上古天真论》曰：“五八，肾气衰，发堕齿槁。”故年老正虚是 BPH 发病的原因之一。

清代医家蔡乃庵在其《医会元要》中说道：“督、任、冲三脉皆起于胞中，胞中者，男女丹田之通称也，在女谓之女子胞，在男即精室。”而任、督二脉隶属肝肾，肾藏精为先天之本，肝藏血，主疏泄，调气机，主宗筋。若男子年老，肝肾不足，精血亏虚，任、督二脉及宗筋失养无以为充，络脉空虚，则精室必然受累。而脾胃为后天之本，气血生化之源，若老人脾胃虚弱，或饮食不节，损伤脾胃，则络中气血乏源，必致精室脉络空虚。如果邪气此时乘虚而入，阻滞络中气血运行，则会加剧精室脉络损伤。络虚导致邪滞，邪愈滞，络愈虚，络愈虚则邪愈滞，如此反复，使本病缠绵难愈。正如《素问·遗篇》中所示“正气内存，邪不可干”，而“邪之所凑，其气必虚”，因此，正气不足，肝、肾、脾脏腑功能失调是本病的发病之本。

（二）气滞、湿浊、瘀血互结成癥是本病的发病之标

男子年老，肾中元气亏虚，大多虚气留滞。气滞导致脉络中津血运行无力，产生痰湿、瘀血等病理产物，停留在精室局部，加剧脉络气滞，最终导致气滞、湿浊、瘀血互结成癥，而成精癃，前列腺体积逐渐增大，病情亦随之进展。周安方也认为老年人多虚多瘀，气虚是主要的病理基础，本病的发生是肾气不足，无力推动，血行不畅，水津不布，最终导致痰瘀互结于精室。诚如《素问·举痛论》所讲“百病皆生于气”。因此，本病以虚气留滞为基础，之后逐渐相兼湿浊、瘀血等病理因素，而其中两者或三者互结成癥是本病发生的关键。

三、络病学理论对前列腺增生症治疗的指导思路

BPH 的发病以络虚气滞为根本原因，在络虚基础上，兼有瘀血、痰浊等病理产物或外邪入侵，其中两者或三者互结，最终致络脉瘀阻成癥。叶天士提出“络以通为用”，化瘀通络之法可贯穿于治疗疾病的始终。然 BPH 多发生在年老体衰，肾阳亏虚，或久病气虚，络脉失充的群体中，若妄用攻伐通络之品，恐伤正气。叶天士云：“积伤入络，气血皆瘀……久病当缓攻，不至重损。络虚则痛，通补最宜。”因此，本病总的治疗原则当为缓攻宿邪，通补兼施；具体治法为补虚通络，活血化瘀。而补虚尤以益肾填精，益气健脾，补血柔肝为重；调理肝、脾、肾脏腑功能，可治疗本病的初始发病原因，使络脉中气血充盈，运行流利，同时可以扶正祛邪，减少湿浊、瘀血等病理产物堆积，疏通络中气血，减少痰浊、瘀血等的阻塞，使精室局部气血流利通畅，则其湿、瘀可消，癥、结可散。通补结合可奏攻邪而不伐伤正气、补益正气而不留邪之功，因此，临床在补虚的基础上，结合患者的病证，使用活血化瘀散结、清热利湿消癥之品，会起到事半功倍的效果。

（何云锋　尤耀东）

参考文献

[1] Ho C K, Habib F K. Estrogen and androgen signaling in the pathogenesis of BPH [J]. Nat Rev Urol, 2011, 8 (1): 29–41.

[2] Yang Y, Sheng J, Hu S, et al. Estrogen and G protein–coupled estrogen receptor accelerate the progression of benign prostatic hyperplasia by inducing prostatic fibrosis [J]. Cell Death Dis, 2022, 13 (6): 533.

[3] Rosen R C, Giuliano F, Carson C C. Sexual dysfunction and lower urinary tract symptoms (LUTS) associated with benign prostatic hyperplasia (BPH) [J]. Eur Urol, 2005, 47 (6): 824–837.

[4] 中国中西医结合学会泌尿外科专业委员会，天津市中西医结合学会泌尿外科专业委员会，韩瑞发，等. 经尿道柱状水囊前列腺扩开术治疗小体积良性前列腺增生专家共识 [J]. 中国中西医结合外科杂志，2023，29 (1): 5–10.

[5] 中华医学会泌尿外科学分会，中国医师协会泌尿外科医师分会，中国抗痛协会泌尿男生殖系肿瘤专业委员会，等.中国泌尿外科和男科疾病诊断治疗指南：2019版 [M]. 北京：科学出版社，2020.217–218.

[6] Büyükyilmaz F, Culha Y, Zümreler H, et al. The effects of bladder training on bladder functions after transurethral resection of prostate [J]. J Clin Nurs, 2020, 29 (11–12): 1913–1919.

[7] Cicero A F G, Allkanjari O, Busetto G M, et al. Nutraceutical treatment and prevention of benign prostatic hyperplasia and prostate cancer [J]. Arch Ital Urol Androl, 2019, 91 (3): 139.

[8] D′ Agate S, Wilson T, Adalig B, et al. Impact of disease progression on individual IPSS trajectories and consequences of immediate versus delayed start of treatment in patients with moderate or severe LUTS associated with BPH [J]. World J Urol, 2020, 38 (2): 463–472.

[9] Dornbier R, Pahouja G, Branch J, et al. The New American Urological Association Benign Prostatic Hyperplasia Clinical Guidelines: 2019 Update [J]. Curr Urol Rep, 2020, 21 (9): 32.

[10] Shvero A, Kloniecke E, Capella C, Das AK. HoLEP techniques – lessons learned [J]. Can J Urol, 2021, 28 (S2): 11–16.

[11] Elterman D, Gao B, Lu S, et al. New technologies for treatment of benign prostatic hyperplasia [J]. Urol Clin North Am, 2022, 49 (1): 11–22.

[12] Franco J V A, Jung J H, Imamura M, et al. Minimally invasive treatments for benign prostatic hyperplasia: a Cochrane network meta–analysis [J]. BJU Int, 2022, 130 (2): 142–156.

[13] Madersbacher S, Roehrborn C G, Oelke M. The role of novel minimally invasive treatments for lower urinary tract symptoms associated with benign prostatic hyperplasia [J]. BJU International, 2020, 126 (3): 317–326.

[14] Markopoulos G, Kitridis D, Tsikopoulos K, et al. Bladder training prior to urinary catheter removal in total joint arthroplasty. A randomized controlled trial [J]. Int J Nurs Stud, 2019 ,89: 14–1

[15] Mathieu R, Doizi S, Bensalah K, et al. Les complications chirurgicales en urologie adulte : chirurgie de la prostate [Complications in urological surgery: Prostate surgery] [J]. Prog Urol, 2022, 32 (14): 953–965.

[16] McVary KT, Rogers T, Roehrborn CG. Rezūm water vapor thermal therapy for lower urinary tract symptoms associated with benign prostatic hyperplasia: 4–year results from randomized controlled study [J]. Urology, 2019, 126: 171–9.

[17] Miernik A, Gratzke C. Current Treatment for Benign Prostatic Hyperplasia [J]. Dtsch Arztebl Int, 2020, 117 (49): 843–854.

[18] Oh SJ, Shitara T. Enucleation of the prostate: An anatomical perspective [J]. Andrologia, 2020, 52 (8): e13744.

[19] Schneider AJ, Grimes M, Lyon W, et al. Cluster analysis of men undergoing surgery for BPH/LUTS reveals prominent roles of both bladder outlet obstruction and diminished bladder contractility [J]. PLoS One, 2021, 16 (5): e0251721.

[20] Shvero A, Calio B, Humphreys MR, et al. HoLEP: the new gold standard for surgical treatment of benign prostatic hyperplasia [J]. Can J Urol, 2021, 28 (S2): 6–10.

[21] Tanneru K, Jazayeri SB, Alam MU, et al. An Indirect Comparison of Newer Minimally Invasive Treatments for Benign Prostatic Hyperplasia: A Network Meta–Analysis Model [J]. J Endourol, 2021, 35 (4): 409–416.

[22] Yilmaz M, Esser J, Suarez–Ibarrola R, et al. Safety and Efficacy of Laser Enucleation of the Prostate in Elderly

Patients – A Narrative Review [J]. Clin Interv Aging, 2022, 17: 15–33.
[23] Zhou J, Peng ZF, Song P, et al. Enhanced recovery after surgery in transurethral surgery for benign prostatic hyperplasia [J]. Asian J Androl. 2023, 25 (3): 356–360.
[24] 李明, 颜新, 彭文博. 中医文献癃闭证病因病机探析 [J]. 北京中医药, 2009, 28 (4): 276–277.
[25] 陈鹏跃, 王世荣.前列腺增生症的临证辨治思路 [J]. 光明中医, 2014, 29 (5): 1054–1055.
[26] 王淼, 边小平, 秦晓光. 近十年中医外治法治疗良性前列腺增生症研究概况 [J]. 亚太传统医药, 2020, 16 (5): 200–203.
[27] 吴以岭. 气络论 [M]. 北京: 科学技术文献出版社, 2018.
[28] 李广森, 高大伟, 常德贵. 基于络病学说探讨良性前列腺增生症的病机及治疗 [J]. 中国男科学杂志, 2023, 37 (4): 97–100.
[29] 孙自学, 张云山, 李鹏超, 等. 基于络病学说探析前列腺增生症的诊疗思路 [J]. 时珍国医国药, 2018, 29 (12): 2986–2987.
[30] 叶天士. 临证指南医案 [M]. 徐灵胎, 评. 上海: 上海科学技术出版社, 1959: 235.
[31] 张耀圣, 李彩芬. 论男子胞 [J]. 中医杂志, 2016, 57 (24): 2155–2158.

第十五章中英文关键词索引

逼尿肌无力	detrusor underactivity
测量残余尿量	post void residual urine，PVR
国际勃起功能指数	international index for erectile function，IIEF
磁共振成像	nuclear magnetic resonance imaging，MRI
计算机断层扫描	computed tomography，CT
良性前列腺增生	benign prostatic hyperplasia，BPH
膀胱出口梗阻	bladder outlet obstruction，BOO
膀胱内前列腺突出程度	intravesical prostatic protrusion
前列腺增大	benign prostatic enlargement
生活质量指数	quality of life index，QoL
下尿路症状	lower urinary tract symptoms，LUTS
压力–流量检测	pressure–flow test
直肠指检	digital rectal examination

第十六章
中西医对前列腺癌的认识与诊治原则

第一节　流行病学与发病率

一、流行病学特征

前列腺癌是全球男性中第二大常见癌症和第六大癌症死亡原因。不同国家前列腺癌的死亡率和发病率都存在很大的差异，即使在一个国家的不同地区，前列腺癌的发病率和死亡率也存在很大差异。在发病率方面，澳大利亚、北美、西欧、北欧以及加勒比地区属于高发区域，而中南亚、北非、东南亚及东亚地区发病率较低。我国前列腺癌发病率虽处于较低水平，但近些年已呈显著上升趋势。随着人口老龄化、饮食及生活方式的改变，我国前列腺癌的发病形势不容乐观。由于经济发展水平及医疗水平的不同，前列腺癌的发病及死亡情况有着较大的空间分布差别。我国城市地区的前列腺癌发病率显著高于农村，2015 年数据显示，我国城市新发男性前列腺癌粗发病率为 13.44/10 万，为农村（6.17/10 万）的 2.2 倍；调整年龄构成后，城市地区发病率（8.40/10 万）约为农村地区发病率（4.16/10 万）的 2.01 倍；死亡率也同样呈现出城市高于农村的趋势。

二、发病率及死亡率

根据国际癌症研究机构（IARC）公布的数据，2018 年全球前列腺癌新发病例为 127 万例，占总新发肿瘤的 13.5%，其发病率约为 29.4/10 万，死亡病例为 35.9 万，死亡率达 6.7%；2018 年欧洲癌症死亡总人数估计为 193 万人，其中 56%（108 万人）为男性，前列腺癌死亡人数约 10.7 万人（占 10.0%），居男性癌症死亡人数的第三位。2019 年美国癌症协会（ACS）统计美国新发前列腺癌患者约为 174 650 人，占男性所有恶性肿瘤的 20%；新增死亡病例约为 23 800 人，居男性癌症死亡人数的第二位，约为 10%。世界卫生组织（WHO）2020 年数据显示，全球前列腺癌年龄标化发病率 30.7/10 万，在男性所有恶性肿瘤中位居第二，死亡率为 7.7/10 万。我国前列腺癌的发病率远低于欧美国家，但近年来呈现上升趋势，且增长比欧美发达国家更为迅速。2015 年我国的前列腺癌死亡 / 发病比为 44%，明显高于全球平均的 25% 和美国的 17%。2020 年我国新发病例有 115 426 例，死亡病例约 51 090 例。

第二节　前列腺癌的高危人群与危险因素

前列腺癌的危险因素尚不明确，但是某些内源性和外源性因素在前列腺癌的发生、发展中可能具有重要作用。内源性因素包括种族、年龄以及遗传性因素等，外源性因素包括吸烟、酒精摄入、饮食习惯等。

一、种族差异

前列腺癌是一种生物学行为较为特殊的肿瘤，发病率存在显著的种族差异，但其种族发病差异的原因尚不十分明确。以美国为例，在相近的饮食和环境条件下，美国黑人的前列腺癌发病率远高于白人，其中以非裔美国人的发病率最高，为 173.0/10 万。前列腺癌死亡率也是非裔美国人最高，为 38.7/10 万。

二、年龄

年龄是影响前列腺癌发病的主要因素之一，发病率和死亡率都会随年龄增加而上升。前列腺癌在 60 岁及以上人群中最为常见，且 65 岁及以上男性检测出前列腺癌的可能性比 65 岁以下高出近 40 倍。全球前列腺癌平均发病年龄为 68.82 岁，年龄＜ 39 岁的男性患前列腺癌的概率为 0.005%，40 ～ 59 岁增加到 2.200%，60 ～ 79 岁则增加到 13.770%。目前，我国已进入老龄化社会且老龄化进程较快，2000 年，全国肿瘤登记地区前列腺癌的平均发病年龄为 74.09 岁，2007 年为 74.02 岁，2014 年为 72.35 岁。我国城乡之间存在一定差异，2000 年，城市地区前列腺癌平均发病年龄为 73.90 岁，2007 年为 73.49 岁，2014 年为 72.17 岁。2000 年，农村地区前列腺癌平均发病年龄为 75.60 岁，2007 年为 75.16 岁，2014 年为 73.82 岁。前列腺癌的平均发病年龄有下降趋势。

三、家族与遗传因素

前列腺癌在众多癌症中具有高度的家族聚集性。有前列腺癌家族史的男性患癌风险比没有家族史的要高，且发病年龄更早，其相对危险度是普通人群的 3 倍。一项家族聚集性发病的大型人群调查研究显示，前列腺癌家族性发病率为 20.2%。全基因组关联研究（GWAS）分析已经鉴定了大约 170 个与前列腺癌风险相关的位点，但其中的大多数是在欧洲人群中鉴定的。针对中国人的全基因组研究发现，位于 9q31.2 上的 rs817826 和位于 19q13.4 上的 rs103294 与中国人前列腺癌相关。

四、吸烟与酒精摄入

吸烟是前列腺癌的危险因素。吸烟量每天 20 支及以上者患前列腺癌的危险是不吸烟者的 2.19 倍；年吸烟量超过 800 支者患前列腺癌的危险是不吸烟者的 2.08 倍。既往吸烟组和现在吸烟组前列腺癌手术患者的生化复发风险均明显高于不吸烟组；有吸烟史的前列腺癌放疗患者的远处转移、生化复发、癌症相关死亡率均高于无吸烟史者。吸烟也是导致前列腺癌患者死亡的因素之一。

饮酒也是前列腺癌发病的危险因素，且与饮酒量有关。随着饮酒量的增加，患前列腺癌的危险性升高。日饮酒量超过 100 g（乙醇）者患前列腺癌的危险是不饮酒者的 2.17 倍；饮酒年限超过 40 年者患前列腺癌的危险是不饮酒者的 3.35 倍。但也有研究表明，饮酒行为和种类与前列腺癌的发病无关。

五、饮食与脂肪摄入量

美国的第一代亚裔前列腺癌发病率上升是外源性因素影响前列腺癌发生的典型例证，饮食结构的改变可能是前列腺癌的危险因素之一，更有一些学者认为饮食结构是促使潜伏型前列腺癌进展为临床型前列腺癌的重要因素。

（1）脂肪：高热量和高脂肪摄入是前列腺癌的危险因素，食物脂肪和前列腺癌发生率之间具有相关性。饮食中的脂肪总量达到总热量的 20% 时，促癌作用最大；肉的摄入量与前列腺癌的发生率和死亡率高度相关，每周肉的食用次数达到 5 次及以上者，前列腺癌的发生风险高于每周食用 1 次肉的人。红肉，特别是经过加工的红肉（如腊肉和腊肠）也是前列腺癌的危险因素。但也有研究认为，红肉与前列腺癌的发病无关。鱼脂肪能降低前列腺癌发生的风险，还可降低前列腺癌的复发率及其转移率。

（2）牛奶、乳制品和钙质：牛奶、乳制品和钙质均可能增加前列腺癌的发病风险。低脂牛奶、脱脂牛奶、奶酪以及膳食或乳制品中的钙质均可能增加罹患前列腺癌的风险。食用全脂牛奶与前列腺癌的复发及疾病特异性死亡率相关，高脂肪乳制品能使前列腺癌特异性死亡率增加。

（3）植物性食物　植物性食物为前列腺癌的保护性因素，多摄入蔬菜对预防前列腺癌的发生有帮助作用且与前列腺癌发生风险呈负相关，适当增加膳食纤维的摄入可能有利于前列腺癌的预防。近年来，亚洲地区前列腺癌发病率的升高可能与食用大豆及大豆制品的减少有关。绿茶和大蒜对前列腺癌有保护作用；硒的摄入与前列腺癌呈负相关，补充硒可以降低前列腺癌的发生；服用维生素 E，可阻止异质群体前列腺癌的发生。也有研究表明，这些因素对前列腺癌无保护和预防作用。

六、代谢综合征

代谢综合征是一组疾病，包括高血压、高血糖、高胆固醇血症或高甘油三酯血症，以及腰围增加的体内脂肪过多。在前列腺癌中，代谢综合征与前列腺癌的发病率呈轻度正相关（OR=1.17），与前列腺癌的侵袭性和生化复发显著相关。一项国际多中心随机对照临床试验研究显示，具有三种或更多代谢综合征组分与发生更高级别前列腺癌的风险显著相关。因此，控制代谢综合征可能可以降低侵袭性前列腺癌的进展。

肥胖是引起代谢综合征发生的重要因素之一。一项荟萃分析的结果表明，体重指数增加 5 kg/m^2，前列腺癌死亡风险增加 20%。与前列腺癌和肥胖风险相关的三个可能原因是胰岛素样生长因子 1（IGF-

1）、性激素和脂肪因子。脂肪因子是脂肪细胞分泌到血浆中的趋化因子，脂联素是脂肪因子之一，被认为与前列腺癌的进展有关。随着肥胖的加重，血浆脂联素浓度下降，这在男性中尤为明显。另一项荟萃分析表明，较低浓度的脂联素与前列腺癌风险增加显著相关，涉及抗炎、抗增殖、AMPK、Wnt 信号通路等多种可能的解释机制。脂联素可能是前列腺癌诊断的潜在生物标志物。

七、性生活与绝育

关于性生活与前列腺癌发病相关性尚不明确。不同研究之间的结果相差较大，早期研究认为，性生活与前列腺癌发病无相关性，但频繁的性生活可能会增加前列腺癌患病风险。也有观点认为，增加年轻时期的性生活频率可能是一种保护性因素。

但近年来，大规模人群的长期跟踪调查发现：增加性生活频率不但不会增加前列腺癌发病率，而且可能会降低前列腺癌患病风险；射精频率与前列腺癌发病风险之间呈负相关性，特别是在低危前列腺癌人群中，两者相关性更为显著。50 岁后增加性生活频率对预防前列腺癌发生具有保护作用。

输精管结扎术与前列腺癌关系结论不一，有研究认为，输精管结扎术不增加前列腺癌的发病风险。也有研究认为，输精管结扎术与前列腺癌存在一定关联，并随着绝育年限的延长而发病风险增加。也有研究报道，输精管结扎可降低前列腺癌的发病率。

第三节　中西医对病因病机的认识

一、西医学对前列腺癌病因与发病机制的认识

（一）病因

虽然前列腺癌的确切病因尚未明确，但已有研究证实，多种可改变和不可改变的危险因素参与其发生、发展。这些因素包括年龄、种族、家族史、遗传学、肥胖、饮食、激素、吸烟、酒精和某些药物的影响。然而，除了种族和年龄外，众多研究表明，吸烟、酒精、饮食、身体活动和其他非遗传因素作为前列腺癌危险因素的证据仍存在争议。即使前列腺癌家族史有助于早期监测易感个体，但需要做更多的研究来确定家族史在前列腺癌中的真正作用。因此，更好地了解影响前列腺癌病因和病理生理学的环境、遗传、营养、激素和分子机制，将有助于制定更好的预防策略、提高诊断率和改善疾病的管理。

（二）发病机制

导致前列腺癌发生的具体机制尚未明确。遗传和分子改变似乎都与该病的发病机制有关，其中雄激素受体（AR）在大多数（但不是全部）前列腺癌中起主要作用。

1. AR 调节通路

AR 是调节男性性发育和辅助性器官维持的重要转录因子。前列腺癌的发生和疾病进展最初依赖于由睾酮和二氢睾酮（DHT）介导的 AR 激活，该过程可引发受体的核易位，随后与雄激素反应元件（AREs）结合，启动调节细胞分化、增殖和凋亡的基因的转录。因此，AR 刺激是前列腺管腔上皮细胞维持和存活不可或缺的一部分。下丘脑 – 垂体 – 性腺（HPG）轴调节雄激素的产生。雄激素主要在垂体前叶分泌的促黄体生成素（LH）的调节下在睾丸间质细胞（Leydig 细胞）中产生，而 LH 又受到

促性腺激素释放激素（GnRH）的调节。睾酮通过5α-还原酶在前列腺上皮细胞中转化为DHT，后者作为细胞质AR的有效配体。事实上，高雄激素水平与降低侵袭性前列腺癌的风险有关，而血清雄激素水平低的患者患前列腺癌复发和晚期病理的风险更高。在低雄激素环境中，上皮细胞存在选择压力，使其向雄激素非依赖性存活表型演进。因此，AR在临床上至关重要，因其被视为前列腺癌疾病进展不可或缺的一部分。由于其在前列腺的发展、维持和分泌功能中的作用，HPG轴成为前列腺癌的重要治疗靶点。

2. 雄激素受体与肽生长因子的“串扰”

肽因子可通过称为“串扰”的过程促进前列腺上皮细胞的AR调节增殖。这些肽生长因子包括转化生长因子-β（TGF-β）、表皮生长因子（EGF）、成纤维细胞生长因子（FGF）和胰岛素样生长因子（IGF）。例如，EGF与其膜相关酪氨酸受体激酶EGF-1（EGFR，HER1）一起，通过增强细胞外基质屏障、基底膜的迁移以及随后的细胞增殖，参与癌细胞的运动性和侵袭性；ErbB2（HER2）是EGFR家族的成员，在CRPC中上调并与AR的雄激素非依赖性转录激活以及随后PSA的表达增强相关；HER2/neu受体是EGFR家族的一员，在乳腺癌和卵巢癌中被发现过表达，已被提议作为CRPC中AR独立激活的机制。

3. 雄激素受体旁路途径

AR激活的减少导致其他途径的超敏化。例如IGF-1、EGF和其他生长因子的上调随后激活ErbB2和其他酪氨酸受体激酶，这导致磷脂酰肌醇3激酶（PI3K）和随后的PI3K-AKT-mTOR信号通路的激活。PI3K活化，将磷脂酰肌醇4,5-双磷酸盐（PIP2）转化为磷脂酰肌醇3-5-三磷酸（PIP3），后者将蛋白激酶B（AKT）蛋白募集到腔细胞质中。AKT通过抑制TSC2，间接导致RHEB激活mTOR。雷帕霉素复合物是一种对细胞周期调节至关重要的激酶，mTORC1阻碍自噬并促进前列腺癌细胞增殖。通过PI3K-AKT-mTOR途径的研究，可能为前列腺癌的生物学治疗探索出新的靶点。

4. 肿瘤抑制基因*PTEN*在前列腺癌中的作用

蛋白质磷酸酶和张力同源物（PTEN）是一种肿瘤抑制基因，在包括前列腺癌在内的许多癌症发生发展中发挥着重要的作用。*PTEN*处于PI3K-AKT信号通路的关键位置，*PTEN*能抑制PI3K信号传导。PI3K能调节Akt激酶以及其他与细胞存活和增殖有关的下游途径。在前列腺癌中，*PTEN*的下调促进了前列腺原位癌向CRPC的发展。此外，约17%的原发性肿瘤发生染色体区域10q23缺失并伴有*PTEN*缺失，而在CRPC和mCRPC中，*PTEN*的缺失频率上升至40%。基于*PTEN*功能丧失的小鼠模型的前列腺癌表型严重程度不同，且多数都能从前列腺上皮内瘤变进展到腺癌，有的甚至发生转移。

二、中医学对前列腺癌病因病机的认识

前列腺癌是老年男性泌尿系统常见的恶性肿瘤之一，根据其发病特点和临床症状可归属于中医学“癃闭”“淋证”“癥积”“血尿”范畴。早在《素问·气厥论》中就有记载：“胞移热于膀胱，则癃，溺血。”该病在络病学中属气络与防御卫护—免疫调节—自稳监视功能系统病变范畴。

（一）病因

1. 外邪因素

《灵枢·九针论》曰：“四时八风之客于经络之中，为瘤病者也。”外邪“八风”滞留在经络之中而成肿瘤。《灵枢·百病始生》所言“积之始生，得寒乃生，厥乃成积也”，说明虚邪、寒、热等均可导致肿瘤的发生。

2. 饮食因素

饮食结构的改变是前列腺癌的危险因素之一，过食高热肥甘厚味与本病发生有关。宋代严用和《济生方》说："过餐五味、鱼腥乳酪，强食生冷果菜……久则积聚，结为癥瘕。"高热量、高蛋白、高脂肪食物的过量摄入以及营养失调均与前列腺癌的诱发有关。

3. 内伤七情

中医把人的情志概括为七情（喜、怒、忧、思、悲、恐、惊），这是人体对外界环境的生理反应。七情太过或不及均能引起体内气血运行失常及脏腑功能失调导致疾病。老年男性多有七情太过和不及的情况。孙思邈在《千金翼方》中说："人年五十以上，阳气日衰，损与日至，心力渐退，忘前失后，兴居怠惰，计授皆不称心。视听不稳，多退少进，日月不等，万事零落，心无聊赖，健忘嗔怒，情性变异，食欲无味，寝处不安。"古代医家认为肿瘤的发生和发展与情志不遂有关。明代李梴说："郁结伤脾，肌肉消薄，与外邪相搏而成肉瘤。"清代吴谦《医宗金鉴》说："忧思恚怒，气郁血逆，与火凝结而成。"在内伤七情引起脏腑虚亏、气血失调等内虚的情况下，致癌因素通过"内虚"导致人体气滞血瘀、痰凝毒结，形成癌瘤。

4. 脏腑亏虚

人体整体的健康状况和各脏腑功能在前列腺癌发病中有着重要作用。《素问·上古天真论》曰："七八，肝气衰，筋不能动，八八，天癸竭，精少，肾脏衰，形体皆极。"随着年龄增长，先天之本欲竭，肾虚气化无力，精室空虚，脏腑功能减退。《素问·厥论》曰："今脾病，不能为胃行其津液。"后天脾失健运，脾土失司，水谷难化，精室失养，气血发生紊乱，为前列腺癌的发生提供了条件。

（二）病机

前列腺癌的病位在精室，脾肾亏虚，湿热瘀毒蕴结精室是前列腺癌的核心病机。精室即男子胞，《医经精义》说："男子之胞，名丹田、名气海、名精室……藏精之所也。"一源三歧，任、督、冲三脉均起于胞中，通过经脉和络脉精室与肾、膀胱联系密切，并涉及肝脾。《素问·奇病论》第四十七篇记载："人有重身，九月而瘖……胞之络脉绝也。""胞络者系于肾。"男子胞宫络脉与肾相连，肾为先天之本，主藏精，精为气血生化之源，充养胞宫，若肾精亏虚，则精室滋养乏源，肾元亏虚，必然波及精室，造成精室络脉虚滞。《医宗必读·积聚》说："积之成者，正气不足，而邪气踞之。"《外证医案汇编》说："正气虚则成岩。"这些均明确指出癌肿的形成是络脉气络正气虚弱所致。精室气络与脉络相伴而行，气络运行经气，脉络运行血液，共同发挥"行血气而营阴阳"的生理功能，气络的络气虚滞，无力推动血行，则血流缓慢不畅，日久瘀血阻滞脉络，脉络瘀阻，息而成积，成为前列腺癌发病的内在因素之一。老年男性脾肾虚衰，脾虚津液运化失司，聚而生湿；肾阳虚弱则外邪乘虚而入侵袭下焦，停于精室，肾主水与膀胱互为表里，肾虚则膀胱气化无力，水湿停聚，湿邪阻滞，气滞血瘀，致湿与瘀相结。若饮食不节，七情太过或不及，虚实不调，湿热蕴结膀胱，久蕴化热，结于精室，合而发病。湿、热、瘀互相搏结，邪盛则生毒，蕴结日久，积而生变，酿生癌毒，癌毒聚结于精室，发为前列腺癌。

正气亏虚，络气虚滞导致湿热瘀结，阻于络脉导致癌毒滞络，正气不固是前列腺癌的病机演变规律。

早期：患者年老气衰，以脾肾亏虚为主，肾藏精，为水火之宅，脾主运化，升清降浊，为气血生化之源。脾肾亏虚则气血乏源，造成精室络脉的气络虚滞，无力推动血行，日久瘀血阻滞以及瘀塞络脉形成癌肿。临床可出现小便无力、频数，尿后淋沥不尽，头晕耳鸣，神疲乏力，腰膝酸软等症状。

因为早期癌肿隐匿，早期前列腺癌患者可无明显症状。

中期：脾肾愈虚，湿热瘀结下焦，络脉瘀阻，湿毒、热毒、瘀毒久积体内，日久酿生癌毒。多见小便色黄，短赤灼痛，癌毒损伤络脉可出现血尿。此阶段毒邪愈烈则正气愈虚，湿、热、瘀搏结久蕴使病情发展难以遏制。

晚期：癌毒滞络，正气不固。正气虚衰，毒邪久聚络脉，稽留不去，息而成积，湿、热、瘀、毒蕴结于体内，胶着难化，耗伤人的正气，湿毒缠绵伤阳，热毒伤阴耗气，瘀毒损伤气络和血络，癌毒循络脉向骨骼转移造成难以治疗的骨痛，向脏腑走窜造成脏腑的转移性癌肿，最终致气血津液输布失常，脏腑阴阳失和，病久耗气伤阴，正气难复。

（三）中医对前列腺癌的辨证分型

1. 湿热蕴结，热滞胞络

外感湿热，或过食肥甘燥烈之品，生热助湿，湿热内生，侵袭机体，蕴结于下焦，与气血相搏，气运不利，血行受阻，郁积日久而成肿瘤。《素问·气厥》云："胞热移于膀胱，则癃溺血。"

2. 瘀血阻滞，胞络瘀塞

湿热之邪阻滞气机，气滞则血凝，凝而成块，积聚则成；久病必虚，气虚则运转不利，瘀而成块，发为积聚。《叶氏医案存真》云："精腐瘀血阻闭溺窍为痛，似淋非淋。"瘀血阻塞精室致癃闭，血不循经则发为血尿。《圣济总录》云："气血流行不失其常，则形体和平，无或余赘，及郁结壅塞，则乘虚投隙，瘤所以生。"

3. 瘀毒内侵，癌毒滞络

湿热之邪，结于下焦，日久而化为毒邪，或外感毒邪乘虚侵入下焦；湿热、毒邪侵袭机体，阻遏气机，致气血运行不利，日久引起瘀血内停，而成瘀毒，致使肾与膀胱气化失司，脏腑功能紊乱，气血津液运化失常，而发为积聚。正如《诸病源候论》所言："积聚者，由阴阳不和，脏腑虚弱，受于风邪，搏于脏腑气所为也。"

4. 脾肾亏虚，精亏络虚

久病体虚、饮食内伤或者纵欲过度，肾精虚衰，天癸枯竭，导致脾肾亏虚，膀胱气化不利，气血运化不足，日久则气血闭塞不通，发为积聚。《黄帝内经》云："正气存内，邪不可干""邪之所凑，其气必虚"。脾气不足，饮食衰败，肾精虚衰，天癸枯竭，致脾肾亏虚，气血运化不足，日久则气血闭塞不通，发为积聚。如《医宗必读》亦谓："积之所成，正气不足而后邪气居之。"《诸病源候论》曰："积聚者，由阴阳不和，脏腑虚弱，受于风邪，搏于脏腑之气所为也。"

前列腺癌的主要病位在精室，与肾、膀胱密切相关，并涉及肝、脾。《素问·奇病论》载："胞络者，系于肾。"胞宫的络脉与肾相连，责之肾与膀胱，其次是脾胃，并涉及肝、肺。实证多为湿热、气滞、痰湿、瘀毒，虚证多为气虚、阳虚。由于临床中遇到的患者不尽相同，临床表现不一，所归纳的证型也各异；同一患者在疾病发展的不同阶段，其表现的证候也不尽相同，虽然脏腑辨证在诊治内伤杂病中最为常用，但目前仍没有一个统一的辨证标准。并且，不同医家在治疗前列腺癌时使用的方药差异也较大，还需临床医生根据患者实际病情，在传统辨证论治的基础上，融入"从络辨证"，即"辨证论治与从络论治相结合"，这样才能根据疾病临床分期进行准确辨证。中医药有其独特的优势与思路，治疗可以贯穿前列腺癌病情发展的全过程，当疾病进展至终末期，中医中药仍可以缓解患者病情，提高患者生存质量；肿瘤发展后期，病机复杂，病情多变，而中药配伍灵活，作用靶点广泛，中医辨证整体观可将补虚、攻邪等多种作用集于一体，故中医药在抑制疾病发展过程中起到不容忽视的作用。

第四节　临床诊断与评估要点

一、病史采集

前列腺癌好发于老年男性，早期多数无明显临床症状，当肿瘤进展导致局部梗阻或转移出现全身症状时，可表现为尿频、尿急、排尿困难及血尿，特别是快速进展的排尿困难，骨转移时可引起骨痛、病理性骨折甚至脊髓压迫等。在病史采集中，要关注患者是否存在家族遗传病史，患者是否有不良生活习惯，如长期饮酒、吸烟、高脂饮食等。

二、直肠指检

大多数前列腺癌位于外周带，直肠指检对前列腺癌的早期诊断和分期都有重要价值，考虑到直肠指检可能影响前列腺特异性抗原（prostate-specific antigen，PSA）值，应在抽血检测 PSA 值后再进行直肠指检。当肿瘤体积＞ 0.2 cm^3 时，可被直肠指检检测到，大约 18% 的病例可通过直肠指检检出，且与 PSA 水平无关。PSA 水平＞ 2 ng/mL 的患者中可疑的直肠指检的阳性预测值（PPV）为 5% ～ 30%。直肠指检异常与较高 ISUP 等级的风险增加相关，是活检的指征之一。

三、前列腺特异性抗原检查

前列腺特异性抗原（PSA）作为血清标志物的使用彻底改变了前列腺癌的诊断流程，成为前列腺癌诊断重要手段之一。PSA 具有器官特异性而非肿瘤特异性，在良性前列腺增生（BPH）、前列腺炎、尿路感染和其他非恶性前列腺疾病中可能会升高。作为独立参数，PSA 比直肠指检或经直肠超声检查（TRUS）能更好地预测前列腺癌。目前没有用于测量 PSA 的公认标准。它是一个连续参数，PSA 值越高提示前列腺癌的可能性越大。虽然一般将血清总 PSA（tPSA）＜ 4 ng/mL 定义为正常，但 tPSA 在 0 ～ 4 ng/mL 并不能排除前列腺癌风险。基线 PSA 水平受年龄和前列腺大小等因素影响。当 PSA 在 4 ～ 10 ng/mL 时，中国人群发生前列腺癌的风险为 25%，而国外的数据为 40%；当 PSA 在 0 ～ 4 ng/mL 时，罹患前列腺癌的风险比见表 16-1。

表 16-1　低水平 PSA 与罹患前列腺癌的风险比

PSA 水平/（$ng \cdot mL^{-1}$）	前列腺癌患病风险/%	国际泌尿病理学会分级>2前列腺癌患病风险/%
0.0～0.5	6.6	0.8
0.6～1.0	10.1	1.0
1.1～2.0	17.0	2.0
2.1～3.0	23.9	4.6
3.1～4.0	26.9	6.7

血清 PSA 水平受很多临床因素的影响，包括尿路感染、射精、膀胱镜检查、导尿以及前列腺按摩等因素。因此，检测血清 PSA 应在射精后 24 小时，膀胱镜、导尿等操作后 48 小时，前列腺按摩后 1 周，前列腺穿刺后 1 月进行。存在尿路感染和急慢性前列腺炎时，应在感染控制后复查。血清 PSA 在 4 ～ 10 ng/mL 是判定风险高低的灰区，可根据 PSA 的相关衍生指标判定罹患前列腺风险，其衍生指标如下。

（一）前列腺特异抗原密度

前列腺特异抗原密度（PSAD）首先由 Benson 于 1992 年提出，在其研究中，40 例 BPH 患者的 PSAD 均值为 0.04，而 20 例局限性前列腺癌患者的 PSAD 为 0.58，两组差异显著。PSAD 的定义为血清 tPSA 值与前列腺体积的比值，正常值≤ 0.15，主要应用于血清 PSA 在 4 ～ 10 ng/mL 时 BPH 和前列腺癌的鉴别。应用 PSAD 的主要问题在于：前列腺体积由经直肠超声检查（TRUS）测得，其存在 10% 的误差；前列腺形状的不规则；PSAD 可受年龄等因素的影响。

（二）PSA速度和倍增时间

有两种方法可以衡量 PSA 的变化，即 PSA 速度（PSAV）和 PSA 倍增时间（PSADT）。

PSAV：PSAV 由 Carter 等在 1991 年首次提出，他们随访了 54 例患者的 PSA 水平发现，BPH 患者与前列腺癌患者存在 PSA 增长速度差异，这种差异开始于前列腺癌确诊前 9 年。血清 tPSA 的绝对年度增加值，即 2 年内至少检测 3 次 tPSA，即可计算出 PSAV，正常值每年＜ 0.75 ng/mL；如果 PSA 每年＞ 0.75 ng/mL，应怀疑前列腺癌的可能；

PSADT：用于衡量血清 PSA 随时间的推移而呈指数增长，即 tPSA 增加一倍需要的时间为 PSADT。

PSAV 和 PSADT 在早期诊断和治疗前列腺癌中具有预测作用，是 tPSA 处于灰区时的有效补充诊断手段。但由于测量背景（总前列腺体积和 BPH）、PSA 测定之间的间隔不同以及 PSAV 和 PSADT 随时间的加速或减速，在诊断上用途有限。与 PSA 相比，这些测量没有提供更多的额外信息。

（三）血清游离PSA与总PSA比值fPSA/tPSA

血清游离 PSA（fPSA）与前列腺癌的发生率呈负相关，因此当 tPSA 处于灰区（4 ～ 10 ng/mL）时，fPSA/tPSA 在一定程度上可以预测前列腺癌风险，其切点值＞ 0.16 时被视为正常，当 fPSA/tPSA ＜ 0.16 时是穿刺活检的指征。但是当 fPSA/tPSA ＞ 0.16 并不能完全排除前列腺癌可能，研究显示 fPSA/tPSA 为 0.10 时，前列腺癌检出率为 56%；而在 fPSA/tPSA ＞ 0.25 时，前列腺癌的检出率为 8%。一项纳入 14 项研究的系统回顾发现，tPSA 为 4 ～ 10 ng/mL 时前列腺癌检出率为 70%。如果 tPSA ＞ 10 ng/mL 或在已知前列腺癌的随访期间，则 fPSA/tPSA 不能用于临床。

四、经直肠超声检查

TRUS 对诊断前列腺癌的准确性并不高。前列腺癌典型 TRUS 的征象是在外周带的低回声结节，并可以初步检测结节的大小。TRUS 对前列腺癌诊断特异性较低，超声检测的低回声结节中 35% 为癌性结节，6% 为发育异常，12% 为炎性改变，19% 为增生改变，10% 为萎缩腺体，18% 组织学检查正常，非癌性结节占低回声病变的 47%。这些结节性病变单纯超声检查难以鉴别。新的超声检查方法，如超声弹性成像、经直肠超声造影术等检测可以提高前列腺癌诊断的敏感性和特异性。然而，由于缺乏标准化、大规模评估以及过渡区结果不明确，这些技术的应用仍然受到限制。

五、影像学检查与应用原则

前列腺癌患者进行 CT 检查的主要目的是协助临床医生进行肿瘤的临床分期，了解邻近脏器浸润情况以及淋巴结转移情况，CT 诊断前列腺癌的敏感性和特异性均远低于 MRI。腹部增强 CT 检查可通过淋巴结的大小和形态间接评估淋巴结浸润情况。但是，非转移性淋巴结的大小差异很大，并且可能与淋巴结转移的大小相仿。通常认为，在骨盆内直径＞ 8 mm 而在骨盆外直径＞ 10 mm 的淋巴结被认为是恶性，理想尺寸阈值仍然不清楚。CT 诊断淋巴结转移的准确率低于 40%。在一项回顾分析 4 264 例前列腺癌患者的研究中，有 654 例（15.3%）在淋巴结清扫术后活检中呈阳性，而仅有 105 例（2.5%）术前 CT 检查考虑淋巴结转移。在一个包含 1 091 例行盆腔淋巴结清扫术患者数据的多中心数据库中，CT 诊断淋巴结转移的敏感性和特异性分别为 8.8% 和 9.8%。当前列腺癌国际泌尿病理学会（ISUP）分级＜ 4 级、PSA ＜ 20 ng/mL 或局限性病变的患者中，通过 CT 检测到的微小淋巴结浸润的比例＜ 1%。

六、MRI检查指征与表现

MRI 可以对前列腺进行分区，并完整地显示前列腺的包膜、外周区、中央区、前列腺的周围组织及器官以及肿瘤及其侵犯情况，也可以显示盆腔淋巴结及骨转移病灶，在临床诊断与分期上有十分重要的作用。多参数磁共振成像（mpMRI）与其他影像学检查相比，在前列腺癌的诊断中具有更高的诊断效能。基于 3.0 T 多参数磁共振的前列腺影像报告和数据评价系统（prostate imaging reporting and data system，PI-RADS），适用于前列腺癌的定位、诊断和危险分级。PI-RADS 1 ～ 2 分不建议进行临床干预；PI-RADS 3 分是否进行前列腺穿刺活检，需要参考其他辅助检查；PI-RADS 4 ～ 5 分应考虑进行系统或靶向活检穿刺。表（16-2）对出现有临床意义前列腺癌的可能性给出了评分方法。

表 16-2　PI-RADS 评分与前列腺癌相关性

评分	前列腺癌可能性	穿刺阳性率
1	非常低（极不可能出现）	—
2	低（不太可能出现）	—
3	中等（可疑存在）	20%
4	高（可能存在）	50%
5	非常高（极有可能出现）	80%

mpMRI 检测 ISUP 分级＞ 2 的前列腺癌与根治性前列腺切除术（radical prostatectomy，RP）获取的标本的相关性表明，mpMRI 对 ISUP 分级＞ 2 病变的检测和定位具有良好的敏感性。在最近的 Cochrane 荟萃分析中，比较了 mpMRI 和模板活检（＞ 20 针）在初次活检和重复活检中的敏感性，mpMRI 对 ISUP 分级＞ 2 的联合敏感性为 0.91（95%CI：0.83 ～ 0.95），联合特异度为 0.37（95%CI：

0.29 ～ 0.46）；对于 ISUP 分级＞ 3 的肿瘤，mpMRI 的敏感性和特异性分别为 0.95（95%CI：0.87 ～ 0.99）和 0.35（95%CI：0.26 ～ 0.46）。PI-RADS 评分系统在低危组中存在漏诊风险，在高危组中存在过度穿刺的可能。当 PI-RADS ≥ 3 判定为前列腺癌时，可以避免所有活检程序中的 30%，但会遗漏 11%所有检出为 ISUP 等级≥ 2 的前列腺癌；将 PI-RADS 提高到 PI-RADS ≥ 4 判定为前列腺癌，则可以避免所有活检病例的 59%，但会漏诊 28%的 ISUP 分级≥ 2 的前列腺癌患者，见表 16-3 ～表 16-5）。

表 16-3　对所有患者的建议

对所有患者的建议	证据水平	强度等级
请勿将mpMRI作为初筛工具	3	强
遵守mpMRI的PI-RADS运用指南	3	强

表 16-4　对初次活检患者的建议

对初次活检患者的建议	证据水平	强度等级
前列腺穿刺前进行mpMRI	1a	弱
当mpMRI阳性（即PI-RADS≥3），请结合靶向和系统活检	2a	强
当mpMRI阴性（即PI-RADS≤2），并且对前列腺癌的临床怀疑较低，可与患者共同决定省略活检	2a	弱

表 16-5　对既往活检阴性患者的建议

对既往活检阴性患者的建议	证据水平	强度等级
前列腺穿刺前进行mpMRI	1a	强
当mpMRI阳性（即PI-RADS≥3），仅进行靶向活检	2a	弱
当mpMRI阴性（即PI-RADS≤2），并且对前列腺癌临床怀疑很高时，则应根据与患者共同的决定来进行系统活检	2a	强

七、全身核素骨显像检查或PET/CT检查

（一）全身核素骨显像检查

全身核素骨显像检查（ECT）是评估前列腺癌骨转移的最常用的方法。骨扫描检查可比常规 X 线检查提前 3 ～ 6 个月发现骨转移病灶。骨扫描的诊断率受 PSA 水平、临床分期和肿瘤 ISUP 分级影响。荟萃分析显示，ECT 的敏感性和特异性分别为 79% 和 82%。当 PSA ＜ 10 ng/mL 时，骨扫描的阳性率平均为 2.3%；PSA 在 10 ～ 20 ng/mL 时，阳性率平均为 5.3%；PSA 水平在 20 ～ 50 ng/mL 时，阳性率平均为 16.2%，其中局限性前列腺癌的骨扫描阳性率为 6.4%，局部晚期前列腺癌的骨扫描阳性率为 49.5%。ISUP 2 级和 ISUP 分级＞ 3 的检出率分别为 5.6% 和 29.9%。

骨扫描检查的指征：① 一旦前列腺癌诊断明确时，均应进行 ECT 检查，这是前列腺癌分期诊

断的主要依据之一。② 有骨痛症状的患者应进行骨扫描。③ 前列腺癌随访的患者应定期行 ECT 检查。④与 PSA 水平、ISUP 分级或临床分期无关。

（二）前列腺特异性膜抗原PET/CT检查指征与表现

68Ga 或 18F 标记的前列腺特异性膜抗原 PET/CT（PSMA-PET/CT）越来越多地被使用，因为它具有出色的对比度——噪声比，从而提高了病变的可检测性。前列腺特异性膜抗原（PSMA）也是一种有吸引力的靶标，因为它对前列腺组织具有特异性，即使在其他恶性肿瘤、结节病或良性骨疾病中，PSMA 的非前列腺表达可能引起偶然的假阳性结果。对 PSMA-PET/CT 的初步评估显示，对以组织学相关性为参考标准并在初始分期和（或）复发环境中进行的 5 项回顾性研究进行的荟萃分析中，其敏感性和特异性在患者水平上分别为 86% 和 86%，在病变水平上为 80% 和 97%。PSMA-PET/CT 检测到和遗漏的淋巴结内转移的平均最大长度分别为（13.1 ± 7.7）mm 和（3.9 ± 2.7）mm。另一项前瞻性单中心研究还发现，PSMA-PET/CT 漏诊的转移性淋巴结平均长度＜ 5 mm。示踪剂的摄取还受到 ISUP 等级和 PSA 等级的影响，ISUP 分级在 1 ～ 3 的肿瘤示踪剂摄取显著低于 ISUP 分级≥ 4 的肿瘤；同样，PSA ≥ 10 ng/mL 的患者示踪剂摄取显著高于那些 PSA 水平＜ 10 ng/mL 的患者。另一项前瞻性试验报道了对 36 例高危前列腺的分期，与 mpMRI 相比，PSMA-PET/CT 具有更高的敏感性。

PSMA-PET/CT 能够显著提高转移病灶的诊断准确率，使其优于传统的影像学检查如 MRI、CT、ECT 等。PET-MRI 是近几年新兴的分子影像学检查，将 MRI 高软组织分辨率、多参数、多序列成像的优势与 PET 高灵敏性的优势结合，可以更好地显示腺体及前列腺外受累情况，提高转移灶的检出率。尤其当患者的活检结果为阴性时，PSMA-PET-MRI 能够更好地发挥排疑作用。

八、前列腺穿刺活检与推荐意见

（一）前列腺穿刺指征

前列腺穿刺指征：①直肠指检发现前列腺可疑结节，任何 PSA 值。② TURS 或 MRI 发现前列腺可疑病灶，任何 PSA 值。③ PSA ＞ 10 ng/mL，任何 fPSA/tPSA，PSAD 值。④ PSA 为 4 ～ 10 ng/mL，fPSA/tPSA 异常或 PSAD 值异常。PSA 为 4 ～ 10 ng/mL，fPSA/tPSA、PSAD 值、影像学检查正常，应严密随访。

（二）系统穿刺和靶向穿刺

（1）系统穿刺：系统穿刺是指在超声引导下经直肠或会阴对前列腺进行分区的多点活检技术，是标准的前列腺活检穿刺方法。一般建议穿刺针数在 10 ～ 12 针或 12 针以上。当穿刺针数在 6 针时，前列腺腺癌检出率较低；当穿刺针数大于 20 针（饱和穿刺）时，可进一步提高检出率，但是发生出血、感染、尿潴留的风险明显增加。

（2）靶向穿刺：靶向穿刺是在 mpMRI 的引导下对前列腺可疑病灶进行精准穿刺的活检技术。靶向穿刺既能减少穿刺针数和减少并发症，又能有效地提高穿刺的准确性，明显提高了前列腺癌的检出率，近年来在国内开展日趋广泛。mpMRI 靶向穿刺对 ISUP 2 级以上前列腺癌的敏感性和特异性分别为 91% 和 37%。由于靶向穿刺依赖于 MRI 检查对可疑病灶的检出，而 mpMRI 对具有临床意义的前列腺癌假阳性率为 5% ～ 15%，漏诊风险为 10% ～ 20%，因此，靶向穿刺目前尚不能取代系统穿刺，建议在系统穿刺的基础上联合靶向穿刺，可提高检出率和减少并发症的发生。

（三）重复穿刺的指征与间隔时间

（1）重复穿刺：第一次前列腺穿刺结果为阴性，但 MRI 检查、DRE、复查 PSA 或 PSA 衍生指标提示前列腺癌可疑时，应考虑再次行前列腺穿刺活检。

（2）重复穿刺指征：①第一次穿刺病理发现不典型小腺泡增生（ASAP）或高级别上皮内瘤变（HGPIN），尤其是多针穿刺结果如上时。②复查 PSA > 10 ng/mL。③复查 PSA 为 4 ～ 10 ng/mL，但 fPSA/tPSA 或 PSAD 值异常或直肠指检或影像学异常。④复查 PSA 为 4 ～ 10 ng/mL，但 fPSA/tPSA 或 PSAD 值异常或直肠指检或影像学正常，则严密随访，每 3 个月复查 PSA。如 PSA 连续 2 次> 10 ng/mL 或每年 PSA 增长> 0.75 ng/mL，应重复穿刺。

（3）重复穿刺间隔时间：重复穿刺间隔时间目前尚有不确定，推荐 3 个月或更长时间。

第五节　初始临床分期、病理分级与分级标准

一、临床分期

前列腺癌在临床上普遍应用 TNM 分期系统，可以指导选择治疗方法和评价预后疗效。通过 DRE、CT、MRI、骨扫描以及淋巴结切除来明确分期，PSA 可以协助分期。

（1）T 分期表示原发肿瘤的局部情况，主要通过 DRE、MRI 和前列腺穿刺阳性活检数目和部位来确定，肿瘤病理分级和 PSA 可协助分期。

（2）N 分期表示淋巴结情况，前列腺癌淋巴结阳性率和 PSA 以及临床分期密切相关。

（3）M 分期表示转移情况，ECT、MRI、X 线检查是主要的检查方法。TNM 分期系统见表 16–6。

表 16–6　前列腺癌 TNM 分期（美国癌症联合委员会，2017）

原发肿瘤（T）临床	病理（pT）*
Tx 原发肿瘤不能评价	
T0 无原发肿瘤证据	
T1 不可扪及和影像学难以发现的临床隐匿肿瘤	
T1a 偶发肿瘤体积≤所切除组织体积的5%	
T1b 偶发肿瘤体积>所切除组织体积的5%	
T1c 穿刺活检发现的肿瘤（如由于PSA升高）累及单侧或双侧叶，但不可扪及	
T2 局限于前列腺内的肿瘤	pT2 局限于前列腺内
T2a 肿瘤限于单叶的1/2（≤1/2）	pT2a 肿瘤限于单叶的1/2
T2b 肿瘤超过单叶的1/2但限于该单叶	pT2b 肿瘤超过单叶的1/2，但限于该单叶
T2c 肿瘤侵犯两叶	pT2c 肿瘤侵犯两叶
T3 肿瘤突破前列腺包膜**	pT3 突破前列腺包膜**

续表

原发肿瘤（T）临床	病理（pT）*
T3a 肿瘤侵犯包膜外（单侧或双侧）	pT3a 突破前列腺包膜（单侧或双侧）或显微镜下可见侵及膀胱颈
T3b 肿瘤侵犯精囊	pT3b 侵犯精囊
T4 肿瘤固定或侵犯除精囊外的其他邻近组织结构，如膀胱颈、尿道外括约肌、直肠、肛提肌和（或）盆壁	pT4 侵犯膀胱和直肠
区域淋巴结（N）***	
Nx 区域淋巴结不能评价	PNx 无区域淋巴结取材标本
N0 无区域淋巴结转移	pN0 无区域淋巴结转移
N1 区域淋巴结转移	pN1 区域淋巴结转移
远处转移（M）****	
Mx 远处转移无法评估	
M0 无远处转移	
M1	
M1a 有区域淋巴结以外的淋巴结转移	
M1b 骨转移	
M1c 其他器官组织转移，伴或不伴骨转移	

注：* 指没有病理学 T1 分期；** 指侵犯前列腺尖部或前列腺包膜但未突破包膜的定为 T3，非 T2；*** 指不超过 0.2 cm 的转移定为 pN1mi；**** 指当转移多于一处，为最晚的分期。

二、Gleason 分级标准与评估

前列腺癌的病理分级推荐使用 Gleason 分级标准。Gleason 分级法是根据腺体分化的程度以及肿瘤在间质中的生长方式作为分级的标准，以此来评价肿瘤的恶性程度。其重复性强、形态操作简单、不费时，目前在国内外被广泛应用于临床。Gleason 分级主要在低、中倍显微镜下观察组织结构改变，不对个别癌细胞形态进行判断。Gleason 分级标准兼顾了肿瘤不同区域组织的结构变异，前列腺肿瘤中可能同时存在 5 个不同级别的癌腺泡区域。我们把同一级别区域最大的癌腺泡定为主要分级区，其次为次要分级区。每区的 Gleason 分值为 1 ～ 5，在 Gleason 分级基础上建立了 Gleason 评分系统，Gleason 评分即主要分级区和次要分级区的 Gleason 分值相加之和。如果肿瘤中只有一种均匀一致的组织学生长形式，那么主要分级区和次要分级区分数相同。

Gleason 评分还需遵守以下原则：① Gleason 评分 2 ～ 5 分不适用于穿刺活检标本诊断中，且在其他方式切除标本中也应慎用。②筛状结构腺体归为 Gleason 4 级。③肾小球样结构的腺体应为 Gleason 4 级。④黏液腺癌的分级应根据其生长方式进行判断，而不是均归为 Gleason 4 级。⑤ Gleason 4 级除包括筛状结构和肾小球样结构外，一些分化较差的腺体和融合的腺体也应归为 Gleason 4 级。⑥出现粉刺样坏死即可为 Gleason 5 级。⑦导管腺癌中的筛状和乳头状为 Gleason 4

级，PIN 样导管腺癌则归入 Gleason 3 级，伴有坏死者为 Gleason 5 级。⑧在高级别腺癌中，如果低级别成分< 5% 可以被忽视，相反，在穿刺活检标本中，若有高级别成分存在，无论其比例多少，均应计入评分。⑨在 RP 标本中，如按之前标准在 Gleason 评分为 7 分（4+3）的组织中发现> 5% 的 Gleason 5 级的成分，最终评分应为 9 分（4+5）；若仅出现少量 5 级成分时，则在报告中注明第三位评分为 5 级。⑩ 经治后的肿瘤形态改变明显，可以不评分。前列腺癌各级别病理形态及 Gleason 分级标准见图 16–1，表 16–7。

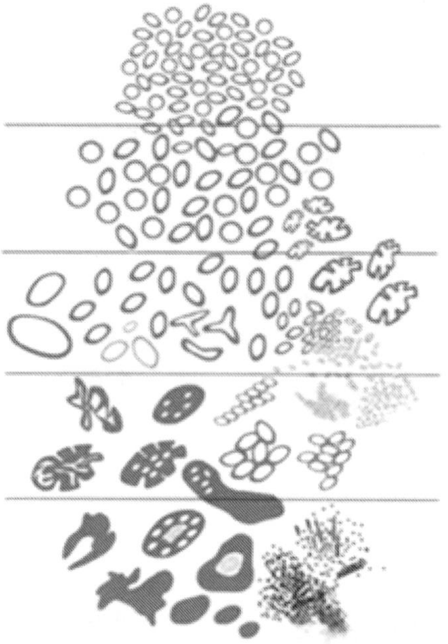

图 16–1　前列腺癌各级别病理形态

表 16–7　前列腺癌 Gleason 分级

Gleason分级	病理形态
Gleason 1级	密集排列但相互分离的腺体构成境界清楚的肿瘤结节
Gleason 2级	肿瘤结节有向周围正常组织的微浸润，且腺体排列疏松，异型性较1级明显
Gleason 3级	肿瘤性腺体大小不等，形态不规则，明显的浸润性生长，但每个腺体均独立不融合，有清楚的管腔
Gleason 4级	肿瘤性腺体相互融合，形成筛状，或细胞环形排列中间无腺腔形成
Gleason 5级	呈低分化癌表现，不形成明显的腺管，排列成实性细胞巢或单排及双排的细胞条索

WHO/ISUP 分级分组系统：前列腺癌分级分组是基于 2014 年国际泌尿病理协会（ISUP）共识会议上提出的一种新的分级系统，并称之为前列腺癌分级分组系统，该系统根据 Gleason 总评分和疾病危险度的不同，将前列腺癌分为 5 个不同的组别。① ISUP 1 级：Gleason 评分≤ 6。② ISUP 2 级：Gleason 评分 3+4=7。③ ISUP 3 级：Gleason 评分 4+3=7。④ ISUP 4 级：Gleason 评分 8（包括 Gleason 3+5，Gleason 5+3 以及 Gleason 4+4）。⑤ ISUP 5 级：Gleason 评分 9 和 10（包括 Gleason 4+5，Gleason 5+4 以及 Gleason 5+5）。

三、分子病理标志物与分子分型

通过微阵列 50（PAM50）检测可以将前列腺癌分为 LuminalA、LuminalB 和 Basal 亚型。与其他两种亚型相比，LuminalB 亚型具有更差的预后，更推荐根治术后使用辅助内分泌治疗。来自癌症基因组图谱（TCGA）的结果提示，初发前列腺癌中 74% 的病例可以分为 7 个亚型，即 *ERG* 融合、*ETV*1 融合、*ETV*4 融合、*FLI*1 融合、*SPOP* 突变、*FOXA*1 突变、*IDH*1 突变。在去势抵抗性前列腺癌阶段，根据雄激素受体（AR）和神经内分泌（NE）相关基因的表达情况，可将肿瘤分为 5 个亚型：① AR 高表达型。② AR 低表达型。③ AR 和 NE 双相表达型。④ AR 和 NE 双阴性型。⑤ NE+，AR− 的小细胞型。研究发现，中国人群前列腺癌相比西方人群存在特有的分子特征，前者存在 41%*FOXA*1 突变、18%*ZNF*292 和 *CHD*1 缺失，并且前者的肿瘤进展与全基因组低甲基化程度紧密相关。除此之外，mRNA 标志物的检测也可用于前列腺癌根治术后辅助风险评估。

在 2016 年 WHO 出版的《泌尿系统及男性生殖器官肿瘤病理学和遗传学》中，前列腺癌病理类型包括腺癌（腺泡腺癌）、导管内癌、导管腺癌、尿路上皮癌、鳞状细胞癌、基底细胞癌以及神经内分泌肿瘤等。前列腺癌的好发部位依次为外周带 75%、移行带 20% 和中央带 5%。前列腺腺癌是由前列腺分泌性细胞构成的一种侵袭性恶性上皮性肿瘤。

前列腺癌分子病理学诊断基于两个标准，即低倍显微镜下组织结构的改变和高倍显微镜下细胞改变，其特征如下：①腺体结构改变，表现为腺泡双层结构消失，只可见一层分泌型肿瘤性上皮细胞；腺腔内乳头或锯齿状结构消失，代之为排列紧密的小腺泡，有的腺泡周围间质很少，呈“背靠背”状；腺泡共壁或筛状，分化低时可呈实性巢状、梁状、条索状结构；基底细胞层缺如，消失范围一般认为必须多于 3 个连续腺泡，因正常前列腺中少数腺泡也可以没有基底细胞，因而基底细胞的存在与否是鉴别癌与其他良性病变的重要特征之一。②细胞间变，表现为核增大，染色质靠边、凝集，核膜清晰；核仁明显增大，尤其是出现直径大于 1.2 μm 的核仁，或出现 2～3 个偏位的大核仁，更有诊断价值。③浸润，表现为腺泡旁有单个或成簇细胞向腺泡外伸出，并脱离腺泡散落在间质中，前列腺周围组织的浸润表现为神经组织和纤维脂肪组织中出现肿瘤性腺泡或细胞团，提示为晚期癌，可作为一个重要的预后指标。前列腺癌病理学分型见表 16–8。

表 16–8 前列腺癌病理学分型

上皮源性肿瘤	非上皮源性肿瘤
腺癌	横纹肌肉瘤
小腺泡型	平滑肌肉瘤
大腺泡型	其他（纤维肉瘤、恶性纤维组织细胞瘤等）
筛状型	
实性/小梁型	
其他（内膜样癌、乳头状癌、乳头状囊腺癌、黏液癌、腺样囊性癌等）	
移行细胞癌	
鳞状细胞癌	
未分化癌	

续表

上皮源性肿瘤	非上皮源性肿瘤
多源性肿瘤	
类癌	
肉瘤样癌	
恶性黑色素瘤	

根据前列腺癌临床 TNM 分期、PSA、Gleason 评分和组织病理学检查，将前列腺癌的危险因素分为不同的等级，有助于鉴别前列腺癌发生发展的风险，协助治疗和评估预后。前列腺癌风险因素等级判定见表 16–9。

表 16–9　前列腺癌风险因素等级

风险组	判定指标
极低风险	同时具备以下特征： T1c； PSA＜10 ng/mL； Gleason评分≤6； 前列腺活检阳性少于3针，最大单针肿瘤占比＜50%； PSA密度＜0.15（ng/mL・g）
低风险	同时具备以下特征： T1～T2a； PSA＜10 ng/mL； Gleason评分≤6
中风险	具备至少一项特征： T2b～T2c； PSA 10～20 ng/mL； 级别2=Gleason3+4或级别3=Gleason 7
高风险	不具备极高风险特征且具备至少一项高风险特征： T3a； PSA＞20 ng/ml； Gleason评分≥8，Gleason 4级或5级
极高风险	具备至少一项特征： T3b～T4； 主要Gleason 5级； 前列腺活检阳性大于4针，Gleason评分≥8，Gleason 4级或5级

第六节　局限性前列腺癌的外科治疗原则

一、主动监测与观察等待

许多低危局限性前列腺癌患者不能从局部治疗中获益，大约 45% 通过 PSA 检测出前列腺癌的患者可能适合接受延迟治疗。对于临床低危和少部分预后良好的中危前列腺癌患者，为避免治疗的不良反应及影响生活质量，主动选择不即刻实施行局部治疗而选择严密随访方法，即主动监测；对于预期寿命有限的前列腺癌患者，非前列腺癌相关疾病致死风险明显增大，为维持生活质量，选择以局部或系统症状为导向的治疗方法，即观察等待。但考虑到国内各地区前列腺穿刺活检及前列腺肿瘤病理的诊断水平参差不齐，对于局限性前列腺癌患者的评估可能存在病情低估，进而延误治疗。因此，尽管主动监测与观察等待在一定程度上能够规避局部治疗引发的并发症及生活质量下降，但应在充分告知患者存在疾病进展风险的基础上慎重选择。

（一）适应证选择与依据

（1）主动监测：主动监测的目的在于避免低危前列腺癌患者不必要的治疗，同时也为那些最终需要治疗的患者提供正确的治疗时机。肿瘤进展达到预先设定的疾病进展阙值时再给予治疗。在荟萃分析 8 项样本量超过 4 000 例低风险前列腺癌的前瞻性研究中，选择主动监测队列患者的 10 年总生存期（OS）和癌症特异性生存期（CSS）结果均非常良好。但仍有约三分之一的患者在主动监测过程中因疾病进展而选择了治愈性治疗，低于 3% 的患者可能因延误治疗而死亡。因此，选择主动监测的患者应严格遵循标准的监测和严密的随访方案，必须充分知情、了解并接受肿瘤局部进展和转移的风险。

主动监测的适应证如下：① 低危前列腺癌、预期寿命大于 10 年者，需满足临床分期≤ T2a，且 ISUP 分级分组 1 级，PSA ＜ 10 ng/mL。② 部分预后良好的中危前列腺癌（Gleason 评分 3+4=7 分且 4 级成分小于 10%）、预期寿命大于 10 年者。③ 患者充分知情、主动选择并可以配合主动检测及随访。④ 病理学共识组建议，当存在以下任何特征时，将患者排除在主动监测之外：主要导管癌（包括纯导管内癌）、肉瘤样癌、小细胞癌，或穿刺活检中发现前列腺外侵犯、淋巴血管侵犯或会阴部侵犯。

（2）观察等待：对于认定为不适合接受局部治疗的前列腺癌患者，通过密切观察、随诊，直到出现局部或系统症状（下尿路梗阻、疼痛、骨相关事件等），再采取姑息性治疗（如下尿路梗阻的微创手术、内分泌治疗、放疗等）来缓解转移病灶症状，维持其生活质量。这种保守治疗方法观察等待的适应证如下：① 预期寿命较短、不愿意或体弱无法耐受积极主动治疗的无症状前列腺患者。② 经充分告知后仍无法接受治疗相关的不良反应及其对生活质量的影响，拒绝主动治疗的患者。

（二）主动监测与随访要点

（1）主动监测的随访内容：PSA、DRE、mpMRI 和重复活检。相对年轻的患者随访方案应更为严格。① PSA（第 1 年每 3 个月 1 次，此后每 6 个月 1 次）、DRE（每 12 个月 1 次）、mpMRI（每 12 个月 1 次）。② 建议主动监测的患者诊断性穿刺后 12 个月行重复穿刺活检，如果穿刺针数小于 10 针或阳性位置与 DRE 及 mpMRI 不一致时，建议 6 个月内完善重复穿刺活检；当 PSA、DRE、mpMRI 提示肿瘤进展时应实施重复穿刺；建议在重复穿刺过程中应用靶向穿刺以提高对更高分级前列腺癌的检出率；当施行主动监测患者预期寿命小于 10 年时，不建议进行重复穿刺。

（2）主动监测转积极治疗的指征：应基于穿刺活检病理变化和临床分期进展。① 前列腺穿刺活检的病理是最客观的证据，若重复穿刺病理结果中出现 Gleason 评分 4 ～ 5 分或其他不良病理类型（如神经内分泌分化、导管内癌等），需要积极治疗。② 重复穿刺后临床分期≥ T2b。③ 患者在主动监测期间主动要求行积极治疗。值得注意的是，主动监测患者中约 10% 对持续监测产生焦虑，应探讨积极治疗的可能性。

（三）主动监测与观察等待的评价

Bill-Axelson 等进行 SPCG-4 研究，将局限性前列腺癌患者随机分为观察等待组或前列腺癌根治组，在中位随访期，手术组具有更好的 CSS、OS 和无进展生存期（PFS）。与 SPCG-4 相比，PIVOT 研究在中位随访期 12.7 年时发现前列腺癌根治手术的益处，仅血清 PSA > 10 ng/mL 或高危前列腺癌的患者可从 RP 中获得显著的 OS 利益，手术可使中高危患者死亡率降低 31%，接受手术患者的骨转移也明显减少（见表 16-9）。

表 16-9　主动监测与观察等待推荐建议

推荐建议	强度等级
主动监测	
为预期寿命> 10年的低危前列腺癌患者提供主动监测	强
如果患者先进行了mpMRI，然后进行了系统和靶向活检，则无须进行确认性活检	弱
活检组织含有导管内和筛状组织的患者应排除主动监测	强
在进行确诊活检之前进行mpMRI	强
如果进行确认性活检，则同时进行靶向活检（任何PI-RADS>3的病变）和系统活检	强
每6个月进行血清前列腺特异性抗原（PSA）评估	强
每12个月进行一次直肠指检（DRE）	强
如果有PSA进展、DRE的临床进展或mpMRI的影像学进展的证据，应进行重复活检	强
在随访期间，如果mpMRI阴性（即PI-RADS <2），并且临床怀疑前列腺癌进展低（例如PSA速度慢，PSA倍增时间长），则应与患者共同决策而省略活检	弱
告知患者将来可能需要进一步治疗的可能性	强
为部分高度选择的中危前列腺癌患者（Gleason评分3+4=7且4级成分小于10%）提供主动监测，接受主动监测进一步转移的潜在风险增加	弱
观察等待	
为无法接受局部治疗且预期寿命短的无症状局限性前列腺癌患者提供观察等待	强
对PSA倍增时间>12个月、PSA<50 ng/mL、分化良好的肿瘤、不愿意或无法接受任何形式的局部治疗的无症状局部进展期前列腺癌患者，提供雄激素剥夺单一疗法的延迟治疗	弱

二、根治性前列腺癌术前评估内容

根治性前列腺癌切除术（RP）是治疗局限性及局部进展期前列腺癌的有效方法之一。手术包括完整切除前列腺及精囊腺，可以通过开放、腹腔镜或机器人辅助方法进行。手术在尽可能避免切缘阳性的基础上最大程度保留患者的尿控及勃起功能。在与患者共同决定实施根治术前，应告知患者根治性放疗、主动监测及观察等待等其他措施的优缺点。

（一）患者健康状况的总体评估

在前列腺癌治疗决策过程中，患者的健康状态也是重要影响因素之一，包括合并症、营养状态、认知功能和体能状态等方面，推荐应用 G8 筛查工具对患者的健康状态进行评估。对于大于 70 岁的老年前列腺癌患者、G8 评分＞ 14 分或具有可逆损害且已纠正的患者，在治疗方式决策上通常与相对年轻的患者相近；而具有不可逆损害的患者，应选择非手术治疗方法甚至是姑息治疗方法。由于 G8 评分与患者 3 年死亡率相关，所以对于 G8 评分≤ 14 分的患者，应充分评估合并症、营养状态、认知功能和体能状态，明确患者是否具有不可逆损害。

（1）合并症：合并症是预测接受 RP 患者非肿瘤特异性死亡的重要预测因子，甚至比患者的年龄更为重要；对于未接受积极治疗的前列腺癌患者，无论患者年龄和肿瘤侵袭性如何，诊断前列腺癌 10 年后，合并症仍是患者死亡的主要原因。目前评估合并症的主要方法有累积疾病评分（cumulative illness score rating-geriatrics，CISR-G）和查尔森合并症指数（charlson comorbidity index，CCI）等。

（2）营养状态：营养状态可以通过患者既往 3 个月体重变化进行评估。良好营养状态为体重减低＜ 5%；营养状态可能异常为体重减低 5% ～ 10%；营养状态重度异常为体重减低＞ 10%。

（3）认知功能：认知功能障碍可通过简易认知评估（mini-COG）进行评估，以评估患者作出正确决定的能力，并且认知功能是评估健康状态的重要因素。

（4）体能状态：可以应用 Karnofsky 评分和美国东部肿瘤协作组（eastern cooperative oncology group，ECOG）评分评估患者的总体体能状态（参见表 16-10、表 16-11），应用日常基本活动（activity of daily living，ADL）和工具性日常生活活动（instrumental activity of daily living，IADL）评估患者日常活动的独立程度。

表 16-10　Karnofsky 功能状态评分标准

评分	体力状况
100	正常，无症状和体征
90	能进行正常活动，有轻微症状和体征
80	勉强可以进行正常活动，有一些症状和体征
70	生活可自理，但不能维持正常生活工作
60	生活能大部分自理，但偶尔需要别人帮助
50	常需人照料
40	生活不能自理，需要特别照顾和帮助
30	生活严重不能自理
20	病重，需要住院和积极的支持治疗
10	重危，临近死亡
0	死亡

表 16-11　Zubrod-ECOG-WHO（5 分法）

分级	体力状况
0	正常活动
1	症状轻，生活自在，能从事轻体力活动
2	能耐受肿瘤的症状，生活自理，白天卧床时间不超过50%
3	肿瘤症状严重，白天卧床时间超过50%，但还能起床站立，部分生活自理
4	病重卧床不起
5	死亡

（二）手术适应证

手术适应证要考虑肿瘤的风险分级、临床分期、PSA 值、Gleason 评分、患者预期寿命和总体健康状况。术前应充分告知患者手术可能存在的并发症，特别是手术对尿控及勃起功能造成的潜在风险。

（1）肿瘤的风险分级：① 对低危及中危患者，推荐行根治术。研究表明，根治术可显著降低低中危前列腺癌患者的肿瘤特异性死亡率及远处转移的风险。② 对于肿瘤负荷相对较低的局限性高危前列腺癌患者，根治术是可选择的治疗方式，但建议对该类患者选择施行标准或扩大淋巴结清扫。③ 对局部进展期前列腺癌，部分研究显示，局限进展期前列腺癌接受以根治性手术为基础的综合治疗能获得良好的生存获益。但需要对该类患者进行严格选择后实施根治术，新辅助内分泌治疗或化疗可有效地提高肿瘤切除率和降低切缘阳性率。

（2）临床分期：① 对 T1 ～ T2a 期患者，根治术对其有益，也可选主动监测，不建议行淋巴结清扫术。是否实施根治术要综合考虑肿瘤进展的可能、合并症、年龄、获益、风险、患者意愿等。② 对 T2b ～ T2c 期患者，推荐行根治术。③ 对 T3a 期患者，目前认为根治术在 T3a 期前列腺癌治疗中占据重要地位。部分患者术后证实为 pT2 期而获得治愈机会；对于术后证实为 pT3a 期的患者可根据情况行辅助内分泌治疗或辅助放疗，亦可取得良好的治疗效果。④ 对 T3b ～ T4 期患者，在严格筛选后（如肿瘤未侵犯尿道括约肌或未与盆壁固定，肿瘤体积相对较小）可行根治术并辅以综合治疗，建议行标准或扩大淋巴结清扫术。⑤ 对 N1 期患者，建议根据风险因素行个体化治疗。有学者主张对淋巴结阳性患者行根治术，术后给予辅助治疗，可使患者生存获益。

（3）PSA 测定值：① PSA ＜ 10 ng/mL，低危前列腺癌，同临床分期 T1 ～ T2a 期治疗。② PSA 10 ～ 20 ng/mL，中危前列腺癌，推荐行根治术。③ PSA ≥ 20 ng/mL，高危前列腺癌，同临床分期 T3 期以上治疗原则。

（4）Gleason 评分：① Gleason 评分 ≤ 6，低危前列腺癌，同临床分期 T1 ～ T2a 期治疗。② Gleason 评分 ≤ 7，中危前列腺癌，推荐行根治术。③ Gleason 评分 ≥ 8，高危前列腺癌，同临床分期 T3 期以上治疗原则。

（5）预期寿命：低危前列腺癌患者预期寿命应大于 10 年，局限性高危、局部进展性患者预期寿命应大于 5 年。

（6）健康状况：前列腺癌患者多为高龄男性，手术并发症的发生率与身体状况密切相关。因此，身体状况良好且没有严重的心肺疾病等并发症的患者通常更适合考虑根治术。

（三）手术禁忌证与相关问题

（1）患有显著增加手术或麻醉风险的疾病，如严重的心血管疾病、呼吸系统疾病及凝血功能障碍等。

（2）广泛的骨转移或伴其他脏器转移。

三、前列腺癌根治术式选择与评价

（一）开放式前列腺癌根治术与术式评价

开放性前列腺癌根治术（open radical prostatectomy，ORP）的方式主要包括经会阴和经耻骨后两种途径，经耻骨后的前列腺癌根治术（retropubic radical prostatectomy，RRP）克服了经会阴术式不能准确评估淋巴结转移情况、无法进行淋巴结清扫术、术后病理分期不准确的局限性，为国内外多数泌尿外科医生所采用的术式。手术方法：多采用仰卧位，取下腹部正中切口，起自耻骨联合，止于肚脐下 2 ～ 3 cm 处，切开进入腹膜外耻骨后间隙，使用拉钩拉开两侧腹直肌，注意避免损伤腹壁下血管。根据患者情况，对于高危患者和淋巴结转移概率大于 5% 的中危患者可以实施扩大盆腔淋巴结清扫术，低危患者不建议进行淋巴结清扫术，清扫范围包括髂外淋巴结、闭孔窝、髂内淋巴结、骶前淋巴结和髂总动脉，直至输尿管交叉处。清除盆内筋膜表面的脂肪组织，电凝背侧静脉复合体的浅支后，切开盆内筋膜，显露出耻骨前列腺韧带和其下方的背侧静脉复合体，切断耻骨前列腺韧带，缝扎并切断其下方的背侧静脉复合体（dorsal vein complex，DVC），分离出尿道膜部，切开尿道前壁，切断尿道后壁，切断时需注意避免损伤其后侧方的神经血管束（neurovasular bundle，NVB）的分支。钝性分离前列腺后方，切断两侧后方进入前列腺内的血管束分支，此操作可以将 NVB 完整地保留下来。切除精囊并切开膀胱颈部，若肿瘤侵犯膀胱颈部，则需联合部分膀胱颈部组织一并切除，以确保切缘阴性。重建膀胱颈部并行膀胱尿道吻合，在盆腔两侧各留置引流管 1 根，逐层关闭手术切口。

ORP 是现代微创技术的基础，经过数代泌尿外科先贤的技术改良已是较成熟的技术，但存在手术视野暴露较局限、解剖结构分辨不清晰、手术创面较大、恢复较慢等缺陷。

（二）腹腔镜前列腺癌根治术与术式评价

近年来，腹腔镜前列腺癌根治性切除术（laparoscopic radical prostatectomy，LRP）逐步开展，与 RRP 相比，二者治疗效果类似，但腹腔镜前列腺癌根治性切除术具有损伤小、术中视野及解剖比较清晰、出血量少、住院时间少、患者恢复快等优势，可有效减少手术并发症。手术方式：多采用头低脚高的截石位，且将手臂包裹固定并垫在一侧，建立 15 mmHg 的气腹，放置套管，包括左腹直肌旁 5 mm 套管、右腹直肌旁 12 mm 套管和左右腹直肌旁套管至髂前上嵴连线中点的 2 个 5 mm 套管，根据手术区的解剖标志可分离出输精管和精囊。若采取 Montsouris 的方法，则先在膀胱后解剖精囊和输精管，输精管上被覆盖的腹膜反折应被仔细切开分离，随后小心切断输精管，再向远处分离至精囊处后一并切之。增大耻骨后间隙，充分暴露视野，在膀胱上方切断脐尿管，用电钩贴近脐旁韧带内侧仔细切开左右两侧腹膜，后将前腹壁与膀胱分离，向后牵拉脐尿管，分辨出膀胱前脂肪后做钝性分离，以显露耻骨后间隙。将输精管和精囊向前部提起，在精囊底部下方约 0.5 cm 处横行切开 Denonvilliers 筋膜 2 ～ 3 cm，在直肠和 Denonvilliers 筋膜之间钝性分离前列腺背侧。用 2–0 羟乙酸乳酸聚酯缝线“8”字缝扎背深静脉丛。游离出外侧筋膜间的血管神经束，分离时应尽可能避免使用超声刀或电凝来止血。随后结扎前列腺血管蒂和横断膀胱颈，可用尿道探子的头端帮助显示前列腺和膀胱准确分离层面。采用顺行方法保护血管神经束，即切断前列腺血管蒂后可采用“顺行”或“向下”方法分离 NVB 切断 DVC，部位应在其结扎处的近端，需谨慎小心防止切入前列腺尖部，造成医源性前列腺尖部切缘阳性。分离前列腺尖部和切断尿道可用细直角钳，操作应谨慎轻柔，并离断前列腺和 NVB 之间的残留部分，之后将尿道探子退回至前列腺尿道，探子头端有助于显示前列腺尖部和尿道结合的准确部位，保留理想尿道长度，切开尿道前壁，注意保护走行在尿道后外侧的 NVB。待前列腺完整切除后，仔细检查手术切口，将前列腺放入标本袋暂存于右下腹，手术结束后取出。采用间断缝合法吻合膀胱尿道。扩大脐下切口取出标本袋后仔细关腹。若是经腹膜外径路手术，则需要在脐下做一个 1.5 cm 切口并分离至腹膜，即用手指在腹膜前钝性分离出一个间隙，在腹膜前间隙放入带扩张气囊的套管，注入 500 ～ 700 mL 气体扩大耻骨后间隙，其余手术步骤与经腹腔 LRP 基本相同。

盆腔淋巴结清扫术：最近的系统评价证实，在 RP 期间进行盆腔淋巴结清扫术（pelvic lymphadenectomy，PLND）无法改善肿瘤学结果及其生存率。普遍认为，扩大的盆腔淋巴结清扫

（extended pelvic lymph node dissection，eLND）可为分期和预后提供重要依据，而当前其他可用的方法都无法与之相比。eLND 包括切除覆盖在髂外动静脉上的淋巴结，位于闭孔神经头侧和尾侧的闭孔窝内的淋巴结，以及位于髂内动脉内侧和外侧的淋巴结。应用此方案，94% 的患者可得到正确的分期。然而，由于组织采集和处理技术缺乏标准化，目前尚未就应切除最低淋巴结数量达成共识。

腹腔镜前列腺癌根治术是近年来发展较快的技术，由于网络技术的进步，学习渠道丰富，所以掌握该技术医生越来越多，年轻医生在掌握了腹腔镜下基本操作技术后经过一段时间的学习，可以较快地实施手术。该技术在腔镜下解剖结构清晰，操作精细，可以更彻底地切除肿瘤、保护功能、减少并发症，随着技术的发展，腹腔镜下前列腺癌手术又有不同的入路及单孔技术，最大程度地体现微创的加速康复优势。但存在腔镜下操作及缝合技术的学习曲线较长等问题。

（三）机器人前列腺癌根治术与术式评价

自 2000 年引入机器人辅助腹腔镜前列腺切除术（robot-assisted laparoscopic radical prostatectomy，RALP）以来，该技术迅速受到外科医生和患者的欢迎，目前已经成为国内、外根治性前列腺切除术的主导手术方法，国内也陆续开展。达芬奇（Da Vinci）机器人系统由 1 个 3 条工作臂的机器人和 1 台远程手术控制器组成。手术医生坐在远程手术控制器旁，拇指和示指插入控制器以操控机械臂。另需 1 名床旁助手负责移动机械臂、冲洗吸液、传递缝线和更换器械等。大多数外科医生认为机器人辅助相较于 LRP，更有利于缝合及切开。除了手术室布局和手术区域的差别，RALP 和 LRP 手术技巧基本相同。

RALP 是目前国际上先进的技术之一，其凭借高清晰度的手术视野显示、精准的解剖层次的暴露、灵活的操作器械、手术医生劳动保护等优势，成为经济发达地区的主流手术方式。该技术在继承腹腔镜技术的所有优势的基础上，进一步提升了操作精确性与手术安全性，其主要缺点就是价格昂贵。

四、手术并发症与术后随访治疗原则

（一）手术并发症

（1）术中出血：术中发生明显出血，多数都与阴茎背深静脉丛处理不当、髂血管主要分支损伤或封闭不全等有关。行盆腔淋巴结清扫有发生髂内静脉、髂外静脉甚至动脉损伤的可能性，进而发生术中大出血。

（2）直肠损伤：直肠损伤主要发生于进展期病例、经直肠穿刺活检后短时间内接受手术、前列腺后壁与直肠壁存在较严重粘连等情况下，分离显露直肠与前列腺或精囊之间的界面时，如处理不当可造成肠瘘、尿道直肠瘘、腹腔感染等并发症。较小的破口可以一期缝合，术后给予静脉高营养支持，直肠损伤严重患者可以请相关专科医生帮助进行结肠造口，直肠损伤处愈合后，再行结肠造口还纳术。

（3）输尿管损伤：较少见，主要发生于分离膀胱颈后壁时损伤输尿管口、壁内段或近膀胱段。因此，分离膀胱颈后壁时，必须清晰辨识输尿管开口位置，切开后壁黏膜层和肌层纤维时，注意保护输尿管。

（4）闭孔神经损伤：在切除闭孔淋巴结的过程中，在没有辨识清楚闭孔血管和神经的情况下，对组织进行粗暴、盲目地撕扯和离断，就可能发生闭孔神经的损伤，甚至使其完全离断。

（5）切缘阳性：有两种情况，一种是肿瘤侵犯至前列腺的包膜外，手术已无法彻底清除肿瘤，即真阳性；另一种肿瘤仍局限在包膜内，由于各种原因前列腺包膜被切开，墨染切缘上留有前列腺内癌组织，而实质上肿瘤被完整切除，即假阳性。切缘阳性是 ORP 后复发的重要危险因素，ORP 术后切缘阳性，可以根据患者情况，采取辅助放疗、内分泌治疗、联合治疗或者密切随访观察等措施。

（6）膀胱颈狭窄和尿失禁：膀胱颈狭窄一般认为是膀胱颈部重建时缝合过紧或尿道与膀胱颈吻合时黏膜对合不良所致。尿失禁主要由膜部尿道外括约肌受损、膀胱颈处尿道内括约肌受损导致。绝大部分患者术后尿失禁时间较短，通过规范的盆底肌训练或者联合骶神经刺激，多数在术后 6 个月内好转，大部分在 1 年内可恢复或部分恢复。对于术后出现严重尿失禁的患者，传统的治疗无效后应当考虑再次手术干预的措施。

（7）勃起功能障碍：RP 术后勃起功能障碍是由多种因素造成的，如年龄、术前性功能情况、肿瘤侵袭范围、术中对影响勃起功能因素的保留以及术后患者的心理等，与手术有关的原因可能是手术造成的神经血管损伤导致海绵体平滑肌氧合作用下降，从而引起勃起功能障碍。术后患者在等待性功能恢复的很长时间内，海绵体缺乏经常性的勃起可使海绵体缺氧、坏死，不利于性功能恢复。性神经的损伤程度与术后性功能的恢复直接相关，保留神经的 RP 可以使术后勃起功能障碍发生率明显降低。因此，对部分术前性功能正常、术后有性要求且肿瘤局限性的前列腺癌患者，术中应行保留性神经的 RP。目前保留性神经的 RP 多采用筋膜间切除。近年来又提出了针对临床局限性低危的前列腺癌患者采用筋膜内 RP 或者保留盆底结构的前列腺切除，可以保留尽量多的神经纤维和肌肉组织，有助于勃起功能和尿控能力的恢复。

（二）术后随访治疗原则

RP 术后的随访意义在于及时评估疗效及预后，帮助患者更好应对病情的变化，应根据肿瘤危险程度分层、术后病理特征及辅助治疗方案制定个体化的随访策略。理想的 RP 后 4 ～ 8 周 PSA 应降至测不出水平，目前大部分研究仍以 0.1 ng/mL 作为阈值；若 PSA 无法降到 0.1 ng/mL 以下，考虑可能的原因为肿瘤局部残留、术前存在肿瘤转移及残留良性前列腺组织等，需对患者进行重新评估并选择相应治疗方案。

PSA 水平和 DRE 为常规随访项目。PSA 检查建议术后 3 个月内每月复查 1 次，如果 PSA 降到 0.1 ng/mL 以下，1 年内每 3 个月 1 次，如无进展 1 年后每 6 个月 1 次；DRE 应每年检查 1 次，但如果术后 PSA 水平维持在 0.2 ng/mL 以下可以暂不进行。同时，建议对 RP 术后的功能学预后及生活质量进行随访。

第七节　内分泌治疗与药物选择

一、雄激素去势治疗与评价

（一）概述

前列腺癌内分泌治疗又称雄激素剥夺疗法（androgen deprivation therapy，ADT），是临床治疗前列腺癌的重要手段之一，主要包括去势治疗（抑制睾丸分泌雄激素）和抗雄治疗（阻断雄激素与受体结合），可以联合使用两种方法实现最大限度雄激素阻断。ADT 治疗的中位敏感期一般为 18 ～ 24 个月，约 8% 的患者保持对 ADT 长期敏感。ADT 治疗期间，患者的睾酮水平越低，疾病进展为去势抵抗性前列腺癌（castrate-resistant prostate cancer，CRPC）的时间越长，目前认为理想的去势水平应该低于 0.2 μg/L。

手术去势：手术去势是指通过双侧睾丸切除或白膜下睾丸实质剜除的方式降低患者雄激素水平，可使血清睾酮水平在 12 小时内快速降低，并持续维持在去势水平。手术去势对患者生理、心理的影响以及其不可逆性等问题影响了其应用，但操作简单、花费较低，仍有部分晚期前列腺癌患者选择该治疗方式。

药物去势：药物去势可降低睾酮至去势水平而无需切除睾丸，其疗效与双侧睾丸切除术相当。在早期研究中发现，服用大剂量雌激素可以抑制睾酮水平，但因其生存获益不显著且可引起心血管方面的严重并发症，已不用于一线治疗。目前常用药物包括促性腺激素释放激素类似物（luteinising-hormone-releasing hormone agonists，LHRH-a）和促性腺激素释放激素拮抗剂（luteinisinghormone-releasing hormone antagonists，GnRH-ant），可作用于人体性腺轴，抑制黄体生成素（luteinizing hormone，LH）和卵泡刺激素（folliclestimulating hormone，FSH）的释放而抑制睾酮水平。

（1）LHRH-a：临床常用的 LHRH-a 包括亮丙瑞林、戈舍瑞林和曲普瑞林等，3 周左右可达到去势水平。初次注射 LHRH-a 时可导致睾酮一过性升高，出现“闪耀”现象（flare-up），出现潮热、骨痛、认知功能障碍等并发症，严重者可发生脊髓压迫。因此，应在注射 LHRH-a 前 2 周，或当日开始，加用抗雄激素治疗 2 周，预防睾酮一过性升高而导致的病情加剧。

（2）GnRH-ant：代表药物地加瑞克，可与 LHRH 受体结合，使 LH、FSH 和睾酮水平迅速下降，大多数患者可在治疗第 3 天达到去势水平。地加瑞克与亮丙瑞林疗效相近，但地加瑞克可以更快地抑制睾酮和 PSA 水平，无进展生存期较优，且可以避免睾酮一过性升高导致的不良反应。

（3）抗雄激素治疗：抗雄激素治疗是指应用抗雄激素药物竞争性阻断雄激素与前列腺细胞中雄激素受体（androgen receptor，AR）的结合，达到阻断或减少雄激素发挥作用的目的。常用的抗雄激素药物分为类固醇类药物和非类固醇类药物两类。

①类固醇类药物：代表药物为醋酸甲地孕酮和醋酸环丙孕酮，此类药物除了抗雄激素作用外，还有孕激素和糖皮质激素活性，其勃起功能障碍、乳房发育、心血管并发症等不良反应显著，目前在临床中应用较少。

②非类固醇类药物：代表药物为比卡鲁胺和氟他胺，既可单药治疗也可联合去势治疗。对于 M1 期患者比卡鲁胺单药治疗的有效率低于去势治疗，但对于无转移的局部进展期前列腺癌患者，两者的总生存期无显著差异。推荐比卡鲁胺单药治疗剂量为每日 150 mg，联合去势治疗为每日 50 mg。比卡鲁胺联合去势治疗实现最大限度雄激素阻断较单药治疗在疗效方面的优势仍存在争议。

（4）前列腺癌新型内分泌治疗药物：大部分前列腺癌患者初期内分泌治疗效果较好，但多数将进展为 CRPC，常规的内分泌治疗药物将无法有效控制疾病的进展。CRPC 成为新型前列腺癌内分泌治疗药物研发的重点，目前已成功开发并应用于临床的靶向雄激素轴的新型药物，如阿比特龙、恩杂鲁胺、阿帕鲁胺及达罗他胺，均取得了显著疗效。

①醋酸阿比特龙：醋酸阿比特龙通过抑制雄激素合成的关键限速酶 CYP17 羟化酶的活性，抑制睾丸、肾上腺及前列腺癌细胞中雄激素的合成，达到全面阻断机体雄激素合成的作用。为防止醋酸阿比特龙使用过程中继发性盐皮质激素过高导致的不良反应，需要联合低剂量泼尼松或泼尼松龙使用。对于高肿瘤负荷的转移性激素敏感性前列腺癌（metastatic hormone sensitive prostate cancer，mHSPC）患者，去势治疗联合醋酸阿比特龙可降低约 38% 的死亡风险，总生存期超过 65 个月。对于多西他赛化疗后进展以及无症状或轻度症状的转移性去势抵抗性前列腺癌（metastatic castrate-resistant prostate cancer，mCRPC）患者，醋酸阿比特龙联合泼尼松组较对照组能显著延长患者生存期，降低死亡风险。

②恩杂鲁胺：恩杂鲁胺是 AR 拮抗剂，对 AR 的亲和力高于比卡鲁胺 5 ～ 8 倍，是第二代抗雄激素药。恩杂鲁胺还能抑制受体核转位以及受体与 DNA 的结合、诱导肿瘤细胞凋亡。Ⅲ期临床试验证

明，mCRPC 患者一线化疗后接受恩杂鲁胺治疗，中位生存期较对照组延长了 4.8 个月，降低死亡风险 37%。对于未经化疗的 mCRPC 患者，恩杂鲁胺也可显著延长无影像学进展生存期。

③阿帕鲁胺、达罗他胺：阿帕鲁胺、达罗他胺与恩杂鲁胺作用机制基本相同，阿帕鲁胺和达罗他胺能显著提高非转移性 CRPC 患者无转移生存期，目前对于其在 mCRPC 患者中的应用尚在进一步研究中。

（二）ADT治疗前列腺癌适应证与方案

（1）ADT 治疗低风险患者与方案：低危局限性前列腺癌患者仅需接受单纯放疗即可获得良好的长期生存，无需行内分泌治疗。

（2）ADT 治疗中度风险患者与方案：中危患者根治性放疗时推荐同期联合短疗程（4 ～ 6 个月）ADT。不推荐为无法接受任何局部治疗的中危无症状患者提供 ADT 单一疗法。

（3）ADT 治疗高风险或极高风险患者与方案：高危患者根治性放疗时推荐同期联合长疗程 ADT（2 ～ 3 年）。无症状患者不推荐提供 ADT 单一疗法。

（4）根治性前列腺切除术后辅助 ADT 治疗方案：新辅助内分泌治疗是指在根治性前列腺切除术前，对患者进行一定时间（3 ～ 6 个月）的 ADT 治疗，以期达到缩小肿瘤体积、降低临床分期、降低切缘阳性率，从而改善预后的方法。因该治疗方式未见明显生存获益，目前不推荐对所有接受根治性前列腺切除术的患者行新辅助 ADT 治疗。

（5）ADT 治疗生化复发患者与方案：对于根治性治疗后生化复发的患者，不应将 ADT 作为常规单独治疗方案。主动监测、补救性放疗结合 ADT 与单纯补救性放疗相比可以使患者有更好的生存获益，推荐同期联合短疗程单纯去势治疗或长疗程非甾体抗雄药物治疗，以增加补救性放疗的疗效，但目前对于生化复发患者 ADT 的最优方案及时程尚无确定性结论。

（6）ADT 治疗转移性前列腺癌与方案：对于转移性前列腺癌患者，无论是 mHSPC 还是 mCRPC，持续的 ADT 始终是最基础的治疗。去势联合新型抗雄药物或化疗能延长转移性前列腺癌患者总生存期，NCCN 和 EAU 均推荐上述两种新的联合治疗可以作为转移性前列腺癌患者的标准选择。对于 mHSPC 和 mCRPC 患者，ADT 联合多西他赛、阿比特龙和泼尼松、恩杂鲁胺或阿帕他胺均推荐作为一线治疗方案。根据个体化情况决定 mCRPC 患者选择阿比特龙或恩杂鲁胺，对于既往中枢神经系统病变、严重体虚乏力的患者，优先考虑阿比特龙；而对于存在泼尼松禁忌、肝功能异常、不可控制的糖尿病、心功能不全的患者则优先选用恩杂鲁胺。对不适合或不接受（去势治疗 + 多西他赛）或（阿比特龙 + 泼尼松）或放疗的患者，也可选择去势治疗，联合或不联合抗雄治疗。

二、CRPC治疗药物与筛选

目前国际各大临床指南对 CRPC 的定义稍有不同，主要是指前列腺癌患者经药物或手术去势治疗后，PSA 仍持续升高和（或）影像学发现前列腺癌进展。患者应满足两个条件，一是血清睾酮达到去势水平（< 0.2 μg/L）；二是 PSA 持续升高，间隔 1 周，连续 3 次 PSA 上升，较最低值升高 50% 以上，PSA 值大于 2 ng/mL。前列腺癌临床试验工作组 2（PCWG2）将 PSA 持续升高定义为，当前 PSA 值比最低值升高 2 ng/mL 以上，且该涨幅至少为最低值的 25%，同时需在 3 周以后复查确认。CRPC 是前列腺癌进展的重要阶段，也是影响其预后的重要因素，其治疗手段选择有限和效果欠佳，病情进展将直接危及患者的生命安全。目前关于 CRPC 药物治疗选择如下。

（一）醋酸阿比特龙治疗作用与选择

阿比特龙是一种口服小分子药物，能不可逆地抑制CYP17基因产物，包括17,20-裂解酶和17α-羟化酶。通过这种方式，阿比特龙可阻断肿瘤、睾丸和肾上腺内的雄激素合成。

治疗适应证：转移期的CRPC（M1 CRPC）患者。

两项针对转移性CRPC患者的Ⅲ期试验证实了阿比特龙有效性；第一项试验纳入的患者接受过多西他赛化疗，另一项试验纳入的患者未接受过化疗。①既往接受过多西他赛化疗：第一项Ⅲ期试验纳入1 195例既往接受过含多西他赛化疗方案治疗的患者。中期分析结果超过预先设定的标准，因此试验提前终止。其中位随访时间20个月时进行了总生存期的最终分析。阿比特龙组的总生存期（试验的主要终点）显著长于安慰剂组（中位生存期15.8个月与11.2个月相比，HR 0.74，95%CI 0.64～0.86）。预先计划的分析显示，所有亚组的获益均相似。在PSA进展时间（8.5个月对比6.6个月）、放射影像学无进展生存期（5.6个月对比3.6个月）和PSA缓解率（29.5%对比6.5%）方面也观察到了有统计学意义的改善。虽然肝或肺转移患者比病变局限于骨骼和淋巴结的患者预后更差，但在这个有内脏病变的亚组中，接受阿比特龙治疗的患者相比安慰剂组总生存期也有相似的改善（中位生存期12.9个月对比8.3个月）。阿比特龙对骨转移所致症状的影响：阿比特龙加泼尼松组与安慰剂加泼尼松组相比，骨转移所致疼痛程度有所减轻的患者比例更高，且差异有统计学意义（45%对比29%），而且疼痛程度减轻所需的时间也更短（5.6个月对比13.7个月）。②未接受过化疗：对于尚未接受化疗的CRPC患者，阿比特龙也可延缓疾病进展并延长总体生存期。一项Ⅲ期试验纳入了1 088例无症状或仅有轻微症状的转移性CRPC患者。所有患者既往均未接受过化疗。试验的主要复合终点包括：基于独立评价的放射影像学无进展生存期以及总生存期。平均随访49个月，阿比特龙加泼尼松组的总生存期长于安慰剂加泼尼松组（中位总生存期34.7个月对比30.3个月，HR 0.81，95%CI 0.70～0.93）。阿比特龙加泼尼松组的放射影像学无进展生存期显著长于安慰剂加泼尼松组（中位无进展生存期16.5个月对比8.2个月，HR 0.52，95%CI 0.45～0.61）。次要终点也表明阿比特龙加泼尼松相比安慰剂加泼尼松的优势有统计学意义，包括开始细胞毒化疗的时间、针对癌症相关疼痛的阿片类药物使用、PSA进展，以及体能状态下降。阿比特龙还显著延缓了疼痛进展及健康相关生存质量的恶化。③既往接受过恩杂鲁胺治疗：如果患者接受恩杂鲁胺后发生进展，则使用阿比特龙加泼尼松仅有轻微作用。一项Ⅳ期PLATO试验给出了最佳证据，该试验纳入了251例之前接受恩杂鲁胺有效但随后发生进展的患者，阿比特龙加恩杂鲁胺组的无进展生存期为5.7个月，阿比特龙加安慰剂组为5.6个月。两组总共仅有4例患者的PSA下降超过50%。恩杂鲁胺联合治疗组中高血压和肝酶升高的发生率更高。

（二）恩杂鲁胺与治疗适应证

恩杂鲁胺为雄激素受体抑制剂，能够竞争性地抑制雄激素与受体的结合，并且能抑制雄激素受体的核转运以及该受体与DNA的相互作用。Ⅰ/Ⅱ期研究表明，恩杂鲁胺对CRPC患者有显著疗效。多个大型的临床随机试验评估了恩杂鲁胺的疗效和安全性。治疗适应证：非转移或转移的CRPC患者（M0或M1 CRPC）。①既往接受过多西他赛化疗的患者：AFFIRM试验纳入了1 199例既往接受过多西他赛化疗的CRPC患者。按2∶1的比例随机将1 199位患者分为恩杂鲁胺组和安慰剂组，并且主要终点是总体生存期。恩杂鲁胺治疗后，中位生存期从13.6个月增加至18.4个月（HR 0.63；$P < 0.001$）。生存期在所有被分析的亚组中均得到改善。次要终点也显著改善，包括PSA降低＞50%的患者比例（54%对比2%）、影像学缓解（29%对比4%）、影像学无进展生存期（8.3个月

对 2.9 个月）和至首次 SRE 时间（16.7 月对比 13.3 个月）。生活质量使用验证过的调查进行评估，恩杂鲁胺与安慰剂相比在生活质量上出现改善。不良事件为轻度，包括疲劳（34% 对比 29%）、腹泻（21% 对比 18%）、潮热（20% 对比 10%）、头痛（12% 对比 6%）和癫痫（0.6% 对比 0）。两组间的心脏疾病发生率没有差异。与安慰剂相比，恩杂鲁胺组在健康相关生存质量的所有方面均有显著改善。此外，在老年患者（≥ 75 岁）中，与恩杂鲁胺相关的总生存期和延缓疾病进展的获益与较年轻患者相似。②未接受过化疗的患者：对未接受过化疗的 CRPC 患者的 PREVAIL 试验和未检出远处转移的 CRPC 患者的 PROSPER 试验的结果如下：PREVAIL 试验将 1 717 例未接受过多西他赛化疗的患者随机分至恩杂鲁胺组或安慰剂组。该试验的主要复合终点为总生存期和放射影像学无进展生存期。恩杂鲁胺表现出了良好的利益 - 风险比（benefit-risk ratio）。与安慰剂组相比，恩杂鲁胺治疗组总生存期表现出了统计学意义的显著优势（P=0.000 2），死亡风险降低 23%（HR 0.77，95% CI 0.67 ～ 0.88）。恩杂鲁胺治疗组影像学无进展生存期表现出了统计学意义的显著优势（$P < 0.000\ 1$），影像学进展或死亡风险降低 81%（HR 0.19，95% CI 0.15 ～ 0.23）。PROSPER 试验纳入了 1 401 例高危 CRPC 患者，这些患者的 PSA 倍增时间≤ 10 个月且血清 PSA ≥ 2 ng/mL，但并无转移性病变（M0）。试验的主要终点为无转移生存期，恩杂鲁胺组的无转移生存期长于安慰剂组（36.6 个月对比 14.7 个月，HR 0.29，95% CI 0.24 ～ 0.35）。一个次要终点为首次使用新抗肿瘤药的时间，恩杂鲁胺组的这一时间得到推迟（39.6 个月对比 17.7 个月，HR 0.21，95% CI 0.17 ～ 0.26）。恩杂鲁胺组与安慰剂组 PSA 进展时间（37.2 个月对比 3.9 个月，HR 0.07；$P < 0.001$）。恩杂鲁胺组相对安慰剂组维持更低的疼痛水平和前列腺负担症状，有更高的生活质量。另外两项随机临床试验（TERRAIN 研究和 STRIVE 研究）。TERRAIN 研究中与比卡鲁胺相比，恩杂鲁胺组的无进展生存期（定义为 PSA 进展、软组织进展或发生另外的骨转移）显著优于比卡鲁胺组（进展中位时间 15.7 个月对比 5.8 个月，HR 0.44，95% CI 0.34 ～ 0.57）。STRIVE 研究中，与比卡鲁胺相比，恩杂鲁胺使进展或死亡风险降低了 76%（HR 0.24，95% CI 0.18 ～ 0.32）。所以在 CRPC 二线激素中，恩杂鲁胺延长无进展生存期的作用优于比卡鲁胺。考虑到不良反应和恩杂鲁胺的成本更高，一些患者仍可考虑比卡鲁胺。恩杂鲁胺成为多西他赛治疗前和治疗后转移 CRPC 患者的一种治疗选择，并且是不适合进行化疗患者的一个合理的选择。③既往接受过阿比特龙治疗：对于既往接受过阿比特龙治疗的患者，恩杂鲁胺可能仍有一些效果，不过这类患者的临床获益低于既往未接受过阿比特龙治疗的患者。一项多中心无对照Ⅳ期研究，该研究对 214 例患者使用了恩杂鲁胺，其中 145 例未接受过化疗。所有患者均已接受过至少 24 周的阿比特龙治疗，且所有患者均存在转移性病变。该研究的主要终点是放射影像学无进展生存期，中位值为 8.1 个月，既往接受过化疗的患者与未接受过化疗的患者该结果相近。PSA 降低≥ 50% 的总发生率为 27%，中位 PSA 进展时间为 5.7 个月。

新型内分泌治疗药物阿帕鲁胺、达罗他胺与恩杂鲁胺作用机制基本相同，阿帕鲁胺和达罗他胺能显著提高非转移性 CRPC 患者无转移生存期，目前对于其在 mCRPC 患者中的应用尚在进一步研究中。

（三）激素联合治疗药物方案与疗效评价

对于去势敏感性、高风险或高负荷转移性前列腺癌患者，推荐 ADT 联合阿比特龙、多西他赛或阿帕鲁胺使用，而非单用 ADT。对于特定患者，ADT 联合这些药物具有显著优势，故美国临床肿瘤学会指南也纳入了该方法。联合方案如下。

（1）ADT 联合阿比特龙：ADT 失去对前列腺癌的控制作用可能是由类固醇激素前体在前列腺癌细胞内转化为雄激素类固醇所介导的。ADT 联合阿比特龙治疗的依据是，阿比特龙能够阻断这种转化。2 项大型随机临床试验已证实，阿比特龙联合 ADT 能够显著延长去势敏感性前列腺癌患者的总生存期和次要终点。LATITUDE 试验纳入了 1 199 例新近诊断的去势敏感性转移性前列腺癌患者，将其随机分配至接受 ADT 联合阿比特龙和泼尼松治疗组，或 ADT 联合相匹配的安慰剂组。在中位随访 30 个月时有 406 例患者死亡，此时进行了计划中的期中分析，然后终止了该试验；ADT 联合安慰剂组的患者转为接受 ADT 联合阿比特龙治疗。最终分析结果如下：中位随访 52 个月时，ADT 联合阿比特龙和泼尼松组的总生存期（主要终点）显著延长（中位生存期为 53.3 个月对比 36.5 个月，HR 0.66，95% CI 0.56 ～ 0.78）。次要终点包括距离疼痛进展的时间、距离 PSA 进展的时间、距离有症状骨骼事件的时间、距离化疗的时间以及距离随后前列腺癌治疗的时间，各组间所有次要终点的获益程度相似，在患者报告的结局中反映为在症状和健康相关生存质量方面的临床获益。STAMPEDE 试验中，1 917 例男性被随机分配至 ADT 联合阿比特龙和泼尼松龙治疗组，或仅 ADT 组。中位随访 14 个月时的结果：加用阿比特龙显著增加了总生存率（与仅用 ADT 相比，3 年生存率为 83% 对比 76%，HR 0.63，95% CI 0.52 ～ 0.76）。非转移性疾病和转移性疾病患者的结果相似（HR 分别为 0.75 和 0.61）。该试验的 ADT 联合阿比特龙治疗组中无治疗失败生存率也显著增加（3 年无治疗失败生存率为 75% 对比 45%，HR 0.29，95% CI 0.25 ～ 0.34）。有转移性疾病患者和无转移性疾病患者中均出现了无治疗失败生存率的改善。

（2）ADT 联合多西他赛：3 项随机试验表明，与单用 ADT 相比，ADT 联合多西他赛可延长总生存期。对于 CHAARTED 试验中的高转移负荷患者［存在内脏转移和（或）4 处骨转移，包括至少 1 处椎体外和骨盆外骨转移］，其益处最为明确，随后针对 CHAARTED 试验和 GETUG-AFU 15 试验的合并分析证实了这点。 CHAARTED 试验纳入了 790 例有骨转移影像学证据的去势敏感性前列腺癌初治患者，将其随机分配至接受 ADT 联合 18 周多西他赛治疗组成仅接受 ADT 组。在中位随访 29 个月时开展的一项初始分析中，化学激素治疗组发生生化进展、症状进展或放射影像学进展前的中位时间更长（20 个月对比 12 个月，HR 0.61，95% CI 0.52 ～ 0.72）。随后在中位随访 54 个月时进行的一项报道中，化学激素治疗组的总生存期显著增加（中位总生存期为 58 个月对比 47 个月，HR 0.72，95% CI 0.59 ～ 0.89）。高转移负荷患者的获益最为显著。高转移负荷定义为存在内脏转移，或至少 4 处骨转移，且其中至少 1 处椎体外和骨盆外的骨转移。对于 513 例高转移负荷患者，总生存期显著增加（中位数 51 个月对比 34 个月，HR 0.63，95% CI 0.50 ～ 0.79）。而对于 277 例低转移负荷患者，总生存期的差异无统计学意义（中位数 64 个月对比未达到，HR 1.04，95% CI 0.70 ～ 1.55）。以多西他赛为基础的化疗联合 ADT 可使严重（3 ～ 5 级）毒性作用的发生率显著增加。关于 CHAARTED 试验中的患者的初步报告发现，多西他赛与 ADT 联用会对 3 个月时的生存质量造成暂时性的不利影响，但接受 ADT 与化疗联合治疗的患者在随后的随访中有同等或更好的生存质量。STAMPEDE 试验将去势敏感性前列腺癌患者随机分配接受多种治疗方案之一，以期改善结局。据该试验的一份初步报告，2 962 例男性被随机分配接受以下 4 种治疗方案之一：仅使用标准治疗（长期 ADT）、标准治疗加多西他赛（75 mg/m^2，每 3 周 1 次，持续 6 次）、标准治疗加多西他赛和唑来膦酸（持续最长 2 年），或者标准治疗加唑来膦酸。中位随访时间 43 个月时，总生存期与单用 ADT 相比，多西他赛加 ADT 治疗显著改善了总生存期（中位数 81 个月对比 71 个月，HR 0.78，95% CI 0.66 ～ 0.93）。在多西他赛加 ADT 治疗的基础上加用唑来膦酸，总生存期没有进一步改善（中位数 76 个月对比单用 ADT 71 个月，HR 0.82，95% CI 0.69 ～ 0.97）。无治疗失败生存期与单用 ADT 相比，多西他赛加 ADT 治疗显著增加了无治疗失败生存期（中位数 37 个月对比 20 个月，5 年无治疗失败生存率为 38% 对比 31%，HR 0.61，95%CI 0.53 ～ 0.70）。多西他赛、唑来膦酸加 ADT 联合治疗组得到了相似的结果（中位数 36 个月对比 20 个月，5 年无治疗失败生存率为 34% 对比 31%，HR 0.62，95% CI 0.54 ～ 0.70）。与仅用 ADT 治疗的患者相比，接受多西他赛治疗的患者严重（3 ～ 5 级）毒性显著增加（52% 对比 32%）。 GETUG-AFU 15 试验中，385 例转移性前列腺癌患者被随机分配至 ADT

（GnRH 激动剂或睾丸切除术）联合多西他赛（75 mg/m^2，每 3 周 1 次，最多 9 次）组或单独 ADT 治疗组。在中位随访时间 84 个月时，化学激素治疗组与单独 ADT 治疗组相比总生存期增加，但差异未达到统计学意义（中位总生存期为 62 个月对比 49 个月，HR 0.88，95% CI 0.68 ～ 1.14）。ADT 加用化疗后，无生化进展生存期的增加有统计学意义（中位时间 22.9 个月对比 12.9 个月，HR 0.67，95% CI 0.54 ～ 0.84）。在一项计划外的亚组分析中，在低转移负荷和高转移负荷前列腺癌患者中均观察到无进展生存期存在差异。我们需要持续评估化学激素治疗的作用，需要从这些试验中获取更多的信息，包括获取更长时间的随访数据以评估与该方法相关的潜在延迟毒性。

（3）ADT 联合第一代抗雄激素药物：第一代抗雄激素药物（如氟他胺、比卡鲁胺和尼鲁米特）与雄激素受体结合，并竞争性抑制其与睾酮和二氢睾酮的相互作用。单独应用抗雄激素药物不能阻断下丘脑 - 垂体轴，睾酮水平正常或升高。ADT 与第一代抗雄激素药物联用（即联合雄激素阻断治疗）已得到广泛研究，但尚未证实其对晚期去势敏感性前列腺癌有确切治疗作用。联合治疗可以预防 ADT 治疗初期睾酮水平暂时性增加而导致的疾病加重。一项安慰剂对照试验显示，转移性前列腺癌患者在开始使用 GnRH 激动剂时接受抗雄激素药物可减轻骨痛。在联合雄激素阻断疗法中，可长期给予抗雄激素联合药物或手术去势治疗以阻断肾上腺睾酮的作用。然而，这种方法的毒性和成本均较高，限制了潜在获益。许多随机试验比较了 ADT 联合第一代抗雄激素药物与其他治疗。一项研究分析了来自 27 项随机试验的 8 275 例男性患者。结果显示，联合雄激素阻断疗法具有使 5 年死亡率降低的趋势（70.4% 对比 72.4%，HR 0.96，95% CI 0.91 ～ 1.01）。当排除了 7 项使用类固醇类抗雄激素药物醋酸环丙孕酮的研究后，联合雄激素阻断疗法的死亡率降低有统计学意义（72.4% 对比 75.3%，HR 0.92）。

（4）ADT 联合第二代抗雄激素药物：恩杂鲁胺和阿帕鲁胺可与雄激素受体结合，并阻断雄激素的胞内效应；随机试验证实了这两种药物在去势抵抗性疾病患者中的有效性。以下研究探讨了恩杂鲁胺和阿帕鲁胺作为早期去势敏感性前列腺癌初始治疗的作用：TITAN 试验探讨了阿帕鲁胺联合 ADT 的疗效，其纳入了 1 052 例转移性去势敏感性前列腺癌患者，并随机分配至 ADT 联合阿帕鲁胺（240 mg，1 日 1 次）组或 ADT 联合安慰剂组。中位随访 23 个月时，阿帕鲁胺组的总生存率（2 年总生存率为 82% 对比 74%，HR 0.67，95% CI 0.51 ～ 0.89）和无影像学进展生存率（68% 对比 48%，未达到中位生存期）均更高。高转移负荷（定义为内脏转移和至少 1 处骨转移，或至少 4 处骨转移且其中至少 1 处为椎体外和骨盆外骨转移）和低转移负荷的患者均有获益。两组的不良反应情况无显著差异，尽管有联合雄激素阻断作用，阿帕鲁胺组的患者仍能维持健康相关生活质量。主要基于 TITAN 试验结果，美国 FDA 在 2019 年 9 月批准了阿帕鲁胺作为去势敏感性转移性前列腺癌的治疗药物。ENZAMET（ANZUP 1304）试验纳入了 1 125 例转移性激素敏感性前列腺癌患者，并将其随机分配至睾酮抑制联合恩杂鲁胺（160 mg/d）组或睾酮抑制联合标准非甾体抗雄激素药物（比卡鲁胺、尼鲁米特或氟他胺）组，直至临床疾病进展或出现无法耐受的毒性作用。两组接受早期多西他赛的患者比例均较小且相近（恩杂鲁胺组为 45%，标准组为 44%）。中位随访 34 个月时，恩杂鲁胺组有显著更好的总生存率（3 年总生存率，80% 对比 72%），以及更长的无生化和临床进展生存期。当分析仅限于有计划早期多西他赛治疗者时，总生存获益消失（3 年总生存率，73% 对比 74%）。多西他赛与恩杂鲁胺同时使用时毒性作用更大，且完成计划的 6 个周期多西他赛治疗的患者人数更少（恩杂鲁胺组为 65%，标准组为 76%）。与标准组相比，恩杂鲁胺组的癫痫发作［7 例（1%）对比 0 例］和其他毒性反应率更高，尤其是接受早期多西他赛者。ARCHES 试验也证实恩杂鲁胺联合 ADT 的益处，该试验纳入了 1 150 例转移性激素敏感性前列腺癌患者，并将其随机分配至接受 ADT 联合恩杂鲁胺（160 mg/d）组或 ADT 联合安慰剂组。中位随访 14.4 个月时，联合治疗组在以下方面显著改善：无影像学进展生存期（即主要终点；HR 0.39，95% CI 0.30 ～ 0.50），PSA 进展时间（HR 0.19，95% CI 0.13 ～ 0.26），以及开始新抗肿瘤治疗的时间（HR 0.28，95% CI 0.20 ～ 0.40）。治疗组间的 3 级或 4

级不良事件发生率无显著差异。目前推荐使用 ADT 联合阿比特龙或 ADT 联合多西他赛治疗这类患者。

（5）多西他赛与联合药物治疗：对于未经化疗的去势抵抗性前列腺癌患者，多西他赛每 3 周 1 次联合泼尼松使用仍然是优选的全身性化疗方案。对于不太能耐受每 3 周 1 次多西他赛方案的患者，更高的多西他赛给药频率可能是一个更好的耐受方法。在一项Ⅲ期试验中，患者被随机分配到每 2 周 1 次，1 次 50 mg/m^2 多西他赛组，或是每 3 周 1 次，1 次 75 mg/m^2 多西他赛组，均联合泼尼松。每 2 周 1 次组的至治疗失败时间和总生存期比每 3 周 1 次组更长，且前者严重中性粒细胞减少的发生率（36% 对比 53%）和发热性中性粒细胞减少的发生率（4% 对比 14%）更低。其他方案：多项大型Ⅲ期试验未能证实在多西他赛联合泼尼松方案中加用其他药物能改善总体生存。一些Ⅱ期研究评估了联合一些较早期细胞毒药物的以多西他赛为基础的治疗方案，但是都没有确定这些方案的作用。

（6）卡巴他赛与联合药物治疗：卡巴他赛是一种半合成的紫杉烷衍生物，2010 年 6 月被 FDA 批准用于以前曾使用含多西他赛方案治疗的转移性 CRPC 患者，是一种优选化疗药物。FIRSTANA-Ⅲ期临床研究表明，卡巴他赛对化疗初治的 mCRPC 患者具有临床活性。卡巴他赛 20 mg/m^2、卡巴他赛 25 mg/m^2、多西他赛 75 mg/m^2 的平均总体生存率相似，分别为 24.5 个月、25.2 个月和 24.3 个月。使用卡巴他赛与多西他赛相比，周围神经病变率较低，所以不适合多西他赛、不耐受多西他赛或已存在轻度周围神经病变的患者，可用卡巴他赛。Oudard 等研究显示，与米托蒽醌相比，在使用多西他赛期间病情有进展的患者中，卡巴他赛可延长生存期，对于先前使用过含多西他赛方案治疗的患者，需要使用卡巴他赛联合泼尼松治疗。在Ⅲ期 TROPIC 试验中，均在应用多西他赛期间病情进展的 755 例患者被随机分入卡巴他赛组（每 3 周 1 次，1 次 25 mg/m^2，静脉输注）或米托蒽醌组（每 3 周 1 次，1 次 12 mg/m^2），两组均联合口服泼尼松（10 mg/d）。卡巴他赛联合泼尼松组治疗的患者与米托蒽醌联合泼尼松治疗组相比总生存期更长（中位生存期 15.1 个月对比 12.7 个月，HR 0.70，95% CI 0.59 ～ 0.83）。无进展生存期也显著延长（2.8 个月相比 1.4 个月，HR 0.74，95% CI 0.64 ～ 0.86）。亚组分析显示，既往多西他赛暴露剂量最高的患者生存获益比暴露剂量最低的患者更大（$>$ 900 mg/m^2 患者组，HR 0.51；$<$ 255 mg/m^2 患者组，HR 0.96）。进一步随访发现，卡巴他赛组患者 2 年预计生存期为 27%，显著高于米托蒽醌组的 16%。

CRPC 化疗和免疫治疗专家的观点：对适合细胞毒化疗、无神经内分泌（小细胞）特征的去势抵抗性前列腺癌初次化疗患者，推荐多西他赛（1 次 75 mg/m^2，每 3 周 1 次）联合口服泼尼松（1 次 5 mg，1 日 2 次）而非米托蒽醌。建议优先选择该多西他赛方案而非卡巴他赛。在化疗过程中应当继续 ADT 治疗，但抗雄激素除外。对于应用多西他赛联合泼尼松期间病情已发生进展的去势抵抗性前列腺癌患者，目前已有多种能延长总生存期的治疗选择。对于适合二线细胞毒化疗的患者，推荐卡巴他赛。与米托蒽醌联合泼尼松相比，卡巴他赛联合泼尼松可显著提高总生存率。对于使用卡巴他赛治疗的患者，建议剂量为 20 mg/m^2，而非 25 mg/m^2。对于不适合用卡巴他赛的患者，米托蒽醌或以卡铂为基础的方案可能有效。PSA 水平低的去势抵抗性前列腺癌患者更可能有侵袭性病变，包括出现内脏转移而非骨转移。尚无可在这种情况下指导治疗的随机试验：对于无神经内分泌特征的低分化腺癌患者，建议使用多西他赛联合泼尼松方案治疗，紫杉醇、雌莫司汀和卡铂的联合用药方案也可作为一种选择。与小细胞肺癌患者化疗方案相似的化疗方案可能有益于肿瘤具有神经内分泌特征实质成分的患者。对于转移性 CRPC 男性患者，若无临床症状或临床症状轻微（体能状态评分为 0 或 1），治疗性前列腺癌疫苗是一种适合的治疗选择。

（张尧　吴小倏）

第八节　中医辨证论治与络病证治诊疗思路

一、中医辨证分型与治则治法

（一）前列腺癌根治术前后

根治性治疗前以“邪实”为主，中医治疗策略应祛邪兼顾扶正；行根治术后患者多有气血亏虚，此期患者肿瘤负荷已基本解除，应益气养血以提升机体自身正气，促进术后加速康复；根治性放疗的射线可归属中医的热（火）毒之邪，耗气伤阴，此期患者多表现为热毒炽盛证、气阴两伤证，放疗期间，患者的肿瘤负荷仍然存在，不宜使用偏性较大的解毒抗癌中药，以免加剧正气损耗，应当以益气养阴、清热解毒为治则。

1. 前列腺癌根治性治疗前

1）肝肾阴虚，湿热滞络

证候：尿频、尿急、尿痛，小腹、腰骶及会阴部坠胀，阴囊潮湿，五心烦热，潮热盗汗，口干口苦，渴不欲饮；舌质黯红，苔黄腻，脉细数。

治法：坚阴封髓，清热除湿。

推荐方剂：三才封髓丹合当归贝母苦参丸加减。

2）肾阳不足，瘀毒阻络

证候：夜尿频，尿费力，尿细如线或点滴不畅，小腹、腰骶、会阴部冷痛或刺痛，遇寒加重，形寒肢冷，神疲乏力，舌黯、胖大、边有齿痕，舌底络脉曲张、青紫，脉沉涩。

治法：温肾助阳，解毒化瘀。

推荐方剂：金匮肾气丸合下瘀血汤加减。

2. 前列腺癌根治术后——气血亏虚，络气虚陷

证候：神疲肢倦，面色㿠白，气短自汗，纳差，头晕心悸，舌淡，苔薄白，脉沉细无力。

治法：益气养血。

推荐方剂：八珍汤加减。

3. 前列腺癌根治性放疗后

1）热毒炽盛，毒邪滞络

证候：尿频急、短赤，大便干结，面红口渴，烦躁不宁，夜寐不安，放射处皮肤干燥、发红、敏感，毛发脱落，舌质红，苔黄腻，脉数。

治法：凉血清热解毒。

推荐方剂：犀角地黄汤合黄连解毒汤加减。

2）气阴两虚，络虚不荣

证候：尿无力，神疲乏力，面白形瘦，口干欲饮，声息低微，腰膝酸软，自汗或盗汗，舌质红或淡，少苔，脉细弱。

治法：气阴双补。

推荐方剂：生脉散加减。

（二）转移性激素敏感性前列腺癌

转移性激素敏感性前列腺癌中医病机可概括为本虚标实，兼有湿、痰、瘀、毒。针对该病的治疗，中医从先后天之肾、脾二脏着手，提出健脾补肾为主、解毒散结为辅的诊疗思路。此阶段治疗目的在于提高患者生存质量，并延缓激素敏感向去势抵抗进展，稳定病情，延长生存期。

证型：脾肾不足，络虚成积。

证候：尿频，尿无力，尿不尽，会阴坠胀不适，神疲乏力，自汗，失眠心烦，腰膝酸软，畏寒肢冷，纳呆食少，双下肢水肿，舌淡，苔白腻，脉沉细无力或沉涩。

治法：健脾补肾，解毒散结。

推荐方剂：加味参芪地黄汤。

（三）去势抵抗性前列腺癌

中医病机可概括为本虚标实、脾肾两虚，以肾元亏虚为主，兼有湿、痰、瘀、毒。治疗从脾、肾着手，提出温补脾肾为主、解毒活血为辅的诊疗思路，以提高患者生存质量，延长生存期。

1）肾虚瘀阻，络虚成积

证候：尿频、尿急、尿不尽，尿滴沥，夜尿频，腰膝酸软，骨痛不移，面色黧黑，神疲乏力，失眠焦虑，舌黯，或有瘀点、瘀斑，舌底络脉曲张，苔黄，脉细涩。

治法：益肾解毒活血。

推荐方剂：肾气丸合西黄丸加减。

2）脾肾阳虚，脉络不荣

证候：尿费力，尿不尽，尿线细或尿滴沥，神疲怯弱，腰膝酸软冷痛，畏寒肢冷，喜温喜按，纳差，大便溏泄，舌淡苔润，脉沉细。

治法：温补脾肾。

推荐方剂：四神丸合四君子汤加减。

3）气阴两虚，络虚不荣

证候：尿无力，尿线细，尿灼热，面色无华，疲倦乏力，心悸怔忡，动则气促，纳差消瘦，自汗或盗汗，舌淡，苔少或无苔，脉细数。

治法：气阴双补。

推荐方剂：生脉散加减。

二、方剂组成及方义

（一）前列腺癌根治术前后

1. 前列腺癌根治性治疗前

1）肝肾阴虚、湿热滞络

推荐方剂：三才封髓丹合当归贝母苦参丸加减——天冬、熟地黄、生地黄、黄柏、炙甘草、党参、砂仁、当归、贝母、苦参。

方义：三才封髓丹的天、地、仁加强了上、中、下三焦的滋补之功。蒲辅周先生称其有益阴增液、补土伏火之功。杜少辉教授其意以治疗老年人气阴两虚，虚火所致诸症。本方三焦并治，从下焦肾入手以治本，更符合老年人病机。黄柏味苦入心，禀天冬寒水之气而入肾；甘草调和上下，又能伏火，真火伏藏；黄柏之苦和甘草之甘，苦甘能化阴；砂仁之辛合甘草之甘，辛甘能化阳，阴阳化合，交会中宫，则水火既济，心肾相交；当归、贝母活血通络，合以苦参清热除湿，有养有清。

2）肾阳不足，瘀毒阻络

推荐方剂：金匮肾气丸合下瘀血汤加减——熟地黄、山药、山茱萸（酒炙）、茯苓、牡丹皮、泽泻、桂枝、制附子、大黄、桃仁、䗪虫。

方义：方用熟地黄为君，滋补肾阴，益精填髓。山茱萸，补肝肾，涩精气；山药健脾气，固肾精。二药与地黄相配，补肾填精。附子、桂枝，温肾助阳，生发少火，鼓舞肾气。佐以茯苓健脾益肾，泽泻、丹皮降相火而制虚阳浮动，茯苓、泽泻渗湿泄浊、通调水道。补中有泻，补而不滞。大黄荡涤瘀血，桃仁活血通络，䗪虫化瘀通络。诸药相合，共奏温肾助阳，解毒化瘀通络之功。

2. 前列腺癌根治术后

1）气血亏虚，络气虚陷

推荐方剂：八珍汤加减——当归、川芎、熟地黄、白芍药、人参、炙甘草、茯苓、白术。

方义：人参与熟地黄为君，人参甘温，大补五脏元气，补气生血，荣养络脉，熟地黄补血滋阴。臣以白术补气健脾，当归补血和血通络。佐用茯苓健脾养心，芍药养血敛阴；川芎活血行气通络，以使补而不滞。炙甘草益气和中，煎加姜枣，调和脾胃，以助气血生化，共为佐使。方中甘温质润相伍，四君四物相合，共成益气补血之效。

3. 前列腺癌根治性放疗后

1）热毒炽盛，毒邪滞络

推荐方剂：犀角地黄汤合黄连解毒汤加减——芍药、生地黄、牡丹皮、犀角（水牛角代）、黄芩、黄连、黄柏、栀子。

方义：犀角（水牛角代）直入血分，凉血清心而解热毒，使热清毒解血宁。生地黄既清热凉血，又复已失之阴血。芍药、丹皮清热凉血，活血通络。黄连入上焦以清泻心火，心火宁，则诸经之火自降；又入中焦，泻中焦之火。黄芩清上焦之火，黄柏泻下焦之火。栀子清泻三焦之火，导热下行。诸药相伍，共奏清热解毒、凉血散瘀之功。

2）气阴两虚，络虚不荣

推荐方剂：生脉散加减——人参、麦冬、五味子。

方义：人参甘温，既大补肺脾之气，又生津液，荣养络脉。麦冬甘寒，养阴清热，润肺生津，与人参相合，则气阴双补。五味子酸敛，收敛耗散之气阴。三药相合，一补一润一敛，既补气阴之虚，又敛气阴之散，使气复津生，脉气得充。

上述证型临证时辨证加减：腰膝酸软或毛发脱落严重，可加用枸杞子、女贞子、何首乌、山茱萸、菟丝子、补骨脂等滋补肝肾；尿频、尿急、尿痛等，可加用土茯苓、生地榆、车前子、车前草、薏苡仁、瞿麦、灯心草等清热利湿解毒通络之品。

（二）转移性激素敏感性前列腺癌

1. 脾肾不足，络虚成积

推荐方剂：加味参芪地黄汤——党参、黄芪、茯苓、熟地黄、山药、山萸肉、牡丹皮、泽泻、苦参、山慈菇。

方义：黄芪健脾益气，党参益气生津、固护正气，荣养络脉，共为君药，山萸肉补益肝肾并能涩精，山药滋补脾阴又能固精，为臣药。现代中药药理表明黄芪多糖具有调节肿瘤免疫、抑制肿瘤细胞增殖、诱导肿瘤细胞凋亡等作用。山萸肉补益肝肾，涩精益阴，平补肾之阴阳，山药补脾肾阴、固肾亦能除湿，与熟地黄三药相配，肾、肝、脾三脏共补，是为“三补”；泽泻利湿泄浊，牡丹皮清泻相火，活血通络，茯苓淡渗脾湿，是为“三泻”。三补三泻，平补阴阳，发挥了健脾益肾之功效，恢复人体肾主骨、主水的功能以及脾之运化功能，升清降浊，使先天之精得以充养、后天之精化生有续，人体正气得以扶助，从而延缓了患者骨转移的进展以及其引起的疼痛等情况。苦参、山慈菇清热燥湿，解毒利尿。山慈菇具有细胞毒作用，其含有的某些化学成分对肿瘤细胞具有杀伤作用，可直接杀死肿瘤细胞，提高机体免疫力。苦参碱能通过下调人雄激素非依赖性前列腺癌细胞系 PC-3 细胞中的 Akt、p-Akt、Bcl-2 蛋白表达和上调 Bax 蛋白表达诱导 PC-3 细胞凋亡，起到了积极的抗肿瘤作用。

临证时辨证加减：腰酸无力、大便难解者，加肉苁蓉；疼痛明显者，加延胡索；兼见虚汗不止、遗尿者，加煅牡蛎；若心神不宁、失眠多梦者，用生牡蛎；若兼见便溏者，加麸炒薏苡仁；伴有血尿者加小蓟炭、白茅根。

（三）去势抵抗性前列腺癌

1. 肾虚瘀阻，络虚成积

推荐方剂：肾气丸合西黄丸加减——熟地黄、山药、山茱萸、泽泻、茯苓、牡丹皮、桂枝、附子、牛黄、麝香、乳香、没药。

方义：熟地黄滋补肾阴，益精填髓；山茱萸补肝肾，涩精气；山药健脾气，固肾精；附子、桂枝温肾助阳，荣养络脉，生发少火，鼓舞肾气；茯苓健脾益肾；泽泻、丹皮降相火而制虚阳浮动，且茯苓、泽泻均有渗湿泄浊、通调水道之功；牛黄清热解毒；麝香活血散瘀，佐以乳香、没药消肿止痛，辛香通络。

2. 脾肾阳虚，脉络不荣

推荐方剂：四神丸合四君子汤加减——肉豆蔻、补骨脂、五味子、吴茱萸、人参、白术、茯苓、炙甘草、大枣、生姜。

方义：补骨脂温补命门之火，肉豆蔻温脾暖胃，涩肠止泻，二者相配，肾脾兼治，命门火旺则可暖脾土。吴茱萸温暖脾肾以散阴寒；五味子温敛收涩，固肾益气；生姜温胃散寒，益气通络，大枣补脾养胃；人参甘温，大补脾胃之气；白术健脾燥湿，与人参相须，益气补脾之力更强；茯苓健脾渗湿，合白术互增健脾祛湿之功；炙甘草益气和中，既可加强人参、白术益气补中之功，又能调和诸药。诸药合用，脾肾并补。

3. 气阴两虚，络虚不荣

推荐方剂：生脉散加减——麦冬、五味子、人参。

方义：人参甘温，补气生津，荣养络脉，益气通络；麦冬甘寒，养阴通络，清热生津，与人参相合，则气阴双补。五味子酸敛，收敛耗散之气阴。三药相合，一补一润一敛，既补气阴之虚，又敛气阴之散，使气复津生。

上述证型临证时辨证加减：乏力重者，加黄芪，太子参；失眠者，加远志、酸枣仁、夜交藤；食欲减退者，加砂仁、高良姜、草豆蔻；恶心欲呕者，加生姜、竹茹；骨痛者，加补骨脂、杜仲、延胡索、蒲黄；潮热者，加女贞子、旱莲草。

三、围手术期中医药治疗方案

术前的主要目标是调节患者全身情况，以最佳状态迎接手术。术后根据证候演变给予中药辨证治疗，同时针对并发症进行治疗。

（一）围手术期的证候演变及用药特点

术后早期（1～3天）疼痛、发热、口干等症，属于瘀热伤津，宜用祛瘀清热生津之法。拔除尿管后（术后3～7天）出现尿痛、失禁等症，属于正虚邪困，宜用益肾通淋、温清并用之法。后期（术后7～14天）疲乏、体虚，属于气血两亏或脾虚气弱，宜补益气血或健脾益气。

（二）围手术期并发症的中医药治疗

尿失禁属中医“遗尿”范畴，中医多从脾肾论治，脾主肌肉，益气健脾可以促进括约肌功能的恢复。肾主水，司膀胱之开阖，老年患者，往往肾气亏虚，补益肾气，可以增强肾气固摄、升提、温化膀胱的功能，有助于控尿功能的恢复。

1. 辨证治疗

1）中气不足

证候：小便失禁，下腹坠胀，精神倦怠，少气懒言。舌淡，苔薄白，脉濡细。

治法：补中益气。

方剂：补中益气汤加减。若见腰酸膝软、夜尿频多，为肾气亦虚，宜加巴戟天、山茱萸、金樱子以补肾固涩。

中成药：补中益气丸。

2）肾阳虚衰

证候：小便失禁或遗尿，尿频，排尿无力，点滴不尽，面色㿠白，神倦畏寒，腰膝酸软无力，手足不温。舌淡，苔白，脉沉细。

治法：补肾温阳，化气行水

方剂：缩泉丸加减。若尿失禁或遗尿者，加桑螵蛸丸。阳虚症状明显者，可去桂枝，加肉桂以加强温肾之力。

中成药：金匮肾气丸。

2. 外治法

（1）生物反馈治疗：患者取侧卧位，在肛门内置入相应电极，输出电极0～25 mA，刺激频率为5～50 Hz。以患者有刺激感而无疼痛为度。每次10秒，然后反馈的10秒指导患者立即收缩盆底肌肉，在下一次刺激开始时放松，如此交替进行盆底肌收缩与放松运动。每次治疗30分钟，每天1次，10天为1个疗程，间隔7天，共做2个疗程。

（2）提肛训练：平卧或站立时有意识地收缩盆底肌，20～30次为1组，每次8～10秒，每日3组，6周为1个疗程。

（3）温灸八髎穴：选双侧上髎、次髎、中髎、下髎。手法：直刺1～1.2寸，以局部酸胀为度，作捻转与提插，以有针感并向会阴部放射为度，将一段长约2 cm的艾条穿孔套在针柄上，点燃施灸，使热力通过针身传到穴位深层，留针15～30分钟，每周3次，连续3周。

（4）隔物灸神阙穴：细盐粒填满神阙；后将生姜捣碎取汁，把用姜汁浸湿的棉布平铺于腹部；将艾绒放进圆锥形的艾灸器中，点燃艾绒，在腹部棉布上以神阙穴为中心进行温灸，以患者能耐受为度，待其全部燃尽，更换艾绒，连续灸30分钟后用纱布覆盖神阙穴并固定，以防止盐粒漏出。可同时采用此法灸腰部，以膀胱经和督脉为重点，每日1次，连续3周。

四、从络病学角度探讨对前列腺癌的认识和治疗思路

中医古籍中并无明确前列腺癌的记载，根据其主要的证候，如血尿、小便困难等，将其归于“癥积”“癃闭”“淋证”“腰痛”“血尿”等范畴。前列腺位于下焦，属于“男子胞”，其生理功能上与肝、脾、肾三脏关系密切，为藏精、血之处，其各类生理功能均受男胞络的影响。男胞络即男子胞之络脉，其名首见于《黄帝内经》中奇病论篇：“人有重身，九月而瘖……胞之络脉绝也……胞络者系于肾。”男胞络络于肾脏，是男子生殖之精输布至男子胞的途径，能够对男子的生精、溢精、排精、生育等特殊的生理功能进行调控，是男子的重要络脉之一。《灵枢·百病始生》云：“是故虚邪之中人也……留而不去，则传舍于络脉”“津液涩渗，著而不去”。邪气客于络脉，涩于脉中，渗于脉外，著而不去终成积聚。在前列腺癌的发生发展过程中，男胞络有着重要作用，其为男子胞气血运行、沟通联系内外之通路，亦为邪毒传舍之重要途径。

络脉畅通无滞和气血运行正常是络脉维持人体正常生命活动的基础。前列腺癌患者多为老年人，年老络气亏虚，或因劳倦，或因饮食，或因思虑，气血津液运行失常，男胞络络气郁滞，络脉瘀阻，津血互换功能失调，瘀血痰湿凝滞脉络，癌毒乘虚内生，癌毒痰瘀，胶结难解，最终形成癌瘤。《临证指南医案·积聚门》言：“初为气结在经，久则血伤入络……日渐瘀痹，而延癥瘕。”其说明由气及血是前列腺癌发生的重要条件，“气结”与“血伤”则是前列腺癌动态演变的关键过程。总之，前列腺癌发病的“络病”病机过程应为气络、血络、痰浊、血瘀、癌毒、肿瘤的渐进过程。又因为前列腺位于下焦，痰瘀癌毒形成后易阻滞下焦经络气机，导致肾与膀胱气络功能失调，气化不利而出现小便艰涩或癃闭等临床表现。日久络气不荣，气不摄血，导致血溢脉外而见血尿。前列腺癌瘤一朝成形，癌毒逐渐深入，随男胞络入血入经，并通过周身经脉迅速蔓延，争抢正常器官组织的气血精微供己所用，使本已衰弱之体更为虚弱。同时癌毒侵犯机体，阻滞络脉致使脏腑络气虚衰。气络防御、免疫、监视等功能失常又影响脉络，导致脉络异常增生供给癌瘤血液营养，使癥积快速破坏性生长。脉络滋生给癌瘤源源不断地提供支撑，使之快速增大和移行别处，终致恶性循环，渐至元气衰微，阴阳离决。

从络病学角度而言，男胞络络气郁滞或虚滞，引起络脉瘀阻，瘀血痰湿凝聚，癌毒内生，最终络息成积是前列腺癌形成的病因病机，其根本即“络脉不通”，治疗当以“通”为用。

（一）络病辨证论治

前列腺癌早期一般无临床症状，随着疾病进展，根据出现的症状，综合分析。一般来说，因局部已成结块，多责之痰瘀阻络。如络脉不虚，则以“通”为主，以活血祛瘀、行气化痰、散结通络为基本治则；如络脉已虚，则在通络基础上，佐以温阳、益气、滋阴等养络荣络之法。

1. 胞络不通

（1）痰瘀阻络：活血化瘀，化痰散结——膈下逐瘀汤或血府逐瘀汤合温胆汤加减。

（2）瘀毒内结：活血化瘀，解毒通络——五味消毒饮和血府逐瘀汤加减。

（3）湿热蕴结：清热利湿，散结通络——八正散或萆薢分清饮加减。

（4）热毒内蕴：清热凉血，解毒散结——犀角地黄汤合黄连解毒汤加减。

2. 胞络不荣

（1）气阴两虚：益气滋阴，养络润络——生脉散加减。

（2）脾肾阳虚：健脾补肾，温煦阳络——加味参芪地黄汤或左归丸加减。

（3）肝肾阴虚：补益肝肾，滋阴润络——六味地黄丸或知柏地黄丸加减。
（4）肾阳不足：补肾助阳，温煦阳络——金匮肾气丸或右归丸加减。
（5）气血亏虚：补益气血，养络荣络——八珍汤或归脾汤加减。

（二）络病用药特点

1. 荣络通络

叶天士认为“大凡络病，通补最宜”。络中血气充足是络脉运行气血津液的基础。络脉血气不足，影响气血津液正常运行，血停为瘀，津停为痰，痰瘀阻滞；久病络虚失养，癌毒耗伤正气，使气血亏虚，络脉更加空虚，痰瘀毒邪胶着，病情缠绵，皆是络虚的病理特点。扶正方法有温阳、养阴、填精、补气，具体用药可选用血肉有情之品、补骨脂、淫羊藿、巴戟天、肉苁蓉、杜仲、续断、枸杞子、当归、熟地黄、黄芪、人参等，使气血充足，络脉气血足则气血津液正常运行；久病宜扶正，脏腑气血恢复则抗邪有力。尤其在前列腺癌中晚期，证候多属邪盛正衰、脾肾两虚，因此在治疗络病及其病理产物的同时，更需强调正气的重要作用，“养正积自除”，依据疾病阶段、变证兼证、证候虚实，辨证选药，随证治之，以期效若桴鼓。

2. 虫药通络

络脉枝横别出、分支细小，分布于全身各部，如张介宾所说：“凡人遍体细脉，即皆肤腠之孙络也。”恶性肿瘤的邪毒凝结，病久入络，癌毒可谓无处不在，遍及全身，集中表现于局部，一般攻毒之品难直达药所。虫类药物多主味辛，辛散通行，又为血肉有情之品，其性搜剔，动静结合，可入里入络，或破或消，直达病所，以之攻解肿瘤之毒。故叶天士指出：“通络方法，每取虫蚁迅速飞走之诸灵，俾飞者升，走者降，血无凝者，气可宣通，与攻积除坚，徒入脏腑者有间。”临床在前列腺癌治疗中，适当运用虫类药，取其飞升走降之性，行气通络之功，如全蝎、蜈蚣、守宫、土鳖虫、蜣螂、水蛭、地龙等，既可解毒散结，又可活血祛瘀，行气通络，直达药所，一药取其多效。但在使用之时，为防止患者体虚不能承受药力，应效仿张仲景运用大黄䗪虫丸的方法，减小药量，或选用丸剂，为“峻药缓服”之意。

3. 散结通络

各种病因作用于机体，导致痰瘀阻滞络脉，蕴久成毒，癌毒内阻，久聚成积。气滞络脉成气结；血停络脉则成血结、瘀血；津液不通成痰结，郁而化热也可成热结等。病变由气及血、痰瘀癌毒郁积络脉是前列腺癌形成和转移的基本病机，癌毒深陷，痼结顽固，非攻不克，多予行气活血、祛瘀化痰、清热解毒、通络消积之品，如三棱、莪术、穿山甲、桃仁、红花、丹参、瓜蒌、昆布、郁金、白花蛇舌草、半枝莲、王不留行等以通络散结。脉络得以疏通，则邪毒得以祛除。

（古炽明）

第九节　围手术期中西医护理原则

一、护理评估与健康教育

（一）术前护理评估

1. 健康史

了解与本次疾病有关或可能影响患者手术耐受力及预后的病史。

（1）一般情况：性别、年龄、职业、生活方式、饮食习惯、烟酒嗜好、居住地、排尿情况、排便情况等。

（2）现病史：自发病以来疾病的发生、发展及治疗经过。

（3）既往史：患者的身体健康状况及过去的患病情况，如高血压、糖尿病、心脏病、肺病等。

（4）药物史：患者目前正在使用的药物，包括处方药、非处方药和补充剂，如抗凝药、抗生素、镇静药、降压药、利尿药、糖皮质激素类药物等使用情况及不良反应。

（5）过敏史：询问患者是否有药物过敏史或其他过敏反应。

（6）手术史：患者是否曾接受过其他手术，以及手术的类型和相关并发症。

（7）家族史：询问患者是否有家族中存在与手术相关的疾病，如心脏病、癌症等。

2. 身体状况

（1）生命体征评估：评估意识，测量患者的体温、脉搏、呼吸和血压。

（2）体格检查：包括观察患者的外观、皮肤状况、呼吸系统、心血管系统、神经系统、肌肉骨骼系统等。

（3）主要疾病情况：有无血尿、排尿困难、尿频、尿急，尿液的量、颜色、透明度及比重；有无肾功能不全、尿路感染等。

（4）合并症情况：评估有无重要内脏器官功能损害、有无合并症，以及合并症控制情况、手术耐受性；有无高血压及血压控制情况；有无心血管疾病及凝血功能、心功能情况；有无呼吸系统疾病，以及呼吸受限、清理呼吸道无效等方面的改变。

（5）活动能力评估：包括行走能力、平衡能力、力量和柔韧性等。

（6）疼痛评估：包括疼痛程度、疼痛类型、疼痛部位等，可应用视觉模拟评分法（visual analogue scale，VAS）或数字疼痛评分法（numeric rating scale，NRS）。

3. 辅助检查

进行辅助检查，包括实验室各项检查，如血、尿和血生化检查，X 线、超声、CT 及 MRI 等影像学检查，以及心电图、尿流动力学检查等。

（二）术前健康宣教

（1）休息：消除引起不良睡眠的诱因，创造安静、舒适的环境，告知放松技巧，促进患者睡眠。病情允许者可增加白天活动，必要时遵医嘱予以镇静安眠药物。

（2）皮肤准备：术前根据手术方式与部位给予术区皮肤准备，无须常规去除毛发，但应注意脐部清洁（腹腔镜手术），若皮肤上有油脂或胶布粘贴的残迹，用松节油或 75% 乙醇溶液擦净。同时指导患者术前一日洗头、洗澡，修剪指甲、胡须，更换清洁病号服。

（3）呼吸道准备：术前戒烟，指导患者行深呼吸、有效咳嗽、咳痰训练，痰液较多者给予雾化吸入等治疗，帮助痰液排出，改善通气功能，预防术后肺部并发症的发生。

（4）适应性训练：指导患者进行术中、术后体位训练。为预防术后出现血栓、压疮、尿失禁等并发症，指导患者行功能锻炼，包括床上翻身、盆底肌功能锻炼、股四头肌功能锻炼、直腿抬高、踝泵运动等。

（5）胃肠道准备：一般为术前禁食 8 小时、禁饮 6 小时。术前一天晚上使用缓释剂（经口或经肠道）促进粪便排出，减少术后早期并发症，避免麻醉后幽门括约肌松弛，粪便排出，增加污染风险。

（6）备血和补液：遵医嘱做好血型鉴定和交叉配血实验，术前给予补液治疗，纠正水、电解质及酸碱平衡失调。

（7）术晨准备：取下活动性义齿、眼镜、手表、首饰和其他贵重物品。合并高血压的患者，按时服用降压药物，使血压稳定在一定的水平。合并糖尿病患者，术晨停用降糖药物，同时测量空腹血糖，避免低血糖的发生。

（三）术后护理评估

手术损伤可导致患者防御能力下降，术后伤口疼痛、禁食、应激反应等均可加重患者的心理、生理负担，影响创伤愈合和疾病康复，导致多种并发症的发生。

1. 手术情况

了解患者手术时间、手术方式和麻醉类型，术中出血量、输血量、补液量等，以判断手术创伤大小及对机体的影响。

2. 身体状况

（1）一般情况：评估患者生命体征、意识状态，有无持续鲜红血尿、发热、肢体麻木、肿胀、腹胀、疼痛等。

（2）伤口情况评估：包括伤口大小、位置，有无渗血、渗液，有无疼痛及周围皮肤有无红肿等。

（3）引流管评估：包括引流管的位置、种类、作用、数量，引流是否通畅，引流液的颜色、量、性状，以及是否进行了二次固定。

（4）出入量评估：评估患者术后尿量、各种引流液的丢失量、失血量及术后补液量和种类等，判断出入量是否平衡。

（5）营养状态评估：评估患者术后每日摄入营养素的种类和途径，摄入量是否达标，了解术后营养变化，是否低于机体需要量。

（6）并发症及危险因素评估：结合患者术后辅助检查结果（如患者术后血常规、尿常规、生化检查等实验室结果，尤其是肝、肾功能的变化），评估患者有无术后出血、感染、伤口裂开、深静脉血栓形成等危险因素或并发症发生。

（7）用药评估：评估患者正在使用的药物，包括术后用药，如镇痛药、抗生素等。了解患者的药物剂量、用药频率和用药途径，以及可能的药物相互作用和不良反应，提供相关的药物教育和咨询。

（四）术后健康宣教

（1）休息与活动：患者麻醉清醒后即可鼓励患者在床上做深呼吸、间歇翻身、股四头肌锻炼、直腿抬高与被动活动等。活动时，固定好各种导管，防止意外拔管。

（2）呼吸道护理：全麻清醒者可睡枕头，若发生呕吐，头应偏向一侧，避免误吸呕吐物，并及时清除呕吐物，使用镇痛泵者应暂停使用。

（3）引流管护理：明确告知患者家属各种引流管的名称、作用、活动时注意事项。正确记录各种引流管的量、性质、颜色以及留置的必要性，及时与医生沟通是否拔管。

（4）疼痛护理：手术创伤、麻醉作用的消失、术后咳嗽、深呼吸、下床行走和关节功能锻炼等，都会引起疼痛。剧烈疼痛可影响各器官的正常生理功能和患者休息。正确应用非药物镇痛方法可帮助减轻疼痛。合理使用药物可缓解非药物镇痛方法无法减轻的疼痛。

（5）预防感染：每日行会阴清洁两次，保持伤口敷料清洁干燥。卧床期间做深呼吸运动、有效咳嗽锻炼，病情允许时尽早下床活动，预防发生坠积性肺炎。

（6）发热护理：由于创伤的反应，术后抵抗力下降会出现手术热，但一般不超过38℃，术后1～2天逐步恢复正常。

（7）皮肤护理：术后切口疼痛、卧床时间久、局部皮肤组织长期受压，同时受到汗液、尿液、各种引流液等刺激，以及营养不良、水肿等原因，导致压疮的发生率高。定时翻身、保持床单位整洁和干燥、进行主动运动或被动运动、使用气垫床、给予营养支持可有效避免压疮的发生，同时还应避免推、拉、拽等造成的皮肤损伤。

二、情志护理与饮食护理

（一）情志护理

中医学非常重视心理因素对疾病的影响，情绪波动对患者的健康状况产生显著影响。患者在得知病情后，往往会产生恐惧、焦虑、抑郁等负面情绪，这些情绪不仅影响患者的生活质量，还可能加重病情。

（1）情志管理：患者往往面临着巨大的心理压力，需要医护人员的关心与支持，包括心理疏导、认知行为疗法等，有助于缓解患者的焦虑、抑郁情绪，增强治疗信心。

（2）家庭、社会支持：家庭、社会的支持和理解对患者至关重要，鼓励患者与家人、朋友和支持团体保持联系。组织或推荐患者参加康复或支持小组，与其他患者分享经验、情感支持和互助，这种团体支持可以减少孤独感，增加社交支持，并促进情绪和心理健康的改善。

（3）定期评估和随访：定期评估患者的情绪和心理状况，了解他们的进展和需求。安排随访会议或电话咨询，提供持续的支持和指导，确保患者在康复过程中得到关注和照顾。

（二）饮食护理

前列腺癌围手术期饮食护理对于改善治疗效果及提高生活质量具有重要意义。遵循个性化的饮食护理方案，注重营养均衡，选择易消化吸收的食物，优化康复效果及预防并发症的发生。同时，患者应积极采取预防措施，培养健康的生活方式，以降低前列腺癌的复发风险。

（1）围手术期患者可能因手术应激、麻醉药物等因素导致消化系统功能减弱，容易出现恶心、呕吐、腹泻等消化系统并发症。因此，应根据患者病情和体质差异，制定个性化的饮食护理方案。建议患者在术前进行消化道准备，如口服抗生素、清洁灌肠等，以降低术后感染风险。

（2）围手术期的饮食应遵循营养均衡、易消化吸收的原则。患者应避免高脂、高糖、高盐、刺激性食物的摄入，增加膳食纤维、蛋白质、维生素和矿物质的摄入。同时，要保持规律饮食，避免暴饮暴食。

（3）在围手术期中，患者可能会出现贫血、消化不良等不良反应。针对这些情况，应及时调整饮食结构。贫血患者可增加含铁质丰富的食物摄入，如瘦肉、动物肝脏等；消化不良患者可适量增加膳食纤维摄入，如多吃蔬菜、水果等。

三、药物治疗与护理要点

1. 术前

（1）前列腺穿刺术患者，术后应多饮水（2 000 ～ 3 000 mL），保持大便通畅；必要时遵医嘱应用止血药物。

2. 术后

（1）药物应用：遵医嘱正确进行抗炎、止血、保胃、补液等治疗。合理安排输注顺序，先晶体后胶体，先盐后糖。注意给药途径和速度，如心功能不全者，需严格控制滴注速度。

（2）静脉通路：留置中心静脉置管者可选择中心静脉补液，中心静脉置管拔除后选择粗、大、直的上肢静脉通路，加强床旁交接班，避免因液体渗漏给患者带来的痛苦和经济负担。

（3）注意观察药物治疗不良反应，发现后及时报告医生予以相应的处理措施。

四、术后并发症及护理

前列腺癌手术虽然是一种有效的治疗方法，但术后可能出现一系列并发症。了解这些并发症及其护理要点对于促进患者的恢复至关重要。常见的并发症包括感染与炎症、出血和血肿形成、肺部并发症、排尿异常、性功能障碍、心血管意外和栓塞等。

（1）感染与炎症：保持伤口清洁干燥，定期更换敷料，减少感染风险。定期消毒引流袋和尿管接口，减少逆行感染的可能性。如果发现伤口红肿、疼痛或有分泌物，应及时通知医生处理，应及时使用抗生素治疗，控制炎症发展。

（2）出血和血肿形成：为了预防出血，术后应密切监测患者的生命体征，尤其是血压和心率。一旦发现出血迹象，立即采取止血措施，如使用止血药、压迫止血等。同时，保持引流管通畅，防止血肿形成。

（3）肺部并发症：肺部并发症如肺炎、肺不张等也是前列腺癌术后需要注意的问题。为了预防肺部并发症，术后应鼓励患者进行深呼吸、咳嗽等肺部功能锻炼，促进肺部通气。对于不能自行咳痰的患者，可进行吸痰处理，保持呼吸道通畅。

（4）排尿异常：①术后尿失禁是一种常见的并发症，护理措施详见术后尿失禁护理。②手术后可能会发生尿潴留，护理措施包括监测尿液排出量和尿液颜色；观察是否存在尿潴留的症状，如排尿困难、尿频、尿急等；鼓励患者及时排尿，避免憋尿；如有需要，辅助排尿，如使用导尿管。

（5）性功能障碍：前列腺癌手术可能对患者的神经功能造成一定损伤，导致勃起功能障碍。为预防和减轻神经功能损伤，术中应精细操作，避免对神经造成过度牵拉或损伤。术后可给予患者神经营养药物，促进神经恢复。对于勃起功能障碍的患者，可提供心理支持和教育，帮助患者和其伴侣应对性功能变化。推荐合适的性功能康复方案，如药物治疗、生殖器辅助装置、性功能康复训练等，引导患者咨询专业性功能康复团队进行康复训练。

（6）心血管意外和深静脉栓塞：心血管意外和栓塞是前列腺癌术后较为严重的并发症。术后应密切监测患者的心电图、血压等指标，及时发现异常情况。促使患者早期活动，鼓励患者穿弹力袜，以促进血液循环。观察患者是否出现下肢肿胀、疼痛、发红或热感等深静脉血栓的症状，及时报告医疗团队，遵医嘱给予抗凝治疗，如应用肝素或华法林。

除了上述常见的并发症，还需注意其他可能出现的问题，如出血、肠梗阻、尿道狭窄等。护理人员需要密切观察患者的病情变化，与医疗团队紧密合作，及时采取相应的护理措施，并提供适当的教育和支持，以促进患者的康复，提高患者的生活质量。

五、术后加速康复护理要点

（一）加速康复的概念

加速康复外科（enhanced recovery after surgery，ERAS）以循证医学证据为基础，通过外科、麻醉、护理、营养等多科室协作，对涉及围手术期处理的临床路径予以优化，通过缓解患者围手术期各种应激反应，达到减少术后并发症、缩短住院时间及促进康复的目的。

（二）加速康复护理内容

1. 加速康复术前护理

（1）术前宣教

大多数手术患者术前都会存在不同程度的焦虑、紧张、恐慌情绪，在心理和生理方面都会产生不同程度的应激反应，影响患者围手术期准备和术后康复。术前应针对不同患者，采用科普手册、多媒体等形式重点介绍麻醉方式、手术方式及围手术期加速康复外科处理等诊疗事项，以缓解患者焦虑、恐惧情绪，使患者及家属充分了解自己在 ERAS 路径中的重要作用，以更好地配合项目实施，这是泌尿手术后护理成功的关键。

（2）术前戒烟、戒酒

吸烟可降低组织氧合水平，增加发生切口感染、血栓栓塞以及肺部感染等并发症的风险，与术后住院时间延长和病死率升高显著相关。吸烟高危人群为：①吸烟指数*≥ 800 支·年。②吸烟指数≥ 400 支·年且年龄≥ 45 岁。③吸烟指数≥ 200 支·年且年龄≥ 60 岁。研究结果显示，术前戒烟 4 周以上可显著减少术后住院时间、降低切口感染及总并发症发生率。戒酒可显著降低术后并发症发生率。戒酒 2 周即可明显改善血小板功能，缩短出血时间。一般推荐术前戒酒 4 周。

（3）术前访视与评估

术前应全面筛查患者营养状态、心肺功能及基础疾病，并邀请相关科室会诊，予以针对性处理；审慎评估手术指征、麻醉与手术的风险及患者耐受性等，针对伴随疾病及可能发生的并发症制订相应预案，初步确定患者是否具备进入 ERAS 相关路径的条件。

（4）预康复

预康复指对拟行择期手术的患者，通过术前一系列干预措施改善其生理及心理状态，以提高对手术应激的耐受能力。预康复主要内容如下。

（1）术前贫血的纠正：贫血可致住院时间延长，显著增加急性肾损伤发生率、病死率及再入院率。建议常规进行贫血相关检查、评估并予以及时干预。

（2）预防性镇痛：术前根据手术类型进行预防性镇痛可缓解术后疼痛，降低术后并发症风险，减少术后镇痛药物剂量。术前用药包括非甾体抗炎药（如选择性环氧化酶抑制剂）等。

（3）衰弱评估：衰弱是因生理储备下降所致抗应激能力减退的非特异性状态。术前衰弱的评估及有效干预可降低术后病死率。

（4）术前锻炼：围手术期体力活动减少是导致术后不良预后的独立危险因素。建议进行术前活动耐量评估，制订锻炼计划，提高功能储备。

（5）认知功能评估：围手术期患者，特别是老年患者的认知功能受损可增加术后并发症和病死率的风险，谵妄、痴呆和抑郁是认知功能评估的关键因素。建议术前应用简易智力状态评估量表（mini-mental state examination，MMSE）和蒙特利尔认知评估量表（Montreal cognitive assessment，MoCA）进行认知功能评估。

（6）术前炎症控制：研究结果显示，术前应用类固醇类药物可以缓解术后疼痛，减轻炎性反应和早期疲劳。在保障安全的前提下，可行激素预防性抗炎治疗。

（7）术前心理干预：泌尿系统恶性肿瘤患者术前常存在焦虑或抑郁状态，采用焦虑抑郁量表（hospital anxiety and depression scale，HADS）评估患者心理状况，进行有效干预。

---

*注：吸烟指数＝每天吸烟支数 × 吸烟年数。

（8）术前呼吸管理：术前评估肺功能、吸烟指数以判断患者有无气道炎症等，指导有问题的患者进行肺功能恢复锻炼，包括有效咳嗽。提前进行干预有助于提高患者的肺功能及对手术的耐受性，明显降低术后肺部相关并发症的发生率。必要时可应用气道管理药物。

（9）术前营养支持：推荐采用营养风险筛查 2002（NRS 2002）评估患者的营养风险。对有营养风险的患者（NRS 2002 评分≥ 3 分），应制订营养诊疗计划，包括营养评定、营养干预与监测。

（10）术前血栓预防管理：静脉血栓栓塞包括深静脉血栓和肺血栓栓塞，是泌尿外科围手术期常见并发症之一。恶性肿瘤、化疗、复杂手术和长时间卧床的患者是静脉血栓栓塞的高危人群。建议应用 Caprini 血栓风险评估表对患者进行评估，根据风险评分结果给予分级预防，主要预防措施包括基本预防、物理预防和药物预防。

（11）术前禁食、禁饮：缩短术前禁食、禁饮时间，有利于减少术前患者的饥饿、口渴、烦躁、紧张等不良反应，减少术后胰岛素抵抗，减轻分解代谢，缩短术后的住院时间。除存在胃排空延迟、胃肠蠕动异常、糖尿病、急诊手术等情况的患者外，推荐禁饮时间延后至术前 2 小时，术前可口服清流质饮料，包括清水、糖水、无渣果汁、碳酸类饮料、清茶及黑咖啡（不含奶）等，但不包括含乙醇类饮品；禁食时间延长至术前 6 小时，术前 6 小时之前可进食淀粉类固体食物（牛奶等乳制品的胃排空时间与固体食物相当）。

（12）术前肠道准备：研究表明，术前不予肠道准备并未增加吻合口漏及感染的发生率。因此，不推荐对包括结直肠手术在内的腹部手术患者常规进行机械性肠道准备。术前肠道准备仅适用于需要行术中结肠镜检查或有严重便秘的患者。

（13）术前麻醉用药：术前不应常规给予长效镇静和阿片类药物，会延迟术后苏醒。如果确需给药，可谨慎给予短效镇静药物，以减轻硬膜外或蛛网膜下腔麻醉操作所致的患者焦虑。老年患者术前应慎用抗胆碱药物及苯二氮䓬类药物，以降低术后谵妄的发生风险。

2. 加速康复术中护理

（1）预防性应用抗生素与皮肤准备：预防性应用抗生素有助于降低择期腹部手术后感染的发生率。推荐葡萄糖酸氯己定乙醇皮肤消毒液作为皮肤消毒的首选。

（2）麻醉管理与抗应激管理：麻醉药物的选择应以手术结束后能够快速苏醒、无药物残留效应和快速拔管为原则。因此，短效镇静药、短效阿片类镇痛药及肌松药为全身麻醉用药的首选，如丙泊酚、瑞芬太尼、舒芬太尼等。

（3）术中输液及循环管理：液体治疗是围手术期治疗的重要组成部分，能够影响手术患者的预后，应避免由低血容量导致的组织灌注不足和器官功能损害，还应注意容量负荷过重所致的组织水肿。危重及复杂手术患者建议实施有创动脉血压监测，必要时实施功能性血流动力学监测。

（4）体温监测：保障患者术中恒定而又合适的温度是术中体温监测的重点，术中低体温是常见的问题。手术中避免低体温可降低外科感染、心脏并发症的发生率，减少出血和异体血输血需求，改善免疫功能，缩短全身麻醉后苏醒时间。术中应常规监测患者体温直至术后，建议保持患者术中中心体温大于 36℃，可通过提高手术室室温、使用加温床垫、使用加压空气加热（暖风机）或循环水加温系统、应用输血输液加温装置等措施维持患者术中中心体温。

3. 加速康复术后护理

（1）术后疼痛管理：疼痛是患者术后主要的应激因素之一，可增加患者术后发生并发症的风险，影响其术后早期活动和康复。推荐预防性镇痛，采用多模式镇痛方案，根据患者的疼痛程度，选择口服或静脉给药、硬膜外镇痛、患者自控镇痛（patient-controlled analgesia，PCA）等不同镇痛方式。个体化镇痛应综合考虑各种因素，制订最优的疼痛管理方案。治疗过程中注意评估和记录镇痛效果与不良反应，同时开展镇痛相关知识的宣教。

（2）术后恶心呕吐管理：术后恶心呕吐（postoperative nausea and vomiting，PONV）管理是 ERAS 管理的重要环节之一。PONV 的风险因素主要包括：女性、低龄（< 50 岁）、晕动病或 PONV 病史、非吸烟者、手术方式（腹腔镜手术）、吸入麻醉、麻醉时间（> 1 小时）以及术后给予阿片药物等。依据《术后恶心呕吐防治专家共识》推荐，对于存在 PONV 风险因素的患者提倡使用 2 种及以上止吐药联合预防。也可依据患者情况采取非药物措施降低 PONV 的风险，如针灸、补液等。针灸治疗 PONV 主要通过刺激特定的穴位来调节胃肠道的功能，以缓解症状。以下是一些常用的针灸穴位：①内关穴（PC6），位于前臂掌侧，腕横纹上 2 寸，两个长指指腱之间的凹陷处。刺激 PC6 穴位可以缓解恶心和呕吐的症状。②足三里穴（ST36），位于小腿前外侧，膝盖下方凹陷处下 3 寸，胫骨前缘和腓骨前缘之间。刺激 ST36 穴位可以促进胃肠蠕动，缓解胃肠道功能紊乱引起的恶心和呕吐。③太冲穴（LV3），位于足背，第一跖骨和第二跖骨之间的凹陷处。刺激 LV3 穴位可以舒缓胃肠道平滑肌紧张，减轻恶心、呕吐。④大椎穴（GV14），位于颈椎第七椎棘突下方的凹陷处。刺激 GV14 穴位可以调节胃肠道的功能，缓解恶心和呕吐。针灸治疗应由专业的中医针灸医生进行。

（3）呼吸道管理：呼吸道管理作为 ERAS 的重要环节之一，应用于临床可减少肺部并发症，降低死亡风险、再入院率和住院费用。术后肺部并发症的高危因素主要有麻醉苏醒时间长、疼痛、痰潴留、活动少等。术后应及时进行有效镇痛、早期下床活动、呼吸功能锻炼等。术后呼吸道管理药物主要为雾化吸入糖皮质激素、支气管扩张剂和黏液溶解剂。

（4）术后饮食管理：术后早期恢复经口进食对术后恢复至关重要。研究结果显示，对于择期腹部手术患者，术后早期恢复经口进食、饮水可促进肠道功能恢复，有助于维护肠黏膜屏障，防止菌群失调和易位，从而降低术后感染发生率及缩短术后住院时间。首选经口进食，当经口摄入少于正常量的 60% 时，应添加口服营养补充剂，根据需要可依次考虑管饲肠内营养和肠外营养，不推荐术后早期应用肠外营养。术后早期蛋白质摄入应足量，蛋白质摄入量不足将会导致瘦组织群的丢失，阻碍机体功能的恢复。推荐应用成品营养制剂，传统的清流质和全流质饮食不能够提供充足的营养（尤其是蛋白质），不推荐常规应用。多数肿瘤患者出院后营养摄入量不足，采用 ERAS 围手术期策略，更应重视出院后的随访和营养监测。对于行四级手术或有严重营养不良风险的患者，均应给予较长时间的肠内营养支持。

（5）胃肠功能管理：术后胃肠功能障碍（postoperative gastrointestinal dysfunction，POGD）又称术后胃肠功能紊乱，它是各种围手术期因素导致术后胃肠功能不能恢复的一系列症状和体征的总称。ERAS 的核心机制之一是胃肠功能的快速恢复。推荐术后早期恢复口服营养，减少不必要的肠道准备，合理管理液体，减少阿片类药物的使用，纠正电解质紊乱、低蛋白血症，使用促胃动力药、中医治疗等。中药调理：选用柴胡、白术、茯苓等中药，根据患者具体症状和体质，由中医医生开具个性化的中药方剂，以促进胃肠蠕动、调理脾胃功能、缓解胃肠痉挛等。针灸疗法：针灸是中医常用的疗法之一，通过在特定穴位施加刺激，调节体内的气血运行和器官功能。对于术后胃肠功能障碍，针灸可以刺激相关穴位，促进胃肠蠕动，缓解胃肠痉挛和消化不良等症状。中医推拿：中医推拿可以通过按摩腹部和胃部穴位，刺激胃肠蠕动，促进消化功能。推拿还可以缓解腹胀、腹痛等不适症状。

（6）血糖管理：血糖异常是围手术期的常见问题，可分为高血糖、低血糖及血糖波动。血糖管理应根据手术类型和患者具体情况，制订个体化血糖控制目标及治疗方案。对于有糖尿病或存在糖尿病高风险的人群，术前应评估筛查血糖及糖化血红蛋白。术前可采用胰岛素替代治疗并及时向患者宣教。

（7）术后早期下床活动：早期下床活动可促进呼吸、胃肠、肌肉骨骼等多系统功能恢复，有利于预防肺部感染、压疮和下肢深静脉血栓形成。实现早期下床活动应建立在术前宣教、多模式镇痛以及早期拔除各种引流管的基础之上。推荐术后清醒即可取半卧位或适量在床上活动，无须去枕平卧 6 小时。术后第 1 天即可开始下床活动，需设立每日活动目标，逐日增加活动量。

（8）术后引流管管理：术后尽早拔除各种引流管或缩短其留置时间，可减少术后感染发生率，尽早恢复患者的术后活动能力，减少术后各种并发症的发生，是缩短住院时间的独立预后因素。

（9）出院基本标准：应制定以保障患者安全为基础、可量化、可操作的出院标准。例如，恢复半流质饮食或口服营养补充；无须静脉输液治疗；口服镇痛药物可有效止痛；切口愈合佳，无感染迹象；器官功能状态良好，可自由活动；患者知情同意出院。

（10）出院随访：应加强患者出院后的随访和监测，建立明确的再入院“绿色通道”。在患者出院后 24 ～ 48 小时应常规进行电话随访及指导，一般术后 1 周应至门诊进行回访。回访内容包括：切口拆线、反馈病理学检查结果、饮食运动及康复锻炼指导、告知下一步治疗方案等。一般而言，ERAS 的临床随访至少应持续到术后 30 天。

（三）加速康复护理的评价

加速康复护理的评价是为了评估患者在加速康复过程中的护理效果和康复进展。

（1）康复目标达成情况评估：评估患者是否达到了制定的康复目标。例如，是否能够独立行走、进行日常生活活动，或者是否恢复了正常的肺功能等。根据评估结果，可以调整康复计划或提供进一步的康复指导。

（2）活动能力评估：评估患者的活动能力，包括行走能力、平衡能力、力量和柔韧性等。通过评估结果来监测患者的康复进展，确定是否需要调整康复训练计划或提供更进一步的康复治疗。

（3）疼痛评估：评估患者的疼痛程度和疼痛类型，了解其疼痛特点和位置。使用合适的疼痛评估工具，监测疼痛的变化和疼痛管理效果，并根据评估结果调整疼痛管理计划。

（4）营养评估：评估患者的营养状况，包括体重、饮食摄入情况、营养不良风险等。根据评估结果提供营养指导和支持，确保患者获得充足的营养，促进康复和愈合。

（5）心理健康评估：评估患者的心理健康状况，包括焦虑、抑郁、情绪波动等。观察患者的情绪表现、社交互动和心理调适能力，注意是否存在心理困扰或心理压力。

（6）术后并发症评估：评估患者是否存在术后并发症，如感染、出血等。观察患者的体征和症状，进行必要的检查和实验室检验，及时发现并处理潜在的并发症。

（7）患者满意度评估：评估患者对加速康复护理的满意度和体验感。可以通过问卷调查、面对面交流或电话随访等方式收集患者的反馈意见。了解患者对护理质量、沟通和信息传递、疼痛管理等方面的评价，以便改进护理服务。

（8）康复计划调整：根据护理评估的结果，及时调整康复计划和护理措施。根据患者的康复进展和需求，重新制定康复目标，调整康复训练计划，提供个性化的康复指导和支持。

加速康复护理的评价是一个持续的过程，需要护理团队和患者之间的密切合作和沟通。通过综合评估患者的康复情况，及时调整护理计划，可以提高康复效果，促进患者的加速康复。

六、术后尿失禁的护理

（一）术后尿失禁评估

2018 年 EAU《尿失禁评估及非手术治疗指南》和 AUA/SUFU《前列腺治疗后尿失禁指南》中均指出临床医生应通过病史、体格检查和合适的方法来评估前列腺癌治疗后的尿失禁，以便对尿失禁的类型、严重程度和对患者的困扰程度进行分类。手术前，医生会对患者进行全面的评估，包括患者的健康状况、手术耐受能力以及预期的恢复能力。尿失禁严重程度可通过问卷调查、医生问诊等方式获取，或通过尿垫试验确定，推荐采用 1 小时尿垫试验评估尿失禁严重程度。此外，尿流动力学检查能进一步明确患者是否为压力性尿失禁，残余尿检测可提示潜在的膀胱排空不全的可能性。

（二）术后尿失禁护理与治疗

术前准备：患者术前需充分了解术后可能出现的并发症，包括尿失禁，并做好心理准备。术前对患者进行盆底肌功能训练的指导，以加速术后尿失禁康复。

对于轻度尿失禁，可以暂时不用治疗，随着患者前列腺的康复以及身体各项功能的恢复，尿失禁会逐渐得到改善。在等待身体自然恢复的过程中，患者可以进行盆底肌肉训练（如收缩肛门锻炼），以帮助增强盆底肌肉的力量和尿道闭合压，从而改善尿失禁。同时，保持适当的饮水量也很重要，尿失禁患者往往会自动减少饮水量，但这会增加尿路感染的机会，所以尿失禁患者每日应摄入 2 000 ～ 2 500 mL 的液体，并在睡前适当限制饮水以减少夜间尿量。

如果患者尿失禁的症状较重，无法随身体恢复而逐渐改善，可以在医生的指导下，选用米拉贝隆片或琥珀酸索利那新片等药物来改善尿失禁。这些药物可以帮助调节膀胱和尿道的肌肉功能，从而减轻尿失禁症状。

如果以上措施都不能有效改善尿失禁，或者患者的尿失禁症状严重，可能需要考虑进行再次手术。然而，再次手术需要权衡利弊，因此，应由医生根据患者的具体情况进行决策。

总的来说，前列腺癌术后尿失禁护理需要综合考虑多个方面，包括药物治疗、康复训练、心理辅导等。通过全面的护理和支持，大多数患者的尿失禁症状都可以得到一定程度的改善。

七、中医辅助治疗方法与调护

（一）中医辅助治疗方法

中医学并无前列腺癌直接对应的病名，诸多现代医家参考“癃闭”“血尿”进行辨证论治，认为前列腺为男性内生殖器，也是尿道的重要组成部分。

（1）中药内服：前列腺癌患者行外科手术治疗及放化疗后，正气大伤，痰瘀互结，湿热毒蕴，多为虚实夹杂之证。根治性治疗前以“邪实”为主，中医治疗策略应为祛邪兼顾扶正；行根治术后患者多有气血亏虚，此期患者肿瘤负荷已基本解除，应益气养血以提升机体自身正气，促进术后加速康复；根治性放疗的射线可归属中医的热（火）毒之邪，耗气伤阴，此期患者多表现为热毒炽盛证、气阴两伤证，放疗期间，患者的肿瘤负荷仍然存在，不宜使用偏性较大的解毒抗癌中药，以免加剧正气损耗，应当以益气养阴、清热解毒为治则。

（2）中药外敷：将具有消肿止痛、活血化瘀等作用的中药制成外敷药物，直接敷于患处，可缓解局部症状，减轻患者痛苦。

（3）针灸疗法：通过刺激穴位，调节气血运行，增强机体免疫力，从而达到辅助治疗的效果。针灸可缓解前列腺癌患者的疼痛、乏力等症状，提高生活质量。

（4）推拿：通过对患者进行推拿，促进血液循环，缓解肌肉紧张，减轻疼痛，有助于改善患者的身体状况。

（二）调护措施

（1）心理调护：在围手术期评估患者体型、面色、精神、性格等方面，以脏气强弱和禀赋阴阳为标准，辨别中医体质。根据患者的体质，通过心理咨询、心理疏导等方式，帮助患者调整心态，积极面对疾病，让患者认识、理解和管理自己的情绪，提供情绪调节的技巧和策略，包括深呼吸、放松训练、冥想、艺术治疗等方法。

（2）饮食调护：前列腺癌患者在医生指导下可以尝试采用中医食疗辅助方法，改善身体状况及缓解相关症状。例如，食用具有清热解毒、利尿通淋作用的食物，如绿豆、冬瓜、黄瓜等；食用具有滋补强壮作用的食物，如红枣、枸杞子、桂圆等。

（3）运动调护：适当的运动有助于改善患者的身体状况，增强免疫力。建议患者在身体状况允许的情况下进行适量运动，如散步、太极拳、八段锦、瑜伽等。运动时应注意安全，避免过度劳累。

（4）生活习惯调护：保持良好的生活习惯对前列腺癌患者的康复至关重要。患者应戒烟限酒，避免长时间久坐，保持充足的睡眠和规律的作息时间。同时，注意个人卫生，预防感染。

（邱明星　虞瑰　周敏　梁蝶）

参考文献

[1] 陈志强，王树声，白遵光，等. 前列腺癌分期论治策略与实践［J］. 中国中西医结合杂志，2016，36（6）：749–752.

[2] 董柏君，贺大林，李名钊，等. 前列腺癌经典内分泌治疗安全共识［J］. 现代泌尿外科杂志，2018，23（04）：248–258.

[3] 古炽明，陈艳芬，陈志强，等. 补肾抑瘤汤含药血清对PC–3细胞Notch1/Jagged1信号通路的影响［J］. 中国实验方剂学杂志，2018，24（17）：162–166.

[4] 顾秀瑛，郑荣寿，张思维，等. 2000—2014年中国肿瘤登记地区前列腺癌发病趋势及年龄变化分析［J］. 中华预防医学杂志，2018，52（6）：586–592.

[5] 张扬，吴朝蒙，雷博涵，等. PI3K/AKT/FOXO1信号通路参与复方中药CFF–1诱导的前列腺癌细胞凋亡和周期阻滞［J］. 中华男科学杂志，2017，23（9）：828–837.

[6] Agarwal N, McQuarrie K, Bjartell A, et al. Health–related quality of life after apalutamide treatment in patients with metastatic castration–sensitive prostate cancer（TITAN）: a randomised, placebo–controlled, phase 3 study［J］. Lancet Oncol, 2019, 20（11）: 1518–1530.

[7] De Bono JS, Chowdhury S, Feyerabend S, et al. Antitumour Activity and Safety of Enzalutamide in Patients with Metastatic Castration–resistant Prostate Cancer Previously Treated with Abiraterone Acetate Plus Prednisone for ≥24 weeks in Europe［J］. Eur Urol, 2018, 74（1）: 37–45.

[8] Armstrong AJ, Szmulewitz RZ, Petrylak DP, et al. ARCHES: A Randomized, Phase Ⅲ Study of Androgen Deprivation Therapy With Enzalutamide or Placebo in Men With Metastatic Hormone–Sensitive Prostate Cancer［J］. J Clin Oncol, 2019, 37（32）: 2974–2986.

[9] Bolla M, Maingon P, Carrie C, et al. Short Androgen Suppression and Radiation Dose Escalation for Intermediate– and High–Risk Localized Prostate Cancer: Results of EORTC Trial 22991［J］. J Clin Oncol, 2016, 34（15）: 1748–1756.

[10] Bray F, Ferlay J, Soerjomataram I, et al. Global cancer statistics 2018: GLOBOCAN estimates of incidence and mortality worldwide for 36 cancers in 185 countries［J］. CA Cancer J Clin, 2018, 68（6）: 394–424.

[11] Casas F, Henríquez I, Bejar A, et al.Intermittent versus continuous androgen deprivation therapy to biochemical recurrence after external beam radiotherapy: a phase 3 GICOR study［J］. Clin Transl Oncol, 2017, 19（3）: 373–378.

[12] Chen W, Zheng R, Baade PD, et al. Cancer statistics in China, 2015［J］. CA Cancer J Clin, 2016, 66（2）: 115–

132.

[13] Chi KN, Agarwal N, Bjartell A, et al. Apalutamide for Metastatic, Castration-Sensitive Prostate Cancer [J]. N Engl J Med, 2019, 381(1): 13-24.

[14] Davis ID, Martin AJ, Stockler MR, et al. Enzalutamide with Standard First-Line Therapy in Metastatic Prostate Cancer [J]. N Engl J Med, 2019, 381(2): 121-131.

[15] De Vries KC, Wortel RC, Oomen-de Hoop E, et al. Hyprofractionated Versus Conventionally Fractionated Radiation Therapy for Patients with Intermediate- or High-Risk, Localized, Prostate Cancer: 7-Year Outcomes From the Randomized, Multicenter, Open-Label, Phase 3 HYPRO Trial [J]. Int J Radiat Oncol Biol Phys, 2020, 106(1): 108-115.

[16] Ferlay J, Colombet M, Soerjomataram I, et al. Cancer incidence and mortality patterns in Europe: Estimates for 40 countries and 25 major cancers in 2018 [J]. Eur J Cancer, 2018, 103: 356-387.

[17] Fizazi K, Tran N, Fein L, et al. Abiraterone acetate plus prednisone in patients with newly diagnosed high-risk metastatic castration- sensitive prostate cancer (LATITUDE): final overall survival analysis of a randomised, double-blind, phase 3 trial [J]. Lancet Oncol, 2019, 20(5): 686-700.

[18] Gandaglia G, Fossati N, Zaffuto E, et al. Development and internal validation of a novel model to identify the candidates for extended pelvic lymph node dissection in prostate cancer [J]. Eur Urol, 2017, 72(4): 632-640.

[19] Gansler T, Shah RA, Wang Y, et al. Smoking and Prostate Cancer-Specific Mortality After Diagnosis in a Large Prospective Cohort [J].Cancer Epidemiol Biomarkers Prev, 2018, 27(6): 665-672.

[20] Gravis G, Boher JM, Chen YH, et al. Burden of Metastatic Castrate Naive Prostate Cancer Patients, to Identify Men More Likely to Benefit from Early Docetaxel: Further Analyses of CHAARTED and GETUG-AFU15 Studies [J]. Eur Urol, 2018, 73(6): 847-855.

[21] Hussain M, Fizazi K, Saad F, et al. Enzalutamide in men with nonmetastatic, castration-resistant prostate cancer [J]. N Engl J Med, 2018, 378(26): 2465-2474.

[22] James ND, de Bono JS, Spears MR, et al. Abiraterone for Prostate Cancer Not Previously Treated with Hormone Therapy [J]. N Engl J Med, 2017, 377(4): 338-351.

[23] Kilpeläinen TP, Talala K, Raitanen J, et al. Prostate cancer and socioeconomic status in the Finnish randomized study of screening for prostate cancer [J]. Am J Epidemiol, 2016, 184(10): 720-731.

[24] Kishan AU, Cook RR, Ciezki JP, et al. Radical Prostatectomy, External Beam Radiotherapy, or External Beam Radiotherapy With Brachytherapy Boost and Disease Progression and Mortality in Patients With Gleason Score 9-10 Prostate Cancer [J]. JAMA, 2018, 319(9): 896-905.

[25] Kyriakopoulos CE, Chen YH, Carducci MA, et al. Chemohormonal Therapy in Metastatic Hormone-Sensitive Prostate Cancer: Long-Term Survival Analysis of the Randomized Phase Ⅲ E3805 CHAARTED Trial [J]. J Clin Oncol, 2018, 36(11): 1080-1087.

[26] Martin RM, Donovan JL, Turner EL, et al. CAP Trial Group Effect of a low-intensity PSA-based screening intervention on prostate cancer mortality: the CAP randomized clinical trial [J]. JAMA, 2018, 319(9): 883-895.

[27] Michalski J M, Moughan J, Purdy J, et al. Effect of Standard vs Dose-Escalated Radiation Therapy for Patients With Intermediate-Risk Prostate Cancer: The NRG Oncology RTOG 0126 Randomized Clinical Trial [J]. JAMA Oncol, 2018, 14(6): p. e180039.

[28] Morais-Santos M, Werneck-Gomes H, Campolina-Silva GH, et al. Basal Cells Show Increased Expression of Aromatase and Estrogen Receptor α in Prostate Epithelial Lesions of Male Aging Rats. Endocrinology [J]. 2018, 159(2): 723-732.

[29] Morris MJ, Rumble RB, Basch E, et al. Optimizing Anticancer Therapy in Metastatic Non-Castrate Prostate Cancer: American Society of Clinical Oncology Clinical Practice Guideline [J]. J Clin Oncol, 2018, 36(15): 1521-1539.

[30] Moschini M, Briganti A, Murphy CR, et al. Outcomes for Patients with Clinical Lymphadenopathy Treated with Radical Prostatectomy [J]. Eur Urol, 2016, 69(2): 193-196.

[31] Obek C, Doğanca T, Demirci E, et al. The accuracy of (68) Ga-PSMA PET/CT in primary lymph node staging in high-risk prostate cancer [J]. Eur J Nucl Med Mol Imaging, 2017, 44 (11): 1806-1812.

[32] Patrick-Miller LJ, Chen YH, Carducci MA, et al. Quality of life (QOL) analysis from CHAARTED: Chemohormonal androgen ablation randomized trial in prostate cancer (E3805) [J]. American Society of Clinical Oncology meeting, 2016, 34: 5004.

[33] Penson DF, Armstrong AJ, Concepcion R, et al. Enzalutamide versus bicalutamide in castration-resistant prostate cancer: the STRIVE trial [J]. J Clin Oncol, 2016, 34 (18): 2098-2106.

[34] Preisser F, Van Den Bergh RCN, Gandaglia G, et al.Effect of Extended Pelvic Lymph Node Dissection on Oncologic Outcomes in Patients with D′ Amico Intermediate and High Risk Prostate Cancer Treated with Radical Prostatectomy: A Multi-Institutional Study [J]. J Urol, 2020, 203 (2): 338-343.

[35] Pritchard CC, Mateo J, Walsh MF, et al. Inherited DNA-repair gene mutations in men with metastatic prostate cancer [J]. N Engl J Med, 2016, 375 (5): 443-453.

[36] Sadri Nahand J, Esghaei M, Hamidreza Monavari S. The assessment of a possible link between HPV-mediated inflammation, apoptosis, and angiogenesis in Prostate cancer [J]. Int Immunopharmacol, 2020, 88: 106913.

[37] Sathianathen NJ, Philippou YA, Kuntz GM, et al. Taxane-based chemohormonal therapy for metastatic hormone-sensitive prostate cancer [J]. Cochrane Database Syst Rev, 2018, 10 (10): CD012816.

[38] Schumacher, F.R., Al Olama AA, Berndt SI, et al. Association analyses of more than 140, 000 men identify 63 new prostate cancer susceptibility loci [J].Nat Genet, 2018, 50 (7): 928-936.

[39] Shore ND, Chowdhury S, Villers A, et al. Efficacy and safety of enzalutamide versus bicalutamide for patients with metastatic prostate cancer (TERRAIN): a randomised, double-blind, phase 2 study [J]. Lancet Oncol, 2016, 17 (2): 153-163.

[40] Smith K, Byrne, Castano JM, et al.Vasectomy and Prostate Cancer Risk in the European Prospective Investigation Into Cancer and Nutrition (EPIC) [J].J Clin Oncol, 2017, 35 (12): 1297-1303.

[41] Stewart RW, Lizama S, Peairs K, et al. Screening for prostate cancer [J]. Semin Oncol, 2017, 44 (1): 47-56.

[42] Tulsyan S, Das CJ, Tripathi M, et al. Comparison of 68Ga-PSMA PET/CT and multiparametric MRI for staging of high-risk prostate cancer68Ga-PSMA PET and MRI in prostate cancer [J]. Nucl Med Commun, 2017, 38 (12): 1094-1102.

[43] Ulio C, William O, Bobby L. Profile of apalutamide in the treatment of metastaticcastration-resistant prostate cancer: evidence to date [J]. OncoTargets and Therapy, 2018, 11: 2141-2147.

[44] Villani S, Gagliano N, Procacci P, et al. Characterization of an in vitro model to study the possible role of polyomavirus BK in prostate cancer [J]. J Cell Physiol, 2019, 234 (7): 11912-11922.

[45] Wilt TJ, Jones KM, Barry MJ, et al. Follow-up of prostatectomy versus observation for early prostate cancer [J]. N Engl J Med, 2017, 377 (2): 132-142.

[46] 杨雪圆，陈其华，蔡宛灵，等. 中医药治疗前列腺癌的临床研究进展 [J]. 中医药信息，2023，40 (10): 71-76, 81.

[47] 中华医学会男科学分会，前列腺癌中西医结合诊疗与健康管理中国专家共识编写组. 前列腺癌中西医结合诊疗与健康管理中国专家共识 [J]. 中华男科学杂志，2022，28 (10): 941-953.

[48] 毛倩倩，林久茂. 黄芪多糖抗肿瘤作用的研究进展 [J]，中医药通报，2020，19 (4): 75-79.

[49] 王宏伟，田欣圆，于蕾. 山慈菇的化学成分及其抗肿瘤作用机制研究进展 [J]. 内蒙古医科大学学报，2022，44 (3): 305-309.

[50] 王涛，李玉兵，求旦旦，等. 前列腺癌的现代中医药治疗策略探讨 [J]. 广州中医药大学学报，2022，39 (1): 207-213.

[51] 李奕，庞博，花宝金，等. 基于络病理论探讨恶性肿瘤的病机 [J]. 中医杂志，2022，63 (15): 1427-1430.

[52] 刘德果，李姿蓉，陈其华，等. 基于“络病”学说刍议前列腺癌发病及益肾通癃方治疗思路 [J]. 中医药临床杂志，2021，33 (7): 1220-1223.

[53] 陆鑫熠，任建琳，吕祥，等. 基于“络病学说”分析虫类药在肿瘤患者治疗中的应用［J］. 世界中医药，2020，15（6）：938–944，948.
[54] 戚淑娟，贾建伟. 浅谈络病理论与恶性肿瘤［J］. 广州中医药大学学报，2013，30（4）：586–587.
[55] 陈惠，龚婕宁，渠景连. 以中医络病理论试论恶性肿瘤发病及其转移的病机证治［J］. 广州中医药大学学报，2014，31（6）：1012–1015.
[56] 沈建平. 甲骨汤合消瘤丸辨证治疗骨转移癌100例［J］. 南京中医药大学学报，1997，（4）：239–240.
[57] 李晨，姚源，李柳，等. 基于癌毒病机理论辨治前列腺癌［J］. 北京中医药大学学报，2024，47（3）：307–311.
[58] 游爽，陈学彰，方子豪，等. 从肝脾肾探讨前列腺癌的分期辨证论治［J］. 中医肿瘤学杂志，2023，5（4）：18–22.
[59] 刘德果，李姿蓉，陈其华，等. 基于“络病”学说刍议前列腺癌发病及益肾通癃方治疗思路［J］. 中医药临床杂志，2021，33（7）：1220–1223.
[60] 国际血管联盟中国分部护理专业委员会. 住院患者静脉血栓栓塞症预防护理与管理专家共识［J］. 解放军护理杂志，2021，38（6）：17–21.
[61] 黄晓玲，蔡建树，蒋苗苗，等. 围手术期静脉血栓栓塞症预防与管理的最佳证据总结［J］. 护理与康复，2020，19（11）：33–38.
[62] 刘玲，何其英，马莉. 泌尿外科护理手册［M］.北京：科学出版社，2015.
[63] 王立鹏，祝清国. 加速康复外科在腹腔镜膀胱癌根治术围手术期应用的研究进展［J］. 现代肿瘤医学，2022，30（8）：1500–1504.
[64] 王玮获，刘洪娟，汪晖，等. 围术期病人戒烟管理的最佳证据总结［J］. 护理研究，2021，35（22）：3991–3996.
[65] 吴军英. 中医护理技术结合加速康复外科理念在腹腔镜围手术期中的应用［J］. 光明中医，2020，35（8）：1251–1253.
[66] 朱卫丰，王雅琦，吴文婷，等. 中药穴位贴敷的现代研究进展［J］. 中国中药杂志，2023，48（3）：579–587.
[67] 庄珊珊，张转运，傅双，等. 择期全麻患者术前禁食禁饮管理的最佳证据总结［J］. 中华护理杂志，2022，57（14）：1749–1755.
[68] 中国抗癌协会泌尿男性生殖系统肿瘤专业委员会微创学组. 中国泌尿外科围手术期血栓预防与管理专家共识［J］. 现代泌尿外科杂志，2020，25（12）：1048–1051.
[69] 徐向来，郭剑明.前列腺癌根治术的发展与术后排尿功能恢复［J］. 实用肿瘤杂志，2020，35（2）：107–114.
[70] 多学科围手术期气道管理中国专家共识（2018版）专家组. 多学科围手术期气道管理中国专家共识（2018版）［J］. 中国胸心血管外科临床杂志，2018，25（7）：545–549.
[71] 陈丽霞，郭苗苗，施慧，等. 近20年穴位按摩干预术后腹胀选穴规律的数据挖掘［J］. 护理研究，2022，36（13）：2275–2280.
[72] 彭晓琼，钱玮，王政平，等.风险预警护理预防留置导尿患者导尿管相关尿路感染［J］. 护理学杂志，2018，33（17）：51–53.
[73] Nambiar AK, Bosch R, Cruz F, et al. EAU Guidelines on assessment and nonsurgical management of urinary incontinence［J］. Eur Urol, 2018, 73（4）：596–609.
[74] Sandhu JS, Breyer B, Comiter C, et al. Incontinence after prostate treatment: AUA/SUFU guideline［J］. J Urol, 2019, 202（2）：369–378.
[75] 司龙妹，张佩英，张萌，等. 盆底肌训练防治前列腺癌根治术后尿失禁的最佳证据总结［J］. 中华护理杂志，2020，55（12）：1859–1864.
[76] 李小江，牟睿宇，邬明歆，等. 中医药治疗去势抵抗性前列腺癌的研究进展［J］. 中草药，2019，50（4）：1007–1011.

第十六章中英文关键词索引

前列腺特异性膜抗原 PET/CT	PSMA PET/CT
Charlson 合并症指数	CCI
GTP 结合蛋白	GTP-binding protein
癌症基因组图谱计划	TCGA
背深静脉复合体	DVC
表皮生长因子	EGF
表皮生长因子受体	EGFR
表皮生长因子受体 1	EGF1（HER1）
表皮生长因子受体 2	ErbB2（HER2）
成纤维细胞生长因子	FGF
黄体生成素	LH
促性腺激素释放激素	GnRH
蛋白激酶 B	PKB
前列腺多参数磁共振成像	mp-MRI
双氢睾酮	DHT
腹腔镜根治性前列腺切除术	LRP
国际癌症研究机构	IARC
国际泌尿病理协会	ISUP
黄体生成素释放激素类似物	LHRH-α
机器人辅助腹腔镜前列腺切除术	RALP
简易认知状态评估表	MCOG
耻骨后前列腺癌根治术	RRP
开放耻骨后前列腺癌根治术	ORP
扩大的盆腔淋巴结清扫术	eLND
雷帕霉素复合物 1	mTORC1
老年疾病累积评分	CIRS-G
磷酸酶及张力蛋白同源物	PTEN
磷脂酰肌醇 3-5- 三磷酸	PIP3
磷脂酰肌醇 3 激酶	PI3K
磷脂酰肌醇 -4,5- 二磷酸	PIP2
卵泡刺激素	FSH
美国癌症协会	ACS
美国东部肿瘤协作组	ECOG

盆腔淋巴结清扫术	PLND
前列腺特异性抗原	PSA
去势抵抗性前列腺癌	CRPC
全基因组关联分析	GWAS
神经内分泌	NE
神经血管束	NVB
微阵列 50	MA50
无进展生存期	PFS
下丘脑－垂体－性腺轴	HPGA
腺苷酸激活蛋白激酶	AMPK
雄激素剥夺治疗	ADT
雄激素反应元件	ARE
雄激素受体	AR
雄激素受体活性功能 -1	AF-1
雄激素受体活性功能 -2	AF-2
雄激素受体活性功能域	AF
胰岛素样生长因子	IGF
胰岛素样生长因子 1	IGF-1
主动监测	AS
转化生长因子－β	TGF-β
转移性激素敏感性前列腺癌	mHSPC
转移性去势抵抗性前列腺癌	mCRPC

第十七章
中西医对男性不育症的认识与诊治原则

第一节　概述

男性不育症（male infertility）是一个历史久远的疾病，最早可以追溯到 2 000 ～ 3 000 年前的商周时期，在《周易》中便记载过相关情况，其中“妇孕不育”这一词语便作为男性不育症最早的记录在《周易》的渐卦中出现过，而《周易・系辞下》更是提出了“男女构精，万物化生”这一观点，这是古人是对男女生殖最早的认识。在中国上下五千年的历史中，历朝历代的医案书籍都或多或少对此疾病有所记载。而现代医学认为男性不育症与精子密切相关，现代医学对其的科学认知则应当追溯到 1677 年，“显微镜之父”列文虎克在一次样本观察中，运用当时刚发明不久的显微镜技术，在精液中观察到了许多活体在其中游动，大部分呈沙粒大小，而当时的人们则认为这是一种寄生在人体内的动物，在此之后，随着科学研究的进展，人们逐渐揭开了男性不育症的面纱。

1954 年，威尔逊和朗克两位学者首次在部分患者血清中发现了一种特殊的抗体，该抗体能诱导产生特异性免疫应答，通过多种途径干扰男性的生殖功能，是男性不育症的一个重要病因，后来医学上将其定义为抗精子抗体。1978 年，人类的第一例试管婴儿在英国的奥德姆总医院诞生，这也预示着人类的体外受精胚胎移植技术成功拉开序幕，这也为之后严重男性不育症和 IVF 受精失败的患者提供了辅助生殖治疗的技术基础。1988 年有研究指出通过 X 染色体连锁分析定位了小鼠雄激素受体基因突变，这是除 Y 染色体以外在 X 染色体上发现的第一个与男性不育相关的基因。对男性不育的遗传学研究始于 20 世纪中叶，直至今天在新的分子技术进步的推动下，人类男性不育症各种亚型的关键基因得以被发现和描述。

1950—1990 年，医学界多次报道了男性不育症各种病因的关键证据，包括在部分克林菲尔特综合征患者血清中发现了额外的 X 染色体，这被认为是男性不育症遗传相关病因的首要证据，此后又在基因、Y 染色体、雄激素受体等异常的研究中发现了男性不育症的许多遗传学相关问题。

而近年来，研究人员则越来越多地使用全基因组染色体微阵列技术以及各种更先进的 PCR 测序技术对男性不育症进行基因组研究，识别男性不育症基因。1990 年，人类诞生了首例运用植入前遗传学诊断技术的试管婴儿，该试管婴儿的诞生也预示着人类辅助生殖技术产前诊断的时代正式开启。1992 年，人类首次研发出单精子卵胞浆内注射技术（intracy-toplasmic sperm injection，ICSI），将单条精子注入到成熟的卵母细胞浆内，从而为精液常规异常、不受精、受精率低的男性不育症患者提供了新的治疗方案，自此辅助生殖技术迎来了一个蓬勃发展的高潮。

1992 年，WHO 在一项大量人群的流行病学调查中发现：约 90% 的具有正常生育能力的夫妻在同居一年时间内均可以正常怀孕，而剩余 10% 的夫妻无法正常怀孕，则被认为是不育症或者生育能力低下者，其中有接近 50% 的夫妻不育是由男性造成的，故基于此首次提出男性不育症这一概念，国际各类指南将其定义为：育龄夫妻有规律性生活且未采取避孕措施，由男方因素导致女方在一年内未能自然受孕者。

1996 年 10 月，中国首例 ICSI 试管婴儿在中山大学附属第一医院生殖医学中心诞生，这也预示着中国在治疗男性不育症上的历史性进步。随着科学研究技术的不断发展，医学上对男性不育症的研究也越来越深入，对其在人类基因、染色体、分子层面的认识也越来越详细。在 2023 年的 8 月，美国相关机构正式对外宣称：Y 染色体作为人类决定性别的重要染色体，对于其 DNA 的基因测序已经全部完成，这代表着许多只有雄性之间才能传递的相关遗传信息被认识，这也为后续男性不育症的相关研究提供了重要的帮助。

随着科学研究的不断进展，许多影响男性不育的病因被发现，由下丘脑 - 垂体 - 性腺轴组成的男性生殖轴中，任何环节都可能因疾病或者其他刺激的影响，破坏既有稳态，最终导致男性不育症的发生。基于此，我们认为男性不育症并不是一个独立疾病，应该将其归纳为由多种疾病或其他因素共同作用所引发的综合表现。

所以，临床上首先需要全面了解患者的病史，其次要进行相关的体格检查和辅助检查等以辅助男性不育症患者的诊断，从而也可以明确男性不育症具体的病因。根据目前的临床表现，男性不育症患者目前可以分为两类，即绝对不育和相对不育。绝对不育的患者大部分完全没有生育能力，常见的具体病因包括无精子症等。而相对不育的患者还具有部分生育能力，但生育能力偏低，低于正常男性生育所需要的临界值，常见的具体病因包括少精子症、弱精子症等。

不育症属于中医“无嗣”“绝育”范畴。本病的发生受到了包括先天不足，以及后天的饮食、劳累、情志、外感邪气的损伤等多种因素的影响，最终导致了痰浊、水湿、瘀血等病理产物停滞于精室之中，破坏了精室正常的生理功能，伤及气血，导致脏腑功能的失调。传统的脏腑辨证认为，不育之本在肾，且多从心、肝、脾等脏腑相关。肾主藏精，精可化血，血脉受心之所主，而血又能生精，心肾调和，精血固守于内，而不外泄，心肾亏虚，血不能生，精不能藏，精室之中精血不足，无法涵养肾之生殖之精，故生殖无法完成。所以认为“肾精亏虚，精室失用”是本病的核心病机。

络病学说萌芽于《黄帝内经》，成形于《伤寒杂病论》，成熟于《临证指南医案》，现代临床、基础研究学者将络病学说逐渐应用于临床，为临床探索疑难杂病提供了新思路，并通过先进的科研技术，使络病学说与现代医学接轨。现代的络病学说较传统中医理论更注重于局部辨证论治，提出了基于“空间”“时间”“功能”的“三维立体网络系统”，而男性不育症是临床上的疑难杂症，许多患者临床症状不明显，用传统的中医理论治疗男性不育症效果欠佳。但其发病特点契合络病学理论，且与络病学所强调的精室等脏腑密切相关，故结合络病学理论辨证论治男性不育症，能为临床治疗提供新的思路与方法。

男性不育症的发病原因复杂，受到神经、内分泌、血管等多个系统的影响，其中，“下丘脑 - 垂体－性腺轴”上游的神经内分泌功能的调节与络病学“气络”“血络”理论相契合。而男性不育症的发病时间长，一般长达一年及以上，且目前认为精索静脉曲张是男性不育症的第一大发病原因，这也与络病学说的“久病入络”“久瘀入络”相符合。而络病学说又强调微观的局部，其中精室的通畅是男性不育症的关键。在中医藏象学说中一直存在着六大奇恒之腑：脑、骨、髓、脉、胆、女子胞，而唯缺男子胞，也就是在中医脏腑理论中没有与代表男性内生殖器官之概念名称。明代《类经附翼》认为精室：“居于直肠之前，膀胱之后，当关元气海之间”，是对精室解剖部位的准确描述。近年来，经众多医家的考证，讨论争鸣，最后统一认识，正式认为精室为男子的奇恒之腑。清代医家蔡乃庵在其《医会元要》中指出：“督者，都也，为阳脉之纲。督、任、冲三脉皆气于胞中，胞中者，男女丹田之通称也，在女谓之女子胞，在男即精室。”该句说明了精室与女子胞的归类和功能的相似性。由“生精之处”“藏精之所”和“化精之所”。精室与冲、任相关，冲、任二脉又受到肾精的影响，肾精旺盛，则脉气充盛，肾精亏虚，则脉气亏虚，精室失用，生殖功能失常；若是受内因损伤或外因邪气的影响，出现湿热、血瘀、痰浊等病理产物瘀滞精室，则精室生殖功能紊乱，无法正常地生精、藏精、化精，发为本病。

络脉是经脉更细化的层级，络脉因阴液不足或虚火灼烧出现气血的亏损，而络脉所产生的气血无法供应经脉的亏损，长此以往，必会累积到经脉，经脉的气血不足则无法供应精室精气的生成、运化，则会出现生殖功能的异常。同样，络脉阳气亏虚，气血推动无力，气血无法正常运输到经脉之中，则经脉亏虚，经脉气血不足则不能化生精气，生殖功能受到破坏。络脉受到外邪热毒侵袭，故热毒瘀滞于络脉之中，气血正常运行失用，且热毒传变影响经脉的正常功能，经脉受邪后使得精室失去其正常的生精、藏精、化精功能，故而不育。络脉细小迂曲，自生或外来的痰湿、瘀血若瘀塞其中，则道路受阻，络脉所产生的气血无法运行于经脉，则经脉亏虚，而气血阻滞于络脉，久而久之，气满而化热，又化生热毒影响经脉和络脉，损伤正常经络，精室经络损伤，肾精、气血运行不畅，则生不育。

结合络病学说的辨证论治体系，我们认为男性不育症主要包括四种：①络脉损伤（肾阴不足，虚火伤络证）；②络虚不荣（肾阳不足，肾络失煦证，以及气血亏虚，络虚不荣证）；③热毒滞络（湿热下注，热毒滞络证）；④络脉瘀塞（痰湿内蕴，络脉瘀塞证）。

第二节　定义与概念

一、现代医学定义

目前将育龄夫妻有规律性生活且未采取避孕措施，由男方因素导致女方在 1 年内未能自然受孕者，定义为男性不育症。

临床上对于男性不育的定义为：1 年无避孕措施性交后无法成功受孕的异性夫妻中，男性伴侣精液参数异常或精子功能测定结果异常，或男性存在功能性障碍，无法将精液充分射入阴道。WHO 将男性不育定义为：精液分析中有 1 项或 1 项以上异常，或者存在性功能或射精功能障碍。

二、中医学概念

中医学对男性不育症的认识历史悠久，其理论可追溯至两千多年前，最早可以追溯到《周易》。

在此书的渐卦中便出现了“妇孕不育”的记载，并首次提出了“男女构精，万物化生”这一重要生殖理论。之后，在《山海经》《礼记》《周礼》《左传》等典籍中也都或多或少记载了一些对男性不育症的观察和经验总结。

而《黄帝内经》作为中医学最基础的一本医学专著，首次系统论述了男性的生殖系统及生理变化规律。例如《素问》的“上古天真论”“五常政大论”，以及《灵枢》中记载的：“岁有胎孕不育……何气使然”“二八，肾气盛……故能有子”“岁有十二月……人有无子”“今五脏皆衰……而无子耳”等。同时，该书还论述了许多可致男性不育的病症，如“精少”“精时自下”“阴痿”“白淫”等。

汉代张仲景则将男性不育症归属于“虚劳”范畴，在《金匮要略》中记载了：“男子脉浮弱而涩，为无子，精气清冷。”这句话从脉象对不育进行了描述，将不育称为无子，认为男子精气亏虚，精冷不温是不育的主要病因病机。

此后，从两晋南北朝时期到近现代这两千多年的时间里，各大医家分别从不同方面提出了对男性不育症的探讨，最终形成了包括“肾主生殖”“肝为生殖之枢”“精室理论”“天癸理论”等集理法方药为一体的、极其完整的理论体系。

古代医家认为年龄、先后天因素、脉象、交合时间以及精液性质都会影响男性不育的发生。在病因病机方面，古代医家认为不育的病因与外感六淫、饮食失宜、先天不足、后天失调、劳逸过度、七情内伤等密切相关。病机以肾脏功能失调为主，同时涉及肝、脾、肺等脏。在治疗方面，多数医家从“肾”和“精”立论进行辨证论治。从肾立论者多认为肾虚则无以藏精，精不足则易不育，治疗上以滋肾填精，养精益气为主。而从精立论者则主要从“先、后天之精”和“精液之精”立论。尤其是对“精液之精”的论述尤为详尽，分别有从“精寒”“精少”“精清”“精冷”“精薄”等多方面进行论述。现代各地的中医医家们，在传承与发展古代医家对本病的思想上，通过创新和发展古代医家的治疗经验，不仅从宏观方面确立了基于脏腑、阴阳、气血等多角度论治体系，还基于现代分子生物学技术开展了针对精液常规的微观辨治，开创了中医药治疗男性不育症的新格局。

第三节　流行病学与发病率

一、流行病学

据 WHO 统计，全球约有 15% 育龄夫妻存在生育问题，其中男方因素约占 50%。一项全球性流行病学调查显示，在 1990—2017 年，男性不育症的年龄标化患病率每年增加 0.291%。而另一项针对男性精液质量的系统评价也指出，在 1973—2011 年，男性精液标本中每毫升精子数量减少了 50% ～ 60%。

男性不育症的危险因素主要包括年龄因素、肥胖、不良嗜好、不良生活习惯、精神心理因素、病原体感染及精索静脉曲张等。

2020 年，某大型多中心研究随机抽样调查了近 4 500 名男性不育症患者。调查结果显示，中国男性不育症患者有以下特征。

男性不育症患者主要为中青年人群，平均年龄为 33 岁，以 30 ～ 35 岁人数最多。以前 25 ～ 35 岁不育人群较多，随着生育年龄推迟和二胎政策影响，导致男性不育集中在 25 ～ 45 岁。

从分布来看，中东部城市患者居多。近一半男性不育症患者来自东部地区，约 40% 来自中部地区。其中，超 60% 患者居住在城市，超 10% 居住在郊区，居住在农村的只有 20% 左右。这一结果可能与中东部地区人口密集、育龄人口基数大或医疗水平较发达有关。

虽然超 40% 男性不育症患者体重指数（BMI）正常，但有 26.71% 的患者有肥胖问题，还有少数人（2.80%）体重过轻。肥胖男性的精子数量和活力都会下降。

调查发现，多数男性不育症患者接受过良好的教育，拥有大学及以上学历的比例达到 63.82%，且大部分有稳定工作。这可能与受教育程度高的人更可能晚婚晚育有关，年龄偏大会增加不育风险。

约 38% 的男性不育症患者有吸烟习惯，且 60% 烟龄在 10 年以上。30% 的男性不育症患者有喝酒习惯，其中近 25% 的人每周喝啤酒超过 500 mL；超 10% 每周喝白酒超过 250 g；还有不少人不止喝一种酒。多项研究证明，烟酒不仅影响精子的数量、活力，还会降低精子遗传物质（DNA）的稳定性，增加不孕或流产风险。

超过 70% 的男性不育症患者存在轻度、中度焦虑，约 11% 存在重度焦虑。华中地区与华东地区的男性焦虑程度较高，远高于其他地区。大多数男性不育症患者处于抑郁状态，约 30% 甚至重度抑郁。在性功能方面，超过半数的男性不育症患者有不同程度的勃起功能障碍。焦虑、抑郁和性功能障碍是相互影响的，导致恶性循环，且都可引发不育问题，需要引起重视。

除已知致病因素外，仍有 30% ～ 50% 的精液参数异常者无法查找到明确病因。国家统计局数据显示：截至 2022 年末，我国人口自然增长率为 –0.60‰，与 2021 年相比减少约 85 万人。造成这一现象的重要原因与不孕不育症的高发密切相关。

二、发病率

近年来，全球范围内人类的精子质量在不断下降，因此，不育症被 WHO 列为 21 世纪继心血管、癌症之后影响人类生活和健康的第三大疾病。据调查统计，已婚夫妻不孕不育发病率约为 15%，患者达 5 000 万。

第四节　病因学与发病机理

一、西医学对病因病机的认识

男性不育症病因复杂，不是一种独立的疾病，而是由多种疾病或因素造成的结果。随着科学技术的发展及对人体解剖结构的深入认识，西医将男性不育症的病因以睾丸功能为核心，主要分为四类：睾丸前因素、睾丸因素、睾丸后因素及特发性不育。

睾丸前因素——类似于整个生殖系统的上游，主要为下丘脑、垂体区域的解剖或功能异常，或因疾病、外伤、手术、药物等因素引发的内源性、外源性激素异常，使得促性腺激素分泌不足，导致继发性睾丸功能障碍，从而出现生精功能的障碍。

若下丘脑、垂体功能出现异常，会导致促性腺激素释放激素及一种或多种促性腺激素的产生、释放异常，从而无法将正常的信号传递给睾丸，从而产生生精功能的异常。

睾丸因素——类似于整个生殖系统的中游，包括染色体异常、基因异常、发育异常、睾丸炎、睾丸损伤、扭转、精索静脉曲张、睾丸肿瘤及其治疗方法（放、化疗），以及肝硬化、肾功能衰竭及其他系统性疾病导致的睾丸功能损伤。

此外，环境因素和生活习惯也对男性不育症有重要意义，如化学物质、重金属、辐射、高温、毒害气体等都会损伤睾丸的正常生精功能而导致不育。而吸烟、酗酒、熬夜、饮食偏好等不良生活习惯也是导致男性不育症的危险因素。

睾丸功能异常主要是多种因素导致睾丸自身功能出现异常，睾丸作为生殖系统中生产精子和运输精子最重要的器官，其功能的正常对生殖系统极其重要。

睾丸后因素——类似于整个生殖系统的下游，通常包括梗阻、精子功能异常、性功能障碍等相关因素，以及附属性腺的感染及炎症等。

梗阻性无精子症（obstructive azoospermia，OA）包括睾丸内梗阻、附睾梗阻、输精管梗阻、射精管梗阻，多由炎症感染、创伤、手术等因素引起相关部位的梗阻，还有部分患者则为基因变异或先天遗传因素引起。

精子的成熟依赖于附睾管的管腔微环境稳态，并与附睾液中酸碱度、离子浓度及多种蛋白的表达密切相关。当附睾功能出现障碍时，可通过多种途径影响精子前向运动能力和受精能力。现代研究也表明，精子 DNA 碎片率和染色体非整倍体率增高也可引起精子受精能力下降，从而导致自然受孕概率下降或不良妊娠结局。

性功能障碍，尤其是勃起及射精功能异常，与男性不育关系密切，其中最为常见的有勃起功能障碍（erectile dysfunction，ED）、不射精及逆行射精等。

生殖道感染可使精液白细胞增多、炎症因子释放、活性氧（ROS）水平改变，同时可能导致继发输精管道梗阻，从而引发男性不育症。

细菌感染同样被认为是男性不育症的重要病因。不同的细菌通过对精子质量和功能、泌尿生殖系统结构和功能产生负面影响，增加男性的生育问题。大肠埃希菌通过改变精子活力、形态、ROS 水平和 DNA 完整性，对男性生育能力特别是精子质量产生不利影响。THAPER 等从金黄色葡萄球菌中分离纯化了精子固定因子（SIF），并报道了浓度为 150 mg/mL 的 SIF 可以使精子完全固定，而杀死精子需要 200 mg/mL。金黄色葡萄球菌能够凝集和固定精子，导致精子功能丧失。淋病是由淋病奈瑟球菌所致的泌尿生殖系统化脓性炎性疾病，每年约有上亿人感染淋病。男性感染者会出现无症状的黏膜定植、黏膜炎性疾病（如尿道炎）和组织侵入性的睾丸损伤和导管阻塞，可引发睾丸炎、前列腺炎、附睾炎，并伴有黏液脓性尿道分泌物，从而使生育能力受损。铜绿假单胞菌是一种革兰阴性致病菌，是睾丸炎、附睾炎和尿道炎的常见诱发因素，可干扰男性生育能力。这种微生物产生的一种群体感应信号分子，称为 3- 氧十二烷基 -1- 高丝氨酸内酯，会导致顶体过早丢失，从而影响受精。有研究报道，幽门螺杆菌感染可影响精液中调节睾丸功能的激素浓度，如胃饥饿素和肥胖抑制素，这两种激素对泌尿生殖系统发挥不同程度的重要作用。厌氧球菌是另一种常见的厌氧菌，常见于女性阴道和各种化脓性分泌物中，但也存在于男性尿路感染中。在一项由 19 例捐精者和 58 例男性不育症患者组成的研究中，多项统计显示厌氧球菌可显著降低精子质量，更具体地说是影响精子的活力和形态。因此，研究者认为厌氧球菌是精子质量低的生物标志物。

氧化应激也是造成男性不育症的重要因素。人体内的活性氧自由基来源于细胞的正常生理活动，自由基的生成与清除通常保持平衡，其在精子细胞中与性激素分泌、精子获能等功能密切相关。若是活性氧自由基的生成与清除平衡受到破坏，则会损伤线粒体 DNA，ATP 的合成也会受到影响，相关酶活性降低，最终导致精子活力的减弱甚至丧失。

当然，由于目前科学研究的局限性，临床上还是有部分男性不育症患者仅表现为精液参数异常，找不到具体的原因，无法归属于上述的任何一种男性不育症中。针对这一类患者，目前认为其具体病因可能影响了生殖系统的某一个或多个环节——这涉及上述未描述的生殖环节，且极有可能与遗传或环境等多种因素有关。

二、中医学对病因病机的认识

中医学认为男性的生殖功能是脏腑、气血、经络功能有机协调的综合表现，其中任何一个环节出现问题，都会导致不育。《秘本种子金丹》总结男性不育症的病因为精液异常、性功能障碍、全身性病证，男性不育的病因包括先天因素、饮食不节、房劳过度、情志内伤、外感邪毒与六淫、外伤、医药之误。

古代医家认为男性不育症发病的主要原因是内在因素，认为本虚是致病的主要因素，其中虚损占不育病因的大部分，并在辨证论治中认为脏腑虚实的变化是重中之重；并且，认为本病的病机以正虚为主，以邪盛为次。当然，除了正气虚损的病机之外，其他病机也要予以重视。《灵枢·本神》云："肾藏精。"《灵枢·决气》云："两精相传，合而成形，常先身生，是谓精。"《素问·调经纶》云："血气不和，百病乃变化而生。"清代陈士铎《石室秘录·子嗣论》云："凡男子不生育有六病……一精寒、二气衰、三痰多、四相火盛、五精稀少、六气郁。"古代医家在生理、病理论述中都是围绕肾藏精、主生殖而展开的。肾脏精气的盛衰盈亏关系到人体的生长、发育及衰老，同时直接或间接影响男性的性功能和生殖功能。肾气充盛则通过冲脉、任脉、督脉的作用，生成和运输"天癸"，在男子则表现为"能有子"。另外，生殖之精虽然主要与肾精的产生、运输有关，但也与五脏之精气密切相关，所以五脏的协调平衡，精气充盛，藏泄有度，是维持性功能和生殖功能的重要因素，而五脏失调，精衰气少，藏泄失度均可导致男性不育。

综上，本虚标实，虚实兼夹是男性不育的总病机，具体可归纳为肾阳虚损，命门火衰，精气虚冷；肾阴不足，阴精亏虚，虚火灼精；后天不足，脾失健运，化源不足；肝郁气滞，血络失和，瘀阻血脉；邪毒浸淫，肝经蕴热，下扰精室；先天禀赋不足，肾气亏虚，生精无力；久伤劳倦，气血亏耗，生精乏源。病理因素主要包括虚、气、痰、热、湿、毒、瘀。

基于此，不育常见的病因有先天因素、后天因素和不明原因。又因络病多有易滞易瘀的特点，故认为男性不育症的病机主要有肾络阳虚，生精动力缺乏；肾络阴虚，阴精亏虚，生化乏源；络虚不荣，精失化源；络气郁滞，血脉瘀阻，疏泄失司；热毒滞络，精室受扰；外伤损络，络脉损伤，瘀血阻窍，络脉瘀塞，等等。结合络病学说提出的八种证型，认为本病占其四，即络脉损伤（肾阴不足，虚火伤络证）；络虚不荣（肾阳不足，肾络失煦证，以及气血亏虚，络虚不荣证）；热毒滞络（湿热下注，热毒滞络证）和络脉瘀塞（痰湿内蕴，络脉瘀塞证）。

第五节　临床诊断方法与评价

一、临床表现

目前临床上男性不育症患者大多无明显临床表现，主要表现为已婚已育且规律性生活超过一年，而女方身体健康，由男方因素导致女方未孕。部分患者可能合并有以下几类临床表现。

（1）精神神经症状：精神抑郁，闷闷不乐，或记忆力减退、头昏耳鸣，或潮热心烦、失眠多梦，或反应迟钝。

（2）性功能障碍症状：性欲减退或无性欲或出现遗精、早泄、滑精、阳痿、不射精等性功能减退症状。

（3）泌尿系统症状：尿频、尿急，或尿黄短少，或夜尿多，或余沥不爽。

（4）消化系统症状：少数人饮食减少，或腹胀、腹泻。

（5）生殖系统症状：患过睾丸结核、附睾炎或睾丸炎、精囊炎、前列腺炎、鞘膜积液、隐睾症、精索静脉曲张等疾病的患者可有相应临床症状。

二、精液分析与分型

精液分析结果是制定男性不育症诊疗决策的重要依据，如结果发生明显异常，则应进行全面的实验室检查和评估。精液结果的分析推荐参照 WHO《人类精液检查和处理实验室手册》第六版进行，如第 1 次精液分析结果正常，通常不需要进行第 2 次分析；如再次精液分析结果与第 1 次相差显著，则需进行第 3 次精液分析（表 17–1）。

表 17–1　精液分析参考值范围

参数	参考值
精液体积（mL）	1.4（1.3～1.5）
精子总数（$\times 10^6$每次射精）	39（35.0～40.0）
精子浓度（$\times 10^6$/mL）	16（15.0～18.0）
总活力（PR+NR，%）	42（40.0～43.0）
前向运动率（PR，%）	30（29.0～31.0）
存活率（活精子，%）	54（50.0～56.0）
精子形态学（正常，%）	4（3.9～4.0）
pH值	≥7.2
过氧化物酶阳性白细胞（$\times 10^6$/mL）	<1.0
混合抗球蛋白试验（MAR，%）	<50
免疫珠试验（%）	<50
精浆锌（μmol每次射精）	≥2.4
精浆果糖（μmol每次射精）	≥13
精浆中性葡萄糖糖苷酶（pmol/次射精）	≥20

基于以上精液分析结果，将精液异常的男性不育症患者分为以下几型。

（1）少精子型：生育期男性具备正常的性功能和射精功能，在禁欲后 2 ～ 7 日，3 次以上精液化验精子浓度小于 15×10^6/mL 或每次射精精子总数小于 35×10^6，而其他精液参数基本正常。

（2）弱精子型：至少连续 3 次精液检查所得的结果为精子总活率小于 40%，或前向运动的精子小于 32%。

（3）精液不液化型：精液排出体外，超过 60 分钟仍呈果冻状。

（4）脓精型 / 精液白细胞过多型：精液中发现脓细胞，且白细胞大于 5 个 /HP。

（5）死精子型：精液检查提示精子成活率降低，精液中存活精子低于 58%。

（6）畸形精子型：正常形态精子低于 4%。

（7）免疫型：在至少一份精液标本中，混合抗球蛋白反应试验（MAR）或免疫珠试验（IBT）有不少于 50% 的活动精子表面被覆抗体。

（8）无精子型：精液离心后镜检未发现精子，同时排除不射精和逆行射精等疾病。

三、超声与影像学检查

生殖系统超声检查包括阴囊超声及经直肠超声。阴囊超声是目前临床上较为常见的检查方法，主要检查双侧睾丸、附睾的大小、形态，是否有精索静脉曲张，以及近端输精管有无异常等。经直肠超声临床上相对少用，主要是针对前列腺、精囊、输精管、射精管及盆腔病变进行检查的一种辅助检查方法，可以作为诊断梗阻性病变的辅助方法。生殖系统超声对检测输精管缺如、附睾和精囊的发育不全、缺损、畸形等具有临床价值。而 CT 和 MRI 可以帮助诊断有无垂体瘤等睾丸前因素疾病的发生。

四、相关特殊检查

针对男性不育症患者，除了常规的精液分析检查及超声与影像学检查外，还有尿液分析、遗传学检查、生殖激素检查、睾丸活检、精子 DNA 碎片指数（DFI）、生殖道相关支原体、衣原体等微生物检测等相关特殊检查。

（1）尿液分析：尿液离心检查主要针对无精液或精液量少者，根据射精后即刻留取的第一份尿液离心找精子，可以辅助诊断部分逆行射精。

（2）遗传学检查：与男性不育相关的遗传学检查主要包括染色体核型、Y 染色体微缺失、基因检测、精子 DNA 检测等方法。

（3）生殖激素检查：常用的生殖激素指标有睾酮（T）、雌二醇（E_2）、催乳素（PRL）、黄体生成素（LH）、卵泡刺激素（FSH）和抑制素 B（INHB）等。FSH 水平与精原细胞数量呈负相关，但 FSH 水平并不能单独预测精子发生。INHB 与 FSH 呈显著负相关，与精子总数呈正相关，是一种良好的非侵入性精子生成预测指标。联合检测 FSH 和 INHB 较单项检测对睾丸生精功能的评估有更高的预测价值。

（4）睾丸活检：是诊断无精子症的常用方法，也是获取精子的手段之一。常用的睾丸活检方法有睾丸切开活检术（open testis biopsy）、经皮睾丸穿刺活检术（percutaneous testis biopsy，TESA）、睾丸细针精子抽吸术（fine-needle aspiration，FNA）等。

（5）精子 DNA 碎片指数（DFI）：适用于不明原因的男性不育症、胚胎发育受损、流产、反复妊娠失败和先天缺陷等。

（6）生殖道相关支原体、衣原体等微生物检测：可以用来排除生殖支原体、衣原体等微生物的感染。

五、诊断标准与评估指标

根据患者病史、性腺毒素接触情况、体格检查以及辅助检查结果等，明确发病部位（睾丸前、睾丸、睾丸后），按照诊断流程可以得出初步诊断（图 17-1）。

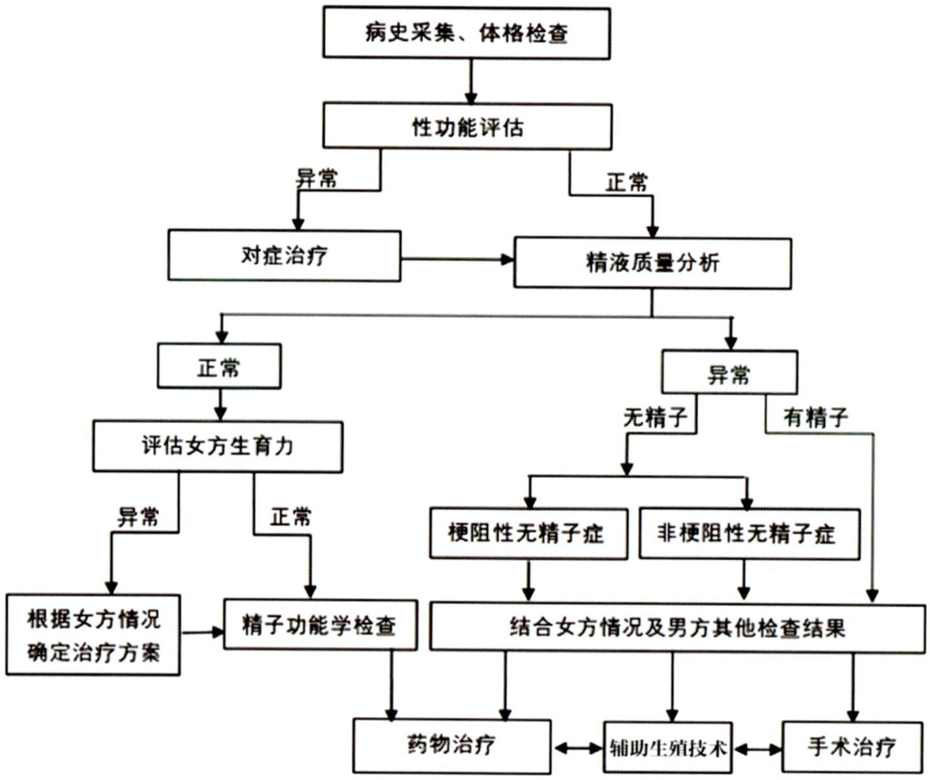

图 17-1　男性不育诊疗流程图

第六节　中西医治疗方法与选择

一、药物治疗作用与选择

1. 基础治疗

基础治疗包括抗氧化治疗、改善细胞能量代谢、改善全身和生殖系统微循环。

基于前文所提到的氧化应激在男性不育症的病理生理过程中起着重要作用，因此抗氧化应激治疗作为男性不育症的基础治疗是必不可少的，常用药物包括有天然维生素 E、硫辛酸、左卡尼汀等。而部分研究也表明，多种抗氧化剂及营养素联合应用比单独使用某一种抗氧化剂或营养素对精子质量的提高可能更有效；改善细胞能量代谢的药物可改善全身组织和细胞代谢能力，且多兼有抗氧化作用，从而提高精子质量。常用药物有左卡尼汀、己酮可可碱、辅酶 Q10 等。改善全身和生殖系统微循环常用药物能促进睾丸生精以及附睾内精子成熟，如七叶皂苷类、胰激肽原酶等，但部分药物的治疗效果仍需严格的循证医学证据来支持。

2. 病因治疗

病因治疗包括内分泌治疗、抗感染治疗等。

（1）内分泌治疗：包括应用促性腺激素类及雌激素受体拮抗剂。

促性腺激素类包括促性腺激素释放激素（GnRH）、人绒毛膜促性腺激素（hCG）和人绝经期促性腺激素（hMG）。适用于低促性腺激素性性腺功能减退症（除外高催乳素血症及肾上腺雄激素过多）。常用剂量 hCG 2 000 ～ 5 000 IU，肌注，2 ～ 3 次 / 周。还可在上述药物治疗的基础上，加用

hMG 75 ～ 150 IU，肌注，2 ～ 3 次 / 周，治疗周期常需 1 ～ 2 年。

雌激素受体拮抗剂通过阻断雌激素的负反馈抑制效应，从而促进垂体分泌促性腺激素（LH 和 FSH），以刺激睾丸间质细胞产生睾酮和促进精子生成。临床常用的还有他莫昔芬和枸橼酸氯米芬。

芳香化酶抑制剂通过阻断芳香化酶来增加睾丸内睾酮水平，以促进精子生成，代表药物为来曲唑和阿那曲唑，同时要关注其性欲减退、肝功能损害等不良反应。

（2）抗感染治疗：可根据临床症状和病原学检查使用敏感抗生素治疗。

二、外科治疗方法与评价

随着显微技术以及辅助生殖技术（assisted reproduc tivetechnology，ART）的不断发展，目前常见的男性不育症外科手术治疗方法主要分为两大类：第一类，旨在解决无精子症，包括促进精子排出的手术（主要适用于梗阻性）和直接从睾丸或附睾获取精子（针对非梗阻性）；第二类，旨在促进精子生成和（或）提高精子质量，主要包括精索静脉曲张和垂体瘤等手术治疗。

1. 无精子症的外科手术治疗

无精子症的外科手术治疗主要包括显微镜下输精管复通术、显微输精管 – 附睾吻合术等。

针对梗阻性无精子症患者，目前显微镜下输精管复通术是主要推荐手术方式，是指在显微镜下分离结节和输精管，切除结节后，游离两断端输精管。远睾端探查是否通畅、近睾端镜检观察有无精子。用血管夹固定两断端，用外科尼龙线全层端对端吻合。然后行外膜肌层加固缝合，放引流条。同法行对侧吻合。其吻合成功率为 70% ～ 99%，高于显微镜下输精管 – 附睾吻合的 40% ～ 90%。

而显微输精管 – 附睾吻合术，需在更高倍的显微镜下，将切断附睾后，将附睾管和输精管用尼龙线缝合，然后缝合外膜和肌层。经典的输精管 – 附睾吻合方式为纵向双针端侧套叠吻合。国内学者应用改良单针显微输精管 – 附睾吻合术亦有良好临床效果。对于存在睾丸内梗阻或输精管道多段梗阻的患者，可以考虑放弃精道重建手术，选择操作简单的睾丸精子抽吸术或睾丸显微取精术，直接获取足量优质精子后，采取冻存备用或联合同步的 ICSI 技术，转入后续 ART。对于无法通过手术复通的无精子症患者，选用睾丸取精或附睾穿刺取精均可。

而非梗阻性无精子症（non–obstructive azoospermia，NOA）是较难处理的男性不育类型。尽管去除病因后，部分患者可以恢复生育功能，但大多数患者需借助睾丸取精手术联合 ICSI 才可以获得自己后代，20% ～ 40% 患者需供精来助育。

2. 精索静脉曲张的外科手术治疗

精索静脉曲张手术目前临床上较为成熟，采用腹腔镜或显微镜行精索静脉高位结扎。手术方式主要是在腹膜后腹股沟管内环口上 1 ～ 2 cm 处进行双重丝线结扎，阻断损精物质反流，同时降低睾丸温度和静脉压，从而改善精液品质，提高自然受孕率。

精索静脉曲张确诊的患者在进行手术后能显著提高患者的精子浓度、精子活动力、正常形态精子比例，降低精子 DFI，提高配偶妊娠率。精索静脉曲张的手术治疗方式多种多样，具体临床上会根据患者疾病的不同情况、医院设备条件、手术者技术和经验，充分与患者沟通后选择合理的手术方案。

三、辅助生殖技术与适应证

ART 包括人工授精（artificial insemination，AI）和体外受精 – 胚胎移植（in vitro fertilization–

embryo transfer，IVF-ET）及其衍生技术。最常用的人工授精技术是宫腔内人工授精（intrauterine insemi-nation，IUI）。

ART 是治疗男性不育症的一种补充手段，但不应该盲目选择 ART，以免给患者造成不必要的负担和创伤。不育夫妻在行 ART 治疗前，必须由专科医生评估，并进行规范的检查和明确的诊断，进而制定合理的治疗方案。ART 过程中主要有以下几个事项需要注意。

1. 降级原则

即优先考虑自然生育，再依次考虑宫腔内人工授精、体外受精 - 胚胎移植、卵胞质内单精子注射和胚胎植入前遗传学检测等 ART。这一原则是为了降低女性伴侣及子代的治疗风险，降低不育夫妻及社会的治疗成本。

2.ART 前的药物治疗

精子 DFI 过高等严重精子质量异常，可能会对 ART 结局产生不利影响，还可能影响子代健康。因此，建议在 ART 前 3 个月开始使用药物治疗改善精子质量。

3.ART 的取精手术相关注意事项

ART 的取精手术主要包括睾丸切开取精术、睾丸精子抽吸术、睾丸切开显微取精术、经皮附睾精子抽吸术、显微外科附睾精子获取术（microsurgical epididymal sperm aspiration，MESA）等手术方式。

（1）不建议进行单纯以诊断为目的的睾丸活检手术，建议在行睾丸活检手术时联合精子冷冻保存，以用于后续可能的 ART 治疗，避免再次手术增加患者创伤。

（2）对于 OA，可采用睾丸切开取精术、睾丸精子抽吸术、经皮附睾精子抽吸术、显微外科附睾精子获取术等术式。

（3）对于 NOA，可采用睾丸切开取精术或睾丸切开显微取精术，不建议采用睾丸精子抽吸术。而对于 AZFa 区或 AZFb 区完全缺失的 NOA 患者，不建议行取精手术。

四、中医辨证论治与治则治法

本病属中医学“无子”“艰嗣”等范畴，受时代及检测手段限制，中医学对男性不育症的认识一直比较宏观，未进行详细分类施治。中医学目前并没有对少精子症、弱精子症、畸形精子症、无精子症、免疫性不育等规定具体对应的病名，可笼统归纳于“精少无子”“无子”“绝育”等中医病名中。

因其为精室病变，其发病部位为肾络相关联，故认为其病变的脏腑之络主要在肾络，结合络病学说提出的辨证论治，将其中临床常见证型分为以下几种：络脉损伤（肾阴不足，虚火伤络证）；络虚不荣（肾阳不足，肾络失煦证，以及气血亏虚，络虚不荣证）；热毒滞络（湿热下注，热毒滞络证）；络脉瘀塞（痰湿内蕴，络脉瘀塞证）。而针对不同证型不育症患者，也突出了个性化的辨治思路，对于肾阴不足，虚火伤络者，滋补肾阴；对于肾阳不足，肾络失煦者，益肾温阳；对于气血亏虚，络虚不荣者，益气养血；对于湿热下注，热毒滞络者，清利湿热；对于痰湿内蕴，络脉瘀塞者，燥湿化痰。

除了中药内服外，中医外治法有着应用便捷、起效快速、费用低廉、安全性高等优点，包括针灸疗法、穴位埋线治疗、穴位注射治疗、推拿按摩治疗、耳穴压丸治疗、中药熏洗治疗，以及中药灌肠治疗等。

针灸治疗男性不育包括毫针刺法、针挑疗法、温针灸等，机制主要包括抗氧化、免疫调节、下丘

脑 – 垂体 – 性腺轴功能稳态的调节等。针刺治疗一般采用辨证取穴、循经取穴、远近结合取穴等原则，以肾主生殖为主要辨证本质，三脉交于精室为主要针灸经络理论基础，一般运用补肾益精、三脉同治法进行针灸治疗。

在选穴方面多以任、督二脉，以及十二正经中的足太阴脾经、足阳明胃经、足厥阴肝经、足少阴肾经这六条经络的穴位为主穴，常用的穴位包括关元、肾俞、气海、关元、三阴交、中极、足三里穴等。

针挑疗法是指使用针具在人体特定腧穴挑刺，挑出纤维样物质，或将有毒物质挤出，以此刺激穴位、疏通经络，起到治疗的作用，常与中药结合起到提高患者精液质量、调节下丘脑 – 垂体 – 性腺轴中激素的分泌等作用。

温针灸主要指的是将中医的针刺和艾灸相结合的治疗方法，以在留针过程中于针柄上裹艾绒为主要手法，具有温通经脉、行气活血等功效。部分学者选取气海、关元两穴佐以其他配穴运用温针灸并结合中药口服治疗男性不育症，对于各种肾络亏虚型不育症效果较佳。

目前临床上常用的针刺治疗男性不育症的选穴方法可分为以下几种：①根据中医辨经论治的方法选取任脉、督脉、足三阴经等以益气养血，补肾健脾。②选取督脉百会益气升阳，任脉关元、气海补益肾气，辅以足太阴脾经阴陵泉、三阴交滋阴补肾，足厥阴肝经太冲疏肝解郁，达到治疗男性不育的目的。③选用任脉关元、气海、中极与足少阴肾经太溪等穴位，再根据临床辨证辅以足三里、三阴交、百会穴。

有研究归纳总结近 10 年针刺治疗男性不育的临床方法。资料发现，临床常用的选穴大致可分为上、中、下三焦，主张从三焦论治男性不育。也有研究主张，临床治疗少弱精子症时从八纲辨证与脏腑辨证着手，选取相应腧穴进行诊治。俞募脑肾配穴法与远近取穴法治疗男性少弱精子症鲜有报道，且中医认为本病病位主要在肾，故本研究遵循基本的选穴原则和配穴方法，确立了俞募脑肾配穴法与远近取穴法两种不同的配穴方法。俞募脑肾配穴法是结合腧穴分布的部位进行穴位配伍，即额旁三线与太溪进行脑肾配穴；胸腹部的京门与腰背部肾俞进行前后配穴，即俞募配伍。远近取穴法依据“经脉所过，主治所及”的远部取穴与“腧穴所在，主治所在”的近部取穴原则，故有研究选用下焦部位的中极、关元与足阳明胃经上的足三里、足太阴脾经上的三阴交等腧穴。

针刺对下丘脑 – 垂体 – 性腺轴功能紊乱具有良好的双向调节作用，可使过高或过低的性激素水平分别趋向正常化，从而增加精子数量、密度、存活率和活力率，改善生殖功能，以达到“阴平阳秘”的正常生理状态。

部分研究运用针挑疗法治疗功能性不射精症患者，发现患者的黄体生成素、卵泡生成素均有明显提高，总有效率为 82.26%，优于单独口服西药治疗。而另外一些研究发现，针挑疗法在治疗感染引起的男性不育症中优于口服左氧氟沙星片，这可能与其能够降低精浆弹性硬蛋白酶水平从而提高精液质量等方面有重要关系。有研究选取肾俞、肝俞及骶丛神经点为主穴，运用针挑疗法治疗男性不育症，发现其可以明显改善患者的精子密度和活力，这可能与下丘脑 – 垂体 – 性腺轴中的生殖激素分泌的双向调节功能有关。

穴位埋线是以中医针灸理论为核心，依据患者病情辨证进行选穴，将可吸收高分子线或缝合线植入并刺激穴位，以达到疏通经络、调整脏腑、调和阴阳的作用，从而治疗疾病。目前部分研究表明，穴位埋线治疗对于男性不育症在不同程度上都有一定的疗效，并且可以改善患者其他伴随症状，疗效优于单纯口服中药或西药，这可能与其植入线吸收过程中对固定穴位的刺激有关。该疗法通过对特定穴位的良性刺激，起到调和人体正常气血阴阳的作用，从而促使精液恢复正常，这也可能与其具有的增强人体免疫力、改善局部微循环、抑制炎性因子释放、改善机体代谢、调节神经反射、恢复神经功能等作用有关。

穴位注射是将一种或多种药物注射进入特定腧穴以治疗某些疾病的方法，对男性不育症有一定的作用。部分研究表明，在治疗部分精液异常的男性不育症患者中，选取肾俞或关元俞等穴位进行穴位注射，配合普通针灸和口服中药，较优于单独中药治疗或针灸治疗，明显优于西药治疗。

推拿、耳穴压丸、中药熏洗、中药灌肠等也是治疗男性不育症的中医外治法，相较前者研究较少，研究数据准确性待验证，但部分研究指出，基础治疗上配合这些中医外治法可以提高男性不育症疗效，能一定程度提高精液质量，对于精索静脉曲张患者、围手术期患者可以改善局部血液循环，减少并发症，改善症状，加快恢复，提高患者生活质量。

五、方药选择与药效作用

1. 肾阴不足，虚火伤络证

主证：畸形精子多，精液量少，精液液化时间延长，遗精早泄，射精障碍，伴有腰膝酸软，头昏耳鸣，健忘，潮热盗汗，口干咽燥，形体消瘦，大便干燥，舌质红少苔或无苔，脉细数。

治法：滋阴补肾，填精种子。

方药：大补阴丸（《丹溪心法》）或左归丸（《景岳全书》）加减。

方解：熟地黄、龟甲滋补肾阴，制约虚火；黄柏、知母性苦寒，降虚火，固护肾阴；配伍猪脊髓、蜂蜜助龟甲、熟地黄滋补肾精之功，又能固元培本，且制约黄柏的苦燥之性。诸药合用，滋补肾阴，降制虚火，以达培本清源之效，补虚通络，制阳通精。

2. 肾阳不足，肾络失煦证

主证：精液清冷，精子稀少，活动率低，射精无力，性欲淡漠，阳痿早泄，伴有神疲乏力，精神萎靡，四肢不温，腰膝冷痛，小便清长，夜尿频多，舌质淡胖，苔薄白，脉沉细无力。

治法：益肾温阳，佐以补精。

方药：右归丸（《景岳全书》）或肾气丸（《金匮要略》）加减。

方解：附子、肉桂、鹿角胶为君药，温补肾阳，温煦肾络；配伍熟地黄、枸杞子、山茱萸、山药为臣药滋补肾阴，阴中求阳，补而不过；佐以菟丝子固精缩尿；杜仲补肝肾，强筋骨；当归养血和血，与鹿角胶同用以补精养血。诸药配合，共奏温补肾阳、温煦通络，温阳通精、填精止遗之功。

3. 气血亏虚，络虚不荣证

主证：精液稀薄，精子量少，性欲减退，或阳痿早泄。神疲乏力，气短懒言，面色不华，形体瘦弱，心悸怔忡，健忘头昏，食少纳呆，失眠多梦，舌淡苔少，脉沉细。

治法：益气健脾，养血生精。

方药：八珍汤（《正体类要》）或龟龄集（《云笈七签》老君益寿散）加减。

方解：人参与熟地黄共为君药，相互配伍，益气养血；白术、茯苓健脾利湿，助人参益气养阴之功，当归、白芍养血和营，助熟地黄滋阴补血，均为臣药；佐以川芎，活血行气，补而不滞；炙甘草为使药，益气和中，调和诸药。诸药合用气血通补，补虚荣络以生精。

4. 湿热下注，热毒滞络证

主证：精液中白细胞及脓细胞较多，精子数少，精液液化时间延长，同房后睾丸附近憋胀不适，尿短赤灼热，或有阴肿阴痒，或有白浊，伴身倦乏力，下肢沉重，口干心烦，大便不畅，舌红苔黄腻，脉弦滑数。

治法：清利湿热，消肿解毒。

方药：龙胆泻肝汤（《医方集解》）或当归龙荟丸（《医学六书》）加减。

方解：龙胆草为君药，性苦寒，清利肝胆实火及肝经湿热；黄芩、栀子为臣药，苦寒泻火，清热燥湿；泽泻、木通、车前子三药公用起导热下行，渗湿泄热之功；当归、生地黄滋阴养血，使邪去而不伤阴血，共为佐药；柴胡疏肝理气，引诸药归肝经；甘草调和诸药，共为佐使药。泻中有补，利中有滋，降中寓升，祛邪火不伤气阴，苦寒而不伤胃。诸药合用，清热解毒，通络生精。

5. 痰湿内蕴，络脉瘀塞证

主证：精液稀薄，精子量少，性欲淡漠或不射精，伴形体肥胖，面色苍白，肢体困倦，气短乏力，头晕耳鸣，心悸怔忡，舌质淡红，苔白腻，脉沉细。

治法：燥湿化痰，祛瘀通络。

方药：苍附导痰丸（《广嗣纪要》）或半夏厚朴汤（《金匮要略》）加减。

方解：胆南星、白茯苓、苍术为君药，燥湿化痰，健脾和胃；陈皮、香附、枳壳行气解郁化痰，石菖蒲通痹除痰，蚕砂除湿化痰，共为臣药；川芎、当归为佐使药，活血通络，调理冲任。诸药合用，利湿化痰，通络祛瘀。

第七节　从络病学角度探讨对本病的认识和治疗思路

络病学说萌芽于春秋战国时期的《黄帝内经》，成形于东汉末年的《伤寒杂病论》，成熟于清代的《临证指南医案》，现代学者将络病学说逐渐应用于临床，为临床探索疑难杂症的治疗提供了新思路，并通过先进的科研技术，使络病学说与现代医学接轨。

络脉是从经脉支横别出、逐层细分、纵横交错、遍布全身，广泛分布于脏腑组织间的网络系统，是维持生命活动和保持人体内环境稳定的网络结构。络病是邪客络脉，造成其功能失调所出现的病证。其主要病机是络脉瘀阻、络脉绌急、络虚不荣、络息不荣、络息成积等。最终而成迁延难愈的顽症痼疾。

男性不育症，是一种发病原因多样，发病机制复杂，受到神经、内分泌、心血管、泌尿、生殖等多个系统的影响，且与女方因素有密切关系，最终表现为育龄夫妻有规律性生活且未采取避孕措施，由男方因素导致的女方在一年内未能自然受孕。

男性不育症的发病机制涉及许多脏器，包括肾、肝、脾。该病之本在肾，标在肝、脾。肾藏精主髓，主生殖发育，是储精之所，是男性生殖的最重要脏腑。肝主疏泄，可调畅气机及促进血液运行，气机顺、血脉通畅则肾精能正常疏泄。脾主运化水谷，是后天之本，水谷之精又是肾精的必要产物，故水谷之精充盛肾精才能得以充盛。三脏缺一不可，若三脏出现气血阴阳失衡，则会产生血瘀、痰湿等病理产物，这些病理产物日久瘀滞于内，又成为了致病因素，最终形成了肾络虚损、脉络瘀阻、痰湿阻络互为因果的病因病机变化关系。临床上则会根据不同程度的气血阴阳的亏虚出现精亏、精瘀、精寒、精热、精阻等病理表现。

目前临床上对不育症患者的治疗方案有限，且不育症发生的原因复杂，许多病机病理与络病学说理论契合，故从络病学理论探讨男性不育症的病因与治疗思路可以扩充男性不育症的诊治方法。且从络病学理论角度分析，精子成熟受络脉气血调和的影响，故络脉通路的任何异常都有可能影响到精子。结合络病学理论，男性不育症最根本的原因包括络脉的虚和瘀。故治疗上结合叶天士的“络病宜缓通为法”理论基础，又以缓补和缓通为基本大纲。

结合络病学说提出的证型，本病分为：络脉损伤（肾阴不足，虚火伤络证）；络虚不荣（肾阳不足，肾络失煦证，以及气血亏虚，络虚不荣证）；热毒滞络（湿热下注，热毒滞络证）；络脉瘀塞（痰湿内蕴，络脉瘀塞证）。

一、络脉损伤

《妙一斋医学种子编·上卷·男科》："种子者，贵乎肾水充足……是以无子者，其病虽在于肾，而责本在于心。"基于五行阴阳的中医理论，五脏之间互为母、子关系，母强则子壮，母病则子弱。例如，肺为肾之母，肺络气虚则肾络之水亏损，无法制约肾阳，虚火外越灼伤脉络则不育，故五脏虚损皆可影响到肾络，肾络之阴阳平衡被打破；若肾络之阴不足，则会导致虚火灼伤精室脉络，精室之络脉通道受损，故精液难通，故而不育。

临床多用滋补肾阴之品，如熟地黄、龟甲、黄柏、知母等苦寒之品，起到滋补肾络之阴液，平其阳亢而降虚火，临床上为避免过于苦寒而伤胃，还常常佐以猪脊髓、蜂蜜等补而不过。诸药合用，壮肾络之阴水制络虚之火，修补损伤的络脉，以达培本清源之效，补虚通络，制阳通精。

二、络虚不荣

部分男性不育症的病因是先天禀赋不足，如肾络失荣、络气郁滞都可能导致肾精亏虚，而出现精子生成的异常。肾络失荣又可分为肾阳不足、肾络失煦、气血亏虚、络虚不荣等。

临床上多采用填补肾精，活血通络治法，肾主生殖藏精，络脉亏虚则会出现肾精不足或输送无力等表现，填补肾精则弥补肾精的亏虚，活血通络更是补气补血通络，改善肾精的输布。《素问》里关于"精不足者"有相关治疗的记载是"补之以味"，有言"精者，生之本也"。基于此在，临床以补气补血为主，配伍入肾经之活血通络之药，如鹿茸、海马、紫河车等血肉有情之品，以补肾填精，或如覆盆子、菟丝子、五味子、枸杞子等子类药物，补肝肾，填精髓；对于阳虚不足，推动无力，则可加以温煦下焦之品，如淫羊藿、仙茅根、巴戟天、肉苁蓉等，以温补肾阳，通利肾精，通调络脉。

另一部分患者可因他脏之络亏虚、虚滞，无法将气血通调至肾络及精室，而出现精子的生成异常。例如，脾肾之络亏虚，正气生成不足，气血营卫通调异常，清阳之气不升，浊阴之物瘀滞于下焦脉络，阻塞不通，而出现肾精的不充沛以致不育，可采用补虚通络法，培补脾肾，化瘀通络扶助正气。临床患此类疾病者多合并有少气懒言、语声低微、饮食纳差、形体气虚等表现，根据叶天士的久病入络学说，"大凡络虚，通补最宜"，故面对此类患者选方常以补中益气汤为主，兼顾患者体质，可选取陈皮、川芎等轻柔舒散之品辅助，防止补益过剩，壅滞脉络，堵而不通。

三、热毒滞络

《素问·生气通天论》："湿热不攘……软短为拘，弛长为痿。"平时过食肥甘厚腻可使肠胃受损，脾不健运，痰湿内生，郁久化热，湿热之邪蕴积下焦，阻遏命门之火，则引起阳痿、早泄、遗精等。若外感六淫湿热之邪，湿热下注，热毒、血瘀阻遏精窍，则不能射精或精液中精子活率降低而不育。《辨证录》记载："男子身体肥大，必多痰涎，往往不能生子……不能永寿者也。"

叶天士认为"久病入络，久痛入络"，男性不育症作为一种时间周期长的疾病，部分患者可久病络虚，而热、瘀、痰、湿互结，前列腺炎等毒邪亦会导致不育，针对这一类患者可用散毒通络、祛毒通络法。叶天士曾曰："虫蚁迅速，飞走诸灵……搜剔经络之风湿痰瘀莫如虫类。"临床在辨证选方用药中喜欢加入虫类药物，如全蝎、蜂房、土鳖虫、蜈蚣、僵蚕、地龙等；对于热毒日久化瘀而生肿块者，可加入浙贝母、皂角刺、鳖甲、莪术、三棱等软坚散结，破血散瘀之品。

四、络脉瘀塞

部分受血管因素影响的男性不育症患者，如精索静脉曲张导致的不育，与肝经郁滞，络脉瘀塞有关。

精索静脉曲张好发于 20 ～ 30 岁的青年男性，发病率约占 15%，是精索蔓状静脉丛的伸长、扩张、迂曲导致的。临床表现为阴囊重坠胀痛不适，可放射到同侧腹股沟区及下腹，劳累、久站、久行、咳嗽或其他引起腹压增加的行为均可导致其加重，平卧或休息则可缓解。

肝主疏泄，喜条达，主筋，其脉络阴器。若情志不疏，郁怒伤肝，肝气郁结，疏泄无权，则郁滞而致相关经络走行不通，宗筋痿而不举，或气郁化火，肝火亢盛，灼伤肾水，使肝木失养，宗筋拘急，精室之道被阻，络脉无法正常运行气血，血运失常，痰瘀互结，毒损入肾络及精室，故精子生成异常，影响生育。

疏肝解郁，理气活血，化瘀通络为治疗本病的基本原则，多以二陈汤、血府逐瘀汤等为主。血瘀偏重者可加用麝香、鹿茸、蛤蚧等，麝香辛温，归心脾经，可开窍醒神，活血散结，止痛，现代药理学研究表明其主要成分为麝香酮，具有雄激素样作用。鹿茸辛温，归肝肾经，可补肝肾，强筋骨，调冲任，固带脉，益精血，现代药理学研究表明，其主要成分为多胺类物质和多种氨基酸，可以通过调整下丘脑 – 垂体 – 睾丸功能改善男性生殖功能。蛤蚧性平，归肺肾经，可补肺益肾，纳气定喘，助阳益精，现代药理学研究表明，其富含多种矿物质元素，可加强精子运动能力，且具有双相性激素样作用，炎症期患者可加用其促进炎症吸收，提高精子成活率和活力。

湿浊偏重者可加藿香、佩兰、泽泻；痰浊偏重者可加竹茹、浙贝母、胆南星；郁久化热，热毒滞络者加生石膏、栀子、黄柏、龙胆草等。

肾虚、湿热、瘀毒均有络瘀的表现。临床治疗男性不育症，根据病因适当加入化瘀通络之品，可明显提高疗效。其中虫类通络之品尤为重要，飞者走络中气分，走者走络中血分，可达到一般通络药物难以达到的效果，使血无瘀滞，气可宣通，从而祛除络中宿邪。

（张培海　黄晓朋　马紫阳）

参考文献

[1] 中华医学会男科学分会，男性不育诊疗指南编写组. 男性不育诊疗指南[J]. 中华男科学杂志，2022，28（1）：66–76.

[2] 张寅. 人类辅助生殖技术的临床研究进展[J]. 国际生殖健康/计划生育杂志，2012，31（2）：108–114.

[3] 中国中医药信息学会男科分会. 男性不育症中西医结合多学科诊疗指南（2023版）[J]. 中国男科学杂志，2023，37（2）：13–19.

[4] 陈子龙，陈健，王继升，等. 基于络病学说探讨行气活血法对男科常见病的治疗意义[J]. 环球中医药，2021，14（7）：1270–1272.

[5] 李广森，高大伟，常德贵. 基于络病学说探讨良性前列腺增生症的病机及治疗[J]. 中国男科学杂志，2023，37（4）：97–100.

[6] 孙自学，张云山，李鹏超，等. 基于络病学说探析前列腺增生症的诊疗思路[J]. 时珍国医国药，2018，29（12）：2986–2987.

[7] 蔡幸璇. 针药结合治疗男性不育症的临床疗效观察[D]. 广州：广州中医药大学，2011.

[8] 孙自学，张琦，王祖龙，等. 中医生殖学学科发展思路探讨[J]. 中华中医药杂志，2017，32（10）：4341–4343.

[9] 朱礼乐，卓进盛，邢益涛，等. 五子衍宗丸加味治疗60例脾肾两虚型弱精子不育症患者的临床观察[J]. 世界中西医结合杂志，2021，16（10）：1920–1923，1928.

[10] 赵明，高庆和，晏斌，等. 基于“肾主生殖”理论论治男性不育症[J]. 中医学报，2023，38(5)：970–974.

[11] 陈帝昂，贺小军，刘德宏，等. 穴位敷贴治疗肾虚血瘀型弱畸精子症[J]. 中医学报，2022，37(11)：2457–2460.

[12] 林经洋. 保精固元汤加减治疗DFI异常男性不育症的临床观察[D]. 北京：北京中医药大学，2019.

[13] 刘猷枋，张亚强. 中西医结合泌尿外科学[M]. 北京：人民军医出版社，2007.

[14] 张朋飞. 针刺结合麒麟丸治疗肾阳虚型少弱精症的临床观察[D]. 哈尔滨：黑龙江省中医药科学院，2018.

[15] 王路鹏，杨雪琴，马超. 少弱精子症与初次性行为年龄、频率之间关系的研究概况[J]. 新疆中医药，2018，36(5)：147–149.

[16] 王东珊. 加味大黄䗪虫颗粒治疗精索静脉曲张合并精液液化异常的临床研究[D]. 南宁：广西中医药大学，2020.

[17] 王晓威. 中西医结合治疗脓精症80例临床疗效观察[J]. 现代医药卫生，2010，26(22)：3466.

[18] 刘雅峰，郑克立，戴宇平，等. 精浆抗精子抗体对男性不育症患者精液参数的影响分析[J]. 中国优生与遗传杂志，2005，13(1)：104–105.

[19] 王相云，仲崇副，张超，等. 中医外治法治疗男性不育症的研究进展[J]. 中国性科学，2021，30(11)：116–119.

[20] 杨森. 针药并用治疗脾肾两虚型特发性弱精子症的临床研究[D]. 昆明：云南中医药大学，2019.

[21] 陈子龙，陈健，王继升，等. 基于络病学说探讨行气活血法对男科常见病的治疗意义[J]. 环球中医药，2021，14(7)：1270–1272.

[22] 吴以岭. 络病学基础与临床研究[M]. 北京：军事医学科学出版社，2010.

[23] 阮金玉. 从络论治男科病[J]. 四川中医，2011，29(11)：64–66.

[24] 陈志强、江海身. 男科专病中医临床诊治[M]. 北京：人民卫生出版社，2000.

[25] 郭孝伟，耿强，郭军，等. 郭军教授基于络病理论辨治精索静脉曲张性不育经验[J]. 中国性科学，2022，31(7)：130–133.

[26] 高艳君. 化瘀通络法治疗男性不育症的体会[J]. 世界中医药，2009，4(1)：39–40.

第十七章中英文关键词索引

勃起功能障碍	erectile dysfunction
不动纤毛综合征	immotile cilia syndrome
睾丸切开活检术	open testis biopsy
经皮睾丸精子抽吸术	testicular sperm aspiration
梗阻性无精子症	obstructive azoospermia
经皮睾丸穿刺活检术	percutaneous testis biopsy
卵细胞质内单精子注射	intra cytoplasmic sperm injection
米勒管囊肿	Mullerian duct cyst
男性不育症	male infertility
人工授精	artificial insemination
辅助生殖技术	assisted reproductivetechnology
沃尔夫管囊肿	Wolffian duct cyst
先天性双侧输精管缺如	congenital bilateral absence of the vas deferens
体外受精–胚胎移植	in vitro fertillization–embryo transfer
宫腔内人工授精	intrauterine insemination
显微外科附睾精子获取术	microsurgical epididymal sperm aspiration

第十八章

中西医对男性勃起功能障碍的认识与诊治原则

第一节　概述

阴茎勃起（penile erection）生理过程较为复杂，通常由血管、神经、内分泌以及阴茎海绵体组织协调完成，生理机制包括阴茎海绵体动脉的充盈、海绵体小梁平滑肌的舒张、海绵体静脉闭塞等，还包括精神、心理等重要因素。以上生理过程中的任何一个环节出现功能性障碍或存在阴茎结构的器质性病变，都可能导致勃起功能障碍（erectile dysfunction，ED）。中医认为，阴茎的正常勃起，有赖于血液充养宗筋。禀赋不足、情志因素、房事不节、饮食不当、跌扑损伤、六淫侵袭、年老体衰等均可导致瘀血阻滞脉络，气血运行不畅，宗筋失养，引发痿软不举而致阳痿。ED 是男性最常见的性功能障碍疾病，处理不当将严重影响患者及其家属的生活质量（quality of life，QoL）。ED 的发病率逐年上升，根据资料显示，全球范围内约有 1.5 亿男性正在遭受不同程度 ED 的困扰。根据文献报道，40 岁左右男性发生不同程度的 ED 的比例约为 40%；对于 70 岁的男性，其发生 ED 的比例甚至可达 70%。预计到 2025 年末，全球范围内将会有 3 亿患者发生不同程度的 ED。

现代医学通常采用心理行为疗法、药物口服、物理疗法、局部给药及外科手术等手段治疗 ED。ED 在中医属于“阳痿”范畴，在病机上也有专门的论述和完整理论指导下的各种治疗手段，如中药内服、外治法、针灸等治疗方法。

第二节　中西医对本病的定义与概念

一、西医学定义

美国国立卫生研究院（National institutes of health，NIH）将 ED 定义为：持续不能达到或维持充分的勃起以获得满意的性生活，且病程持续 3 个月以上者。这一定义目前已被泌尿男科学界广泛认可。ED 是一种影响身心健康的慢性疾病，有证据显示，ED 可能是心血管疾病的早期症状和危险信号。

二、中医学概念

ED 属于中医“阳痿”的范畴，古代也称“阴痿”“筋痿”“不起”“阴器不用”等。“阳痿”病名首见于明代《慎斋遗书》，后沿用至今。阳痿指同房时阴茎不能勃起，或勃而不坚，或勃起即痿，从而不能完成性交的一种病症。

第三节　流行病学与发病率

国外 ED 流行病学调查开始较早，1994 年美国马萨诸塞州男性老龄化研究（MMAS）是目前最全面、最规范、最可信的关于 ED 的流行病学研究，该研究随机抽取调研了 1 290 名 40 ～ 70 岁的男性，数据显示，ED 患病率为 52%，轻度、中度、重度 ED 患病率分别为 17.2%、25.2% 和 9.6%。据此可以推断：美国男性中，此年龄段的男性约有 1 800 万人患有不同程度的 ED。国内相关调查研究起步较晚，数据结果差距较大。刘德风、姜辉等于 2003 年和 2008 年先后两次对全国 11 个城市医院就诊的 ED 患者进行问卷调查，研究发现，存在中度和重度的 ED 患者分别从 5 年前的 24.1% 和 20.4% 上升到 42.9% 和 29.9%。2011 年范宇平等人调查 1 512 名年龄 40 ～ 80 岁的上海城市男性，发现 ED 的患病率为 16.34%，其中 60 岁以下男性 ED 患病率为 15.26%，60 岁以上为 17.23%。

第四节　中西医对病因病机的认识与分型

一、男性勃起功能障碍发病机制

1. 勃起生理学

1）勃起的分期

男性阴茎勃起是一个复杂的生理过程，通常由血管、神经、内分泌以及阴茎海绵体组织协调完成，包括阴茎动脉的充盈、海绵体小梁平滑肌的舒张、海绵体静脉闭塞等生理过程，同样包括精神、心理等重要因素。阴茎勃起的过程实质上是一系列心理神经血管活动，其中的重要因素是动脉血流增加。

阴茎的自然勃起过程可分为若干个阶段，临床生理分期尚未统一，目前较多采用的是 1980 年 Lue 等提出的 8 分期法。

0 期（松弛期）：当交感神经的作用占据优势时，阴茎便处于松弛状态。这时阴茎动脉血管和阴茎海绵体平滑肌处于收缩状态，动脉血流量明显较少（低于 15 cm/s）。海绵体小梁平滑肌处于收缩状态，小梁间隙空虚，海绵体内血气分析与静脉血相似。

1 期（充盈期）：副交感神经兴奋，导致动脉血管扩张，进入阴茎动脉血流量迅速增加，血流速度常达到 30 cm/s。海绵体平滑肌小梁松弛，将血窦充盈，但这时阴茎海绵体内的压力保持不变。

2 期（肿大期）：阴茎海绵体内的压力开始升高，流入的血流量相对减少。当海绵体压力增高到舒张压时，在动脉收缩期才有血液的继续流入。当海绵体血窦扩张后，会对白膜下的小静脉形成压迫，血液外流进一步减少，阴茎的增大和膨胀达到其最大限度。

3 期（充分勃起期）：此时阴茎海绵体内的压力会持续增长达动脉血管收缩压的 90% 左右。动脉血的流入量进一步减少，但仍多于松弛状态下的血流量。扩张的海绵体小梁继续压迫白膜下的小静脉，进入回流静脉的血流量因此减少，海绵体内动脉血氧分压（PaO_2）与动脉血相似。

4 期（坚硬勃起期）：此期在阴部神经的作用下，坐骨海绵体肌收缩，压迫阴茎海绵体脚，使阴茎海绵体内的压力超过动脉收缩期血压。此时阴茎完全勃起充盈，阴茎勃起变得坚硬。坐骨海绵体肌能自主地收缩，或在球海绵体肌反射的影响下收缩。动脉血流的停止，白膜小静脉的闭合，使阴茎处于一个完全密闭的状态。使阴茎血液回流停止的机制叫作“静脉闭合机制”。随着骨骼肌的疲劳，阴茎海绵体内的压力下降至充分勃起期，即第 3 期的水平，血液循环重新开始。

5 期（膨大消退初期）：此期静脉流出后处于关闭状态，交感神经兴奋，阴茎海绵体的压力会有轻度的暂时升高。

6 期（膨大消退中期）：此期海绵体小梁平滑肌的收缩、螺旋动脉收缩和阴茎海绵体内的压力下降，从而减轻了对白膜下静脉的压迫。

7 期（膨大消退后期）：此期交感神经兴奋，导致动脉血流和海绵体内压的迅速下降，并有静脉血的回流增加，膨胀会快速消退。

2）勃起的种类

临床阴茎勃起的分类较多，按生理机制可分为反射性勃起、夜间勃起和心理性勃起，三种勃起类型可互相作用，促进阴茎的勃起发生。

（1）反射性勃起：是指直接刺激阴茎或周围组织引起阴茎的勃起。当脊髓的骶段、脊神经、盆神经、阴部神经或海绵体神经受损时，这种反射将无法发生。这表明反射性勃起是通过神经反射机制完成的，该反射弧的输入神经纤维为阴茎背神经和阴部神经，输出神经纤维为骶部的副交感神经。健康男性可以通过色情想象等刺激来引发这种反射，这表明中枢神经对骶神经反射有调节作用。胸髓段以上的脊髓损伤对反射性性勃起频率影响不大，但脊髓胸段以下的损伤会严重影响反射性勃起，甚至导致勃起反射消失。

（2）夜间勃起：指睡眠时阴茎的勃起。在睡眠时健康男性会经历阴茎勃起，常在快速眼动睡眠期出现。正常情况下，性能力正常的男性每晚可能发生 3 次以上的阴茎勃起，每次持续 20 ～ 40 分钟。这种现象是临床上用来判断是否存在严重器质性勃起功能障碍的方法之一。然而，仅仅凭借有夜间勃起就推断勃起功能障碍是心理性因素导致可能并不准确，需要特殊设备检查验证。夜间阴茎勃起的具体机制目前尚不清楚，但一般认为是中枢神经系统向骶部副交感神经传递信息，从而引起勃起。夜间阴茎勃起也是一种条件反射，通过保持阴茎海绵体充分的血液供应，确保阴茎在较长时间内保持良好状态。

（3）心理性勃起：视觉、嗅觉或幻觉等刺激可以引起大脑的兴奋，进而导致阴茎勃起属于心理性勃起。这种刺激信号通过脊髓神经传递至阴茎神经，促使勃起的发生，年轻男性更容易受到此类刺激的影响。随着年龄增长，由心理因素引起的勃起会逐渐减少。临床发现，即便腰髓和马尾神经受到完全性损伤的男性仍然可能出现心理性勃起，而切除交感神经也不一定会导致心理性勃起消失。反射性勃起和心理性勃起之间似乎存在相互促进的关系，心理性勃起可以增强反射性勃起，也就是说，与性冲动相关的视觉或想象的刺激可以增加阴茎勃起的反应。同样地，在视觉或幻想刺激的同时，附加其他刺激也可能加剧性反应对视觉或幻想的回应。

3）勃起的神经调控

（1）周围神经调节：包括感觉神经通路、运动神经通路及周围神经递质在勃起中的调节作用。

感觉神经通路在勃起中的调节作用：阴茎的感觉神经通路起始于阴茎特定区域的感受器，这些神经纤维会在汇合后形成阴茎背神经束，并与其他神经纤维结合成为阴部神经，最终通过骶 2 ～ 4 神经的背根传送至脊髓。感受器被激活后，痛觉、温度和触觉信息会通过阴茎背神经、阴部神经、脊髓和脊髓丘脑束传送至下丘脑和皮质。在阴茎龟头的感觉神经末端中，大部分是无髓鞘末梢神经，只有少数是有髓鞘的末梢神经。当阴茎皮肤和龟头受到神经冲动时，这些冲动通过阴茎背神经传入，对引发和维持反射性勃起起着重要作用。老龄化或糖尿病等疾病可能影响这些神经的功能，导致勃起功能障碍。

运动神经通路在勃起中的调节作用：骶 2 ～ 4 节段前角的奥奴弗罗维奇核（Onuf 核）是主管阴茎躯体运动的神经中枢。神经纤维经由骶神经至阴部神经，支配球海绵体肌、坐骨海绵体肌以及盆腔和阴部的骨骼肌。坐骨海绵体肌的收缩会压迫阴茎海绵体，导致海绵体内的压力超过动脉收缩压，从而完全勃起。在性高潮时，球海绵体肌会节律性收缩，促使精液经尿道排出，引发射精。

周围神经递质在勃起中的调节作用如下。

① 一氧化氮（nitric oxide，NO）：NO 是参与阴茎勃起的关键神经递质，性兴奋时可通过副交感神经和非肾上腺素非乙酰胆碱能（non-adrenergic non-cholinergic，NANC）神经末梢和血管内皮细胞合成，该过程是在 NO 合成酶（nitric oxide synthase，NOS）的作用下，将 L- 精氨酸合成 NO。NOS 普遍存在于人类、家兔和白鼠的阴茎海绵体中。实验证明，NOS 抑制剂能够阻止诱发阴茎勃起的过程。去除内皮细胞后的离体海绵体组织可完全丧失对乙酰胆碱的松弛效应。NO 进入细胞后，激活鸟苷酸环化酶（gyanylate cyclase，GC），使海绵体平滑细胞内 GTP 转变为环磷酸鸟苷（cyclic guanosine monophosphate，cGMP），cGMP 生成增加导致细胞胞质内钙离子浓度降低而平滑肌松弛。硝酸甘油注入海绵体可诱发勃起，而 cGMP 抑制剂亚甲蓝和磷酸二酯酶 5 型选择性抑制剂西地那非则通过不同机制治疗阴茎异常勃起。研究表明，一些疾病也可能通过影响 NO 生成引起勃起功能障碍，如高血压、动脉硬化和糖尿病。

② 乙酰胆碱（acetylcholine，Ach）：Ach 在神经系统中扮演着重要的作用，特别是在运动神经突触和副交感神经节后神经元与效应器连接处。Ach 通过作用于 N 受体和毒蕈碱受体，即 M 受体发挥其传递神经信息的功能。在阴茎海绵体平滑肌中，乙酰胆碱与 M_2 或 M_3 受体结合，导致平滑肌松弛，从而调节勃起。尽管 Ach 在阴茎神经分布的组织结构尚不明确，但生理学实验证实副交感神经系统在勃起调节中具有重要作用。此外，Ach 与 NANC 以及血管内皮释放的血管内皮衍生舒张因子（endothelium-derived relaxion factory，EDRF）相互作用，共同促进阴茎勃起。交感神经通过胆碱能机制在这一过程中也发挥关键作用，研究表明，下腹腔神经丛的节前纤维与阴茎神经存在突触连接，并含有胆碱酯酶、NO 和血管活性肠肽（vasoactive intestinal peptide，VIP）。这些发现揭示了 Ach 在勃起调节中的复杂机制，为 ED 研究提供了重要线索。

③儿茶酚胺（catecholamine，CA）：现有研究中已证明，人类勃起组织和血管中存在着肾上腺素能神经纤维和受体。利用同位素标志的受体研究发现，阴茎海绵体平滑肌中 α 肾上腺素受体的量远

远超过 β 肾上腺素受体量（10 ∶ 1）。在老年和疾病状态下，α 肾上腺素受体兴奋性增高。当刺激交感神经时，α 肾上腺素能神经诱发的血管收缩反应比 β 肾上腺素能神经诱发的血管松弛反应先发生。选择性 α_1 肾上腺素受体激动剂苯肾上腺素（phenylephrine）和选择性 α_2 肾上腺素受体激动剂可乐定（clonidine）均使海绵体平滑肌收缩，可乐定的效应较弱，但与 α_1 肾上腺素受体在功能上起着协同作用。α_1 肾上腺素受体存在于人类的胆碱能神经末梢，由于节前神经纤维去甲肾上腺素的作用，减少血管扩张性传递物质的释放，同时增加节后神经纤维血管收缩性传递物质的释放，这对阴茎疲软过程起着重要的作用。与此相反，在人类海绵体组织中毒蕈碱受体活性增加，肾上腺素能神经末梢减少去甲肾上腺素的释放。于是在阴茎勃起或疲软过程中，肾上腺素能神经和乙酰胆碱能神经通过相互作用来调节阴茎勃起或疲软。在临床上行交感神经切断术的患者不能维持阴茎勃起，阴茎海绵体内注射 α 肾上腺素阻断剂酚妥拉明可诱发阴茎勃起，非三环类抗抑郁药曲唑酮（trozadone）可引起阴茎异常勃起，作用于中枢神经系统的 5- 羟色胺（5-hydroxytryptamin，5-HT）类药物也具有 α 肾上腺素能神经阻断作用。

④血管活性肠肽（vasoactive intestinal peptide，VIP）：VIP 是一种存在于动物和人阴茎海绵体组织中的神经肽，当阴茎勃起时释放。研究表明，VIP 对血管和海绵体平滑肌具有松弛效应。临床研究显示，注射 VIP 至阴茎海绵体内可以增加阴茎的长度和周径，与酚妥拉明合用可增强勃起效果，并与 Ach 有协同作用。 VIP 通过增加平滑肌细胞内环磷酸腺苷（cyclic adenosine monophosphate，cAMP）生成和降低细胞内钙离子浓度引发平滑肌松弛。在糖尿病引起的勃起功能障碍中，阴茎海绵体组织中 VIP 含量减少，但注射 VIP 不能诱发勃起，进一步证明在阴茎勃起中 NO 扮演重要角色，而 VIP 不是主要的神经介导物质。在阴茎勃起过程中，NO 通过 cGMP 途径、VIP 通过 cAMP 途径分别独立调节。

⑤神经肽 Y（neuropeptide Y，NPY）：神经末梢释放的平滑肌收缩性神经传递物质并不只是去甲肾上腺素，神经肽也可能参与神经传递过程，与去甲肾上腺素起着协同作用而始动血管的收缩反应。实验研究显示，电刺激阴茎海绵体神经和离体海绵体肌条可诱发双重收缩反应。第二次的收缩反应可被肾上腺素能神经拮抗剂所抑制，但保留第一次的收缩反应。这种物质被认为是 NPY，而且 NPY 已在人类海绵体组织中去甲肾上腺素能神经相邻部位中被发现。NPY 对阴茎海绵体平滑肌收缩作用较弱且作用并不持久。

⑥降钙素基因相关肽（calcitonin-generelated peptide，CGRP）：CGRP 属于血管松弛剂，可诱发内皮衍生物相关性松弛作用，在人类阴茎海绵体组织中已发现有类似 CGRP 的免疫活性物质，在白鼠的阴茎海绵体组织中也分离出 CGRP 结合蛋白。在髓神经纤维中，CGRP 存在于感觉神经纤维中。在阴茎勃起反射过程中，CGRP 可能参与传入神经通路的传导。

⑦ P 物质（substance P，SP）：P 物质对阴茎勃起时海绵体和血管平滑肌直接的作用尚未完全明确，但 P 物质具有类似于 CGRP 的作用，可能通过参与阴茎感觉神经通路而诱导勃起。

⑧ 5-HT：5-HT 在周围神经中通过 5-HT1D 受体亚型对阴茎勃起表现出抑制性效应，在中枢神经系统作为神经传递物质作用于不同受体亚型对性行为起着抑制或兴奋的作用。

（2）中枢神经系统调节：包括中枢神经通路、中枢神经递质在勃起中的调节作用。

中枢神经通路在勃起中的调节作用：性功能的高级中枢神经系统包括大脑皮质和皮质下中枢。大脑皮质中枢主要位于边缘系统（limbic system），通过感知视觉、听觉、味觉和嗅觉刺激来调节性冲动和情感。下丘脑内侧视前区（medial preoptic area，MPOA）是性冲动和勃起的重要中枢，电刺激动物该区域可引发勃起，而损害该区域可能导致性行为能力下降。MPOA 的传入传出通路经过内侧前脑束和中脑被盖区，这些区域的病理改变如帕金森病和中风通常会合并 ED。研究显示，MPOA 中存在多种神经递质，包括多巴胺、去甲肾上腺素和 5-HT。最新研究表明，多巴胺受体和肾上腺素受体可能促进性冲动，而 5-HT 受体则可能抑制性冲动。通过动物研究发现，腰髓自主性勃起中枢与下丘脑神经核之间具有直接神经投射，下丘脑神经核神经元含有催产素和加压素等肽类神经递质，这些递质可能与勃起有关。

中枢神经递质在勃起中的调节作用：动物实验表明，不同的中枢神经传递物质在脊髓和中枢的分布情况各不相同，并在调节性行为过程中发挥着重要作用。然而，目前在中枢神经系统领域对神经传递物质作用机制的研究进展缓慢，这是因为性行为受多种因素影响。尽管如此，研究神经传递物质在中枢神经系统中的作用对治疗 ED 具有重要意义。

① 5-HT：5-HT 对性行为有抑制作用，但目前尚不清楚它作用于哪种特定受体。一般认为，激活 5-HT1A 受体会表现出抑制作用，而激活 5-HT2C 受体则有助于勃起。抗抑郁药曲唑酮（trazodone）的活性代谢产物氯苯哌嗪（m-chlorophenylpiperazine，m-CPP）是 5-HT2C 协同剂，可能导致阴茎异常勃起的副作用。一些临床研究利用这种作用来治疗 ED。

②多巴胺（dopamine，DA）：DA 是由脊髓上段神经元释放的神经递质，具有促进阴茎勃起的作用。在性行为过程中，大脑脊液中的 L-DA 浓度增加，有助于提高性欲和促进阴茎勃起。通过脑室内注射 L-DA 或 DA 激动剂阿朴吗啡（apomorphine），可增加性行为活跃性。注射阿扑吗啡到室旁核可引发阴茎勃起，而注射 DA 受体拮抗剂会抑制小鼠的性行为。帕金森病患者由于 DA 神经元的退化变性，可能导致 ED。总的来说，DA 在中枢神经系统中的作用取决于 DA 亚结构的活性，临床上 DA 激动剂能够增进性欲，但对勃起功能的影响并不明显。

③去甲肾上腺素（norepinephrine）：大脑中的去甲肾上腺素能神经元对勃起功能具有抑制作用。抗高血压药物 α_2 肾上腺素受体激动剂可乐定在小鼠的阴茎勃起中表现出抑制效果，临床使用后可能导致性欲减退和 DA。而育亨宾（yohimbine）作为 α_2 受体拮抗剂，可以逆转可乐定的作用，增加小鼠的性行为，尽管并非原始性的增进效果，但在临床上育亨宾的治疗效果较差。在中枢神经系统中，去甲肾上腺素对性行为具有抑制作用，并且存在种系间的差异。

④ γ-氨基丁酸（γ-aminobutyric acid，GABA）：GABA 在中枢神经系统中是抑制性神经传递物质。实验发现在雄性大鼠的 MPOA 中检测出高浓度的 GABA，在中枢神经系统中投入 GABA 受体拮抗剂可增进大鼠的性行为，GABA 激动剂可使反射性勃起减弱或消失。另外，射精后对性刺激处于不应期大鼠的脑脊液中的 GABA 浓度可增加 1 000 倍。在脊髓背侧角、骶髓副交感神经和球海绵体神经核中发现 GABA 能神经纤维和 GABA 受体。因此，GABA 被认为对阴茎勃起过程的运动神经和感觉神经反射弧通路起着调节作用。

⑤其他神经递质：促黑素（melanocytestimulaing hormone，MSH）、催产素（oxytocin，OXT）、催乳素（prolactin）、ACTH 等有促进阴茎勃起的作用。

阿片类递质（opioid neurotransmitters）有抑制阴茎勃起的效应，其代表物质为 β-内啡肽。内源性阿片类神经递质拮抗剂纳洛酮（naloxone），原来作为一种解毒剂，动物实验研究发现，其可以促进阴茎勃起。

综上，阴茎勃起的过程有着复杂的生理调控，主要受神经-内分泌机制不同水平的影响。中枢神经系统和周围神经系统的调节过程需要神经递质的参与，包括 NO、Ach、单胺类、神经肽类和其他突触传递物质。对神经传递物质的研究将有助于研发 ED 的新型诊断方法和治疗药物。

2. ED 的病理生理学机制

阴茎勃起的过程实质上是一系列神经血管活动，其中的任何环节发生异常均可导致 ED。根据 ED 的不同类型，其病理生理学机制如下。

1）心理性 ED

正常的性交需要配偶双方拥有健康的生理功能和正常的心理状态。如果日常关系不和谐、性刺激不足、有不良的性经历，或存在减弱性刺激或抑制性兴奋的心理因素，可能会破坏正常的性活动反应，导致ED。心理性ED的病理生理学机制尚未完全了解，现已知人类性生理的主要调控中枢在下丘脑，包括下丘脑所属的视前核、视上核、室旁核、第三脑室等部位，受边缘系统中的海马、隔核与杏仁等部位的支配，其中下丘脑视前内侧区是大多数调节雄性脊椎动物性交行为的重要结构。有研究显示，健康志愿者接受视听性刺激后，双侧下丘脑的葡萄糖代谢增加明显；心理性ED患者中，接受同样的视听性刺激，双侧下丘脑的葡萄糖代谢无明显增加。心理性ED患者的下丘脑可能存在功能异常，导致接受性视听刺激后不能像正常人那样产生明显的葡萄糖代谢。

2）动脉性ED

阴茎处于疲软状态时，只需要少量血液灌注就可维持阴茎的正常代谢，在性刺激下，需要海绵体动脉血流量的急剧增加以启动和维持。任何影响阴茎勃起时阴茎动脉血液灌注的疾病，均可导致阴茎海绵体血窦的灌注不足，引发ED。该过程主要的机制包括：血管内皮功能障碍、交感神经兴奋增强、动脉粥样硬化血管狭窄。

3）静脉性ED

静脉闭合是阴茎勃起的基本过程，阴茎静脉的正常闭合离不开阴茎海绵体中充足的动脉血液流入、阴茎海绵体平滑肌的正常舒张以及阴茎白膜功能的正常。上述任何功能异常都将导致静脉闭合机制失效，大量血液将从未关闭的静脉漏出阴茎外，进而导致ED。静脉性ED的实质就是阴茎静脉闭合机制障碍，主要原因是阴茎海绵体平滑肌或白膜病变。

4）内分泌性ED

（1）性腺功能减退症：男性生理勃起的重要因素是睾酮激素的分泌。任何导致血液中睾酮水平降低的疾病几乎都会影响男性的勃起功能。性腺功能减退症可分为原发性和继发性两种。原发性性腺功能减退症是由睾丸问题引起，其表现为血清睾酮减少，而促黄体生成素（luteinizing hormone，LH）和（或）卵泡刺激素（follicle-stimulating hormone，FSH）升高，又称高促性腺素性性腺功能减退症。继发性性腺功能减退症由下丘脑或垂体问题引起，其血清睾酮、LH和FSH都减少，也称为低促性腺素性性腺功能减退症。

（2）甲状腺疾患：甲状腺功能对维持下丘脑－垂体－性腺轴的稳定起重要作用，甲状腺功能亢进患者可伴有循环血雌激素和性激素结合球蛋白（sex hormone binding globulin，SHBG）增加，可引起性欲减退和ED。甲状腺功能减退患者血清睾酮水平降低，血浆SHBG水平正常或下降，常表现为嗜睡、性欲下降及ED。

（3）高催乳素血症：严重的高催乳素血症可致性腺功能低下，导致ED等性功能障碍发生。高催乳素血症虽然是ED的一个罕见的致病因素，但它是可以治疗的，因此，建议对所有ED患者进行催乳素检查。

（4）其他内分泌疾患：库欣综合征患者血清皮质醇水平升高，抑制LH分泌，导致血清睾酮水平下降，继发性腺功能减退，男性表现为性欲下降和ED。肢端肥大症患者血清生长素水平升高，血LH降低，LH对促性腺激素释放激素（gonadotropin-releasing hormone，GnRH）的反应减弱，提示下丘脑－垂体功能不全，50%患者发生性欲减退和ED。

（5）神经性ED：阴茎勃起的过程有神经活动参与，大脑、脊髓及周围神经损伤或病变均可引起ED。中枢神经系统许多疾病常并发ED，如脑血管意外、帕金森病、阿尔茨海默病、肿瘤、癫痫、外伤等。脊髓水平的疾病，如脊髓外伤、多发性硬化、脊柱裂、脊髓空洞症、脊髓压迫症等可影响传入与传出通路，导致ED。周围神经病变，如糖尿病、慢性酒精中毒、维生素缺乏等引起的神经病变，可能影响海绵体神经末梢发生病变致神经递质缺乏，引发ED骨盆骨折、骨盆器官的损伤、手术、放疗也可能损伤阴茎海绵体神经或阴部神经，破坏神经通路，导致ED。

（6）其他原因引起的ED。①医源性ED：许多手术（前列腺癌根治术、结直肠手术等）、药物

（抗高血压药、抗抑郁药等）及其他治疗均有可能导致 ED，其发生与前述某一种或多种机制有关。②阴茎结构异常与 ED：阴茎解剖或结构的异常，如尿道下裂、尿道上裂、小阴茎畸形、疼痛性阴茎硬结症等均可引发 ED。③其他因素：年龄因素、慢性肾衰竭、肿瘤、原发性精索静脉曲张、阻塞性睡眠呼吸暂停综合征、肥胖、射精障碍、良性前列腺增生、男性下尿路症状等，均可能与 ED 有相关性。

3. 男性勃起功能障碍病因分型

从病因上，ED 大致上可分为心理性和器质性两大类，器质性包括血管性、神经性、内分泌性、阴茎自身疾病等。临床上 ED 通常分为心理性、器质性和混合性 ED 三种，以混合性 ED 最常见。

1）心理性 ED

（1）精神压力、焦虑抑郁等因素：精神压力过大、出现焦虑抑郁等抑制因素一般被认为是心理性 ED 的主要因素。焦虑可以从信念、认知和所处的生活环境中产生，对性功能的影响常与能否启动和维持勃起有关。

（2）性刺激不当或不充分：每个人对于性刺激的需求和偏好都可能有所不同。有些人可能需要更强烈的身体刺激才能实现勃起，而其他人可能倾向于通过性幻想来达到性高潮。性刺激对于男性体验满足的性生活至关重要，缺乏适当的刺激可能导致阴茎无法勃起。因此，了解自己的性需求，和伴侣进行沟通并相互尊重是建立健康两性关系的关键要素。同样，保持身体健康、避免不良生活习惯也能有助于维持良好的性功能和性生活质量。

（3）日常关系的不协调：根据爱丁堡性功能障碍诊断资料显示，47% 的男性和 68% 的配偶都认为，导致性功能障碍的一个主要原因是配偶关系紧张和不和谐。这表明亲密和谐的婚姻关系对于维持健康的性生活至关重要。因此，建议夫妻之间要加强沟通和理解，促进关系的良好和谐，从而可能改善性功能障碍问题。

（4）器质性 ED 的心理反应：即使一个人在性经历上表现正常，但由于各种原因可能出现器质性 ED，引发继发性心理问题。在情感脆弱、认为性生活至关重要的人中，轻微生理变化可能更容易导致心理障碍。而那些心理素质较好的人，即使面临年龄、外伤或手术等引起的性功能减退，仍能从部分性满足中获得愉悦。年轻时受到器质性损伤的个体更容易发展继发性心理问题，导致他们拒绝约会和性接触，最终可能错过在关键青春期建立良好社交环境的机会，形成难以治愈的心理困扰。

（5）不良的性经历：个体的性态度受多种因素影响，包括文化背景、家庭环境、个人经历和配偶的性反应等。宗教信仰、父母的性观念、接受的性教育以及目睹的性事件也会对性经历产生影响。在童年和青少年时期，经历侮辱、虐待或侵犯等不良事件通常会导致对性生活的兴趣降低甚至性行为的回避，可能导致 ED 的发生。

2）器质性 ED

（1）血管性因素。

①动脉性 ED：阴茎的勃起需要海绵体动脉血流量的急剧增加，任何疾病导致的血管内皮功能障碍、交感神经过度兴奋、动脉血管粥样硬化，影响阴茎勃起时阴茎动脉血液灌注，均可发生 ED，如高血压、动脉粥样硬化、糖尿病、高脂血症、吸烟及阴茎动脉血管损伤等。

②静脉性 ED：静脉闭合是阴茎勃起的基本过程，阴茎静脉的正常闭合需要阴茎海绵体中充足的动脉血液流入、阴茎海绵体平滑肌的正常舒张以及阴茎白膜功能的正常。上述任何功能异常都将导致静脉闭合机制失效，形成静脉漏，进而导致 ED。常见病因有先天性静脉发育不全、静脉瓣膜功能受损，海绵体白膜功能受损以及手术等。

③动脉静脉混合性 ED：手术、外伤等因素同时导致阴茎动脉、静脉功能受损时，同时可见有勃起时阴茎动脉血流灌注异常及静脉闭合功能异常，表现为动脉性 ED 与静脉性 ED 并见。

（2）内分泌性因素。

①性腺功能减退症：男性性腺产生的睾酮是维持正常阴茎勃起所必需的重要激素。因此，任何导致血液中睾酮水平下降的疾病几乎都会对男性勃起功能产生影响。性腺功能减退症可分为原发性和继发性两种类型。原发性性腺功能减退症发生在睾丸，表现为血清睾酮降低，伴随着血清促黄体生成素（LH）和（或）促卵泡生成素（FSH）升高，被称为高促性腺素性性腺功能减退症。而继发性性腺功能减退症发生在下丘脑或垂体，表现为血清睾酮下降，同时血清 LH 和 FSH 也降低，被称为低促性腺素性性腺功能减退症。②甲状腺疾病：甲状腺功能对下丘脑－垂体－性腺轴的稳定至关重要。甲亢患者常伴随循环雌激素和 SHBG 的增加，可能导致性欲减退和勃起功能障碍。而甲减患者则表现为血清睾酮水平下降，通常伴随着正常或下降的 SHBG 水平，常伴有嗜睡、性欲降低和勃起功能障碍。③高催乳素血症：严重的高催乳素血症可能造成性腺功能下降，进而引发性功能障碍，包括勃起功能障碍。高催乳素血症在导致 ED 的因素中并不常见，但这种情况是可以治疗的。因此，建议对所有 ED 患者进行催乳素水平检测，以便及早进行相应的治疗。④其他内分泌疾病：库欣综合征患者血清皮质醇水平升高会抑制 LH 分泌，导致睾酮水平下降和继发性腺功能减退，男性可能出现性欲减退和勃起功能障碍。而肢端肥大症患者血清生长激素水平升高，LH 水平降低，对 GnRH 的反应减弱，提示下丘脑－垂体功能损害，部分患者可能出现性欲减退和勃起功能障碍。

（3）神经性因素：阴茎勃起是一个复杂的神经血管活动过程，因此大脑、脊髓和周围神经的受损或疾病可能导致 ED。许多大脑疾病，如脑血管意外、帕金森病、阿尔茨海默病等；脊髓疾病，比如脊髓损伤、多发性硬化等；以及周围神经病变，如糖尿病、慢性酒精中毒等，都可能影响与性功能直接相关的神经传导和血管活动，导致 ED。除此之外，骨盆骨折、手术、放疗等因素也可能对阴茎神经造成损伤，阻断正常的勃起反应。以上情况均可能导致勃起功能的异常，影响性生活质量。

（4）代谢性因素。①糖尿病：糖尿病是一种常见疾病，与 ED 密切相关。研究表明，患有糖尿病的男性患 ED 的可能性是正常人的 3 倍。糖尿病男性患者有 23%～60% 并发 ED。糖尿病可导致神经和血管病变，特别是影响阴茎海绵体功能的病变，增加了患 ED 的风险。因此，糖尿病患者需要特别关注性功能问题，并积极控制糖尿病，以降低发生 ED 的风险。②高同型半胱氨酸血症（hyperhomocysteinemia，Hhcy）：Hhcy 是指血浆中同型半胱氨酸水平升高（$>15\ \mu mol/L$）。尽管 Hhcy 与 ED 相关的机制尚未完全明确，但目前研究指出可能涉及多个方面。首先，同型半胱氨酸在血浆中的氧化会产生活性氧物质（ROS），进而引起血管内皮细胞的损伤，影响血管功能。其次，同型半胱氨酸可能导致一氧化氮（NO）和血管紧张素Ⅱ之间的平衡紊乱，导致 NO 产生不足，进而干扰内皮依赖性血管舒张反应，这是正常勃起的关键机制之一。最后，Hhcy 作为动脉粥样硬化的独立危险因素可能促进动脉硬化，成为血管性 ED 的早期诱因。这些研究结果揭示了 Hhcy 与勃起功能障碍之间的潜在关联，突显了控制同型半胱氨酸水平的重要性，以预防 ED 的进展。③血脂代谢异常：目前研究发现循环血脂异常与 ED 的发生密切相关，两者之间具有线性关系，例如 ED 的患病风险随总胆固醇每增加 1 mmol/L 上涨 32%，可能与血管、内皮细胞功能等改变有关。

（5）阴茎海绵体病变：阴茎先天或后天的解剖或结构的异常，如尿道下裂、尿道上裂、小阴茎畸形、疼痛性阴茎硬结症等均可引发 ED。

（6）医源性因素。①手术创伤性 ED：外科手术通常因损伤盆腔与勃起相关的血管神经而致 ED，如根治性前列腺切除术、直肠癌根治术等。②药物性 ED：引起 ED 的药物较多，有直接作用和中枢作用两种机制。与 ED 相关的药物有：抗精神病药物、抗抑郁药、降压药、抗雄激素药物、胆碱能拮抗剂、成瘾性药物（酒精、大麻、尼古丁等）。③放疗及其他医源性 ED：盆腔脏器根治性放疗后引起脉管炎而致阴茎海绵体神经缺血而致 ED。

（7）其他因素：年龄因素、慢性肾衰竭、肿瘤、原发性精索静脉曲张、阻塞性睡眠呼吸暂停综合征、肥胖、射精障碍、良性前列腺增生、男性下尿路症状等均可能与ED有相关性。

3）混合性ED

混合性ED是指同时存在心理性因素和器质性因素的ED，两者相互作用、互为因果，形成恶性循环。

三、中医学对病因病机的认识与分型

（一）病因

阴茎属前阴，为宗筋所聚，阳痿之病是因情志不畅、纵欲过度、饮食不节、跌扑损伤、六淫侵袭、久病所累、禀赋不足、年老体衰等因素引起。外邪内因导致宗筋失养而弛纵、痿弱不用，以致临房不举或不坚，不能正常完成房事。在现代社会条件下，阳痿的病因已不再主要是房室劳损，而更多与情志变化及不良生活习惯引起的湿热等问题有关。中医认为，阳痿的性质可能表现为寒、热、虚、实、阴、阳之不同，但虚实表现以实证为主，尤其是以实证和阴虚为主要表现。阳痿的发病原因可能涉及脏腑阴阳虚弱，也可能与痰湿、湿热、瘀血、气郁有关，尤其是情志不畅导致阳痿的情况较为普遍。

（二）病机

中医认为阳痿病机涉及肾、肝、心、肺、脾（胃）等脏腑系统。阳痿发病与肝肾关系密切，与脾（胃）联系较多，与肺、心有一定联系。其基本病机为肝郁肾虚，痰热血瘀。《灵枢·经筋》曰：“足厥阴之筋起于大趾之端内侧……其病……阴器不用，伤于内则不起。”在现代竞争社会中，生活节奏加快，工作忙、压力大，以致精神紧张、情绪变化过激，终情志不遂致阳痿者颇多。《诸病源候论》曰：“劳伤于肾，肾虚不能荣于阴器，故痿弱也。”先天禀赋不足，后天损耗过多，老年肾气虚衰均可造成阳痿。加之环境食品污染，以及嗜食膏粱厚味、吸烟嗜酒，易致痰浊内聚，产生湿热瘀毒。肝郁、肾虚或其他原因最后多导致血瘀，瘀血是一种病理产物，同时也是一种致病因素，是阳痿发病的重要环节。随着病程逐渐延长，瘀血在络脉中日积月累，形成“易滞易瘀”“易入难出”“易积成形”的结果，给治疗造成更大的困难。

阴茎勃起和疲软受脏腑、经脉、奇经八脉、奇恒之腑（包括脑髓、精室）的调控而完成，其根本在于气血能否充盈濡养，此为阴茎勃起的决定因素。《灵枢·本藏》曰：“经脉者，所以行气血而营阴阳、濡筋骨，利关节也。”其指出经脉具有运行气血、濡养渗灌络属脏腑的功能，经脉是经络和络脉的统称，络脉是由经脉分支形成的网络系统，行气血是其最基本的功能。络脉分为气络与脉络，气络运行经气（与西医学神经-内分泌-免疫认识相似），脉络运行血液（与西医学微血管、微循环相似）。当“久瘀入络”后，瘀血逐渐入络造成络脉瘀阻、络脉瘀塞，使阳痿的病情逐渐加重。因此，恢复气络、脉络的功能，在阳痿治疗中将起到重要作用。

（三）分型

根据阳痿的病因病机，归纳为以下主要证型。

1. 肝气郁结，气络郁滞

《灵枢·经脉》载：“肝足厥阴之脉……过阴器。”外肾为宗筋所聚，而肝主宗筋。肝主疏泄，若因情志抑郁不畅而肝疏泄不及，则为肝气郁结，宗筋弛纵失养，肝气不疏则气络不通，络气运行受阻，以致阴器不能勃起、勃起不坚、坚而不久，发为阳痿。

2. 肝经湿热，湿热瘀阻

足厥阴肝经与阴器的联系十分密切，中医有“肝司阴器”一说。肝经循行于阴器，肝为刚脏，体阴而用阳，容易蕴湿化热，若肝经湿热，循行下注于宗筋，蕴结于阴器，导致湿热阻于络脉，气络不畅而致阳痿。正如薛立斋所言：“阴茎属肝之经络。盖肝者，木也。如木得湛露则森立，遇酷热则萎悴。”

3. 气血不畅，络脉瘀塞

多因年少误犯手淫，或阳痿日久不愈，久病入络等导致肾中精气亏虚，外伤气血失于通常或下腹外阴手术后，致经络损伤，气血运行不畅，则易生瘀血，若瘀血阻于宗筋络脉，则致络脉不通，宗筋失于濡养，以致阳痿。

4. 心脾两虚，络气虚弱

阴器之用，以气血为本，而脾胃为气血生化之源，气血之盛衰受脾胃功能强弱之影响，心主血脉，血液的运行依靠心气推动。若因劳倦思虑过度，损伤心脾，或久病体虚或病后失养失充，以致心脾两虚，气血生化不足，运行无力，则络脉失养，宗筋失于气血充养而弛纵，阴茎痿软不举。

5. 肾阳亏虚，络虚不荣

多因房事不节，恣情纵欲，或误犯手淫，肾精日渐亏耗，阴阳俱损，或先天禀弱，元阳不足，真元虚惫，以致命门火衰，精气虚冷，宗筋与络脉失于温煦，则阳痿不举。

6. 肾阴亏虚，络脉失养

多因房事不节，相火妄动，或热病伤阴，情志化火，耗伤肾阴，致肾水不足，阴虚火旺。宗筋络脉失于阴液濡润，兼虚火灼络，故阳痿不举。

第五节　西医临床诊断方法与治疗原则

一、病史采集

1. 现病史和性生活史

收集患者现病史和性生活史对于 ED 的诊断十分必要，是诊断的重要依据。临床实践中，因受传统观念的影响，ED 患者往往难以启齿，故首先应当为患者创造一个放松舒适的环境，建立患者对医生的信任，尽可能消除患者羞涩、尴尬和难以启齿的心理状态。鼓励患者配偶参与 ED 的问诊。

1）发病与病程

ED 发生的时间，是突发还是逐渐发作；起病后是每次性生活都发生还是特殊情况下发生，ED 的发生是否与环境、心理或性伴侣有关；发病至今，病情是否有进行性加重；有无经过规范的诊治，如果有，疗效如何。

2）阴茎勃起状况

性生活时有无性欲；性刺激下阴茎是否能够勃起，勃起硬度是否足够插入阴道，阴茎是否能够维持足够的硬度直到性交完成；有无早泄、不射精、射精痛等射精功能障碍；有无性幻想；有无性高潮异常等。

非性交时阴茎勃起状况，有无夜间勃起和晨勃，勃起的频率如何，勃起的硬度情况如何等；有无手淫习惯，手淫方式及频率如何，手淫时阴茎勃起硬度、维持等状况如何；性幻想或视、听、嗅、触等刺激下阴茎能否勃起，勃起硬度如何。

3）婚姻、性伴侣及性交频率

患者的婚姻状况，已婚患者需询问夫妻关系如何，对女性外生殖器结构有无基本了解；是否有性生活，有无固定的性伴侣，性伴侣的情况；性生活频率情况，有无规律性生活，有无长期分居等情况。

4）精神、心理、社会及家庭因素

在个体的成长过程中，是否曾经遭受过不良的性经历或精神创伤；是否存在因 ED 而引发的焦虑和抑郁情绪；个体的性自信程度如何；是否存在不适当或特殊的性刺激方式；个体是否受到特定社会、家庭环境、宗教或传统观念的影响，导致了错误的性知识、性观念或性无知。

5）量表

国际勃起功能问卷（IIEF–5）（表 18–1）、勃起硬度评估（EHS）（表 18–2）。根据 IIEF–5 可将 ED 分为轻度、中度和重度。IIEF–5 评分小于 7 分为重度 ED，8 ～ 11 分为中度 ED，12 ～ 21 分为轻度 ED，22 ～ 25 分为无 ED。

表 18–1　国际勃起功能问卷 –5（IIEF–5）

	0	1	2	3	4	5	得分
1.对阴茎勃起及维持勃起有多少信心？	无	很低	低	中等	高	很高	
2.受到性刺激后有多少次阴茎能够坚挺地插入阴道？	无性活动	几乎没有或完全没有	只有几次	有时或大约一半时候	大多数时候	几乎每次或每次	
3.性交时有多少次能在进入阴道后维持阴茎勃起？	没有尝试性交	几乎没有或完全没有	只有几次	有时或大约一半时候	大多数时候	几乎每次或每次	
4.性交时保持勃起至性交完毕有多大的困难？	没有尝试性交	非常困难	很困难	有困难	有点困难	不困难	
5.尝试性交时是否感到满足？	没有尝试性交	几乎没有或完全没有	只有几次	有时或大约一半时候	大多数时候	几乎每次或每次	
IIEF–5评分：							

表 18–2 勃起硬度评估（EHS）

勃起硬度评级			
Ⅰ级	Ⅱ级	Ⅲ级	Ⅳ级
阴茎充血增大，但不能勃起，无法插入	阴茎有轻微勃起，但还未能达到足以插入的程度	阴茎达到足以插入的硬度，但不够坚挺或持久	完全勃起而且很坚挺，也够持久

6）伴发疾病史

（1）全身性疾病：心血管病、高血压、高脂血症、糖尿病、代谢综合征、肝肾功能不全等。

（2）神经系统疾病：多发性硬化症、帕金森病、重症肌无力、脑萎缩、睡眠障碍等。

（3）生殖系统疾病：尿道上裂或下裂、阴茎畸形、阴茎硬结症、前列腺疾病等。

（4）内分泌性疾病：性腺功能减退症、甲状腺疾病、高催乳素血症（垂体疾病）等。

（5）心理性疾病：抑郁、焦虑、恐惧和罪恶感等。

7）手术外伤史

（1）盆腔外伤或手术史：是否曾经有过骨盆骨折或尿道损伤的经历；是否曾遭受过生殖器外伤；是否接受过盆腔脏器（如前列腺、膀胱、肠道）手术或放疗；是否曾进行过腹膜后淋巴结清扫手术。是否有生殖器手术史。

（2）中枢神经系统、腰椎和（或）脊髓外伤或手术史。

8）药物史

有无服用可能会导致 ED 的药物（注意区别是药物导致，还是药物治疗的疾病引起的 ED）。

9）不良生活习惯或嗜好史

吸烟史、嗜酒史、吸毒史、不洁性生活史，饮食习惯、运动等。注意保护患者的隐私。

2. 体格检查

1）一般情况

检查体型、毛发、皮下脂肪及分布、肌肉力量、第二性征、有无男性乳房女性化等，这与提示有无皮质醇症、甲状腺疾病、高催乳素血症、睾丸和肾上腺肿瘤有关。

2）心血管系统

测定血压和四肢脉搏。股动脉、腘动脉搏动减弱或消失提示可能有股动脉、髂动脉栓塞或狭窄。阴茎供血情况，除专门检查手段外，查体时可用手指轻柔按压和放松阴茎体部，观察阴茎和龟头的血液充盈和回流情况。

3）神经系统

注意对骶髓传出神经的检查，检查下腰、下肢、会阴及阴茎痛觉、触觉和温度感觉，阴茎及脚趾的振动觉，提睾反射、球海绵体反射等。

4）腹部

检查有无肝脾肿大，有无腹水征等。50 岁以上男性建议行直肠指诊。

5）外生殖器

（1）阴茎：检查阴茎的大小、形状和包皮情况是否正常，还要仔细检查阴茎海绵体有无纤维斑块，可能提示患有阴茎海绵体硬结症（peyronie′s disease）；还需询问患者是否有阴茎畸形和性交疼痛；包皮异常（如系带过短、包茎、包皮龟头炎或包皮粘连）可能导致 ED；其他生殖器问题，如小阴茎、尿道上裂和阴茎鳞状细胞癌也可能引起 ED。

（2）睾丸：检查睾丸的大小和质地是否正常，是否有鞘膜积液、附睾囊肿和精索静脉曲张。正常睾丸的容量应在 15 ～ 25 mL（可使用睾丸计量器进行测量）。小睾丸、第二性征减退或消失可能提示性腺功能低下。同时，巨大的鞘膜积液和腹股沟疝也会对性功能造成影响。

（3）前列腺：对有 ED 的患者应做直肠指诊估计前列腺的大小和硬度。如有良性前列腺增生症，需告知患者使用雄激素治疗 ED 可能会加重膀胱出口梗阻。若前列腺有结节应进一步检查排除前列腺癌可能。

二、临床表现

ED 的主要临床表现为患者主诉阴茎勃起硬度不足以插入阴道或勃起维持时间不足以满意地维持

性交，且病程持续 3 个月以上，常伴有心理或器质性风险因素，如焦虑、抑郁等抑制因素或内分泌、心血管、神经系统等方面疾病。

三、诊断方法与评估指标

（一）超声与影像学检查

1. 海绵体血管造影检查

（1）阴茎海绵体造影术：阴茎海绵体造影术是把造影剂直接注射入阴茎海绵体的放射显影技术，主要用于静脉性 ED 的鉴别诊断。对阴茎海绵体注射血管活性药物试验提示，静脉漏的患者可通过阴茎海绵体造影进一步明确静脉漏的位置。具体方法为：患者取仰卧位，阴茎根部扎弹力带，阴茎常规消毒，再将血管活性药物（罂粟碱或前列腺素 E_1）注入阴茎，用 7 号针头从阴茎海绵体外侧穿刺阴茎海绵体，以 80 ～ 100 mL/min 的流速快速注入 30% 泛影葡胺或其他含碘造影剂 40 ～ 100 mL，观察阴茎勃起状态，解除弹力带，并通过 X 线监视器观察阴茎海绵体形态、阴茎海绵体血管回流流率及阴部、骨盆内血管显示的范围，并于注射造影剂后 30 秒、60 秒、90 秒、120 秒及 900 秒时分别摄片。摄阴茎正、侧位片及双侧斜位片，在解除压迫带 5 分钟内摄完全部图像，摄片视野应包括阴茎全部的静脉，下方包括阴茎头，上方包括骨盆，侧面包括阴部外静脉、大隐静脉。

（2）选择性阴茎动脉造影：选择性阴茎动脉造影仍然是评估阴茎血供异常的定性和定位的主要方法，一般选择阴部内动脉插管，然后注射血管造影剂，观察阴茎动脉的影像学表现（图 18–1 到图 18–3）。该检查的适应证：①骨盆外伤后 ED。②青年人原发性 ED 疑有阴部内动脉血管病变。③夜间阴茎勃起试验（NPT）和阴茎海绵体内注射（ICI）试验反应阴性，需要进一步明确诊断者。④彩色多普勒检查显示动脉供血不足，经药物治疗无效，并准备行血管重建手术者。

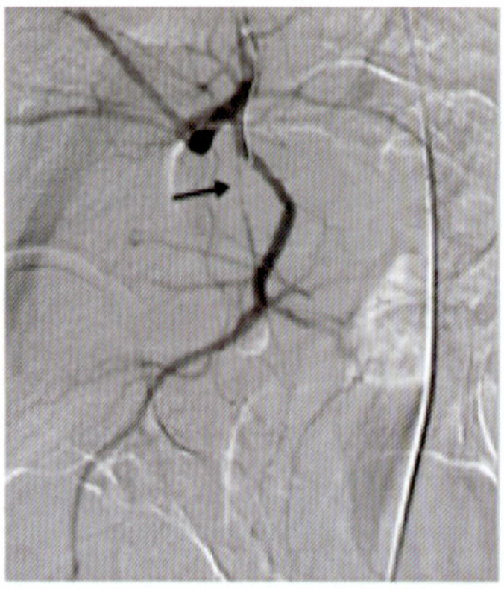
图 18–1　阴部内动脉近端狭窄

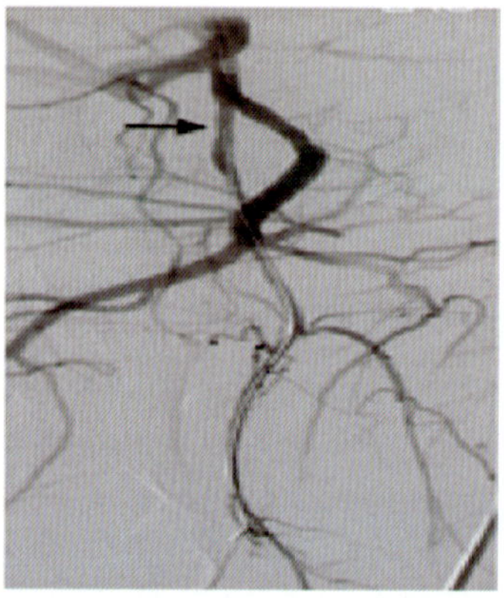
图 18–2　动脉球囊扩张加支架植入

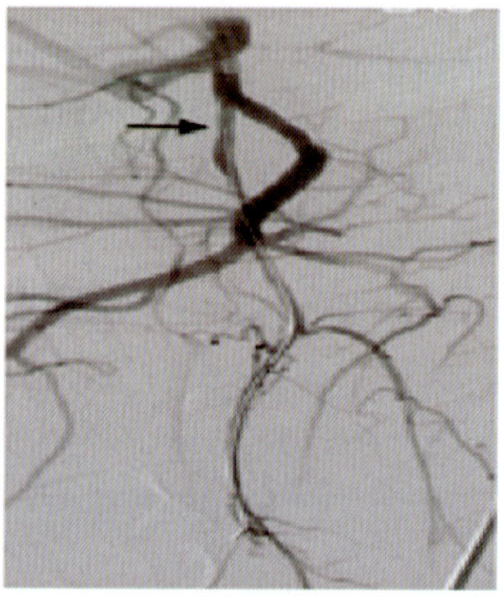
图 18–3　介入治疗后远端血运良好

2. 早期血管功能评估

目前用于 ED 早期血管功能评估的方法主要包括肱动脉血流介导舒张功能（brachial artery flow–mediated dilation，FMD）、微循环血管内皮功能（endo–peripheral arterial tonometry，Endo–PAT）和阴茎血管一氧化氮释放试验（Penile nitric oxide release test，PNORT），其原理都是通过袖带充气阻断动脉（肱动脉或阴茎动脉）血流后采集数据，用于反映血管内皮功能。

3. 阴茎彩色多普勒超声检查

阴茎彩色多普勒超声检查（color doppler duplex ultrasound，CDDU）血管性 ED 在所有器质性 ED 中占 60% ～ 80%，因此，在 ED 的诊断中，阴茎血流检查起着非常重要的作用。CDDU 是一项客观、微创而又相对低廉的阴茎血流动态检查，常用于诊断血管性 ED。评价阴茎内血管功能的常用参数有收缩期阴茎动脉最大血流速率（PSV）、舒张末期流速（EDV）、阻力指数（RI）。PSV 是评估动脉血供功能的重要指标，EDV 是评价阴茎背静脉闭合功能的重要指标，RI 指（PSV-EDV）/PSV 的比值。

（二）相关特殊检查

1. 实验室检查

检查项目需根据患者具体情况进行个体化选择。对于一般患者，推荐行空腹血糖或者糖化血红蛋白、血脂、清晨总睾酮检查；必要时可行黄体生成素、卵泡刺激素、催乳素、游离睾酮及血常规、血生化、甲状腺功能、儿茶酚胺及其代谢物测定等检查。对于 50 岁以上的或怀疑前列腺癌患者建议检查前列腺特异性抗原（prostate-specific antigen，PSA）。虽然大多数男性 ED 患者可能无法通过实验室检查获得准确诊断，但可借此发现引起男性 ED 的部分原因及并存疾病。

2. 阴茎勃起检测

（1）夜间勃起检测：夜间勃起现象是指夜间睡眠状态时的阴茎勃起，又称为夜间自发性阴茎勃或夜间阴茎胀大。夜间勃起功能和硬度检查（nocturnal penile tumescence and rigidity，NPTR）是鉴别心理性和器质性 ED 的主要方法。目前夜间阴茎勃起的检测方法有：睡眠实验中观察患者夜间脑电图出现深睡眠时有无阴茎胀大或勃起现象、纸带或 Snap-Gauge 试验、硬度测试仪（图 18-4）、VISER 勃起功能障碍分析仪、NEVA 阴茎勃起生物电测定系统。其中，硬度测试仪是目前国际公认的唯一可测定阴茎夜间膨胀度又能反映阴茎硬度的无创检查，可适用于任何场合下阴茎勃起硬度的客观量化测定。在检查中，通常用阴茎周长的变化来判断勃起是否充分。NTPR 可不受心理因素影响，若检测结果提示勃起功能正常，则 ED 的原因最有可能是心理性的。由于夜间勃起多发生于快速眼动睡眠期，因此 NTPR 应当重复 2 ～ 3 个晚上以克服所谓的“首夜效应”（图 18-5、图 18-6）。

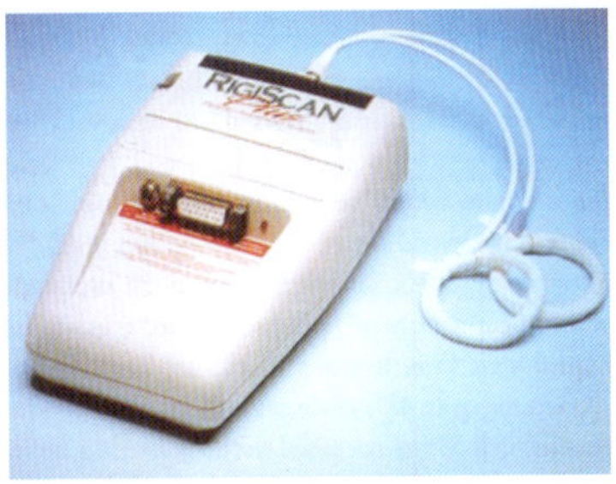

图 18-4　NPT 测试仪

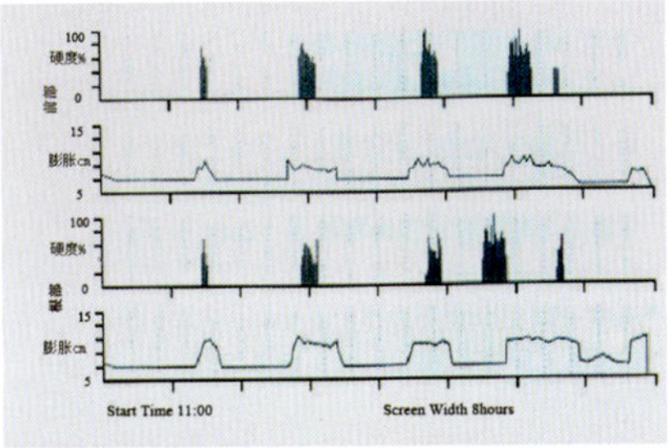

图 18-5　NPT 正常

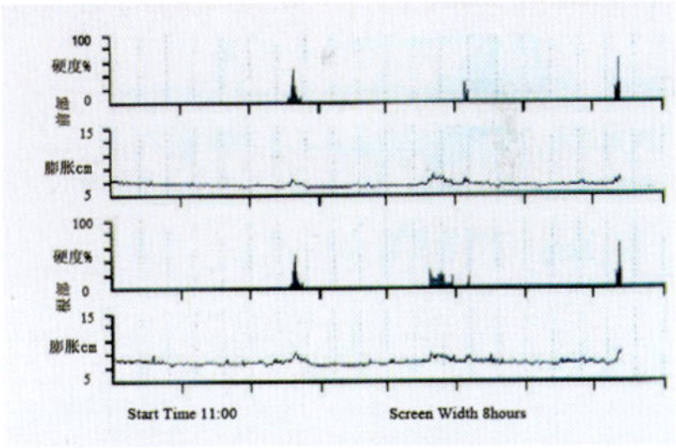

图 18-6　NPT 异常

（2）视听刺激勃起检测：由于 NPTR 操作相对费时且不易在门诊开展，而有创的血管活性药物注射试验有时不被患者接受。视听性刺激勃起检测（audio-visual sexual stimulation，AVSS）作为一种清醒状态下进行的无创检查方式，其结合的阴茎勃起功能和硬度检测（penile tumescence and rigidity，PTR）提供了一种客观的勃起功能检测方法，可以在门诊开展 ED 的筛查，方便快捷。

3. 阴茎海绵体注射血管活性药物试验

阴茎海绵体注射血管活性药物试验（intracavernous vasoactive drug infectiortest）用于评估阴茎血管功能，目前常用药物为：罂粟碱 10 ～ 30 mg，前列腺素 $E_1$10 ～ 20 μg。注射药物时，应首先选择安静舒适的环境，选择一侧阴茎海绵体侧方中段作为注射部位。注射部位消毒后，避开浅表血管，针垂直皮肤进入阴茎海绵体，注射时如遇阻力或注射部位疼痛，应立即停止注射，去针后压迫 3 ～ 5 分钟进行观察。分别测量注药前后的阴茎长度、周径以及站立时阴茎与大腿的夹角（勃起角），勃起角在 60° 以下，提示血管性勃起功能障碍；勃起角在 60° ～ 90° 为可疑血管病变，需做其他检查。

4. 神经检查

ED 患者的神经检查主要包括阴茎感觉阈值测定、球海绵体反射潜伏时间、阴茎海绵体肌电图、躯体感觉诱发电位及括约肌肌电图等。球海绵体肌反射潜伏时间（bulboca-vernosus reflex latency time BCR latecy time）正常参考值为 30 ～ 45 毫秒，超过 45 毫秒为异常，提示有神经性病变的可能。生殖器脑诱发电位是通过电刺激阴茎背神经，记录骶髓和大脑皮质的诱发电位波形。不同于 BCR 潜伏期，这是一个纯粹的感觉评估，多适用于神经检查有细微异常的患者，可以客观评价阴茎感觉传入通路异常的存在、定位和特点。用两个环状电极贴于阴茎干，阳极与阴极相距 2 cm，电刺激阴茎背神经，极间阻抗＜ 2 kΩ，强度为感觉域 3 倍，频率 3 Hz，叠加 200 次。

四、诊断要点与判定标准

临床实践中，可以通过详细了解患者的病史、进行全面的体格检查、实施必要的实验室检查和特殊检查来确诊和区分不同类型的 ED。鉴于 ED 治疗的特殊性，大多数患者更倾向于选择无创或侵入性较小的治疗方法，而不希望选择可能造成创伤和合并症的治疗方式，例如血管重建手术、植入假体、静脉结扎或海绵体注射血管活性药物。近年来，出现了一些新的无创或侵入性较小的治疗方法，因此，在进行 ED 诊断时应优先考虑采用费用较低、侵入性较小的检查方法。

1. 病史

对患者进行评估时，应该考虑询问患者的性生活史、工作和生活情况、既往病史（包括内外科疾病和外伤）、目前服药情况和可能的不良嗜好等方面。性生活史涵盖了既往和当前的性关系、情感状态、ED 的起病时间和持续时间，以及曾接受诊疗的情况，还应了解伴侣的性健康状况。此外，还需要详细描述患者对性刺激和晨勃的反应、勃起硬度和持续时间，以及性唤起、射精和性快感等方面。同时，也需要筛查患者是否存在可能的性腺功能减退症状，如活力和性欲下降、疲劳、认知损害和下尿路症状等。如有必要，还应对患者进行精神状态的评估。

2. 临床问卷

根据 IIEF-5 表评分低于 21 分者即可诊断为 ED。

3. 体格检查

除常规的体格检查外，对于 ED 患者的体格检查还应注意第二性征、生殖系统、周围血管及神经系统检查，如是否有阴茎硬结症、前列腺增生，或体征和症状提示性腺功能减退症（小睾丸、第二性征变化等）。排除是否有与 ED 有关的血管、内分泌性及神经性疾病的征象。

4. 实验室检查

空腹血糖、性激素水平、血脂测定是基本的检查项目，随后可依据以上检查结果中的阳性发现进行个性化的相关特殊检查。

1）内分泌激素测定

（1）睾酮：正常男性每天睾酮分泌量为 4 ～ 8 mg/d（0.24 mol/d），以脉冲方式分泌。睾酮的分泌有昼夜节律，凌晨最高，傍晚最低，因此，睾酮的抽血检查应该在早晨 8 ～ 11 点进行。年轻人清晨睾酮值低于 350 ng/dL 为可疑存在性腺功能减退。当睾酮水平低于正常下限时，需要第二次检测来证实，同时完善 LH 和催乳素检测。

（2）催乳素：高催乳素可抑制睾酮分泌，当睾酮明显降低且伴有性欲减退时，应当检测催乳素。检测催乳素时，应避免应激、饮食或药物（如雌激素、西咪替丁、甲基多巴、吩噻嗪等）导致高催乳素的假阳性诊断。建议在休息 20 分钟后立刻采血。ED 患者中催乳素升高者占 1% ～ 6%，当催乳素

≥ 20 ng/mL 时，怀疑应有催乳素瘤可能。若确诊为高催乳素血症，应当进行下丘脑 – 垂体的 MRI 检查，以排除垂体肿瘤导致高催乳素血症的可能。

2）其他检测

如有乳腺发育或怀疑雄激素抵抗的男性，应测定血清雌二醇和生殖器皮肤上的雄激素受体。

5. 特殊辅助检查

1）海绵体血管造影检查

（1）阴茎海绵体造影：海绵体造影正常影像可见阴茎海绵体显影，静脉结构及尿道海绵体则不显影。静脉漏的影像特征可表现为阴茎头、尿道海绵体、阴茎背深静脉、阴茎旋静脉、阴茎海绵体脚静脉等显影。根据海绵体血管造影结果可发现并明确静脉漏的位置。

（2）阴部内动脉造影：通过造影观察阴部内动脉主干有无充盈缺损，如有充盈缺损，则在其最狭窄处测量阴部内动脉内径，并与相邻正常处的阴部内动脉内径相对比，计算比值，对于阴部内动脉狭窄的判读方法为：狭窄程度 =（1– 狭窄段管径 / 相邻正常管径）× 100%。

2）早期血管功能评估

血流介导的血管扩张功能（FMD）及阴茎海绵体动脉反应性充血指数（PNORT）的计算方式均为：（动脉反应性充血后内径 – 管径基础值）/ 管径基础值。一般认为 FMD 正常值波动于 7% ～ 10%，而 PNORT 正常值波动于 60% ～ 70%。

3）阴茎彩色多普勒超声检查

一般认为，注射血管活性药物后阴茎海绵体动脉直径 > 0.7 mm 或增大 75% 以上，PSV ≥ 30 cm/s，EDV < 5 cm/s，RI > 0.8 为正常。当 PSV < 30 cm/s 时，提示动脉供血不足，可诊断为动脉性 ED；当 PSV > 30 cm/s 时，EDV > 5 cm/s，RI < 0.8，提示阴茎静脉闭塞功能不全，可诊断为静脉性 ED。

4）阴茎勃起检测

（1）夜间勃起检测：夜间勃起功能和硬度检查（nocturnal penile tumescence and rigidity，NPTR）是鉴别心理性和器质性 ED 的方法之一。目前 NPTR 检查的正常参考标准为：超过 8 小时的记录（睡眠）时间中出现超过 3 次以上且勃起硬度超过 60%（一般为 3 ～ 6 次）的勃起事件，勃起时阴茎头周径增加≥ 3 cm，阴茎体增加≥ 2 cm，每次勃起硬度超过 60% 的时间≥ 10 分钟。NTPR 可不受心理因素影响，若检测结果提示勃起功能正常，则 ED 的原因最有可能是心理性的。

（2）视听刺激勃起检测：目前多数检测单位认为 AVSS 诊断标准可参考 NPTR 的标准，但两种勃起发生的机制及检查方法存在着明显的差异，因此参考同一种标准可能偏差较大。有资料显示：AVSS 勃起检测反应阳性时，阴茎头端硬度≥ 60% 的时间大于 9 分钟和根部硬度≥ 60% 的时间大于 19 分钟可有效排除器质性 ED。

5）阴茎海绵体注射血管活性药物试验

分别测量注药前后的阴茎长度、周径以及站立阴茎与大腿的夹角（勃起角），勃起角在 60° 以下，提示血管性 ED；勃起角在 60° ～ 90° 为可疑血管病变，需做其他检查。

6）神经检查

BCR latency time 正常参考值为 30 ～ 45 毫秒，超过 45 毫秒为异常，提示有神经性病变的可能。生殖器脑诱发电位可以客观评价阴茎感觉传入异常的存在、定位和特点。根据检测结果，潜伏期的正常范围为 36 ～ 74 毫秒。潜伏期延长或波形未引出为异常。

第六节　中西医结合治疗方法与选择

一、药物治疗与选择

1. 5 型磷酸二酯酶抑制剂

阴茎海绵体中的 5 型磷酸二酯酶（phosphodie-sterase type 5 inhibitor，PDE5i）可以水解 cGMP，降低其浓度，抑制阴茎海绵体平滑肌松弛。抑制 PDE5i；可以减少 cGMP 的降解提高其浓度，促进海绵体平滑肌舒张增加阴茎血流，诱导海绵体血管窦充血、膨胀，导致阴茎勃起。因此，ED 口服药物首选 PDE5i。临床常用的 PDE5i 有西地那非、他达拉非、伐地那非等，总有效率为 80% 左右。

服药方式可分为按需和规律用药两类。考虑疗效最大化的 ED 患者可服用西地那非 100 mg 或他达拉非 20 mg 或伐地那非 20 mg。耐受性差的患者最初可从小剂量开始，如服用西地那非 50 mg 或他达拉非 10 mg 或伐地那非 10 mg。按需服药时，伐地那非推荐开始剂量为 10 mg，在性活动前 25 ～ 60 分钟服用；西地那非一般口服 50 ～ 100 mg，性活动前 30 ～ 60 分钟使用；他达拉非一般口服 10 ～ 20 mg，性活动前 60 分钟使用。此外，他达拉非半衰期长，有效浓度可维持 36 小时，可小剂量（2.5 mg 或 5 mg）每天规律服用，可改善不同程度的 ED 患者勃起症状，耐受性良好，避免按需服药不良的心理暗示。对于 ED 合并高血压或者 ED 合并下尿路症状以及 ED 合并良性前列腺增生时，使用抗高血压药或者 α_1 阻滞剂联合他达那非具有相对较好的安全性、有效性、耐受性。

需要注意的是，PDE5i 禁止与硝酸盐类药物合用，有机硝酸盐（如硝酸甘油、单硝酸异山梨酯、硝酸异山梨酯等）与 PDE5i 合用可导致 cGMP 蓄积，引发顽固性低血压。此外，PDE5i 与抗高血压药物有轻微协同降压作用，现有文献报道两种药物合用不会增加不良反应。与 α 受体阻滞剂合用有导致体位性低血压的报道，建议间隔 4 小时。西地那非、伐地那非对 PDE5i 有选择性抑制作用，可导致视觉异常（眩光、蓝视），通常症状轻微、短暂，停药后一般可恢复。PDE5i 对男性精液质量无明显影响。服用他达拉非后，部分患者有肌痛、背痛症状，机制尚不清楚。

2. 雄激素补充治疗

目前治疗 ED 常用的口服雄激素有十一酸睾酮胶囊，通常建议每天 80 mg，每日 2 次，最好在饭后服用以提高生物利用度；也有十一酸睾酮注射剂或贴剂，使用起来比较方便。这种治疗方法对于前列腺恶性肿瘤、红细胞增多症、未治疗的严重睡眠呼吸暂停综合征等患者属于禁忌，严重肝功能和心功能衰竭患者也不适用。研究表明，他达拉非联合十一酸睾酮治疗糖尿病合并 ED 的有效性优于单一用药，且安全性得到验证。

3. 抗氧化剂和改善微循环的药物

单用 PDE5i 效果欠佳时，可考虑联合应用抗氧化剂和改善微循环的药物。抗氧化剂和改善微循环的药物可以减轻年龄增长导致的机体氧化应激反应，同时改善血管内皮功能和减少小血管的功能和结构损害。维生素 E、硫辛酸能够有效抑制氧化应激水平，可改善血管的内皮功能。有研究通过法舒地尔联合 α - 硫辛酸，并建立西地那非对照组，观察组的 IIEF-5 评分和阴茎勃起硬度均明显高于对照组。国外亦有数据显示，左卡尼汀联合西地那非治疗糖尿病性 ED 的疗效要显著优于单纯西地那非治疗。有研究指出，静脉滴注 α - 硫辛酸（600 mg/d，3 周）可显著改善阴茎海绵体的血流量，缓解 ED 症状，增加阴茎神经反应性及传导速率。

4. 中成药

复方玄驹胶囊被发现能显著改善 ED 患者的阴茎勃起能力，并具有一定的血管内皮保护作用。其主要成分玄驹含有多种氨基酸、微量元素、辅酶和丰富的维生素等，其中的单体淫羊藿苷来自天然淫羊藿，能促进阴茎海绵体平滑肌的松弛。此外，研究发现，复方玄驹胶囊与 PDE5i 联合使用相比单独使用 PDE5i，可显著提高患者的 IIEF-5 评分。

还少胶囊具有温补脾肾、养血益精之功效，有报道通过运用还少胶囊联合十一酸睾酮软胶囊治疗男性 ED 取得较好的临床疗效，治疗组总有效率为 86.67%，较单用十一酸睾酮软胶囊对照组 66.73% 有明显提升。现代药理学研究证实，肉苁蓉提取物能够显著提高大鼠血浆 cAMP/cGMP 值及血清雄激素水平，改善大鼠勃起功能；杜仲水提取物能够改善糖尿病性大鼠阴茎组织结构，促进大鼠恢复勃起功能。

疏肝益阳胶囊疏肝解郁，活血补肾。用于肝郁肾虚和肝郁肾虚兼血瘀证所致功能性阳痿和轻度动脉供血不足性阳痿。其治疗 ED 的兴阳振痿、活血通络之功能，其机制可能与晚期糖基化终末产物受体（advanced glycation end product）、白细胞介素 -17（interleukin-17，IL-17）、核因子 κB（nuclear factor κB，NF-κB）、血流剪切应力与动脉粥样硬化等信号通路相关。有研究通过疏肝益阳胶囊联合西地那非治疗 60 例勃起功能障碍，总有效率为 91.0%，较对照组单用西地那非 78.6% 有效率有明显优势。

5. 其他口服药物

其他口服药物包括阿扑吗啡、育亨宾、曲唑酮等。阿扑吗啡是多巴胺 D_2 受体激动剂，常用于勃起试验，部分研究证明其对 ED 的治疗是安全和有效的。贺占举、金杰等采用中心、随机、双盲、安慰剂对照研究方法，在国内 7 家医院对盐酸阿扑吗啡舌下片 2 mg 或 3 mg 和安慰剂组共 238 例 ED 病人进行临床观察。结果统计学分析显示，试验药物组疗效优于安慰剂组。育亨宾能选择性地阻断突触前的 α_2 受体，使海绵体神经末梢释放较多的去甲肾上腺素，减少阴茎静脉回流，利于充血勃起，目前临床应用尚未得到充分评估。曲唑酮是 5-HT2C 激动剂，也是 5-HT1A 受体阻滞剂，治疗 ED 的机制可能是阻断 α_2 受体，松弛血管及海绵体平滑肌，从而使阴茎海绵体内的血供增加导致勃起，目前应用尚有争议。

6. ICI

临床常用药物有前列地尔、罂粟碱、酚妥拉明、血管活性肠肽。前列地尔（alprostadil，PGE_1）是国外第一种也是唯一获得批准用于海绵体内注射治疗 ED 的药物，也是目前最有效的单用药物，联合其他药物可提高疗效。前列地尔可通过平滑肌细胞表面受体刺激产生腺苷酸环化酶，促进 ATP 转化为 cAMP，使阴茎海绵体平滑肌细胞内钙离子浓度下降，平滑肌松弛，诱导阴茎勃起。常用剂量为 5 ～ 40μg，并发症主要是阴茎疼痛和持续性阴茎勃起、阴茎异常勃起、低血压等。

罂粟碱是非特异性磷酸二酯酶抑制剂，可阻断 cGMP 和 cAMP 降解，使细胞内钙离子浓度下降，导致阴茎海绵体内平滑肌松弛，阴茎勃起。剂量为 30 ～ 60 mg。单独使用并发症发生率较高，主要并发症为阴茎异常勃起和海绵体纤维化，因此常与前列地尔等药物小剂量联合用药。

酚妥拉明为 α 受体阻滞药物，常与前列地尔或罂粟碱联合使用。血管活性肠肽可与酚妥拉明联用，约有 80% 的有效率，特点是极少发生疼痛及阴茎异常勃起。

7. 外用药物

（1）经龟头给药：前列腺素 E_1 乳膏能够经皮快速吸收，涂抹于龟头后大约 30 分钟起效，该药使用简便、无侵袭性、效果肯定，是治疗 ED 的另一种手段。它也可能在对 PDE5i 无反应的患者中发挥重要作用，尤其是那些在根治性前列腺切除术后患有 ED 的患者。

（2）尿道内给药（medicated urethral system for erection，MUSE）：尿道内给药是指将血管活性药

物直接放于尿道内，通过尿道黏膜直接吸收并刺激阴茎而产生阴茎勃起反应的方法。尿道内给药起效迅速，一般给药后 5 ～ 10 分钟起效，这可与阴茎海绵体注射治疗的迅速起效相媲美。另有研究提示，尿道内注射前列地尔是一种有效的治疗方法，对于治疗口服 PDE5i 难治性 ED 患者具有广泛的安全性。经尿道给药最常见的不良事件是局部疼痛、低血压导致的头晕、尿道出血、泌尿道感染等，阴茎纤维化和异常勃起罕见。

二、非药物治疗方法与选择

1. 真空勃起装置

使用真空勃起装置（vacuum erection device，VED）属于 ED 的二线治疗方法，临床上口服或局部 ICI 治疗无效或疗效差的患者，可选择 VED 治疗。真空勃起装置疗法的原理是利用器械在阴茎周围产生真空负压环境，从而增加阴茎动脉血供，使其充血，然后抑制静脉血液从阴茎海绵体中流出，以保持勃起的效果。由于 PDE5i 在难治性 ED 治疗中的局限性，VED 的使用重新得到重视，并成为根治性前列腺切除术（radical prostatectomy，RP）后阴茎康复的一线疗法。不过，VED 的使用对阴茎较小的患者并没有显示出很大的益处。

VED 诱发勃起的时间平均约 2.5 分钟，留置弹力缩窄环的时间不宜超过 30 分钟。VED 可通过增加阴茎动脉供血、改善供氧、抗纤维化、抗凋亡、保护内皮细胞及提高 NOS 合成作用，从机制上改善勃起功能状态，有利于阴茎的康复。其主要的副作用包括疼痛、射精困难、局部皮肤瘀斑、发绀及麻木等，发生率低于 30%。

2. 低强度体外冲击波治疗

低强度体外冲击波治疗（low-intensity extracorporeal shockwave therapy，LI-ESWT）是一种用于治疗 ED 的非侵入性治疗方法。该治疗方法通过使用低能量冲击波刺激阴茎组织，促进血管生成和修复，增加血液流量，改善海绵体组织功能，并刺激神经再生。治疗通常需要连续进行 6 ～ 12 次，每次治疗间隔为 1 周左右。每次治疗的时间为 10 ～ 20 分钟。LI-ESWT 具体有以下适应证：血管性 ED 口服 PDE5i 药物无效且病史不长的血管性 ED 患者、阴茎硬结伴 ED 者、保留神经的前列腺根治性切除术后等 ED 患者。LI-ESWT 短期效果明确（6 个月内），而在初期有效的患者中其 2 年后有效率降至 53.5%，重度 ED 和糖尿病性 ED 患者效果较差。LI-ESWT 对轻度 ED 患者或与 PDE5i 联合治疗中度至重度 ED 患者更有益。针对于血管性 ED，LI-ESWT 可以改善中轻度 ED 患者的 IIEF-5 和 EHS，但 LI-ESWT 对于神经性、药物性、解剖异常等非血管性 ED 的疗效尚不明确。

3. 低强度脉冲式超声波治疗

低强度脉冲式超声波治疗（low-intensity pulsed ultrasound therapy，LI-PUS）是一种新型的非侵入性治疗方法，用于改善阳痿问题，和 LI-ESWT 同属于低能量治疗的范畴。该治疗方法通过使用特定频率和强度的超声波来刺激阴茎组织，以促进血流和海绵体组织的修复。治疗过程一般使用可穿戴式的脉冲超声波治疗仪，通过电极将低频、低强度的脉冲超声波释放到阴茎组织中。治疗的频率和持续时间不同，一般每周 1 ～ 3 次，每次使用 20 ～ 30 分钟。LI-PUS 治疗对于轻中度 ED 的效果较为明确，而对于重度 ED 尚且缺乏有力证据，有研究表明，低强度脉冲超声通过增强施万细胞增殖、迁移和促进神经营养因子、神经生长因子表达来促进神经再生并改善勃起功能。因此，LIPUS 有望成为治疗神经损伤性 ED 的新疗法。

3. 手术治疗

手术治疗是 ED 的三线治疗方法，用于其他各种治疗无效的中度至重度 ED 患者。

1）静脉性 ED 的手术治疗

静脉性 ED 指静脉闭塞功能障碍（静脉漏）导致的 ED，表现为阴茎海绵体的回流静脉在勃起时闭塞不全，使阴茎无法维持充分的勃起状态。静脉性 ED 手术治疗的原理就是采用各种方法阻断或减少海绵体的静脉回流。CT 阴茎海绵体造影的新进展为静脉介入手术治疗提供重要依据。

手术适应证：①单纯静脉漏，海绵体平滑肌及白膜结构及功能正常。②阴茎海绵体动脉供血正常。

手术方式：①阴茎背浅静脉结扎术和（或）阴茎背深静脉结扎术。②阴茎背深静脉白膜下包埋术。③阴茎脚捆扎术（Tom F. Lue 术式）。④阴茎脚白膜折叠＋静脉结扎术。⑤阴茎背深静脉动脉化手术。⑥阴茎海绵体静脉动脉化。⑦尿道海绵体松解术。⑧选择性静脉栓塞术。⑨上述术式的组合。⑩腹腔镜下腹膜外阴茎静脉结扎术。

2）动脉性 ED 的手术治疗

动脉供血不足也会导致 ED，临床上需要手术处理的病例常见为先天性动脉狭窄、外伤后动脉狭窄、动脉粥样硬化等对于有局灶性盆腔动脉或阴茎动脉闭塞的年轻 ED 患者，如无全身血管疾病和静脉闭塞功能障碍，可进行阴茎动脉重建术，以增加阴茎海绵体的血供，促进勃起。

手术适应证为孤立的动脉狭窄，同时符合以下情形：①年龄小于 55 岁。②不吸烟或已戒烟者。③未合并糖尿病。④无静脉瘘存在。⑤无广泛血管病变。

手术方式：①腹壁下动脉 – 阴茎背动脉吻合术（血管成形）。②腹壁下动脉 – 阴茎背深静脉吻合术（静脉动脉化）。③腹壁下动脉 – 阴茎背深静脉吻合＋静脉结扎术。④血管腔内单纯球囊扩张术和支架植入术。

目前介入手术作为一种新的 ED 术式，为临床医生开拓了一种治疗动脉性 ED 的新思路，通常包括血管腔内单纯球囊扩张术和支架植入术，相比外科血管重建术更加简便快捷，但其选择标准、疗效评价尚未统一，其最终临床价值尚需进一步循证医学研究。

3）阴茎假体植入术

阴茎假体植入术（penile prosthesis implantation，PPI）是通过植入人工辅助装置来恢复患者勃起功能的治疗方式，随着手术技术、假体材料的改进和机械稳定性的提高，逐渐成为 ED 患者的一种有效的治疗方法。全世界每年大约有 15 000 次 PPI。其中，超过 85% 的 PPI 在美国进行，德国贡献了第二多的植入物，占 2.3%，其次依次是英国（2.1%）、意大利（2.0%）、西班牙（1.7%）、加拿大（1.6%）、韩国（1.5%）和比利时 / 荷兰（1.3%）。手术成功率超过 95%，患者和配偶的满意度分别达到 97% 和 92%。有研究表明，继发于佩罗尼病的 ED 患者亚群似乎在功能结局、与伴侣和外界的关系以及感知的自我形象方面从假体植入中获益最多。

手术适应证：①非手术治疗无效的 ED 患者，以及不愿意接受非手术治疗、非手术治疗禁忌或积极要求进行假体手术者（患者、配偶及医生三方讨论决定）。②阴茎硬结症、阴茎异常勃起、海绵体纤维化等阴茎疾病继发的 ED 患者。③阴茎整形、再造术后需要恢复勃起功能的患者。

手术禁忌证：①未控制的泌尿、生殖系统感染性疾病或患全身严重感染性疾病者。②某些严重阴茎畸形者。③海绵体残缺者、手术或者外伤导致阴茎外形异常者。④患有难以矫治的泌尿生殖系统疾病，如严重尿道下裂、尿道上裂、膀胱外翻者。⑤膀胱出口严重梗阻性疾病或神经源性膀胱患者。

手术类型：阴茎假体主要有半硬性假体和可膨胀性假体两种，其中半硬性假体由于其非自然勃起、缺乏隐蔽性、难以达到最佳的性生活满意度等缺点，目前已经显著减少使用。可膨胀性阴茎假体有三种，单件套、两件套及三件套假体，目前常用三件套假体，三件套假体形态及质地最接近正常勃起阴茎，压缩后的松弛性使其隐蔽性更强，且降低了发生腐蚀并发症的可能性。一般除存在明显禁忌的患者，所有拟行假体植入的患者均应优先推荐三件套假体，国内常用 AMS 700 系列。

手术并发症。

术中：①海绵体白膜穿孔。包括近端、远端穿孔，该类穿孔通常因为使用扩张器扩张不当、海绵体纤维化及白膜薄弱引起。②圆柱体交叉。圆柱体交叉通常由于扩张或圆柱体放置时海绵体间隔膜穿孔引起。③尿道损伤。注意术中扩张操作细节、选择合适的圆柱体可相对避免尿道损伤的发生。④阴茎头成角畸形。该并发症通常因假体置入位置、尺寸错误引起，术中发现需要及时修复，二次扩张后重新置入。

术后：①血肿。阴囊处血肿通常较明显。②疼痛。疼痛一般持续 3 ～ 4 周。③感染。这是常见且最具破坏性的并发症，初次置入感染概率为 1% ～ 4%。④侵蚀。侵蚀主要由于阴茎海绵体过度扩张、圆柱体尺寸过大、器械感染引起，其中圆柱体原因最常见，因此在术中仔细测量、选择合适的假体尤为重要。⑤移位。水泵移位通常由于阴囊袋关闭不全、术后血肿引起；储液囊移位多由于腹压过高、放置位置错误引起。⑥假体机械故障。这通常可通过规范术中操作细节来避免。

4. 新型疗法

（1）干细胞注射：干细胞可能通过旁分泌细胞因子的方式发挥作用。研究表明，干细胞注射后分泌的细胞外囊泡（外泌体）包含细胞保护分子、抗纤维化分子和抗凋亡分子，这有助于改善勃起功能。此外，研究还指出，脂肪源性干细胞可促进 DMED 大鼠的阴茎海绵体血管化和神经再生，从而改善勃起功能，并且还能抑制纤维化和炎症，保护平滑肌细胞。Bahk 等使用脐带血干细胞进行了临床研究，结果表明，这种干细胞注射有助于改善糖尿病伴发 ED 患者的性功能。

（2）基因治疗：基因治疗是将外源正常遗传物质引入细胞中以补偿或纠正异常基因，研究的基因包括钙敏感的钾通道、一氧化氮合酶和血管内皮生长因子等。有相关实验表明，人体组织激肽释放酶 1 可以通过调节老年转基因大鼠的大自噬改善勃起功能。

（3）自体血小板注射：富血小板血浆（plateletrich plasma，PRP）是一种自体血浆，其血小板浓度是正常血浆的 3 ～ 7 倍。PRP 富含生长因子，其中的血小板 α 颗粒生长因子具有促进神经再生和保护神经作用的特性，可加速神经修复并抑制海绵体纤维化过程。

三、中医药辨证论治与方药选择

（一）辨证分型与治则治法

1. 传统辨证

1）肝气郁结证

临房不举，睡中自举，或起而不坚，情志抑郁，胸胁胀痛，嗳气，脘闷不适，食少便溏；舌质淡，苔薄白，脉弦或弦细。

治法：疏肝解郁，行气起痿。

2）肝经湿热证

阳痿不举，阴茎弛长，睾丸坠胀作痛，阴囊瘙痒或潮湿多汗，泛恶口苦，胁胀腹闷，肢体困倦，尿黄赤涩灼痛，大便不爽，口黏口苦；舌质红，苔腻黄，脉滑数。

治法：清利湿热，益阳起痿。

3）气血不畅证

勃起不坚或不能勃起，或虽有勃起但很快阴茎就疲软，有阴部外伤史或外阴、会阴、下腹手术史，外阴、下腹时常出现疼痛，痛处固定；舌紫黯或有瘀点、瘀斑，脉弦沉涩。

治法：行气活血，祛瘀充阳。

4）心脾两虚证

阳痿不举，遇劳加重，心悸，失眠多梦，神疲乏力，面色萎黄，食少纳呆，腹胀便溏；舌淡边有齿痕，苔薄白，脉细弱。

治法：健脾养心，益气起痿。

5）肾阳亏虚证

阳痿不举，性欲减退，或举而不坚，精薄清冷，神疲倦息，畏寒肢冷，面色白，头晕耳鸣，腰膝酸软，夜尿清长，五更泄泻，阴器冷缩；舌淡胖，苔薄白，脉沉迟或细。

治法：温肾填精，壮阳起痿。

6）肾阴亏虚证

阳事易举却不坚或不久，腰膝酸软，两腿无力，眩晕耳鸣，脱发齿松，盗汗失眠，梦呓磨牙，口干，尿黄，大便干燥或伴早泄、遗精，形体消瘦，潮热盗汗，五心烦热，咽干颧红，溲黄便干；舌红少津，脉细数。

治法：滋补肾阴，填精起痿。

2. 络病辨证

传统辨证多将阳痿证型局限于脏腑层面，而多未夹杂经络病机，具体分为肝气郁结证、肝经湿热证、气血不畅证、心脾两虚证、肾阳亏虚证及肾阴亏虚证。而阳痿相对于脏腑观，本身具备宗筋之形的生理特点，也适合加入经络辨证的辨证思维。络病辨证着眼于经络视角，集脏腑经络辨证于一体，侧重于久病入络、久虚络瘀的病机特点，在用药上具有高度特色，用药之根，在通在散，取辛散、走窜之品。同时，阳痿多久病，多兼血分的病理特点，使之百证不离络，或虽证在脏腑而枢机在络。因此，阳痿的络病学视角更具有专病意义，现分型如下。

1）肝气郁结，气络郁滞

阳事痿弱，精神抑郁，喜猜疑，紧张焦虑，性欲淡漠，失眠多梦，善叹息，两胁胀闷或疼痛不适，舌淡或红黯，苔薄，脉弦或弦细。

治法：疏肝解郁，行气通络。

2）肝经湿热，湿热瘀阻

阴囊潮湿、瘙痒，或臊臭坠胀，口苦咽干，尿黄便滞，脘闷食少，腰骶胀痛，下肢酸困，舌红，苔黄腻，脉滑数或弦数。

治法：清利肝络，疏肝振痿。

（3）气血不畅，络脉瘀塞

会阴部，或阴囊，或下腹部，或耻骨上区，或腰骶及肛周坠胀疼痛，舌质黯或有瘀点、瘀斑，脉弦或涩。

治法：活血通络，益肾兴阳。

4）心脾两虚，络气虚弱

阳事痿弱，性欲淡漠，神疲乏力，面色萎黄，食少便溏，心悸少寐，多梦健忘，舌淡，苔少，边有齿痕，脉细弱。

治法：调和心脾，养脏滋络。

5）肾阳亏虚，络虚不荣

性欲低下，阳事痿弱，腰膝酸软，畏寒肢冷，精神萎靡，阴部冷湿，精冷滑泄，舌淡，苔白，脉沉细或尺弱。

治法：温补肾络，益气固摄。

6）肾阴亏虚，络脉失养

欲念频萌，阳事易举却不坚或不久，口干咽热，失眠健忘，五心烦热，遗精，头晕耳鸣，腰膝酸软，形体消瘦，舌质淡红，苔少薄黄，脉细或沉细数。

治法：滋补肾络，填精益髓。

（二）方药组成与方解

1. 肝气郁结，气络郁滞

方药：柴胡疏肝散。

肝喜条达，主疏泄而藏血，其经脉布胁肋，循少腹，经络之微细者，与阴器血脉并行，禀肝木疏达气血之功。柴胡性调达，为疏解肝络之主药；香附理气疏肝，重在助柴胡调达络气，川芎行气活血通血络，亦助柴胡以解气络之郁滞，二药相合，增其行气止痛之功，为臣药。陈皮、枳壳理气行滞；芍药、甘草养血柔肝，缓急止痛，为佐药。甘草兼调诸药，亦为使药之用。诸药相合，共奏疏肝行气，活血止痛之功，使气络条达，血络通畅。

2. 肝经湿热，湿热瘀阻

方药：龙胆泻肝汤。

龙胆草大苦大寒，能上清肝胆实火，下泻肝胆湿热，泻火除湿；黄芩、栀子为臣，以加强君药清热除湿之功；车前子、木通、泽泻渗湿泄热，导湿热下行，故用生地黄养阴，当归补血，使驱邪而不伤正；柴胡疏畅肝胆，并能引诸药归于肝胆之经。诸药共逐湿热于络脉之外，且兼顾血络之体。

3. 气血不畅，络脉瘀塞

方药：少腹逐瘀汤。

小茴香、肉桂、干姜味辛而性温热，理气活血，温通血络；薄荷、丹参、赤芍清心凉血，透解郁热；当归、蒲黄、五灵脂、川芎、元胡、没药入肝，活血理气，使气行则血活，气血活畅故能止痛，共成寒温并用、通络消瘀之剂。

4. 心脾两虚，络气虚弱

方药：启阳娱心丹。

方用石菖蒲芳香之气开心络郁结，为君。远志、枣仁、茯神养心络，安心神；心神为主，心络为使，心神主司作用需借心络传导周身。柴胡疏肝解郁，当归合白芍养血柔肝，为臣药。人参、白术、山药益气健脾宁神，络气充则神安；橘红、神曲理气和胃，助胃气充心之络气，亦使诸药补而不腻，且橘络以络治络，寓调达补养之功；菟丝子补肾填精以化肾气，肾气为心气之根，随冲脉而上，充盈络气，三者共为佐药。甘草调和诸药，为使。

5. 肾阳亏虚，络虚不荣

方药：金匮肾气丸。

此方为肾阳不足之证而设，故以补肾助阳为法，“益火之源，以消阴翳”，辅以利水渗湿。方用桂枝、附子温肾助阳，熟地黄、山茱萸、淮山药滋补肝、脾、肾三脏之阴，阴阳相生，刚柔相济，使肾之元气生化无穷，元气足则气络充，阳络得用，肾气流于阳络，为启阳之机巧；再以泽泻、茯苓利水渗湿，牡丹皮善入血分，伍桂枝可调血络之滞。

6. 肾阴亏虚，络脉失养

方药：左归丸。

方中重用熟地黄，滋肾益精，以填真阴，润阴络，龟甲胶与鹿角胶峻补精髓，其中龟甲胶偏于补肝肾之阴络，鹿角胶偏于益精养血补肾阳，两胶并用，益精补髓；山萸肉、枸杞子、菟丝子助阳益阴，补肾固精；山药补脾益阴，滋肾固精；川牛膝益肝肾，强腰膝，健筋骨。如此则阴络之体得养，方中阴阳并进，于阴中求阳、阳中求阴，盖阴络阳络本为肾络体用之外化，不可纯补一方，阴精注于阴络，得阳络之气而化，络气流于阳络，得阴络之精血而生。

（三）其他中医疗法

1. 毫针刺法

毫针刺法在临床治疗阳痿常用，医者施针多遵从“虚则补之，实则泻之”的原则，多选关元、气海穴为主穴，肾虚者配伍肾俞、命门穴，湿热者加阴陵泉、足三里穴，肝郁者加太冲、肝俞穴等。程远钊等采用针刺秩边穴加中药口服治疗肾阳虚型阳痿 32 例，相对于单纯中药治疗，有效率优势明显。

2. 水针疗法

水针疗法又称为穴位注射疗法，通过针刺和药物刺激穴位，促进气血循环，达到濡养宗筋、充养气血的目的。唐喜等通过穴位注射关元、中极穴治疗 39 例心理性阳痿，好转 23 例，有效 10 例，无效 6 例，总有效率为 84.62%。

3. 电针疗法

电针是在毫针刺基础上通以人体生物电的微量电流波，以达到治疗疾病的一种治疗方法。丁学平采用激能电摩针治疗阳痿 63 例，疗效满意。

4. 艾灸疗法

艾灸可温通气血，补肾壮阳，多数医家用艾灸治疗肾阳亏损型阳痿，常获得明显疗效。穴位选择以任督二脉腧穴为主，如命门、腰阳关、关元、至阳、中极穴等。

5. 推拿疗法

推拿具有无创伤、无痛苦、无污染、患者易于接受等优点，可疏通经络，活血行气，调节阴阳，恢复脏腑功能，临床常用于治疗阳痿。有医家选取任脉肚脐至耻骨联合上沿经线，分别采用推、揉、点、按等手法，在关元、气海、中极穴等穴位上施术，反复操作约 30 分钟，至患者自觉脐下有热感并向会阴部放散为宜，总有效率 90%。

6. 中药贴敷疗法

阳痿的病机为脏腑功能失调，采用中药贴敷穴位，可调理脏腑气血和阴阳，激发人体正气，兴阳催欲，促进阴器坚而不痿，值得临床推广。韩维哲等运用鹿龟固本膏贴敷神阙、关元、肾俞穴，具有可靠的近期及远期疗效。

7. 气功疗法

气功是精神、筋骨、肌肤、脏腑、气血、津液的综合性锻炼，通过气功的调气、调息、调身，使人身体、思想放松入静，减少或消除不良情绪的影响，促进心理性阳痿的康复。

第七节　从络病学角度探讨对本病的认识和治疗思路

一、概述

络病学是中医学理论体系中重要的一部分，《黄帝内经》中第一次提出其基本概念：“经脉为里，支而横者为络，络之别者为孙。”根据络脉的不同功能，络脉被分为经络之络和脉络之络，前者运行经气又被称为气络，后者运行血液又被称为血络，二者既需协同以载气运血，又要各司其职发挥温煦濡润的生理功能，这为络病学理论的后续发展奠定了基础。传统的脏腑辨证把阳痿的病因病机聚焦于肾虚，认为阴器为肾之外器，阳痿之根本在于肾气不充，肾精不足，阴阳乏绝而痿，如《诸病源候论》所言："劳伤于肾，肾虚不能荣于阴器，故痿弱也。"故治法以补肾填精、温补肾气为主。后世融脏腑气血经络为一体进行整体辨证，认为阳痿与五脏相关，重在心、肝、肾。而络脉是经脉体系的一部分，呈网状、树状广泛分布于脏腑筋脉，是沟通内外、调和阴阳的重要通道。张景岳在《类经》提出了络脉可分为气络、血络，认为气络在外属阳，主推动，血络在内属阴，主濡养。从经络视角而言，气络血络不通或不和，皆可导致阳痿。中医通经活络治法可通过整体调节而达到调控血管、神经、内分泌等多种因素，从而改善勃起困难、焦虑抑郁等多种症状。

二、络病系统与阳痿关系

传统中医学理论认为，阴茎勃起与五脏气化功能相关。从络病角度而言，阴茎勃起是在脏腑主导下气络和血络综合调控的结果。阴茎的络脉主要属于肾络和肝络的分支，并与心络、脾络等密切相关。

现代医学认为，阴茎勃起的过程是动脉灌注增加，同时静脉流出量减少的结果，中医学亦认为勃起的物质基础在于络中之血，而血气盈满，在于心血充，心神萌动，心血下行，灌注阴器，若心络失荣、痰蒙心络、瘀阻心络，则勃起不能，此病机通于现代医学心理性勃起或中枢神经反射性勃起的机制。阴茎持续性勃起有赖于肝气络疏泄及肝血络藏血，《灵枢·经脉》曰："肝者筋之合也，筋者聚于阴器。"肝络通利，则有助于维持阴器组织的灵活性和正常的功能，肝血养络气，肝血足，肝魂安，肝气得用。《广嗣纪要》曰："男女未交合之时，男有三至……谓阳道奋昂而振者，肝气至也。"夜间自发性勃起，即肝血藏收正常，满蓄血络，是肝气得养的表现。夜间勃起以三次为基，三为木之生数。《河图洛书》曰："天三生木，地八成之。"无意识的自发勃起为肝魂所主，魂主宰无意识的精神、躯体活动，借气络传递。《灵枢·经筋》记载："足少阴之筋……上循阴股，结于阴器。"肾络藏肾之精血，通行肾气，肾络亦借肝气，为肝魂所使，肝肾同居下焦，络脉虚损常并补，一精一血尔，若湿热滞络、瘀血阻络、气滞络脉、年老络虚、情志内伤络脉，则肾气不得出，肝气不得泄。《灵枢·经脉》记载："肾足少阴之脉……其支者：从肺出，络心，注胸中。"心肾借经络相连，心火即君火，循经引动肾中所寄相火，相火萌动，心血下行，血络充盈，借肝之络气疏泄，因而阳器得举。心络失主、肝络不和、肾络不充，均会引起阳痿。

三、阳痿络病证的治疗思路与用药特点

1. 治疗思路

阳痿络病观，融辨证论治、从络论治为一体，分虚实两端。以实为主者，核心病机在于"络道不通、气血淤滞"，治则"以通为用"，治法重在通络，药物以辛味通络、虫类通络、藤类通络为主；虚则益气养血，荣络起痿，甚者合用填精益髓之品，从而使络脉达到气络冲和、血络流利的状态。

2. 用药特点

1）辛味通络

辛味药具有向上向外发散的走势特点，辛温为之首也，辛温通络，首选桂枝、细辛，温"阴头寒"，去"两丸如冰"。降香、薤白芳香弥散之性，无处不至，借味承气。或以桃仁、归尾辛中有润，尤适久病络脉枯槁，络气难通，血涩难行者。久痛入络，亦当以辛味逐之，现代研究证明，热敏通道是辛味药发挥止痛作用的核心靶点，故久病入络阴器痛甚者，辛药为使也，可兼入麻黄、羌活、艾叶诸味。

2）虫类通络

叶天士指出：“邪留经络，须以搜剔动药”“虫蚁搜剔以功通邪结”。久病久痛久瘀入络，致气滞血停，痰湿凝聚，凝痰败瘀混于络中，络脉受阻则精微不布，诸邪胶结，非草木药物之攻逐可以奏效，虫类通络药则独擅良能。吴鞠通言其“无微不入，无坚不破”。水蛭、土鳖虫等以血肉之性，味厚而入血分，全蝎、蜈蚣、蝉蜕兼以搜风，逐气络之邪。仲景言：“瘀血重症必用虫药。”虫药在诸如肿瘤等重症中用途甚广，能够有效改善高凝状态，诱导肿瘤细胞凋亡。对于阳痿重症，留著经络，久治乏效者，当入虫类走窜之品，虫类药攻逐搜剔、通畅经遂之性甚佳，是破散络中瘀血、流散郁滞经气的关键治疗药物。治疗方剂中辨证加入一味或两味虫类药，则气得宣通，治疗阳痿常显奇效。

3）藤类通络

《本草便读》中提出：“凡藤蔓之属，皆可通经入络。”根据中医取类比象法，藤类药蜿蜒盘旋、纵横交错的生长方式与络脉的分布特点相似，藤类药被认为善走经络以活血化瘀而通络。阳痿病人邪伏络中而未至沉疴，当以藤类通络。热蕴络中，茎中灼通，寻常清热法难以透达深入，可入忍冬藤清热通络，祛风通络，补血通络，络脉血分亏损，补益难以收功；又或虚中夹瘀，虚实并见者，需假鸡血藤、大血藤入络通补，使血络充而瘀血散、邪气退而正气张。赵光瑞等对于藤类药的药效作用机制研究指出，“脉络 - 血管系统病”与炎症具有相关性，藤类药“通络”作用的共性机制是抗炎作用。因此，在阳痿患者中应用藤类药不仅可以驱除络脉病邪，还能够引药直达病灶，达到治疗作用。

4）络虚通补

张景岳认为“气血亏而阳道斯不振矣”，补益气血，使气血充足，脉道充盈，方能灌注血络，濡养阴茎。络脉亏虚型阳痿患者久病及络，寻常草木难以培补，当以鹿茸、紫河车、猪脊髓等血肉有情之品滋补络道，佐人参养气、归尾通经，一为气血双补，一为以补助通，气为血之帅，气足方才化精成气，运血流络；鹿茸、紫河车、猪脊髓三药阴阳并补，气络血络两络并行，为络虚通补法代表角药组，可与虫类药联用，起久病沉疴，治疗久痿不举，又可联用辛味，化厚重之味药，生轻灵精气，盈于气络，多可取得更好的疗效。

（吕伯东　蔡剑）

参考文献

[1] Gratzke C, Angulo J, Chitaley K, et al. Anatomy, physiology, and pathophysiology of erectile dysfunction [J]. J Sex Med, 2010, 7(1): 445–475.

[2] Mola JR. Erectile dysfunction in the older adult male [J].UrolNurs, 2015, 35(2): 87–93.

[3] Feldman HA, Goldstein I, Hatzichristou DG, et al.Impotenceand its medical and psychosocial correlates: Results of the Massachusetts Male Aging Study [J]. J Urol, 1994, 151(1): 54–61.

[4] 范宇平, 陈斌, 吴琪俊, 等. 上海市1512例中老年男性勃起功能障碍流行病学调查概况[C]//中国性学会性医学专业委员会第七次全国性医学学术会议论文集. 2011: 84–85.

[5] 刘德风, 姜辉, 洪锴, 等. 近5年来中国11个城市门诊勃起功能障碍患者的流行病学变化[J]. 中华男科学杂志, 2009, 15(8): 724–726.

[6] Jannini EA, Crescenzi A, Rucci N, et al. Ontogenetic pattern of thyroid hormone receptor expression in the human testis [J]. J Clin Endocrinol Metab, 2000, 85(9): 3453–3457.

[7] Park JK, Lee SO, Kim YG, et al.Role ofrho–kinase activity inangiotensin Ⅱ–induced contraction of rabbit clitoral cavernosum smoothmuscle [J]. Inter J Imporant Res, 2002, 14(6): 472–477.

[8] Huang Yun–Ching, Ning Hongxiu, Shindel Alan W, et al. The effect of intracavernous injection of adipose tissue–derived stem cells on hyperlipidemia–associated erectile dysfunction in a rat model [J]. The journal of Sexual

Medicine, 2010, 7(4): 1391–1400.

[9] Deanfield JE, Halcox JP, Rabelink TJ. Endothelial function and dysfunction: testing and clinical relevance[J]. Circulation, 2007, 115(10): 1285–1295.

[10] Costa C, Virag R. The endothelial–erectile dysfunction connection: an essential update[J]. J Sex Med, 2009, 6(9): 2390–2404.

[11] Corona G, Fagioli G, Mannucci E, et al. Penile doppler ultrasound in patients with erectile dysfunction(ED): Role of peak systolic velocity measured in the flaccid state in predicting arteriogenic ED and silent coronary artery disease[J]. J Sex Med, 2008, 5(11): 2623–2634.

[12] Ghanem HM, Salonia A, Martin–Morales A. SOP: Physical examination and laboratory testing for men with erectile dysfunction[J]. J Sex Med, 2013, 10(1): 108–110.

[13] Jannini EA, Granata AM, Hatzimouratidis K, et al. Use and abuse of Rigiscan in the diagnosis of erectile dysfunction. J Sex Med, 2009, 6(7): 1820–1829.

[14] Ertekin C, Akyürekli O, Gürses AN, et al. The value of somatosensory–evoked potentials and bulbocavernosus reflex in patients with impotence[J]. Acta neuro Scand, 1985, 71(1): 48–53.

[15] 王久林, 张雪斌, 宋涛, 等. 选择性阴部内动脉造影在动脉性勃起功能障碍诊断中的应用[J]. 中华男科学杂志, 2019, 25(12): 1083–1087.

[16] 黄燕平, 刘炜, 张涛, 等. 视听性刺激勃起检测(AVSS)对勃起功能障碍诊断价值的临床研究[J]. 中国男科学杂志, 2017, 31(5): 24–28.

[17] 王晓为, 刘文礼, 梁朝朝. 他达那非联合十一酸睾酮治疗糖尿病合并勃起功能障碍的疗效观察[J]. 中国男科学杂志, 2018, 32(2): 45–47, 51.

[18] 王小玲. 法舒地尔联合α–硫辛酸治疗阳痿可行性及安全性评价[J]. 中国药业, 2017, 26(20): 48–50.

[19] Mykoniatis I, Pyrgidis N, Sokolakis I, et al. Assessment of Combination Therapies vs Monotherapy for Erectile Dysfunction: A Systematic Review and Meta–analysis[J]. JAMA Netw Open, 2021, 4(2): e2036337.

[20] 刘毅, 张旋, 李虎宜, 等. 法舒地尔联合α–硫辛酸治疗2型糖尿病伴有勃起功能障碍患者的临床价值研究[J]. 中国性科学, 2015, 24(6): 19–21.

[21] 贺占举, 金杰, 张凯, 等. 盐酸阿扑吗啡舌下片治疗勃起功能障碍的安全性和有效性研究[J]. 中国男科学杂志, 2009, 23(2): 24–27.

[22] 延敏博, 路静, 郑浩, 等. 贝前列腺素钠联合复方玄驹胶囊治疗阴茎勃起功能障碍[J]. 实用医学杂志, 2016, 32(5): 821–823.

[23] 安琪, 谷翊群, 王福, 等. 复方玄驹胶囊或联合PDE5抑制剂对于男性勃起功能障碍的疗效和安全性荟萃分析[J]. 生殖医学杂志, 2022, 31(9): 1245–1252.

[24] 王帅, 张开翔. 还少胶囊联合十一酸睾酮软胶囊治疗男性勃起功能障碍临床疗效观察[J]. 医学信息, 2018, 31(1): 142–144.

[25] 王启新, 陈则华, 罗琥捷, 等. 肉苁蓉不同提取部位改善肾阳虚大鼠性能力的影响[J]. 中国实验方剂学杂志, 2018, 24(22): 95–101.

[26] 张万宏, 刘子龙, 戚玉才, 等. 杜仲水提物对糖尿病大鼠血清和阴茎组织睾酮的影响[J]. 中国性科学, 2004, 13(11): 7–8.

[27] 严云, 李博怿, 王雅琦, 等. 基于网络药理学探讨疏肝益阳胶囊治疗勃起功能障碍的作用机制[J]. 中国男科学杂志, 2021, 35(6): 45–49, 60.

[28] 朱纪伟, 丘勇超. 疏肝益阳胶囊联合西地那非治疗勃起功能障碍疗效观察[J]. 中医临床研究, 2018, 10(15): 15–17.

[29] Moncada I, Cuzin B. Clinical efficacy and safety of Vitaros©/Virirec© (Alprostadil cream) for the treatment of erectile dysfunction[J]. Urologia, 2015, 82(2): 84–92.

[30] Garrido Abad, P, Sinués Ojas B, Martínez Blázquez L, et al. Safety and efficacy of intraurethral alprostadil in patients with erectile dysfunction refractory to treatment using phosphodiesterase–5 inhibitors[J]. Actas Urol Esp,

2015, 39 (10): 635–640.

[31] Mehr J, Santarelli S, Green TP, et al. Emerging Roles of Penile Traction Therapy and Vacuum Erectile Devices [J]. Sex Med Rev, 2022, 10 (3): 421–433.

[32] Rizk PJ, Krieger JR, Kohn TP, et al. Low–Intensity Shockwave Therapy for Erectile Dysfunction [J]. SEX MED REV, 2018, 6 (4): 624–630.

[33] 王京, 孙国海, 徐杨, 等. 低强度脉冲式超声波治疗勃起功能障碍的疗效评价 [J]. 现代泌尿外科杂志, 2023, 28 (11): 936–941.

[34] Li Z, Ye K, Yin Y, et al. Low–intensity pulsed ultrasound ameliorates erectile dysfunction induced by bilateral cavernous nerve injury through enhancing Schwann cell–mediated cavernous nerve regeneration [J]. Andrology, 2023, 11 (6): 1188–1202.

[35] 中华医学会男科学分会. 中国男科疾病诊断治疗指南与专家共识（2016版）[M]. 北京: 人民卫生出版社, 2017: 58.

[36] 田宇. 介入治疗动脉性勃起功能障碍 [J]. 中华男科学杂志, 2017, 23 (10): 946–950.

[37] Baas W, O' Connor B, Welliver C, et al. Worldwide trends in penile implantation surgery: data from over 63 000 implants [J].Transl Androl Urol, 2020, 9 (1): 31–37.

[38] La Croce G, Schifano N, Pescatori E, et al. Which patient may benefit the most from penile prosthesis implantation? [J] Andrology, 2022, 10 (8): 1567–1574.

[39] 邓春华, 商学军. 男科疾病诊断治疗指南 [M]. 北京: 中华医学电子音像出版社, 2022.

[40] Ethan L Matz, Ryan P Terlecki. Stem cell and gene–based therapy for erectiledysfunction: current status and future needs [J]. Urol Clin North Am, 2021, 48 (4): 611–619.

[41] H Yan, Y Ding, M Lu. Current Status and Prospects in the Treatment of Erectile Dysfunction by Adipose–Derived Stem Cells in the Diabetic Animal Model [J]. Sex Med Rev, 2020, 8 (3): 486–491.

[42] Bahk JY, Jung JH, Han H, et al. Treatment of diabetic impotence with umbilical cord blood stem cell intracavernosal transplant: preliminary report of 7 cases [J]. Exp Clin Transplant, 2010, 8 (2): 150–160.

[43] Tang Z, Cui K, Luan Y, et al. Human tissue kallikrein 1 ameliorates erectile function via modulation of macroautophagy in aged transgenic rats [J]. Andrology, 2018, 6 (5): 766–774.

[44] Epifanova MV, Gvasalia BR, Durashov MA, et al. Platelet–Rich Plasma Therapy for Male Sexual Dysfunction: Myth or Reality? [J].Sex Med Rev, 2020, 8 (1): 106–113.

[45] 程远钊, 曹永贺. 针刺秩边穴加中药治疗肾阳虚型阳痿32例 [J]. 中医研究, 2009, 22 (5): 61–62.

[46] 唐喜, 梁季鸿, 万良. 穴位注射治疗心因性勃起功能障碍39例 [J]. 广西中医药, 2016, 39 (1): 23–24.

[47] 丁学平. 激能电摩针治疗阳痿疗效观察 [J]. 陕西中医, 2011, 32 (8): 1054–1055.

[48] 王长海. 推拿手法治疗阳痿30例 [J]. 陕西中医, 1998 (10): 461.

[49] 韩维哲, 胡安立, 韩福祥, 等. 鹿龟固本膏穴位贴敷治疗勃起功能障碍疗效观察 [J]. 山东中医杂志, 2017, 36 (1): 29–32.

[50] 陈香云, 刘珍洪, 蔡明阳, 等. 基于热敏通道的辛味中药止痛原理探析 [J]. 中华中医药刊, 2024, 42 (1): 148–152.

[51] 陆鑫熠, 任建琳, 吕祥, 等. 基于"络病学说"分析虫类药在肿瘤患者治疗中的应用 [J]. 世界中医药, 2020, 16 (6): 938–944, 948.

[52] 赵光瑞, 石芸, 高珣, 等. 藤本类中药"通络"传统认识与共性机制研究现状 [J]. 中草药, 2022, 53 (8): 2517–2525.

第十八章中英文关键词索引

5-羟色胺	5-hydroxytryptamin
5-型磷酸二酯酶抑制剂	phosphodie-sterase type 5 inhibitor
P物质	substance P
γ 氨基丁酸	γ aminobutyric acid，GABA
阿片类递质	opioid neurotransmitters
阿朴吗啡	apomorpine
白细胞介素-17	interleukin-17，IL-17
苯肾上腺素	phenylephrine
边缘系统	limbic system
勃起	erection
勃起功能障碍	erectile dysfunction，ED
勃起硬度评分	erection hardness score，EHS
彩色多普勒超声检查	color Doppler ultrasonography，CDS
促黑素细胞激素	melanocyte-stimulating hormone
黄体生成素	luteinizing hormone，LH
催产素	oxytocin
催乳素	prolactin
低强度脉冲式超声波治疗	low-intensity pulsed ultrasound shockwave therapy，LIP-US
低强度体外冲击波治疗	low-Intensity extracorporeal shockwave therapy，LI-ESWT
多巴胺	dopamine，DA
非肾上腺素能非胆碱能	non-adrenergic non-cholinergic，NACA
富血小板血浆	plateletrichplasma，PRP
肝经湿热证	syndrome of dampness-heat of liver channel
肝气郁结证	syndrome of stagnation of liver qi
高同型半胱氨酸血症	hyperhomocystei-nemia
根治性前列腺切除术	radical prostatectomy，RP
肱动脉血流介导舒张功能	brachialartery flow-mediated dilation，FMD
国际勃起功能指数问卷表-5	International Index of Erectile Function-5，IIEF-5
阴茎海绵体血管活性药物注射试验	intracavernous vasoactive drug injection test
核因子 κB	nuclear factor κB，NF-κB
环磷酸鸟苷	cyclic guanosine monophosphate，cGMP
环磷酸腺苷	cyclic adenosine monophosphate，cAMP
降钙素基因相关肽	calcitonin gene-related peptide，CGRP

可乐定	clonidine
良性前列腺增生	benign prostatic hyperplasia，BPH
美国国立卫生研究院	National Institutes of health，NIH
纳洛酮	naloxone
内皮源性舒张因子	endothelium- derived relaxing factor，EDRF
鸟苷酸环化酶	guanylyl cyclase
尿道给药勃起系统	medicated urethral system for erection，MUSE
前列腺特异性抗原	prostate-specificantigen，PSA
球海绵体肌反射潜伏时间	bulboca- vernosus reflex latency time；BCR latency time
曲唑酮	trazodone
去甲肾上腺素	noradrenalin
神经肽Y	neuropeptide Y，NPY
肾阳亏虚证	kidney yang deficiency pattern
肾阴不足证	kidney yin deficiency pattern
生活质量	quality of life，QoL
视听性刺激勃起功能检测	audio-visual sexual stimulation，AVSS
毒蕈碱受体	muscarinic receptor
内皮外周动脉张力测定法	endo-peripheralarterialtonometry，Endo-PAT
下尿路症状	lower urinary tract symptom，LUTS
心脾两虚证	syndrome of deficiency of both heart and spleen
性激素结合球蛋白	sexhormonebinding globulin，SHBG
血管活性肠肽	vasoactive intestinal peptide，VIP
间氯苯基哌嗪	m-chorophenylpiperazine，mCPP
夜间阴茎胀大及硬度试验	nocturnal penile tumescence and rigidity，NPTR
一氧化氮	nitric oxide，NO
一氧化氮合酶	nitric oxide synthase，NOS
阴茎海绵体硬结症	induratio plastica of penis
阴茎海绵体注射	intracavernous injection，ICI
阴茎假体置入术	penile prosthesis implantation
阴茎血管一氧化氮释放试验	penil enitricoxide release test，PNORT
瘀血阻滞证	pattern of static blood obstruction and stagnation
育亨宾	yohimibine
真空勃起装置	vacuum erection device，VED

第十九章
中西医对早泄的认识与诊治原则

第一节　概述

早泄（premature ejaculation，PE）包括原发性早泄（primary premature ejacu-lation，PPE）和继发性早泄（secondary premature ejaculation，SPE），原发性早泄是指从第一次开始接触性生活，射精常常或总是在插入阴道前或插入阴道后 1 分钟以内发生；继发性早泄是指阴道内射精潜伏期（intra-vaginal ejaculation latency time，IELT）明显缩短，通常低于 3 分钟；几乎或总是不能延迟和控制射精；伴有消极的身心影响，如焦虑、苦恼、沮丧甚至避免性接触等。早泄属于成年男性常见的性功能障碍疾病。现代医学自 1943 年 Schapiro 首次提出早泄的概念以来，其定义一直存在争议，但均包含了三个主要因素：较短的射精潜伏时间、缺乏射精控制力、对患者和（或）性伴侣造成困扰和人际交往障碍。据统计，现代社会的工作生活压力大，男性早泄的发病率每年呈上升趋势，发病率 20% ～ 30%，在很大程度上对病人和伴侣的生活质量造成影响，困扰着夫妻关系，一定程度增加了家庭不和谐的发生。

目前临床现代医学多采用心理行为疗法、口服药物、局部应用麻醉剂以及外科手术等治疗早泄。早泄在中医描述为“其未交即泄，或乍交先泄”。多由情志内伤、纵欲过度、久病体虚、湿热侵袭等所致，病机上有专门的论述，理论系统完整，也有着丰富的治疗手段，包括中药辨证论治、外治法、针灸、推拿按摩等治疗方法。

第二节 中西医对本病的定义与概念

一、现代医学对早泄的定义

早泄可由两种不同方法来定义，即“客观标准”和“主观感受”。客观标准定义是根据实际射精持续时间和阴茎抽动次数来判断。主观感受定义是指男性在其本人或伴侣“期望”的时间之前射精的情况，此类男性往往感觉到对射精“控制力降低”，或这种境况引起的“困扰”“不满意”或“人际交往困难”。

国际性医学学会（ISSM）从循证医学的角度上指出早泄的定义应包括以下 3 点：①从初次性交开始，射精总是或者几乎总是发生在阴茎插入阴道前或插入阴道后大约 1 分钟以内（原发性早泄）；或者射精潜伏时间显著缩短，通常小于 3 分钟（继发性早泄）；②总是或几乎总是不能控制或延迟射精；③消极的个人精神心理因素，比如苦恼、忧虑、挫折感或逃避性活动等。

早泄的分类有以下 4 类：原发性早泄、继发性早泄、变异性早泄（variable premature ejaculation，VPE）、主观性早泄（subjective premature ejaculation，SPE）。该分类涵盖了不同的病理生理学基础。原发性早泄，其临床特征是：①尝试性交时总是或几乎总是出现。②与任何性伴侣性交时均出现。③从初次性交开始一直如此。④射精潜伏期大多数在 1 分钟以内。⑤不能控制射精（非必须）。继发性早泄，其临床特征是：①一生中的某个时期出现射精过早。②发病前射精潜伏期正常。③不能控制射精。④常具有明确的原因（勃起功能障碍、慢性前列腺炎、甲状腺功能不全等疾病及心理或人际关系问题）。变异性早泄，其临床特征是：①无规律的射精过早。②短的射精潜伏时间不规律出现。③射精控制能力下降的主观感受。主观性早泄，其临床特征是：①性交时主观感受发生射精过快和射精缺乏控制。②实际阴道内射精潜伏期在正常范围。③延迟射精能力缺乏，在射精即将来临时抑制射精的能力降低或消失。④偏执地认为射精潜伏时间短或延迟射精能力差。⑤这种偏执感不能归因于其他精神疾病。

二、中医学对早泄的概念

早泄中医称之为“见花谢”“鸡精”等，早泄一词首见于《辨证录·种嗣门》。然而，早泄最早在中医古籍中的相关记载较为稀少，论述内容也相对较少。直到明清两朝，早泄才被作为单独的疾病提出。清代叶天士《秘本种子金丹》载：“男子玉茎包皮柔嫩，少一挨，痒不可当，故每次交合，阳精已泄，阴精未流，名曰鸡精。”指出早泄与男子阴茎包皮有关，并提出“鸡精”之名。沈金鳌《杂病源流犀烛》专门记载了治疗早泄的方药：“其或心火旺，肾水衰……宜大凤髓丹，金锁思仙丹……或其阳虚精脱，未交先泄，或乍交即泄，滑流不禁软，宜茨实丸、锁阳丹。”可见祖国医学对早泄的认识源远流长。

第三节　流行病学与发病率

由于缺乏针对原发性早泄和继发性早泄患病率的系统评估，报道的早泄患病率存在较大差异，多数研究认为该病患病率为 20% ～ 30%。因其涉及个人隐私及受文化差异影响，该数据临床意义较差。伊朗对自认为早泄的 3 458 名患者进行调查，符合早泄诊断标准的患者为 2 571 名（74.3%）。一项对欧洲五国的研究发现，1 115 名男性中有 201 名（18%）被诊断为早泄。我国安徽省曾进行一项大样本早泄研究，参与受试的男性中 25.80% 认为自己早泄，其中原发性早泄占 12.34%，继发性早泄占 18.77%，变异性早泄占 44.09%。

第四节　中西医对病因病机的认识

早泄的病因至今尚未完全清楚，近年来学者的研究多倾向于早泄是由几种因素共同导致，这些因素包括：阴茎头敏感度高、射精中枢兴奋性增高、中枢性 5- 羟色胺（5-hydroxytryptamine，5-HT）受体的易感性、焦虑、不良性经历、甲状腺功能失调、前列腺炎、遗传倾向等。此外，还有较少的证据支持生物学和心理学的假设。

一、西医学对早泄病因病机的认识

1. 病因

PE 的病因复杂多样，主要包括中枢 5-HT 系统神经递质紊乱和多巴胺系统神经递质紊乱、阴茎头的高敏感性、遗传学病因、紧张焦虑等精神心理性因素、泌尿外科疾病如勃起功能障碍（erectile dysfunction，ED）和慢性前列腺炎（chronic prostatitis，CP）、激素水平以及药物性因素等。

（1）5-HT 和多巴胺（DA）系统神经递质紊乱：5-HT 作为中枢神经系统的一种神经递质，起到抑制性作用，能够抑制神经元被过度刺激从而避免过早射精。基于这种机理，5-SSRIs 能够抑制 5-HT 被再摄取，维持足够的 5-HT 浓度，从而增强对神经元的抑制作用，达到延长射精潜伏期的作用。多巴胺也参与了射精过程，但其恰恰与 5-HT 起到相反的作用，能够促进射精的发生。一些研究表明，多巴胺 10R 基因型射精阈值较低，其中 9R、7R 基因与早泄的发病关系密切，而 10R 基因在 7R 基因缺失时与 PE 的发生关系密切。DA 可促进射精，D1 受体拮抗剂可延缓射精，D2 受体激动剂可减少射精潜伏期及射精阈值。

（2）阴茎头的高敏感性：有学者认为是 PE 的器质性病因可能跟阴茎头的高敏感性有关，与正常男性相比，阴茎头高敏感性的男性其射精阈值更低，射精潜伏期更短。

（3）遗传学病因：早泄的遗传学病因与多种基因相关联，目前主要关注中枢神经递质相关基因的多态性。基因的遗传倾向对阴茎头高度敏感性、较快的射精反射以及 5-HT 受体的易感性等 PE 的器质性病因理论提供了科学依据和理论支持。

（4）精神心理性因素：除了生理上的因素，焦虑、紧张等精神因素在早泄发病中同样起着不可或缺的作用，有人提出焦虑等因素能够明显影响交感神经的活动，提高兴奋性而降低射精阈值，因此认为交感神经在射精中起着重要作用。

（5）泌尿外科疾病：ED、PE 共病的现象在临床上很常见，研究也发现 ED 与 PE 之间存在着相同的心理行为因素影响。比如 ED 患者为了阴茎勃起需要用比较强的性刺激方法，这样反而会加重早泄的发生率；ED 患者常常维持充分勃起的信心不足从而会出现过早射精。有学者提到 ED 与继发性早泄的发生可能有关，但目前 ED 作为原发性早泄的病因证据不足。有研究表明，与健康人相比，患有Ⅲ型慢性前列腺炎的患者早泄的发生率更高。也有研究发现与其他早泄类型病人相比，慢性前列腺炎的发病率在继发性早泄的患者中更高，与继发性早泄的发生密切相关。慢性前列腺炎与早泄之间的发生机制尚未研究清楚，目前猜测盆腔炎症导致精囊腺等腺体的平滑肌收缩异常是可能的机制。还有研究发现有遗尿病史患者的射精潜伏期较短，可能跟 5-HT 通路异常有关。与无遗尿病史患者相比，有遗尿病史患者控制盆底肌的能力较弱、控制射精能力较差。

（6）激素影响：一些研究表明，睾酮可能会影响输精管道平滑肌的收缩，从而影响射精潜伏期，其机制可能与睾酮调控一氧化氮合酶和磷酸二酯酶 5 的活性有关。此外，黄体生成素和卵泡刺激素可能通过调节睾酮水平来影响射精。射精潜伏期与甲状腺激素水平存在负相关的关系，其可能机理是甲状腺激素能增加输精管道和腺体的平滑肌收缩。瘦素和 5-HT 水平与早泄有紧密的关联，正常人的瘦素水平明显低于早泄患者。相关基因研究提示升压素、催产素可能与早泄有关，升压素、催产素能引起输精管道平滑肌收缩。但目前关于催乳素对早泄的影响还有很大争议。

2. 发病机理

（1）射精的生理机制　射精是一种复杂的生理反应，包括分泌精液和排出精液两个步骤。首先，精液从附性腺分泌出来，经过肾上腺能交感神经支的调控，流经前列腺尿道，最终通过尿道口排出。其次，排出精液需要副交感神经和会阴神经的配合，通过阴茎头、阴茎海绵体及尿道的神经纤维汇合成阴茎背神经，再通过阴部神经、骶神经丛的 S2 ～ S4 神经的背根进入脊髓，沿脊髓上传至高级射精中枢。当大脑皮质充分激活后，通过交感神经链和躯体神经的调控，将冲动传到下腹神经丛、附睾、输精管和精囊的平滑肌内 α 肾上腺素受体。最后，躯体神经通过阴部神经运动支传至球海绵体肌和坐骨海绵体肌，这些肌肉从而产生节律性收缩，最后使精液从尿道口排出，完成射精。参与射精的神经中枢有脊髓射精中枢、脊髓射精中枢上行纤维相关联的大脑区域和部分大脑区域的下行纤维，并且多种神经递质参与其中。

（2）早泄的发病机制　对于早泄的发病机制，目前现代医学主要阐述了 5-HT 神经递质系统紊乱、阴茎头的高敏感性以及原发性早泄的遗传变异这三种。其中这些年研究的热点集中在中枢 5-HT 神经递质对射精的影响。5-HT、5-HT 受体以及 5-HT 转运体（5-hydroxytryptamine transporter，5-HTT）组成了 5-HT 系统。5-HTT 起到调控下丘脑突触间隙的 5-HT 的作用，并与 5-HT 受体一起调控射精。突触间隙 5-HT 浓度依赖于 5-HTT 转运活性，转运活性越强，浓度就越低，射精潜伏期反而越长。不同 5-HT 受体的功能也不同：5-HT1A 受体起到促进射精作用，而 5-HT2C 受体则抑制射精。研究表明早泄发病与 5-HT、5-HTT、5-HT 受体密不可分。有学者总结了既往有关 5-HT 受体的研究，发现 5-HTT、5-HT2C 受体和 5-HT1A 受体与原发性早泄联系密切。

二、中医学对早泄病因病机的认识

早泄的中医证型因历代医家对病因病机认识的不同而有所差异。综合各家认识，主要归纳为以下证型。

1. 肝经湿热，湿热阻络证

《灵枢・经脉》载：“肝足厥阴之脉……过阴器。”中医认为外肾为宗筋所聚，而肝主筋，故有学者提出“肝主宗筋”之说，而肝主疏泄，肝脏体阴而用阳，肝性刚燥，容易蕴湿化热，肝胆湿热下注于宗筋，宗筋弛纵，湿热困扰精室，邪气入络，瘀阻络脉、精室不宁，气络不畅，发为早泄。周青教授认为肝经湿热是早泄的中枢环节。

2. 肝气郁结，气络闭阻证

中医有“肝司阴器”之说，足厥阴肝经与阴器的联系十分密切。肝气郁结，疏泄功能失常，则可致宗筋弛纵失养，以至于阴器勃起不坚、坚而不久、动则易泄等。周学海在《读医随笔》中写到：“凡肝热郁勃之人，于欲事每迫不可遏……此肝阳不得宣达，下陷于肾，是怒气激其志气，使志不得静也……遂不得不泄于下。”说明肝郁不疏之人早泄的病机是肝阳不升反而下陷，络气不舒而成。张春和教授等认为肝郁不疏，动度失序，在外则表现为早泄。

3. 肾气不固，气络失摄证

《素问・六节脏象论》曰：“肾者，主蛰，封藏之本，精之处也。”肾有藏精的功能，正如张景岳言：“精之藏制在肾。”而肾气虚弱以致因见闻而精溢出。肾气乃一身气之根本，肾脏气机不固，络气亦失于固摄，溢于络脉之外，发为早泄。杨阿民等提出早泄属于有形之精排出体外的过程，而肾的封藏作用影响有形之精的控制，气的摄精作用也至关重要。韦仕福等认为肾气虚弱的患者不能固摄精液，射精失去制约而导致早泄，认为肾气不固是导致早泄的必不可少病因。

4. 阴虚火旺，肾络阴虚证

肾阴亏虚，水不制火，虚火旺盛，灼烧精关，导致精关不固则发为早泄。可由热病之后，或是房劳过度、真阴损耗、真阴损耗过度、制约阳气能力不足所导致。络脉亦需阴精滋养，阴精耗伤，络脉干枯，气机涩滞，则为早泄。这与徐福松教授“禾苗学说”相符合，认为本病多由阴液亏损，继而虚火灼精所致。

5. 心脾两虚，气络失养证

李曰庆教授认为心脾亏损是早泄的重要病机之一。现代社会压力大，所思所虑过多从而扰伤心神，或又因过度思虑而伤及脾胃，思虑耗伤营阴，不能化生气血以养宗筋络脉，或脾失固摄，络气不得固摄精关，则发为早泄。

6. 心肾不交，络气逆乱证

《辨证录》云：“心喜宁静，不喜过劳，过劳则心动……盖肾之气必得心气相通，而始能藏精而不泄。”心神宜静，不宜时常妄动欲念，心神过劳则心火亢盛，心火旺盛肾之相火亦随之妄动，相火在下扰动气机，络脉气机逆乱，致精离其本位而发生早泄。

第五节　临床诊断方法与治疗原则

一、病史采集

早泄的诊断主要依据病史，特别是性生活史。详细询问病史可以区分原发性、继发性、变异性和主观性早泄。询问内容应包括：阴道内射精潜伏时间（IELT）、早泄发生的时间（从第一次性生活开始一直都早泄或某个时间点后出现早泄）和是否为变异性（在某种特定环境下或和某一特定伴侣）。此外，还应注意射精的控制力、双方的满意度、性刺激程度、对性活动和生活质量的影响、药物的使用和滥用的情况。病史采集时需要询问勃起功能、性欲、性高潮等其他性功能特征，也需要询问排尿状况、会阴部疼痛等症状，与 ED、CP 等疾病相鉴别，同时注意 ED 和 CP 经常合并早泄，注意在这些患者中询问早泄情况。

二、临床表现

临床早泄患者可通过 IELT 及早泄评估问卷进行辅助评价。IELT 的定义：即阴茎插入阴道到射精开始的时间，可以通过秒表测量。在日常门诊工作中，自我评估的 IELT（eIELT）或秒表测量的 IELT（sIELT）均可用来区分早泄类型，但针对正常男性性生活时间的评价中，eIELT 较 sIELT 有过高的趋势，不推荐直接替代应用。单用 IELT 还不足以定义早泄，因为早泄患者和正常人在 IELT 上存在显著的重叠。在早泄的三要素中，IELT 对自我控制有显著的直接影响，但是对相关个人苦恼和性交满意度无显著影响。目前而言，秒表测量的 IELT 仍是临床试验必需的。

目前常用的量表有 3 种，分别是早泄评估量表（premature ejaculation profile，PEP），见表 19-1；早泄指数量表（index of premature ejaculation，IPE），见表 19-2；早泄诊断量表（premature ejaculation diagnostic tool，PEDT），见表 19-3。这 3 种量表中，PEDT 使用更为广泛。

表 19-1　早泄评估量表

问题	得分				
	0	1	2	3	4
你对性交时射精的控制力如何?	很差	差	一般	好	很好
你对性生活的满意度如何?	很差	差	一般	好	很好
你对性生活中过早射精的烦恼程度如何?	一点也不	有点	中度	相当	非常
性生活中过早射精影响你和伴侣的关系吗?	一点也不	有点	中度	相当	非常

总分0～20分。得分越高，早泄严重程度越低。

表 19-2　早泄指数量表

Q1.你的性欲或兴趣如何? 1.非常低 2.低 3.一般 4.高 5.非常高	Q6.你对性生活满意吗? 1.非常不满意 2.比较不满意 3.一般满意 4.比较满意 5.非常满意
Q2.你能勃起足够的硬度插入阴道吗? 1.几乎没有 2.很少 3.半数 4.多数 5.总是	Q7.你的伴侣对性生活满意吗? 1.非常不满意 2.比较不满意 3.一般满意 4.比较满意 5.非常满意
Q3.你能维持勃起完成性交吗? 1.几乎没有 2.很少 3.半数 4.多数 5.总是	Q8.你的伴侣能达到高潮吗? 1.几乎没有 2.很少 3.半数 4.多数 5.总是

续表

Q4.从插入到射精的时间 1.极短（＜30秒） 2.非常短（＜1分） 3.短（＜2分） 4.一般短（＜3分） 5.不短（＞3分）	Q9.你对完成性生活的信心如何？ 1.非常低 2.低 3.一般 4.高 5.非常高
Q5.你能延长性交时间吗？ 1.非常困难 2.比较困难 3.困难 4.很少困难 5.不困难	Q10.你在性交时是否感到焦虑、压抑或苦恼？ 1.几乎没有 2.很少 3.半数 4.多数 5.总是

每项答案序号代表得分，总分10～50分。分数越高，控精能力越强。

表 19-3　早泄诊断量表

问题	得分				
	0	1	2	3	4
性交时想推迟射精有多大困难？	没有困难	有点困难	中等困难	非常困难	完全无法延迟
射精发生在想射精之前的概率？	（几乎）没有	不经常	约五成	多数时候	几乎/总是
是否受到很小的性刺激就会射精？	（几乎）没有	不经常	约五成	多数时候	几乎/总是
是否对过早射精感到沮丧？	完全没有	有点	一般	很	非常
射精时间造成伴侣不满意，你对此担心吗？	完全没有	有点	一般	很	非常

总分0～20分。若PEDT得分≥11分表示存在早泄问题；得分在9～10分，表示可能存在早泄问题；如果≤8分，表示不存在早泄问题。

体格检查：重点是男性外生殖器和第二性征检查，应确定是否伴随包皮过长、包茎、龟头包皮炎、阴茎弯曲畸形、阴茎硬结症等生殖器异常。另外还应该检查血管、内分泌和神经系统，排除其他慢性疾病、内分泌疾病、自主神经疾病、泌尿外科疾病（如慢性前列腺炎）等。

三、诊断方法与评估指标

（一）彩色多普勒超声成像

该检查可评估早泄的器质性疾病因素。经直肠超声检测精囊腺，有研究报道增大的精囊可使精液更易进入后尿道，从而产生更大压力，进而加速射精（图 19-1）。有研究发现早泄与精囊平均前后径呈正相关，精囊平均前后径较大的男性有更高的 PEDT 评分。

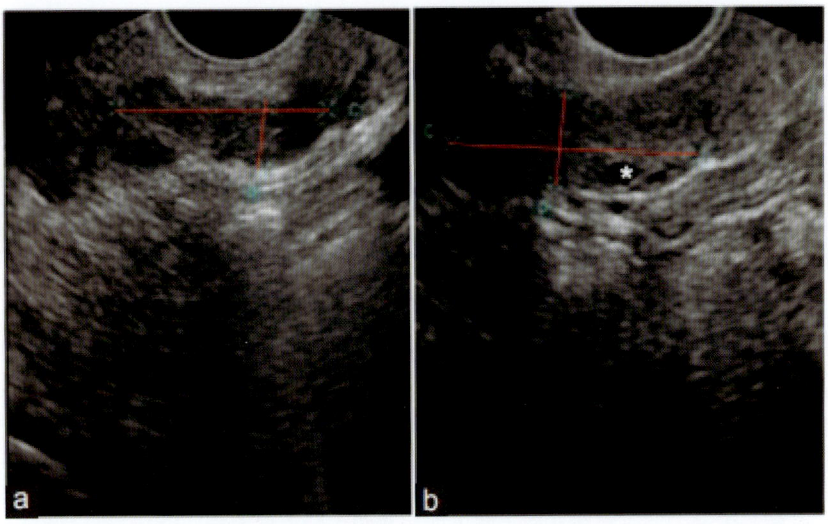

a. 正常男性的精囊；b. 早泄患者的精囊

图 19-1　射精前精囊的超声图像

（二）脑功能磁共振检查（fMRI）

通过 fMRI 来测定大脑某些区域活动度及脑皮质厚度可能有助于早泄的诊断。有学者通过 MRI 技术发现 PE 患者大脑某些区域存在反应异常和整合功能受损，与大脑额叶、顶叶、枕叶及边缘系统等区域的皮质厚度存在关联（图 19-2）。此外，利用正电子发射断层扫描（PET）技术，有学者确定了阴茎开始和持续勃起状态时大脑的激活区域，为早泄的后续试验提供了机制依据。

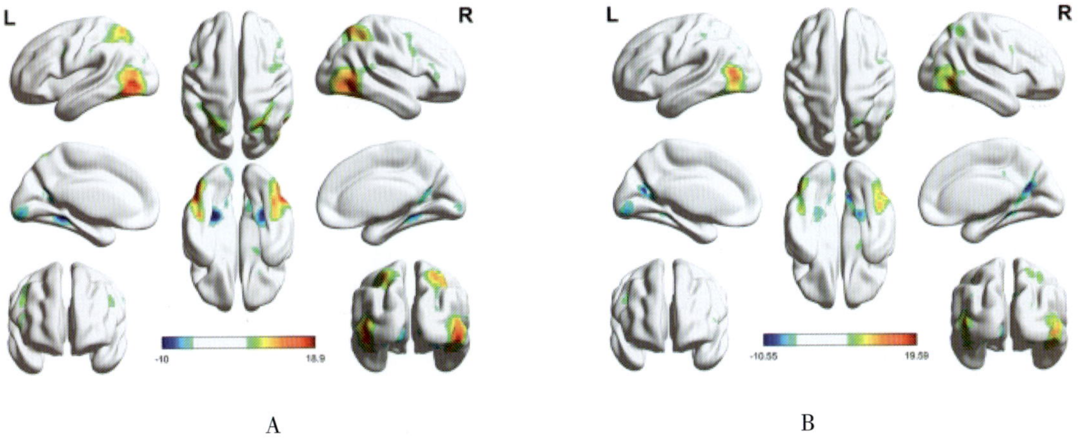

A. 早泄患者；B. 健康男性

图 19-2　观看色情图片时大脑反应

（三）脑电图

脑电图在性刺激和性行为期间可能提供有用信息。PE 患者中颞上回、舌梭状回等区域的脑电流源密度（CSD）活性明显降低，性唤起后 PE 患者的右前回、右岛叶等区域的神经元活性可能降低（图 19-3）。

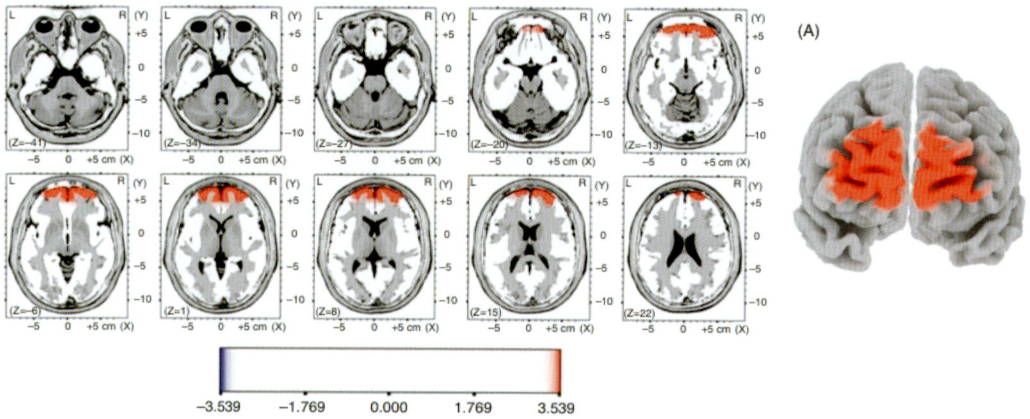

图 19-3 早泄患者观看色情视频期间脑电图示意图

注：图示中颞上回、舌梭状回、枕下回、右侧大脑半球楔状回CSD活性降低。

四、实验室检查

1. 阴茎神经电生理检查

该检查可以客观地区分 PE 的神经敏感来自于交感神经中枢还是外周的阴茎背神经及其分支。使用阴茎神经电生理检查可以测定会阴部各类感觉阈值、诱发电位、阴茎交感皮肤反应。对于阴茎神经电生理检查阴茎背神经体感诱发电位（dorsal nerve of penis somatosensory evoked potential，DNSEP）和阴茎头体感诱发电位（glans penis sensory evoked potential，GPSEP）值低的患者，考虑阴茎背神经敏感；对于阴茎皮肤交感反应（penile sympathetic skin response，PSSR）值低的患者，考虑交感神经中枢敏感。

2. 阴茎生物感觉阈值测定

该检查可以初步评估阴茎背神经向心性传导功能。

3. 球海绵体反射潜伏期测定

该检查是指利用电刺激阴茎表面，并在球海绵体肌插入电极，测定肌电图变化，但特异性较差。

4. 其他检查

除上述检查外，还可检查血管、内分泌和神经系统，排除其他慢性疾病、内分泌疾病、自主神经疾病、尿道炎、慢性前列腺炎等。有文献报道，血清睾酮水平与早泄严重程度存在明显正相关性，特别是早泄患者的游离睾酮可以升高。黄体生成素、催乳素、促甲状腺素等其他激素水平对早泄，也有一定影响。此外，早泄患者的血清 5-HT 浓度明显低于正常男性，可检测血清 5-HT 浓度，以进一步明确诊断。

五、相关特殊检查

早泄一病的诊断多依靠患者主观感受及客观评分，现有研究尚未发现相关特异性检查。

六、诊断依据与评估要点

PE 的诊断主要依据病史和性生活史，通常包括 IELT 短、对射精的控制差、因此产生苦恼以及人际交往困难等方面，其中 IELT 是评价 PE 的重要客观指标。在日常门诊工作中，自我评估的 IELT 已足够；而在临床研究中，秒表测量的 IELT 是必需的。此外，临床医生可以借助问卷量表来协助诊断。早泄诊断的循证水平和推荐级别见表 19-4。

表 19-4　早泄诊断的循证水平和推荐级别

项目	证据等级	推荐等级
病史	Ⅰa	A
体格检查	Ⅰa	A
IELT	Ⅱa	B
患者报告结果：PEP、IPE、PEDT量表	Ⅱb	B
实验室检查	Ⅲ	C
生殖激素	Ⅳ	C
血清5-HT	Ⅳ	C
阴茎神经电生理检查	Ⅲ	C
阴茎生物感觉阈值测定	Ⅳ	C
经直肠超声检测精囊	Ⅳ	C
脑功能磁共振检查	Ⅳ	C

第六节　中西医治疗原则

一、西医药物治疗

1. 选择性 5-HT 再摄取抑制剂

目前临床获批适应证的是按需服用的选择性 5-HT 再摄取抑制剂（selective serotonin reuptake inhibitor，SSRI）达泊西汀。因其特殊药代动力学特点，达泊西汀达到血药浓度高峰时间仅 1.3 小时，半衰期短，24 小时清除率为 95%，是一种适用于按需服用治疗早泄的短效 SSRI，很多国家批准把达泊西汀作为唯一治疗早泄的药物。

2. 其他 SSRIs

主要是规律服用的药物，包括帕罗西汀、舍曲林、氟西汀等。根据一项 Meta 分析的结果，SSRIs 类药物可将患者的射精潜伏时间提升 2.6 ～ 13.2 倍。其中疗效从高到低依次为帕罗西汀、舍曲林、氟西汀。

3. 5 型磷酸二酯酶抑制剂

患者虽然使用 5 型磷酸二酯酶抑制剂如西地那非并不能延长患者的射精潜伏期，但患者的自信心、控制力和满意度等在使用后有所提高，并且一定程度上缓解了焦虑，患者射精后的再次勃起间隔时间也有缩短。有研究结果显示单用西地那非与联合 SSRI 应用相比，西地那非联合 SSRI 的效果更令人满意。他达拉非、伐地那非和阿伐那非等的临床研究资料缺乏。

4. α 受体阻滞剂

在男性射精的生理过程中，前列腺与精囊同样有着重要的作用，它们的平滑肌都含有 α_1 受体。

研究表明 α_1 受体通过抑制精囊收缩而减少精液的排放。目前常使用坦索罗辛、阿呋唑嗪以及特拉唑嗪等治疗早泄。

5. 三环类抗抑郁药

据报道，早在 1973 年，人们就已经发现氯丙咪嗪可以有效治疗早泄。但因其副作用明显，现不再使用。

6. 曲马多

曲马多是一种中枢镇痛剂，一项研究周期为 12 周的大样本、多中心的随机、双盲、对照研究对比了曲马多口服片（62 mg 和 89 mg）和安慰剂在治疗 PE 方面的安全性和有效性。对于射精潜伏期小于两分钟的原发性早泄患者，安慰剂、62 mg、89 mg 三组的射精潜伏期分别延长了 0.6 分钟（1.6 倍）、1.2 分钟（2.4 倍）、1.5 分钟（2.5 倍），剂量和疗效无明显相关性，且 12 周耐受性可以接受。表明总体上曲马多的疗效中等，与达泊西汀类似。

7. 局部麻醉药

外用局麻药延迟射精的机制是通过降低阴茎龟头敏感度，患者外用局麻药对自身的射精感觉影响不大。常用的局麻药有利多卡因和普鲁卡因软膏。建议在外用局麻药的同时使用避孕套来避免性伴侣的阴道麻木感。外用局麻药而不使用避孕套的前提是插入阴道前清洗阴茎龟头。

药物治疗是原发性早泄治疗的首选，目前 5-HT 再摄取抑制剂是最常用于治疗早泄的药物，但仍有局限性，如一些常见的不良反应如疲倦嗜睡、口干恶心以及食欲性欲减退、不射精、勃起功能障碍等，发生率呈剂量依赖性。与其他 SSRIs 相比，达泊西汀起效快、副作用相对较少，也是目前唯一具备治疗早泄的适应证的口服药物，应该作为治疗首选。

二、中医辨证分型

1. 肝经湿热、湿热阻络证

证见：行房早泄，性欲亢进，烦闷易怒，肢体困重，口苦咽干，阴部湿痒，小便黄赤。舌质红，苔黄腻，脉弦滑或弦数。

2. 肝气郁结、气络闭阻证

证见：行房早泄，伴见情志抑郁，胸胁闷胀，喜太息，或急躁易怒，少寐多梦。舌淡苔薄白，脉弦。

3. 肾气不固、气络失摄证

证见：早泄滑精，射精无力，伴见性欲淡漠，腰膝酸软，面色无华，小便清长，或阳举不坚。舌质淡，苔薄白，脉沉细。

4. 阴虚火旺、肾络阴虚证

证见：易举易泄，伴见性欲亢进，遗精滑精，五心烦热，潮热盗汗，头晕耳鸣，腰膝酸软。舌质红，苔少，脉细数。

5. 心脾两虚、气络失养证

证见：行房早泄，伴见神疲乏力，夜寐不安，心悸怔忡，面色无华，头晕健忘，食少纳呆，腹胀便溏，或形体肥胖，舌质淡，舌体胖大或边有齿痕，苔薄白，脉细弱。

6. 心肾不交、络气逆乱证

证见：阳事易举，早泄或梦遗，腰酸腿软，心烦不寐。舌红少苔，脉细数。

早泄中西医融合药物治疗专家共识推荐方案见表 19-5。

表 19-5　早泄中西医融合药物治疗专家共识推荐方案

主要症状	类型	伴随症状	推荐治疗	推荐强度
早泄	原发性早泄	无伴随症状	按需服用，达泊西丁	推荐使用
			每日服用：长效SSRI类药物（帕罗西汀、舍曲林、氟西汀、西酞普兰）	推荐使用
			局部麻醉药	推荐使用
			SSRIs联合PDE5抑制剂	推荐使用
			早泄的鸡尾酒疗去	推荐使用
			心理/行为疗去	考虑使用
		无伴随症状	伊木萨克	推荐使用
			知柏地黄丸	考虑使用
		阴囊朝湿	癃清片	考虑使用
			四妙丸	考虑使用
		腰酸乏力	右归胶囊	考虑使用
			金匮肾气丸	考虑使用
		失眠	乌灵胶囊	推荐使用
	继发性早泄	合开勃起功能障碍	PDE5抑制剂	推荐使用
			复方玄驹胶囊	推荐使用
			伊木萨克	推荐使用
		合开慢性前列腺炎，尿频、尿急为主	盐酸坦索罗辛	推荐使用
			宁必泰	考虑使用
			舒必通胶囊	考虑使用
			癃清片	考虑使用
		合并慢性前列腺炎，疼痛为主	盐酸坦索罗辛	推荐使用
			前列安栓	推荐使用
			前列欣胶囊	考虑使用
			解毒活血栓	考虑使用

三、治则治法及方药选择

1. 肝经湿热、湿热阻络证

治法：清热利湿，泄浊通络。

方药：龙胆泻肝汤加减。药物：龙胆草、黄芩、炒栀子、泽泻、柴胡、川木通、车前子、当归、生地黄、天竺黄、丝瓜络、炙甘草等。

方解：此方以龙胆草为君，清利三焦络脉湿热；以黄芩、栀子为臣，清心泻肝，天竺黄、丝瓜络入络泻热，泽泻、川木通、车前子利湿驱邪；佐以当归、生地滋阴养血，不致伤正。此外，柴胡引诸药入厥阴肝经络脉，肝经“环阴器”而行，阴器疏泄必得其络气调控。此方入肝经络脉，使湿热得泄，络脉得通，故见成效。

2. 肝气郁结、气络闭阻证

治法：疏肝解郁，行气通络。

方药：逍遥散加减。药物：柴胡、炒当归、酒炒芍药、茯苓、炒白术、炙甘草、薄荷、水蛭、蜈蚣等。若肝郁化火，伴尿黄便干、胸胁灼痛者，加丹皮、栀子。

方解：逍遥散乃疏肝解郁代表方，方中柴胡调达肝性，疏畅肝气，使肝经络脉气机得舒；当归、芍药柔肝养血，乃取肝脏“体阴而用阳”之意，以助肝用；白术、茯苓健脾益气，使气机疏畅有源，不致络脉耗气散气；血能载气，气随血行，病久者当加水蛭、蜈蚣此类善入络脉、活血行气之品，方可破除络脉闭阻，畅通肝经络气，以调摄精关。

3. 肾气不固、气络失摄证

治法：益肾固精、益气养络。

方药：金匮肾气丸加味。药物：干地黄、山萸肉、怀山药、茯苓、泽泻、丹皮、肉桂、附子、巴戟天、淫羊藿、肉苁蓉、金樱子等。

方解：干地黄、山萸肉、怀山药三味药滋阴养血固摄，肾气得阴血则生化无穷，阴血承载肾气使其内固；加以茯苓、泽泻、牡丹皮祛湿疏络，使药性不滞于络脉，含“络虚通补”之意。又辅以肉桂、附子此类温阳之品，温通阴器络脉，驱散下焦虚寒。阴器归属于肾，内藏精液，乃阴中之阴，其治不可擅用温燥之药，以免伤阴。此方为温养肾气代表方，以肾阴养肾阳、助肾气，可使肾气得生，络气得固，循络脉而控精关。

4. 阴虚火旺、络气涩滞证

治法：滋阴降火、润络行气。

方药：知柏地黄汤加减。药物：知母、黄柏、熟地黄、山茱萸、山药、牡丹皮、茯苓、泽泻、鳖甲、五味子、金樱子等。

方解：此证病机为阴精耗伤，虚火灼伤络脉，故当以熟地黄、山茱萸、山药滋养肾阴，五味子、金樱子敛阴固精，又以牡丹皮、茯苓、泽泻疏通药性，兼以益气养血。再加知母、黄柏、鳖甲清散络脉虚火，诸药合用，则阴器络脉得以濡润，络气故而通利。

5. 心脾两虚、气络失养证

治法：补益心脾、疏畅络脉。

方药：妙香散加减。药物：党参、炒白术、炙甘草、炙黄芪、茯苓、制远志、炒酸枣仁、龙眼肉、当归、木香、大枣。

方解：方中党参、黄芪、白术固脾益气摄精，助脾脏之运化；茯苓、远志通肾泄火，散在心之邪火，酸枣仁、龙眼肉养心安神，宁心以固精。脾脏运化精微，助养经脉气络，心安不妄动，络气尚可调控精关。

6. 心肾不交、络气逆乱证

治法：交通心肾，潜阳宁络。

方药：交济汤加减。药物：黄连、肉桂、党参、黄芪、当归、麦门冬、柏子仁、熟地黄、山茱萸、煅龙骨、煅牡蛎等。

方解：此方出自《辨证录·阴阳脱门》，原书认为早泄为“闻妇女之声淫精即生，此心中水火虚极而动也，而肾中水火随心君之动而外泄矣”，故选用黄连清相火、肉桂养君火，党参、黄芪补气助阳；当归、麦门冬、柏子仁补心水，熟地黄、山茱萸补肾水，则水火共济，交通心肾；君火在位，相火安于下焦，络气不得邪扰，可通利于精关。再加煅龙骨、煅牡蛎安神收涩，增强其固精止泄之功。

四、其他中医疗法

1. 外治法

中药外洗、中药膏剂、中药喷剂等治疗方法对早泄均有一定疗效。常用蛇床子、地肤子、丁香、细辛等中药局部熏洗。

2. 房中术

房中术是中医学中重要的研究方向，其主要研究男女在性生活中的交合方法、技巧及相关问题。早在古代，中国医学就开始研究房中之术，对于如何实现性生活的愉悦和满足，提高性生活质量，中医学有着独特的见解和方法。房中术涵盖了很多方面的内容，包括男女性生殖器官的构造、性行为的生理和心理特点、性生活中的节制和调节、男女性交的技巧和方法、性疾病的预防和治疗等。《景岳全书》载："迟速乃男女之合机也，迟宜得迟，速宜见速……迟速不侔，不相投矣。"书中描述了交合的迟速是男女交合的重要技巧，指导双方为达到性高潮如何调整控制在交合中的时间迟速，最后达到双方愉悦和谐的性生活。

3. 针灸

针灸能驱寒补虚、活血化瘀、调节脏腑整体功能，越来越多的研究表明，患者对针灸治疗早泄的疗效满意。针灸治疗早泄的方式主要有单用针刺疗法以及在针刺的基础上加用艾灸、药物、推拿、穴位注射和电针等。针灸治疗早泄的原则是安神定志、调补肝肾以及调和阴阳，并且注重心、脑、肾同治，经脉选取以足少阴肾经、手少阴心经、督脉、任脉为主，常选取关元、气海、太溪、肾俞、足三里、神门、三阴交、脾俞、命门、中极、胃俞等腧穴，目的是刺激腰骶神经节段从而抑制过早射精发生。

第七节　从络病学角度探讨对本病的认识和治疗思路

当代络病学的研究既是对以往医家的经验总结，亦是开拓现代中医发展的新思路。基于络病学探讨早泄相关病因及诊治少见故本节仅基于精室络病学理论对早泄进行阐述。

一、精室络系统与射精关系

《灵枢·五音五味》："冲脉、任脉，皆起于胞中。"《素问·评热病论》曰："胞脉者，属心而络于胞中。"《奇经八脉考》："督乃阳脉之海，其脉起于肾下胞中……冲为经脉之海，又曰血海，其脉与任脉，皆起于少腹之内胞中。"胞者为何？奇恒之腑有一女子胞，为女子天癸之处，主蓄精藏血、孕育胎儿。此胞在男子又为何？明代吴崑言及："胞，阴胞也，在男子则为精室。"清代唐宗海亦言："女子之胞，男子名为精室，乃气血交会，化精成胎之所。"唐宗海将精室称为"男子胞"，并称其为"呼吸之根、藏精之所"，可源于古籍《云笈七签》："精室，男子以藏精……长生气之根本"之说。此将精室与女子胞相对应，得到后世普遍认可。现多数学者认为，精室非丹田、非命门，与女子胞同为奇恒之腑，位居下焦，归属于肾，亦具有"藏而不泻"的生理特点，冲脉、任脉、督脉由此而出，是男子生化贮藏精液之所，可包括现代解剖学睾丸、附睾、前列腺、精囊腺等。

精窍，即泄精之窍，亦出自《医经精义》："泄精之窍，内通于精室。"精室为男子精液蕴藏之处，《黄庭经》言："急守精室勿妄泄，闭而宝之可长活。"精窍乃精室门户，可调控精液疏泄。精窍闭守，精液内藏而不泄。精窍开放，精液外出而散布。

络脉由经脉分散而出，是经络理论极其细化的表现，直接联系五脏六腑、四肢九窍。男子冲脉、任脉、督脉皆出于精室，支横别出形成脉络与气络，网状分布于精室周围，形成精室络系统。脉络主血，可滋养濡润精室形体；气络主气，可温煦调控精室功能。男子性交时，下焦脉络入阴器，阴器得血而坚挺；气络入精室，精室得气而充盈。精室亦生气络，连通精窍，可司精窍开阖。精室络系统以精室为核心，以络脉为通道，上达肾脏，得肾气而生化精液，下通精窍而开阖自如。

二、五脏-精室络关联异常与早泄

精室络系统亦与五脏关系密切，五脏病变皆可传变至此发为早泄。心乃君主之官，心神失养，心肾不交，神识外散，精室络脉则不可行其固摄之功，可发为早泄；肺主气，朝百脉，肺气郁闭，气机不通，精室气络不达精窍而妄动，可发为早泄；脾为后天之本，脾胃虚弱，气血生化乏源，络脉空虚，精窍萎软不得闭，可发为早泄；肝主疏泄，肝郁气滞，疏泄无权，气络郁闭而精窍大开，可发为早泄；肾为多气之脏，肾气亏虚，肾阳不得温养，虚寒内生，阻滞气络，精窍开阖不利，精关控摄不能，亦可发为早泄。

三、基于络病思维的早泄用药思路

络脉构造精细，层次复杂，邪气易入而妄行，正气则需逐一驱邪外出，故络病“病久入深，易入难出”。早泄亦表现出久治难治、迁延不愈的临床特点。络以通为用，治疗早泄一病，当以“通络”为大要。实者，气络郁闭，当通络行气，可选蜈蚣、水蛭、当归尾、麝香等通络之品；虚者，气络亏损，当补益气络，可选人参、桂枝、紫河车、鹿茸等补络之品。然络脉乃中空之通道，越是补益越是郁滞，故清代叶天士提及“络虚通补”，补络当与通络并行。

临床常用中成药复方玄驹胶囊，此药组成为黑蚂蚁、淫羊藿、蛇床子和枸杞子四味药。淫羊藿、蛇床子、枸杞子均为滋补之品，为滋阴壮阳常用药，可见于各类早泄药方。唯独黑蚂蚁一药，尤为特殊。明代《本草纲目》记载：“蚁，释名玄驹，大者如昆蜉，亦曰蚂蚁……蚁力最大，能举等身铁，人食之能益气力，泽颜色。”虫类药善搜风通络，黑蚂蚁亦是如此。络虚通补，黑蚂蚁补益气力与疏通络脉并行，使补而不滞，通而不耗，故为君药。复方玄驹胶囊以黑蚂蚁为君药，蕴含“络虚通补”理念，故临床颇有疗效。

四、临床辨证

精室络系统以络脉为联系，结合精室精窍理论，得出早泄的直接病机为精室气络阻滞，治当补络与通络并行，尤以通络为重，至于其阴阳表里寒热，则临床辨证，随证治之（图 19–4）。

1. 胞络郁滞

早泄随情志而发病，情绪异常时加重，或紧张焦虑，或忧思烦闷，或精神不安，可伴胁肋、会阴部胀满不适，舌淡红，苔白或薄黄，脉弦。

治法：理气疏络，调精止泄。

方药：柴胡疏肝散加减（《景岳全书》）。药物：柴胡、白芍、枳壳、香附、川芎、陈皮、蜈蚣等。兼有血瘀者加当归尾、水蛭；兼有湿热者加天竺黄、丝瓜络，或用逍遥散加减。

方解：络以通为用，精室气络阻滞，故当理气疏络。《本草经解》曰柴胡：“气平，禀天中正之气……凡有结气，皆能散之。”柴胡入肝经肝络，尤善解郁行气。肝疏泄不得则胞络气滞，柴胡一药即可散其郁结。又臣以“血中气药”川芎、“气中血药”香附，气血相合，脉络与气络相用，气随血行，血助气畅。络脉乃精细构造，佐以白芍舒缓他药温燥之性，使络气缓行，徐徐通之，则胞络渐畅，精关开阖有序，固精内守。虽络脉不可妄用猛药，然病久者需少予蜈蚣，取其辛温通络之性，破其郁滞，方得气行。

2. 胞络气虚

射精无力，精滑而出。面色萎黄，精神不振，懒言乏力，口淡无味，舌淡红或淡白，苔白，脉缓无力

治法：益气养络，固精止泄。

方药：参苓白术散加减（《医方考》）。药物：人参、茯苓、白术、砂仁、甘草、薏苡仁、山萸肉等。湿盛者加桂枝、泽泻；兼有血虚者加鸡血藤、紫河车，或用八珍汤加减；兼见心血不足，心脾两虚者可用归脾汤加减。

方解：脾胃为后天之本，胞络亦得脾胃之气而成，若后天不足，一则胞络生长欠缺，可见阴器短小、勃而不坚；二则胞络空虚，运行无源，可见控摄无力，滑精早泄。参苓白术散为“补脾”经典方，此方健运脾气，富胞络气血之源；又补而不滞，合“络虚通补”之理。脾虚滑精早泄日久，亦伤先天之精，故加山萸肉补益肝肾，化生精血，滋养胞络。

3. 胞络阴虚

性欲高亢，阴器易坚而早泄，头晕耳鸣，五心烦热，腰膝酸软，口干欲饮，舌红绛，苔少或无苔，脉细数。

治法：滋阴润络，涩精止泄。

方药：知柏地黄丸加减（李元文方）。药物：知母、黄柏、熟地黄、牡丹皮、山茱萸、赤芍、桃仁等。性欲亢盛、失眠者加酸枣仁、牡蛎、磁石；兼有气虚者加党参、黄芪，阳虚者可用左归丸加减；肝肾两虚、精血不足者可用虎潜丸加龙骨。

方解：此方乃六味地黄丸加黄柏、知母两药。李中梓《雷公炮制药性解》言及：“黄柏入肾、膀胱经，泻下焦隐伏之火……补肾水衰……知母入肾经，泻无根之肾火。”肾经与膀胱经相络属，黄柏、知母清其络脉伏火，火去则气顺，络气通利，足少阴肾与足太阳膀胱经脉得以交感，精室阴阳调和，精窍安守精液而不泄。络脉极细极微，病久更易夹瘀，当加赤芍、桃仁等活血通络之品，使络血疏通，络气得畅。

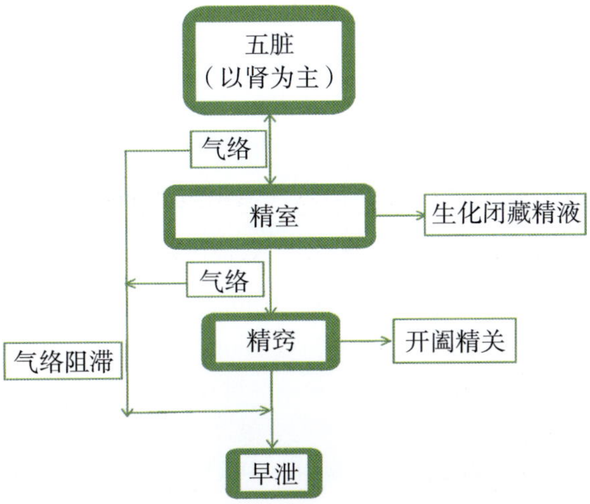

图 19-4　精室络系统与早泄关系

（蔡剑　陈岚　张蜀武）

参考文献

[1] 中华医学会男科学分会,早泄诊断与治疗编写组.早泄诊断与治疗指南[J]. 中华男科学杂志, 2022, 28(7): 656-665.

[2] 中华医学会男科学分会. 中国男科疾病诊断治疗指南与专家共识[M]. 北京: 人民卫生出版社, 2018: 58.

[3] Waldinger MD, Schweitzer DH. Changing paradigms from a historical DSM-Ⅲ and DSM-Ⅳ view toward an evidence-based definition of premature ejaculation. Part Ⅱ--proposals for DSM-V and ICD-11[J]. J Sex Med, 2006, 3(4): 693-705.

[4] Zargooshi J. Premature ejaculation: bother and intravaginal ejaculatory latency time in Iran[J]. J Sex Med, 2009, 6(12): 3478-3489.

[5] Giuliano F, Patrick DL, Porst H, et al. Premature ejaculation: results from a five-country European observational study[J]. Eur Urol, 2008, 53(5): 1048-1057.

[6] Gao J, Zhang X, Su P, et al. The impact of intravaginal ejaculatory latency time and erectile function on anxiety and depression in the four types of premature ejaculation: a large cross-sectional study in a Chinese population[J]. J Sex Med, 2014, 11(2): 521-528.

[7] Waldinger Marcel D. The pathophysiology of lifelong premature ejaculation[J]. Translational andrology and urology, 2016, 5(4): 424-433.

[8] McMahon CG,Jannini EA,Serefoglu EC,et al. The pathophysiology of acquired premature ejaculation[J]. Translational andrology and urology, 2016, 5(4): 434-449.

[9] Corona G, Rastrelli G, Limoncin E, et al. Interplay Between Premature Ejaculation and Erectile Dysfunction: A Systematic Review and Meta-Analysis[J]. J Sex Med, 2015, 12(12): 2291-2300.

[10] Lee JH, Lee SW. Relationship between premature ejaculation and chronic prostatitis/chronic pelvic pain syndrome[J]. J Sex Med, 2015, 12(3): 697-704.

[11] Gökçe A, Ekmekcioglu O. The relationship between lifelong premature ejaculation and monosymptomatic enuresis[J]. J Sex Med, 2010, 7(8): 2868-2872.

[12] Salonia A, Bettocchi C, Boeri L, et al. EAU Working Group on Male Sexual and Reproductive Health. European Association of Urology Guidelines on Sexual and Reproductive Health-2021 Update: Male Sexual Dysfunction[J]. Eur Urol, 2021, 80(3): 333-357.

[13] 张其杰. 射精相关的神经生理机制研究进展[J].中华男科学杂志, 2018, 24(12): 1126-1131.

[14] Imju Jeong, Ji Seon Yang, YiJae Hong, et al. Dapoxetine induces neuroprotective effects against glutamate-induced neuronal cell death by inhibiting calcium signaling and mitochondrial depolarization in cultured rat hippocampal neurons[J]. European Journal of Pharmacology, 2017, 805: 36-45.

[15] Jingjing Gao, Dangwei Peng, Xiansheng Zhang, et al. Prevalence and Associated Factors of Premature Ejaculation in the Anhui Male Population in China: Evidence-Based Unified Definition of Lifelong and Acquired Premature Ejaculation[J]. Sexual Medicine, 2017, 5(1): e37-e43.

[16] 符方智, 罗新筠, 龙衍, 等. 基于藏象学说及五行生克理论提出“肾-肝-心”轴辨治早泄及加味三才封髓丹的运用[J].湖南中医药大学学报, 2023, 43(1): 158-163.

[17] 秦国政, 张春和. 中医男科学[M]. 北京: 科学出版社, 2017: 150-155.

[18] 王劲松, 曾庆琪, 徐福松. 早泄辨治七法[J]. 四川中医, 2005, 23(1): 11-12.

[19] 韩亮, 王彬, 商建伟, 等. 李曰庆教授从心肾不交论治男科疾病[J]. 现代诊断与治疗, 2018, 29(22): 3595-3598.

[20] 沈传运, 胡海翔. 胡海翔教授治疗早泄的临床经验[J]. 中国性科学, 2017, 26(1): 89-91.

[21] 曾海平, 王峻, 陈铭. 崔学教治疗早泄临床经验[J]. 中国中医药信息杂志, 2019, 26(4): 115-117.

[22] 郭军. “脑-心-肾-精室”轴在中医男科学中的理论构建及应用[J]. 世界中西医结合杂志, 2020, 15(8): 1553-

1556.
[23] 张磊磊, 陆敏华, 马功朝, 等. 初诊早泄患者精囊腺经直肠超声的形态学特征[J]. 中华腔镜泌尿外科杂志(电子版), 2021, 15(3): 244-247.
[24] Hong ZW, Feng YM, Ge YF, et al. Relation of size of seminal vesicles on ultrasound to premature ejaculation[J]. Asian J Androl, 2017, 19(5): 554-560.
[25] Miyagawa Y, Tsujimura A, Fujita K, et al. Differential brain processing of audiovisual sexual stimuli in men: comparative positron emission tomography study of the initiation and maintenance of penile erection during sexual arousal[J]. Neuroimage, 2007, 36(3): 830-842.
[26] Zhang B, Lu J, Xia J, et al. Functional insights into aberrant brain responses and integration in patients with lifelong premature ejaculation[J]. Sci Rep, 2017, 7(1): 460.
[27]] Kwon OY, Kam SC, Choi JH, et al. Effects of sertraline on brain current source of the high beta frequency band: analysis of electroencephalography during audiovisual erotic stimulation in males with premature ejaculation[J]. Int J Impot Res, 2011, 23(5): 213-219.
[28] 中国中医药信息学会男科分会.早泄中西医结合多学科诊疗指南(2021版)[J]. 中国男科学杂志, 2021, 35(3): 66-72.
[29] 北京中医药学会男科疾病专家共识组. 早泄中西医融合药物治疗专家共识[J]. 中国男科学杂志, 2021, 35(6): 93-96.
[30] 章增加. 试论精室理论的源流、实质及其意义——兼与精室睾丸论商榷[J]. 中国中医基础医学杂志, 2008,14(11): 826-827.
[31] 王劲松,王心恒,王晓虎. 《王劲松中医精室论》再说[C]//第十二次全国中西医结合男科学术大会暨2017上海市中西医结合学会、中医药学会泌尿男科专业委员会学术年会论文集. 2017:1-1.
[32] 蔡云, 甘可, 薛建国. 精室考[J]. 中国中医基础医学杂志, 2020, 26(5): 566-568.
[33] 陈子龙, 陈健, 王继升, 等. 基于络病学说探讨行气活血法对男科常见病的治疗意义[J]. 环球中医药, 2021, 14(7): 1270-1272.
[34] 李海松, 韩富强, 王彬. 男科络病初探[J]. 北京中医药大学学报, 2009, 32(10): 719-720.
[35] 郭军. 男科 "脑-心-肾-精室" 轴的应用与进展[J]. 中国中西医结合杂志, 2022, 42(11): 1285-1287.
[36] 阮金玉. 从络论治男科病[J]. 四川中医, 2011, 29(11): 64-66.
[37] 王琦. 秦国政. 王琦男科学[M]. 郑州: 河南科学技术出版社, 2021.
[38] 徐福松. 徐福松实用中医男科学[M]. 北京: 中国中医药出版社, 2009.
[39] 张敏建. 中西医结合男科学[M]. 北京: 科学出版社, 2017.
[40] 秦国政. 中医男科学[M]. 北京: 科学出版社, 2022.
[41] 吴以岭. 络病学[M]. 北京: 中国中医药出版社, 2017.

第十九章中英文关键词索引

5-羟色胺	5-hydroxytryptamine，5-HT
5-羟色胺转运体	serotonin transporter
变异性早泄	variable premature ejacu-lation
勃起功能障碍	erectile dysfunction，ED
肝经湿热证	syndrome of dampness-heat of liver channel
肝气郁结证	syndrome of stagnation of liver qi
国际性医学学会	International Society of Sexual Medicine，ISSM

继发性早泄	secondary premature ejaculation
皮肤交感反应	sympathetic skin response，SSR
慢性前列腺炎	chronic prostatitis，CP
肾气不固证	syndrome of non-consolidation of kidney qi
心脾两虚证	syndrome of deficiency of both heart and spleen
心肾不交证	syndrome of disharmony between heart and kidney
5-羟色胺选择性再摄取抑制剂	serotonin-selective reuptake inhibitor
阴道内射精潜伏期	intra-vaginal ejaculation latency time，IELT
阴茎背神经躯体感觉诱发电位	dorsal nerve somatosensory evoked potential，DNSEP
阴茎头躯体感觉诱发电位	glans penis somatosensory evoked potential，GPSEP
阴虚火旺证	syndrome of hyperactivity of fire due to yin deficiency
原发性早泄	primary premature ejacu-lation
早泄	premature ejaculation，PE
早泄简表	premature ejaculation profile，PEP
早泄诊断工具	premature ejaculation diagnostic tool，PEDT
早泄指数	index of premature ejaculation，IPE
主观性早泄	subjective premature ejaculation

第二十章
中西医对阴茎硬结症的认识与诊治原则

第一节　概述

阴茎硬结症（peyronie′s disease，PD）是一种原因不明的以阴茎白膜形成纤维性斑块为特征的疾病，易导致阴茎勃起时畸形、疼痛和勃起功能障碍。这种疾病可分为两个阶段，第一阶段是急性炎症期（痛性勃起、“软”结节或斑块），第二阶段是纤维化期或钙化期，形成质硬可触及的斑块（稳定期）。本病属中医“玉茎结疽”或“阴茎痰核”范畴。盖前阴者，宗筋之所聚也，太阴阳明之所合。因而该病的发生与肝、脾、肾的脏腑功能失调密切相关。《灵枢·经脉》曰：“经脉者，所以能决死生，处百病，调虚实，不可不通。”如果宗筋受伤，脉络不畅，血瘀凝聚成结，或肝肾阴虚，痰浊化热，痰热瘀结于宗筋。或脾胃失运，内生痰浊，下注凝聚宗筋成结而发为本病。

第二节　中西医对本病的定义与概念

一、现代医学定义

PD 是一种结缔组织疾病，其特征是在白膜形成纤维病变或斑块，导致阴茎畸形、疼痛，伴或不伴勃起功能障碍的男科常见疾病。多见于中老年人。

二、中医学概念

中医将PD归属于“玉茎疽”范畴，也称其为“玉茎结疽”“阴茎痰核”等。阴茎内可扪及单个或多个硬结，这些硬结推之不移，局部不热、不痛、不溃，显示出不同于一般炎症或感染的特点。同时，该病往往会伴随性功能障碍，如同房时举而不坚，或者举起时阴茎弯曲、疼痛，严重影响男性患者的生活质量和心理健康。

第三节　流行病学与发病率

PD是一种男科常见疾病，目前报道的患病率在3%～9%，其多见于中年男性，发病高峰年龄为55岁。近年来PD总发病率及伴随疼痛和勃起功能障碍（ED）的发生率均有增加趋势。美国、巴西和欧洲的多个报告显示PD的患病率为3.2%～7.9%，高于之前的研究数据。如果伴有糖尿病和勃起功能障碍（ED），其患病率为20.3%。

第四节　中西医对病因病机的认识

一、西医学对阴茎硬结症病因病机的认识

PD的确切病因仍未知，但是，学界最为广泛接受的可能病因为白膜的损伤（重复的小血管损伤或创伤）。持续的炎症反应使得结缔组织发生重构并最终形成纤维斑块。有多种因素参与了PD的发生与发展。阴茎折叠损伤被认为与PD的发生直接相关。PD还可能与Dupuytren挛缩、创伤、经尿道手术、糖尿病、痛风、Paget病，甚至β受体阻滞剂的使用有关。阴茎折叠损伤可能是阴茎过度弯曲或反复机械性压迫造成的，阴茎过度弯曲最常见于性交时勃起阴茎未能正确进入阴道，也见于事故或外科手术；而长期频繁的过于剧烈的性交可导致白膜反复性机械性压迫损伤，这些损伤导致白膜分层、微血管损伤和血肿形成。纤维蛋白沉积被认为是微血管损伤的初期结果之一，并可能是阴茎海绵体硬结症斑块形成的前体。尽管所有男性在性交过程中都会受到一定程度的阴茎创伤，但由于创伤微小，很少发生PD。这表明其他因素，如遗传因素也可能有助于PD的发展，有2%的病例具有PD家族史。此外有几种疾病与PD密切相关：如Paget病、Dupuytren挛缩和特异的HLA亚型；16%至20%患有Dupuytren挛缩症的男性会发生PD，这种疾病是以常染色体显性遗传方式继承的。有研究发现PD患者的血清学检测异常，这提示PD与自身免疫因素也有潜在的相关性。PD的发生与微血管损伤引起的炎症反应密切相关，因此一些基因背景对创伤愈合倾向于过度反应的亚人群也是发生PD的高危人群。其他与PD可能相关的危险因素还包括非淋菌性尿道炎、吸烟、炎性生殖器疾病、生殖道纤维瘤病变和生殖道手术史。性腺功能低下也与PD相关，并与PD严重程度也有一定的相关性。

PD好发于中年男性，青少年和老年人发病率相对较低。阴茎海绵体白膜的病理性瘢痕的特点是胶原过度沉积、纤维蛋白沉积和无序的弹性纤维斑块。已发现微血管损伤产生的纤维蛋白沉积与斑块形成有关，斑块由致密的胶原结缔组织组成，弹性纤维减少或断裂。PD斑块的瘢痕组织中含有过量的Ⅲ型胶原，致使组织对伤口收缩过程产生特殊反应。目前最广泛接受的理论是在遗传易感个体勃起

期间白膜受到创伤或微创伤。勃起时阴茎过度弯曲或勃起阴茎的钝性损伤可导致血液流入被膜下腔或被膜在小隔整合到白膜的内环层的位点分层。白膜反复的微血管损伤会引起炎症、弹性纤维的破坏和纤维蛋白的沉积。由于白膜组织内缺乏血管，细胞因子不能分散或降解，导致胶原纤维和基质过度产生，由此导致胶原蛋白网络和弹性纤维的破坏。在疾病早期，炎症和水肿可能会刺激神经末梢，导致痛性勃起。当炎症反应减轻或神经末梢坏死，疼痛可能减轻。在稳定期，当纤维化开始影响海绵体组织时，勃起功能就会受到影响。这些变化可能有助于理解 PD 的临床表现：活动期三联征（痛性勃起、斑块和阴茎畸形）和稳定期三联征（斑块、不可逆阴茎畸形和 ED）。

二、中医学对病因病机的认识

中医无阴茎硬结症病名，多将该病归于“阴茎痰核”“玉茎结疽”等范畴。古代文献有类似本病的记载。明代・汪机《外科理例・囊痈》描述：“一弱人，茎根结核，如大豆许，劳则肿痛。”清代《外证医案汇编・流痰》曰：“痰阻于皮里膜外，气多肉少之处，无血肉化脓，有形可凭，即成痰块、痰胞、痰核、痰疬等症。”《素问・厥论》指出：“前阴者，宗筋之所聚，太阴、阳明之所合也。”张景岳说：“宗筋聚于前阴，前阴者，足三阴、阳明、少阳及冲、任、督、跷九脉之所合也。九者之中，则阳明为五脏六腑之海，冲脉为经脉之海，此一阴一阳，总乎其间，故曰阴阳总宗筋之会也。”《灵枢・经脉》记载：“肝足厥阴之脉……循股阴，入毛中，过阴器……其别者，经胫上睾，结于茎。” 前阴为宗筋所聚，肝主藏血，能濡养宗筋。《素问・金匮真言论篇》记载：“北方黑色，入通于肾，开窍于二阴。” 肾为先天之本，天癸至，则产生性欲、促进宗筋勃起。盖前阴者，宗筋之所聚也，太阴阳明之所合，肾主阴器之功能、肝司阴器之活动，该病与肝、脾、肾相关。肝主疏泄，人体内气、血、津液的运行输布均与肝气疏泄作用密切相关，行于经中称为经气，经气入络则为络气，络道无阻是维持络脉正常功能的前提，若情志不遂、暴怒伤肝，肝郁气滞，则气血运行不畅，络气郁滞，其渗灌濡养、推动行血、津血互换、营养代谢功能失调，津凝为痰，血滞为瘀，痰瘀阻滞络脉，痰瘀互结在宗筋导致阴茎络脉阻塞，出现阴茎硬结，硬结导致阴茎勃起时弯曲，局部痰瘀相结，气血运行不畅，气血不通则疼痛，导致勃起疼痛，进一步影响性功能。脾居中焦，主水谷运化，通过络脉网状系统转输饮食精微于周身，统血并参与水液的代谢，因嗜食辛辣或外感湿热，困阻气机，致使血行不畅，瘀血阻滞，同时脾失健运，津液输布失常，聚湿生痰，炼液为痰，两者间互为因果，湿瘀胶结难解，久而移于下焦，下注宗筋，瘀血与痰浊凝聚而成阴茎硬结。外伤阴器、饮食不节、外感寒湿、交媾不洁等因素也可致人体气机失调，从而影响脾之健运，以致痰湿、瘀血等病理产物形成，或因其他病因致病，然久治未愈，病久入络，以致痰瘀互结于络，邪气稽留络脉，留而成积。肾与膀胱互为表里，络脉不荣，不能统摄全身之水液，水液运行输布失司停聚凝结成块则为玉茎疽。肾处于下焦，为人体阴阳根本，开窍于二阴，藏精主生殖，与膀胱互为表里，统摄全身之水液，可激发脏腑的多项机能，以推动气血之运行。《灵枢・本脏》云：“肾脆……肾气不足，肾阳衰微，阳气不能达于四末……阳不化气，四肢失濡。”肾阳为一身阳气之本，推动脏腑机能，是一身络道网络循行的内在动力，当“五脏之阳气，非此不能发”；肾水温润润养全身络道，若肾阳虚衰，致全身脏腑阳气不足，功能减退影响及络脉，可致络中阳气虚损。清代医家王清任认为：“元气既虚，必不能达于血管，血管无气，必停留而瘀。”这句话道出了肾虚致血瘀的病因所在，血瘀宗筋，脉络不畅，聚而成结，加之今人饮食不节，劳倦体乏，易致脾胃虚弱，致脾失健运，肾精亏虚，推动气血运行无力，不能濡养络脉，络脉不荣，气血不能正常输布渗灌至五脏六腑，四肢百骸失其所养，水液运行输布失司停聚成痰湿，痰湿凝聚宗筋亦可成结。总的来说，肝郁气滞、湿热瘀阻、痰瘀互结、脾肾两虚为其主要病机。

第五节　中西医临床诊断方法与治疗原则

一、病史采集与查体

（一）病史采集

阴茎硬结症需进行详细的病史询问，而对于PD患者，病史采集需注意如下要点。

（1）需要询问发现硬结的时间，阴茎是否存在弯曲畸形，弯曲的方向和角度，是否伴有勃起疼痛、勃起功能障碍等问题。

（2）进一步的病史询问包括是否存在一些常见PD危险因素，如糖尿病、雄激素低下、Dupuytren挛缩、创伤、经尿道手术、痛风、Paget病等。

（3）活动期与稳定期的区分对于选择临床治疗方案非常重要。活动期：活动期症状处于动态变化中。勃起或疲软状态下的阴茎疼痛、不适，是活动期特征性表现。稳定期：患者症状稳定并无明显变化三个月，则进入稳定期，稳定期患者疼痛仍可能存在，但发作频率越来越低，阴茎弯曲变形不再进展。

（二）体格检查

检查者应注意硬结的数目、大小、位置、触痛、质地等，伸展阴茎有助于检查硬结部位及大致范围，硬结通常是不连续的、界限也不是很清晰。同时记录硬结的质地，如果触及石块一样的硬结则提示硬结钙化可能，这可进一步通过影像学检查（主要是超声）进一步明确。

阴茎畸形程度是病情评估的重要参数，该参数有助于选择治疗方案、评估治疗效果。简易的检查方法是由患者本人在家中于勃起状态时从阴茎正上方以及侧面拍照，再将照片交由医生初步了解阴茎弯曲、畸形的方向。临床上，海绵体内注射血管活性药物诱导勃起后进行评估更为准确。勃起后用分度器或测角器测量弯曲角度，再由医师拍照，通过彩色多普勒记录硬结大小、位置以及阴茎勃起时动脉血流参数，如收缩期峰值流速、舒张期峰值流速等。

术前测量阴茎长度非常重要，因术后阴茎缩短是由于疾病本身所致，而非手术失误。目前阴茎长度尚无统一测量方法，检查者多于阴茎完全勃起时测量阴茎背侧冠状沟至耻骨的距离，检查者测量时应用力按压耻骨弓区脂肪垫。

二、临床表现特点

PD症状与斑块的大小、位置有关，随着斑块的发展而变化。其主要症状表现是阴茎海绵体白膜处可触及单个或多个硬结，伴有或不伴有阴茎弯曲畸形、阴茎疼痛或勃起功能障碍，部分患者伴有ED。

三、超声与影像学检查

（1）B超检查：彩色多普勒检查可以评估阴茎畸形及硬结大小、位置、钙化程度。

（2）其他影像学检查：X 线片、CT、MRI 均有助于发现钙化灶存在，但 MRI 存在一定假阴性率；CT 及 MRI 可发现白膜增厚；Gd-DTPA 增强 MRI 可发现硬结周围炎症。

四、实验室检查

（1）血常规、尿常规：部分 PD 的发生与糖尿病、尿路感染等有关，血常规、尿常规作为可选检查项目，有助于辅助诊断。

（2）抗梅毒螺旋体抗体检测：部分 PD 的发生与感染梅毒有关。晚期梅毒患者可发生阴茎纤维化，出现硬化斑块。人感染梅毒螺旋体后可产生 IgM 和 IgG 抗体，前者持续时间短，后者终身存在。因此，PD 患者可检测抗梅毒螺旋体的 IgG 水平。

（3）血液生化指标：如血糖、血尿酸的水平，有研究发现糖尿病及痛风患者 PD 高发。

（4）其他检查：如自身抗体检测、基因检测等。PD 患者抗弹性蛋白抗体高于正常水平。部分 PD 患者为常染色体显性遗传，HLA-B7 交叉反应抗原 90% 阳性，此类患者大多伴有 Dupuytren 挛缩。

五、相关特殊检查

阴茎海绵体注射血管活性药物实验加彩色多普勒超声检查：海绵体注射血管活性药物诱导阴茎完全勃起后，检查者进行超声检查，特别是彩色多普勒超声检查可以获得勃起时的血流参数，可以评估阴茎畸形及硬结大小、位置、钙化，还可以观察勃起时弯曲角度大小。

六、临床诊断要点

（一）症状和体征

PD 一般通过临床表现即可做出诊断，应详细了解患者病史，做好体格检查，特别是阴茎触诊。

（二）病情评估

评估的主要目的是判断疾病是否处于活动期、阴茎弯曲的特点及是否伴有 ED。初始评估应包括病史和体格检查，必要时可邀请患者的性伴侣一起参与。目前还没有统一的评估标准，阴茎硬结症问卷（peyronie' s disease questionnaire，PDQ）可用于评估、治疗及随访。

评估的主要内容包括病程、稳定性、阴茎疼痛情况、阴茎硬结、阴茎畸形、阴茎长度与体积、勃起功能及 ED 的危险因素。

1. 主观评估

（1）现病史：主要评估病程、症状和勃起功能。

病程包括 PD 的起病形式（突发或慢性起病）及时间，这有助于判断疾病所处阶段，对选择治疗方案非常重要，病程处于稳定期，硬结稳定时方可考虑手术治疗。

阴茎疼痛可表现为触痛、勃起痛或性交痛。疼痛可逐渐缓解，也可持续存在甚至加重。这不但为疾病是否稳定提供了信息，而且可发现与疼痛相关的其他因素，如炎症、阴茎畸形等。

勃起功能需要通过有效的问卷调查进行评估，如国际勃起功能指数问卷表（international index of erectile function，IIEF）、勃起硬度评分（erection hardness score，EHS）等。治疗前后进行问卷调查对于评价治疗效果非常重要。

（2）既往病史：应重点询问外伤史、个人史和家族史，包括 Paget 病、Dupuytren 挛缩、Ledderhose 病等。明确 ED 的危险因素同样重要，如高血压、糖尿病、高脂血症及吸烟史等。

（3）性生活史及 ED 治疗史：性生活方面应详细了解患者性生活状况，尤其对于不能完成性交者，要了解是由于阴茎勃起硬度不足引起，还是因阴茎勃起疼痛、畸形导致。了解 ED 的治疗过程不仅有助于评估其严重程度，而且可以发现 PD 进展的原因，例如，阴茎海绵体注射治疗有可能导致 PD 进展。

2. 客观评估

1）体格检查

（1）阴茎畸形：阴茎弯曲是 PD 的重要评估内容，有助于治疗方案选择并评估治疗效果。目前使用较多的是由患者本人或外科医生拍摄照片的方式，该方法简单、临床应用方便，但更可靠的方法是用分度器或量角器测量。海绵体内注射血管活性药物诱导勃起进行评估较自摄照片或人工助勃装置更为准确，后者可导致皮下组织充血而影响判断。

（2）阴茎硬结：应注意硬结的数目、大小、位置、触痛、质地等，伸展阴茎有助于检查。约 2/3 的硬结位于阴茎背侧，导致阴茎向背侧弯曲。

（3）阴茎长度：术前测量阴茎长度非常重要。目前尚无统一的测量方法，多在阴茎完全勃起时测量阴茎背侧冠状沟至耻骨的距离，测量时应用力按压耻骨联合前脂肪垫。

（4）手足检查：掌部多发坚实结节致指关节屈曲挛缩为 Dupuytren 挛缩典型表现，容易辨别；足底中央跖肌筋膜处出现多发交错性结节提示 Ledderhose 病的可能。

2）影像学检查

（1）超声检查：超声检查费用低，无放射性，目前在 PD 的诊治过程中得到广泛应用。超声检查可发现位于阴茎中隔、背侧、两侧和腹侧的硬结，尤其是可以探查到部分体格检查无法触及的病变，对于硬结钙化灶的敏感性较高，但对特殊部位如阴茎根部的病变检查效果欠佳。海绵体注射血管活性药物让阴茎完全勃起后进行超声检查，特别是阴茎双功能彩色多普勒超声检查，还可获得勃起时血流参数，发现静脉漏、静脉闭塞障碍和动脉血流减少等异常，有助于判断合并 ED 患者的病因，同时可明确硬结是否累及血管神经束，有助于制订手术计划。超声弹性成像可发现普通超声无法发现的小硬结。

（2）X 线片和 CT：均可发现含钙化灶的硬结，但对非钙化性的硬结检查效果欠佳，CT 可发现白膜增厚，CT 海绵体成像可有助于了解阴茎解剖结构、评估合并的 ED，发现静脉漏。

（3）MRI：MRI 对阴茎海绵体、脉管系统及白膜等软组织的成像效果好，可清晰地显示硬结的位置、范围、累及海绵体及中隔的深度。钆喷酸葡胺增强 MRI 扫描可发现硬结周围炎症，其对钙化灶的敏感性不如其他检查。有文献指出，MRI 可检出更多位于阴茎根部的硬结，这个区域是超声容易漏诊和观察不清的“盲区”；MRI 还可清楚地展示阴茎的解剖结构，观察白膜和海绵体的形态及变化。对于需要行手术治疗者，术前 MRI 评估非常有意义。此外，磁敏感加权成像（susceptibility weighted imaging，SWI）序列的引入，可使 MRI 对斑块的检出敏感性及准确性进一步提高。

七、西医治疗原则

对于 PD 的治疗优先考虑保守治疗，若保守治疗无效则考虑外科手术治疗。

保守治疗：PD 的保守治疗主要针对疾病早期的患者。推荐如下几种治疗：口服药物治疗、病灶部位注射治疗和其他局部治疗措施。胶原酶梭菌是 FDA 和 EMA 批准病灶部位注射治疗 PD 的唯一药物。与 PD 保守治疗的研究结果往往相互矛盾，使其难以被常规推荐用于临床。

手术治疗：虽然 PD 的保守治疗可以解决大多数男性的痛性勃起，但只有很小一部分患者的阴茎弯曲畸形能够得到矫正。因此手术的目的是矫正弯曲畸形并实现令人满意的性交。手术指征为阴茎弯曲畸形、无法完成性交，并因此产生性生活相关困扰。患者必须至少处于疾病稳定期 3 个月，且术前应当与患者充分沟通手术的目的和潜在风险，这样才能做出明智的决定。沟通中应该提到的具体问题包括阴茎缩短、阴茎麻木、反复弯曲的风险、术后皮下线结可触及等情况，以及手术时可能需要进行包皮环切术。对于先天性阴茎弯曲和 PD，可以考虑两种主要的修复方式：阴茎“缩短”和阴茎“延长”类手术。阴茎“缩短”类手术包括 Nesbit 楔形切除和在阴茎的凸侧面上执行的折叠技术。阴茎“延长”类手术是在阴茎的凹侧进行的，并且需要使用移植物。目的是减轻由白膜折叠引起的阴茎缩短或纠正复杂畸形。最后，对药物治疗无效的 PD 和 ED 患者，应考虑阴茎假体植入。术式选择应当基于对阴茎长度、弯曲程度，以及对促勃起药物反应性在内的勃起功能状态的评估。

八、西医治疗方法

（一）药物治疗

口服药物适用于新发 PD、硬结区疼痛、不稳定硬结及有手术禁忌证的患者。常用药物包括左卡尼汀、维生素 E、秋水仙碱、己酮可可碱、对氨基苯甲酸钾和他莫昔芬等，需在医生指导下选择最合适的药物。这些药物对症状的改善有一定作用，但需要注意不良反应。由于个体差异大，用药不存在绝对的最好、最快、最有效，应在医生指导下充分结合个人情况选择最合适的药物。

1. 口服药物治疗

（1）左卡尼汀：左卡尼汀可通过抑制乙酰辅酶 A 修复炎症损伤的细胞，其用于阴茎轻度弯曲的急性期患者，可显著缩小硬结，改善阴茎弯曲及环节阴茎疼痛。

（2）维生素 E：维生素 E（生育酚，脂溶性化合物，作为一种天然抗氧化剂，可减少能量代谢中产生的氧自由基的数量），由于其作用广泛、低成本和安全性高而常被使用。

（3）秋水仙碱：秋水仙碱可与微管蛋白结合并导致其解聚，从而阻止炎性细胞及成纤维细胞增殖、减少胶原蛋白合成。该药主要用于急性期、血管危险因素少、不伴随 ED 及阴茎弯曲小于 30° 的 PD 患者。初步结果表明，半数服用秋水仙碱的男性，疼痛性勃起和阴茎弯曲改善，而 50% 的男性阴茎斑块减少或消失。

（4）己酮可可碱：己酮可可碱是一种人工合成的黄嘌呤衍生物，具有抗纤维化作用。该药能缩小硬结的钙化病灶，并能改善患者的主观症状。

（5）对氨基苯甲酸钾：对氨基苯甲酸钾可增加组织氧利用率、抑制纤维化、减少瘢痕组织形成。在针对 41 例 PD 患者的前瞻性双盲对照研究中，使用氨基苯甲酸钾明显减轻了阴茎疼痛，但没有改善阴茎弯曲或阴茎斑块大小。

（6）5 型磷酸二酯酶抑制剂（PDE5i）：在 PD 中使用 PDE5i 的理论基础来自动物研究，证据表明 PDE5i 可以降低胶原与平滑肌的比值及胶原Ⅲ与胶原Ⅰ的比值，并增加 PD 样斑块的凋亡指数。在一项回顾性对照研究中，在 69% 每日使用他达拉非的患者中观察到了明显的瘢痕缩减（$P \leqslant 0.05$）而未经治疗的对照组则为 10%。然而，这项研究纳入了单纯瘢痕形成但不存在阴茎畸形的患者。因此，不能认为应当向 PD 患者推荐 PDE5i。

2. 阴茎海绵体硬结注射治疗

硬结区域注射治疗（图 20-1）可在病变局部达到更高的药物浓度，从而减少全身用药的不良反应。该治疗的缺点是可引起疼痛，须多次注射，还有出现局部组织改变会使得日后手术治疗变得困难。

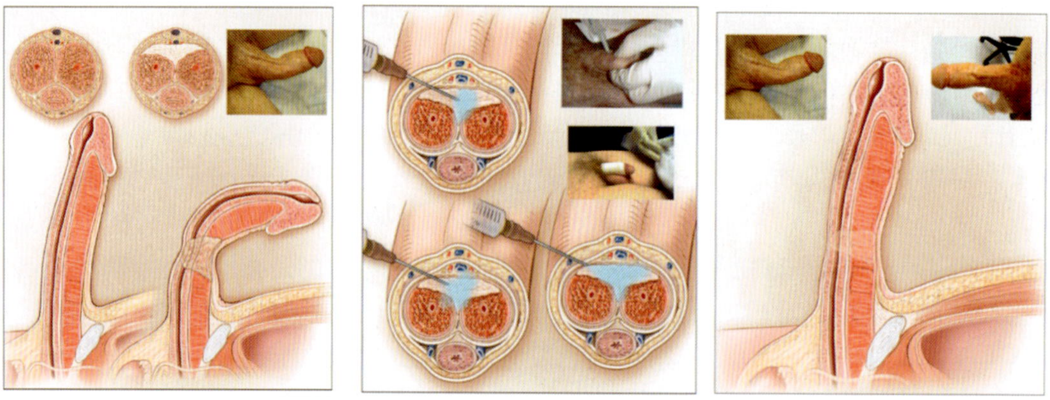

图 20-1 阴茎海绵体硬结药物注射示意图

1）溶组织梭菌胶原酶

溶组织梭菌胶原酶是经溶组织梭菌发酵分离及纯化而来的微生物胶原酶，可以选择性地作用于胶原组织。它可特异性水解天然胶原蛋白的三维螺旋结构，而不损伤其他蛋白质和组织，从而改变阴茎硬结的胶原蛋白含量，这种特性可在损伤内部起到“化学切开”的作用，可直接介导瘢痕重塑。目前溶组织梭菌胶原酶已被美国食品药品监督管理局批准用于硬结可触及、阴茎弯曲至少 30° 的成年男性阴茎硬结症患者。两项独立的双盲安慰剂对照研究提示，551 例应用溶组织梭菌胶原酶治疗的阴茎硬结症患者总有效率为 60.8%，而对照组 281 例患者有效率为 29.5%，最常见的不良反应是阴茎疼痛、肿胀和注射部位瘀斑。

2）干扰素

干扰素（IFN），特别是干扰素 α-2b 可以抑制成纤维细胞代谢活性，还可以减少胶原蛋白产生、增加胶原酶生成，硬结区域注射干扰素后可显著缩小硬结、改善阴茎弯曲、缓解阴茎疼痛，而不影响阴茎血流参数。硬结病变内注射干扰素 α-2b（500 万单位溶于 10 mL 生理盐水，每周两次，共 12 周），可以显著改善阴茎弯曲、斑块大小、质地以及疼痛。其不良反应包括肌肉痛、关节痛、发热和流感样症状，但在干扰素注射前应用非甾体抗炎药即可得到有效控制。

3）钙通道拮抗剂

报道最多的钙通道拮抗剂是维拉帕米，该药物能增加细胞外基质中胶原酶活性，并能影响炎症早期和创伤愈合过程中细胞因子的表达，还能减少胶原蛋白及纤连蛋白的合成和分泌。该药物可显著改善阴茎硬结症患者的主观症状、阴茎畸形、硬结大小及性功能，而且患者无明显不良反应。目前多数研究认为，阴茎硬结症急性期使用维拉帕米治疗是合理有效的。不良反应比较少见（4%），主要包括恶心、头晕、阴茎疼痛、瘀斑等。然而唯一一项随机安慰剂对照研究发现使用维拉帕米后斑块大小、阴茎弯曲及阴茎疼痛等均无显著改善。

4）皮质类固醇

皮质类固醇具有抗炎症反应及减少胶原蛋白合成的作用。可改善严重的、伴 ED 和（或）慢性阴茎痛的患者的阴茎疼痛。但其有效性尚缺乏足够的证据，而且长期应用患者会产生诸多不良反应，如局部组织萎缩、皮肤菲薄、局部粘连导致手术复杂化等，并且该药物对阴茎弯曲的远期效果不佳。因此，治疗应谨慎使用。

（二）体外冲击波治疗

体外冲击波治疗（ESWT）PD 的作用机制尚不清楚，但有两种假说。第一种假说：冲击波疗法的作用是直接破坏和重塑阴茎斑块。第二种假说：冲击波通过产生热导致炎症反应而增加该区域的血管密度，巨噬细胞活性增加导致斑块溶解，最终使得斑块吸收。大多数对照研究未能显示其对 PD 患者的症状有明显的改善作用。在一项前瞻性随机双盲安慰剂对照研究中，ESWT 每周治疗 4 次，每个疗程 2 000 次的冲击波治疗，结果只对阴茎疼痛有明显的改善。

（三）牵引装置

Dupuytren 挛缩中使用牵引装置（图 20–2）能够增加降解酶的活性。其机制为使抗拉强度丧失，从而导致溶解，随后增加新合成的胶原含量。该疗法已应用于一项非对照研究，研究纳入 10 例 PD 患者。使用设备名为 FastSize Penile Extender，每天牵引 2 ～ 8 小时，持续 6 个月。所有患者均实现了阴茎弯曲减轻（10° ～ 40°，平均减少 33%）。阴茎勃起长度增加 0.5 ～ 2.0 cm，周径增加 0.5 ～ 1.0 cm，有 4 例出现铰链效应的矫正。由于治疗期间须使用器械每日牵引 2 ～ 8 小时，因此，此种治疗可能不舒服、不方便，但目前研究显示即便是活动性较强的患者也能耐受此种治疗，没有发现包括皮肤变化、溃烂、感觉减退或强直在内的严重不良事件。

在另一项前瞻性研究中，阴茎弯曲明显减轻（平均减少 20°）。勃起功能和勃起硬度也有明显改善。不能实现插入的患者比例从 62% 下降到 20%（$P < 0.03$）。重要的是，40% 的患者经过保守治疗后的手术必要性降低，使三分之一患者的复杂手术简化（移植手术变成白膜折叠手术）。

每天使用阴茎牵引器 8 ～ 12 小时，仍被推荐作为治疗 PD 手术后阴茎长度丢失的有效和安全的治疗方法。

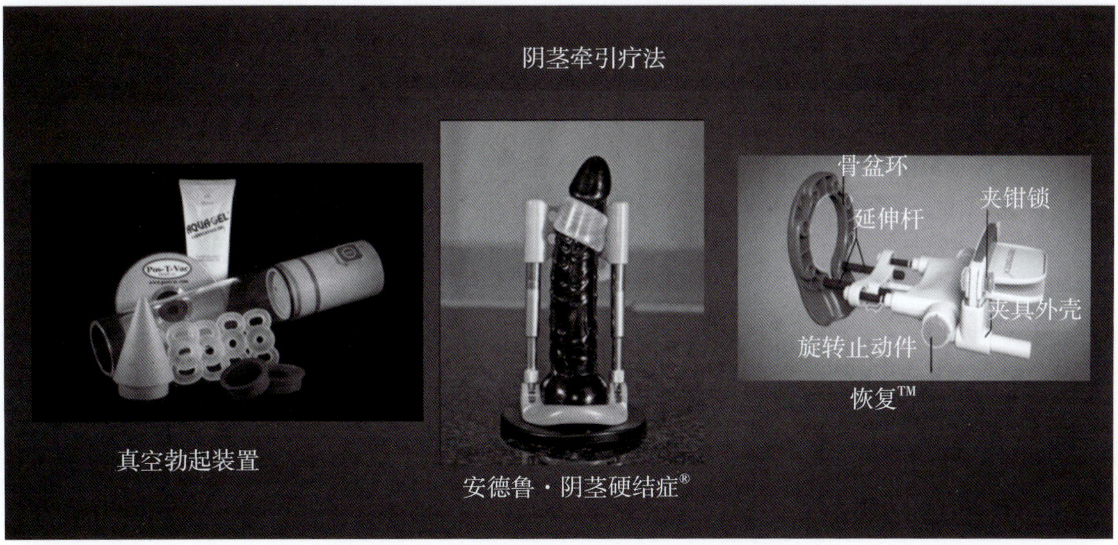

图 20–2　阴茎牵引器及其使用示意图

（四）手术治疗

1. 白膜缩短术

白膜缩短术适用于阴茎弯曲＜ 70°，患者无不稳定的纺锤样畸形或铰链效应，预计术后阴茎勃起长度缩短 20% 的患者。Nesbit 术及改良术：手术要点是在阴茎最大弯曲的凸面横行切除椭圆形白膜后缝合，从而矫正阴茎弯曲畸形。畸形矫正率为 80% ～ 90%，远期随访复发率低，患者满意度较高。白膜折叠术：手术不切除硬结，仅行对侧海绵体折叠，外科医师采用 lembert 缝合技术，在阴茎弯曲凸面 16 点法缝合。手术时医生对于阴茎背侧弯曲，使用不可吸收的缝线依次缝合两侧的白膜，且先不打结，再待全部缝合完毕后逐个打结，之后调整各个结的松紧度，同时观察弯曲的矫正情况，医生会待弯曲完全矫正后打结。该方法无须白膜切割或组织切除，其对神经血管丛损伤小，绝大多数患者的功能得到保留，但它对于弯曲度＞ 60° 的患者可导致阴茎短缩。另外，该手术可使沙漏样畸形加重，特别是对比较大的阴茎白膜折叠时更易加重。

2. 阴茎“延长”类手术

白膜延长术具体为切开短缩（凹）侧，以增加这一侧的长度，再由移植物覆盖缺损。然而，斑块清除可能导致静脉漏，而后者可能与术后 ED 的高发生率有关。

白膜切开联合移植物补片，为阴茎弯曲超过 60° 及术前勃起功能良好且愿意承担手术可能的 ED 风险的患者提供了一个很好的选择。术前 ED 的存在、使用大的移植物、60 岁以上的年龄和腹侧弯曲是影响术后功能的不良预后因素。尽管与 Nesbit 或折叠手术相比，阴茎缩短的风险要小得多，但只要存在阴茎缩短的风险，就必须与患者充分沟通。使用 Egydio 等提出的几何原理可以帮助确定切口的确切位置，以及需要移植的缺损形状和大小。

3. 阴茎假体植入术

阴茎假体（PP）植入术常被用于治疗存在 PD 的 ED 患者，特别是当他们对 PDE5i 无反应的情况。大多数阴茎轻度到中度弯曲的患者只需插入假体即可获得很好的矫形效果。在严重畸形的情况下，手术中对可塑性阴茎假体的塑形（手动弯曲 90 秒，常伴有可听到的断裂声）是一种有效的治疗方法。如果阴茎仍有＜ 30° 的弯曲，则不建议进一步治疗，因为在后续过程中假体将充当组织扩张器，并可在使用假体几个月后将弯曲完全矫正。虽然这项技术对大多数患者是有效的，但为了达到确实的矫形效果，可能仍需要进行 Nesbit 或折叠手术、斑块切除或移植手术来补充治疗。手术并发症（感染、畸形等）的风险与全人群相比并没有增加。然而有文献报道假体手术中对假体进行塑形的患者术后存在尿道穿孔的风险，但概率较低（3%）。在终末期 PD 的 ED 患者，可以考虑延长手术，包括同时行男性阴茎假体植入术（PPI）和阴茎长度重建，具体包括“滑动”技术，但此种手术目前仅能由经验丰富的外科医生完成。

必须强调的是，针对 PD 治疗目前并没有可供参考的 RCT 研究。似乎在阴茎“延长”类手术中发生 ED 的风险更大。弯曲复发可能意味着未等到疾病进入稳定期，随着疾病的进展弯曲持续发生，或者使用可吸收缝线在形成纤维化之前，强度不足以支撑修复效果。因此，建议使用不可吸收缝线或缓慢吸收的可吸收缝线。采用不可吸收缝线时应将线结包埋，以避免对阴茎皮肤造成刺激，如使用缓慢吸收的可吸收缝线则可避免这一问题。任何手术，只要涉及背侧神经血管束，都有可能引起阴茎麻木，这通常是神经失用的结果。由于背侧弯曲畸形多见，由此推断最可能导致阴茎麻木的操作为“延长”（补片）手术。

（五）治疗决策

治疗时应根据术前对阴茎长度、弯曲程度和勃起功能状态，确定最合适的矫正阴茎曲率的手术方法。当弯曲＜ 60° 时，阴茎缩短是可以接受的，此时通常选择 Nesbit 或折叠手术。这也是先天性阴茎弯曲的典型处理方式。如果弯曲度≥ 60° 或畸形为复杂弯曲，亦或是患者虽然勃起功能良好，但阴茎明显缩短者（无论是否曾行药物治疗），此时最佳处理方式是移植手术。如果存在对药物治疗没有反应的 ED，那么最好的选择是植入一个可膨胀的 PP，同时可考虑行相关的阴茎手术（塑形、折叠或补片及假体植入）。PD 治疗决策流程图如图 20-3 所示。

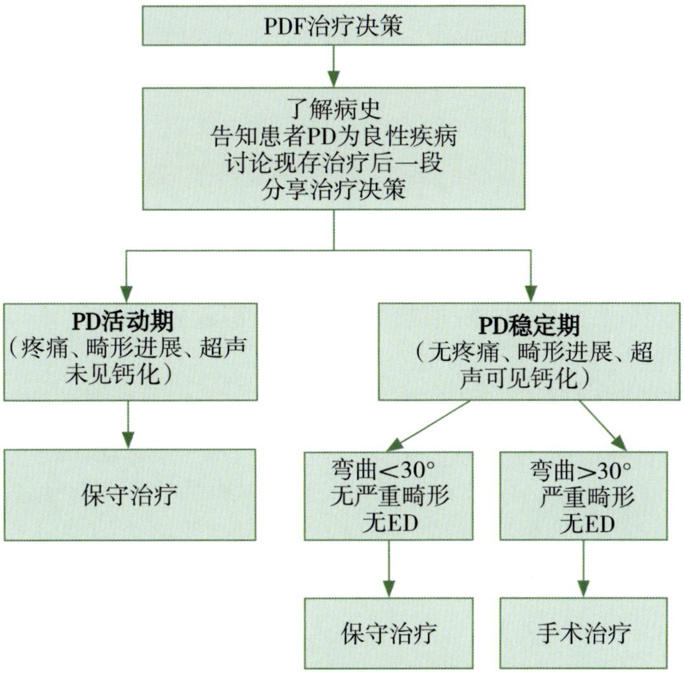

图 20-3　PD 治疗决策流程图

九、中医辨证分型与治则治法

（一）肝郁气滞、络脉瘀阻

中医学认为肝主疏泄，调畅一身之气机。《灵枢·经脉》曰："肝足厥阴之脉……过阴器，抵少腹。"肝主筋而前阴为宗筋之所聚，故前阴之病本于肝。如病患情志不遂，长期郁怒伤肝致肝气不舒，肝郁而气滞血瘀，进而使络脉瘀阻，不通则痛，痛引硬结而聚集于玉茎。其基本治则治法为疏肝解郁、活血通络，软坚散结，如常用的柴胡疏肝散、逍遥散均走肝经，能疏肝气、解气郁，同时可加用血府逐瘀汤等进行加减，共奏疏肝解郁、活血通络之功效。以上方剂常用以下中药：柴胡、当归、桃仁、皂角刺、川楝子、鳖甲、海藻、昆布、茯苓、夏枯草、鸡内金、陈皮、炒麦芽等。其中柴胡、川楝子、青皮疏肝理气；桃仁、皂角刺、当归尾、炮山甲、土鳖虫活血消瘀；鳖甲、海藻、昆布、夏枯草化痰软坚散结；茯苓健脾利湿。尤其通络类虫类药如炮穿山甲、土鳖虫等长于散瘀消肿、通达经络，如果配伍得当，治疗肝瘀气滞型阴茎硬结症效果良好。

（二）湿热瘀阻、毒邪滞络

湿热为外感六淫之邪，特别易受到地理气候及饮食习惯的影响。湿热之邪是中医病理当中经常提到的邪气，是湿邪与热邪相搏结而形成的，因为湿性重浊、黏腻，性质比较沉重，所以湿邪与热邪搏结而成湿热之邪以后侵犯人体的位置，通常也是在人体下焦的位置。古人认为湿为阴邪，困阻气机，致使血行不畅；瘀阻可致津液输布失常，从而加重湿阻；两者互为因果，湿瘀胶结难解，久而移于下焦，凝结成块则阴茎玉结。主要表现为阴茎有硬结，按之有热感，或有灼痛，或有红肿，或有脓液溢出；阴茎勃起疼痛，勃起弯曲；小便黄赤，或有尿道刺激症状；舌红苔黄腻，脉滑数。治以清热利湿、活血通络，可以用龙胆泻肝汤合消积散进行加减治疗，消积散中黄芩、黄连、黄柏清热利湿；白芷、桔梗、半夏、陈皮理气化痰；桃仁、红花、丹参活血通络；枳壳、木香行气消积；甘草调和诸药。龙胆泻肝汤中龙胆草泻肝清热，栀子清热泻火，柴胡疏肝解郁，芒硝利湿通便。

（三）痰瘀互结、络息成积

医家认为前阴者为宗筋之所聚也，太阴、阳明之所合，如果外伤阴器，或饮食不节，加之外感寒湿等造成气机失调，脾失健运，痰浊内生，下注宗筋，皆可凝结而成痰核，或久病入络，瘀血阻滞，痰瘀互结而为本病，络脉不通而成积并伴有硬结及疼痛。治以化痰散结、祛湿通络。可用二陈汤合橘核丸进行加减治疗，橘核丸中桃仁、延胡索活血散结；橘核行气散结；川楝子、木香、厚朴行气化湿；枳实行气破坚；海藻、昆布、海带软坚散结；木通既通血脉又除湿；肉桂散寒祛湿；陈皮理气健脾、燥湿化痰；半夏温中和胃、燥湿化痰；茯苓利水渗湿；甘草调和诸药。

（四）脾肾两虚、络脉不荣

《素问·金匮真言论篇》记载："北方黑色，入通于肾，开窍于二阴。"医家认为肾为先天之本，天癸至则产生性欲和促宗筋勃起。同时肾为人体阴阳根本，藏化精血，可激发脏腑的多项机能，以推动气血之运行。清代医家王清任认为："元气既虚，必不能达于血管，血管无气，必停留而瘀。"其早已道出肾虚致血瘀的病因所在。加之今人饮食不节，劳倦体乏，易致脾胃虚弱，致脾失健运，肾精亏虚，推动气血运行无力，不能濡养络脉，肾与膀胱互为表里，络脉不荣，不能统摄全身之水液，水液运行输布失司停聚凝结成块则为玉茎疽。治以健脾益气、补肾通络。可用四君子汤合济生肾气丸加减进行治疗，方中党参健脾益气；黄芪益气利水；陈皮理气健脾；泽泻、茯苓利水渗湿；山药补肾补脾；白术健脾益气，地黄滋补肾阴，少加肉桂、附子助命门之火以温阳化气，乃"阴中求阳"之意；山茱萸、山药补肝益脾，化生精血；牛膝滋阴益肾；诸药共奏补脾温肾化气、利水散结之效。

十、其他中医疗法

中医外治法是治疗 PD 的重要方法，很多中药外敷可以起到消癥通络、软坚散结的作用。成都中医药大学附属医院用香连金黄散及香木活血散外敷治疗 PD 取得了不错的效果。其中香连金黄散是在明代著名医家陈实功如意金黄散方基础上研制而成的，主要由大黄、姜黄、黄柏、苍术、甘草、白芷、天花粉、苍术、厚朴、木香、黄连、白及、矮桐子等组成，具有清热解毒、活血散瘀、止痛消肿的功效。香木活血散主要由木瓜、香附、独活、白芷、自然铜、羌活、川芎、木香、白及、续断、小茴香、王不留行、肉桂、制川乌、厚朴、乳香、炙甘草、血竭、没药、紫荆皮、当归组成，它具有活血祛瘀、消肿止痛的作用。张迅等根据中医理论应用隔姜灸法治疗阴茎硬结症比单纯局部注射曲安奈德有更好疗效，研究认为隔姜灸法具有辛散温通的功效特点，并具有抗炎作用，其机制可能与温热觉感受 TRPV（瞬时受体电位香草酸亚家族）通道蛋白相关，TRPV1 具有抑制炎性反应的作用，可拮抗阴茎白膜下海绵体成纤维细胞增殖、纤维化等炎症反应。

第六节　从络病学角度探讨对本病的认识和治疗思路

一、络病学理论与阴茎硬结症的相关性

根据吴以岭中医络病学的“三维立体网络系统”，广义络脉包括支横别出、逐层细分、遍布全身运行气血的所有络脉。《灵枢·脉度》所言：“经脉为里，支而横者为络，络之别者为孙。”络脉从经脉分出后，又逐层细分。明代翟良《经络汇编》云：“十二经生十五络，十五络生一百八十系络，系络生一百八十缠络，缠络生三万四千孙络。”清代喻嘉言《医门法律·络脉论》专篇对络脉作了系统描述：“十二经生十二络，十二络生一百八十系络，系络分支为一百八十缠络，缠络分支连系三万四千孙络，孙络之间有缠绊。”明确指出从经脉分出的络脉分为（别）络，又逐级细化分层为系络、缠络、孙络等网络层次，从而构成遍布周身维持机体正常功能活动的网状系统。与其他的身体器官一样，男性外生殖器官也分布着复杂的络脉，浮现于体表者为阳络，正如明代张景岳《类经》所言：“以络脉为言，则又有大络、孙络，在内、在外之别，深而在内者，是为阴络……浅而在外者，是为阳络。”组织结构上男性阴茎分布丰富的血管及神经网，遍布整个阴茎体，这些与络脉形成的网状系统极为相似，特别是在网络的末端孙络及孙络之间的“缠绊”，其血络非常类似毛细血管的微循环，络体细小、弯曲、狭窄、网状分布的结构特点，以及其气血流缓、津血互换、营养代谢的功能特点也与人体淋巴、末梢神经等微循环功能非常类似。PD 是因为阴茎体反复损伤经久不愈，形成纤维化病变，这说明 PD 形成的时间较长且易形成纤维斑块，这与络病易入难出、易滞易瘀、易积成形的病机特点高度一致。久病必瘀，叶天士《临证指南医案》云：“病久气血推行不利，血络之中，必有瘀凝。”络脉细小且曲折，其中的气血难以畅达而运行缓慢，因此邪气或外伤侵袭络脉，影响络中气血的输布循环，容易造成络脉瘀滞状态，且随着病程的逐渐延长，血瘀证逐渐加重，患者微循环障碍逐渐加重。久病必虚，久而久之络气虚弱，推动力量不足而滞留，气不行则凝津为痰，气机无力则凝血为瘀，痰滞瘀阻于络脉，使其气血不通，不通则痛，导致疼痛剧烈，终成瘀结癥瘕。久病入络，叶天士强调：“初为气结在经，久则血伤入络。”“久病”不是病变只在“络脉”，它经历了由经到络的传变历程，张聿青在《张聿青医案》明确指出：“横者为络，邪既入络，易入难出，势不能脱然无累。”此种病机变化，导致病理产物持续叠加而致恶性循环，病情难愈，邪入络脉，化为败瘀凝痰混处络道，病邪易入难出，胶痼难愈，这些与 PD 斑块顽固难消、疼痛不适的临床特点也相符。

二、治疗思路

PD 主要的病机包括肝郁气滞、湿热瘀阻、痰瘀互结、脾肾两虚四个方面，尤其与痰湿、瘀血两个病理产物密切相关，其形成与肝、脾、肾三脏功能失调密切相关，久病入络之后易致气虚、阴虚、阳虚等症状。因 PD 与络病学理论具有高度相关性，故治疗应重在理气化痰、软坚散结、活血通络，兼顾扶正固本，在整体辨证的基础上，结合络病学相关病因病机，进行辨证论治，更容易取得良好疗效。具体治疗时可用当归、川芎、川牛膝、赤芍、红花、烫水蛭等以活血通络；柴胡、炒枳实、青皮、郁金、荔枝核、盐橘核等以理气行滞；姜半夏、白芥子、陈皮、茯苓、苍术、胆南星等以燥湿化痰；牡蛎、海藻、昆布、炒鳖甲等以软坚散结。中医治疗过程中应注意辨证的准确性及系统性，

在整体辨证的基础上，结合络病学相关病因病机，进行辨证论治，更容易取得良好疗效。

（林浩成　夏雨果）

参考文献

[1] 戴玉田，姜辉.男科学［M］.北京：人民卫生出版社，2021.

[2] 孙颖浩. 吴阶平泌尿外科学［M］. 北京：人民卫生出版社，2019.

[3] AUA PD guideline 2015.Prostate Cancer Early Detection Guidelines Panel et al. American Urological Association.

[4] Salonia A，Bettocchi C，Boeri L，et al. European Association of Urology Guidelines on Sexual and Reproductive Health–2021 Update：Male Sexual Dysfunction［J］. Eur Urol，2021，80（3）：333–357.

[5] 刘进虎. 桂枝汤治疗小儿阴茎硬结症［J］. 湖北中医杂志，2001，23（1）：31.

[6] 卢子杰. 补肾散结汤治疗阴茎硬结症28例［J］. 吉林中医药，2001，21（2）：26.

[7] 于文晓，杜冠潮，晏斌，等. 郭军从痰瘀论治阴茎硬结症经验［J］. 中医药导报，2022，29（7）：159–162.

[8] 彭明健. 健脾化痰法治疗肥胖患者阴茎硬结症20例［J］. 福建中医药，2016，47（1）：63.

[9] 翟照永，孙自学. 茎核消汤治疗阴茎硬结症临床研究［J］. 中医学报，2013，28（3）：397–398.

[10] 霍东增. 疏肝化瘀散结汤治疗阴茎硬结症［J］. 山东中医杂志，2009，28（8）：578.

[11] 任国庆，崔云，陶方泽，等. 中医药治疗阴茎硬结症临床研究进展［J］. 浙江中西医结合杂志，2017，27（12）：1109–1111.

[12] 林进福，周少虎，翁治委，等. 周少虎教授从瘀论治阴茎硬结症的经验［J］. 光明中医，2018，33（10）：1397–1398.

[13] 陈苗苗，胡欣欣，高楚楚. 四逆清带汤治疗湿热瘀阻型盆腔炎性疾病后遗症慢性盆腔痛的疗效观察［J］. 中国性科学，2021，30（11）：122–124.

[14] Nambiar AK，Bosch R，Cruz F，et al. EAU Guidelines on Assessment and Nonsurgical Management of Urinary Incontinenc［J］. Eur Urol，2018，73（4）：596–609.

[15] 佚名（战国）. 黄帝内经［M］.天壶学人，合一，整理.北京：中国医药科技出版社，2016.

[16] 韩强，刘殿池，王任远，等. 散结三步法治疗阴茎海绵体硬结症63例回顾性研究［J］. 北京中医药，2021，40（6）：652–654.

[17] 刘祺，曹继刚，蔚文垚，等. 基于络病理论浅析从“温阳通络”治疗阴茎硬结症［J］. 湖北中医药大学学报，2023，25（3）：50–53.

[18] 孙自学，李鹏超. 从中西医结合角度探讨阴茎硬结症的治疗思路［J］. 中华中医药杂志，2020，35（4）：1888–1890.

[19] 张根群. 三法联合治疗阴茎硬结症18例临床观察［J］. 中国民间疗法，2019，27（9）：85–86.

第二十章中英文关键词索引

肝瘀气滞聚证	accumulation disease with syndrome of liver depression and qi stagnation
经络瘀阻	collateral stasis obstruction
络病	collateral disease
络息成积	collateral accumulation
脾肾两虚证	spleen–kidney deficiency pattern
清热消痈	unprosperous collateral

湿热下注证	syndrome of dampness-heat diffusing downward
痰瘀互结证	syndrome of intermin-gled phlegm and blood stasis
体外冲击波治疗	extracorporeal shock wave therapy
阴茎海绵体注射	intracavernous injection
阴茎牵引器	penile traction device
阴茎痰核	phlegmatic tubercle of penis
阴茎海绵体硬结症	induratio plastica of penis
玉茎疽	jade stem necrosis

第二十一章
中西医对精索静脉曲张的认识与诊治原则

第一节　概述

精索静脉曲张（varicocele，VC）是男性常见疾病，主要表现为精索内的蔓状静脉因血液回流受阻而发生扩张和迂曲，是导致男性不育症（male infertility）常见疾病之一。该病有原发性和继发性两种。前者由自身血管瓣膜功能异常等先天因素导致，后者是由于精索静脉走行区外在的病变压迫所致，或因肾静脉以上病变引发血流压力逆行传导至精索静脉所致。精索静脉曲张患者出现精液质量下降或伴有睾丸区疼痛不适是就诊的主要原因，然而精索静脉曲张所致的睾丸生精功能异常是一个错综复杂的病理过程，很可能受多种因素共同影响。

在传统中医学中，没有精索静脉曲张的病名记载，就其症状属于中医“筋瘤”“筋疝”的范畴。中医认为本病病因以血瘀为主，或肝气郁结、瘀血凝滞、湿热瘀阻、脾虚气弱、肝肾亏损。《灵枢·刺节真邪》中记载：“茎垂者，身中之机，阴精之候，津液之道也，故饮食不节，喜怒不时，津液内溢，乃下留于睾，血道不通，日大不休，俛仰不便，趋翔不能……有所疾前筋，筋屈不得伸，邪气居其间而不反，发于筋瘤。”《医林改错》中也有记载：“青筋暴露，非筋也……血管青者，内有瘀血也。”清代张璐在《张氏医通》一书中，论述了筋疝的病因病机和治疗方法：“筋疝者……而肝经湿火旺也，龙胆泻肝汤。”

第二节　中西医对本病的定义与概念

一、西医学定义

精索静脉曲张是一种血管病变，指精索内蔓状静脉丛的异常扩张、伸长和迂曲，可导致疼痛不适及进行性睾丸功能减退，是男性不育的常见原因之一。

精索静脉曲张好发于左侧，占 77% ～ 92%，双侧发生率为 10%，只有 1% 的患者单纯发生在右侧。根据年龄分类可分为成年型（年龄大于 18 岁）和青少年型（年龄 10 ～ 18 岁）。根据病因可分为原发性精索静脉曲张（primary varicocele）和继发性精索静脉曲张（secondary varicocele）。原发性精索静脉曲张常见于青壮年，其病因尚未明确，在直立或久坐时症状明显，而平卧休息后可有所缓解；而继发性精索静脉曲张较少见，多由左肾静脉或下腔静脉的病理性阻塞、外部压迫等导致精索静脉回流受阻，此种情况下症状在平卧时不能明显缓解。

二、中医学概念

传统中医学并无精索静脉曲张的病名，但根据其临床表现和病理特征可归属于“偏坠”“筋瘤”“筋疝”等范畴，其以“瘀滞”为突出特点。

第三节　流行病学与发病率

精索静脉曲张是男性不育常见的原因之一，尤其在男性不育症患者中，发病率为 30% ～ 40%，明显高于普通人群的 10% ～ 15%。该疾病主要发生在青壮年男性，青春期前的患病率较低，为 9% ～ 26%；而青春期后则显著增加，可能与身高增加、睾丸体积增大和血液供应增加有关。左侧精索静脉曲张的患病率明显高于右侧，与该区域的解剖特点有关。Levinger 等人的研究也支持了这一观点。

第四节　中西医对病因与发病机理的认识

一、西医学对病因与发病机理的认识

1. 病因

精索蔓状静脉丛是由精索内、外静脉及输精管静脉组成，临床上的精索静脉曲张主要表现为精索内静脉迂曲扩张。精索静脉曲张依据病因可分为原发性精索静脉曲张和继发性精索静脉曲张。原发性精索静脉曲张是因解剖学因素和发育不良所致的精索静脉曲张，一般包括如下几类情况：①精索静脉瓣缺如或功能不良。②精索静脉壁及其周围结缔组织薄弱或提睾肌发育不全。③直立姿势影响精

索静脉血液回流。原发性精索静脉曲张90%为左侧病变，左侧发病率高主要有以下几方面原因：①左侧精索静脉行程较右侧长，静脉压大于右侧。②左侧精索静脉呈直角注入左肾静脉，静脉回流阻力增大，易反流。③近端钳夹现象（proximal nutcracker phenomenon，PNP）：左肾静脉位于腹主动脉（abdominal aorta，AA）与肠系膜上动脉（superior mesenteric artery，SMA）之间，静脉压升高引起同侧精索静脉压力升高。④远端钳夹现象（distal nutcracker phenomenon，DNP）：右髂总动脉可压迫左髂总静脉，使左侧精索静脉部分回流受阻。⑤左侧精索静脉走行于乙状结肠后方，易受肠道压迫影响血液回流。⑥左侧精索静脉瓣缺如发病率高达40%，右侧仅为3%。然而，随着介入放射学、血管研究的进展以及近期尸体解剖显示，即使静脉瓣缺如，也不一定发生静脉曲张。继发性精索静脉曲张可由腹腔内或腹膜后肿瘤、肾积水或异位血管压迫上行的精索静脉引起，可导致单侧或双侧精索静脉曲张。

2. 发病机理

精索静脉曲张的不良影响是睾丸生精功能的损害，引起睾丸生精功能障碍的病理生理学原因为以下一种或几种机制的联合作用：肾和肾上腺代谢毒素的反流、睾丸内温度过高、缺氧、活性氧损伤、睾丸内激素失调、睾丸微循环障碍等。精索静脉曲张的病理效应可表现为睾丸发育障碍、精液异常、间质细胞功能障碍以及组织学上的改变（如曲细精管增厚、间质纤维化、生精能力下降、精子成熟障碍等）。

3. 免疫因素

有研究数据显示，精索静脉曲张导致的不育也可能与免疫因素有关。资料显示，在患有精索静脉曲张的人群中，外周血和精液中可能含有抗精子抗体（anti-sperm antibody，ASA）。这些抗体进入睾丸或附睾，可以干扰精子的生成和成熟过程，导致精子数量减少，同时可能引发精子形态和功能的异常。

二、中医学对病因与发病机理的认识

中医认为，本病病位在阴囊脉道，与肾、肝、脾相关，为肝肾二经所主。多因先天禀赋不足、发育异常，又因后天寒凝肝脉、饮食不节、七情内伤、房劳过度所致。病机以瘀血凝滞、络脉受阻为基本特点，可因湿热下阻而淤滞血络；或因情志不调、肝失疏泄、升降失宜而络气郁滞；或因思虑伤脾、生化乏源，使气血亏虚、气血不运、络气虚滞；亦可因惊恐、房劳伤肾，进而络虚不荣，气血停滞。久而瘀血阻于络道，以致脉络怒张，弯曲成团，最终睾丸失养，生精无能，精子数量减少、活动力及活动率低下，进而造成死精症、少精症，甚至无精症，成为男性不育的原因之一。本病有虚实之分，实证为湿热下注、瘀滞血络（湿热阻络）；肝失疏泄、络气郁滞（肝郁气滞）；虚症为气血亏虚、络气虚滞（气虚络淤）；肾阳不足、络虚不荣（肾虚络阻）。

第五节　临床诊断方法与评价

一、临床表现与体征

患者可能因男性不育病史或长时间站立行走后出现患侧阴囊疼痛不适而就医。主要症状包括：站立时患侧阴囊肿胀，局部感到坠胀和疼痛，可向下腹部、腹股沟或腰部放射，劳累或长时间站立会加重症状，平躺或休息后会缓解。患者症状的严重程度可能与静脉曲张程度不一致。体格检查应在温暖

舒适的环境下进行，包括站立和平躺检查，还需进行 Valsalva 试验（Valsalva 试验是让患者行强力闭呼动作，即深吸气后紧闭声门，再用力做呼气动作，呼气时对抗紧闭的会厌，通过增加胸腔内压、腹压来影响血液循环和自主神经的功能状态，进而达到诊疗目的的一种临床生理试验。）在检查中，可观察到患侧阴囊在站立时肿大，睾丸下垂，可触及蚯蚓状曲张的静脉团；平躺时扩张的静脉团会减小，站立时再次充盈，而继发性精索静脉曲张则不会在站立和平躺时有明显变化。

按体格检查分为以下几度。

（1）亚临床型：在休息或行 Valsalva 动作检查时，无临床症状或无法看见曲张静脉。

（2）Ⅰ度：仅在行 Valsalva 时可以触及曲张的静脉。

（3）Ⅱ度：患者平静休息即可触及曲张静脉团块，但直视不能发现。

（4）Ⅲ度：患者静息时肉眼可见阴囊表面曲张的血管团。

二、超声诊断标准与分级

1. 超声及彩色多普勒超声检查（推荐）

多普勒超声检查既能了解组织器官的解剖结构，包括精索、睾丸及附睾等，又可以准确判定精索内静脉中血液反流现象，具有无创伤、可重复性好、诊断准确等特点，是精索静脉曲张的首选辅助检查。国内普遍认同的精索静脉曲张的超声诊断标准为：①平静呼吸时精索静脉最大内径≥ 1.8 mm，Valsalva 试验最大内径≥ 2 mm。② Valsalva 试验反流阳性，且反流持续时间≥ 1 秒。同时满足上述标准者可诊断为精索静脉曲张（图 21–1）。

2. 精索静脉曲张按超声检查分型

（1）临床型：平静状态下精索静脉丛中检测到 3 支以上的精索静脉，其中 1 支血管内径≥ 2 mm，或增加腹压时静脉内径明显增加，或做 Valsalva 试验后静脉血液有明显反流。

（2）亚临床型：精索静脉内径≥ 1.8 mm，平静呼吸不出现血液反流，Valsalva 试验后出现反流，反流时间≥ 1 秒。

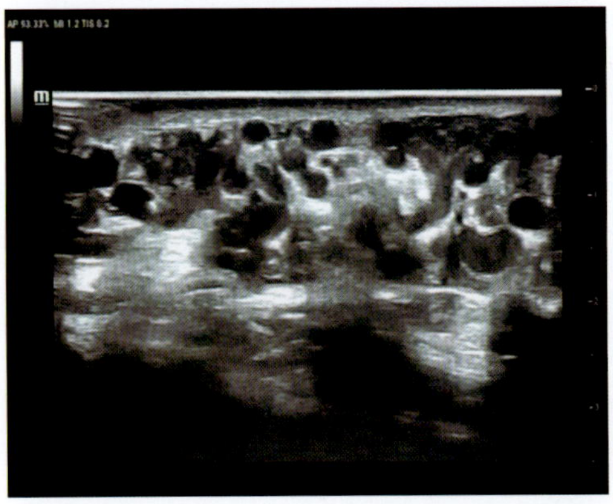

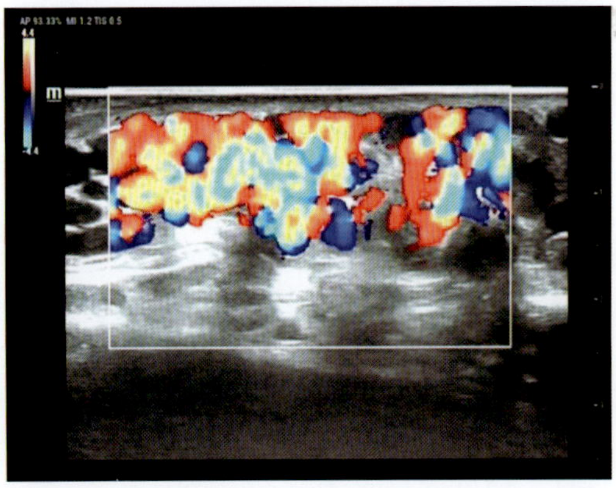

图 21–1 精索静脉曲张超声图像

三、实验室检查与评估

（1）精液分析（推荐）：根据美国泌尿外科学会以及美国生殖医学会推荐，对精索静脉曲张导致的不育患者建议 3 周内行 2 次精液分析。检查项目包括：精液常规检查（semen analysis）、精子形态学检查、精子 DNA 碎片率（sperm DNA fragment tation index，DFI）、精浆生化等。

（2）精子抗体检测（可选）：对于精索静脉曲张的不育患者建议行血清或者精液精子抗体检测。

（3）血清睾酮（推荐）：建议行血清总睾酮检查，有条件的患者还可行血清游离睾酮检测。

（4）血清卵泡刺激素（FSH）、黄体生成素（LH）、催乳素（PRL）、雌激素（E）、血清抑制素 B（可选）：血清 FSH 是评价睾丸生精功能重要的指标、较低的 FSH 水平提示较好的睾丸生精功能。有研究发现 FSH、LH 与青少年精索静脉曲张患者的生精功能相关性大，可用于评价其睾丸生精功能。也有研究显示血清抑制素 B 相对 FSH 能更准确地评价睾丸生精功能，可作为手术治疗效果预测指标。

四、精索内静脉造影检查与评价

精索内静脉造影（可选）：精索内静脉造影是一种有创性检查，诊断结果较为可靠，但由于技术难度较高，限制了临床应用。

造影结果分为 3 度。

（1）轻度：造影剂在精索静脉内逆流长度达 5 cm。

（2）中度：造影剂在精索静脉内逆流至第 4 ～ 5 腰椎水平。

（3）重度：造影剂在精索静脉内逆流至阴囊内。

五、相关特殊检查

红外线阴囊测温法（可选）：多个文献报道阴囊局部温度的高低与静脉曲张的程度成正比，但受周围组织及环境温度影响较大，假阳性率较高。

第六节　中西医治疗方法与评价

精索静脉曲张的治疗方法包括生活方式调整、药物治疗以及外科治疗。目前认为手术治疗可以彻底治愈精索静脉曲张，部分不适宜手术或症状较轻患者可采取（或联合）药物治疗。

一、外科治疗方法与选择

1. 手术适应证

（1）合并男性不育症，精液质量异常，女方生育能力正常者，除外其他疾病引起不育者，无论曲张程度如何，均可选择手术。

（2）阴囊触诊可明确扪及曲张静脉或临床症状明显，如查体发现睾丸明显缩小，虽暂无生育要求，检查发现精液质量异常，也可考虑手术。

（3）精索静脉曲张伴发相关不适症状（如会阴部或睾丸坠胀、疼痛等）较严重，明显影响生活质量，经药物等保守治疗改善不明显，可考虑行手术治疗。

（4）青少年时期的精索静脉曲张往往导致睾丸病理性变化渐进性加重，因此对于青少年Ⅱ度或Ⅲ度的精索静脉曲张，或伴有睾丸体积缩小的患者（较健侧睾丸体积下降 20% 或 2 mL 以上者），经充分沟通后建议手术治疗。

（5）精索静脉曲张伴有非梗阻性无精症的患者，可充分沟通后行精索静脉曲张手术，有报道术后出现精子的病例。

2. 手术禁忌证

合并重要器官严重功能障碍、严重凝血功能异常等。精索内静脉高位结扎术的禁忌证主要是腹腔感染及盆腔开放手术病史导致的广泛粘连。

3. 手术方式

（1）开放手术：途径有两种，即经腹股沟管精索内静脉高位结扎术和经腹膜后精索内静脉高位结扎术。

（2）腹腔镜手术：具有效果可靠、损伤小、并发症少、可同时行双侧手术等优点，因此适用于双侧精索静脉曲张、肥胖或有腹股沟手术史及开放手术后复发的患者。

（3）显微镜手术：该方式术后复发率低（0.8%～4%）、并发症少，主要优点是能够结扎除输精管静脉外的所有引流静脉，保留动脉、神经、淋巴管，明显减少了复发及鞘膜积液、睾丸萎缩等并发症的发生，被认为是目前治疗精索静脉曲张的首选方法。

（4）介入栓塞术：使用精索内静脉栓塞或注入硬化剂等方法已经被发达国家广泛采用。该方式具有痛苦小、避免相应并发症等特点，但是复发率相对较高，还受制于费用及操作技术，在我国尚未广泛采用。

二、中医辨证分型与治则治法

1. 湿热下注、脉络瘀滞

证候：阴囊坠胀潮湿味重，灼热刺痛或红肿，精索静脉曲张迂曲成团，如蚯蚓状；伴身重倦怠，脘腹痞闷、口苦黏腻，或伴小便黄赤、尿频、尿急、尿痛或下腹部、耻骨部疼痛不适，舌红，苔黄腻，脉弦滑。

治则治法：清热利湿，化瘀通络。

2. 气血亏虚、络气虚滞

证候：阴囊局部青筋暴露或可触及精索增粗，局部坠胀不适，牵引少腹，劳则加重，卧则减缓，伴神疲乏力、面色无华、纳呆食少、腹胀便溏，甚则阳事不举，精神不振，夜寐欠安，舌淡苔白，脉虚无力。

治则治法：补气活血，化瘀通络。

3. 肝失疏泄、络气郁滞

证候：阴囊青筋暴露或精索增粗，局部坠胀，时伴牵引疼痛，每遇郁怒则加重，时伴精神抑郁，情绪不宁，急躁易怒，胸胁胀满不舒，脘闷不适，食少便溏或溏结不调，舌红苔白，脉弦。

治则治法：疏肝解郁，行气通络。

4. 肝肾亏虚、脉络失养

证候：阴囊时有坠胀不适、隐痛，阴囊内青筋暴露，常伴有头晕耳鸣、腰膝酸软、五心烦热、失眠健忘，甚则滑精梦遗，颧红，形瘦盗汗，舌红苔薄或少苔，脉弦细数。

治则治法：补益肝肾、滋阴润络。

5. 肾阳不足、络虚不荣

证候：阴囊坠胀，静脉曲张成团，站立或久立后尤甚，平卧减轻，伴神疲倦怠，面色无华，头晕耳鸣，畏寒肢冷，腰膝酸软，头晕耳鸣，甚则性欲减退，阳事不举，舌苔淡白，脉沉细。

治则治法：活血化瘀，温阳煦络。

三、中药方剂组成与药效作用

1. 湿热下注、脉络瘀滞

方剂：四妙散加减。药物：黄柏、苍术、薏苡仁、川牛膝。

功效：方中黄柏味苦性寒，取其寒以胜热，苦以燥湿，且善除下焦之湿热，重用为君药。苍术味苦性温，燥湿除痹，薏苡仁利湿除痹，共为臣药。牛膝活血通经络，补肝肾，强筋骨，且引药直达下焦，为使药。诸药合用，共奏清热利湿、化瘀通络之功。

2. 气血亏虚、络气虚滞

方剂：补阳还五汤加减。药物：生黄芪、当归、赤芍、川芎、桃仁、红花、地龙。

功效：方中重用生黄芪，补益元气，意在气旺则血行，瘀去络通，为君药。当归尾活血通络而不伤血，用为臣药。赤芍、川芎、桃仁、红花协同当归尾以活血祛瘀；地龙通经活络，力专善走，周行全身，以行药力，亦为佐药。

3. 肝失疏泄、络气郁滞

方剂：柴胡疏肝散加减。药物：柴胡、香附、川芎、陈皮、枳壳、芍药、甘草。

功效：方中以柴胡功善疏肝解郁，用以为君药。香附理气疏肝而止痛，川芎活血行气以止痛，二药相合，助柴胡以解肝经之郁滞，并增行气活血止痛之效，共为臣药。陈皮、枳壳理气行滞，芍药、甘草养血柔肝，缓急止痛，均为佐药。甘草调和诸药，为使药。诸药相合，共奏疏肝行气、活血止痛之功。

4. 肝肾亏虚、脉络失养

方剂：左归丸加减。药物：熟地黄、山药、枸杞子、山茱萸、川牛膝、鹿角胶、龟板胶、菟丝子。

功效：方中重用熟地黄滋肾益精；枸杞子补肾益精、养肝明目；鹿龟二胶，为血肉有情之品，峻补精髓，其中龟板胶归肝肾经，治阴虚血亏，偏于补阴，鹿角胶偏于补阳，在补阴之中配伍补阳药，意在“阳中求阴”；菟丝子性平补肾。以上为补肾药组。佐山茱萸养肝滋肾、涩精敛汗，山药补脾益阴、滋肾固精，牛膝益肝肾、强腰膝、健筋骨、活血，既补肾又兼补肝脾。诸药合用，共奏补益肝肾、滋阴润络之功。

5. 肾阳不足、络虚不荣

方剂：右归丸加减。药物：熟地黄、山药、枸杞子、山茱萸、鹿角胶、菟丝子、杜仲、肉桂、当归、附子。

功效：方中附子、肉桂温壮元阳，鹿角胶温肾阳、益精血，共为君药。熟地黄、山茱萸、枸杞子、山药滋阴益肾，填精补髓，并养肝补脾，即所谓“善补阳者，必于阴中求阳，则阳得阴助而生化无穷”（《景岳全书》），共为臣药。佐以菟丝子、杜仲，补肝肾，强腰膝；当归养血补肝，与补肾之品相合，共补精血。诸药合用，温壮肾阳，温阳煦络，滋补精血。

四、其他中医疗法

1. 药物外治

伸筋草 50 g，透骨草、刘寄奴各 25 g，艾叶 40 g，红花 15 g，水煎熏洗局部 15 分钟，注意水温适当，每日 3 次。夏枯草、白芥子、五倍子、白芷各 20 g，浙贝母 25 g，儿茶 10 g，上药共碾末，黄酒

50 g 调粥状，装布袋敷患处，上盖热水袋，每日 1 次。紫草 15 g，升麻 20 g，赤芍 30 g，防风 10 g，白芷 20 g，红花 15 g，当归 30 g，荆芥 10 g，儿茶 15 g，以上药物粉碎至极细末，加凡士林调匀外用。适用于瘀血阻络型精索静脉曲张。

2. 穴位注射

以阴廉穴为针刺的基本穴位，常规消毒后，注入当归注射液 4 mL，每日 1 次，左右穴位交替，注射 15 天为一个疗程，治疗时间为 30 天。

3. 针灸疗法

可选三阴交、曲泉、中封、商丘、冲门、大敦等穴，每次 3 ～ 5 穴组合针刺，毫针平补平泻，每次 20 ～ 30 分钟，隔日 1 次。

第七节　从络病学角度探讨对本病的认识和治疗思路

络病是一种由内外因素引起的络脉气血循环不畅、瘀堵不通而导致的疾病。《灵枢・脉度》中指出："经脉为里，支而横者为络，络之别者为孙。"中医认为自然界所有事物都是一个整体，人体也不例外，五脏六腑与眼耳口鼻舌等相关对应。经络系统在其中发挥着至关重要的作用，络脉作为经脉系统中最微细的结构，具有沟通脏腑、联系上下内外、贯通全身的作用，脏腑经脉的气血津液流通维系于此，但也是邪气侵入人体的另一大途径，因此可以将其概括为广义上的络脉系统；狭义之络则是根据位置和所属脏腑的不同，进一步细分为别络、孙络、浮络、心络、肝络、脾络等，它们都在临床上发挥着各自的作用。

近年来，络病学的研究也取得了长足的进步，许多疾病的发生和络脉系统的紊乱有着千丝万缕的联系。《素问・调经论》云："五藏之道，皆出于经隧，以行血气，血气不和，百病乃变化而生。"清代张志聪《黄帝内经灵枢集注・血络论》云："血络者，外之络脉、孙络，见于皮肤之间，血气有所留积，则失其外内出入之机矣。"清代叶天士《临证指南医案》表述为"久病入络""久痛入络""初为气结在经，久则血伤入络"，其本质是气病及血，病位入络、病性在血分。此时二者血伤入络，不仅络脉功能损伤，而且其形态结构亦被破坏、易被破坏，形成"络脉瘀阻"，于是络脉血气渗灌、内外交通、溢输奇邪功能障碍，最终影响脏腑组织气化功能和损伤脏腑组织结构，形成络脉与脏腑组织同病之内伤杂症、疑难重症、危急重症，清代叶天士称为"络病"。络脉瘀阻是各种难治性病症的病机归宿，是一般疾病进行性发展的病理概括，具有重要临床指导意义。

络脉系统作为中医理论上的全身微循环系统，类似于现代医学中由毛细血管构成的网状微循环结构，其流贯内外，错综复杂，广泛分布于全身各处。精索静脉曲张在传统中医文献中无此病名记载，据其临床表现可归属于"筋瘤""筋疝"的范畴。精索静脉丛微小血管众多，血运充足，其在络脉系统中的地位尤为重要。静脉丛迂曲盘旋，如果血流因各种因素在此淤积，造成回流受阻，脉道不利，就会影响睾丸的正常功能。因此，作为全身最为精细的循环系统，络脉系统具有沟通上下内外、协调气血津液的作用，其以通为用、以瘀致病的生理病理特点在全身微小血管病变中尤为突出。"筋瘤"作为泌尿男科常见微小血管疾病，病位在肾、肝、脾，病机以瘀血凝滞、络脉受阻为基本特点，防治思路可立足于络脉不通、活血通络的基本治疗原则。

针对不同证型从络治疗用药如下：①湿热下注、淤滞血络证：苍术、黄柏、川牛膝、薏苡仁等清热利湿通络。②气血亏虚、络气虚滞证：人参、黄芪、白术、麦冬、鹿角胶、紫河车等补虚通络。③肝失疏泄、络气郁滞证：旋覆花、制乳香、郁金等辛香流气，疏畅络脉。④肝肾亏虚、脉络失养证：

熟地黄、天冬、龟板、知母等滋阴润络。⑤肾阳不足、络虚不荣证：人参、淫羊藿、肉桂、鹿角霜等温阳通络。

（蔡剑　赵娟　尹静）

参考文献

[1] Turek Paul J. Smith's General Urology [M]. New York: McGraw-Hill, 2005: 658-691.

[2] Soylemez H, Atar M, Ali Sancaktutar A,et al. Varicocele among healthy young men in Turkey; prevalence and relationship with body mass index [J]. Int Braz J Urol, 2012,38(1):116-121.

[3] 吴阶平. 吴阶平泌尿外科学 [M]. 济南: 山东科技出版社, 2004: 1951-1953.

[4] Levinger U, Gornish M, Gat Y, et al.Is varicocele prevalence increasing withage? [J] Andlrologia, 2007, 39 (3): 77-80.

[5] Heidenreich A, Bonfig R, Wilbert DM, et al. Risk factors for antisperm antibodies in infertile men [J]. Am J Reprod Immnunol, 1994, 31 (2-3): 69-76.

[6] Pilatz AB, Altinkilic B,Köhler E,et al. Color Doler ultrasound imaging in varicoceles: is the venous diameter sufficient for predicting clinical and subclinical varicocele? [J] World J Urool, 2011, 29 (5): 645-650.

[7] Stahl P, Schlegel PN. Standardization and documentation of varicocele evaluation [J]. Current Opinnion in Urology, 2011, 21 (6): 500-505.

[8] Practice Committee of the American Society for Reproductive Medicine. Report on varicocele and infertility [J]. Fertility and Sterility, 2014, 102(6): 1556-1560.

[9] Ivanissevich O. Left varicocele due to reflux; experience with 4, 470 operative case in forty-two years [J]. J Int Coll Surg, 1960, 34: 742-755.

[10] Jungwirth A, Diemer T, Dohle GR, et al. Guidelines on male infertility [J]. Eur Assoc Urol., 2015: 18-19.未查到

[11] Practice Committee of the American Society for Reproductive Medicine, Society for Male Reproduction and Urology. Report on varicocele and infertility: a committee opinion [J]. Fertil Steril, 2014,102(6):1556-1560.

[12] Park HJ, Lee SS, Park NC. Predictiors of pain resolution after varicocelectomy of painful varicocele [J]. Asian J Androl, 2011, 135(5): 745-758.

[13] Tekgul S, Riedmiller H, Gerharz E, et al. Guidelines on Paediatric Urology [J]. Eur Assoc Urol,2011:24.未查到

[14] Birowo P, Prasetyo DT, Pujianto DA, et al. Effect of varicocele repair on sperm retrieval rate and testicular histopathological patterns in men with nonobstructive azoospermia [J].2021, 24 (1): 85-89.

[15] Wang H, Ji ZG. Microsurgery versus laparoscopic surgery for varicocele: a meta-analysis and systematic review of randomized controlled trials [J]. J Invest Surg, 2020, 33 (1): 40-48.

[16] Gonzalez R, Narayan P, Formanek A, et al. Transvenous embolization of internal spermatic veins: nonoperative approach to treatment of varicocele [J]. Urology, 1981, 17 (3): 246-248.

[17] Evers JL, Collins JA,Vandekerckhove P. Surgery or embolisation for varicocele in subfertile men [J]. Cochrane Database Syst Rev, 2001, (1): CD000479.

[18] 周水平, 仝小林, 徐远. 络病的基本概念与病理特点探析 [J]. 中医药学刊, 2002, 20 (6): 724-726.

[19] 雷燕. 络病理论探微 [J]. 北京中医药大学学报, 1998 (2): 18-23.

[20] 徐光福. 络病的内涵及其外延释义 [J]. 中医药学刊, 2005, 23 (1): 96-98.

第二十一章中英文关键词索引

DNA碎片率	DNAfragmetationindex
补气活血	benefiting qi for activating blood circulation
补肾通络	tonify kidney and dredge collaterals
补益肝肾法	tonifying and replenishing liver and kidney
肠系膜上动脉	superior mesenteric artery
腹主动脉	abdominal aorta
肝肾亏虚证	liver–kidney deficiency pattern
肝郁气滞聚证	accumulation disease with syndrome of liver depression and qi stagnation
寒凝肝脉证	syndrome of cold accumulated in liver channel
寒湿凝络证	syndrome of cold–dampness blocking collaterals
行气疏肝	promote qi and soothe the liver
化瘀通络	resolve blood stasis and promote dredge collaterals
活血化瘀	promoting blood circulation for removing blood stasis
活血通络	promoting blood circulation for removing obstruction in collaterals
继发性不育	secondary infertility
近端钳夹现象	proximal nutcracker phenomenon
精索静脉曲张	varicocele
精液常规检查	semen analysis
抗精子抗体	anti–sperm antibody
气虚血瘀	blood stasis due to qi deficiency
清热利湿	clearing heat and promoting diuresis
精曲小管	contorted seminiferous tubule
肾虚络阻	kidney deficiency and collateral obstruction
湿热瘀阻证	syndrome of stagnant dampness–heat
原发性不育	primary infertility

第二十二章

中西医对血精症的认识与诊治原则

第一节　概述

血精症（hemospermia）是男科常见的临床症状之一，绝大多数患者的血精症状可以自愈，仅少部分患者血精可持续存在或复发。其发病原因及机制相对复杂多样，涉及精道远端区域多种先天性或继发性异常改变和疾病，临床对其认识尚不统一。现代医学研究发现，血精的病理生理改变可归纳为感染、炎症、外伤、肿瘤、全身性疾病导致的凝血机制障碍以及射精管梗阻等因素引起局部毛细血管破裂或血管通透性增加导致出血。诸多因素中精囊炎是最为常见的病因之一。对于 40 岁以上有持续性或复发性血精的患者需要排除泌尿系统恶性肿瘤。本病属中医学中“血精”“赤浊”等范畴。

第二节　中西医对本病的定义与概念

一、现代医学定义

血精症是指性交、手淫或遗精时排出的精液中含有血液，可分为肉眼血精和镜下血精，是泌尿男科中一种常见疾病。血精症自然病程平均为 1.5 个月，约 90% 患者的血精症状可以自愈，仅少部分患者血精可持续存在或复发。病程可超过 3 个月，甚至达数年，如果经 1 个月以上规范药物治疗仍无效，则称为顽固性血精。

二、中医学概念

血精症在中医中称血精，归属于“赤白浊”“血精”“行房出血”等范畴。中医文献描述血精首见于《诸病源候论》，书中记载：“虚劳则生七伤六极，气血俱损，肾家偏虚，不能藏精，故精血俱出也。”血精病位在精室，其属男子胞。血精病因与外感湿热、过食辛辣醇酒、恣情纵欲以及脏腑虚损有关。

第三节 流行病学与患病率

血精症可出现于青春期发育后的任何年龄，以性活动旺盛的 30 ～ 40 岁青壮年多见，目前血精症的真实患病率尚不明确。80% ～ 90% 的血精呈间歇性发作，32% 的患者反复出现血精。在 40 岁以下的患者中，泌尿生殖系统感染是最常见的患病因素，其中 27.9% 患有前列腺炎，4.4% 患有肺结核，5.8% 患有与性有关的疾病，7.3% 患有高血压，61% 患有特发性疾病。对于 40 岁以上有持续性或复发性血精的患者，泌尿生殖系统恶性肿瘤可能是血精的患病原因，其患病率约为 3.5%。

第四节 中西医对病因病机的认识

一、西医学对病因病机的认识

血精症的病理生理改变可归纳为感染、炎症、外伤、肿瘤、全身性疾病导致的凝血机制障碍以及射精管梗阻，射精时精囊、射精管、尿道以及盆底肌群的强烈收缩使精囊内壁张力增高等因素引起毛细血管破裂或血管通透性增加导致出血，发生血精。

二、中医学对病因与病机的认识

血精病因与外感湿热、过食辛辣醇酒、恣情纵欲以及脏腑虚损有关。

房事不洁或外感湿热可导致邪毒及湿热循经客于精室，邪犯络脉可影响络中气血的运行，久则络脉损伤，血溢络外，发为血精。

饮食不节主要是患者平素嗜食肥甘厚味，或嗜烟酒辛辣，使脾胃受伤，湿热内盛，流注于下焦乃至精室。或致精室络脉瘀阻，血脉不利，精液带血多为暗红色；或致热扰精室，迫血妄行，精液带血多为鲜红色。

《证治准绳·杂病》记载：“精者，血之所化，有浊去太多，精化不及，赤未变白，故成赤浊，此虚之甚也。”《冯氏锦囊秘录》记载：“少年天癸未至，强力行房，所泄半精半血；壮年施泄无度，亦多精血杂出耳。”《杂病广要》记载：“虚滑者，血不及变，乃为赤浊。”由此可见，古代已认识到房劳过度是血精的主要病因之一。恣情纵欲，久则伤肾，肾阴不足，相火妄动，灼伤精室血络，血溢络外，故成血精。

隋代巢元方《诸病源候论·虚劳精血出候》指出血精是由于肾不能藏精所致。明代张介宾《景岳全书》："精道之血，必自精宫血海而出于命门""或五志之火，或阴虚火旺，或湿热蕴久化火等，是谓凡劳五脏，或五志之火致令冲任动血者，多从精道而出"。不仅指出血精病位在"精宫"，即精室，更指出其病因是脏腑虚损，且多以火为病。

第五节　西医临床诊断与治疗原则

一、病史采集

完整的病史是评估血精的第一步，包括性生活史、医学系统回顾、药物及治疗检查情况等。应仔细询问最近有无外伤、剧烈运动、过度手淫或纵欲、长时间禁欲，剧烈性行为等，因为这些情况可以引起良性血精。有重要疾病危险因素的患者，应当仔细鉴别，包括吸烟、化学染料接触史、肉眼血尿、年龄大于 40 岁、既往有泌尿疾病病史、排尿刺激症状史、尿路感染史、盆腔手术史等。有些全身性疾病可引起血精，如先天性疾病如精囊发育不全、凝血障碍性疾病如凝血酶原缺乏、血友病、Zinner 综合征伴精囊发育不良、Klippel-Trenaunay 综合征、出血体质；后天性疾病包括淀粉样变性、白血病、淋巴瘤、高血压、慢性肝病、肝硬化、高尿酸血症、肾血管疾病、紫癜、坏血病等。某些医源性因素也可以引起血精，如口服阿司匹林、前列腺药物注射、前列腺穿刺术后、尿道扩张或插管、留置尿管、痔疮硬化治疗后、前列腺射频、高频超声、冷冻、热疗、放疗（内照射、外照射）后、睾丸切除术后、输精管结扎术后、输尿管支架植入术后、前列腺动脉栓塞术后、HIV 蛋白酶抑制剂治疗后等。

二、临床表现

血精主要表现为精液呈血性。临床上首先需要鉴别血精和假性血精。假性血精是指患者主要存在血尿而误为血精或误认为出血来自性伴侣。少数患者还可存在尿频、尿急、射精痛、高潮缺乏、无精子症或少弱精子症等伴发症状。如患者特征性临床表现为性交后或勃起后血尿，常提示存在前列腺部尿道血管异常或后尿道血管瘤；如患者表现为射精疼痛、射精不畅或精液量显著减少，则可能提示存在精道感染或炎症、射精管梗阻、精道结石等；如患者存在出血性疾病或服用抗凝药物，则常提示全身性出血倾向导致血精。因此，血精的特征、伴发症状、外伤史、用药史及相关治疗史等均可为病因诊断提供重要线索和依据。

三、相关实验室检查

尿液检查包括尿液常规分析、尿液病原体培养和药物敏感试验；精液检查包括精液常规检查、精浆生化和病原学检测。精液常规检查可以通过精液颜色、体积、pH 值、精子活力、有无红细胞和白细胞等指标判断血精的严重程度，射精管有无梗阻以及是否存在潜在感染等。而精液的病原学全套检查则有利于排除或明确生殖道感染，感染的病原体是什么，以及如何选择敏感抗生素。此外，还可进行前列腺液常规检查和病原体培养协助诊断；由于少数前列腺肿瘤患者以血精为首发症状，因此，对于年龄 40 岁以上的顽固性血精患者，进行前列腺特异性抗原（prostate-specific antigen，PSA）检查，有利于排除前列腺肿瘤。此外，还需做血常规、肝功能、肾功能、凝血功能和电解质检查，以排除慢性病和出血性体质引起的血精。

四、相关特殊检查

（1）经直肠 B 超（transrectal ultrasonography，TRUS）：TRUS 是一种安全、便捷、高效、价廉、无创且无辐射的检查手段，可显示前列腺、射精管、输精管壶腹部及精囊区域的形态和结构的改变，准确判断该区域有无结石、囊肿、炎症性改变，以及息肉或肿瘤等软组织肿块，初筛可明确大部分血精患者的病因，因而，TRUS 常常是血精患者基本及首选的影像学检查。

（2）计算机断层扫描：CT 对血精的病因学诊断价值远不及 TRUS 和 MRI，但有利于排除泌尿系结石、膀胱肿瘤等因素所导致的血精。

（3）磁共振成像检查：MRI 对软组织的分辨力强，能够精确显示前列腺、射精管、输精管壶腹及精囊区域的解剖图像和结构变化，尤其是精囊内信号强度的改变，对顽固性血精的病因和定位诊断以及后续治疗选择均具有重要价值，是男性性腺、附属性腺及其导管系统影像学检查的金标准。MRI 对血精诊断的最大优势是能够明确显示精囊和前列腺区域的出血性改变，尤其是其 T2WI 可清晰显示精囊区域精细的结构与信号改变。顽固性血精患者 MRI 影像常见的特征性改变有：①精囊内出血性信号强度改变。陈旧性出血，T1WI 和 T2WI 均呈中等至高强度的信号影；新鲜出血，T1WI 呈明显高信号影，T2WI 呈明显中低信号影，与正常生理状态下精囊内信号强度正好相反。②精囊增大或囊性扩张。单侧或双侧精囊宽度超过 1.7 cm，或精囊内腺管结构呈囊状扩张，管径＞ 5 mm，可伴有或不伴有精囊内信号强度的异常改变。③精道远端区域囊肿。可以是原发性囊肿，也可以是继发于射精管梗阻导致的近端囊性扩张。囊肿既可以是导致梗阻的原因，也可能是梗阻所致的结果。精道远端区域常见的囊肿包括：前列腺小囊囊肿，苗勒管囊肿，射精管囊肿，精囊囊肿。④精道远端区域结石形成。同时，盆腔 MRI 检查有利于鉴别前列腺、精囊、睾丸等部位的肿瘤因素所致的血精。

（4）精道造影：精道造影主要应用于可疑梗阻性无精子症患者，但由于精道造影是一种有创性检查，有导致继发性精道梗阻的可能性，因此在男性不育的诊治中，目前均不作为推荐检查项目，亦很少用于血精的诊断。

（5）精囊镜检查：精囊镜技术主要对射精管、精囊、输精管壶腹部及其周围结构进行直接观察和相应治疗。精囊镜技术既是一种精道远端常见疾病的病因学诊断技术，又是一种针对病因的微创性手术治疗技术。基于其临床应用安全、有效，具有独特的技术优势，已经成为射精管梗阻、精道结石、顽固性血精等常见精道远端疾病的诊治新手段。

五、临床诊断要点与药物治疗原则

（一）临床诊断要点

（1）精液中出现肉眼或镜下可见的血液，且反复发作。

（2）40 岁以下的血精患者大多数是良性病变所致，呈自限性过程，可自愈。应该重点评估其行为相关性危险因素或感染性因素。40 岁及以上顽固性血精患者应考虑生殖道新生物或结构异常，需要详细检查以排除精道恶性肿瘤。

（3）尿液、精液常规检查和病原学检测，有利于排除或明确生殖道感染情况，包括明确感染的病原体是什么，以及如何选择敏感抗生素、射精管有无梗阻等。

（4）TRUS 可显示前列腺、射精管、输精管壶腹部及精囊区域的形态和结构改变，准确判断该区域有无结石、囊肿、炎症性改变，以及息肉或肿瘤等软组织肿块，初筛可明确大部分血精患者的病因，因而，TRUS 常常是血精患者基本及首选的影像学检查。

（二）治疗原则

血精的治疗决策取决于其病因和病变性质。一般主张依据发病年龄、血精持续时间与复发频率、相关伴随症状等三方面因素，选择进行相应治疗。对于无明确病变的偶发性血精患者，应调整个人饮食和行为习惯，去除诱发因素，并行一般性治疗及随访观察。对于复发性血精，首先采用针对病因的药物保守治疗为主。对于顽固性血精，经规范保守治疗无效者，应通过影像学及其他相关检查明确病因，在排除恶性肿瘤基础上，考虑采用精囊镜技术进行去除病灶、解除梗阻等治疗。总体治疗原则为：偶发血精，去除诱因，随访观察；复发血精，消除顾虑，对因用药；顽固血精，去除病灶，解除梗阻。

1. 血精的非手术治疗

血精的保守治疗适用于由非梗阻、非肿瘤因素引起的血精。常采取的保守治疗方法包括：一般性治疗、抗生素治疗和其他药物治疗。

（1）一般性治疗：40 岁以下的血精患者大多数是良性病变所致，呈自限性过程，可自愈。因而，对该类患者仅需要进行基本的临床评估，排除泌尿系感染或炎症。如果没有发现病理性因素，治疗方面的选择主要有：①心理治疗：通过耐心讲解消除患者的恐惧心理，缓解患者的焦虑情绪。②个人生活习惯的调节：应保持良好的生活习惯，宜清淡饮食，忌辛辣刺激食物及饮酒；忌过度频繁和剧烈的性生活；忌过度手淫；避免长时间性刺激，久而不射，性交中断；避免长时间憋尿等。③随访观察：单次偶发的血精尤其是有明显诱发因素者，去除诱发因素后，往往可自愈，治疗方面仅需等待观察即可。

（2）抗生素治疗：引起血精的常见病因为微生物所致的感染或炎症，故精道内存在明确病原体感染者，应选用敏感抗菌药物，多数能获得满意疗效。治疗前可取前列腺液或精液进行微生物培养，根据培养结果和药敏试验选用药物。对于可疑感染但细菌培养呈阴性的患者，可进行 2 周左右的经验性抗生素治疗，因该类患者多为支原体、衣原体或拟杆菌属感染，故应用大剂量四环素类、喹诺酮类或甲硝唑类药物治疗，往往可以取得较好的效果，必要时可两种抗菌药联用。有文献显示，合理运用抗生素可以缓解绝大多数因感染因素所致的血精症状。单纯疱疹病毒或人乳头瘤病毒感染引起的血精在临床上相对少见，这类患者可给予抗病毒治疗。泌尿生殖系结核感染导致的血精，需积极抗结核治疗，必要时辅以手术切除结核病灶。

（3）其他药物治疗：近年来研究表明，5α－还原酶抑制剂非那雄胺、度他雄胺治疗血精有一定疗效。非那雄胺对后尿道腺瘤及异位前列腺组织引起的血精可能有效。鉴于下尿路生殖道的炎症尤其是精囊炎和前列腺炎是引起血精的主要原因之一，因而抗生素和非那雄胺联合应用是治疗炎症性血精的有效方法，效果优于单独应用非那雄胺。但临床上对有生育需求的年轻血精患者应用 5α－还原酶抑制剂需谨慎。对伴有射精痛、会阴部隐痛不适症状患者可选用非甾体类消炎镇痛药。对伴有尿频、尿急等下尿路症状（lower urinary tract symptoms，LUTS）者可选用 α－受体阻滞剂等药物对症治疗。

2. 血精的精囊镜治疗

精囊镜治疗包括对精囊、射精管及其周围囊肿的冲洗、切开、烧灼、止血、扩张、引流、清除积血和结石、活检等操作。由于引起顽固性血精的精道远端区域常见致病原因包括炎症、感染、射精管区域先天性或继发性囊肿压迫、继发性结石形成所导致的精道梗阻或引流不畅，因此，精囊镜技术的诊治思路和目的是明确射精管的通畅状态，去除导致梗阻的潜在因素，疏通生殖道，改善精囊引流，达到解除梗阻及治愈血精的目的。

3. 其他治疗

精囊癌及前列腺癌引起血精的患者，根据肿瘤分期不同选择不同的治疗方法，如根治性切除术或放射治疗，晚期前列腺癌可选择内分泌治疗。如存在膀胱肿瘤或睾丸肿瘤，则需要根据相关诊治指南进行规范治疗。

第六节　中医络病辨证分型与治则治法

血精多为虚实夹杂之证，虚证多为肾阴亏虚，阴虚火旺，下迫精室，血络被灼，发为血精；实证多为湿热之邪、迫血妄行、脉络受损或瘀血阻络、血不归经，发为血精；血精后期，日久不愈，精血俱损，阴虚及阳，气血失度，络虚不荣，发为血精。伤及脾肾，脾虚不能摄血，肾虚不能固精，则精血俱出。

一、中医络病辨证分型与治则治法

1. 湿热下注、湿毒滞络

（1）症候：精液红色、暗红色或棕褐色，伴尿频、尿急、尿痛，小腹、会阴、腰骶部疼痛，口干而黏，舌质红，苔黄腻，脉弦滑。

（2）治法：清热利湿，托毒通络。

（3）方药：加味四妙散加减。组方：黄柏、牛膝、生薏苡仁、苍术、土茯苓、车前草、牡丹皮、小蓟、板蓝根等。

（4）中成药可选择：龙胆泻肝丸、四妙丸、血尿安胶囊。

2. 气滞血瘀、胞络瘀阻

（1）症候：精中带血，色暗红，射精后小腹、会阴部坠胀、疼痛同时可伴有压痛，舌质暗，苔薄，脉涩。

（2）治法：活血化瘀，通络止血。

（3）方药：血府逐瘀汤加减。组方：桃仁、红花、当归、生地黄、牛膝、川芎、桔梗、赤芍、枳壳、甘草、柴胡等。

（4）中成药可选择：血府逐瘀丸。

3. 阴虚火旺、虚火伤络

（1）症候：血精，色鲜红、量少，腰膝酸软，潮热盗汗，耳鸣，舌质红，苔少，脉细。

（2）治法：滋阴润络，安络止血。

（3）方药：二至地黄汤加减。组方：女贞子、旱莲草、熟地黄、山药、山茱萸、赤芍、茯苓、泽泻等。

（4）中成药可选择：二至丸合六味地黄丸、大补阴丸。

4. 心脾两虚、络虚不荣

（1）症候：血精质稀而色淡，面色淡黄，精神不振，手足冷，头昏头胀，心悸气短，口淡无味，少精，畸精，舌淡红，苔白，脉缓无力。

（2）治法：补益心脾，养络止血。

（3）方药：参苓白术散加减（《太平惠民和剂局方》）。组方：白扁豆、白术、茯苓、甘草、桔梗、莲子、人参、砂仁、山药、薏苡仁。

（4）中成药可选择：参苓白术散、人参养荣丸。

5. 脾肾阳虚、胞络失煦证

（1）症候：血精反复发作，日久不愈，畏寒肢冷，疲乏无力，面色无华，头晕腰酸，舌质淡胖，苔薄，脉沉细。

（2）治法：补肾健脾，温络止血。

（3）方药：右归丸合黄土汤加减。组方：熟地黄、山药、山茱萸、枸杞、鹿角胶、菟丝子、杜仲、当归、附子、肉桂、甘草、白术、阿胶、黄芩、侧柏叶等。

（4）中成药可选择：右归丸、金匮肾气丸。

6. 久病入络、胞络损伤

（1）证候：血尿，血精，以及外伤，手术致精室，舌红，苔黄，脉细数。

（2）治法：病情严重者应中西医结合抢救，轻者和恢复期应活血止血，益气通络。

（3）方药：活血散瘀散合补阳还五汤。活血散瘀汤（《外科正宗》）组方：归尾、赤芍、桃仁、大黄、川芎、苏木、丹皮、枳壳、瓜蒌仁、槟榔。补阳还五汤（《医林改错》）组方：黄芪、桃仁、红花、当归、川芎、赤芍、地龙。

（4）中成药可选择：云南白药胶囊。

二、其他中医疗法

血精的发生多见于精囊、前列腺、尿道等局部部位，口服药物治疗存在一定的局限性，灌肠、塞肛、针灸、穴位注射等疗法能使药物直达病所，使药物渗透量增加，吸收更充分，有一定的治疗效果。

第七节　从络病学角度探讨对本病的认识和治疗思路

一、血精病属于络病证范畴

络脉是从经脉支横别出，逐层细分，纵横交错，遍布全身，广泛分布于脏腑组织间的网络系统，虽庞大繁杂却具有明显的细化分层和空间分布规律，按一定的时速与常度，把经脉运行的气、血、津液输布和弥散渗灌到脏腑周身，发挥着“行血气营阴阳”的生理功能，是维持生命活动和保持人体内环境稳定的网络结构。

血精主要病变在精室，同时涉及各个脏腑及经络。李德新教授主编的《中医基础理论》指出：“男子之胞名为精室，具有贮藏精液、生育繁衍功能，是男性生殖器官，亦属肾所生，与冲、任相关，精室包括解剖学所说的睾丸、附睾、精囊、前列腺等，具有化生和贮藏精子等功能，主司生育繁衍。”《灵枢·五音五味》曰：“冲脉、任脉皆起于胞中。”王冰说：“然任脉、冲脉、督脉者，一源三岐也……亦犹任脉，冲脉起于胞中也。”李时珍在《奇经八脉考》中也沿用此说：“督乃阳脉之海，其脉起于肾下胞中”“冲为经脉之海，又曰血海，其脉与任脉皆起于少腹之内胞中”。明代医家张介宾在《类经十五卷·疾病类四十六》指出：“胞，子宫也，在男子则为精室，在女子则为血室。”目前较为一致的认识是男女均有胞宫，男子之胞即为精室。任、督、冲三脉起于男子胞中，也就是三脉起于精室。冲、督、任三脉的血气经“脉络”“气络”弥散于精室络脉网络系统起到“气主煦之，血主濡之”的作用，维持其正常的生理功能。可以说，解剖位置与经络循行的交叉是本病从络病论治的基础。现代医学研究发现，血精的病理生理改变可归纳为感染、炎症、外伤、肿瘤、全身性疾病诱发的凝血机制障碍以及射精管梗阻等因素引起局部毛细血管破裂或血管通透性增加导致出血，此与热毒滞络、络脉瘀阻、虚火伤络和络脉损伤的病理变化相符，由此可见，血精的病机转变亦与络病相符。

二、血精的络病辨证

血精首见于《诸病源候论》，血精既是中医病名，又是许多疾病的症状。

饮食不节、起居失常、房事不洁或外感湿热，均可导致机体酿生湿热，湿热及邪毒循经客于下焦，或致精室络脉瘀阻，影响络脉气血运行，或湿热蕴久化火，热灼精室脉络、迫血妄行，使络脉之血从损伤之处溢出，发为血精。

或素体体虚，脾肾不固，复加久病入络、久瘀入络，遇情志内伤、劳欲过度、饮食不节，导致脾不统血，肾气不固，血渗络外，使络脉内之血从损伤之处溢出，表现为血精。隋代巢元方在《诸病源候论·虚劳精血出候》中指出血精是由于肾不能藏精所致。

或素体阴虚，久病伤阴，阴血暗耗，虚火灼络，精室脉络损伤，出现血精。明·张介宾《景岳全书》：“或五志之火，或阴虚火旺，或湿热蕴久化火等，是谓凡劳五脏，或五志之火致令冲任动血者，多从精道而出。”这指出血精病因是脏腑虚损，且多以火为病。

或外伤、手术致精室胞络损伤，时见血精。《灵枢·百病始生》曰：“起居不节，用力过度，则络脉伤，阳络伤则血外溢。”

三、血精的络病学论治思路

血精的中西医结合治疗中要在“辨证论治”的基础上融入“从络辨证”的思想，即“辨证论治与从络论治相结合”。

1. 血精病的基本病机可归纳为胞络不荣、瘀毒阻络

从中医理论来看，精室储存精液，犹如五脏的藏精功能；同时精室又有排泄作用，类似于六腑，因此，精室病变的诊治要依据奇恒之腑的特点去辨证论治。外感湿热、过食辛辣醇酒、恣情纵欲以及脏腑虚损等病因可引起精室湿热滞络、络脉瘀阻、络息成积、络脉损伤、络虚不荣，久则血不循络，溢出络外，导致血精的发生。

精室位于下焦，湿热瘀血一旦瘀结，聚而难散，加上内外诱发因素，则易于反复发作。久病入络，精室脉络瘀阻，败精、瘀浊与湿热之邪互结，则病势缠绵难愈。正如清代叶天士指出：久发、频发之恙，必伤及络，络乃聚血之所，久病必瘀闭。王清任亦曾明确提出：久病入络为瘀。谭新华认为：久病入络、久病多瘀、久病多虚，故临床上血精常出现肾虚血瘀、湿热下注兼脾虚等多个兼夹证型，多以虚实相兼者为著，单纯为实证或虚证者较少见。徐福松认为：血精多属虚证，阴虚火旺为本，湿热下注为标，气血两虚是失精失血之果。

2. 荣养胞络、祛邪通络、安血止血是治疗血精病的基本原则

从《黄帝内经》至《伤寒杂病论》再到《临证指南医案》，对治疗络病的论述都强调一个“通”

字，吴以岭在《络病学》中制定了“络以通为用”的治疗总则。根据血精有本虚、湿热、瘀滞的复杂病因病机，故治当标本兼顾，既要清利湿热、化瘀通络治标，也要补虚扶正固本。采用清热利湿、化瘀通络、凉血宁络、补血养血、益气养络、温阳煦络等治法均可达到通畅络脉的目的。

3. 理血、澄源、固本

通过中医传承辅助系统（V2.5）软件分析与统计，归纳出国家级名医群体治疗血精大法为：理血、澄源、固本。理血者，安络止血养血。血热则凉血止血，血瘀则化瘀止血，血虚致瘀则养血活血，气不摄血则健脾益气统血。澄源以清除外邪、病理产物和不良情绪为主：肝经湿热则清热利湿，下焦湿热则清利下焦，热盛疫毒则清热解毒排毒，心经火热下移尿道则清心利水，精室血瘀则活血化瘀。固本者，以肾脾为先天与后天之本，气血阴阳为人之所赖以生者，肾虚则补肾；脾虚不能统血，选用圣愈汤、补中益气汤等。气血阴阳亏虚则应酌情使用补气、补血、补阴、补阳药物。综上，祛邪通络、荣养胞络、安血止血是治疗血精病的基本原则。

（黄晓军）

参考文献

[1] Chen R, Wang L, Sheng X, et al. Transurethral seminal vesiculoscopy for recurrent hemospermia: experience from 419 cases [J]. Asian J Androl, 2018, 20 (5): 438–441.

[2] Furuya S, Masumori N, Takayanagi A. Natural history ofhematospermia in 189 Japanese men [J]. Int J Urol, 2016, 23 (11): 934–940.

[3] 高永金, 孙大林, 金保方, 等.徐福松教授辨治血精症经验 [J].中华中医药杂志, 2012, 27 (3): 636–638.

[4] Huang ZM, Li YF, Wang Q, et al. Clinical characteristics and endoscopic treatment of hematospermia with postcoital hematuria [J]. BMC Urol, 2020, 20 (1): 78.

[5] Kang PM, Seo WI, Yoon JH, et al. Transutricular seminal vesiculoscopy in the management of symptomatic midline cyst of the prostate [J]. World J Urol, 2016, 34 (7): 985–992.

[6] Liao LG, Li YF, Zhang Y, et al. Etiology of 305 cases of refractory hematospermia and therapeutic options by emerging endoscopic technology [J]. Sci Rep, 2019, 9 (1): 5018.

[7] 廖良功, 李彦锋. 精道远端区域常见病变及精囊镜诊治技术的应用 [J]. 中华医学杂志, 2016, 96 (36): 2849–2853.

[8] 刘慧英, 闵杰, 贺慧娥, 等. 名医群体辨治血精（精囊炎）方药规律探析 [J]. 湖南中医药大学学报, 2019, 39 (12): 1470–1475.

[9] 李彦锋, 李铮, 夏术阶. 射精管梗阻与精道内镜技术专家共识 [M]. 北京: 中国医药科技出版社, 2017.

[10] 马健雄, 王彬, 李海松, 等. 李曰庆治疗血精药对浅析 [J]. 中华中医药杂志, 2021, 36 (10): 5946–5950.

[11] 秦国政. 中医男科学 [M]. 北京: 科学出版社, 2017: 202.

[12] 世界中医药学会联合会男科专业委员会. 中医药治疗血精症专家共识 [J]. 中医药信息, 2019, 36 (1): 99–101.

[13] Suh Y, Gandhi J, Joshi G, et al. Etiologic classification, evaluation, and management of hematospermia [J]. Transl Androl Urol, 2017, 6 (5): 959–972.

[14] 王能, 陆包伟, 胡海林, 等. 谭新华教授辨治血精经验 [J]. 湖南中医药大学学报, 2022, 42 (7): 1191–1194.

[15] 王永, 王福, 刘擎, 等. 郭军教授辨治血精临床经验 [J]. 世界中西医结合杂志, 2020, 15 (12): 2211–2215.

[16] 徐新宇, 应志康, 管鹏飞, 等. 崔云教授基于“六腑以通为用”治疗血精症经验撷粹 [J].成都中医药大学学报, 2022, 45 (3): 72–75.

[17] 中国中西医结合学会泌尿外科专业委员会,重庆市中西医结合学会泌尿外科专业委员会. 中西医结合诊疗血精专家共识 [J]. 中国中西医结合外科杂志,2022,28(5):603–607.

[18] 中华医学会男科学分会，血精诊断和治疗指南编写组. 血精诊断和治疗指南[J]. 中华男科学杂志，2021，28(1)：77-87.

第二十二章中英文关键词索引

磁共振成像	magnetic resonance imaging，MRI
计算机断层扫描	computed tomography，CT
经直肠B超	transrectal ultrasonography，TRUS
前列腺特异性抗原	prostate-specific antigen，PSA
人类免疫缺陷病毒	human immuno-deficiency virus，HIV
下尿路症状	lower urinary tract symptom，LUTS
血精	hemospermia

第二十三章
中西医对附睾炎的认识与诊治原则

第一节　概述

附睾炎（epididymitis）是一种常见的男性生殖系统感染疾病，临床上分为急性附睾炎和慢性附睾炎两类。急性附睾炎合并睾丸炎时，表现为阴囊部位突发性疼痛，可伴有发热。单纯性附睾炎患者，其临床表现为阴囊坠痛、附睾肿胀，触痛明显，可触及附睾硬结等。部分患者因急性期未能彻底治愈而转为慢性，表现为患侧阴囊隐痛，有胀坠感，部分患者存在继发性鞘膜积液。附睾的炎症可影响附睾功能，附睾内环境改变，而影响精子成熟，或因炎症导致附睾管堵塞，影响精子的输出，这些因素均可造成男性不育。附睾炎在中医归属于“肾子疾病”范畴。

第二节　中西医对本病的定义与概念

一、西医学定义

附睾炎是一种男性生殖系统非特异性感染的常见疾病，感染的病原体由尿道或前列腺逆行侵入附睾引发附睾炎症。根据发病时间和病程，临床上将附睾炎分为急性附睾炎和慢性附睾炎两类。急性附睾炎合并睾丸炎时，表现为阴囊部位突发性疼痛，可伴有发热。单纯附睾炎常见症状为一侧阴囊坠痛、附睾胀痛，触痛明显，附睾体积增大并可触及硬结。由于部分急性附睾炎在急性期未能彻底治愈而转为慢性，表现为患侧阴囊坠痛、隐痛或胀痛。触诊时可触及附睾头部或尾部的炎性硬结。需要指出的是，急、慢性附睾炎，因附睾内环境的改变可影响附睾的功能及精子的成熟，或因炎症导致附睾导管的堵塞，进而影响精子的输出，这些因素均可能成为男性不育的原因。

二、中医学概念

中医学没有附睾炎和睾丸炎的病名，依据症候分型和病因病机，附睾炎、睾丸炎当归属中医的“肾子疾病”，中医病名为“子痈”或“囊痈”，痈也属于中医外科学的疮疡疾病范畴。子痈是“肾子部”的非特异性感染性疾病。“子痈”证候描述首见于《黄帝内经》，其《素问·缪刺论》篇云：“（邪）客于足厥阴之络，令人卒疝暴痛……”《灵枢·经脉》篇的十五络脉病候有云：“足厥阴之别……其病气逆则睾肿卒疝，实则挺长，虚则暴痒……”“足少阴之别……其病气逆则烦闷，实则闭癃，虚则腰痛……”。这些与目前附睾炎临床常见症状都大致符合。足厥阴肝经络阴器，而足少阴肾经与睾丸、附睾关系密切（肾子疾病），可认为是本病主要为肝肾之络脉病变所致。而“子痈”病名则首见汉代《华佗神医秘传》。“囊痈”病名首见于宋代《太平惠民和剂局方》，现代中医多将“子痈“和“囊痈”对应的疾病分开，而阴囊化脓性感染疾病多归属于“囊痈”范畴。

第三节　流行病学与患病率

急性附睾炎的年发病率约为40/10万，大约60%的患者存在睾丸受累。因此，许多学者将急性附睾炎用“急性附睾睾丸炎”一词描述该病的临床表现特征。尽管慢性附睾炎尚缺乏确切的流行病学数据，但有研究表明，在美国某急诊医疗机构的急诊患者中，附睾睾丸炎的诊断率为1.3%。在我国高海拔地区附睾炎的发病率相对较高，一项在西藏地区的研究报告显示，附睾睾丸炎的发病率为13/105。这提示，高原、寒冷等环境因素以及机体的免疫功能降低可能是附睾睾丸炎发病的重要因素之一。

第四节　中西医对病因病机的认识

一、西医学对病因病机的认识

急慢性前列腺炎、尿道感染、经尿道手术、前列腺术后留置导尿、精索静脉曲张结扎术以及机体免疫力降低等因素，皆被认为是诱发急性附睾炎或急性附睾睾丸炎发生的病因学因素。急性附睾炎或急性附睾睾丸炎逆行感染的病原体有大肠埃希菌、变形杆菌、肠球菌及铜绿假单胞菌较常见；葡萄球菌（staphylococcus）、链球菌（streptococcus）、淋球菌（neisseria gonorrhoeae）、解脲支原体（ureaplasma urealyticum）和沙眼衣原体（chlamydia trachomatis）等病原体也是引起附睾睾丸炎的病原体。其感染途径主要包括：①逆行感染（converse infection），如细菌性尿道炎、膀胱炎、前列腺炎，尿道手术时间过长，长期留置导尿管或前列腺切除术后裸露的前列腺窝感染等，导致病菌通过输精管逆行进入附睾，引发急性附睾炎或急性附睾睾丸炎。②经淋巴蔓延（lymphatic spread），如泌尿生殖系统其他部位的感染经过淋巴途径蔓延，引起急慢性附睾炎。③血行感染（hematogenous infection），如扁桃体炎、牙周炎或其他部位的感染，导致致病菌经过血流进入附睾引发附睾炎，但此途径比较少见。一项对轻度到中度新冠病毒感染的患者彩超检查显示，42.3%（11/26）的上述患者存在附睾炎的超声影像改变，但他们并无附睾、睾丸和阴囊相关症状的出现，提示新冠病毒有引发隐匿性附睾炎的可能，并且这也可能是新冠病毒引发不育症的原因。而接种新冠疫苗可降低附睾炎和睾丸炎发生的风险。此外，有报道称重体力劳动或剧烈活动是急性附睾炎突发的相关因素。

尿路感染的病原体沿射精管和输精管进入附睾引发炎症反应，附睾炎多发生在一侧，双侧少见，单侧附睾炎先累及附睾尾部，逐渐蔓延至附睾头部，附睾导管充血水肿、炎性或脓性分泌液渗出，间质炎性浸润，附睾头体呈蜂窝样炎症改变，有的可形成小脓肿。亦可合并脓性鞘膜积液或精索增厚。慢性附睾炎多在附睾头部形成炎性增生，晚期炎症逐渐吸收形成瘢痕或硬结。急性睾丸附睾炎时，由于炎症导致水肿，血液循环受阻，可引起睾丸肿大。

二、中医学对病因病机的认识

（一）湿热蕴结、热毒滞络

外感湿热毒邪，久坐，憋尿，外阴或房事不洁，湿毒侵袭，上传肾子，或过食醇酒、肥甘厚腻、常食辛辣，致脾失健运，化湿生热，湿热下注肝肾之络。

（二）气滞血瘀、瘀血阻络

跌打损伤导致气血凝滞，瘀血内阻，复感毒邪；或因工作压力、情志不遂而致肝气郁结，气滞血瘀，瘀血阻于肝肾之络。

（三）寒凝肝脉、寒湿凝络

过食生冷、寒凉或久居寒湿之处，或冒雨涉水、疲劳过度导致寒湿困阻气机，阻滞气血，寒湿凝滞厥阴肝脉，阻于肝肾之络。

（四）痰凝气结、痰热滞络

素体肥胖者多痰湿，久病脾虚，过食生冷，醇酒厚味，生湿化痰，痰凝则阻滞气机，痰凝气结，火热内生，阻滞肝肾之络。

第五节　中西医临床诊断方法与治疗原则

一、临床表现

急性附睾炎发病多较急，多为单侧发病。初起阴囊部位局限性疼痛，沿输精管蔓延放射到腹股沟，甚至腰部。继而疼痛加重，附睾迅速肿大，伴随阴囊肿胀、皮肤发红，还可伴随睾丸肿胀。部分患者出现发热、全身不适，可伴有膀胱尿道炎或前列腺炎症状。慢性附睾炎的病程较长，临床表现为部分患者可出现急性发作症状，通常为一侧阴囊部位产生局部不适、坠胀感和疼痛，其疼痛可放射至下腹部及同侧大腿内侧。大部分慢性附睾炎患者可触及一侧附睾肿大和表明不光滑的硬结。附睾硬结一般无触痛或仅有轻度触痛，有的患者可触及一侧精索或输精管增粗。

二、诊断方法与评估指标

（一）超声与影像学检查

1. 超声检查

超声检查在急性阴囊疾病中具有较高的准确率。正常睾丸外形是卵圆形，左右各一，内部低回声，光点细密，分布均匀。环绕睾丸外周有一条强回声白膜光环，光滑整齐。睾丸大小随年龄变化，成人睾丸 40 mm × 30 mm × 20 mm（长 × 宽 × 厚）。正常的附睾超声表现为睾丸后上方的实性等回声结构，回声略低于睾丸实质。附睾头呈半圆形或新月形，其最大径＜ 1cm；附睾尾呈新月形，位于睾丸下方包绕睾丸下极，其最大径为 0.5 cm；附睾体较薄，位于睾丸内侧后方，呈薄条状，上连接附睾头，下连接附睾尾，厚度为 0.2 ～ 0.5 cm。（图 23–1）。急性附睾炎超声表现特点为附睾头部、体部或尾部肿大，肿大的附睾内回声不均匀，有时可以见到附睾低回声暗区，这可能为附睾炎局部化脓的表现，如果波及阴囊壁，可能出现阴囊脓肿。检查鞘膜腔内可见积液量增多表现，这是附睾炎炎性渗出增多所致。另外，检查附睾睾丸的血流信号明显增多。慢性附睾炎的彩色多普勒超声显示为附睾增大还有伴有低回声或不均匀回声，附睾血流相对丰富，血流加速是诊断的必要依据之一，可伴有附睾囊肿（图 23–2）。双侧阴囊彩色多普勒检查可以了解患侧附睾血流情况，同时可以排除睾丸扭转。青少年拟诊断为附睾炎时，则需进一步进行腹部、盆腔超声检查，以鉴别泌尿生殖系统有无先天性异常。彩色多普勒血流成像（CDFI）诊断急性附睾炎也具有较高的临床价值

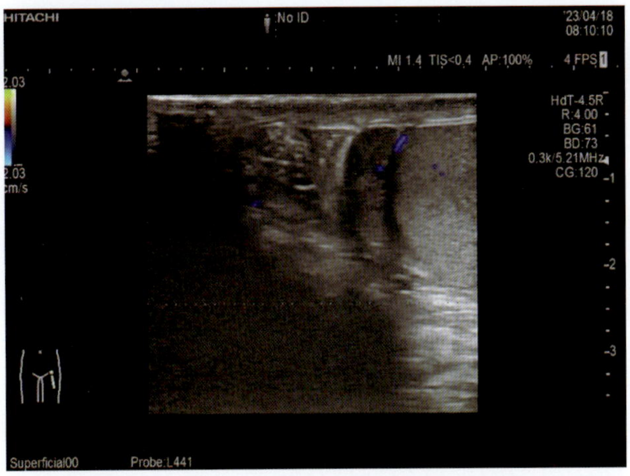

图 23–1　正常睾丸附睾声像图

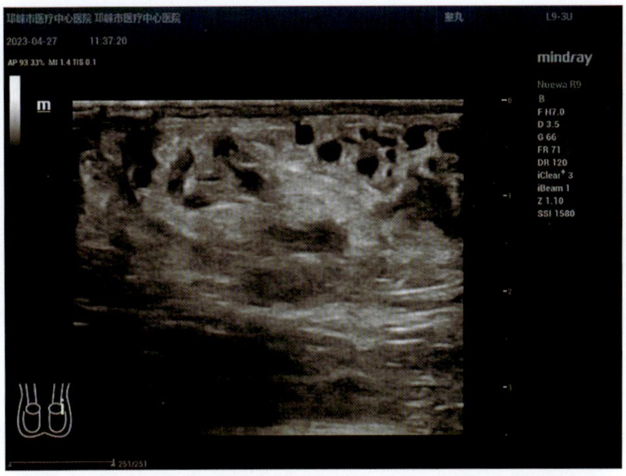

图 23–2　右侧附睾炎，附睾囊肿超声图像

2.MRI 检查

临床诊断附睾炎的首选影像学检查是彩超，但 MRI 检查不仅软组织分辨率高，可见的组织器官比彩超多，包括输精管、精囊腺、前列腺及腹股沟淋巴结等，并可多平面成像，所以 MRI 是阴囊病变的主要诊断方法。MRI 对于彩超难以诊断的病变具有重要的诊断价值。因为 MRI 能够很好地分辨软组织，是诊断该疾病最主要的方法，其不仅可以有效显现病灶的准确性状，还可以显现病灶部位的全面信息，而增强 MRI 检查还能够准确反映出病变的血液循环情况，这些检查的结果可以为临床非特异性附睾炎和附睾结核的诊断和鉴别诊断提供有价值的参考。

（二）实验室检查

1. 尿常规检查与细菌培养

尿常规检查与细菌培养是临床诊断与鉴别尿路有无感染，确定是脓尿或菌尿的诊断方法。尿道拭子和清洁中段尿革兰氏染色，可初步判定急性附睾睾丸炎感染致病菌的种类。如果致病菌是革兰氏阴性双球菌，则提示淋菌性尿道炎是引发附睾炎的致病菌，如果是革兰氏阴性杆菌，则提示潜在的感染性膀胱炎可能合并附睾睾丸炎。清洁中段尿和尿道拭子解脲支原体和沙眼衣原体培养阳性，表明感染性附睾炎的病原体可能与尿道、前列腺炎的逆行感染有关。

2. 血常规检查

急性附睾炎或急性附睾睾丸炎伴有发热时，血常规检查可显示白细胞和中性粒细胞的总数及分类值显著升高，对临床判定是否使用抗生素治疗有一定的参考价值。

（三）基地检查

1. 静脉尿路造影和膀胱镜检查

排尿期静脉尿路造影适用于拟诊断为附睾炎的婴幼儿或青少年，有条件者应进行膀胱镜检查。

2. 血清淀粉样蛋白 A（SAA）检查

高频超声在诊断急性附睾炎中具有典型的特征，且高频超声联合 SAA 水平诊断可提高急性附睾炎的诊断价值。急性附睾炎患者 SAA 水平升高，且与患者的 C 反应蛋白和血白细胞计数水平呈正相关。

3. 剪切波弹性成像（SWE）评估

SWE 可定量评估儿童睾丸附件扭转致睾丸 – 附睾炎的不同治疗方法的治疗效果，为临床选择治疗方式提供了客观的影像学指标。

三、临床诊断要点

（一）急性附睾炎

急性附睾炎的主要临床表现为患者阴囊胀痛、沉坠感，常为单侧附睾肿胀，体积增大，可触及肿块及有明显触痛。彩色超声检查可进一步证实附睾体积增大，血流丰富，精索增粗。血常规检查提示白细胞总数及中性粒细胞均呈显著升高，胞核左移。清洁中段尿培养或尿道拭子培养可发现致病病原体。

（二）慢性附睾炎

有急性附睾炎或前列腺炎等泌尿生殖道感染病史，长期存在阴囊部位疼痛或坠胀不适感，呈间歇性发病，阴囊查体站立时可触及附睾体积增大、肿块或硬结。超声检查是急慢性附睾睾丸炎和睾丸鞘膜积液诊断与鉴别诊断的重要手段。

第六节　中西医结合治疗方法与原则

一、药物治疗与选择

（一）急性附睾炎的治疗原则

急性附睾炎的治疗原则包括①一般处理：卧床休息，适当托高阴囊以减轻疼痛。②抗菌药物选择，对急性附睾炎伴有发热、白细胞总数和中性粒细胞百分比显著增高者，可酌情选择对致病菌敏感的抗菌药物治疗，常用的抗菌药物有头孢菌素、喹诺酮类、阿奇霉素、四环素类等；药物治疗疗程原则上静脉给药 1 ～ 2 周，口服抗生素 2 ～ 4 周。③如果患者无发热、白细胞计数和中性粒细胞百分比正常，可选择局部热疗促炎症吸收，缓解阴囊疼痛或不适症状。④可选择口服抗炎止痛药，如塞来昔布、双氯芬酸钠；也可用 1% 的利多卡因做精索封闭以减轻疼痛。⑤亦可选用 50% 的硫酸镁溶液阴囊局部湿敷，对减轻阴囊疼痛、促进炎症消退有一定的效果。

（二）慢性附睾炎的治疗原则

依据 2016 年 EAU《尿路感染诊疗指南》有关附睾炎的治疗，对发现生殖道感染支原体的患者，其附睾炎的治疗建议用莫西沙星，14 天为一疗程，但需要在治疗 4 周后复查判定是否治愈，或者酌情继续使用左氧氟沙星或氧氟沙星，以防转为慢性附睾炎。慢性附睾炎单纯使用抗生素治疗效果不佳，建议口服塞来昔布抗炎镇痛药结合中药治疗，亦可采用局部小檗碱或新霉素等离子透入治疗，临床治疗效果较好。

二、微能量物理治疗

微波对人体组织有较深的穿透力，可深达人体内 50 mm，因而完全能穿透阴囊壁到达附睾病灶。微波还具有热效应，组织内的极性分子随微波频率来回摆动、摩擦而产生热量，使电磁能转化成热能，从而升高局部组织温度。且微波对机体各部分致热作用相近，因而不会造成局部组织受热不均，避免部分组织受热过度发生坏死。微波电疗仪将微波集中成束，便于选择性应用。姜海林等采用上海医用电子仪器厂生产的 WB-74 型微波电疗仪，选用拇指形探头。将患侧附睾挤向阴囊表面，使探头直接接触附睾表面阴囊皮肤，功率调至 10 ～ 15 W，照射时间 30 分钟，每天 1 次，连续 5 次为一疗程。该方法治疗附睾炎疗效确切，并且不会造成阴囊壁及附睾邻近组织的热损伤，目前，也无微波治疗会损害生育功能的明确报道。

三、中医辨证分型与治则治法

（一）辨证要点

子痈病位在肾子，属肝肾之络，与肝、肾两脏有关。急性子痈感受湿热毒邪为标，肝气郁结、肝火亢盛为本，热毒滞肝肾之络为络病辨证要点。慢性子痈以肝肾不足为本，气滞、血瘀、痰凝、寒湿为标，气、血、痰、湿交结滞肝肾之络为辨证要点。临床诊治应谨守病机，辨证分型而治疗。

（二）辨证分型与方药选择

本病依据临床症状、起病时间分为急性和慢性附睾炎。依据症候分型、辨证论治原则，选择适宜的治则和治法：①急性子痈应以清热、利湿、消痈、解毒通络为总体治则。②慢性子痈应以补益肝肾、行气通络、化瘀通络、散寒通络、散结通络为总体治则。

1. 湿热蕴结、热毒滞络证

（1）证候：常见于急性睾丸炎、附睾炎，骤发睾丸、附睾肿胀，疼痛，痛引少腹，触痛明显，可伴有恶寒发热、口干、口苦、尿黄、便秘，舌红苔薄黄或黄腻，脉滑数或弦数。

（2）治法：清热消痈，托毒通络。

（3）方药：仙方活命饮（《校注妇人良方》）。

（4）方药组成：金银花、白芷、贝母、防风、赤芍药、当归尾、甘草节、皂角刺、甲珠粉、天花粉、乳香、没药、陈皮。加减：热毒壅盛加蒲公英、败酱草、野菊花、连翘；发热甚加石膏、知母、柴胡；湿热偏甚加龙胆草、夏枯草、川牛膝、薏苡仁。

（5）备选方剂：五味消毒饮（《医宗金鉴》）。

2. 气滞血瘀、瘀血阻络证

（1）证候：多见于慢性附睾炎、睾丸炎。附睾、睾丸肿胀坚硬，疼痛剧烈，痛引少腹、会阴，并常随情志变化加重，舌黯或有青紫，苔薄白，脉弦涩。

（2）治法：活血行气、通络止痛。

（3）方药：血府逐瘀汤（《医林改错》）。方药组成：桃仁、红花、当归、生地黄、牛膝、川芎、桔梗、赤芍、枳壳、甘草、柴胡。

（4）加减：睾丸、附睾硬结明显加海藻、昆布、夏枯草、牡蛎、白芥子；胀痛或坠胀明显加橘核、荔枝核、青皮；疼痛剧烈加乳香、没药、五灵脂。

（5）备选方剂：桃红四物汤（《玉机微义》）合失笑散（《太平惠民和剂局方》）。

3. 寒凝肝脉、寒湿凝络证

（1）证候：常见于急性或慢性睾丸炎、附睾炎，睾丸、附睾冷痛，遇冷加剧，腰膝酸软，神疲乏力，形寒肢冷，四肢不温，舌淡，苔薄白，脉沉细或沉迟。

（2）治法：补益肝肾，散寒通络。方药：独活寄生汤（《备急千金要方》）合橘核丸（《济生方》）。

（3）方药组成：独活、桑寄生、牛膝、细辛、秦艽、茯苓、肉桂、防风、川芎、当归、干地黄、人参、白芍、橘核、海藻、昆布、海带、川楝子、桃仁、厚朴、木通、枳实、延胡索、木香。

（4）加减：腰酸畏寒甚加仙茅、巴戟天、鹿角胶。

（5）备选方剂：阳和汤（《外科证治全生集》）。

4. 痰凝气结、痰热滞络证

（1）证候：常见于慢性睾丸炎、附睾炎，睾丸、附睾肿胀疼痛，附睾结节突出；或病后附睾结节久不消散，并随情志变化出现胀痛，舌淡红，苔黄腻或薄腻，脉象弦数或滑数。

（2）治法：行气化痰、散结通络。

（3）方药：枸橘汤（《外科证治全生集》）合通心络胶囊（石家庄以岭药业）。

（4）方药组成：枸橘、川楝子、秦艽、陈皮、防风、泽泻、赤芍、甘草、人参、水蛭、全蝎、赤芍、蝉蜕、土鳖虫、蜈蚣、檀香、降香、制乳香、炒酸枣仁、冰片。

（5）加减：疼痛明显加生蒲黄、五灵脂、乳香、没药；硬结明显加白芥子、浙贝母、牡蛎、夏枯草；余毒未清，局部红肿加金银花、连翘、蒲公英。

四、中药方剂组成与药效作用

（一）仙方活命饮

（1）方剂组成：金银花、白芷、贝母、防风、赤芍药、当归尾、甘草节、皂角刺、甲珠粉、天花粉、乳香、没药、陈皮。

（2）药效作用：仙方活命饮，素有“疮疡之圣药，外科之首方”的美誉，在中医外科类疾病中应用广泛，尤其适用于阳证痈疡类疾病。能清热解毒，消肿溃坚，活血止痛。主治疮疡肿毒初起，肿毒表现为红肿焮痛，或身热凛寒，舌苔薄黄，脉数有力。现代多用于蜂窝织炎、深部脓肿、扁桃体炎、急性乳腺炎、阑尾炎和痤疮等热毒壅盛、气滞血瘀者。

现代研究证实，仙方活命饮对小鼠耳炎性水肿有显著的抑制作用，可显著抑制健康大鼠琼脂性足趾肿胀程度；对健康大鼠棉球肉芽肿形成有显著抑制作用；对蛋白胨诱发的家兔体温升高有显著降温作用。因此认为仙方活命饮具有抗炎解热的药理作用。有临床研究表明仙方活命饮联合抗生素治疗急性附睾炎的痊愈率明显优于单纯使用抗生素治疗，其优点在于防治附睾炎性硬结形成。

（二）五味消毒饮

（1）方剂组成：金银花、蒲公英、野菊花、紫花地丁、紫背天葵子。

（2）药效作用：清热解毒，消散疔疮。主治疔疮初起，发热恶寒，疮形如粟，坚硬根深，状如铁钉，以及痈疡疖肿，红肿热痛，舌红苔黄，脉数。临床常用于治疗急性乳腺炎、蜂窝织炎等外科急性感染，以及急性泌尿系感染、胆囊炎、肺炎、流行性乙型脑炎等具有热毒证候者。现代研究证实“五味消毒饮”有效活性化学成分对致病性的大肠埃希菌、枯草杆菌、金黄色葡萄球菌、绿脓杆菌和沙门氏杆菌具有体外抑制作用。有临床研究表明，桂枝茯苓汤合五味消毒饮加减联合抗生素可显著提高急性附睾炎的临床疗效。

（三）血府逐瘀汤

（1）方剂组成：桃仁、红花、当归、生地黄、牛膝、川芎、桔梗、赤芍、枳壳、甘草、柴胡。

（2）药效作用：活血化瘀，行气止痛。主治胸中血瘀证，症见胸痛、头痛，日久不愈，痛如针刺而有定处，或呃逆日久不止，或饮水即呛，干呕，或内热瞀闷，或心悸怔忡，失眠多梦，急躁易怒，入暮潮热，唇暗或两目暗黑，舌质暗红，或舌有瘀斑、瘀点，脉涩或弦紧。临床常用于治疗冠心病心绞痛、风湿性心脏病、胸部挫伤及肋软骨炎胸痛，以及脑血栓形成、高血压病、高脂血症、血栓闭塞性脉管炎、神经症、脑震荡后遗症头痛和慢性盆腔炎等属瘀阻气滞者。血府逐瘀汤具有良好的镇痛方面作用，临床研究表明其在治疗冠心病、心绞痛、带状疱疹后遗神经痛、中晚期癌症镇痛和骨折术后镇痛方面具有良好效果。《黄帝内经·素问·至真要大论》，病机十九条之首“诸痛痒疮，皆属于心”，此方多药归心经，临床主治胸痛，通心络作用强，根据上述机理用于治疗疼痛症状突出的附睾炎。

（四）桃红四物汤

（1）方剂组成：当归、熟地黄、川芎、白芍 、桃仁、红花。

（2）药效作用：养血活血。主治痛经、月经先期、有血凝块等。桃红四物汤具有扩张血管、抗炎、抗疲劳、抗休克、调节免疫功能、降脂、补充微量元素、抗过敏等作用。临床应用主要用于活血化瘀、调经止痛和促骨折愈合，并且不会抑制凝血功能，具有用药安全性。临床研究表明其配合抗生素治疗儿童急性附睾炎具有较好疗效。

（五）独活寄生汤

（1）方剂组成：独活、桑寄生、杜仲、牛膝、细辛、秦艽、茯苓、肉桂心、防风、川芎、人参、甘草、当归、芍药、干地黄。

（2）药效作用：祛风湿，止痹痛，益肝肾，补气血。主治痹证日久，肝肾两虚，气血不足证，症见腰膝疼痛、痿软，肢节屈伸不利或麻木不仁，畏寒喜温，心悸气短，舌淡苔白，脉细弱。临床常用于治疗慢性关节炎、类风湿性关节炎、风湿性坐骨神经痛、腰肌劳损、骨质增生症、小儿麻痹等风寒湿痹日久、正气不足者。独活寄生汤能够降低骨性关节炎内 IL-1 及 TNF 这些炎症因子的表达，从而发挥抗炎、镇痛作用。临床研究表明，独活寄生汤治疗慢性附睾炎可明显降低患者慢性附睾炎症状指数评分、焦虑自评量表评分和抑郁自评量表评分，总有效率为 88.37%。

（六）橘核丸

（1）方剂组成：橘核、海藻、昆布、海带、川楝子、桃仁、厚朴、木通、枳实、延胡索、肉桂、木香。

（2）药效作用：行气活血，软坚散结。主治寒湿疝气，睾丸肿胀偏坠，痛引少腹。临床用于治疗急性和慢性附睾睾丸炎、睾丸鞘膜积液和附睾结核。慢性附睾炎患者采用加减橘核丸联合迈之灵治疗可以明显提高患者的生活质量，降低慢性附睾炎症状指数和 VAS 疼痛评分，而且还可以增加患者的满意程度。

（七）阳和汤

（1）方剂组成：熟地黄、肉桂、麻黄、鹿角胶、白芥子、姜炭、生甘草。

（2）药效作用：温阳补血，散寒通滞。主治阴疽，症见漫肿无头、皮色不变、酸痛无热、口中不渴，舌淡苔白，脉沉细或迟细；或贴骨疽、脱疽、流注、痰核、鹤膝风等阴寒证。临床常用于治疗骨结核、慢性骨髓炎、骨膜炎、慢性淋巴结炎、类风湿性关节炎、坐骨神经炎、血栓闭塞性脉管炎、慢性支气管炎、慢性支气管哮喘、腹膜结核、妇女乳腺小叶增生、痛经等阳虚寒凝证。阳和汤能显著抑制醋酸引起的小鼠扭体反应从而发挥镇痛作用，对二甲苯所致鼠耳肿胀有明显抑制作用，从而发挥抗炎作用。临床报道阳和汤对老年男性的慢性附睾炎具有临床疗效。

（八）枸橘汤

（1）方剂组成：枸橘、川楝子、秦艽、陈皮、防风、泽泻、赤芍、甘草。

（2）药效作用：疏肝理气，化湿清热。主治子痈，湿热下注厥阴之络，致气血凝滞，不通则肿胀而痛，又湿热内蕴日久，耗伤肝肾之阴，阴虚火旺，更助湿热熏蒸之势，形成阴虚夹湿热之证。因此更适合用于治疗慢性附睾炎痰凝气结，火热、热毒内生。枸橘汤根据临床具体症状加味可用于治疗睾丸炎、附睾炎和附睾结节。

（九）通心络胶囊

（1）方剂组成：人参、水蛭、全蝎、赤芍、蝉蜕、土鳖虫、蜈蚣、檀香、降香、制乳香、炒酸枣仁、冰片。

（2）药效作用：益气活血，通络止痛。主治冠心病心绞痛属心气虚乏，血瘀络阻证，症见胸部憋闷、刺痛、绞痛、疼痛固定不移、心悸自汗、气短乏力，舌质紫黯或有瘀斑，脉细涩或结代。亦用于气虚血瘀络阻型中风病，症见半身不遂或偏身麻木、口舌歪斜、言语不利。通心络胶囊能调控 Wnt/β-catenin 信号通路，降低血清中 TNF-α 和 IL-6 含量，降低主动脉组织中 Wnt1、Wnt3a、β-catenin 蛋白表达和基因水平，发挥抗炎作用。临床研究证实通心络胶囊联合枸橘汤治疗慢性附睾炎总有效率为 92.45%。慢性附睾炎气血塞滞、湿邪蕴结日久，用通心络胶囊通补虚络、化瘀通络，既可扶正祛邪，又可缩短疗程。

五、其他中医疗法

（一）中成药治疗

（1）宁泌泰胶囊：清热解毒，利湿通淋、养阴止血。适用于急性附睾炎湿热毒邪证。症见附睾、睾丸红肿疼痛，触痛明显，痛引少腹，伴恶寒发热、尿黄。

（2）银花泌炎灵：处方来源于《太平惠民和剂局方》八正散加减。处方功效：清热解毒，利湿通淋。适用于急性泌尿系感染、生殖系统感染下焦湿热证。症见小腹拘急隐痛、发热恶寒、尿频、尿急、尿道刺痛或尿血、腰痛等。

（二）中医外治法

金黄散用金银花露、菊花露或冷开水调敷患处，每天一次，注意要时时保持局部湿润。

第七节　从络病学角度探讨对本病的认识和治疗思路

急性附睾炎多因感染特异性或非特异性细菌所致，临床表现为病位明显红、肿、热、痛，可伴表证。就络病学理论分析，病位趋下，病因多为热毒袭络、络脉阻滞、热盛肉腐，则酿生脓液。络以通为用，治宜清热消痈、托毒通络。方用仙方活命饮加减。方中金银花清热解毒，乳香为辛香理气、流气通络之药，当归为化瘀通络之药，联合该方其他药物，共奏清热解毒、消痈散结、通络止痛之功。因此该方既能抗菌止痛，还能防止炎性硬结形成。急性附睾炎也可由寒湿所致，《灵枢·痈疽》云："寒邪客于经络之中则血泣，血泣则不通，不通则卫气归之，不得复返，故痈肿。"《素问·举痛论》云："寒气入经而稽迟，泣而不行，客于脉外则血少，客于脉中则气不通，故卒然而痛""缩蜷则脉绌急，绌急则外引小络，故卒然而痛"。此皆感寒新病所致，而络脉绌急也是络病的基本病机之一。选方独活寄生汤加减，该方也含有当归之类活血通络之药，还有细辛之类辛温通络之药，该方主要特点是含有人参荣养络脉，因此适合阳气不足，络脉虚弱，又骤然被寒湿凝滞的急性附睾炎。同时合橘核丸，其中橘核也为散结通络之药，是治睾丸肿痛之要药，方中还含有桃仁这一辛润活血通络药，联合疏肝理气、消痰软坚的药，共奏祛痰通络之功。

慢性附睾炎多由急性附睾炎失治、误治，迁延所致，常呈现反复发作的间歇性附睾疼痛。叶天士认为"久病入络，久痛入络"，慢性附睾炎常见病因为瘀血阻络。部分患者素体阳虚，易为寒湿所困，常表现为遇冷则发，责之为寒湿凝络。部分患者反复疼痛伴有局部硬结、囊肿，责之为痰热滞络。其中瘀血阻络选方血府逐瘀汤，该方中桃仁为辛润活血通络之药；当归为化瘀通络之药，加之其他疏肝理气、活血化瘀之药，共奏化瘀通络之功。本方还可加辛香通络药乳香、虫类通络药蜈蚣，以增强活血止痛的功效。慢性附睾炎还可见寒湿凝络，选方同上，主要侧重点为加强益气补虚、荣养络脉药物的使用。痰热滞络选方枸橘汤，枸橘同为散结通络之药，也是治疗睾丸肿痛之常用药，加之本方其他的疏肝泄热、化痰之药，共治痰热滞络之候。此外，通心络胶囊可用于治疗附睾炎，依据为《素问·至真要大论》中提到的“诸痛痒疮、皆属于心”，因此对于久病疼痛，通心络止痛不失为治疗良策。

（周仕轶　王林）

参考文献

[1] 卞廷松，徐福松，谈小林，等. 通心络胶囊联合枸橘汤治疗慢性附睾炎53例[C]//第五届国际络病学大会. 2009：467–468.

[2] 蔡燕磊，孙自学. 桂枝茯苓汤合五味消毒饮加减联合抗生素治疗急性附睾炎40例[J]. 中医学报，2014，29(1)：88–89.

[3] 常德辉，李富东，丁豪帅，等. 高海拔地区某部队住院官兵泌尿生殖系统疾病谱调查分析[J]. 西北国防医学杂志，2021，42(7)：631–635.

[4] Carto C, Nackeeran S, Ramasamy R. COVID–19 vaccination is associated with a decreased risk of orchitis and/or epididymitis in men[J]. Andrologia, 2022, 54(2): e14281.

[5] 丁薇，李俊余，李玲，等. 附睾结核及非特异性附睾炎的MRI诊断及鉴别诊断[J]. 中国CT和MRI杂志，2023，21(12)：142–145.

[6] E. K. Sawyer, J. R. Anderson. Acute epididymitis: a work–related injury? [J]. J Natl Med Assoc, 1996, 88(6): 385–387.

[7] Carneiro F, Teixeira TA, Bernardes FS, et al. Radiological patterns of incidental epididymitis in mild - to - moderate COVID - 19 patients revealed by colour Doppler ultrasound[J]. Andrologia, 2021, 53(4): e13973.

[8] 郭应禄，胡礼泉. 男科学[M]. 北京：人民卫生出版社，2004.

[9] 黄立中，徐琳本，张晓明，等. 阳和汤镇痛及抗炎作用的实验研究[J]. 湖南中医杂志，2002，(5)：49–50.

[10] 姜德友，王陆，王梦思. 子痈源流考[J]. 辽宁中医药大学学报，2019，21(12)：9–12.

[11] 姜海林. 微波治疗附睾炎24例体会[J]. 交通医学，1997，(4)：447.

[12] 姜雪娇，李金霞，张秋云，等. 基于Wnt/β–catenin通路探讨通心络胶囊对ApoE–/–动脉粥样硬化小鼠炎症水平的影响[J]. 中国中医急症，2023，32(1)：43–46.

[13] 李洁. 络脉文献的整理与研究[D]. 成都：成都中医药大学，2006.

[14] 李强，孙建宁，夏晓晖，等. 失笑散及其不同提取部位的药效学研究[J]. 北京中医药大学学报，1999，22(3)：48–49.

[15] 李占全，玉铂. 附睾炎患者尿道内支原体与衣原体的检出率及临床意义(附85例分析)[J]. 中国男科学杂志，2009，23(12)：58–59.

[16] 林伟伟，黄绥心. 彩色多普勒血流显像诊断急性附睾炎及睾丸炎的临床价值[J]. 医疗装备，2022，35(14)：17–19.

[17] Mason Bonner, Johnathan M Sheele, Santiago Cantillo–Campos, et al. A Descriptive Analysis of Men Diagnosed With Epididymitis, Orchitis, or Both in the Emergency Department[J]. Cureus, 2021, 13(6): e15800.

[18] 聂丽丽，张帅，杨璐，等. 剪切波弹性成像评估儿童睾丸附件扭转致睾丸–附睾炎治疗效果的临床价值[J]. 临床超声医学杂志，2023，25(11)：895–899.

[19] 聂欣，成颜芬，王琳，等. 桃红四物汤化学成分、药理作用、临床应用的研究进展及质量标志物的预测分析[J]. 中国实验方剂学杂志，2020，26(4)：226–234.

[20] 宁鹤丽. 血府逐瘀汤加减联合美施康定治疗气虚血瘀型中晚期癌症癌性疼痛疗效观察[J]. 亚太传统医药，2017，13(1)：144–145.

[21] 宁泌泰胶囊“异病同治”共识编写组. 宁泌泰胶囊治疗泌尿生殖疾病“异病同治”专家共识[J]. 中华男科学杂

志，2020，26（3）：276–279.
[22] 牛远杰，韩瑞发. 现代泌尿外科学［M］. 北京：人民卫生出版社，2023.
[23] 秦国政. 中医男科学［M］. 北京：中国中医药出版社，2012.
[24] 孙建明. 徐福松用枸橘汤加味治疗睾系疾病举隅［J］. 山东中医杂志，1999，（7）：31–32.
[25] 孙自学. 仙方活命饮加减结合西药治疗急性附睾炎42例［J］. 中国中西医结合杂志，2003，23（3）：234.
[26] 唐来坤，王珂，卢国军，等. 慢性前列腺炎在急性附睾炎发病中的关联度分析［J］. 中国男科学杂志，2010，24（1）：48–50.
[27] 王梦奇. 中西医结合治疗儿童急性附睾炎［J］. 世界最新医学信息文摘，2017，17（76）：174.
[28] 王新汝，叶青. 高频超声联合血清淀粉样蛋白A对急性附睾炎的诊断价值［J］. 海军医学杂志，2023，44（8）：839–843.
[29] 武晓青，汪秀华. 阳和汤加减新用［J］. 河南中医，2004，24（4）：69–70.
[30] 吴以岭. 络病学［M］. 北京：中国科学技术出版社，2004.
[31] 辛勤，司端运，戴伟娟，等. 仙方活命饮的抗炎及解热作用研究［J］. 济宁医学院学报，2002，25（1）：37–38.
[31] 杨光，卞廷松，谈小林，等. 加减橘核丸联合迈之灵对慢性附睾炎患者疼痛症状的影响［J］. 黑龙江中医药，2019，48（6）：170–171.
[33] 杨宏静. 五味消毒饮抗感染作用的研究［D］. 长沙：湖南中医药大学，2011.
[34] 张宝鹏，格桑平措，李传洪，等. 西藏地区睾丸和附睾疾病临床诊治分析［J］. 中华男科学杂志，2012，18（4）：353–355.
[35] 张超. 加巴喷丁联合血府逐瘀汤对带状疱疹后遗神经痛患者的镇痛效果、睡眠质量及预后的影响［J］. 贵州医药，2018，42（8）：964–966.
[36] 张巍，孙剑峰，沈海，等. 血府逐瘀汤对胸腰椎爆裂骨折内固定术后抗炎镇痛疗效的研究［J］. 中药药理与临床，2019，35（6）：163–165.
[37] 郑春松，叶蕻芝，许惠凤，等. 分子对接法预测独活寄生汤中对TNF-α和IL-1β作用的活性成分［J］. 福建中医药大学学报，2012,22（4）：28–30.
[38] 郑军华，陈山. 泌尿及男性生殖系统感染与炎症［M］. 北京：人民卫生出版社，2022.
[39] 周明，邹文，范少勇，等. 仙方活命饮抗炎作用的实验研究［J］. 中国中医药现代远程教育，2017，15（19）：143–145.
[40] 周玉春，薛宇阳，张新东，等. 独活寄生汤治疗慢性附睾炎临床研究［J］. 新中医，2010，42（11）：45–46.

第二十三章中英文关键词索引

附睾炎	epididymitis
肝肾之络	collaterals of liver and kidney
寒湿凝络	cold dampness condensing collaterals
解脲支原体	ureaplasma urealyticum
淋巴蔓延	lymphatic spread
淋球菌	neisseria gonorrhoeae
逆行感染	retrograde infection
热毒滞络	heat-toxin stagnation of collaterals
沙眼衣原体	chlamydia trachomatis
痰热滞络	phlegm and heat stagnating collaterals
血行感染	hematogenous infection
瘀血阻络证	syndrome of static blood blocking collaterals

第二十四章
中西医对迟发性性腺功能减退症的认识与诊治原则

第一节 概述

近年来，人们的生活水平日益提高，寿命也明显延长，随之而来的是社会逐步转入老龄化阶段，各种与衰老相关的疾病逐渐进入人们的视野，其中有一大疾病影响着大多数中老年男性的身体健康，同时也使他们的生活质量大大降低，那就是迟发性性腺功能减退症，这也使得该疾病成为当今研究的热点内容。迟发性性腺功能减退症（late-onset hypogonadism，LOH）曾名“中老年男性雄激素缺乏综合征”，即指中老年男性随着年龄的增加，体内雄激素水平直线下降，尤其是睾酮水平进行性下降，从而引发的一系列临床综合征，其中包含了身体及心理两方面的不适，是导致中老年男性生活质量下降以及寿命缩短的重要原因。

睾酮是人体内的一种性激素，在人体生长发育的过程中发挥着重要的作用，尤其是对男性生殖器官、肌肉以及骨骼的发育，更是扮演着不可或缺的角色。睾丸（特别是睾丸间质细胞）和肾上腺是男性主要产生睾酮的部位，95% 的睾酮主要是在睾丸间质细胞中合成的，5% 的睾酮则来自其前体的外周代谢，约有 1% 的睾酮是在肾上腺皮质细胞中产生，它是促进男性附属生殖器官成熟和第二性征出现的激素，同时也可以维持正常的性欲和生殖功能。睾酮的受体广泛分布于生殖器官、脑、血管、周围神经等部位，睾酮通过与靶细胞上的睾酮受体相结合，调节细胞核中睾酮应答基因的转录活性。睾酮对机体有着许多作用，主要作用有以下几点：①促进生殖功能。它可以刺激男性内、外生殖器的发育和成熟，同时刺激男性第二性征出现并维持其处于正常状态，同时，一定水平的睾酮对于维持男性性功能的正常发挥也有着重要意义，男性的性欲、性幻想、性生活的程度等都与睾酮有关，而且睾酮通过作用于睾丸的支持细胞调控精子产生，同时影响着精液的成分与精子活力，如果睾酮缺乏，生精过程就无法启动。②合成代谢。睾酮具有一系列促进合成代谢的功能，它能够促进肝脏合成并分泌一系列血清蛋白，促进造血干细胞增殖，促进肾脏产生红细胞生成素等，最重要的一点是，它能够通过氮潴留增加肌肉长度与重量，使肌细胞变大、肌纤维增粗，但是不改变肌纤维的数量，这使得男性的力量较大。③促进皮肤黏膜修复。睾酮可以通过皮肤组织内的睾酮受体调节皮脂腺的分泌和毛发的生长，同时也可以促进皮肤损伤的修复，但对睾酮敏感的毛囊则会出现抑制生长，出现雄激素性脱发。④调节内分泌功能：睾酮能够调节人体脂肪组织的分布以及组成百分比，睾酮低下的人群容易出现腹型肥胖、胰岛素抵抗、高脂血症等；性腺功能低下的男性糖尿病发生率显著高于一般人群，提示睾酮变化可能与血糖代谢也有一定的关系。

第二节　中西医对本病的定义与概念

一、现代医学定义

20 世纪 40 年代，一位名叫 Werner 的德国学者，他通过细致的观察发现，不仅中老年女性绝经后会出现潮热、性功能减退、疲劳、易怒烦躁等表现，相当大一部分的中老年男性到了一定年龄，也会出现类似于女性围绝经期的表现，他把这种现象称之为“男性更年期综合征（male climacteric）”，但人们并不是都承认 Werner 基于此现象给予的男性更年期的定义，因为男性体内睾酮含量的变化并不是跟女性体内雌激素含量的变化情况一致，女性体内雌激素含量是围绝经期间出现骤然的下降，而男性体内睾酮的含量则是随着年龄的增长而缓慢下降，甚至一些高龄男性体内仍存留正常量的睾酮，因此，陆陆续续出现了其他定义，有些专家认为这个疾病应该和女性的“绝经”相对应，故称之为“绝雄”，国际上一些组织也认为“男性更年期”的命名不科学，就对中老年男性做了一些研究和分析，发现他们和更年期女性不一样，他们身体里的雄激素还是存在，只是有部分缺乏，所以提倡称之为“雄激素部分缺乏”或者“雄激素缺乏”，直到 20 世纪末期，国际老年男性健康协会将这个疾病统一命名为“迟发性性腺功能减退症（late-onset hypogonadism，LOH）”，这个命名就比较科学，因为有原发的性腺功能减退，比如先天性性腺发育缺陷导致雄激素缺乏，“迟发性”就将原发性与继发性鉴别开来。后来根据 Grossmann 和 Matsumoto 的研究，有了更加准确的定义，迟发性性腺功能减退症（也被称为功能性、年龄相关性或成年性性腺功能减退症）被定义为在中老年男性中，在缺乏内在结构性下丘脑 – 垂体 – 睾丸（HPT）轴和抑制 HPT 轴的特定病理条件（如微催乳素瘤、内源性库欣综合征）的情况下，雄激素缺乏样特征和低血清睾酮浓度共存。

二、中医学概念

中医古代文献中尚无 LOH 对应病名概念的记载，但就其症状及病因病机，文献均有记载。《素问·上古天真论》对男子生长壮老的规律进行了论述：“丈夫八岁，肾气实，发长齿更……五八，肾气衰，发堕齿槁……七八，肝气衰，筋不能动，天癸竭，精少，肾藏衰，形体皆极……而天地之精气皆竭矣。”《素问·阴阳应象大论》论述了不知调阴阳，身体出现的性腺功能低下的症状：“年四十，而阴气自半也，起居衰矣；年五十，体重，耳目不聪明矣；年六十，阴痿，气大衰，九窍不利，下虚上实，涕泣俱出矣。”《千金翼方·卷十二·养老大例》更是详尽地论述了随着年岁增长而出现的相应症状：“人年五十以上，阳气日衰，损与日至，心力渐退……心无聊赖，健忘瞋怒，情性变异，食欲无味，寝处不安。”可见，肾阴、肾阳是五脏阴阳之本，是各脏腑发挥正常功能的保障。

阴阳失和是LOH的病机基础。本病多归中医的郁证、脏躁等范畴。主要症状为精神差、乏力、焦虑、抑郁、潮热、出汗、睡眠差、烦躁、腰膝酸软、性功能低下等，与肾、肝、脾关系密切，可出现虚、郁、湿、热等多种变化，而虚、郁、湿、热均可致瘀阻络，应从虚、从瘀、从络论治。中医药治疗LOH的疗效可靠，不仅可以改善临床症状，还可提高患者性激素水平，并且在改善患者体能或心血管评分以及精神心理评分方面更有优势；如果患者的体能或心血管、精神心理症状偏严重，应该优先考虑中医药治疗，并要长期坚持服用；若患者的血清睾酮水平较低，选用中医药治疗，疗程可设置在两个月左右，这时中药疗效高于西药，中医药治疗该病的优势还在于不良反应发生率低，安全性高。

第三节　流行病学与发病率

LOH一般发生于40～55岁的中年男性，但也可以早至35岁或延迟到70岁。男性性腺功能减退症的诊断必须包括持续的临床症状和睾酮缺乏的生化证据。健康男性的雄激素缺乏也会随着年龄的增长而略有增加。在中年男性中，LOH的发病率在2.1%～12.8%；40～79岁男性的低睾酮和性腺功能减退症的发病率为2.1%～5.7%。目前流行病学报道东方人中LOH发病率为10%～20%，西方人的发病率为16%～40%。其中高达25%的老年男性患有LOH，而前列腺癌（PCa）的终生患病率约为15%，良性前列腺增生（BPH）在90岁以上的男性中的终生患病率可达到60%。2016年我国针对经济发达地区流行病学调查发现，社区中老年男性出现LOH病征及血清睾酮水平低下的发生率达9.1%。老年男性血清睾酮水平受周围环境及饮食习惯等因素的影响，个体差异较大，城市地区男性LOH患病率较农村地区显著增高，城市地区人群的平均血清睾酮水平也较农村男性低。LOH患者常出现不具特异性的症状和体征，包括疲劳、易怒、情绪低落、注意力和记忆力差、身体机能下降、轻度不明原因贫血和睡眠障碍等。这就提出了一个问题，即诊断性检查是否仅由性腺功能减退症的典型表现提示，或者一项或多项非特异性发现就足够。

第四节　中西医对病因病机的认识

一、西医学对病因病机的认识

随着年龄的增加，老年男性的睾酮水平逐渐下降。75岁男性的睾酮水平大约是青年男性的2/3。这可能和机体脏器自然衰老、下丘脑－垂体－睾丸轴的功能减退有关。LOH具体发病机制目前尚未完全清晰，但核心机制是睾酮水平低下。血清睾酮水平达到最大化的年龄是25～30岁，然后睾酮随着年龄的增长每年降低1%～1.4%，游离睾酮（free testosterone，FT）每年减少2.7%，年龄相关的血清睾酮水平下降目前认为与下丘脑－垂体－性腺轴的功能减退、Leydig细胞自身损害、性激素结合蛋白（sex hormone binding globulin，SHBG）增加、体重增加及一些慢性疾病相关。随着年龄的增长，下丘脑－垂体－性腺轴功能会发生以下变化：①下丘脑的分泌储存功能受损，造成GnRH的分泌减少、紊乱。②垂体对GnRH应答减少，导致LH脉冲频率增加但不规律，振幅减少。③T昼夜节律消失。从25岁到八九十岁睾丸体积大约减小了15%，睾丸支持细胞和间质细胞的总数减少了大约一半，与此同时睾丸生发上皮细胞退化和结缔组织的比重提高。老年男性体内的睾酮水平低下的原因包括睾酮分泌能力下降和生物学活性低下，具体包括以下几方面①睾酮分泌能力下降：男性血清睾酮达最高水平的年龄在 25 ～ 30 岁，而后每年以 1% ～ 1.4% 的速率降低，男性年龄增大导致睾丸间质细胞（leydig cell，LC）数量减少和功能下降是睾酮分泌量不足的核心原因；中老年男性下丘脑 – 垂体 – 性腺轴的功能会伴随增龄出现一系列变化——下丘脑分泌储存功能受损可导致促性腺激素释放激素（gonadotropin-releasing hormone，GnRH）的分泌量减少、分泌节律紊乱；垂体前叶产生的 LH、LC 与表面 LH 受体（luteinizing hormone receptor，LHR）相结合的反应性下降；中老年男性血浆中的性激素结合球蛋白（sex hormone-binding globulin，SHBG）水平会随着男性年龄增长，以每年约 1.2% 的速率上升，睾酮水平逐渐下降，游离睾酮（free testosterone，FT）和生物可利用睾酮（bioavailable testosterone，Bio-T）则下降得更加明显。②雄激素受体异常：雄激素受体（androgen receptor，AR）广泛地存在于人体众多组织及器官中，作为雄激素依赖的转录调节因子，AR 只有与雄激素结合，激活相关基因后才能发挥出雄激素的生理效应；AR 基因转录活性的细微调节程度由多聚谷氨酸可变长度所决定，并由其外显子 1 区氨基端转录调节区三核苷酸（copy number variation，CAG）重复序列编码，与 AR 转录活性和表达有关 CAG 的重复长度可能是 LOH 的遗传因素之一。③单核苷酸多态性与 LOH 遗传易感性、单核苷酸多态性（single nucleotide polymorphism，SNP）与雄激素的变化有关，SNP 位点 rs5935505 的雄激素基因型出现 LOH 的发病风险更高，年龄、SHBG 水平、吸烟及酒精的摄入使 rs5935505 雄激素基因型人群发生 LOH 的风险增高。④肠道内毒素与 LOH 的相关性：肠道内毒素导致 LOH 的理论，即内毒素直接抑制 LC 类固醇生成，导致睾丸 LC 生成的睾酮量减少。

而根据激素测量、临床特征和易感风险因素，还可以将患有 LOH 的老年男性分为以下类别：原发性性腺功能减退症和继发性性腺功能减退症，前者与年龄密切相关；后者与肥胖相关，可能可逆。与年龄相关的睾酮下降，主要由睾丸功能衰竭引起，但并不是 LOH 发病机制中的唯一因素，LOH 还涉及下丘脑 – 垂体功能损伤。LOH 可被定义为混合性或合并性性腺功能减退症。特别是代谢综合征和 2 型糖尿病会显著抑制下丘脑 – 垂体 – 睾丸轴，通过反馈机制降低睾酮水平。由于性腺功能减退症是睾丸功能衰竭引起的，或者是由下丘脑 – 垂体 – 性腺轴的一个或多个水平的破坏引起的，同样也可根据以下水平的障碍进行分类①睾丸源性男性性腺功能减退症（原发性性腺功能减退症）：原发性睾丸功能衰竭是性腺功能减退最常见的原因，可导致睾酮水平低、精子发生障碍和促性腺激素（LH 和 FSH 高）升高。②下丘脑垂体功能减退引起的男性性腺功能减退症（继发性腺功能减退症）：下丘脑或垂体的中枢性缺陷会导致继发性睾丸功能衰竭。③下丘脑或垂体和性腺混合功能障碍引起的男性性腺功能减退症（常见于成人发病的性腺功能减退症）：原发性和继发性睾丸功能衰竭可导致睾酮水平降低和促性腺激素水平可变。④雄激素靶器官缺陷引起的男性性腺功能减退（雄激素不敏感或抵抗）。因此，LOH 的病因病机相对复杂。

二、中医学对病因病机的认识

LOH 的核心病机是肾虚肝郁，肾虚为本，肝郁为枢。人体生长发育、性与生殖主要依靠的是肾精，肾精是人体生命活动及各个脏腑机能的物质基础。《素问・上古天真论》曰：“丈夫八岁，肾气实，发长齿更……五八，肾气衰，发堕齿槁……七八，肝气衰，筋不能动，天癸竭，精少，肾藏衰，形体皆极……而天地之精气皆竭矣。”男子进入中老年阶段，肾精日衰、天癸渐竭，气血由盛转衰、形体由壮转弱、生殖能力由强转衰，故而年老肾虚是 LOH 的根本病因。因性欲降低、性功能减退、勃起困难等症状带来的精神压力及长时间治疗的不满意，进一步加重抑郁、焦虑状态。肾水亏虚不能涵养肝木，加之长期焦虑抑郁的精神状态，以致肝气郁结，日久化火，故出现情志不畅、胆怯心悸、烦躁易怒等症；肝郁日久克犯脾土，则见脾失健运，痰湿集聚；《明医杂著》曰：“肝气通则心气和，肝气滞则心气乏。”肝失条达则见心神失养或心神受扰。故而肾虚为LOH的致病之本，肝郁是LOH的致病之枢，肾虚、肝郁进而导致心血不足、脾失健运，从而使气血运行失常。

气血是人体生命活动最重要的物质基础，充养五脏六腑，濡润筋骨皮毛；适应内外环境变化，维持机体自身稳定，气血的盛衰决定了男性的形体特征，生殖功能活动均以气血作为物质基础和动力源泉，故男性生殖系统功能与十二经脉气血及脏腑功能息息相关，气血调和是正常生殖最基本的物质基础。肾为先天之本，血液运行有赖于肾气的推动、肾阳的温煦及肾阴的濡润。先天禀赋不足，或后天劳损过多，或久病损伤，均可导致肾虚。气为血之帅，肾气虚致血运失于推动，易停留成瘀，瘀阻肾络；肾阳虚，导致温煦和推动乏力，经脉失于温养，易寒凝经脉内生瘀血，血液运行乏力，也导致血液滞涩脉道成瘀，肾络受阻。肾阴虚，阴虚火旺，虚火内灼，耗损营阴，灼伤脉络，血行不畅，瘀阻脉络。气机通畅有赖于肝的疏泄。肝主疏泄调达，调畅全身气机，使气机通而不滞，散而不郁，使气血调和，经络通畅，脏腑功能协调。肝郁气滞可致肝络郁阻，出现络气郁滞的病理状态，导致肝之疏泄功能失常，若肝郁日久生热化火，热乘湿土，湿热化气，也可蒸迫络脉；肝郁气滞，血运不畅，瘀血内生，致瘀阻脉络；肝郁气滞也可导致肝脾不和，脾失健运，痰湿内生，痰湿瘀滞络脉。年老元气不足，脾胃功能下降，化生乏力，加之肾虚肝郁日久，以致气血亏虚。气虚血行不畅，脉络瘀阻，血虚脉络失于濡养和充盈，络脉不和；气血不足，则津液运化及输布异常，易生痰湿，痰瘀阻络，络虚不荣更甚。综上LOH发病以肾虚肝郁为要，气滞血瘀、气血不荣是重要的病理表现。

第五节　临床诊断方法与评价

一、临床表现与体征

LOH与经典性腺功能减退症的临床症状和体征相似，但是前者雄激素缺乏相对较轻，故其症状较轻微，且与老年男性的常见并发症和衰老导致的症状相似。LOH典型的症状为：①性欲降低。②自发性勃起减少。③勃起功能障碍。非特异性症状包括精力下降、体力下降、动力下降、情绪低落、注意力不集中、潮热等。低睾酮水平会导致身体、精神衰弱和性功能障碍等症状，并且身体的变化也可能导致继发精神症状，有研究表明，血液睾酮水平与抑郁症状之间存在相关性，故在治疗期间必须鉴别合并精神疾病的可能。

LOH的体征主要表现为体毛和面部毛发脱落、睾丸缩小、体脂增加、肌肉量减少、骨质疏松、中心性肥胖等。肥胖与功能性性腺功能减退症密切相关，因睾酮与内脏脂肪量相关，肥胖会导致睾酮水平降低，而低睾酮也会促进肥胖，在体重减轻后，功能性性腺功能减退症有可逆的可能性。与经典性腺功能减退症相关的其他临床表现，如睾丸体积缩小，则不太常见于该病。

二、超声与影像学检查

LOH的诊断主要依靠症状、体征和睾酮水平，超声和其他影像学检查主要用于辅助诊断和与其他疾病相鉴别。阴囊彩超可以明确睾丸体积的变化，排除因睾丸病变引起的继发性LOH，头颅或者垂体的磁共振对于继发性性腺功能减退的诊断有重大意义。

三、实验室检查

睾酮（testosterone，T）是诊断 LOH 的关键实验室指标，但是个体睾酮水平差异很大，睾酮水平受个体年龄、遗传背景、种族、生活方式、合并症和其他因素的影响，并且血液中睾酮含量具有时间节律性，这种情况在青年人中更为明显。研究表明青年男性的血清睾酮分泌最高峰在上午 3：00—11：00，而游离睾酮及生物活性睾酮的峰值出现在上午 8：00—10：00。睾酮水平在同一个体内亦存在着变异性，每天的检测值都具有波动性，比如急性疾病期间、使用药物、摄入葡萄糖或食物后，睾酮浓度也可能降低。目前各大指南都推荐将血清睾酮的检测时间定在上午 7：00—11：00，并且进行非同日两次空腹静脉血采集。

诊断 LOH 的睾酮阈值目前尚存在争议，一项大型队列研究调查了美国和欧洲人群队列中健康男性的睾酮浓度，结果显示，健康、非肥胖年轻男性（19 ～ 39 岁）睾酮浓度的 95% 及 90% 置信区间下限分别为 9.2 nmol/L 和 10.5 nmol/L。而 Bhasin S 研究表明，正常水平和可能缺乏水平的总 T 阈值为 12.1 nmol/L，游离睾酮的阈值为 243 pmol/L。在 40 ～ 79 岁的男性中，总睾酮的阈值 8 nmol/L 为性冲动减少，8.5 nmol/L 为勃起功能障碍，11 nmoL/L 为早晨勃起频率减少，13 nmoL/L 为活力减弱。目前日本和美国的学者将睾酮的阈值设置为 8.7 nmol/L 和 10.4 nmol/L，而我国和欧洲的学者则认为睾酮阈值＞ 12 nmol/L 的患者极不可能发生性腺功能减退，睾酮浓度持续低于 8 nmol/L（＜ 231 ng/dL）的患者更有可能发生性腺功能减退，对于睾酮浓度在 8 ～ 12 nmol/L 的患者，不能确定明确的诊断，需进一步检查游离睾酮（free testosterone，FT）浓度。游离睾酮浓度的增加与 LOH 临床症状不相关，而游离睾酮水平与症状呈负相关，较总睾酮浓度的变化更为敏感，更能反映人体内具有生物学意义的睾酮，与 LOH 症状关系更紧密，尤其对于过度肥胖的男性，游离睾酮更能精确筛查 LOH。

各家医院和实验室对睾酮的检测结果可能存在很大的差异，推荐使用液相色谱 - 质谱法（LC-MS）来检测睾酮浓度，此办法准确性最高，但是复杂且成本高，大多数医院和实验室通过自动免疫分析法检测睾酮浓度也能获得较准确的结果。欧洲男科学会建议医院需根据国际统一的参考标准对睾酮的阈值进行校准，并在必要时进行改进，个体睾酮的结果应根据该地区的一般人群的健康男性建立的参考范围进行解释。

四、特殊检查

国际上通常采用老年男性症状评分表（AMS）（表 24-1）作为 LOH 症状评分。AMS 评分是自我评估的症状评分，包含心理、躯体和性分量表的 17 个问题。这 17 个问题按 5 分制评分，总分≤ 26 分为正常，27 ～ 36 分为轻度，37 ～ 49 分为中度，≥ 50 分为重度。AMS 不仅可用于诊断，还可作为评估睾酮替代疗法（TRT）反应的标准。AMS 评分已广泛用于筛查，尽管它具有高灵敏度，但特异性较低，所以欧洲泌尿外科协会指南不推荐使用 AMS 评分用于 LOH 的诊断，但是，AMS 评分结合其他问卷，例如老年男性雄激素缺乏（ADAM）问卷，有助于监测睾酮替代疗法的临床有效性。目前对于这些问卷是否可以用于 LOH 的诊断尚存在争议，需进一步研究验证。

表 24-1　老年男性症状评分表（AMS）

	症状	无 1	轻度 2	中度 3	重度 4	极重 5
1	感到总体健康状况下降（总体健康状况、主观感受）					
2	关节痛与肌肉痛(腰痛、关节痛，四肢痛、全背痛)					
3	多汗(非预期的或突然的阵汗、非劳力性潮热)					
4	睡眠障碍(入睡困难、睡眠过程障碍、早醒和感觉疲劳、睡眠不好，失眠)					
5	睡眠需求增加，经常感到疲倦					
6	烦躁易怒(爱发脾气、为小事生气、情绪化)					
7	神经质(内心压力、焦虑、烦躁不安)					
8	焦虑不安(感到惊恐)					
9	体力极差，缺乏活力(表现总体下降、活动减少、对休闲活动缺乏兴趣、感到做事少和收获少、感到必须强迫自己参加一些活动)					
10	肌肉力量下降(感到无力)					
11	情绪忧郁(情绪低落、忧伤、欲流泪、缺乏动力、情绪波动、感到做什么事都没有意思)					
12	感到个人已走了下坡路					
13	感觉到精疲力竭，人生已到了最低点					
14	胡须减少					
15	晨勃次数减少					
16	性生活的能力及频率减少					
17	性欲减退（性活动失去愉悦感、缺乏性交欲望）					

注：得分 17 ～ 26 分：无；27 ～ 36 分：轻度；37 ～ 49 分：中度；50 分及以上：重度。

五、临床诊断要点

LOH 的诊断主要依靠是否存在睾酮缺乏的临床症状和体征，并结合至少非同日的两次血清睾酮浓度来确诊，并不推荐各类调查问卷用于诊断 LOH。具体诊断流程如图 24-1，当患者存在睾酮减少的症状和体征时，需排除合并症（如肥胖）和药物（例如阿片类药物、合成代谢类固醇）的干扰，测定早晨空腹（上午 7—11 点）总睾酮，当总睾酮大于> 12 nmol/L 可排除诊断，总睾酮位于 8 ～ 12 nmol/L 需重复检测总睾酮、游离睾酮、黄体生成素和催乳素，当总睾酮及游离睾酮低，但是黄体生成素正常或低时，提示继发性性腺功能减退症，如总睾酮及游离睾酮低，但是黄体生成素升高提示原发性性腺功能减退症。如总睾酮初次测量低于 8 nmol/L，仅仅需重复测量总睾酮、黄体生成素和催乳素。

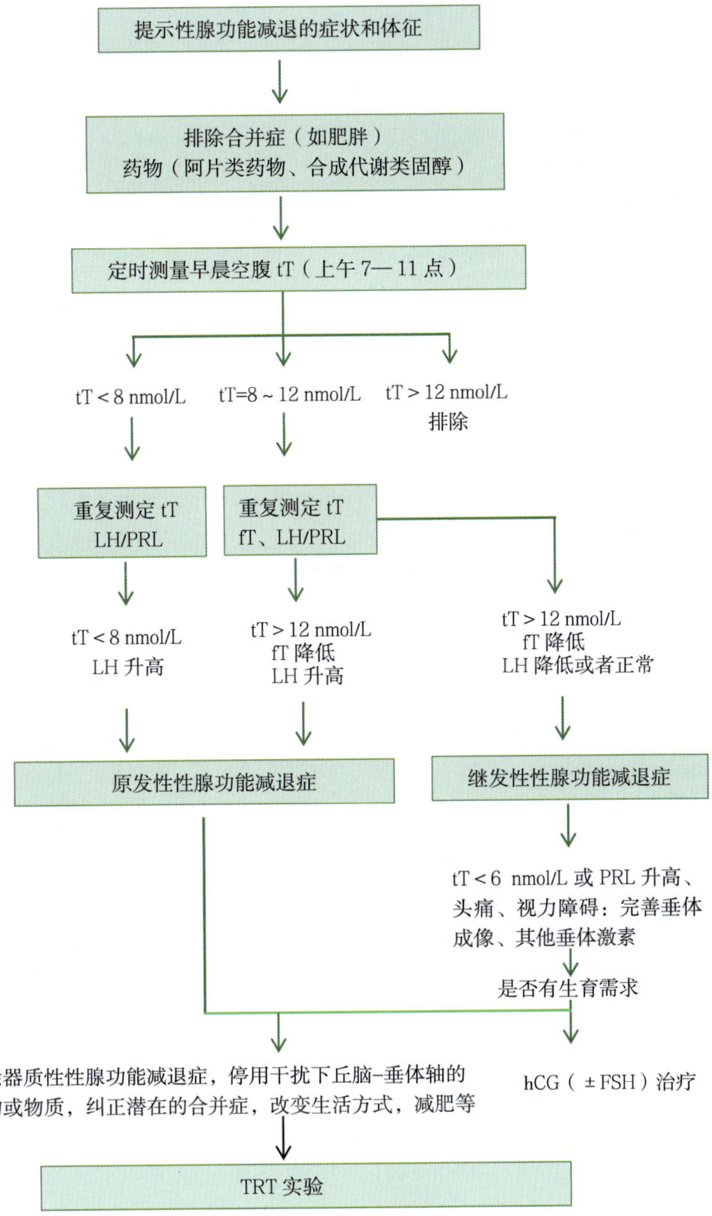

图 24–1　诊断流程

注：tT，总睾酮；LH，黄体生成素；PRL，催乳素；T，睾酮；TRT，睾酮替代疗法；ft，游离睾酮。

第六节　中西医结合治疗方法与原则

一、西医治疗药物与选择

对于超重和肥胖的 LOH 的患者，首要的治疗方案是改变生活方式，包括体育锻炼和减重，减重能提升睾酮浓度。研究表明，肥胖和随访期间体重增加的患者发生功能性继发性性腺功能减退症的风险升高。而在随访期间体重减轻的患者，睾酮通常随着继发性性腺功能减退症的恢复而增加。对现有文献的荟萃分析表明，体重减轻（通过减肥手术或者控制饮食）可以升高睾酮浓度，且升高的值与体重减轻程度呈正比，体育锻炼也有类似的效果。

LOH 患者在条件允许的情况下，尽可能停用或者减少使用影响睾酮浓度的药物。对患有慢性非癌性疼痛的男性进行阿片类药物治疗是引起的功能性性腺功能减退症最常见的原因之一，停用阿片类药物一个月后睾酮浓度会逐渐正常。合成代谢雄激素类固醇（AAS）的滥用也会导致 LOH，绝大多数滥用 AAS 者只要完全戒除，最终将恢复正常的性腺功能（长期滥用后可能需要 12 个月以上才能恢复），不应使用克罗米芬或人绒毛膜促性腺激素（hCG）加速康复，因为目前没有足够的证据证明该治疗是有效的。

睾酮替代治疗（testosterone replacement therapy，TRT）适用于年龄≥ 40 岁且有 LOH 症状或体征的男性，TRT 的副作用包括红细胞增多症、心血管疾病风险增加、睡眠呼吸暂停、油性皮肤、痤疮、乳房疼痛、肝损伤和不孕症。对于心脏病患者，尤其是 65 岁以上的患者，应慎用。雄激素依赖性恶性肿瘤（如前列腺癌和男性乳腺癌）患者禁用 TRT。此外，如果患者正在使用抗凝剂（如华法林），则需谨慎进行 TRT，因为抗凝剂的作用可能会被增强。建议在开始 TRT 治疗之前测量血清前列腺特异性抗原（PSA），若 PSA ＜ 2.0 ng/mL 则可以开始进行 TRT；若血清 PSA ≥ 2.0 ng/mL 但＜ 4.0 ng/mL，则应慎行 TRT；若≥ 4.0 ng/mL 或有提示前列腺癌的体征，则只有在前列腺癌排除后才能进行 TRT。

常用的睾酮制剂有口服、皮下注射、皮下植入剂等。最常见的口服药物为十一酸睾酮，目前并不推荐口服药物作为一种可行的治疗方案，因为该药物的吸收是不可预测的，并且高度依赖于食物摄入量。过去较常使用的睾酮注射制剂，如丙酸睾酮、庚酸睾酮或睾酮酯，可能会导致血清睾酮浓度大幅波动，致使患者情绪波动。鼻用制剂可能会刺激鼻黏膜，而睾酮颗粒植入物需要进行小手术，存在感染的风险。目前，长效十一酸睾酮注射液和睾酮凝胶是最常用的睾酮制剂。性腺功能减退症的症状与低睾酮之间的关系并不总是确定的，所以大部分 LOH 患者初诊时的 TRT 应选用短效制剂。大部分临床医生更倾向使用睾酮凝胶开始 TRT，因为功能性性腺功能减退症具有潜在的可逆性，需要在治疗中断后重新评估患者。对于有多种疾病的体弱老年患者，不良反应的风险较高，建议使用较低起始剂量的短效睾酮凝胶制剂。

LOH 患者使用睾酮凝胶的疗程一般为 3 ～ 6 个月。Snyder PJ 的研究表明，在开始睾酮凝胶治疗后 3 个月内，大多数患者症状得到改善，并且睾酮浓度恢复到正常范围的中间值。如果在 6 个月的充足睾酮替代后临床症状没有改善，则应停止 TRT，并积极寻找原因。

对于有生育需求的继发性性腺功能减退症的患者，建议使用外源性促性腺激素，使用最广泛的制剂是 hCG。一项关于促性腺激素治疗器质性继发性性腺功能减退症患者的荟萃分析显示，使用 hCG 的治疗成功率为 75%（治疗成功的定义为精液中至少出现一个精子），平均精子密度达到 600 万 /mL，联合使用 FSH 和 hCG 也能取得较好的疗效，它们均可促进精子生成并且提高血清内源性睾酮浓度。

二、中医辨证分型与治则治法

（一）辨证要点

LOH（郁证、脏躁）病位在肝肾，属肝肾之络，与肾、肝、脾关系密切。以“虚、郁、瘀”为主要病机，气虚、肾虚、肝郁为本，痰瘀、血瘀、气滞为标，气虚致痰瘀、肾虚致血瘀、肝郁致气瘀，瘀阻肝肾之络脉为辨证要点。临床诊治应谨守病机，辨证分型而治疗。

（二）辨证分型与方药选择

本病应依据临床症状辨证分型，按照辨证论治和从络论治原则，选择适宜的治则和治法。

1. 肾虚血瘀、脉络瘀阻证

1）证候

主要表现为腰膝酸软、夜尿频多、耳鸣、头晕、脱发、记忆力下降、注意力不集中等。

肾阳虚表现为面色㿠白或晦暗、动作迟缓、少气懒言、不思饮食、畏寒肢冷、性欲减退或阳痿早泄、便溏，舌淡苔白或舌黯，脉弱或沉细。

肾阴虚表现为五心烦热、潮热盗汗、咽干口燥、肌肤干燥、心烦不寐、眼睛干涩，便秘，舌红少津或少苔或无苔，脉细数。

肾气虚表现为神疲乏力、少气懒言、自汗、肢体困倦、喘咳气短，活动时以上诸症加重，舌淡苔白或舌黯，脉沉弱或细涩。

2）治则治法

补肾活血，祛瘀通络；肾阳虚则温阳补肾，祛瘀通络，肾阴虚则滋阴补肾，祛瘀通络，肾气虚则益气补肾，祛瘀通络。

3）方剂

（1）肾阳虚者予以右归饮（《景岳全书》卷五十一）。方药组成：熟地黄、山药 、山茱萸、枸杞子、炙甘草、杜仲、肉桂、制附子。加减：血瘀甚者，加酒川芎、桃仁、当归尾；脾虚便溏者，加炒白术、陈皮、九香虫；络脉瘀阻明显者，加土鳖虫、蜈蚣。

（2）肾阴虚者用左归丸（《景岳全书》卷五十一）。方药组成：熟地黄、山药、山茱萸、枸杞子、牛膝、菟丝子、鹿角胶、龟板胶。加减：虚热甚者，加麦冬、玄参、生地黄、丹皮；盗汗明显者，加地骨皮、麻黄根；心烦不寐者，加柏子仁、百合、知母；血瘀甚者，加川红花、当归。

（3）肾气虚者用肾气丸（《金匮要略》卷上）加味。方药组成：干地黄、山药、山茱萸、泽泻、茯苓、丹皮、制附子、桂枝。加减：气虚甚者，加人参、黄芪；咳喘气短甚者，加紫菀、蛤蚧，胡桃；肢体困倦纳差者，加炒白术、潞党参。

2. 肝郁气滞、络气郁滞证

1）证候

表现为情绪低落，焦虑，失眠梦多，胸胁胀满或胀痛，并随情志变化加重或减轻，善太息，或头晕头胀，烦躁易怒，面红目赤，口苦口干，或腹胀腹痛，食少恶心，或少腹阴囊隐痛胀痛，舌淡红，苔薄白，脉弦或弦数或弦沉。

2）治则治法

疏肝理气，解郁通络。

3）方剂

柴胡疏肝散（《景岳全书》卷五十六）。方药组成：柴胡、炒陈皮、川芎、枳壳、芍药、甘草、香附。加减：失眠甚者，加合欢皮、五味子、酸枣仁；胸胁痛甚者，加川楝子、延胡索、丹参；头晕头胀重者，加夏枯草、菊花、钩藤；烦躁口苦甚者，加丹皮、炒栀子、黄连；腹胀、恶心甚者，加法半夏、姜厚朴、竹茹；少腹阴囊痛甚者，加木香、小茴香、姜黄；痛处固定，日渐加重者，加桃仁、川红花、当归尾。

3. 气血亏虚、络虚不荣证

1）证候

头晕耳鸣，少气懒言，面色萎黄或者暗淡无华，皮肤干燥，毛发枯萎，爪甲淡白，失眠多梦，健忘心悸，腹胀纳差，自汗，头晕耳鸣，神疲乏力，阳痿早泄，舌淡苔白，脉细弱无力或细涩。

2）治则治法

益气补血，补虚养络。

3）方剂

八珍汤（《正体类要》）。方药组成：当归、川芎、芍药、熟地黄、人参、炒白术、茯苓、炙甘草。加减：气虚明显者，重用人参、炒白术，加黄芪；血虚明显，重用芍药、熟地黄，加阿胶；失眠多梦明显者，加酸枣仁、五味子、柏子仁；痰瘀阻络甚者，加法半夏、僵蚕、桃仁。

三、经典中药方剂解读

（一）右归饮

（1）方剂组成：熟地黄、山药、山茱萸、枸杞子、炙甘草、杜仲、肉桂、制附子。

（2）药效作用：右归饮出自《景岳全书》卷五十一，是温补肾阳经典名方，在临床中应用广泛。功效：温补肾阳，填精补血。主治：肾阳不足证。《景岳全书》：“此益火之剂也，凡命门之阳衰阴胜者，宜此方加减主之。”

（3）现代临床应用：多用于肾阳虚型骨质疏松、性功能障碍、慢性肾功能衰竭、男性不育症、绝经期前后内分泌紊乱、更年期综合征等疾病。

（4）现代研究证实：右归饮含有较多多糖类成分，可增强机体免疫，提高抗病能力；可调节神经内分泌；改善肾阳虚大鼠下丘脑－垂体－肾上腺轴的功能；增加促红细胞生成素的含量；对腺嘌呤所致慢性肾衰小鼠体质及其学习记忆障碍均具有显著的改善作用；可减少自由基损伤，增强抗氧化能力，延缓衰老作用。

（二）左归丸

（1）方剂组成：熟地黄、山药、山茱萸、枸杞子、牛膝、菟丝子、鹿角胶、龟板胶。

（2）药效作用：左归丸出自《景岳全书》卷五十一，是中医补阴经典名方之一。功效为滋阴补肾，益精填髓。主治肾阴不足，精髓亏损。《景岳全书》：“（左归丸）治真阴肾水不足，不能滋养营卫，渐至衰弱，或虚热往来，自汗盗汗，或神不守舍，血不归原，或虚损伤阴，或遗淋不禁，或气虚昏晕，或眼花耳聋，或口燥舌干，或腰酸腿软，凡精髓内亏，津液枯涸等证，俱速宜壮水之主，以培左肾之元阴，而精血自充矣，宜此方主之。”

（3）临床常用于治疗更年期综合征、神经系统疾病、心血管疾病、肠易激综合征、黄褐斑、老年不安腿综合征、围绝经期综合征、不孕不育等。

（4）现代研究表明，左归丸可通过增加肝脏中 SOD、提高总抗氧化能力水平、降低自由基反应最终产物丙二醛（MDA）含量来发挥延缓衰老的作用；通过加快机体产生内源性抗氧化物、补充外源性氧化物，清除自由基，从而延缓衰老；改善小鼠机体免疫器官的功能和状态进而延缓衰老。

（三）金匮肾气丸

（1）方剂组成：干地黄、山药、山茱萸、泽泻、茯苓、丹皮、制附子、桂枝。

（2）药效作用：金匮肾气丸为“补肾诸方之祖”，出自医圣张仲景《金匮要略》。功效为温补肾气，化气行水。主治肾气亏虚，腰膝酸软，神疲乏力，少气懒言，自汗，肢体困倦，喘咳气短，失眠多梦，小便不利，舌淡苔白或舌黯，脉沉弱或细涩。

（3）临床常用于治疗肾虚型骨质疏松、抑郁症、失眠、更年期综合征、良性前列腺增生症、不孕不育、神经衰弱等。

（4）现代研究证实，金匮肾气丸抑制睾丸转化生长因子 TGF-β_1 表达、增强细胞色素（CY）-P19 表达、增强睾酮合成通路中关键酶 3β-羟类固醇脱氢（3β-HSD）的活性表达从而使雄激素合成增多；还能升高随增龄而降低的 $CD4^+$ 或 $CD8^+$、IgM 水平，调节随增龄出现的免疫球蛋白水平的改变，增强肾虚体质老年人的免疫功能，改善其生活质量；肾气丸可明显改善体内自由基的损伤、调节免疫功能、抑制炎症等药理作用；研究表明，机体衰老与细胞衰老及衰老相关分泌表型直接相关，金匮肾气丸具有调节细胞衰老与抑制炎性反应、延缓衰老的功效。

（四）柴胡疏肝散

（1）方药组成：柴胡、炒陈皮、川芎、枳壳、芍药、甘草、香附。

（2）药效作用：柴胡疏肝散是理气剂的代表方，临床运用广泛，疗效确切，出自于明代《景岳全书》卷五十六。功效为疏肝理气，活血止痛。主治肝郁气滞、络脉郁阻，症见情绪低落，焦虑，失眠梦多，胸胁胀满或胀痛且随情志变化加重或减轻，善太息或头晕、头胀、头痛，烦躁易怒，面红目赤，口苦口干，或腹胀腹痛，食少恶心，或少腹阴囊隐痛胀痛等。

（3）临床常用于治疗抑郁，失眠，更年期综合征，头痛；消化系统疾病，如慢性胃炎、消化性溃疡、肠易激综合征、胆囊炎、肝炎等；心血管系统疾病，如冠心病心绞痛；甲状腺功能亢进症、甲状腺功能减退；代谢性疾病，如高脂血症、糖尿病；妇科类疾病，如乳腺增生、不孕症、高泌乳血症；男科类疾病，如阳痿、早泄等。

（4）现代研究证实，柴胡疏肝散在改善患者的焦虑、抑郁情绪方面，疗效优于西药治疗；该方具有抗氧化作用，其机制可能与抑制脂质过氧化、缓解氧化应激损伤、提高抗氧化酶活性及抗自由基损伤等相关；通过减少炎症因子释放，增强免疫器官功能，维系机体正常的免疫功能；柴胡疏肝散不仅调节神经递质的紊乱，对于神经内分泌、神经可塑等方面均有促进作用。

（五）八珍汤

（1）方药组成：当归、川芎、芍药、熟地黄、人参、炒白术、茯苓、炙甘草。

（2）药效作用：八珍汤出自《正体类要》，是四君子汤和四物汤的合方，是“气血双补”的代表方剂。功效为益气补血。主治气血两虚，症见头晕，头痛，耳鸣，少气懒言，面色萎黄、暗淡无华，皮肤干燥，毛发枯萎，爪甲淡白，失眠多梦，健忘心悸，气短心慌，腹胀纳差，自汗，神疲乏力，阳痿早泄，舌淡苔白，脉细弱无力或细涩等。

（3）临床常用于治疗中老年便秘、颈性眩晕、更年期综合征、慢性疲劳综合征、冠心病、缺铁性贫血、骨折延期愈合、先兆流产、中晚期乳腺癌等。

（4）现代研究表明，加味八珍汤能够明显抑制超氧阴离子生成，并且具有不同程度抑制小鼠血浆过氧化脂质形成、提高红细胞超氧化物歧化酶活性、延长果蝇半数死亡期和平均寿命、抗氧化和抗衰老作用；不同浓度的八珍汤作用一定时间之后都能促进T淋巴细胞的增殖，作用时间越长、浓度越高效果越明显，能够促进T淋巴细胞的增殖及活化，增强免疫力；八珍汤还能改善血液流变性作用，对血液的“浓”“凝”“黏”“聚”状态有明显的改善作用；此外，加味八珍汤具有祛瘀通络、益气活血的功效，能有效促进脑血管疾病恢复期患者脑功能和肢体功能的恢复。

四、中成药辨证分型与治则治法

（1）六味地黄丸：滋阴补肾祖方，适用于LOH肾阴不足，症见腰膝酸软、夜尿频多、头晕耳鸣、记忆力下降、五心烦热、潮热盗汗、咽干口燥、肌肤干燥、心烦不寐、眼睛干涩、便秘等。

（2）坤泰胶囊：滋阴清热，安神除烦，适用于LOH肾阴虚，阴虚火旺，症见潮热面红、自汗盗汗、心烦不宁、失眠多梦、头晕耳鸣、腰膝酸软、手足心热。

（3）丹栀逍遥丸：疏肝理气，活血除烦，适用于LOH肝郁气滞，郁火阻络，症见胸胁胀痛、烦躁易怒、烦闷急躁、口苦咽干、面红目赤、腹胀腹痛、食少恶心、少腹阴囊隐痛胀痛。

五、其他中医疗法

（1）体针治疗：是指运用传统经络腧穴理论知识，按照一定的角度将针具刺入患者体内，通过提、插、捻、转等手法对机体的特定腧穴进行刺激来疏通经络，调节机体平衡，从而治疗疾病。可选用肾俞、肝俞等背俞穴，五脏俞，神门、足三里、三阴交等进行针刺治疗。

（2）腹针治疗：是指基于经络学说，针刺腹部相应的穴位来调节机体的脏腑、经络，疏通经络，调节人体阴阳平衡来治疗疾病。可选取中脘、下脘、关元、气海、气穴、气旁等腹部穴位进行治疗。

（3）电针治疗：指按照经络学说及中医理论，辨证选穴，针刺穴位后，于针柄接通适宜电源，通过针和电流两种刺激，达到较强的治疗效果，具有针刺及电刺激双重作用，能增强对腧穴的刺激，从而调节情志、调整脏腑功能、缓解机体疾病状态。

（4）穴位埋线治疗：指通过异体蛋白在穴位中对腧穴、经脉的持续刺激，以提高机体应激、细胞免疫活化、抗炎等作用，从而调节人体气血阴阳，达到预防和治疗疾病的目的。

（5）耳针治疗：指通过刺激特定耳部区域，有效改善LOH的临床症状和内分泌功能，可选用内分泌、肾、神门、交感和内生殖器等耳穴。

（6）艾灸治疗：是常用治疗方式之一，该疗法利用燃烧温热的艾绒通经脉、理气血、逐寒湿、祛瘀阻，沿经络穴位走窜，疏通经络，调节阴阳，从而祛除疾病。

（7）五行音乐疗法：该种疗法是心理治疗的一种，是基于中医五行理论，以“角、徵、宫、商、羽”五音为基础，按照五行生克制化的规律辨证选乐，通过聆听音乐，让曲调、情志、脏气共鸣互动，达到动荡血脉、通畅精神和心脉的作用。中医讲：“百病生于气，止于音。”这个“气”可以是情志之气，五脏之脏气，因此，五脏可以影响五音，五音可以调节五脏。五行音乐疗法可用于改善患者精神心理症状，治疗包括神经系统疾病在内的诸多疾病。LOH与肾、肝、脾关系密切，可选羽音、角音、宫音，以调节心神来达到滋肾、舒肝、健脾的目的，从而发挥治疗疾病的作用。

第七节　从络病学角度探讨对本病的认识和治疗思路

LOH的发病与年龄增长密切相关，中医基本病机为“虚”导致阴阳失和，而主要病机为“郁”，与肾、肝、脾关系密切，可出现虚、郁、湿、热等多种变化。临床表现可出现精神差、乏力、焦虑、抑郁、潮热、出汗、睡眠差、烦躁、腰膝酸软、性功能低下等。就络病学理论分析，LOH随着人体年龄的增长而逐渐出现，病程较长，易致“久病入络”，并且络病具有易滞易瘀的病机特点，虚、郁、湿、热均可致瘀阻络，故应从虚、从瘀、从络论治。

《医林改错》曰：“元气既虚，必不能达于血管，血管无气，必停留而瘀。”“元气”指肾中元气，LOH患者肾精不足，元气化生乏力，故肾元气不足，可导致肾虚，出现肾气虚、肾阳虚、肾阴虚等证型。肾气虚推动乏力，致血瘀阻络；肾阳虚致经络失于温养，寒凝经脉，血瘀阻肾络；肾阴虚营阴不足，经络失养，并可致虚火灼络，络脉受阻。可见肾虚血瘀证型从络病学理论分析，既有络虚不荣的病理情况，也有络脉瘀阻的病理状态，治疗应该根据叶天士在《临证指南医案》中倡导的“大凡络虚，通补最宜”，高士宗《医学真传》认为：“通之之法，各有不同……虚者助之使通……无非通之之法也。”视肾气、肾阳、肾阴之不足酌情予以肾气丸、右归饮、左归丸加减治疗，三方均以地黄、山药、山茱萸或肉桂、附子或枸杞子等药物为主，具有补肾益气、补肾助阳、滋肾益阴之功效。若气虚，可加入黄芪、党参、白术等健脾益气之品；若阳虚可加入淫羊藿、巴戟天、仙茅、肉苁蓉等补肾助阳之品；若阴虚，则可加入墨旱莲、女贞子、石斛、黄精等滋阴益肾之品；符合《素问·阴阳应象大论》“形不足者，温之以气；精不足者，补之以味”之理。络病之瘀，时间久、病位深、病情复杂，除常规应用川芎、桃仁、当归等活血化瘀之品，还应加入各类药力强劲、通络迅猛之品，如麝香、乳香、水蛭、土鳖虫、九香虫等，在“补”的基础上加以“通”，到通补络脉之效。

高士宗在《医学真传》提出：“通之之法，各有不同，调气以和血，调血以和气，通也；下逆者使之上行，中结者使之旁达，亦通也……”故LOH的肝郁气滞、络脉郁阻当以疏肝理气、活血化瘀为主要治法，若气滞血瘀甚，可选柴胡疏肝散加减进行治疗，方中柴胡、香附、枳壳、陈皮疏肝理气，畅达络脉，川芎、芍药、甘草养血活血，柔肝止痛，诸药合用，肝郁得舒，气机得畅，气行则血行，疏解络脉之郁滞；若日久肝郁化火，还可加生地、丹皮、炒栀子、黄连等清热泻火、滋阴凉血之品以解火热灼伤脉络之苦；若肝脾不和，痰湿内生，可加法半夏、姜厚朴、茯苓、陈皮等化痰祛湿；同时亦予以行气活血通络之九香虫、王不留行、鸡血藤等通络药，使气血调畅，络脉通利，瘀血得去。

《景岳全书》曰：“凡人之气血，犹源泉也，盛则流畅，少则壅塞，故气血不虚则不滞，虚则无有不滞者。”血虚致脉络失于濡养和充盈，出现络虚不荣的病理状态，络脉空虚外邪更易乘虚而入，《丹溪手镜·经水》指出：“血为气引而行”，气虚则血行不畅，血留脉络致络脉瘀阻的病理状态，同时可出现津液运化失常，输布不畅，加之现代人喜食肥甘厚味，更易生痰湿，从而导致痰瘀阻络，络虚不荣更甚。叶天士认为“大凡络虚，通补最宜”，应该用“辛甘温补，佐以流行脉络”，所以对于气血亏虚者，当益气补血以补虚养络，可以气血双补之八珍汤治之，方中四君子汤人参、炒白术、茯苓、炙甘草健脾和胃，资后天生化之源，助其化生气血，四物汤当归、川芎、芍药、熟地黄补血养血活血，重用人参补气，熟地黄养血，二者共用益气养血，使得络脉气血充盈，白术、茯苓健脾渗湿，以助人参补气，当归、白芍养血活血，助熟地黄养血，甘草补中益气、调和诸药，当归、川芎活血行气，使络脉瘀阻畅通。络虚通补，当以补为主，气虚甚者，加人参以大补元气；阴血虚者，除当归外，还可取麦冬、五味子滋阴生津，辛甘温润；同时也可用血肉有情之品如紫河车、鹿角胶、猪羊脊髓、牛胫骨髓等滋养络脉，以达通补之功。

（邵继春　王林　周仕轶）

参考文献

[1] Albert SG, Morley JE. Testosterone therapy, association with age, initiation and mode of therapy with cardiovascular events: a systematic review [J]. Clin Endocrinol (Oxf), 2016, 85 (3): 436–443.

[2] Ahern T, Wu FC. New horizons in testosterone and the ageing male [J]. Age Ageing, 2015, 44 (2): 188–195.

[3] Bhasin, S., et al. Reference ranges for testosterone in men generated using liquid chromatography tandem mass spectrometry in a community-based sample of healthy nonobese young men in the Framingham Heart Study and applied to three geographically distinct cohorts [J]. J Clin Endocrinol Metab, 2011, 96 (8): 2430–2349.

[4] Byun HO, Lee YK, Kim JM, et al.From cell senescence to age-related diseases: differential mechanisms of action of senescence-associated secretory phenotypes [J]. BMB Rep, 2015, 48 (10): 549–558.

[5] Corona G, Goulis DG, Huhtaniemi I, et al. European Academy of Andrology (EAA) guidelines on investigation, treatment and monitoring of functional hypogonadism in males: Endorsing organization: European Society of Endocrinology [J]. Andrology, 2020, 8 (5): 970–987.

[6] Corona G, Vignozzi L, Sforza A, et al. Obesity and late-onset hypogonadism [J]. Mol Cell Endocrinol, 2015, 418 (Pt 2): 120–133.

[7] Corona G, Rastrelli G, Monami M, et al. Body weight loss reverts obesity-associated hypogonadotropic hypogonadism: a systematic review and meta-analysis [J]. Eur J Endocrinol, 2013, 168 (6): 829–843.

[8] Crawford ED, Poage W, Nyhuis A, et al. Measurement of testosterone: how important is a morning blood draw? [J]. Curr Med Res Opin, 2015, 31 (10): 1911–1914.

[9] De Vries F, Bruin M, Lobatto DJ, et al. Opioids and their endocrine effects: A systematic review and meta-analysis [J]. J Clin Endocrinol Metab, 2020, 105 (3): 1020–1029.

[10] 代恒恒，冯隽龙，王继升，等. 李曰庆教授运用开郁至神汤加减治疗男性更年期综合征的临床经验 [J]. 现代中医临床，2020，27 (4)：43–45.

[11] Dohle G R, Arver S, Bettocchi C, et al. EAU guidelines on male hypogonadism [M]. Arnhem: European Association of Urology, 2018.

[12] Fentiman IS. The endocrinology of male breast cancer [J]. Endocr Relat Cancer, 2018, 25 (6): R365–R373.

[13] Forbes GB, Reina JC. Adult lean body mass declines with age: some longitudinal observations [J]. Metabolism, 1970, 19 (9): 653–663.

[14] Gagliano-Jucá T, Li Z, Pencina KM, et al. Oral glucose load and mixed meal feeding lowers testosterone levels in healthy eugonadal men [J]. Endocrine, 2019, 63 (1): 149–156.

[15] 耿洁. 左归饮、右归饮对衰老细胞的干预作用 [D]. 南京：南京中医药大学，2004.

[16] 耿强，孙远. 中医药治疗男性迟发性性腺功能减退症研究进展 [J]. 国医论坛，2021，36 (6)：77–78.

[17] Giagulli V A, Castellana M, Lisco G, et al. Critical evaluation of different available guidelines for late - onset hypogonadism [J]. Andrology, 2020, 8 (6): 1628–1641.

[18] Grossmann M, Matsumoto AM. A Perspective on Middle-Aged and Older Men With Functional Hypogonadism: Focus on Holistic Management [J]. J Clin Endocrinol Metab, 2017, 102 (3): 1067–1075.

[19] Ide H, Akehi Y, Fukuhara S, et al. Summary of the clinical practice manual for late-onset hypogonadism [J]. Int J Urol, 2023, 30 (5): 422–430.

[20] Kardoust Parizi M, Abufaraj M, Fajkovic H, et al. Oncological safety of testosterone replacement therapy in prostate cancer survivors after definitive local therapy: A systematic literature review and meta-analysis [J]. Urol Oncol, 2019, 37(10): 637-646.

[21] 李宏军. 雄激素与男性生命质量及心理健康[J]. 中华全科医师杂志, 2017, 16(8): 585-588.

[22] 李宏军. 男性迟发性性腺功能减退症的发病机制与流行病学[J]. 国际生殖健康/计划生育杂志, 2011, 30(1): 10-13.

[23] 李江源. 中老年男子睾酮补充治疗的获益与风险[J]. 生殖医学杂志, 2016, 25(2): 105-112.

[24] 梁国庆. 迟发性性腺功能减退症的诊治进展[J]. 中国男科学杂志, 2020, 34(5): 83-88.

[25] 刘星辰, 彭程, 刘伟, 等. 迟发性性腺功能减退症的研究进展[J]. 中国男科学杂志, 2016, 30(8): 65-68.

[26] 刘静. 柴胡疏肝散治疗功能性消化不良的系统评价和Meta分析[D]. 武汉: 湖北中医药大学, 2020.

[27] 马振国, 刘敏君. 针药结合治疗脑血管疾病恢复期190例[J]. 陕西中医, 2002, 23(2): 157-158.

[28] Mezzullo M, Fazzini A, Gambineri A, et al. Parallel diurnal fluctuation of testosterone, androstenedione, dehydroepiandrosterone and 17OHprogesterone as assessed in serum and saliva: validation of a novel liquid chromatography-tandem mass spectrometry method for salivary steroid profiling [J]. Clin Chem Lab Med, 2017, 55 (9): 1315-1323.

[29] Miranda E P, Torres L O. Late - onset hypogonadism: Prostate safety [J]. Andrology, 2020, 8(6): 1606-1613.

[30] Mirone V, Debruyne F, Dohle G, et al. European Association of Urology Position Statement on the role of the urologist in the management of male hypogonadism and testosterone therapy [J]. European Urology, 2017, 72(2): 164-167.

[31] Nieschlag E. Current topics in testosterone replacement of hypogonadal men. Best Pract Res Clin Endocrinol Metab [J]. 2015, 29(1): 77-90.

[32] Nieschlag E, Vorona E. Mechanisms in Endocrinology: Medical consequences of doping with anabolic androgenic steroids: effects on reproductive functions [J]. Eur J Endocrinol, 2015, 173: R47-R58.

[33] 潘洪平. 八珍汤的药理研究和临床应用[J]. 中成药, 2003, 25(11): 90-92.

[34] 潘丽, 唐文龙, 贠小巧, 等. 中医药针灸疗法治疗更年期综合征的研究进展[J]. 内蒙古中医药, 2023, 42(1): 155-158.

[35] Rastrelli G, Maggi M, Corona G. Pharmacological management of late-onset hypogonadism. Expert Rev Clin Pharmacol [J]. 2018, 11(4): 439-458.

[36] Rastrelli G, Corona G, Mannucci E, et al. Factors affecting spermatogenesis upon gonadotropin-replacement therapy: a meta-analytic study [J]. Andrology, 2014, 2(6): 794-808.

[37] Sesti F, Pofi R, Minnetti M, et al. Late - onset hypogonadism: reductio ad absurdum of the cardiovascular risk - benefit of testosterone replacement therapy [J]. Andrology, 2020, 8(6): 1614-1627.

[38] 司红梅, 于旭东, 商建伟, 等. 中医药治疗迟发性性腺功能减退症的系统评价与Meta分析[J]. 中国实验方剂学杂志, 2021, 27(3): 191-197.

[39] 宋春风, 尹桂山, 孙素菊, 等. 右归饮对肾阳虚大鼠下丘脑-垂体-肾上腺轴钙调素mRNA表达的影响[J]. 中国中医基础医学杂志, 2001, 7(3): 20-22.

[40] Spratt DI, Bigos ST, Beitins I, et al. Both hyper-and hypogonadotropic hypogonadism occur transiently in acute illness: bio-and immunoactive gonadotropins [J]. J Clin Endocrinol Metab, 1992, 75(6): 1562-1570.

[41] Snyder PJ, Bhasin S, Cunningham GR, et al. Lessons From the Testosterone Trials [J]. Endocr Rev, 2018, 39(3): 369-386.

[42] Tsai EC, Boyko EJ, Leonetti DL, et al. Low serum testosterone level as a predictor of increased visceral fat in Japanese-American men [J]. Int JObes Relat Metab Disord, 2000, 24(4): 485-491.

[43] VesperHW, Bhasin S, Wang C, et al. Interlaboratory comparison study of serum total testosterone [corrected] measurements performed by mass spectrometry methods [J]. Steroids, 2009, 74(6): 498-503.

[44] 徐洪胜, 李海松, 王世桢, 等. 李曰庆教授从虚、郁、瘀论治男性更年期综合征经验[J]. 现代中医临床, 2023, 30(5): 98-101.

[45] 詹兴秀，詹兴旺，张永会，等. 吴氏右归饮联合针灸治疗肾阳虚绝经前后诸证[J]. 云南中医学院学报，2017，40(1)：44-47.
[46] 张超，南莉莉，孙志，等.八珍汤物质基础及其药理学研究进展[J]. 上海医药，2008，29(6)：273-276.
[47] 张培海，岳明强，蔡剑，等. 金匮肾气丸对雄激素部分缺乏大鼠血清T及睾丸3β-HSD活性表达的影响[J]. 中国男科学杂志，2010，24(3)：33-35.
[48] 张喆，赵静洁，王永志，等. 柴胡疏肝散药理作用及机制研究进展[J]. 中国中医药信息杂志，2017，24(9)：128-131.
[49] 朱文宗，胡万华，支英豪，等. 小剂量金匮肾气丸对阳虚体质老年人免疫功能及生活质量的影响[J]. 浙江中西医结合杂志，2016，26(7)：635-636，637.
[50] Zitzmann M，Faber S，Nieschlag E. Association of specific symptoms and metabolic risks with serum testosterone in older men[J]. J Clin Endocrinol Metab，2006，91(11)：4335-4343.
[51]《中成药治疗优势病种临床应用指南》标准化项目组. 中成药治疗更年期综合征临床应用指南(2020年)[J]. 中国中西医结合杂志，2021，41(4)：418-426.
[52] 闵潇，解圣麟，焦拥政. 迟发性性腺功能减退症中医治疗思路与方法[J]. 中医杂志，2017，58(6)：479-481.
[53] 刘传鼎，黄永昌.《内经》气血学说探析[J]. 中医药研究，2002，18(5)：8-9.
[54] 崔云，郑军状，江大为. 从经络、气血论肝肾同源主男性不育症理论构建[J]. 辽宁中医药大学学报，2016，18(1)：5-7.
[55] 李兰群，王传航. 益肾活血法在男科疾病中的应用[J]. 河北中医，2003，25(5)：381-382.

第二十五章

中西医对女性性功能障碍的认识与诊治原则

第一节　概述

女性性功能障碍（female sexual disfunction，FSD）是指女性个体在性反应周期中的一个或几个阶段发生障碍或出现与性交有关的疼痛，以致不能参与或不能达到其所预期的性关系，造成心理痛苦。其包括性欲障碍、性唤起障碍、性高潮障碍、性交疼痛障碍等多种临床症状，是成年女性多发病、常见病。女性性活动周期在不同年龄有着不同的变化，女性性反应和性能力在性成熟后缓慢增强，直到35～40岁达到性峰值，随后缓慢减弱。

中医对女性性功能障碍的研究较少，也无病名及治疗的记载。中医最早关于性医学理论的记载见于汉代的《素女经》。后来出现大量关于性医学的记载如《十问》《养生方》《杂疗方》等，但皆未涉及具体的诊治内容。中医关于本类疾病的认识，主要是集中于阴冷、嫁痛、缩阴症、阴枯等病。

阴冷是指外阴及阴中寒冷，甚者冷及小腹屈股之间，性欲淡漠者。阴冷的定义明确指出性功能障碍中关于性欲的问题。阴冷最早出现在《诸病源候论·卷三·虚劳病诸候》，指男女自觉阴器寒冷，甚至冷及下腹，性欲低下的一种疾病。古代文献将女性阴冷称为阴寒、玉门冷。阴冷现多特指女性性欲低下。此症涵盖了现代医学中女性性欲减退或缺乏，生殖器反应丧失，性厌恶，性乐缺乏，性高潮功能障碍诸病。古代医家多认为本病病因多为命门火衰，寒凝肝脉，肝郁气滞，治疗原则多以温补命门，暖肝散寒，疏肝解郁。古人对此类疾病已运用中医外治方法，即“入中”，该方法最早出现在《马王堆医书·养生方》，指同房前将干姜、肉桂、蛇床子等辛热药物制后塞入阴道，以增强女子性欲。此后东汉张仲景在《金匮要略》称“阴冷”为“阴寒”，提出用蛇床子散治疗此类疾病。关于阴冷的病因描述，《诸病源候论》强调内因虚劳、阴阳虚损和外感风寒可致女子阴冷。《张氏医通》提出本病有因肝经湿热而致者。《杂病源流犀烛》提出加减内固丸及十补丸治疗女子阴冷，丰富了本病治法。

嫁痛指女性性交疼痛。嫁痛原出自《千金要方》，《千金要方》提出："治妇人阴阳过度，玉门疼痛，白玉汤方。"《诸病源候论》称之为"阴肿痛"，《竹林女科证治》称之为"吊阴痛"。古代医家认为本病多与肝有关，或寒凝肝经，或肝阴亏虚，或感受肝经风邪，治疗以暖肝散寒、滋阴柔肝、祛风养血、疏肝通络为原则。

缩阴症是指女性外阴内陷，伴外阴强直性痉挛、疼痛，并可放射至下腹部。与现代医学的女性阴道痉挛相吻合。古代医家认为本病多由感受寒邪、寒凝肝经，或阳气不足所致，宜暖肝散寒。

阴枯为女子阴道干枯，性交时阴道内分泌物减少，性交时不能润滑，男子阴茎进入时干涩难进，双方性快感缺失。古代医家多认为与气血津液亏虚或肝气郁结有关，宜滋阴柔肝。

第二节　流行病学与发病率

目前 FSD 的发病率报道仍不全面，国外对 FSD 的调查研究显示，女性性功能障碍发病率较高，与年龄有一定相关性，也与自身的基础疾病有一定关系，如盆腔手术、高血压等。其总发病率为 26% ～ 60%，FSD 以性欲低下最为常见，21 ～ 30 岁和 80 岁以上女性调查者中分别占 25% 和 89%；性唤起障碍发生率为分别为 7% 和 72%，性高潮障碍发生率分别占 12% 和 45%。

第三节　中西医对病因病机的认识

一、西医学对病因和发病机制的认识

关于女性性功能障碍的发病机制尚不清楚，主要与代谢紊乱不断损害自主神经系统、周围神经和小血管有关。主要病因包括以下几个方面。

（1）年龄因素：随着年龄的增长，女性体内激素水平会发生变化，尤其是卵巢功能逐渐减退，导致雌孕激素水平下降。激素水平的下降能引起性欲下降、性交疼痛等症状。

（2）心理因素：90% 以上的女性性功能障碍属于功能性，只有 10% 由器质性病变引起。女性性唤起是一种由自主神经系统控制下的内脏反应，其实质是生殖器血管扩张和充血，随后发生阴唇、会阴、阴道周围组织的肿胀。本病的发生也与焦虑、抑郁相关。女性出现焦虑、不安、紧张、厌恶、悲痛等不良情绪时，会出现性欲下降等多种性功能障碍。

（3）血管性因素：引起女性性功能障碍的血管性因素研究主要集中在全身性疾病或者局部损伤所引起的生殖器官血供不足。前者包括高血病、高血脂症、糖尿病等；后者指任何原因所引起的髂腹下动脉、阴部动脉损伤导致生殖器官供血不足。

（4）内分泌因素：雌激素对女性性功能的调节主要是雌二醇（estradiol）发挥作用，雌二醇通过增加一氧化氮合酶（nitric oxide synthase，NOS）表达舒张血管，改善生殖器动脉的供血。另有研究表明：雄激素与女性性欲下降有一定关系，主要是血浆脱氢表雄酮（dehydroepiandrosterone，DHA）降低所致。

（5）疾病因素：全身各系统疾病均可引起 FSD，只是轻重不同而已，但仍以生殖系统疾病多见：①生殖内泌疾病以闭经、卵巢早衰最为常见，其次为功能失调性子宫出血及高催乳素血症、

甲状腺功能减退症、慢性肾衰竭等。②生殖器官器质性病变，如各种生殖器炎症、子宫切除、卵巢切除、妇科癌症、阴道损伤、会阴损伤、盆底松弛等，主要表现为性欲低下、性交疼痛及性高潮障碍。③全身系统疾病，如高血压病、糖尿病、高脂血症、脊髓损伤、多发性硬化症、抑郁症等。

（6）药物因素：导致 FSD 的药物有镇静安眠类药物、抗癫痫药物、三环类抗抑郁药物等，这些药物通过改变人的精神状态、神经传导、性激素水平以及生殖器官血流而发生作用，从而导致 FSD。

（7）遗传因素：英国科学家发现女性性高潮与遗传因素有关，遗传因素是能否达到性高潮的因素之一。

（8）其他：长期大量抽烟、饮酒、使用大麻和海洛因可能导致 FSD；另外，进行化疗及放疗等也可影响女性性功能。

二、中医学对病因病机的认识

祖国医学认为，女子性功能与天癸密切相关，《素问·上古天真论》曰：“女子七岁，肾气盛……二七而天癸至，任脉通，太冲脉盛，月事以时下，故有子。”天癸至，出现性成熟，天癸绝，性功能消失或减退。此外，女子性欲与五脏有关，如《广嗣纪要》云：“女子有五至者，皆有五脏之气至而引起。”五脏之中，与肾尤为密切，此外，也与肝、脾、心有关。

（1）肾络亏虚：肾主生殖，为先天之本。女子肾气盛，来源于肾气的天癸作用于冲任、胞宫，导致女子冲任二脉通盛、生殖之精成熟，胞宫才能进行正常生理活动，男女交欢，两精相合，合而成形。若先天禀赋不足，或后天不足，房劳过度，耗伤肾精，或大病久病，或惊恐伤肾，致肾阳虚怯，精亏液涸，出现性功能障碍；又因命门火衰，温煦推动力量不足，出现阴冷，精神不振，性欲减退，表现在性唤起障碍。另肾藏元阴，若真阴之府储阴不足，精亏液涸，阴道干涩，导致阴枯。

（2）肝郁血虚、络脉不畅：肝藏血，主疏泄，调畅情志与血脉。性兴奋时，男女交欢，气机条畅。若肝气郁滞，则疏泄不及；或久病大病致阴血亏损、肝血失养，则女子不思交合。

（3）脾气虚弱、气络失养：脾气亏虚或劳倦太过，耗伤脾气；或脾阳不足，女子倦怠乏力，均可致不思房事。

（4）心脾两虚：忧思过度，暗耗心血与脾气，君火不能引动相火，导致女子性欲低下。

（5）湿热阻络：肝经湿热之邪，蕴结于下焦，引动相火，致性欲亢进；或湿邪稽留下焦，外阴瘙痒、疼痛。

第四节　临床诊断方法与治疗原则

一、病史采集

女性性功能障碍的病史采集按照一定的逻辑顺序，一般包括主诉、现病史、妇科病史、生育史、既往病史、手术史、过敏史、个人史、社会史、家族史和系统回顾，妇科病史还应该包括月经史、性生活史、避孕情况、妇科感染病史、宫颈刮片史、妇科手术史、泌尿系统病史和妇产科疾病症状回顾等。

病史采集应该在一个能保护患者隐私并使患者感觉舒服的空间内进行，病史采集应该从试探性方式开始，使用开放性问题使患者自如地使用自己的语言来表达感受，这会使患者自己提出需要让人关注的问题。随后，需要进一步了解患者就诊的原因，可以直接询问与现存病症相关的病史。体格检查时应详细检查全身各系统，判断有无神经、血管性病变，外生殖器需着重检查有无器质性病变。

二、临床表现与体征

女性性功能障碍表现为在性反应过程中对性欲望缺乏或下降，缺乏反应性性欲，严重者出现性厌恶，表现为反复持续地厌恶和回避所有性接触；或出现性刺激后生殖器性唤起缺乏或降低，外阴肿胀，阴道润滑度不佳；或患者经过有效性刺激后缺乏性高潮、性高潮明显推迟等变化；患者可出现性交时持续或反复的阴道疼痛。患者往往伴随情绪焦虑抑郁、胃肠功能紊乱、睡眠障碍等多系统症状。

三、女性性功能障碍的分型标准

女性性反应周期最早由 Masters 和 Johnson 提出，包括性兴奋期、兴奋上升后的稳定期、高潮期、衰退期。1994 年美国精神病学会《精神疾病诊断与统计手册》第四版（DSM-Ⅳ）将女性性功能障碍、性欲障碍（性欲低下、性厌恶）、性唤起障碍、性高潮障碍、性交疼痛障碍（性交疼痛、阴道痉挛）、全身疾病状态导致的性功能障碍，应用物质导致的性功能障碍，未特别分类的性功能障碍加以规范，目前沿用至今。

（一）性欲障碍

性欲障碍（sexual desire disorder）分为性欲低下和性厌恶。性欲低下是指持续或反复地性幻想（想法）和（或）向往或接受性活动的欲望不足（或缺乏），并引起个人痛苦。性厌恶是指持续或反复地恐惧厌恶和回避与性伴侣的性接触，并引起个人痛苦。发生性欲低下的高危生活特征包括：已婚、有其他心理症状、长期吸烟和围绝经期、慢性疾病（抑郁症、糖尿病、高血压、甲状腺功能低下、高催乳素血症）、药物因素（如选择性 5-HT 再摄取抑制剂、降压药、雌激素、糖皮质激素）、手术绝经导致的激素水平突然下降。

（二）性唤起障碍

性唤起障碍（sexual arousal disorder）是指持续和反复地不能达到或维持充分的性兴奋，引起个人痛苦，可能表现为缺乏主观的性兴奋，或缺乏生殖器（阴道润滑、外阴肿胀）或其他躯体反应。性唤起障碍根据其临床表现分为主观性唤起障碍、生殖器性唤起障碍、混合型性唤起障碍和持续性性唤起障碍。

（1）主观性唤起障碍：通过各种性刺激方式后，尽管阴道润滑等生殖器充血反应正常，但主观感受缺乏性兴奋和性快感，或性兴奋和性快感明显降低。

（2）生殖器性唤起障碍：生殖器性唤起（外阴肿胀、阴道润滑）的缺乏或降低。尽管非生殖器刺激仍能发生主观性兴奋，但通过各种性刺激方式后自我感觉仅有轻度的外阴肿胀或阴道润滑，刺激生殖器时的性感受能力降低。生殖器性唤起障碍的诊断主要针对自主神经损伤和雌激素缺乏的情况，尽管临床不能证实存在病理改变，但在性活动中未出现血管充血反应。虽然主观性唤起存在，但是包括高潮在内的所有生殖器反应强度都明显减弱。

（3）混合型性唤起障碍：通过各种性刺激方式后，主观感受缺乏性兴奋和性快感，或性兴奋和性快感明显降低，同时伴有生殖器性唤起（外阴肿胀、阴道润滑）的缺乏或降低。混合型性唤起障碍最为常见，患者常主诉性欲低下。

（4）持续性唤起障碍：在缺乏性兴趣和性欲的情况下出现自发的、侵入性的和意外的生殖器唤起（诸如外阴肿胀、抽动等），伴典型的主观性唤起，有时可有性快感，性唤起的感受一次或多次的性高潮后仍不能缓解，甚至持续数小时至数日。

（三）性高潮障碍

性高潮障碍（sexual orgasmic disorder），是指在充分的性刺激和性唤起后，持续或反复地难以达到、推迟甚至不能获得性高潮，并引起个人痛苦。

（四）性交疼痛障碍

性交疼痛障碍（sexual pain disorder）分为三个类型：性交疼痛、阴道痉挛和非性交性疼痛。性交疼痛是指持续或反复地与性交相关的生殖器疼痛。阴道痉挛是持续或反复地在阴茎插入时出现阴道外1/3肌肉的痉挛性收缩，导致阴道插入困难，引起个人痛苦。非性交性疼痛障碍是指在非插入性刺激下引起持续或反复的生殖器疼痛。非性交性疼痛与解剖异常、外阴前庭炎等生殖系统感染、生殖器畸形或外伤、子宫脱垂或尿失禁盆底手术、子宫内膜异位症等病理状态有关。老年女性的性交疼痛往往与阴道萎缩有关；长时间无性生活后女性也可出现性交疼痛障碍。

根据病史、体格检查和实验室检查，各类性功能障碍又可分为原发性和继发性；完全性和境遇性；器质性、心因性、混合性和原因不明性。

四、女性性功能障碍生活质量评分

女性性功能指数量表（female sexual function index，FSFI）是美国罗伯特·伍德·约翰逊医学院的心理学博士 Rosen R 于 2000 年编制，主要用于评估过去 4 周内异性恋女性性功能情况的自评量表，包含 19 个条目，6 个维度，分别为性欲（2 项）、性唤起（4 项）、阴道的润滑度（4 项）、性高潮（3 项）、性生活满意度（3 项）和性交疼痛（3 项）。分数越低，性功能障碍越严重。

五、超声与影像学检查与评价

彩色多普勒超声对髂腹部血管血流进行评估对女性性功能障碍的诊断具有重要意义。多普勒超声可用于测量性唤起过程中阴道、阴蒂及阴唇的血流变化，性唤起过程中可用超声测量左、右两侧阴蒂海绵体和阴唇动脉的收缩期峰值流速（cm/s），测量阴蒂、阴唇半径的变化，阴道探头还可以用来测量左阴道动脉、右阴道动脉、髂动脉、子宫动脉的收缩期峰值流速。盆腔彩色多普勒超声有助于诊断子宫、附件、膀胱等盆腔脏器原发性疾病。

磁共振成像可以提供准确的生殖结构解剖细节，在性唤起过程中，动态磁共振成像可用来观察阴蒂充血的影像变化，计算阴蒂血容量等。功能性脑成像技术可通过观察女性性唤起过程中大脑中枢区域，包括额下叶、扣带下回、脑岛、胼胝体、丘脑、尾核、苍白球、颞下叶等部位，确定性唤起期间大脑活跃区是否正常。

六、实验室检查

（一）性激素检测

性激素水平检测包含雌二醇（E_2）、睾酮（T）、孕酮（P）、促黄体生成素（LH）、促卵泡生成素（FSH）、催乳素（PRL），其中 E_2 和 T 等类固醇激素缺乏可导致女性性功能障碍。E_2 降低可出现阴道润滑度下降、阴道干涩、黏膜白斑、性交疼痛等性功能障碍；T 水平下降，可出现性欲减退、性厌恶等症；过度催乳素分泌可抑制卵巢，导致闭经。

（二）细菌学检测

取患者阴道分泌物行细菌、真菌、滴虫、支原体等进行实验室检测。高倍镜下见边界不规则的细胞提示细菌性阴道炎；见活跃的杆状细胞提示乳酸杆菌；见活动的细胞提示滴虫感染。涂片阳性需进一步完善分泌物药敏试验。

（三）其他

血糖、糖化血红蛋白、甲状腺功能、血脂检测有助于判断患者是否是糖尿病、甲状腺功能减退症、高脂血症等全身系统性疾病引起的性功能障碍。

七、特殊检查

（一）阴道血流光电容器描记术

阴道血流光电容器描记术是评估阴道血流量常用的方法。该技术利于放置于阴道壁内的光学设备接受反射回来的光线从而计算出阴道壁血流信号，同时压力传感器记录性唤起过程中阴道内血管壁压力变化情况。

（二）阴唇温度夹和阴唇光电容积描记器

阴唇温度和阴唇脉冲振幅在主观性唤起过程具有相关性；阴唇光电容积描记器将夹片固定于小阴唇，当患者自主性唤起时描记阴唇血流容积变化。以上两种检测方法可用于月经期女性。

八、临床诊断要点

（一）性欲障碍

性欲低下，严重者厌恶性生活。病史中存在吸烟、围绝经期、慢性疾病、使用药物、心理障碍等因素。性激素水平检测提示雌二醇及睾酮水平均下降，可出现催乳素水平升高。

（二）性唤起障碍

性兴奋、性快感缺乏，或性兴奋时外阴肿胀减弱，阴道缺乏润滑度。患有血管性疾病、糖尿病、多发性硬化、库欣综合征、干燥综合征等疾病。查体外阴可有阴唇及阴道瘢痕、扁平苔藓等器质性损害。实验室检测提示雌激素水平下降。阴道血流光电描记术提示阴道壁血流异常。

（三）性高潮障碍

性兴奋后难以或推迟性高潮，难以获得性满足。患者既往存在精神疾病、药物滥用或全身性疾病。性高潮时血清中催乳素水平增高，阴道血流光电容器描记术可记录到阴道脉冲幅度增强。女性性高潮时脑核磁成像显示脑导水管周围灰区激活。

（四）性交疼痛障碍

持续性反复出现性交相关的阴道疼痛，或插入时阴道外 1/3 肌肉结构痉挛性收缩，或诱发非性交的性刺激时出现生殖器疼痛，伴随患者精神痛苦、情绪紧张。患者存在外阴生殖器感染、手术损伤、瘢痕形成、口服避孕药等。外阴感觉检查显示异常疼痛反应或高反应性。阴道分泌物涂片提示存在真菌、滴虫或细菌等感染。阴道镜观察到萎缩、红斑、糜烂、溃疡等改变。下腹部触诊可出现膀胱区触痛感，提示间质性膀胱炎；肛提肌紧张提示盆底肌肉功能障碍；双合诊检查可评估异常子宫与附件。阴道前庭痛可出现雌激素水平下降，游离睾酮水平降低。

第五节　中西医治疗方法与药物选择

一、西医治疗药物与选择

（1）激素疗法：补充雌激素适用于雌激素水平低下患者，可通过舒张血管、改善血流起作用，对阴道萎缩、润滑性下降、性交痛以及性高潮有障碍者疗效显著，但对改善性欲和性唤起作用不大。近年来，认为雌激素能提高性交频率，但对性高潮作用较小。对于有乳腺癌及不能口服或经皮应用雌激素者可局部使用雌激素制剂如阴道雌激素环，对于改善阴道干燥疗效显著。对局部运用雌激素安全性的研究表明：局部运用雌激素疗效和口服雌激素相似。另外有研究显示选择性雌激素受体调节剂（selective estrogen receptor modultor，SERM）如拉索昔芬可显著改善阴道萎缩所引起的症状。尽管小剂量雄激素治疗仍存争议，且雄激素能改善围绝经期妇女低睾酮并且提高性满意度，但长期应用可能会出现一些不良反应，有研究显示经皮用药可减少不良反应。

（2）多巴胺受体激动剂：关于多巴胺受体激动剂治疗 FSD 尚在研究中，但已有多项实验研究证明对去卵巢的雌性大鼠给予雌激素联合小剂量去水吗啡等多巴胺受体激动剂后，可明显增加雌性大鼠的性反应，代表药物有阿朴吗啡。动物研究表明，阿朴吗啡在激素的调控下可诱导雌性大鼠生殖器充血，产生性唤起反应。

（3）血管活性药物：包括作用于 NO-cGMP 通路的药物，此类药物有西地那非和左旋精氨酸，通过松弛生殖道血管平滑肌，改善患者性唤起障碍、性高潮以及性快感。α_1 受体阻滞剂酚妥拉明可通过舒张阴蒂海绵体和血管平滑肌，改善性唤起障碍。

（4）精神药物疗法：包括镇静安定类，抗精神病类，抗抑郁类，中枢刺激、神经传递剂及抗胆碱能药物。精神药物主要适用于因心理因素引起的 FSD，部分药物可改善中枢神经冲动的传导和性功能，改善循环功能及盆腔血液供应，从而增加女子性欲。

（5）抗生素治疗：若患者因前庭炎、盆腔炎等炎症导致性功能障碍，可酌情加用抗生素治疗，治疗策略是消除生殖道衣原体、淋球菌、厌氧菌、滴虫等。衣原体感染首选四环素类、大环内酯类、喹诺酮类治疗；淋病奈瑟菌感染，遵及早、足量、规范的用药原则，可以头孢曲松、大观霉素治疗；阴道滴虫感染，选用甲硝唑治愈率为 90% ～ 95%。

二、精神心理障碍的调护

针对精神心理因素导致的 FSD，治疗方式主要包括心理暗示、行为治疗、两性教育、戒除或预防危险因素、调整或改变生活方式或举办 FSD 治疗学习班，以提高患者对两性关系、生殖器官解剖和生理功能的认识。不同于药物治疗，非药物性心理干预无明显身体不良反应，同时能重建女性性功能，改善性满意度。

三、中医辨证分型与治则治法

阴冷病病位在肾，与肝、脾、心有关。属本虚标实，本虚指心、脾、肾，尤以肾虚为甚，其标为湿、气滞、血瘀。其中湿热、寒湿、气滞、血瘀致肾虚为辨证要点；湿热瘀滞于肝肾之络为络病辨证要点。临证需谨守病机，辨证而治之。

（一）肾络亏虚

1. 肾气虚证

主症：女子性欲减退，性厌恶，性高潮障碍，头晕耳鸣，神疲乏力，小便频数，尿后余沥不净，夜尿频多，舌淡苔白，脉弱。

治法：补肾益气，益气荣络。

方药：金匮肾气丸（《金匮要略》）。药物：干地黄、山药、山茱萸、茯苓、牡丹皮、泽泻、桂枝、附子、牛膝、车前子。

方解：金匮肾气丸具补肾助阳的作用，方中以滋补肾阴、益精填髓之功效的干地黄作为君药，并加入少量桂枝、附子，其立方并非峻补元阳，乃微微生火，鼓舞肾气，取“少火生气“之义。山茱萸补肝肾，山药健脾气、固肾精，泽泻、茯苓渗湿利水，配桂枝、附子温化水饮；丹皮活血散瘀，起补肝益脾、化生精血的作用。茯苓、泽泻二药有渗湿泄浊、通调水道的功效，与地黄、怀山药、山茱萸为伍，起补中有泻、补而不滞的作用。

2. 肾阳不足，肾络不荣

主症：前阴寒冷，畏寒喜热，性欲减退，性厌恶，性高潮障碍，腰膝酸冷，神疲乏力，形寒畏冷，小便频数或夜尿次数增多，面色晦暗，舌淡胖、苔薄白，脉沉细无力。

治法：补肾益阳，益气荣络。

方药：石英温肾汤（罗元恺《实用中医妇科学》）。药物：紫石英、熟地黄、山药、女贞子、菟丝子、淫羊藿、巴戟天、熟附子、肉桂、当归、艾叶。

方解：方中肉桂、熟附子、淫羊藿、巴戟天温补肾阳；紫石英益血暖宫、补肾阳。菟丝子补肾阳、益肾精；熟地黄填髓益精，又能补血滋阴。当归活血止痛；山药益气健脾，又能补肾，艾叶暖宫散寒，诸药合用，共奏温补肾阳、填精止遗之功。方中紫石英、淫羊藿等厚味之品补肾暖宫兴阳道。

3. 肾阴亏虚，肾络失养

主症：性欲低下，阴中干涩，性交时疼痛，厌恶性生活，头晕耳鸣，腰腿酸软，五心烦热，潮热盗汗，失眠多梦，舌质红，苔少，脉细数。

治法：滋肾育阴，润络行气。

方药：左归丸（《景岳全书》）。药物：熟地黄、枸杞子、山茱萸、龟甲胶、鹿角胶、菟丝子、牛膝、山药。

方解：方中熟地黄滋补肾阴；枸杞子补肝肾、益精血，山茱萸补肾涩精；龟甲胶滋阴，鹿角胶补阳，二者相合，补益任督二脉；菟丝子合牛膝、强腰膝；山药滋阴补肾。诸药合用，填精益髓，滋阴补肾。

（二）肝郁气滞证

主症：性欲低下，厌恶房事，胸胁乳房胀痛，心烦易怒，闷闷不乐，舌质淡，脉弦或细弦。

治法：养血柔肝，通络解郁。

方药：柴胡疏肝散（《景岳全书》）。药物：柴胡、白芍、香附、川芎、枳壳、陈皮、炙甘草。

方解：柴胡疏肝解郁。香附疏肝理气，又能止痛，川芎活血行气，香附配合川芎，既可助柴胡疏肝理气，又可活血行气。陈皮、枳壳理气，白芍、甘草养血柔肝；甘草能调和诸药。诸药相合，发挥疏肝行气、止痛活血的作用。

（三）脾虚证

主症：性欲减退，性高潮障碍，厌恶房事，体倦乏力，精神萎靡，面色萎黄，纳呆食少；舌质淡，苔薄白；脉细弱。

治法：健脾益气。

方药：参苓白术散（《太平惠民和剂局方》）。药物：人参、黄芪（炙）、白术（炒）、茯苓、山药、莲子、扁豆、薏苡仁、砂仁、桔梗、炙甘草。

方解：方中人参补脾肺之气，白术益气补虚，又能燥湿健脾，茯苓利水渗湿，健脾助运，此三药益气健脾。山药补脾胃、益肺肾，莲子补益脾胃，此两药助人参、白术以益气健脾，扁豆补脾化湿，薏苡仁利湿健脾。砂仁醒脾化湿，桔梗开提肺气，宣肺止咳。炙甘草益气和中。

（四）心脾两虚证

主症：性欲低下，性高潮缺乏，或厌恶房事，心悸失眠，乏力气短，善虑多疑，心烦不安，面色白；舌质淡，苔薄白，脉细弱。

治法：补益心脾，疏畅络脉。

方药：归脾汤（《济生方》）。药物：白术（炒）、茯神、黄芪（炙）、龙眼肉、酸枣仁、人参、木香、炙甘草、当归、远志。

方解：方中黄芪甘温，补脾益气；龙眼肉补脾气，养心血。人参、白术补脾益气；当归补血养心，酸枣仁安神宁心，二药与龙眼肉相伍，补心血、安神志。茯神养心安神，远志益智安神；木香理气醒脾。炙甘草调和诸药。

（五）湿热阻络

主症：性欲亢进，欲交之欲难忘，或梦交，头痛耳鸣，目赤昏花，口苦咽干，烦躁易怒，胸脘满闷，乳房、小腹胀痛，带下量多，色黄、黏，外阴瘙痒；舌红，苔黄，脉滑数。

治法：清热利湿，泄浊通络。

方药：龙胆泻肝汤（《医方集解》）。药物：龙胆草（酒）、黄芩（酒）、山栀子、泽泻、木通、车前子、当归、生地黄、柴胡、甘草（生）。

方解：方中龙胆草清利肝胆实火，又可清利肝经湿热。黄芩、栀子苦寒泻火，燥湿清热。泽泻、木通、车前子泄热渗湿，兼可导热下行；当归、生地黄滋阴养血。柴胡舒畅经之气，并可引诸药归于肝经；甘草调和诸药。

四、方药组成与药效作用

（一）右归丸

组成：肉桂、附子、鹿角胶、杜仲、菟丝子、山茱萸、熟地黄、枸杞子、当归、山药。

功效主治：温补肾阳，用于肾阳不足、命门火衰诸证。

（二）左归丸

组成：熟地黄、枸杞子、山茱萸、龟甲胶、鹿角胶、菟丝子、牛膝、山药。

功效主治：滋阴补肾。治疗肾阴不足、头晕目眩、腰膝酸软、盗汗遗精等症。

（三）金匮肾气丸

组成：干地黄、山药、山茱萸、茯苓、牡丹皮、泽泻、桂枝、附子、牛膝、车前子。

功效主治：补肾助阳。治疗肾阳不足之腰痛脚软、半身冷感，少腹拘急、小便不利、痰饮、水肿、消渴等。

（四）柴胡疏肝散

组成：柴胡、白芍、香附、川芎、枳壳、陈皮、炙甘草。

功效主治：疏肝理气，活血止痛。治疗胁肋疼痛，胸闷善太息，情志抑郁易怒，或嗳气，脘腹胀满等症。

（五）参苓白术散

组成：人参、黄芪（炙）、白术（炒）、茯苓、山药、莲子、扁豆、薏苡仁、砂仁、桔梗、炙甘草。

功效主治：健脾补气，除湿利水。用于脾胃虚弱、食少便溏、气短咳嗽、肢体乏力等症。

（六）归脾汤

组成：白术（炒）、茯神、黄芪（炙）、龙眼肉、酸枣仁、人参、木香、甘草（炙）、当归、远志。

功效主治：益气补血，健脾养心。主治心脾气血两虚、脾不统血证。

（七）龙胆泻肝汤

组成：龙胆草、黄芩（酒）、山栀子、泽泻、木通、车前子、当归、生地、柴胡、甘草（生）。

功效主治：清泻肝胆实火，清利肝经湿热。用于肝经火热实证、湿热下注证。

五、其他中医疗法

（一）中医外治法

《理论骈文》曰："外治之理即内治之理，外治之药亦即内治之药，所异者法耳。"书中首次提出内外同治的重要观点。经络是沟通表里、上下的一套独特系统，使用药物贴敷穴位，刺激穴位，又能通过经络传导，调理内在脏腑，扶正祛邪。经皮给药，可避免药物对胃肠道与肝脏等损害，从而提高药物的利用度。如神阙位于脐中，与任脉、督脉、带脉、冲脉直接关联，神阙通过奇经八脉通条周身之经气。

（二）针灸

针刺疗法治疗女性性功能障碍已取得一定疗效，常用穴位为关元、关元俞、命门、气海等。

第六节　从络病学角度探讨对本病的认识和治疗思路

络脉是从经脉支横别出，逐层细分，纵横交错，遍布全身，广泛分布于脏腑组织间的网络系统，发挥着"行血气而营阴阳"的生理功能，也是维持生命活动、稳定人体内环境的网络系统。先天不足或年老体虚，恣情纵欲，肾精亏虚；或饥饱无常，脾胃受损，气血生化乏源；或思虑太过，暗耗心血，均可导致络脉空虚，络脉失养，不能灌溉充养阴器之络，影响阴器气血渗灌，发为此病。基于络以通为用，通络之法，应如《医学真传》所曰："通之之法，各有不同，调气以和血，调血以和气，通也；下逆者使之上行，中结者使之旁达，亦通也；虚者，助之使通……无非通之之法也。"因而对于女性阴冷，临床治疗中当基于"络脉空虚为本，湿热瘀阻络为标"的基本病机，通络、荣络共用，脉络通畅，气血阴阳调和。

脾胃为气血生化之源，阴冷病中脾虚者，临床伴性欲减退，性高潮障碍，或厌恶房事，精神萎靡，面色萎黄，舌淡苔白，可选四君子汤、参苓白术散、香砂六君子汤加减，补益脾气，使生化有源。心主神明，情欲萌动赖心血所养，忧思太过，抑损心脾，阴冷病患者属心脾两虚，临床常伴有厌恶房事，健忘心悸，失眠，气短乏力，或善虑多疑，心烦不安，舌质淡，苔薄白，方选归脾汤，再配伍首乌藤、合欢皮等养心安神之品。肾主生殖，可藏五脏六腑之精，精可化血，濡养宗筋，本病辨病为肾虚者，临床多伴腰膝酸软、头晕耳鸣、性欲低下、舌淡苔白、脉细无力等症状，可选用左归丸、右归丸、肾气丸等补肾填精。荣养络脉，另需重视血肉有情之品，适当选用龟板胶、鹿角胶、紫河车，以补精血、填精髓，温肾阳。

《类经·风证》曰："肝为阴中之阳，其脉绕阴器，强则好色，病则妒阴，故时憎女子也。"络脉分布全身气血，而肝主疏泄，调畅气机，肝疏泄正常，则宗筋充养。若情志不畅，忧思过虑，或肝气疏泄不及，气血不调，女子厌恶交合，不思房事；或湿热之邪，聚于下焦，侵犯肝络，女子性欲亢进；或湿热之邪稽留下焦，肝络瘀阻，不通则痛，性交疼痛。肝郁气滞证患者常出现性欲低下，厌恶房事，或性交痛，胸胁、乳房胀痛，选方柴胡疏肝散。方中柴胡、香附、川芎、枳壳辛香理气，疏肝通络，以奏活血通络之效。肝经湿热证患者表现为性欲亢进，头痛耳鸣，目赤昏花，口苦咽干，烦躁易怒，带下量多，外阴瘙痒或疼痛；舌红，苔黄，脉滑数等不适，治以清热利湿，泻火通络，选方龙胆泻肝汤。以龙胆草、黄芩、栀子清热解毒，取肝络清泻为通之意；当归亦能活血通络；柴胡通调肝经，舒畅气机以通络。

（陈岚　谢磊　张蜀武）

参考文献

[1] 张晓金. 从肾论治女性性功能障碍中研究[J]. 中医研究，2002，15(3)：4-5.
[2] 李曰庆,刘春英. 中西医结合诊治女性性功能障碍性欲减退症[J]. 中国农村医学,1995，(8)：63-64.
[3] 缪乔，吴童. 女性性功能障碍疾病的中医诊治[J]. 福建中医药，2007，38(4)：59-60.
[4] 庞保珍，赵焕云. 中医外治女性性功能障碍的辨证分型及治疗[J]. 中国性科学，2007，16(9)：31-33.
[5] 吴以岭. 络病学[M]. 北京：中国科学技术出版社，2004.
[6] 陈波，朱兰. 女性性功能障碍影响因素的流行病学研究进展[J]. 中华妇产科杂志，2013，48(5)：385-387.
[7] 陈仲庚. 心理咨询与心理治疗的异同[J]. 中国心理卫生杂志，1989，(4)：184-186，190.
[8] 方姗，张祖娟，谢臻蔚. 女性性功能障碍门诊检查方法[J]. 实用妇产科杂志，2018，34(6)：403-405.
[9] 廖秦平，李婷. 女性性功能障碍的分类及定义[J]. 国际妇产科学杂志，2013，40(5)：395-398.
[10] 马晓年. 现代性医学[M]. 北京：人民军医出版社，2004.
[11] 彭晓辉. 性科学概论[M]. 北京：科学出版社，2002.
[12] 王忠民. 女性性功能障碍的治疗[J].实用妇产科杂志，2018，34(6)：413-415.
[13] 徐晓阳. 性医学[M]. 北京：人民卫生出版社，2007.
[14] 许又新. 心理咨询与治疗原理及实践[M]. 北京：北京大学医学出版社，2007.
[15] 张渺. 女性性功能障碍的诊断[J]. 国际妇产科学杂志，2013，40(5)：402-404，409.
[16] 何贵翔. 女性性功能障碍的中医治疗[J]. 南京中医药大学学报，1996，(4)：55-56.
[17] 姜坤，李亚俐，王蓉. 女性性功能障碍的中药与心理治疗[J]. 中医杂志，1998，(11)：670-671.
[18] Kinsey A. Sexual Behavior in the Human Female[M]. Philadelphia: W.B. Saunders, 1953.
[19] Masters W. Johnson V. Human sexual response[M].Boston:Little, Brown and Company, 1966.
[20] Kaplan H. Disorders of sexual desire and other new concepts[M].New York: Brunner/Hazel techniques in sex publications, 1979.
[21] American Psychiatric Association.Diagnostic and Statistical Manual of Mental Disorders(DSM-IV-TR)[S]. Washington, DC: American Psychiatric Press, 2000.
[22] American Psychiatric Association.Diagnostie and Statistical Manual of Mental Disorders(DSM-V)[S]. 5th ed. Washington, DC: American Psychiatric Press, 2013.
[23] Nancy A.Phillip S. Female sexual dysfunction Evaluation and treatment[J]. AmFam Physician, 2000, 62(1): 127-136
[24] Khajehei M. Doherty M. Tilley P. An update on sexual function and dysfunction in women[J]. Arch Womens Ment Health, 2015, 18(3): 423-433.
[25] Salmani Z, Zargham-Boroujeni A, Salehi M, et al. The existing therapeutic interventions for orgasmic disorders: recommendations for culturally competent services, narrative review[J]. Iran J Reprod Med, 2015, 13(7):403-412.
[26] Clayton AH, Harsh V. Sexual function across aging[J]. Curr Psychiatry Rep, 2016, 18(3): 28.
[27] Rosen R, Brown C, Heiman J, et al. The female sexual function index(FSFT): a multidimensional self - report instrument for the assessment of female sexual function [J]. JSex Marital Ther, 2000, 26(2): 191-208.
[28] Roos AM, Thakar R, Sultan AH, et al. Pelvie floor dysfunction: women' s sexual concerns unraveled[J]. Joumal of Sexual Medicine, 2014, 11(3): 743-752.
[29] Salmani Z, Zargham-Boroujeni A, Salehi M, et al. The existing therapeutic interventions for orgasmic disorders:

recommendations for culturally competent services, narrative review [J]. Iran J Reprod Med, 2015, 13 (7): 403-412.
[30] 丘维钰, 郜洁, 高飞霞, 等. "肾—天癸—冲任—胞宫 "生殖轴的研究进展 [J]. 广州中医药大学学报, 2017, 34 (6): 945-947.
[31] 刘梦, 谢萍. 试论女子性生殖轴 "肝肾—天癸—冲任—胞宫" [J]. 光明中医, 2017, 32 (20): 2931-2932.

第二十五章中英文关键词索引

雌二醇	estradiol
促卵泡生成素	follicle-stimulating hormone
肝经湿热证	syndrome of dampness-heat of liver channel
肝郁气滞聚证	accumulation disease with syndrome of liver depression and qi stagnation
睾酮	testosterone
促乳素	prolactin
女性性功能障碍	female sexual dysfunction
女性性功能指数	female sexual function index
脾虚证	syndrome of spleen deficiency
清热解毒	clearing heat and removing toxicity
肾气虚证	syndrome of deficiency of kidney qi
肾阳虚证	syndrome of deficiency of kidney yang
肾阴虚证	syndrome of deficiency of kidney yin
疏肝理气法	dispersing liver and regulating qi
温补肾阳	warmly invigorating kidney yang
心脾两虚	deficiency of both heart and spleen
性高潮障碍	orgasmic dysfunction;orgasmic disorder
性唤起障碍	sexual arousal disorder
性欲障碍	sexual desire disorder
滋补肾阴	nourishing kidney yin

第二十六章
中西医对女性更年期综合征的认识与诊治原则

第一节 概 述

女性更年期综合征（female climacteric syndrome，FCS）是女性在绝经前后，由于卵巢功能退行性改变，雌激素水平下降所导致的以自主神经系统功能紊乱为主，伴有心理症状的一组症候群。在 90% 45 ～ 50 岁的女性均有不同程度的临床表现，并由此引起相关疾病，其中以心脑血管疾病和骨质疏松最为常见，严重危害广大女性的身心健康。

中医认为女性更年期发病是年龄增长、操劳、产育、体弱多病等多因素，使肾气渐衰、冲任脉虚、天癸将竭、脏腑功能紊乱、阴阳平衡失调所致。首先，肾虚为最主要病机，更年期女性肾气渐衰，冲任脉虚，精血不足，胞络失养，形成阴阳俱虚，肾络不荣，不能蓄养温煦其他脏腑，故出现更年期的各种症状。肾虚又分为肾阴虚和肾阳虚，日久阴损及阳，阳损及阴，产生阴阳俱虚，肾络不荣。临床上以肾阴虚者居多，表现出潮热盗汗、性功能低下、腰膝酸软、头晕失眠、舌红少苔等肾阴虚症状。也有学者认为“阴常不足，阳常有余”且“年过四十而阴气自半”。其次，心肝脾肾多脏器功能紊乱也是常见病机之一，肾为先天之本，肾衰必然影响心、肝、脾，使其功能失调，发生多种病理改变。如至更年期肾阴更亏，常导致肝阴不足，水亏木旺；肾阳不足，不能温煦脾阳，导致脾肾阳虚，胞络失煦；心肾同属少阴经，二者经脉相连，肾藏精主髓，心主血藏神。若肾阴不足，不能上滋养心，心火独亢，而致心肾不交，络脉不通；脑为元神之府，由肾所主，肾气不足，则神气耗散。再者，痰瘀互阻也是常见病机之一，多因肾气亏虚，气化不利，聚湿成痰；肾阴阳俱虚，重伤肝气，肝郁气滞，冲任空虚，虚寒内生，痰瘀互结、络脉瘀阻引起本病的各种症状。

中医采用熟地黄、黄连、白芍、黄芩、阿胶、茯苓等具有滋阴清热、安神除烦之功效的药物治疗 FCS 后可降低血清促卵泡生成素（follicle-stimulating hormone，FSH）、促黄体生成素（luteinizing hormone，LH）值，升高雌二醇（estradiol，E_2）水平，并在短期内恢复月经。采用益气生精、活血通经之法，对腰膝酸软、心烦易怒、潮热汗出、性欲减退症状的改善率较高。中药治疗 FCS 的机理可能是：对下丘脑—垂体—卵巢轴的作用，直接升高血浆 E_2 含量，提升中枢及外周雌激素受体水平，降低睾酮水平；反馈抑制垂体 LH 和 FSH 的分泌；调节下丘脑促性腺激素释放激素神经元等多种神经核团的功能，部分纠正更年期的内分泌紊乱。

西医认为 FCS 因雌激素水平过度降低引起下丘脑—垂体—卵巢轴（图 26-1）或肾上腺功能紊乱所致的神经递质、激素、细胞因子等产生失衡。故神经内分泌免疫与 FCS 的关系最为密切。FCS 患者血 FSH、LH 水平高于正常，而 E_2 较正常水平显著下降，说明雌激素的过度减少是 FCS 发生的基础。西医治疗主要是激素替代疗法，指的就是性激素补充治疗，其核心就是补充雌激素，要求达到育龄女性早卵泡期水平。为保护子宫内膜，在少数情况下可同时补充雄激素。激素替代疗法临床使用已经有 30 余年，对其受益与风险比的认识一直经历着不断深入、更新的过程。

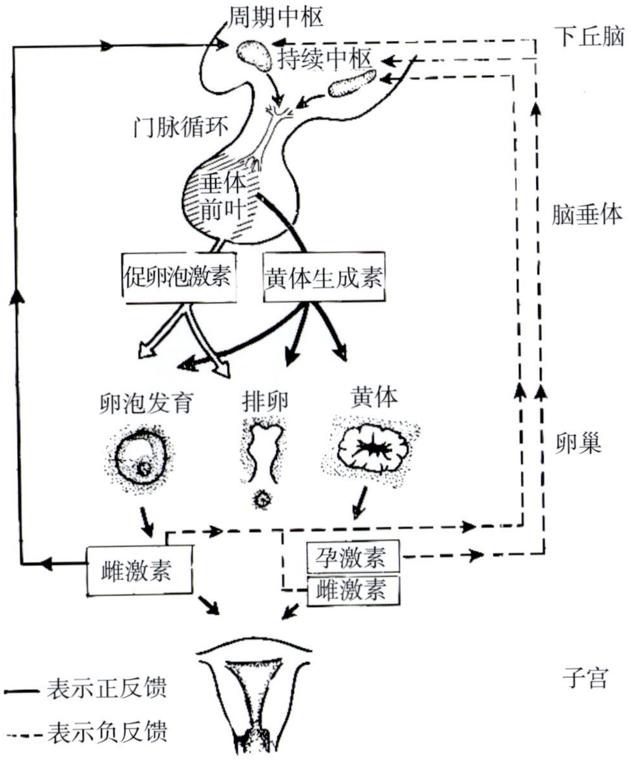

图 26-1　下丘脑—垂体—卵巢轴

第二节　中西医对本病的定义与概念

一、西医对本病的定义

（一）女性更年期的定义

女性更年期（female menopause，FM）是指女性卵巢功能从旺盛状态逐步衰退到完全停止的一个过渡时期，包括绝经和绝经前后的一段时间。一般持续 3 ～ 5 年，按照女性绝经的平均年龄来计算，更年期通常出现在 45 ～ 55 岁。

（二）女性更年期综合征的定义

女性更年期综合征是女性在绝经前后，由于卵巢功能退行性改变，雌激素水平下降所导致的以自主神经系统功能紊乱为主，伴有心理症状的一组症候群。近年来，本病有发病年龄提早、发病症状多样化、症状程度加重、发病率上升的趋势。

二、中医学对本病的概念

（一）女性更年期的概念

关于 FM 的概念，在古代医籍并无单独记载，但古籍中记载有关于该时期女性特有的一些与绝经有关的临床表现，如眩晕耳鸣、烘热汗出、心悸失眠、烦躁易怒、潮热；或面目、下肢浮肿、纳呆、便溏；或情志不宁等，常散在见于“年老血崩”“年老经断复来”“脏燥”“百合病”等病证中。这些症状往往轻重不一，参差出现，持续时间或长或短，短者一年半载，长者迁延数年，甚至可影响正常生活和工作。

（二）女性更年期综合征的概念

FCS 属中医“绝经前后诸症”范畴。在历代医籍中虽未有专题论述，但根据临床症状，中医认为本病发生的根本原因是肾气渐衰、天癸将竭、冲任虚损、精血不足、胞络不荣、阴阳失调。如《灵枢·五音五味》曰：“冲脉、任脉皆起于胞中。”《素问·上古天真论》曰：“二七而天癸至，任脉通，太冲脉盛，月事以时下，故有子……七七，任脉虚，太冲脉衰少，天癸竭，地道不通，故形坏而无子也。”这里虽未直接提到本病，但指出妇女更年期的生理变化，已是肾气渐衰，而有任冲失调、胞络失养的病理变化。

第三节　流行病学与发病率

随着近年来社会经济的发展，生活节奏的加快，女性生活工作压力的增加，FCS 的发病率逐渐上升，而且发病年龄也有逐渐减少的趋势。最新调查发现，中国女性的绝经年龄一般为 48 ～ 49 岁，且没有明显的地域差别，而在中国 45 ～ 60 岁的女性中，至少 60% 的女性有或多或少，或轻或重的更年期症状；然而，更年期患者就诊率不足 1%，这说明还有绝大多数的更年期女性正在忍受更年期的各种症状带来的痛苦，许多家庭仍没走出更年期的阴影。研究数据显示，中国的 FCS 患者数量庞大，据不完全统计，就诊已超过了 1 亿人次，其中至少有 20% 患者需要药物治疗，但实际就诊率不足 1%。研究调查发现，对 FCS 的自我认知度低是造成低就诊率的一个重要原因，由于 FCS 的症状有 130 多种，其中包括头痛、心慌等症状，这些症状往往导致患者前往心内科、神经科等就医，从而忽略了 FCS 的诊治；另一个原因可能是长期以来医生用药单一，基本都是激素治疗，而激素治疗的不良反应让很多患者望而却步。还有一个方面的原因不容忽视，那就是保健品的夸大或者不切实际的宣传，误导了不少更年期女性。

第四节　中西医对病因病机的认识

一、西医学对病因与病机的认识

西医学认为FCS是由于雌激素水平过度降低引起下丘脑—垂体—卵巢轴或肾上腺功能紊乱所致的神经递质、激素、细胞因子等失衡。故神经内分泌免疫与FCS的关系最为密切。FCS患者血FSH、LH水平高于正常，而E_2较正常显著下降，说明雌激素的过度减少是FCS的基础。因此补充激素可以缓解由于雌激素含量的低下所带来的各种代谢紊乱，改善绝经期女性的症状。更年期女性常常表现出轻度的抑郁、焦虑或认知障碍，甚至有雌激素缺乏征象者，如果没有其他的禁忌证，可采用激素替代疗法（hormone replacement therapy，HRT）来治疗FCS。

二、中医学对病因与病机的认识

《素问·上古天真论》曰："女子七岁，肾气盛，齿更发长；二七而天癸至，任脉通，太冲脉盛，月事以时下，故有子……七七，任脉虚，太冲脉衰少，天癸竭，地道不通，故形坏而无子也。"这是人体生长衰老的自然规律，多数女性可以顺利度过。据统计，此期间有1/3的妇女能通过神经内分泌的自我调节达到新的平衡而无自觉症状，2/3妇女则由于体质、产育、疾病、营养、劳逸、社会环境、精神因素等方面的差异，不能适应和调节这一生理变化，阴阳平衡失调而导致本病的发生。

根据《黄帝内经》记载，由于以肾衰天癸竭为先导，肾的阴阳不足应出现在其他脏腑之前。肾阴不足多因素体阴虚而房劳多产，数伤阴血；或既往经量过多，耗伤阴血；或情志内伤，气火伤阴；或大病久病，穷必及肾等。到绝经前后，七七之年，肾气渐衰，天癸将竭，精亏血少，则肾阴更显不足。肾阴不足，常随个体差异而有不同病理变化。但肾阴虚，癸水过少，胞络不荣，是本病的主要原因。另外，肾阴阳失调，常可涉及其他脏腑，其中尤以心、肝、脾为主。若肾阴不足，不能上济心火，则常使心火独亢，出现心火亢盛证候；肝肾乙癸同源，肾阴不足，精亏不能化血，导致肝肾阴虚，肝失柔养，肝阳上亢，出现肝火旺的症候；肾在先天之本，脾为后天之本，先后天互相充养，脾赖肾阳以温煦，先天之精靠后天水谷之精以滋养，肾虚阳衰，火不暖土，又导致脾肾阳虚的症候。综上所述，本病以肾虚为本，肾的阴阳平衡失调，影响到心、肝、脾，其中尤以心主神明，心主血脉的功能失常最为主要，同时在心、肝、脾失和的境况下，又可导致痰浊、血瘀、郁火阻络等病变，形成围绝经期复杂和顽固的状态，从而发生一系列的病理变化，出现诸多症候。

综上所述，中医学认为FCS多以肾阴虚立论，认为本病的主要发病机制有以下几种：第一，女性"七七之年"（即四十九岁左右），肾气渐衰，天癸枯竭，冲任虚衰，精血不足，胞络不荣，导致阴阳失衡；第二，乙癸同源，肾精不足可引起肝失所养，疏泄失常，肝郁气滞，络气郁滞；第三，肾阴亏损，阳不潜藏，脉络失于濡养，脏腑气血不相协调，因此常常出现忧虑、闷闷不乐、欲哭寡言、记忆力减退、注意力不集中、夜间多梦，或极易烦躁、多疑多虑，甚至喜怒无常等症状。

第五节　临床诊断方法与治疗原则

一、病史采集与生活史

对女性更年期综合征患者的病史采集需要包含以下内容：①因何症状就诊（主诉）。②主要症状持续时间。③什么情况下出现或者持续存在该症状（诱因）。④伴随症状，如是否有出汗、头晕、心慌、失眠、易怒、焦虑、抑郁、牙齿发黑、头痛、眼睛发胀、胸闷、关节肌肉痛、乳房下垂等症状。⑤月经情况，如是否停经、月经紊乱、月经周期改变、月经量多、血崩等。⑥是否有过相关治疗，做过哪些检查。⑦一般情况，如精神状态、饮食、睡眠、二便、体重变化等。⑧重大内科疾病史、手术史、传染病史、过敏史、月经史、婚育史、居住史和家族史。

二、临床表现与体征

（一）中医症状与体征

本病发病年龄一般在 45 ～ 55 岁，月经紊乱，症见月经周期改变，或量多、血崩，或稀发、闭经；或见烘热汗出、眩晕心悸、情绪易于激动，抑郁、忧愁、失眠，甚至情志异常等。舌苔脉象因证型不同可表现出多种状态，并无固定统一的表现。

（二）西医症状与体征

疾病早期主要表现为血管舒缩综合征（VMS）；晚期（＞ 5 年）相继出现各器官系统衰老性疾病和症状。

1. 雌激素缺乏相关的症状

（1）血管舒缩综合征：绝经后 1 ～ 5 年发生率为 75% ～ 85%，指因雌激素匮乏、自主神经功能障碍，所引起以阵发性发作的烘热、潮红、自汗和心悸为特征的症候群。潮红先始于面、颈、前胸部，后波及下腹、躯干和四肢，皮肤血管扩张，片状红润充血，体温升高，伴头痛、头晕、心悸、烦躁、口干。为散热，患者多脱衣、袒臂、开窗、打扇或走向户外以驱热。潮红持续 3 分钟后出汗，至血管收缩，体温恢复正常而结束。发作周期为 44 ～ 64 分钟。夜间发作时，患者多突然从梦中惊醒，且已大汗淋沥，湿濡衣被，伴失眠和焦虑。次日神志恍惚、健忘，伴恶心、呕吐、眩晕等不适。

（2）性征退化和性器萎缩：外阴干枯、阴毛脱落、白色病损、外阴瘙痒、继发感染、性功能减退、膀胱、直肠膨出、子宫脱垂等。部分妇女出现多毛、脂溢、痤疮等男性化征象。乳房萎缩、下垂，乳头乳晕色素减退。

（3）皮肤黏膜表现：皮肤可出现干枯、多皱纹、毛发脱落、色素沉着和老年斑，易发皮肤病。嘶哑。

2. 精神、神经系统

更年期妇女易出现精神抑郁症、健忘、强迫观念、偏执、情感倒错、情绪不稳、迫害妄想、焦虑、多疑、感觉异常、自觉无能和厌世感。部分患者可出现躁狂、思维错乱和精神分裂症。

3. 泌尿系统

尿频、尿急、压力性或急迫性尿失禁（urgemcy incontineuce，UI）。尿道黏膜脱垂、尿道肉阜、肾下垂、肾积水和尿潴留及感染。

4. 骨骼肌肉系统

骨关节（腕、肘、肩、髋和腰）易发骨折和骨质疏松症，韧带易受损，肌肉易萎缩、酸痛，出现功能障碍。

5. 内分泌代谢变化

高脂血症：表现为胆固醇、低密度脂蛋白（low density lipoprotein，LDL）、甘油三酯（triglyceride，TG）、极低密度脂蛋白（very low density lipoprotein，VLDL）增高，高密度脂蛋白（highdensity lipoprotein，HDL）和高密度脂蛋白2（highdensity lipoprotein 2，HDL2）降低，故易致动脉粥样硬化和高血压。

糖尿病倾向：主要由 β 细胞对胰岛素分泌减少和外周组织胰岛素拒抗作用增强所致。

水肿：可引起黏液性水肿、血管神经性水肿、低蛋白血症、营养不良性水肿。

三、超声与影像学检查

经阴道子宫附件B超：主要观察子宫以及卵巢等器官的退行性改变。

盆底三维超声：主要观察是否存在子宫脱垂、膀胱膨出、直肠膨出等盆腔脏器脱垂情况。

关节X线：主要观察关节的骨质疏松情况。

四、实验室检查

检测血液指标 E_2、T、P、FSH、LH，出现低 E_2、高FSH和LH者是诊断本病的要点之一。除此之外可查尿常规、血常规、生化、肿瘤全套，观察患者炎症指标、理化指标等全身一般情况指标的变化。

五、相关特殊检查

阴道镜检查：观察阴道壁情况、白带情况、子宫口情况等。

心电图检查：观察患者是否出现心血管相关并发症。

骨密度：了解患者骨质疏松的情况。

血压监测：观察患者是否并发高血压。

六、诊断要点与评估标准

（1）50岁左右，或患者已经绝经，处于围绝经期年龄段。

（2）月经改变，表现月经周期不规则，经量增多甚至大出血，或经期延长、经量减少，或突然绝经。

（3）伴随潮热、出汗症状，还可见易怒、心慌、失眠等表现，同时出现以上情况基本可确诊更年期综合征。

（4）诊断前，需排除器质性病变，如甲状腺功能亢进、心血管系统疾病等。

（5）诊断需结合上述实验室检查以及影像学检查、特殊检查结果。

（6）女性更年期 Kupperman 评分标准（大于 30 分为重度，16 ～ 30 分为中度，6 ～ 15 分为轻度）见表 26–1。

表 26–1　女性更年期 Kupperman 评分标准

症状	基本分	评分程度				症状得分
		0分	1分	2分	3分	
潮热及出汗	4	无	<3次/日	3～9次/日	≥10次/日	
感觉障碍	2	无	与天气有关	平常有冷、热、痛、麻木	冷、热、痛感丧失	
失眠	2	无	偶尔	经常，服安眠药有效	影响工作生活	
易激动	2	无	偶尔	经常，能克制	经常，不能克制	
抑郁及疑心	1	无	偶尔	经常，能控制	失去生活信念	
眩晕		无	偶尔	经常，不影响生活	影响日常生活	
疲乏	1	无	偶尔	上四楼困难	日常活动受限	
骨关节痛	1	无	偶尔	经常，不影响功能	功能障碍	
头痛	1	无	偶尔	经常，能忍受	需治疗	
心悸	1	无	偶尔	经常，不影响生活	需治疗	
皮肤蚁走感	1	无	偶尔	经常，能忍受	需治疗	
泌尿系感染	2	无	偶尔	>3次/年，能自愈	大于3次/月，需服药	
性生活状况	2	正常	性欲下降	性交痛	性欲丧失	
总分						
程度评价	症状得分＝症状基本分×评分程度，总分为各症状得分之和。 总分：>30分为重度、16～30分为中度、6～15分为轻度、<6分为正常					

第六节　中西医治疗方法与评价

一、西医药物治疗与选择

近 10 多年来，由于天然雌激素和天然或最接近天然的孕激素陆续出现，绝经激素治疗（MHT）已经明确能有效减少或消除潮热，改善睡眠质量、情绪和记忆力；改善女性更年期综合征相关症状和体征，改善阴道干燥，减少性交困难，减轻性交痛和性交后膀胱炎的症状；减轻关节疼痛，延缓更年期骨关节炎的发展；减少与年龄相关的肌肉质量损失等。目前已广泛用于改善女性更年期症状和预防老年女性心血管疾病、骨质疏松症、痴呆等。患者是否接受绝经激素治疗存在的相关风险因给药类型、给药剂量、给药途径、疗程和是否联合孕激素而有所不同。对于拟接受绝经激素治疗的更年期综合征患者需进行健康指导，根据患者的本人意愿和病情特点，选择恰当的个体化绝经激素治疗方案。2020 年英国更年期学会《关于围绝经期女性激素替代疗法建议》指出，使用低剂量、天然雌激素和天然或最接近天然的孕激素（微粒化黄体酮、地屈孕酮）治疗几乎不增加静脉血栓栓塞风险、乳腺癌风险等。具体 MHT 方案适应证及用法见表 26-2。

表 26-2　MHT 方案适应证及用法

MHT方案	适应证	用法
单孕激素补充方案	适用于绝经过渡期早期调整卵巢功能衰退过程中的月经问题	口服：地屈孕酮10～20 mg/d或微粒化黄体酮200～300 mg/d，于月经或撤退性出血的第14天起使用10～14天。 宫腔内放置：左炔诺孕酮宫内缓释系统（levonorgestrel-releasing intrauterine system，LNG-IUS）适合于有子宫内膜增生或月经量多的患者
单雌激素补充方案	适用于子宫切除者，通常连续应用	口服：戊酸雌二醇0.5～2mg/d，或17β-雌二醇1～2 mg/d，或结合雌激素0.3～0.625 mg/d 经皮：半水合雌二醇贴（0.5～1）贴/7天，或雌二醇凝胶0.5～1计量尺/天（每计量尺为2.5 g凝胶，含1.5 mg 17β-雌二醇），涂抹于手臂、大腿、臀部等皮肤（避开乳房和会阴）
雌孕激素序贯方案	适用于有完整子宫、更年期或绝经后仍希望有月经样出血者	连续序贯：在治疗过中每天用药，可采用连续序贯复方制剂，如17β-雌二醇/17β-雌二醇地屈孕酮片（1/10或2/10剂型），1片/天，共28天；也可连续用口服或经皮雌激素28天，后10～14天加用孕激素。 周期序贯：在治疗过程中每周期有3～7天不用任何药物，可采用周期序贯复方制剂，如戊酸雌二醇片/雌二醇环丙孕酮片，1片/天，共21天，停药7天后开始下一周期：也可采用连续口服或使用经皮雌激素21～25天，后10～14天加用孕激素，然后停药3～7天再开始下一周期。
雌孕激素连续联合方案	适用于绝经1年以上，有子宫但不希望有月经样出血者	可连续口服雌激素（雌二醇1～2 mg/d、结合雌激素0.3～0.625 mg/d）或经皮使用雌激素（雌二醇凝胶0.75～1.5 mg/d、雌二醇皮贴25～50 μg），同时口服地屈孕酮（5～10 mg/d）或微粒化黄体酮（100～200 mg/d）；也可采用复方制剂，如雌二醇屈螺酮片（每片含1mg雌二醇，2 mg屈螺酮）1片/天，连续给药；对于已经放置LNG-IUS者，只需每天口服或经皮使用雌激素。
替勃龙方案	适用于绝经1年以上*	替勃龙，1.25～2.5 mg/d，连续应用
阴道局部雌激素治疗方案	适用于阴道局部症状为主者	普罗雌烯胶丸或乳膏、雌三醇乳膏和结合雌激素乳膏均可选择，阴道用药胶丸1粒/天、乳膏 0.5～1 g/d，连续使用2～3周，症状缓解后改为2～3次/周，或根据疗效逐渐递减每周使用次数；短期局部应用雌激素阴道制剂，无须加用孕激素，但缺乏超过1年使用的安全性数据，长期使用（6个月以上）者应监测子宫内膜

*服药期间不希望有月经样出血者。

另有国内学者认为仅为改善绝经泌尿生殖综合征相关症状且无全身症状或已经错过最佳启动时机时，无绝经激素治疗禁忌证的患者首选阴道局部雌激素治疗，常用的阴道用雌激素制剂包括雌三醇乳膏、结合雌激素乳膏、普罗雌烯乳膏和氯喹那多普罗雌烯阴道片，其中普罗雌烯属于严格局部作用的雌激素，不吸收入血，安全性较高。如果患者存在外阴萎缩时，可选择使用普罗雌烯乳膏每天 1 ～ 2 次，连续使用 20 天左右，症状缓解后改为每周 2 ～ 3 次。中国绝经管理与绝经激素治疗指南建议短期（3 ～ 6 个月）局部应用雌激素阴道制剂，无须加用孕激素，但缺乏超过一年使用的安全性数据，长期使用者应监测子宫内膜。

二、中医络病辨证分型与治则治法

根据辨证与辨络相结合的络病学思想，本病主要病因为肾虚所致任冲失调、胞络不荣，临证以胞络阴虚最为重要，胞络阳虚或阴阳两虚亦常见。中药治疗的选择以滋肾固肾、荣络通络为主，清热不宜过于苦寒，祛寒不宜过于辛热，更不可妄用克伐，以免犯虚虚之戒。若肾病涉及他脏者，则需兼而治之。本病的治疗主要以调节阴阳为大法，胞络阴虚者，滋阴润络；胞络阳虚者，温阳煦络。

主证型如下。

1. 胞络阴虚证

主证：绝经前后妇女，月经紊乱，先期量少或量多，或崩漏，烘热汗出，潮热面红，头晕耳鸣，腰膝酸软，手足心热，尿少便干，舌红少苔，脉细数。

治法：滋阴润络。

2. 胞络阳虚证

主证：绝经前后，月经紊乱，或经行量多，或崩中漏下，经色淡黯，腰背冷痛，形寒肢冷，精神萎靡，小便清长，夜尿频数，或面浮肢肿，舌淡，苔薄白，脉沉细弱。

治法：温阳煦络。

3. 胞络阴阳两虚证

主证：绝经前后，月经紊乱，或前或后，头晕耳鸣，健忘，乍寒乍热，颜面烘热，汗出恶风，腰背冷痛，舌淡，苔薄，脉沉弱。

治法：滋阴温阳荣络。

4. 络脉不通、心肾不交

主证：绝经前后，腰膝酸软，头晕耳鸣，烘热汗出，心悸怔忡，心烦不宁，失眠多梦，甚至情志异常，舌尖红，苔薄白，脉细数。

治法：滋阴降火，络通心肾。

兼证型如下。

1. 兼夹痰浊阻络型

主证：绝经前后，月经紊乱，周期落后，经量减少，逐渐闭绝，伴随月经闭绝，突发肥胖，烘热汗出，胸闷烦躁，痰多呕恶，颜面浮肿，神疲乏力，舌质淡，苔白厚腻，脉细滑。

治法：益肾化痰，燥湿通络。

2. 兼夹瘀血阻络证

主证：绝经前后，月经紊乱，或崩漏不止，烘热汗出，胸闷痹痛，情绪不宁，夜寐较差，舌质紫黯，苔白厚腻，脉细涩。

治法：益肾理气，活络化瘀。

3. 兼夹肝郁滞络证

主证：经断前后，腰膝酸软，头晕耳鸣，郁郁不乐，欲哭寡言，或多疑多虑，或胸胁乳房胀痛，或经期延长，经行不畅，色紫黯，舌黯红，苔薄黄，脉细弦。

治法：滋肾养肝，养血舒络。

三、方药组成与药效作用

1. 胞络阴虚证

方药选择六味地黄汤（《症因脉治》）加减。

具体组成：熟地黄 10 g，枸杞子 10 g，白芍 10 g，山茱萸 6 g，山药 15 g，茯苓 10 g，丹皮 10 g，紫草 10 g，炙甘草 3 g，莲子心 5 g，地龙 5 g。烘热汗出明显，五心烦热，阴虚内热者，可用知柏地黄汤，或加龟甲、鳖甲、五味子、淮小麦，以增滋阴潜阳、收敛止汗之功；若月经先期量多，或崩或漏者，加旱莲草、地榆炭、茜草炭以增清热凉血止血之功。

2. 胞络阳虚证

方药选择右归丸（《景岳全书》）加减。

具体组成：山药 15 g，菟丝子 15 g，山茱萸 6 g，熟地黄 10 g，枸杞子 10 g，鹿角胶 10 g，杜仲 10 g，仙灵脾 10 g。月经量多或崩中漏下者，加赤石脂、补骨脂，以增温肾固冲止崩之功效；腰背冷痛明显者，加川椒、附子，以增补肾扶阳、温补督脉之效；脾肾阳虚者，见有经断前后、腰背冷痛，肢体畏寒，倦怠乏力，纳呆便溏，甚则五更泄泻，面浮肢肿，或经行量多，崩中漏下，舌淡嫩，苔白润，脉沉迟，宜以温肾健脾为法，上方合理中丸加减，药如山茱萸、枸杞子、山药、菟丝子、杜仲、肉桂、附片、党参、白术、炙甘草、干姜、陈皮等。

3. 胞络阴阳两虚证

方药选择二仙汤合二至丸加减。

具体组成：仙茅 10 g，仙灵脾 10 g，巴戟天 9 g，旱莲草 15 g，女贞子 15 g，菟丝子 15 g，当归 10 g，何首乌 10 g，生龙骨 15 g，牡蛎 20 g，知母 6 g，黄柏 6 g。便溏者，去润肠之当归，加茯苓 9 g、白术 9 g 以健脾止泻；腰背冷痛较重者，加川椒、桑寄生、川断、杜仲以温肾强腰。

4. 络脉不通、心肾不交证

方药选择黄连阿胶汤（《伤寒论》）加减。

具体组成：黄连 1.5 g，莲子心 1 g，阿胶 10 g，熟地黄 10 g，丹皮 10 g，白芍 10 g，麦冬 10 g，百合 6 g，远志 6 g，五味子 6 g，山药 15 g。若彻夜难眠，加紫贝齿（先下）、珍珠母（先下）以镇静安神；若情志异常，加炙甘草、淮小麦、大枣以甘润养心神。

5. 兼夹痰浊阻络型

方药选择半夏白术天麻散加减。

具体组成：制半夏 10 g，炒白术 10 g，天麻 10 g，陈皮 10 g，薏苡仁 10 g，仙灵脾 10 g，女贞子 15 g，菟丝子 15 g，巴戟天 9 g，茯苓 10 g，当归 10 g，旱莲草 10 g。若四肢浮肿明显，应加用防己、木瓜各 10 g；便溏者，去润肠之当归，加谷芽、神曲各 15 g 以健脾止泻；若腰背冷痛较重，加桑寄生、川断、杜仲以温肾强腰。

6. 兼夹瘀血阻络证

方药选择血府逐瘀汤（《医林改错》）加减。

具体组成：桃仁 10 g，红花 10 g，丹参 10 g，当归 12 g，赤白芍各 12 g，炒柴胡 6 g，桔梗 6 g，山药 15 g，广郁金 12 g，茜草 15 g。胸闷烦躁甚者，加行气药木香 10 g，瓜蒌皮 15 g；若胸前区痹痛时常发作，应加服复方丹参片；若血瘀性血崩，则去桃仁、红花，加入失笑散 15 g，三七 3 g，益母草 30 g。

7. 兼夹肝郁滞络证

方药选择归肾丸（《景岳全书》）合逍遥散（《太平惠民和剂局方》）加减。

具体组成：生地 10 g，熟地黄 10 g，山茱萸 16 g，枸杞子 16 g，菟丝子 15 g，山药 15 g，当归 10 g，白芍 10 g，茯苓 10 g，柴胡 6 g，合欢皮 6 g。若胸胁乳房胀痛明显，加川楝子、橘叶，以增疏肝理气止痛之功；若经期延长，经行不畅，加川芎、益母草，以增活血祛瘀调经之力。

四、其他中医疗法

（1）传统针灸：对关元、三阴交、肾俞、肝俞、脾俞、内关、足三里、太溪、太白、太冲等穴位进行针灸，对治疗更年期综合征有一定的临床疗效。

（2）腹针：在传统经穴基础上针刺腹部穴位，比如中脘、下脘、气海、关元等穴位。

（3）耳穴压豆：对调整内分泌以及自主神经系统功能紊乱症状有一定作用，可根据患者具体症状增加相应穴位进行针灸治疗。

（4）中药熏蒸：使用熏蒸仪将中药汤剂在中脘、下脘、气海、关元等穴位进行熏蒸。

第七节　从络病学角度探讨对本病的认识和治疗思路

中医认为女性更年期综合征肾虚是主要病机，《素问・上古天真论》："二七而天癸至，任脉通，太冲脉盛，月事以时下，故有子……七七，任脉虚，太冲脉衰少，天癸竭，地道不通，故形坏而无子也。"四十九岁时，胞胎脉虚弱，血海脉衰弱，肾精消失了，坤道不通，故形体衰败而不能生子。

李时珍在《奇经八脉考》说："督乃阳脉之海，其脉起于肾下胞中""冲为经脉之海，又曰血海。其脉与任脉皆起于少腹之内胞中"。表明督脉、任脉、冲脉皆起于胞中，同出会阴，而分别循行于人体前后正中线和腹部两侧。《灵枢・五音五味》曰："冲脉、任脉皆起于胞中。"《素问・奇病论》曰："胞络者系于肾。"说明肾与女子胞关系密切。肾的盛衰直接影响女子胞的盛衰，肾气充盛时女子天癸至任脉，太冲脉充盛，女子月经俱时而下，故能受孕生育。《灵枢・本神》曰："肾藏精，精舍志。"肾所藏之精，是人体生命的基本物质。肾藏精化生元气，是生命发生和成长到衰老的内在动力和调节的总枢纽。经脉系统、五脏六腑系统、奇恒之腑系统为人体相互联系的三大系统。肾之元气运行于十二经脉中为经气，经气入络为络气，肾气循络脉运行三焦成为五脏六腑功能活动的根本动力，肾之元气的盛衰直接影响到五脏六腑、奇经八脉、奇恒之腑功能的盛衰，脑髓督络是脑神活动的组织基础，肾之元气循督脉上行于脑，脑化神通过督络内连五脏六腑、奇恒之腑——女子胞发挥调节调控功能。

任、冲、督三脉均起于胞中，《素问・骨空论》曰："任脉者，起于中极之下……冲脉者，起于气街……督脉者，起于少腹以下骨中央。"王冰说："督脉亦奇经也。然任脉、冲脉、督脉者，一源三岐也……亦犹任脉、冲脉起于胞中也。"李时珍在《奇经八脉考》中说："督乃阳脉之海，其脉起于肾下胞中""冲为经脉之海，又曰血海。其脉与任脉皆起于少腹之内胞中"。此三脉与女性月经周期、妊娠生育、机能调控密切相关。

综上所述，肾与女子胞关系密切，女子胞与任冲督脉息息相关。《类经附翼・直阴论》谓："水亏其源，则阴虚之病叠出；火衰其本，则阳虚之证迭生。"肾藏真阴而寓元阳，只宜固藏，不宜宣泄，所以肾病多虚证。肾与女子胞经督脉络脉联系，当肾脏出现阴虚、阳虚、气虚等证时，女子胞会出现胞络阴虚、胞络阳虚、胞络气虚、胞络阴阳俱虚等证型，女性更年期综合征的病程时间长就易出现久病入络的情况。

根据络病学“三维立体网络系统”的定义，广义络脉包括支横别出、逐层细分、遍布全身运行气血的所有络脉。狭义络脉又分为气络和脉络、气络运行经气，脉络运行血液，共同完成“气主煦之”“血主濡之”的人体正常生理功能。女子胞络虚不荣会出现胞络阴虚、胞络阳虚、胞络气虚等证。当胞络瘀阻可造成月经量减少，胞络闭塞可造成完全绝经的症状。当胞络受损出现瘀阻瘀塞，女子胞—肾—脑联系受阻，会出现内分泌紊乱的症候群。

另外肾与心、肝、肺等脏腑关系密切，心火下交于肾，水火相济，则阴阳平衡；肾与肝同居下焦，肾精充足，则肝亦得滋养；肾主纳气，气根于肾而归于肺，肾助肺的呼吸和肃降。所以，在女性更年期综合征的络病学的治疗思路中一定要“辨证论治与从络论治相结合”。

《络病学》中提出六项辨证要点，针对女性更年期综合征我们简略地从以下主要几点介绍。

1. 辨发病因素

引起络病的主要因素有外感六淫、疫疠之邪、环境污染，及内伤七情、饮食劳倦房室所导致的脏腑功能失调，病久入络或因痰浊瘀毒阻滞络脉，也包括了内外因素所致的络脉损伤等。女性更年期综合征相关的络病病因不同，临床表现各异，辨发病因素是辨证求因、审因论治的依据。

2. 辨病程久暂

清代叶天士的千古名言“久病入络”“久痛入络”“初为气结在经，久则血伤入络”“经几年宿病，病必在络”是他关于络病发生发展规律的重大学术观点。辨病程久暂，就是通过临床病程的分析，确定病程的时间长短，从而判断有无络病的存在。由于久病多瘀、多痛、多痰、多虚，久病入络的情况多见，女性更年期综合征多病程较久，更易至此。

3. 辨阴阳表里

络脉在体内的网络层次决定了络病深浅不同的病位层次，疾病初期，往往病在体表之阳络，病位浅，病程短，病情轻；疾病久羁不愈，则络病常在脏腑之阴络，病位深，病程长，病情较重。作为运行气血通道的经络是一个完整的网络系统，阳络病变日久可循经内入阴络，阴络病变亦可通过经络外观于体表。《丹溪心法》谓：“有诸内者形诸外。”从体表不同部位阳络形态与颜色的异常表现可判断脏腑阴络的病理变化。女性更年期综合征患者多种症状均可辨阴阳表里来阐述其病机。

4. 辨寒热

辨寒热是辨别络病性质的纲领，寒证与热证是疾病性质的主要反映，也体现机体阴阳盛衰及其正邪相争的状态。病邪有寒热之分，机体有阴阳盛衰之异，故辨络病之寒热，应对疾病的表现进行综合观察分析得出寒证热证的判断。

5. 辨虚实

虚实是辨别邪正盛衰的纲领，反映病变过程中人体正气的盛衰和邪气的强弱，辨虚实即通过对临床表现的分析，判别络病邪正之盛衰。《灵枢·经脉》谓：“凡此十五络者，实则必见，虚则必下”“凡诊络脉……其青短者，少气也”。络脉的长短和充盈可判别证候的虚实。络脉主运气血，络脉的充盈可从络脉中气血的多少来判断，气血充足则络脉满；气血不足则络脉空。故女性更年期综合征患者临床凡见络脉塌陷，短小、颜色苍白，或呈青色者，多为虚证。

6. 辨气病血病

人体经络支横别出，逐层细分，遍布全身的网络系统，由运行经气为主的气络和运行血液为主的血络两大部分组成。气络病变是因气络运行经气的功能失常，即气络温煦充养、防御卫护、信息传输、调节控制等功能发生障碍。血络病变表现为“血主濡之”功能失常，即渗灌濡养、供血供气、津液互换、营养代谢等功能发生障碍。

7. 辨络形、络色

《灵枢·经脉》曰：“经脉者常不可见也，其虚实也，以气口知之。脉之见者皆络脉也。”表明络脉能凭肉眼可见，是诊断疾病的重要手段之一，属于望诊、切诊范围。辨络形络色，即是通过辨认络脉的形态和颜色分析病因病机、病变位置、病变程度，从而制定治法和用药的方案。皮部是经络系统在皮肤的分布区域，既是经脉的分区，也是络脉的分区，它同络脉尤其是浮络更有密切关系。皮部经经脉内联脏腑，“脏腑—络脉—经脉—络脉—皮部”之间有物质、信息、功能的传递通道。可以说皮部既是经脉气血渗灌温煦濡养的皮肤区域，又是经脉气血在皮肤表面的反应区。女性更年期综合征患者脏腑功能失调，气血紊乱可通过经脉相应的皮部表现出征兆。女性更年期综合征临床上可通过络脉的色泽、形态等的改变辨别病证在何脏腑经络。如络脉扭曲色青，提示寒湿之邪侵入肝经，出现寒凝肝脉的病变。

辨络形、络色的诊断方法颇多，如鱼际络脉诊法、食指络脉诊法、面部络脉诊法、鼻上青筋和太阳青筋络脉诊法、舌下络脉诊法、白睛络脉诊法、耳间络脉诊法、腹筋络脉诊法、踝部络脉诊法等。这些诊法历代医书均有一些记载，需挖掘整理在临床实践中应用和总结。

FCS 的特点是症状多样化，涉及脏器和系统也较多，临床在治疗上的思路应该从患者的主要症状为切入点，或者说从最影响患者生活质量的症状入手，辨明引起该症状的络脉功能障碍及结构损伤的病因病机，从脏腑、经络、气血角度分析络脉病变和症状之间的结合点和相互关系，进而辨明证型，选取合适的治法和方药。同时可以根据上述辨明络病的角度分析病因病机，运用针灸、艾灸、中药熏蒸等方法综合中西医结合治疗。

今后可以按照中医自身发展规律创新发展络病学说，从 FCS 出发，建立“FCS 络病诊治”体系，对提高 FCS 的临床疗效具有独特学术价值和临床指导意义，也是留给当代医学工作者的重大历史课题。

（胡青　张杰）

参考文献

[1] 吴以岭. 络病学[M]. 北京：中国中医药出版社，2013：1-6.
[2] 武验兵，逄保忠，杨必安，等. 女性更年期综合征的中医诊治[J]. 中医杂志，2010，51(S2)：105-106.
[3] 张广东，印文娜，李庆丽. 女性更年期综合征的治疗[J]. 中国实用医药，2016，11(16)：29-30.
[4] 彭新秀，唐淮云. 女性更年期综合征治疗的研究进展[J]. 中文科技期刊数据库(文摘版)医药卫生，2022，(6)：232-234.
[5] 朱亚峰，孙红平. 中医辨证治疗女性更年期综合征的疗效[J]. 新疆中医药，2019，37(1)：22-23.
[6] 倪青，郭赫. 女性更年期综合征的诊断与中医药治疗策略[J]. 中国临床医生杂志，2018，46(11)：1266-1268.
[7] 徐安宁. 女性更年期综合征患者激素替代治疗依从性及其影响因素分析[J]. 实用妇科内分泌电子杂志，2021，8(15)：122-124.
[8] 于睿智，吕晓东，庞立健，等. 运用中医象思维浅谈络病与通络药[J]. 中华中医药杂志，2022，37(2)：750-752.
[9] 任燕，孙伟，段星星，等. 浅议吴门医派络病[J]. 长春中医药大学学报，2022，38(12)：1307-1310.
[10] 朱慧萍. 叶天士治奇络病法则及用药特色[J]. 中华中医药杂志，2009，24(1)：13-15.

第二十六章中英文关键词索引

雌二醇	estradiol
黄体生成素	luteinizing hormone
卵泡刺激素	follicle-stimulating hormone
低密度脂蛋白	low-density lipopro- tein
甘油三酯	triglyceride
高密度脂蛋白	high-density lipoprotein
激素替代疗法	hormone replacement therapy
极低密度脂蛋白	very low-density lipoprotein
急迫性尿失禁	urge urinary incontinence
女性更年期	female menopause
女性更年期综合征	female climacteric syndrome